#	Kapitel	Seite
1	Tips für die Stationsarbeit	1
2	Chirurgische Arbeitstechniken	21
3	Chirurgischer Eingriff	75
4	Internistische Probleme	93
5	Begutachtung	129
6	Apparative Diagnostik	147
7	Notfall- und Intensivtherapie	179
8	Transplantation	213
9	Praktische Onkologie	223
10	Infektionen	235
11	Kinderchirurgie	261
12	Endokrinium	299
13	Haut und Hautanhangsgebilde	331
14	Mamma	357
15	Gefäße	379
16	Herz und Thorax	401
17	Ösophagus	443
18	Magen und Duodenum	465
19	Darm	483
20	Hernien	533
21	Milz und Lymphsystem	551
22	Leber	563
23	Galle und Pankreas	585
24	Allgemeine Traumatologie	607
25	Obere Extremität	629
26	Untere Extremität	667
27	Rumpftrauma	709
28	Kopf; Nerven	737
29	Thermische Verletzung	751
30	Arzneitherapie	763
31	Labor	789
32	Adressen	801
33	AO-Klassifikationen	817
	Index	836

Nicht den Faden verlieren!

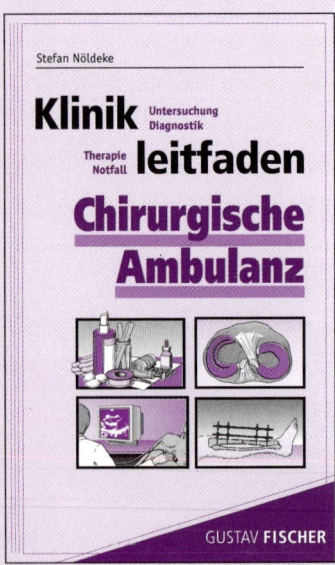

Stefan Nöldeke

Klinik Untersuchung Diagnostik
Therapie Notfall **leitfaden**
Chirurgische Ambulanz

GUSTAV **FISCHER**

Für die ambulante Versorgung und die Notaufnahme:
- Klinik, Diagnostik und Primärtherapie aller relevanten Krankheitsbilder und Verletzungen
- Klar nachvollziehbare Beschreibung diagnostischer und therapeutischer Arbeitstechniken
- Schneller Überblick durch Schemata zur Differentialdiagnostik und Therapie
- Arbeitsorganisation, Formularwesen und rechtliche Aspekte.

1997, 576 S., 200 Abb. u. Tab., geb.
DM 54,– / ÖS 394,– / SFr 49,–
ISBN 3-437-51070-3

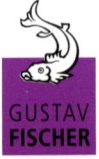

GUSTAV FISCHER

Klinikleitfaden Chirurgie
Frank M. Hasse, Petra Müller-Lange

Klinik leitfaden Chirurgie

Untersuchung
Diagnostik
Therapie
Notfall

2. Auflage

herausgegeben von Dr. F. M. Hasse, Städtische Kliniken Dortmund,
Dr. P. Müller-Lange, Praxis für Plastische
Chirurgie, Dortmund

unter Mitarbeit von Dr. M. Albrecht, Dortmund; T. Böttcher, Bad Waldsee; Dr. J. Braun, Lübeck; Dr. A. Dorrmann, Minden; Dr. G. Fischle, Tübingen; Dr. J. Frömke, Dortmund; Dr. Goerke, Marburg; Dr. U. Grüßner, Wiesbaden; Dr. W. Harthan, Dortmund; Dr. J. Hettfleisch, Weiterstadt; Dr. J. Hoffmann, Dortmund; Dr. P. Kaivers, Dortmund; Dr. K.-L. Krämer, Heidelberg; Dr. M. Kremer, Bochum; Dr. S. Krishnabhakdi, Saarbrücken; Dr. H. Lemke, Dortmund; Dr. M. Lindig, Lübeck; Dr. J. Ludwig, Bochum; Dr. A. Mumme, Dortmund; Dr. H. Nürnberger, Dortmund; Dr. M. Oethinger, Sommerville; Dr. H. Renz-Polster, Portland; Dr. D. Rikli, Berlin; Dr. D. Schaefer, Dortmund; Dr. T. Schatz, Dortmund; Dr. G. Scheller, Mannheim; Dr. M. Stock, Heidelberg; Dr. K. Schwarting, Hamburg; Dr. U. Sulkowski, Münster; Dr. J. Tacke, Stuttgart; Dr. H. Treckmann, Dortmund; Dr. C. Wantzen, Traben Trarbach; Dr. K. Weber, Lübeck; Dr. L. Wolf, Dortmund; Dr. N. Yassine, Gelsenkirchen; Dr. D. Zoerner, Dortmund.

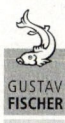

Gustav Fischer Verlag
Ulm, Stuttgart, Jena, Lübeck

Zuschriften und Kritiken an:
Gustav Fischer Verlag, Niederlassung Ulm, Lektorat Medizin, Postfach 3870, 89028 Ulm

Wichtiger Hinweis
Die Erkenntnisse in der Medizin unterliegen laufendem Wandel durch Forschung und klinische Erfahrungen. Die Autoren dieses Werkes haben große Sorgfalt darauf verwendet, daß die gemachten (therapeutischen) Angaben – insbesondere hinsichtlich Indikation, Dosierung und unerwünschten Wirkungen – dem derzeitigen Wissensstand entsprechen. Das entbindet den Benutzer aber nicht von der Verpflichtung, anhand der Beipackzettel zu verschreibender Präparate zu überprüfen, ob die dort gemachten Angaben von denen in diesem Buch abweichen, und seine Verordnung in eigener Verantwortung zu bestimmen.

Die Deutsche Bibliothek - CIP-Einheitsaufnahme

Klinikleitfaden Chirurgie : Untersuchung, Diagnostik, Therapie
Notfall / Hrsg.: Frank M. Hasse ; Petra Müller-Lange. Unter Mitarb.
von Matthias Albrecht ... Grafiken: G. Raichle ; S. Adler. 2.,
überarb. Aufl. - Ulm ; Stuttgart ; Jena ; Lübeck : G. Fischer, 1997
 ISBN 3-437-51090-8

Gedruckt auf chlorfrei gebleichtem Papier

Alle Rechte vorbehalten.
1. Auflage Mai 1995
1. korrigierter Nachdruck Februar 1996
2. Auflage August 1997

© 1997 Gustav Fischer Verlag: Ulm, Stuttgart, Jena, Lübeck

Das Werk einschließlich aller seiner Teile ist urheberrechtlich geschützt. Jede Verwertung außerhalb der engen Grenzen des Urheberrechtsgesetzes ist ohne Zustimmung des Verlages unzulässig und strafbar. Dies gilt insbesondere für Vervielfältigungen, Übersetzungen, Mikroverfilmungen sowie die Einspeicherung und Verarbeitung in elektronischen Systemen.

Satz: SRP GmbH, Lübeck
Druck: Clausen & Bosse, Leck
Umschlag: Gerda Raichle, Ulm; SRP, Ulm

Printed in Germany

Vorwort

Die Vielseitigkeit des Faches Chirurgie mit seinem weiten Spektrum diagnostischer und therapeutischer Vorgehensweisen stellt hohe Ansprüche an den chirurgisch tätigen Arzt. Oft müssen Entscheidungen in wenigen Augenblicken gefällt werden. Deshalb müssen Informationen, die man evtl. gerade nicht im Kopf hat, sofort zuverlässig und vollständig nachzulesen sein.

Wir wollen mit dem Klinikleitfaden Chirurgie insbesondere dem jungen Kollegen ein Nachschlagebuch mit Entscheidungs- und Orientierungshilfen für die tägliche Stationsarbeit, den Bereitschaftsdienst und das differentialtherapeutische Vorgehen anbieten.

Dem Konzept der gesamten Buchreihe folgend, enthält auch der Klinikleitfaden Chirurgie nur die wichtigsten Grundlagen zu Anatomie und Pathophysiologie.

Unser Hauptanliegen ist es jedoch, chirurgische Krankheitsbilder mit allen wichtigen Entscheidungsgrundlagen zu Diffentialdiagnostik und Therapie zu geben, sowie die gängigen OP-Verfahren darzustellen.

Wir hoffen, mit diesem Buch nicht nur unseren jungen Kollegen einen nützlichen Ratgeber in die Kitteltasche zu stecken und freuen uns auf jeden Verbesserungsvorschlag.

Dortmund, August 1997

Herausgeberin und Herausgeber

Bedienungsanleitung

Der Klinikleitfaden ist ein *Kitteltaschenbuch.* Wir haben daher versucht, medizinisches Wissen komprimiert darzustellen. In der Kitteltasche ist unserer Meinung nach kein Raum für theoretische Grundlagen wie Pathophysiologie oder allgemeine Pharmakologie. Das Kliniklleitfadenkonzept orientiert sich an den praktischen Problemen von Diagnostik und Therapie.

- Wie in einem medizinischen Lexikon wird von gebräuchlichen Abkürzungen viel Gebrauch gemacht – zur Erklärung steht ein Abkürzungsverzeichnis auf Seite VIII.

 Die Abschnitte zum therapeutischen Vorgehen bei **Notfällen** sind durch einen farbig umrandeten Kasten mit dem Blaulichtsymbol gekennzeichnet.

 Tips, Tricks und Hinweise auf vermeidbare Fehler sind leicht an dem Bömbchen zu erkennen.

- Wiederholungen wurden möglichst vermieden, daher gibt es eine große Anzahl von Querverweisen, die mit einer Hand: ☞ gekennzeichnet wurden.
- Der Klinikleitfaden hat statt eines vollständigen Inhaltsverzeichnisses einen ausführlichen Index. Im Index sind Notfälle farbig gekennzeichnet. Auf der Titelseite eines jeden Kapitels findet sich in einem farbig unterlegten Kasten eine ausführliche Detailübersicht des Fachkapitels
- Bei den einzelnen Erkrankungen stehen die entsprechenden ICD-10 Nummern. Ein „X" bedeutet dabei, daß eine weitere Spezifizierung erforderlich ist. Die Verschlüsselung von Symptomen (z.B. R-Nummern) sind nur bei fehlender Diagnose anzuwenden
- Die angegebenen Arbeitsanweisungen ersetzen weder Anleitung noch Supervision durch einen erfahreneren Kollegen. Insbesondere sollten Arzneimitteldosierungen und andere Therapierichtlinien überprüft werden – klinische Erfahrung kann durch keine noch so sorgfältig verfaßte Publikation ersetzt werden.

Abkürzungsverzeichnis

Symbole

®	Handelsname
↔	normal (*im Normbereich*)
↑, ⇑	hoch, erhöht
↓, ⇓	tief, erniedrigt
→	vgl. mit, daraus folgt
☞	siehe (Verweis)
∅	durchschnittlich, Durchmesser
⊥	Rö in zwei Ebenen

A

(a).	Arterie(n)
abdom.	abdominal(is)
Abd.	Abduktion
abs.	absolut
AC	Acromio-clavicular
ACE	*Angiotensin converting enzyme*
ACTH	adrenokortikotropes Hormon
ACVB	Aortocoronarer Venenbypass
Add.	Adduktion
ADH	Antidiuretisches Hormon
Ätiol.	Ätiologie
AHB	Anschlußheilbehandlung
AFP	Alpha-Fetoprotein
AGS	Adrenogenitales Syndrom
AIDS	*Acquired immune deficiency syndrome*
allg.	allgemein
AK	Antikörper
AMA	Antimitochondrialer Antikörper
Amp.	Ampulle
ant.	anterior
ANV	Akutes Nierenversagen
a.p.	anterior-posterior
AP	alkalische Phosphatase
ARDS	*adult respiratory distress syndrom*
Aro.	Außenrotation
art.	arteriell
AS	Aminosäure
ASS	Azetylsalicylsäure
AT III	Antithrombin III
AUG	
AU	Arbeitsunfähigkeit
a.-v.	arterio-venös
AVK	Arterielle Verschlußkrankheit
AZ	Allgemeinzustand

B

BAL	Bronchoalveoläre Lavage
bakt.	bakteriell
BB	Blutbild
bds.	beidseits, bilateral
BE	Broteinheit, *base excess*
bes.	besonders
BGA	Blutgasanalyse
Bili	Bilirubin
BSG	Blutkörperchensenkungsgeschwindigkeit
BÜ	Röntgen-Beckenübersichtsaufnahme
BV	Bildverstärker
BWK	Brustwirbelkörper
BWS	Brustwirbelsäule
BZ	Blutzucker
bzw.	beziehungsweise

C

C_1 - C_8	Zervikalsegment 1 - 8
ca.	circa
Ca^{2+}	Kalzium
Ca	Karzinom
CAH	Chronisch aggressive Hepatitis
CCD-Winkel	Centrum-Corpus-Diapysenwinkel
CCT	Kraniales Computertomogramm
CEA	Carcino-Embryonales Antigen
CHE	Cholinesterase
chron.	chronisch
Cl^-	Chlorid
COLD	*chronic obstructive lung disease*
CO_2	Kohlendioxid
comp.	compositum
c.P.	chronische Polyarthritis
CRP	C-reaktives Protein
CT	Computertomogramm
CVI	chron. venöse Insuffizienz

d

d	dies (Tag)
DCP	*Dynamic Compression Plate*
DD	Differentialdiagnose
Def.	Definition

desc.	descendens	GOT	Glutamat-Oxalacetat-Transaminase
d.h.	das heißt		
DHS	Dynamische Hüftschraube (*dynamic hip screw*)	GPT	Glutamat-Pyruvat-Transaminase
Diab. mell.	Diabetes mellitus	GvH	*graft versus host*
Diagn.	Diagnostik	Gy	Gray (→ Radiother.)
DIC	disseminierte intravasale Koagulopathie	γ-GT	γ-Glutamyl-Transferase
DIP	Distales Interphalangealgelenk	**h**	hora (Stunde)
		Haem. infl.	Haemophilus influenzae
dist.	distal	HAH	Hämagglutinationshemmtest
D,M,S	Durchblutung, Motorik, Sensibilität	Hb	Hämoglobin
Drg.	Dragee/-s	HBs-Ag	HBs-Antigen
DSA	Digitale Subtraktionsangiographie	β-HCG	humanes Choriongonadotropin
DVSA	digital venöse Subtraktionsangiographie	HG	Handgelenk
		HIV	*Human Immunodeficiency Virus*
E. coli	Escherischia coli	Hkt.	Hämotokrit
E'lyte	Elektrolyte	HT	Herzton
EK	Erythrozytenkonzentrat	HWI	Harnwegsinfektion
EKG	Elektrokardiogramm	HWK	Halswirbelkörper
ELISA	*enzyme-linked immuno sorbent assay*	HWS	Halswirbelsäule
		Hz	Hertz
EMG	Elektromyographie	HZV	Herzzeitvolumen
E'phorese	Elektrophorese		
ERC	Endoskopische	**i**.a.	intraarteriell
ERCP	retrograde [Cholangio-]-	i.c.	intracutan
ERP	[Pankreatico]-Graphie	ICR	Interkostalraum
		I.d.R.	in der Regel
Erkr.	Erkrankung	IE	Internationale Einheit
Erw.	Erwachsener	IFT	Immunfluoreszenztest
Ery	Erythrozyten(-konzentration)	IgA,IgG,IgM	Immunglobulin A, G, M
EU	Erwerbsunfähigkeit	i.m.	intramuskulär
evtl.	eventuell	Ind.	Indikation
EZ	Ernährungszustand	Inf.	Infektion, inferior
		insbes.	insbesondere
F	Frauen, Faktor	Insuff.	Insuffizienz
FEV$_1$	Einsekundenkapazität	Intox.	Intoxikation
FFP	*fresh frozen plasma*	intraop.	intraoperativ
FRC	*functional residual capacity*	Iro.	Innenrotation
FSH	Follikel stimulierendes Hormon	ISG	Iliosakralgelenk
		ITN	Intubationsnarkose
FSP	Fibrinogenspaltprodukte	i.v.	intravenös
		J.	Jahre
G$_{1-3}$	Grading (Einteilung der histol. Tumordifferenzierung)	jährl.	jährlich
		5JÜR	Fünfjahres-Überlebensrate
Gew.	Gewicht		
GFR	Glomeruläre Filtrationsrate	**K**$^+$	Kalium
ggf.	gegebenenfalls		
GIT	Gastrointestinaltrakt	KD	Kirschnerdraht

KG	Krankengymnastik, Körpergewicht	**n**	nano
/kg KG	pro Kilogramm Körpergewicht (Dosierungen)	N., Nn.	Nervus, Nervi
		Na	Natrium
KBR	Komplementbindungsreaktion	NaCl	Natriumchlorid
KH	Kohlenhydrate	Nachbeh.	Nachbehandlung
KHK	Koronare Herzkrankheit	neg.	negativ
KM	Knochenmark, Kontrastmittel	neurol.	neurologisch
kons.	konservativ	NLG	Nervenleitgeschwindigkeit
Konz.	Konzentration	NNH	Nasennebenhöhlen
KI	Kontraindikation	NNM	Nebennierenmark
KO	Komplikation	NNR	Nebennierenrinde
Kps.	Kapsel	NSA	Nichtsteroidale Antiphlogistika
Krea	Kreatinin	NSE	Neuronspezifische Enolase
		NW	Nebenwirkung
LA	Lokalanästhesie, Lokalanästhetika	**O**.B.	ohne Besonderheit
		oberfl.	oberflächlich
lat.	lateral	OM	Osteomylitis
Leuko(s)	Leukozyten	OP, op.	Operation, operativ
LDH	Laktatdehydrogenase	Orthop.	Orthopädie, orthopädisch
li	links	Ös.	Ösophagus
LJ.	Lebensjahr	OS	Osteosynthese
L1 - L5	Lumbalsegment 1 – 5	OSG	Oberes Sprunggelenk
Lk	Lymphknoten		
LWS	Lendenwirbelsäule	**p**.a.	posterior-anterior
LWK	Lendenwirbelkörper	pAVK	periphere arterielle Verschlußkrankheit
Lufu	Lungenfunktion		
		Pat.	Patient
M	Männer	paVK	periphere arterielle Verschlußkrankheit
M., Mm.	Musculus, Musculi		
max.	maximal	PBC	Primäre Biliäre Zirrhose
MCL	Medioclavicularlinie	PEEP	*Positive endexpiratory pressure*
MCP	Metacarpophalangealgelenk		
MCV	Mittleres korpuskuläres Volumen	PEG	Perkutane endoskopische Gastrostomie
MdE	Minderung der Erwerbsfähigkeit	PDA	Periduralanästhesie
		PDS	Polydioxanon (Nahtmaterial)
MDP	Magen-Darm-Passage	PE	Probeentnahme, Biopsie
med.	medial	PHS	Periarthropathia humeroscapularis
Mg^{2+}	Magnesium		
MG	Molekulargewicht	phys.	physikalisch
min.	minimal	physiol.	physiologisch
Min.	Minute	p.i.	post infectionem
mind.	mindestens	PIP	proximales Interphalangealgelenk
Mio.	Millionen		
mittl.	mittlere	P.m.	punctum maximum (Herzauskultation)
ml	Milliliter		
Mon.	Monat(e)	Pneumok.	Pneumokokken
MOV	Multiorganversagen	PNF	Propriozeptive neuromuskuläre Faszilitation
MRT	Magnetresonanztomographie		
ms	Millisekunden	p.o.	per os
M-Urin	Mittelstrahlurin	pos.	positiv
		postop.	postoperativ

pp	per primam (komplikationslose Wundheilung)	T_3, T_4	Thyroxin (dreifach, vierfach jodiert)
präop.	präoperativ	tägl.	täglich
PRIND	*prolonged reversible ischaemic neurol. deficit*	Tbc	Tuberkulose
		TBG	Thyroxinbindendes Globulin
Proc.	Prozedere	Tbl.	Tablette/-n
PSC	primär sklerosierende Cholangitis	Ther., ther.	Therapie, therapeutisch
PSR	Patellarsehnenreflex	TEP	Totalendoprothese
PTC	perkutane transhepatische Cholangiographie	Thrombos	Thrombozyten
		TIA	Transiente ischämische Attacke
PTCA	perkutane transluminale Coronare Angioplastie	TPHA	Treponema pallidum Hämagglutinationstest
PTT	Partielle Trombinzeit	Tr.	Tropfen
		TRH	*Thyreotropin releasing hormone*
Q_F	Querfinger	TSH	*Thyreoidea stimulating hormone*
r_e	rechts	TSR	Trizepssehnenreflex
respir.	respiratorisch	TZ	Thrombinzeit
rezid.	rezidivierend		
RF	Rheumafaktor	u.a.	und andere
RG	Rasselgeräusch	U/l	Units/Liter
Rh	Rhesus	usw.	und so weiter
Rö	Röntgen	u.U.	unter Umständen
RR	Blutdruck nach Riva-Rocci	V.a.	Verdacht auf
		v.a.	vor allem
s.	siehe	VES	ventrikuläre Extrasystole
s.a.	siehe auch	vgl.	vergleiche
s.c.	subkutan	VK	Vitalkapazität
S1 - S5	Sakralsegment 1 - 5	VKB	vorderes Kreuzband
Sek., sek	Sekunde(n)	Vit.	Vitamin
serol.	serologisch	VSD	Ventrikel-Septum-Defekt
SHF	Schenkelhalsfraktur		
SHT	Schädelhirntrauma		
s.o.	siehe oben	Weibl.	weiblich/e/er
sog.	sogenannte(r)	Wo.	Woche(n)
Sono	Sonographie	WS	Wirbelsäule
SPA	Spinalanästhesie	WW	Wechselwirkung (von Arzneimitteln)
Staph. aur.	Staphylokokkus aureus		
StGB	Strafgesetzbuch	Z.B.	zum Beispiel
STH	somatotropes Hormon	Z.n.	Zustand nach
s.u.	siehe unten	ZNS	Zentrales Nervensystem
sup.	superior	z.T.	zum Teil
supp.	Suppositorium/-en	z.Zt.	zur Zeit
Sy.	Syndrom	ZVD	Zentraler Venendruck
syn.	Synonym/-a	ZVK	Zentraler Venenkatheter
Szinti	Szintigraphie		

Karl-Ludwig Krämer
Jörg Braun

Tips für die Stationsarbeit

1.1	Patientenaufnahme	2
1.1.1	Aufnahme des vorgemerkten Patienten	2
1.1.2	Notfallaufnahme	3
1.1.3	Ambulante Operationen	3
1.2	**Chirurgische Diagnostik**	**4**
1.2.1	Anamnese	4
1.2.2	Allgemeine körperliche Untersuchung	5
1.3	**Tips für den Stationsalltag**	**8**
1.3.1	Stationsmanagement	9
1.3.2	Rezepte	9
1.3.3	„Kleine Notfälle" auf Station	11
1.4	**Entlassung, Verlegung, Beurlaubung**	**13**
1.4.1	Arztbrief	13

1.5	Sterben und Tod eines Patienten	14
1.5.1	Der sterbende Patient	14
1.5.2	Todesbescheinigung (Leichenschauschein)	15
1.5.3	Organtransplantation ☞ 8	15
1.5.4	Obduktion	15
1.6	**Der Problempatient**	**15**
1.6.1	Alkoholabhängigkeit und Entzugsdelir	15
1.6.2	Der verwirrte Patient	17
1.7	**Die Versorgung Arbeitsunfallverletzter**	**17**
1.7.1	Heilverfahren der Unfallversicherungsträger	17
1.7.2	Durchgangsarztverfahren	18
1.7.3	Verletzungsartenverfahren	19

1.1 Patientenaufnahme

Die meist sehr umfassende präop. Diagnostik mit Blutabnahme, Abführmaßnahmen, Röntgen etc. in Verbindung mit der Angst vor der bevorstehenden OP stellt eine erhebliche psychische Belastung des Pat. dar. Gefragt ist hier neben der medikamentösen Therapie (Sedativa, Psychopharmaka) vor allem die Zuwendung durch das Personal sowie eine umfassende und für den Laien verständliche Aufklärung bezüglich der bevorstehenden präoperativen Maßnahmen inklusive der Operation (☞ 3.1.2).

Nach der Aufnahmeuntersuchung muß entschieden werden:
- **Bettruhe?** *Absolute Bettruhe* z.B. indiziert bei Phlebothrombose, Lungenembolie, frische Wirbelfrakturen (Thromboseprophylaxe! ☞ 3.1.8, 30.6.1).
  Relative Ind.: alle schweren Infektionskrankheiten, Synkopen in der Anamnese, Gleichgewichtsstörungen, Herzinsuff.
  Keine Ind. sind: Thrombophlebitis, Pneumonie, entgleister Diab. mell.
- **Nahrungskarenz?** Absolute Nahrungskarenz, bis dringende op. oder diagnostische Eingriffe ausgeschlossen sind; darüber hinaus z.B. bei akuter Pankreatitis, Ileus
- **Diät?** Eine besondere Diät ist indiziert bei Diab. mell. (Standard = 14 BE), Pankreatitis (während der akuten Phase Nulldiät), Fettstoffwechselstörungen, Gicht, Hypertonie, Niereninsuff.
- **Parenterale Ernährung?** ☞ 7.5.3
- **Thromboseprophylaxe?** ☞ 3.1.8, 30.6.1
- **Schmerzmittel und Schmerztherapie?** ☞ 30.5
- **Schlafmittel?** Behandlung auf wenige Tage beschränken. Keine Kombinationspräparate! Barbiturate wegen langer HWZ und hohem Abhängigkeitspotential meiden. Kurzwirksame Benzodiazepine (z.B. Oxazepam, eine halbe Tabl. 1 h vor dem Schlafen) sind Mittel der Wahl
- **Psychopharmaka?**
- **Abführmittel?**
  - Laktulose (z.B. Bifiteral®, 10–20 g bzw. 3 x 1–2 Eßlöffel tägl.; Wirkungseintritt nach 8–10 h, Vorsicht bei Diab. mell.)
  - Natriumpicosulfat (Laxoberal® 1–2 Tabl. bzw. 10–20 Tropfen, Wirkungseintritt nach 2–4 h)
- Ist der Patient **blind oder schwerhörig?** → Personal mitteilen
- Tetanus- und Tollwutschutz ☞ 10.3.1 und 10.5.5.

1.1.1 Aufnahme des vorgemerkten Patienten

Die stationäre Aufnahme in eine chirurgische Klinik oder Abteilung erfolgt mit **meist gesicherter Diagnose** zur *operativen* oder *konservativen Ther.*, zu einer *Spezialdiagnostik* oder *einer Kombination* dieser Möglichkeiten. I.d.R. wurde in der Praxis des niedergelassenen Kollegen und der Klinikambulanz eine Beratung bezüglich der einzuschlagenden Diagn. und Ther. durchgeführt.

Ablauf einer Patientenaufnahme
- **Planung, Vorbereitung:** Bei geplanten (Wieder-)Aufnahmen noch am Vortag Unterlagen, alte Rö.-Bilder, Ambulanzkarten besorgen lassen. Überblick über bisher vorhandene wesentliche Patientendaten verschaffen. *Wichtig:* Ist die Kostenübernahme der Behandlung geklärt?
- **Begrüßung und Vorstellung:** Erster Eindruck ist auch hier oft entscheidend, z.B. für das Vertrauensverhältnis zwischen Arzt und Patient

- **Anamnese, Untersuchung:** Konsequentes Einhalten eines (individuell zurechtgelegten) Untersuchungsschemas. Befunde dokumentieren
- **Synopse aller technischen Befunde:** Rö-, CT-, MRT-Bilder, vorhandene Unterlagen über apparative Diagnostik, Laborwerte etc. *vollständig* sichten
- **Erläuterung, Information:** Diagnose und Therapiestrategie *vollständig* erläutern. Ein schlecht informierter Pat. bittet meist *wiederholt* um Gesprächstermine zur Klärung offener Fragen
- **OP-Aufklärung, Einwilligungserklärung:** Die OP-Indikation zunächst kritisch überprüfen (evtl. Rücksprache Chef, Oberarzt). Bei zu diesem Zeitpunkt eindeutiger OP-Indikation und OP-Verfahren Aufklärung und Einwilligungserklärung unterschreiben lassen. Den OP-Termin nicht als unumstößlich darstellen
- **Anordnungen treffen:** DD abwägen, Anordnungen treffen und *schriftlich fixieren*
- Bei Unklarheiten evtl. **Rückruf beim behandelnden Arzt, Hausarzt**
- **Rücksprache mit Personal:** Bei Besonderheiten die verantwortliche Stationsschwester/-pfleger selbst über Pat. informieren (z.b. über Allergien, dringliche Diagnostik, rasche OP-Vorbereitung)
- **Chef-, Oberarztvorstellung:** Es empfiehlt sich, neu aufgenommene Pat. dem zuständigen Oberarzt, danach in einer allgemeinen Besprechung dem Chefarzt vorzustellen (Eigenkontrolle, Lerneffekt, eigene Absicherung).

1.1.2 Notfallaufnahme

Im Vordergrund steht die schnelle Diagnostik und die Klärung einer evtl. OP-Indikation und des OP-Zeitpunktes.

Checkliste zur OP am Aufnahmetag (Notfall-OP)
- Falls erforderlich, *Angehörige* verständigen
- Stationspersonal informieren
- Sofortige klinische und röntgenologische Untersuchung, weitere *Diagnostik*, EKG, Rö-Thorax; Bettruhe (☞ 1.1)?
- *Labor:* Blutgruppe, Hb, Hkt., Gerinnung, BSG, Kreuzblut, E'lyte, Glukose, Harnstoff, Krea (☞ 31)
- Bei Bedarf *Blutkonserven* anfordern (☞ 2.2)
- Entscheidung über *OP-Zeitpunkt* (Risikofaktoren beachten, z.B. Hypertonus, Allergien, Diab. mell., KO bei früheren OPs)
- Auf schnellen *Informationsfluß* achten. Reihenfolge meist: OA → evtl. Chefarzt → Anästhesist → OP-Personal/Stationspersonal
- Pat. nüchtern lassen, möglichst 6-stündige *Nahrungskarenz* beachten
- Venösen *Zugang* legen
- Aufklärung, *Einverständniserklärung* (☞ 3.1.2).

1.1.3 Ambulante Operationen

Ambulante Eingriffe können nur mit der Kooperation des Patienten zufriedenstellend durchgeführt werden. Hierzu bedarf es einer umfassenden Aufklärung, die folgende Punkte beinhalten sollte.
- Präoperative Nahrungskarenz (meist 8 h vor dem Eingriff)
- Postnarkotische Verkehrssicherheit (während der ersten 24 h nach Narkose keine Verkehrstauglichkeit, auch nicht als Fußgänger!)
- Geschäftsfähigkeit (während der ersten 24 h nach Narkose nicht gegeben)

- Postnarkotisches Bedienen von Maschinen (24 h s.o.)
- Interaktionen mit anderen Medikamenten postoperativ, z.b. Schlafmittel, Beruhigungsmittel sowie Alkohol, deshalb Verzicht auf diese Mittel für 24 h
- Bei Spätreaktionen wie Übelkeit, Schwindel, Kopfschmerz, Kreislauf- oder Atembeschwerden, Hautekzemen muß eine sofortige telefonische bzw. persönliche Kontaktaufnahme mit dem behandelnden Arzt oder dem Hausarzt erfolgen.

Voraussetzungen für einen ambulanten Eingriff sind
- Kurze Entfernung des Wohnortes zur Klinik, damit der Patient bei Spätkomplikationen die Klinik rechtzeitig erreichen kann
- Geordnete häusliche Verhältnisse (z.b. sind Angehörige vorhanden, die im Notfall den Arzt benachrichtigen können, besteht eine Infektionsgefahr aufgrund mangelnder häuslicher Hygiene, wird die Nahrungskarenz auch eingehalten etc.?)
- Keine schwerwiegenden Begleiterkrankungen (z.B. Asthma bronchiale, Diabetes mellitus, KHK etc.)
- Gesicherte postop. Nachsorge durch Ambulanz oder Hausarzt.

1.2 Chirurgische Diagnostik

1.2.1 Anamnese

Eine gute Anamnese führt in über 60 % der Fälle schon zur korrekten Diagnose. Durch sorgfältige klinische Untersuchung erhöht sich die Anzahl der richtigen Diagnosen auf ca. 80–90 %.

Systematischer Aufbau einer Anamnese
- Aktuelle Beschwerden: Hauptbeschwerde, jetzige Erkrankung, Unfall, (privat oder Arbeitsunfall? ☞ 1.7). Hauptbeschwerden von Nebenbeschwerden trennen (manchmal nicht einfach)
- Zeitliches Auftreten, Häufigkeit (seit wann, allmählich, plötzlich, Nachtschmerz, Dauerschmerz, Morgenschmerz, nur ab und zu, wie oft?)
- Lokalisation und Ausstrahlung (wo, wohin ausstrahlend?, genau zeigen lassen), Gelenke: mono-, polyartikulär, diffus, umschrieben
- Qualität, Schmerzcharakter (stechend, brennend, dumpf, ,,elektrisierend", wandernd)
- Intensität (z.B. Schmerzskala von 1–10 verwenden)
- Verlauf, Begleitzeichen (akut, chron., intermittierend, zunehmend, beschwerdefreie Intervalle)
- Begleitumstände (abhängig von Tageszeit, Mahlzeiten, Haltung; Spontan-, Belastungsschmerz?, Husten-, Niesschmerz?)
- Intensivierende und lindernde Faktoren erfragen
- Funktionsstörungen (Gelenkfunktion, Übelkeit, Erbrechen, Miktion und Defäkation)
- Bisherige Therapie, Erfolg?
- Persönliche Anamnese: Frühere Erkrankungen, Unfälle (Unfallmechanismus), OP. Risikofaktoren, KO bei früheren OPs, Medikamente, Drogen, Allergien, Alkohol-Tabak-Abusus
- Familienanamnese: z.B. Erbkrankheiten, Tumoren, Stoffwechsel-, Hauterkrankungen
- Soziale Anamnese: Beruf (Analyse der Arbeitshaltung und -belastung), Arbeitslosigkeit, Sport, Familienstand, Rente, Schwerbehindertenausweis, Kuraufenthalte.

1.2.2 Allgemeine körperliche Untersuchung

Allgemeines
- *Allgemein-* (AZ: gut, reduziert, stark reduziert) und *Ernährungszustand* (EZ)
- *Bewußtseinslage?* Konzentrationsfähigkeit? Ist Pat. zu Raum, Zeit und Person orientiert? Ist Pat. kontaktfähig? Körperhaltung?

Inspektion von Haut und Schleimhäuten
- *Exsikkosezeichen:* „Stehende" Hautfalten, trockene Haut und Schleimhäute, borkige Zunge, weiche Augenbulbi, flacher schneller Puls, Hypotonie
- *Zentrale Zyanose:* O_2-Sättigung im art. Blut < 85 %. Klinik: Haut und Zunge blau. Ursachen: Lungenerkrankungen, Herzvitien. *Periphere Zyanose:* Erhöhte O_2-Ausschöpfung bei normaler O_2-Sättigung des Blutes in der Lunge. Klinik: Nur Haut und Akren blau, Zunge dagegen nicht. Ursachen: z.b. Herzinsuff.
- *Ikterus?* (Gelbfärbung der Skleren ab Serum-Bili > 1,5 mg/dl), Juckreiz (Cholestase)?
- *Anämie?* (Konjunktiven erscheinen blaß, wenn Hb < 9 g/dl)
- *Ödeme?* (prätibial, periorbital, sakral? Ein- oder beidseitig? Anasarka?)
- *Haut:* Behaarung? Pigmentierung? Exantheme? Ekzeme? Petechien? *Spider naevi* (z.B. bei Lebererkrankungen)?

Hände
- Trommelschlegelfinger und Uhrglasnägel sprechen für chron. Hypoxämie
- Ölfleck-, Tüpfel- und Krümelnägel bei Psoriasis
- Braunfärbung an Endgliedern von D2, D3 bei Rauchern
- Palmarerythem (bei Lebererkrankungen)
- Dupuytrensche Kontraktur (idiopathisch, Leberzirrhose, Alkoholabusus)
- Schwellungen im proximalen Interphalangealgelenk sprechen für rheumatische Arthritis (Morgensteifigkeit? Ulnardeviation?)
- Seitlich der distalen Interphalangealgelenke liegende Knötchen sprechen für Arthrose (Heberden-Knötchen)
- Tremor: Chron. Alkoholismus, Hyperthyreose, Parkinsonismus, Leberausfallkoma (→ *flapping tremor*).

Kopf und Hals
- *Pupillen:* direkte und konsensuelle Lichtreaktion, Konvergenz, Isokorie (Pupillen gleich groß?), Konjunktiven
- *Mundhöhle* (Rötung/Entzündung des Rachenrings, der Tonsillen, Zahnstatus, Gaumensegeldeviation, Belag/Ulzera/Aphten/Enantheme auf Zunge oder Mundschleimhaut?). *Foetor ex ore:* Alkohol, säuerlicher Geruch z.B. bei Gastritis, Azeton bei diab. Ketoazidose, Foetor hepaticus bei Leberkoma, urinartig bei Urämie
- *Hirnnerven*
- *Kopf:* druck- oder klopfschmerzhaft? Temporalgefäße? Druckschmerz der Nervenaustrittspunkte (NAP)? – Ohren
- *Hals:* Struma? Vergrößerung? Lk-Vergrößerung? Halsvenen gestaut (im Sitzen oder bei 45° Oberkörperneigung)?

Thorax
- Form des Thorax (Faßthorax, Trichterbrust, Kyphoskoliose)
- Mammae und regionale Lk inspizieren und palpieren (☞ 14.3)
- Untersuchung der Lunge (☞ 16.3).

Herz/Kreislauf
- *Puls:* seitengleich? Femoralispuls abgeschwächt? (pAVK, Aortenisthmusstenose), Frequenz (Tachykardie > 100/Min., Bradykardie < 60/Min.), Rhythmus (regelmäßig, unregelmäßig)
- *Blutdruck:* Seitendifferenz > 20 mmHg pathol., Manschette sollte 3/5 des Oberarms bedecken (bei kleineren Manschetten falsch hohe RR-Werte). Distaler Rand mindestens 3 cm oberhalb der Ellenbeuge. *Cave:* Bei Dialysepat. *nie* am Shuntarm messen, bei Hemiplegikern nicht an der gelähmten Seite, bei mastektomierten Patientinnen nicht an der operierten Seite
- *Herzinspektion, -palpation und -perkussion:* Pulsationen (z.B. bei Aorteninsuff. im 2. ICR re. parasternal), Herzspitzenstoß (normal im 5. ICR li. MCL)
- *Auskultation:* Beschreibung (☞ 4.2.1).

Abdomen
Inspektion
- Zeichen der Lebererkrankung („Abdominalglatze", Venenzeichnung?)
- Aufgetriebener Bauch: Faustregel zur DD „**F**ett, **F**oetus, **F**aeces, **F**latus (Luft), **F**lüssigkeit (Aszites) und Tumor"
- Pulsationen.

Palpation
- Im schmerzarmen Bereich beginnen. Druckschmerz? Resistenzen – verschieblich, schmerzhaft, wie groß?
- Bauchdecken weich oder Abwehrspannung? Loslaßschmerz? Bruchpforten geschlossen?
- Leberpalpation: Größe, Konsistenz, Leberpulsation (Trikuspidalinsuff.), *Courvoisier-Zeichen* (pralle, tastbare Gallenblase); hepatojugulärer Reflux bei Leberpalpation? Lebermetastasen?
- Milzpalpation (wenn tastbar, dann bereits vergrößert), z.B. bei CML, Osteomyelosklerose, Speicherkrankheiten, hämolytische Anämien, Infektionen.

Perkussion
- Lebergrenzen mit Kratzauskultation bestimmen
- Klopfschall über Abdomen (tympanitisch, gedämpft)
- Ggf. Aszites-Ausdehnung abschätzen (Perkussion und Palpation der fortgeleiteten Flüssigkeitswelle; Aszites ☞ 22.2.3).

Auskultation
Beurteilung der *Darmgeräusche* (DG): „Totenstille" bei paralytischem Ileus, gesteigerte, hochgestellte, spritzende, metallisch klingende DG bei mechanischem Ileus.

Rektale Untersuchung
Pat. in Linksseiten- oder Rückenlage, Beine angewinkelt. *Inspektion:* Fissur, Fisteln, Perianalthrombose, prolabierte Hämorrhoiden, Marisken, Tumor, Ekzem? Handschuh und/oder Fingerling mit Gleitmittel (z.B. Vaseline). Während Pat. preßt, Zeigefinger unter leichter Drehung in Analkanal einführen.
- **Beurteilung des Analkanals:** Sphinktertonus, Schmerzen, Stenose (Ca, M. Crohn), Infiltration oder Resistenzen (Ca, thrombosierte Hämorrhoiden)?
- **Beurteilung der Ampulla recti**, Normalbefund: Weiche verschiebliche Darmwand, ventral derbe Portio, dorsal Os sacrum, lateral weicher Trichter des M. levator ani. *Pathologisch:* Fixierte, indurierte Schleimhaut (Ca), Douglas-Raum druckdolent (z.B. Appendizitis) oder vorgewölbt, fluktuierend (Douglas-Abszeß); multiple knotige Auflagerungen auf dem Douglas-Peritoneum (Endometriose, Ovarial-Ca), Ausbuchtung der vorderen Darmwand (Rektozele)

1.2 Chirurgische Diagnostik

- **Rückzug des Fingers:** Blut am Fingerling (Hämorrhoiden, Rektum-Ca, Polypen, M. Crohn, Colitis ulcerosa)? Teerstuhl?

Nieren und ableitende Harnwege
- Nierenlager palpieren. Tumor? Klopfschmerz?
- Nierengefäßgeräusche paraumbilikal?

Lymphknoten (☞ 21.3.2)
Sind aurikulär, submandibulär, nuchal, zervikal, supra-, infraklavikulär, axillär, inguinal, kubital, popliteal Lk zu tasten? Lage, Form, Größe, Oberfläche, Abgrenzbarkeit, Konsistenz, Verschieblichkeit? Schmerzhaftigkeit?

Bewegungsapparat

Inspektion

- Gebrauch des Körpers, der Extremitäten, Gelenkbewegungen, Kontrakturen
- **Gangbild:** Normal ↔ pathologisch? z.B. Hinken (Schmerz-, Schon-, Verkürzungs-, Duchenne-, Versteifungs-, Insuffizienz-, Lähmungshinken), Ataxie? Spastik? Einwärtsgang? **Treppensteigen?** Gehhilfen?
- **Deformitäten,** Längenunterschiede, Asymmetrien, Achsenfehler?
- Atrophien, Lähmungen?
- Beurteilung von evtl. Prothesen, Orthesen, Hilfsmitteln (z.B. Paßform, Gebrauchsspuren).

Wirbelsäule

Stauch-, Klopfschmerz? Form (Kyphose, Lordose, Skoliose, Gibbus)? Muskelverspannung, Beweglichkeit?

Extremitäten

Beweglichkeit (Spastik, Rigor, Zahnradphänomen)? Gelenke (Rötung, Bewegungsschmerz)? Trophische Störungen (z.B. bei chron. venöser Insuff.)? Temperatur und Umfang (im Seitenvergleich!), Ödeme, Varikosis?

Schmerzpunkte, Erguß, Schwellung, Hauttemperatur.

Funktionelle Untersuchungen, Messungen

- **Funktionsprüfungen:** z.B. Finger-Boden-Abstand, Kniebeuge, Zehenspitzenstand, Hackenstand, Ottsches Zeichen, Schobersches Zeichen

Neutral-0-Methode (☞ 5.6)
Notierung nach der Null-Durchgangsmethode
- 1. Zahl: Vom Körper weggeführte Bewegung
- 2. Zahl: 0-Stellung (falls nicht erreicht, 1. bzw. 3. Zahl)
- 3. Zahl: Zur Körpermitte hinführende Bewegung
  z.B. Extension/Flexion im re/li Knie 5°/0°/140°.

Skalen zur Beurteilung des Allgemeinzustandes (Karnofsky-Index/WHO-Einteilung)

Punkte	Karnofsky-Index	WHO-Einteilung	Grad
100	Normal; keine Beschwerden, kein Hinweis auf eine Erkrankung	Uneingeschränkte normale Aktivität	0
90	Normale Aktivität möglich, geringe Krankheitssymptome		
80	Normale Aktivität nur mit Anstrengung, mäßige Krankheitssymptome	Ambulant mit Beschwerden, kann sich selbst versorgen	1
70	Selbstversorgung, aber unfähig zu normaler Aktivität oder Arbeit		
60	Gelegentliche Hilfe, aber noch weitgehende Selbstversorgung	Versorgt sich selbst, arbeitsunfähig, tagsüber weniger als die Hälfte der Zeit im Bett	2
50	Häufige Unterstützung und medizinische Versorgung erforderlich		
40	Überwiegend bettlägrig, spezielle Hilfe und Pflege erforderlich	Tagsüber mehr als die Hälfte der Zeit im Bett; pflegebedürftig	3
30	Dauernd bettlägrig, evtl. Krankenhauseinweisung, jedoch keine akute Lebensgefahr		
20	Schwerkrank, aktive unterstützende Ther., evtl. Krankenhauseinweisung	Völlig pflegebedürftig und bettlägerig	4
10	Moribund, rasches Fortschreiten der Erkrankung		
0	Tod		

Neurologische Untersuchung, Gefäßstatus
- **Motorik:** Paresen, Atrophien, Spastik, Rigor, Muskelhypotonie?
- **Sensibilität:** Hypästhesie, Hypalgesie, Temperatur-, Vibrationsempfindung?
- **Reflexe:** *Eigenreflexe* (Bein: PSR, ASR; Arm: BSR, TSR, RPR → Ausfall, Seitendifferenz?), *Fremdreflexe*: Bauchhautreflex. *Pathologische Reflexe:* Babinski, Klonus und andere
- **Nervendehnungszeichen:** Lasègue (☞ 4.9.1; Gradangabe, gekreuzt)?
- **Vegetativum:** Blasen-, Mastdarm-, Genitalfunktion, Schweißsekretion?
- **Koordination:** Tremor? Ataxie? Romberg-Zeichen? Blindgang?
- **Periphere Pulse:** Aa. radialis, femoralis, poplitea, tibialis post., dorsalis pedis
- **Psyche:** Psychische Auffälligkeiten? Glaubwürdige Beschwerden?

1.3 Tips für den Stationsalltag

Ziele: Verbesserung der Zusammenarbeit (*Teamwork*) und Kommunikation im Klinikalltag → reibungslosere klinische Arbeit; *Zeitersparnis:* effektiveres Arbeiten durch bessere Organisation, Koordination und Planung. Erwerb von *Vertrauen* bei Pat. und Personal durch korrektes ärztliches Verhalten.

1.3 Tips für den Stationsalltag

1.3.1 Stationsmanagement

Stationsvisite
- **Allgemeines:** Die tägliche Stationsvisite ist Hauptkontaktmöglichkeit zwischen Pat. und Arzt. Daher sehr aufmerksam sein
- **Gespräch:** „*Patientenzentrierte Visitenführung*", damit der Pat. bei Visiten zu Wort kommt. Das Informationsbedürfnis des Pat. (und des Personals) ist zu berücksichtigen. Wichtige zeitintensive und persönliche Gespräche sowie eingehende Untersuchungen gehören nicht zur Visite
- **Patient:** Subjektives Befinden, Mobilisation. Medikamente, **aktueller Status**, Änderung eingetreten, Hb, Komplikationen, Fieber, Wunde, Verband, Drainagen, Infusionstherapie, Wasserlassen, Stuhlgang o.b., Nachsorge?
- **Personal:** Einbeziehung in die Visite; auf seine Beobachtungen Wert legen
- **Anordnungen:** Neue Rö-Bilder (postop. Bild bei allen Osteosynthesen, Implantaten)? Absetzen oder Ansetzen von Medikamenten? Weitere Diagnostik? Anweisungen für Pat.? Verhaltensmaßregeln? Organisatorische Hinweise? Entlassung?
- **Verhalten:** Keine Zurechtweisung von Mitarbeitern vor Pat. Kein Herumkommandieren. Selbstkontrolle bewahren. Auf angemessenen Ton achten. Vermeiden von medizinischen Diskussionen am Krankenbett
- **Dokumentation:** Im Kurvenblatt bei den jeweiligen Visiten evtl. handschriftliche leserliche Einträge. Bei KO oder Besonderheiten exakte und ausführliche leserliche Dokumentation sehr wichtig
- **Verbände:** Verbandswechsel. Als Stationsarzt und Operateur, wenn immer möglich, ersten Verbandswechsel selbst machen
- „Kurvenvisite" einmal pro Tag zu empfehlen
- Rechtzeitig **Weiterversorgung** ansprechen (z.B. AHB, Heimplatz, häusliche Versorgung.

Chefarzt-, Oberarztvisite
- Gute Vorbereitung (Rö-Bilder, Pat.-Daten, Verlauf, Prozedere). Wichtige Befunde muß man im Kopf haben. Evtl. Notizen auf kleinen Zettel
- Vorstellen eines Pat.: Beschränkung auf das Wesentliche. Angaben sachlich exakt und klar
- Gezielte Fragen stellen zum weiteren Prozedere bei Unklarheiten.

1.3.2 Rezepte

Ein Rezept umfaßt
- Name, Anschrift, Berufsbezeichnung des Verschreibenden (Stempel). Datum
- Kürzel „Rp" (lat. recipe = verschreibe) ist üblich, jedoch nicht vorgeschrieben
- Name des Arzneimittels, Arzneiform (z.B. Tabl., Supp., Drg., Tr., Salbe)
- Menge: (z.B. 1 mg) pro abgeteilter Arzneiform und Stückzahl. *N1:* kleinste Packung, für Behandlung von Erkrankungen mit kurzer Dauer. *N2:* mittlere Verlaufsdauer, *N3:* für Dauertherapie
- Anweisungen zur Einnahme, z.B. 3 x tägl.
- Name, Vorname, Geburtsdatum und Adresse des Pat. (Versicherten)
- Vorgedruckte Formulare: nur für Krankenkassen- und BtM-Rezepte Vorschrift.

Betäubungsmittel (BtM)

Nur bei zwingender Ind. verschreiben. *Aber:* „Verordnungsschwelle BTMVV-Rezept" darf nicht von der Verordnung starker Schmerzmittel z.B. bei Tumorschmerzen abhalten!

- **Liste** der BtMVV(Betäubungsmittelverschreibeverordnung)-pflichtigen Medikamente z.B. in den violetten Seiten der „Roten Liste"
- Es darf für einen Pat. nur ein BtM tägl. verschrieben werden, in begründeten Einzelfällen auch Verschreibung von zwei BtM an 1 Tag
- Die in der BtMVV (bzw. Roten Liste) dokumentierte **Höchstmenge** darf bis zum 2fachen, in außergewöhnlichen Fällen bis zum 4fachen überschritten werden, der *eigenhändige, handschriftliche* Vermerk „Menge ärztlich begründet!" entfällt
- BtM-Menge pro Packungseinheit (in g oder mg) und Stückzahl (in arab. Ziffern und in Worten wiederholt) müssen handschriftlich vom Arzt angegeben werden
- Ferner muß vermerkt sein, für wieviele Tage verschrieben wird, sowie Einnahmehäufigkeit und -menge („Signatur")
- Datum muß nicht mehr handschriftlich angegeben werden
- Der Verbleib des BtM ist auf Karteikarten nach amtlichem Formblatt („Giftbuch") nachzuweisen. Dies muß vom Arzt (z.B. dem Stationsarzt) mind. 1 x monatlich überprüft werden. Die Unterlagen sind 3 J. aufzubewahren
- Anforderung des 3teiligen amtlichen **Formulares** (bei Erstanforderung Approbationsurkunde beilegen): *Bundesopiumstelle im Institut für Arzneimittel des BGA, Genthiner Str. 38, 10785 Berlin, Tel. 030/254920*
- Für den Stationsbedarf werden BtM meist durch BtM-Anforderungsschein rezeptiert. Ausfüllen wie BtM-Rezept.

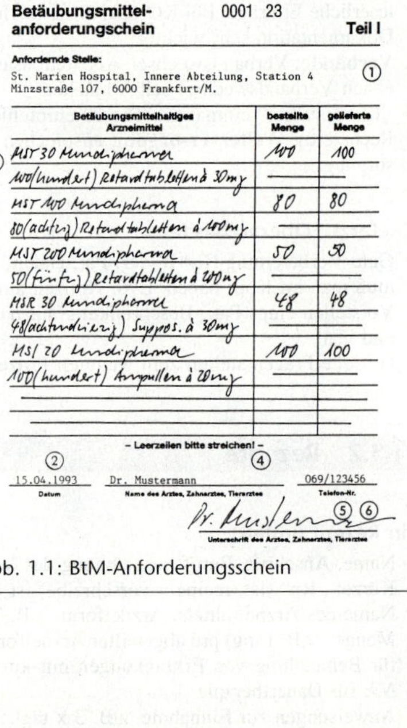

Betäubungsmittel-anforderungschein 0001 23 **Teil I**

Anfordernde Stelle:
St. Marien Hospital, Innere Abteilung, Station 4
Minzstraße 107, 6000 Frankfurt/M. ①

Betäubungsmittelhaltiges Arzneimittel	bestellte Menge	gelieferte Menge
③ MST 30 Mundipharma	100	100
100 (hundert) Retardtabletten à 30 mg	—	—
MST 100 Mundipharma	80	80
80 (achtzig) Retardtabletten à 100 mg	—	—
MST 200 Mundipharma	50	50
50 (fünfzig) Retardtabletten à 200 mg	—	—
MSR 30 Mundipharma	48	48
48 (achtundvierzig) Suppos. à 30 mg	—	—
MSI 20 Mundipharma	100	100
100 (hundert) Ampullen à 20 mg	—	—

– Leerzeilen bitte streichen! –

② 15.04.1993 (Datum) ④ Dr. Mustermann (Name des Arztes, Zahnarztes, Tierarztes) 069/123456 (Telefon-Nr.)

Dr. Mustermann ⑤ ⑥ (Unterschrift des Arztes, Zahnarztes, Tierarztes)

Abb. 1.1: BtM-Anforderungsschein

Hilfsmittelverordnung

Hilfsmittel sind sächliche und medizinische Leistungen in bezug auf die Grunderkrankung wie Orthesen, Prothesen, Einlagen, Rollstühle, Gehhilfen, Stützkorsett und andere (z.B. Unterarmgehstützen nach OP an der unteren Extremität).

- Das Rezept muß beinhalten: Anzahl, Bezeichnung, Art der Herstellung des Hilfsmittels (nach Maß, Gipsabdruck oder Fertigartikel) und Diagnose
- Bei sehr teurem Hilfsmittel (z.B. Rollstuhl) evtl. telefonische Rücksprache mit Kostenträgern.

1.3.3 „Kleine Notfälle" auf Station

Nadelstichverletzung

Vorgehen nach Verletzung mit Hepatitis- oder HIV-kontaminierter Nadel
- Chirurgische Wundversorgung, großzügige Desinfektion (z.B. Fingerbad in Betaisodona®), Nadel ggf. für mikrobiol. Untersuchung asservieren. Bei Kontakt mit Haut oder Schleimhäuten (Auge, Mund) sorgfältig spülen. Immer D-Arzt-Bericht.
- Infektionsdosis (blutgefüllte Nadel > Lanzette > Spritzverletzung) erfragen, Krankheitsstadium des Pat. dokumentieren (höheres Übertragungsrisiko bei aktiver Hepatitis B/C bzw. fortgeschrittenem AIDS-Vollbild)
- Bei Inokulation (d.h. „penetrierendem Kontakt") HIV-pos. Materials möglichst schnell 200 mg AZT (= 1 Amp. Retrovir®) i.v., spätestens nach 2 h
- 4 h nach i.v. Gabe mit oraler Kombinationsther. beginnen: z.B. 2 x 250 mg AZT und Lamivudine (Epivir®) 2 x 150 mg und Indinavir (Crixivan®) 3 x 800 mg über mind. 14 Tage. NW (v.a. Übelkeit, Kopf- und Muskelschmerzen, Müdigkeit) sind mit 75 % sehr häufig und führen in 30 % zum Abbruch.
- Die Kontagiosität des HIV-Virus ist zum Glück gering: Die Ansteckungsrate nach direkter Inokulation wird auf < 0,5 % geschätzt, die Kontagiosität von Hepatitis B und C ist dagegen ca. 25 x höher.
- HIV-Testung d. Verletzten (m. Einverständnis) a. d. Tagen 0, 45, 90, 180, 365
- Hepatitis B-Impfstatus erfragen, ggf. anti-HBs, anti HBc-AK abnehmen. Bei fehlendem Schutz gegen Hepatitis B ggf. simultane Aktiv-/Passiv-Impfung.

Prophylaxe

- Konsequentes Tragen von virusdichten Handschuhen bei jedem möglichen Kontakt mit Körpersekreten
- Mundschutz und ggf. Schutzbrille bei möglicher Entstehung von Spritzern
- Kein Zurückstecken gebrauchter Nadeln in die Schutzkappe, sondern sofortiges Abwerfen in geeignete Container, kein Biegen oder Brechen gebrauchter Nadeln oder Skalpelle
- Auch wenn Speichel nicht zu einer HIV-Übertragung führen dürfte, sollte die Notwendigkeit zur „Mund-zu-Mund-Beatmung" z.B. durch immer vorhandene Gesichtsmasken, Ambu-Beutel minimiert werden.

Nasenbluten (Epistaxis)   ICD: R 04.0

Das Ausmaß des Blutverlustes wird meist überschätzt.

Ätiologie

- Meist lokal („habituell") durch Zerreißen kleiner Venen v.a. im *Locus Kiesselbachi*. Selten Septumpolypen, Trauma, Schädelbasisfraktur
- Als Symptom einer Allgemeinerkrankung: Hypertonie, Arteriosklerose, hämorrhagische Diathese (v.a. Pat. unter Marcumar®-Ther., Thrombopenie), perniziöse Anämie, Leukämie, Infektionen (z.B. Typhus), Urämie.

Vorgehen
- Oberkörper hochlagern, Blut zunächst in eine Nierenschale tropfen lassen: Verschlucktes Blut ist ein starkes Emetikum!
- RR und Puls messen; wenn möglich Lokalisation der Blutung mit dem Otoskop (vorderer/hinterer Nasenabschnitt)
- Eisbeutel in Nacken und Stirn; fast immer sistiert die Blutung nach 10–15 Min.
- Wenn nicht, mit abschwellenden Nasentropfen (alternativ auch mit 1 Tropfen Adrenalin) getränkte Watte fest ins Nasenloch stopfen, Nasenflügel zusammendrücken. Entfernen der Tamponade nach ca. 24 h
- Bei Marcumar®-Pat. evtl. 1 Amp. Vit. K (Konakion MM®, 10 mg) i.v.
- Ggf. Tamponade durch den HNO-Arzt (Notfalls Blasen-Katheter in Nase einführen und blocken → Tamponade).

Akutes Glaukom   ICD: H 40.X
Meist einseitige, anfallsartige Erhöhung des Augeninnendruckes auf 50–80 mmHg (normal < 22 mmHg) durch Abflußsperre des Kammerwassers. Prädisposition: Hyperopie, höheres Alter, Streß. Sekundäres Glaukom, z.B. durch Trauma (z.B. Linsenluxation), Blutung (z.B. bei Diab. mell.) und intraokuläre Tumoren.

Klinik: Kopfschmerzen, Trigeminusschmerz, Übelkeit, Erbrechen, Visus stark reduziert. Druckmydriasis (Pupille einseitig weit und lichtstarr), Hyperämie der Bindehaut, steinharter Bulbus.

Therapie: Pupillenverengung durch 1 %ige Pilocarpin-Augentropfen (1 Tropfen alle 10 Min.), Acetazolamid (Diamox®) 500 mg i.v., evtl. zusammen mit „lytischem Cocktail" (Triflupromazin [Psyquil®] 20 mg, Promethazin [Atosil®] 50 mg, Pethidin [Dolantin®] 100 mg in Fruchtsaft gelöst oder i.m.). Danach sofortige Überweisung in fachärztliche Behandlung!

Akuter idiopathischer Hörsturz   ICD: 91.2
Plötzliche, meist einseitige Hörminderung oder Taubheit vom Innenohrtyp unklarer Ätiologie. Oft geht ein Druck- oder Geräusch-Gefühl voraus. In 30 % Schwindel (M. Menière), ggf. mit Nystagmus.

Therapie
- Überweisung in HNO-ärztliche Betreuung! Bis dahin Bettruhe
- Versuch der Durchblutungssteigerung durch rheologische Maßnahmen, z.B. durch Infusion mit HAES® 10 % 250–500 ml tägl. *(Cave: Herzinsuff.!)*, Pentoxifyllin (z.B.Trental®) 3 x 200 mg p.o. tägl., evtl. auch i.v. bis zu 1200 mg tägl. als *Dauerinfusion*. **KI:** frischer Herzinfarkt
- Evtl. Sedierung, Glukokortikoide, Stellatumblockade.

1.4 Entlassung, Verlegung, Beurlaubung

- **Entlassungsuntersuchung** durchführen
- **Entlassungspapiere** (Kurzbrief) *am Tag vor der* Entlassung schreiben
- **Abschlußgespräch:** Arbeitsfähigkeit, Verhaltensmaßregeln (Schule, Sport, Beruf, Privatleben). Evtl. Umschulung, Berufswahl? Wiedervorstellung (prinzipiell in Ambulanz). Reha-Maßnahmen, AHB
- **Soziale Situation** (Angehörige) und Weiterversorgung klären. Transport, Fahrtüchtigkeit, Medikamente, Sozialstation, Gemeindeschwester, Hausarztkontakt, Krankmeldung. Rezept ausschreiben?
- **Entlassung gegen ärztlichen Rat:** Pat. aufklären. Unterschreiben lassen
- **Behandlung erfolglos:** offenes Gespräch; Tip: auch andere Meinungen hören
- **Beurlaubung:** nur gegen Unterschrift
- **Verlegung:** wichtige Unterlagen, evtl. Rö-Bilder (Kopie) mitgeben. Verlegungsbericht mit Procedere. Telefonische Rücksprache mit Ober- oder Stationsarzt.

1.4.1 Arztbrief

- **Aufgabe** : Information des Empfängers. Dokumentation. Epikrise für Krankenblatt
- **Knappe und präzise Darstellung** des Wesentlichen im Interesse der Zeit aller Beteiligten. Bemühen um guten Stil, Klarheit, Logik
- **Übermittlungsdauer** Arztbrief: goldene Regel → Arztbrief am Entlassungstag diktieren. Hier ist die Erinnerung noch frisch
- **Vorläufiger Arztbrief:** stichwortartig wichtige Info, v.a. über die Nachbehandlung.

Aufbau eines Arztbriefes (Ziel: Umfang 1 Seite)
- **Anschrift, Absender**, Telefon, Datum. **Anschrift Empfänger** (einweisender Kollege, mitbehandelnde Kollegen)
- **Bezug:** Patientendaten, Untersuchungsdatum, Dauer des stationären Aufenthaltes
- **Anrede**
- **Diagnose:** ausführlich, evtl. mit Angabe von Ätiologie und Ausmaß
- **Therapie**, Operationen am ...
- **Anamnese**, klinischer **Befund** (objektive Befunddarstellungen, keine Wertungen, Telegrammstil)
- **Apparative Diagnostik** und Konsiliaruntersuchungen zusammenfassend beurteilen, nicht wörtlich zitieren
- **Beurteilung, Wertung** und Auswahl der Daten. Begründung der Diagnose oder Verdachtsdiagnose und Indikation zur Operation
- **Therapie und Verlauf. Therapieerfolg**
- **Therapievorschlag**, evtl. vorsichtige Aussage über Prognose, insbes. wenn mit Pat. besprochen. Medikamente? Aufklärung? Wiedervorstellung? Arbeitsfähigkeit? Weitere geplante Maßnahmen?
- **Grußformel, Unterschrift.**

> **Beispiel eines Arztbriefes**
> **Sehr geehrte(r) Frau Kollegin, Herr Kollege,**
> wir berichten über obengenannten Patienten, der sich vom ... bis ... in unserer stationären Behandlung befand.
>
> **Diagnose:** Akute Appendicitis ICD ...
> **Therapie:** Appendektomie am ...
>
> **Anamnese und Befund:** Der Patient wurde am ... wegen rechtsseitiger Unterbauchbeschwerden in Verbindung mit Übelkeit, Erbrechen und febrilen Temperaturen stationär aufgenommen. Die klinische Untersuchung ergab eine Druckdolenz über dem McBurney-Punkt, einen charakteristischen Loslaßschmerz, eine Differenz zwischen axillärer Temperatur (38,3 °C) und rektaler Temperatur (39,8 °C) sowie einer Leukozytose von 16 000/µl.
> **Therapie:** Aufgrund der Verdachtsdiagnose einer akuten Appendicitis, die sich intraoperativ bestätigte, wurde der Patient am ... appendektomiert. Der postoperative Verlauf gestaltete sich komplikationslos, so daß wir Herrn XYZ am ... in Ihre Weiterbehandlung entlassen konnten.
> **Procedere:** Wir bitten Sie, die Hautfäden am 7. postoperativen Tage zu entfernen.
>
> Mit freundlichen kollegialen Grüßen
>
> Chefarzt   Oberarzt   Stationsarzt
> Prof. Dr. H. Ernie   PD Dr. L. Aser   Dr. U.N. Fall

1.5 Sterben und Tod eines Patienten

1.5.1 Der sterbende Patient

Der Tod eines Patienten darf nicht mit ärztlichem Versagen gleichgesetzt werden.

Liegt ein Pat. im Sterben, sollte der Arzt folgende Fragen prüfen:
- Können Sorgen des Pat. erleichtert werden (z.B. der Wunsch, ein Testament zu schreiben, seine Kinder noch einmal zu sehen, zu Hause zu sterben)?
- Ist der Pat. schmerzfrei?
- Können für den Pat. quälende Diagnostik und Therapieformen (Bestrahlung, Chemother., parenterale Ernährung, Blutentnahmen) abgesetzt werden?
- Ist ggf. dafür gesorgt, daß keine Reanimation vorgenommen wird (Hinweis an den diensthabenden Arzt, ggf. schriftliche Festlegung in der Krankenakte)?
- Sind die Angehörigen und ggf. der Hausarzt informiert?
- Hat der Pat. noch Fragen? Wünscht er Beistand durch einen Seelsorger?
- Ist alles getan, daß der Pat. in Ruhe (Einzelzimmer) und würdevoll sterben kann?

> **! Diagnosekriterien des klinischen Todes**
> Pulslosigkeit, Atemstillstand, Bewußtlosigkeit, weite reaktionslose Pupillen.
> *Sichere Todeszeichen:* Totenflecken (nach 0–4 h, rotviolette Flecken, v.a. in abhängigen Körperpartien, die nach spätestens 24 h nicht mehr wegdrückbar sind), Leichenstarre (nach 2–6 h, schreitet vom Kopf zur Peripherie hin fort und löst sich nach 2–3 Tagen).

1.5.2 Todesbescheinigung (Leichenschauschein)

Landesrechtliches Dokument. Es wird von dem Arzt, der die Leichenschau (möglichst innerhalb von 24 h nach dem Tod) vornimmt, ausgefüllt. Es besteht meist aus einem offenen Teil für amtliche Zwecke und einem vertraulichen Teil mit medizinischen Angaben zur Todesursache (Grundlage der amtlichen Todesursachenstatistik).
- Personalien des Toten, Todesfeststellung, Todeszeitpunkt
- Todesart (erfordert Kenntnisse von der Vorgeschichte)
- Lag eine übertragbare Krankheit im Sinne des Bundesseuchengesetzes vor? Wenn ja, Amtsarzt im örtlichen Gesundheitsamt benachrichtigen
- Todesursache: Ist diese unklar oder haben Gewalt, Verletzungen, Suizid, Alkohol, Vergiftung, Vernachlässigung, OP oder Anästhesie eine Rolle gespielt (V.a. unnatürliche Todesursache), ist der Staatsanwalt zu informieren.

Totenschein nur unterschreiben, wenn mindestens ein sicheres Todeszeichen vorhanden ist und eine Untersuchung am unbekleideten Körper möglich war!

1.5.3 Organtransplantation ☞ 8

1.5.4 Obduktion

Eine Obduktion erfolgt nur nach Einwilligung der Angehörigen, evtl. auch nach Ablauf einer 24h-Frist, innerhalb der die Angehörigen Einspruch erheben können. Näheres regelt der *Krankenhausbehandlungsvertrag* zwischen Pat. und Krankenhausträger. Erzwingbar ist die Obduktion bei *Seuchenverdacht* (nach amtsärztlichem Gutachten!) und vor einer Feuerbestattung, sofern die Todesursache nicht anders geklärt werden kann. Die *gerichtliche* Sektion wird vom Staatsanwalt beantragt.

Berufsgenossenschaften können zur Klärung eines Kausalzusammenhanges zwischen Arbeitsunfall und Tod eines Versicherten eine Obduktion verlangen. Eine „versorgungsrechtlich" begründete Obduktion kann auch vom Stationsarzt im Einverständnis mit den Angehörigen angeordnet werden, um die spätere Beweislage der Hinterbliebenen zu verbessern.

1.6 Der Problempatient

1.6.1 Alkoholabhängigkeit und Entzugsdelir

Alkoholiker ist, wer länger als ein Jahr große Mengen Alkohol konsumiert, die Kontrolle über den Alkoholkonsum verloren hat und dadurch körperlich, psychisch und in seiner sozialen Stellung geschädigt ist. Das Erkennen der Richtigkeit dieser Diagnose durch den Patienten ist Voraussetzung für eine erfolgreiche Behandlung. Daher ist bei gesicherter Diagnose eine offene Aussprache notwendig. Auch dem Arzt muß dabei klar sein: *„weniger trinken"* kann nicht funktionieren!

Alkoholassoziierte Erkrankungen
- *GIT:* chron. Gastroduodenitis, chronische rezidivierende Pankreatitis, Alkoholhepatitis (Fieber, Ikterus, Erbrechen), Fettleber, Leberzirrhose
- *ZNS:* Hirnorganisches Psychosyndrom, akute Psychose, Korsakow-Syndrom (Störung des Kurzzeitgedächtnisses, Desorientiertheit, Konfabulation), Wernicke-Enze-

phalopathie (zerebelläre Ataxie, Augenmuskellähmung, Areflexie, Bewußtseinsstörungen), zerebrale Krampfanfälle (v.a. im Alkoholentzug), Polyneuropathie
- *Blut:* Makrozytäre Anämie (MCV oft > 100/fl). γ-GT ist bei chron. Alkoholabusus meist erhöht: empfindlichster Laborparameter!
- *Herz:* dilatative Kardiomyopathie *("Münchener Bierfahrerherz")*, Arrhythmien
- *Stoffwechsel:* Diab. mell., Neigung zu Hypoglykämien
- *Immunsystem:* Erhöhtes Risiko z.B. für Tbc, Pneumonie, Meningitis.

Alkoholentzugsdelir

Prädelir (Dauer: Tage bis Wochen): Pat. zeitlich und örtlich meist orientiert, keine illusionären Verkennungen, Tremor der Hände v.a. morgens, quälende Unruhe, zunehmende Reizbarkeit, Schweißausbrüche, evtl. Erbrechen (Gastritis).

Delir (Dauer: Tage; Beginn: akut, meist nachts)
- *Psychotische Symptome:* örtliche und zeitliche Desorientierung, szenenhafte visuelle Halluzinationen („kleine Tiere"), hochgradige psychomotorische Unruhe, nestelnde, fahrige Bewegungen, grobschlägiger Tremor, Schlaflosigkeit, erhaltene autopsychische Orientiertheit, Mischung von Angst und Euphorie
- *Körperlicher Befund:* Körpertemperatur ↑, profuse Schweißausbrüche, Exsikkose, Erbrechen, Diarrhoe, Tachypnoe, Tachykardie, Hypotonie, epileptiforme Anfälle mit Zungenbiß, Ataxie, Gleichgewichtsstörungen.

DD: akute Alkoholvergiftung, Drogenintoxikation, SHT, zerebrale Blutung, Apoplex, Meningoenzephalitis, thyreotoxische Krise, diabet. Koma, akute oder chron. Leberinsuff.

Therapie
- I.d.R. Intensivtherapie
- Clomethiazol (z.B. Distraneurin®) z.B. initial 4–6 x 1–2 Kaps. bzw. 4–6 x 5–10 ml tägl. oder Distraneurin® 0,8 % 500-1500 ml tägl. i.v. (max. Tagesdosis 2000 ml, i.v.-Gabe nur bei Intensivüberwachung)
  NW: Atemdepression, Bronchospasmus, gesteigerte Bronchialsekretion (evtl. zusätzlich Atropin 1–2 x 0,25 mg tägl.). Intensive Überwachung erforderlich. Dosierung so, daß motorische Unruhe verschwindet. Pat. sollte jederzeit erweckbar sein. **KI:** Pneumonie, Thoraxverletzung, respiratorische Insuff. Clomethiazol über 4–7 Tage ausschleichen
- Alternativ Clorazepat (Tranxillium®) 2–5 x 100 mg i.v. tägl., intensive Überwachung
- Bei Unruhe oder Angstzuständen: Haloperidol (z.B. Haldol®) 1 Amp. = 5 mg langsam i.v. (alternativ 25–100 Tropfen Haldol®). **NW:** Dyskinesie, seltener Hypotonie, Krampfanfall. Bei gleichzeitiger Antikoagulation erhöhte Blutungsgefahr
- Evtl. Clonidin (z.B. Catapresan®), initial 0,15 mg i.v., max. 1,2 mg tägl.
- Ernährung, Flüssigkeits- und E'lytsubstitution 2500–4500 ml tägl., (häufig Hypokaliämie). Thiamin (= Vit. B_1) 100 mg i.v. tägl. bis zum Abklingen des Delirs
- *Bei Hyperthermie:* Eisbeutel, Wadenwickel, evtl. Kühlzelt
- *Krämpfe:* Diazepam (z.B. Valium®) 10 mg i.v. oder Clonazepam
- *Bei NH_3 ↑:* Laktulose (z.B. Laevilac®, Bifiteral®), 3–5 Eßl. = 25–40 g tägl.
- *Tachykardie:* Propranolol 1 mg langsam i.v. (unter Monitorkontrolle, ggf. wiederholen).

1.6.2 Der verwirrte Patient

Mögliche Ursachen
- Plötzliche Änderung der Umgebung (Krankenhauseinweisung!)
- Medikamentenüberdosierung, chron. Medikamentenabusus (z.B. Benzodiazepine oder Neuroleptika)
- Durchgangssyndrom nach OP, Narkose, Suizidversuch, E'lyt-Entgleisung
- Exsikkose, Fieber, Herzinsuff., Hypoglykämie, Meningoenzephalitis.

Vorgehen
- *Psychiatrische Basisuntersuchung* (Orientierung zu Ort, Raum und Zeit, Kurzzeitgedächtnis, „Lebensgefühl", Wünsche an Gegenwart und Zukunft)
- *Körperliche Untersuchung* (Exsikkose? Tremor? Nackensteifigkeit?)
- *Diagn.:* BB (Anämie, Leukozytose, Exsikkose?), E'lyte (Hyponatriämie?), ggf. TSH basal, bei rascher Progredienz CCT (z.B. subdurales Hämatom, Tumor), ggf. Toxikologie
- *Gespräch* mit Angehörigen und Hausarzt: hat sich der Pat. geändert? Besteht Medikamenten- und/oder Alkoholabusus?
- *Absetzen* offenbar ungeeigneter Neuroleptika und Hypnotika
- Nur wenn unbedingt nötig Sedierung – besser ist oft die vorsichtige Regulierung des *Tag-Nacht-Rhythmus* durch niedrigdosierte Neuroleptika abends (z.B. Melleril 25® 2 x 1/d p.o.) und Aktivierung am Tage – im Akutkrankenhaus am besten durch Krankengymnastik (stärkt zudem das Selbstwertgefühl des Pat.).

1.7 Die Versorgung Arbeitsunfallverletzter

> Ein **Arbeitsunfall** liegt vor, wenn eine versicherte Person (z.B. alle Arbeitnehmer, bestimmte Gruppen von Selbständigen, Kindergartenkinder, Schüler und Studenten, Teilnehmer an Rehabilitationsmaßnahmen) **bei einer versicherten Tätigkeit** (z.B. betriebliche Tätigkeit, Besuch des Kindergartens, der Schule und Hochschule, Weg nach und von dem Ort der Tätigkeit) einen **Unfall** (zeitlich begrenztes, plötzlich von außen auf den Körper einwirkendes Ereignis, z.B. Sturz, Schlag) mit einem **Körperschaden** (z.B. Prellung, Quetschung, Zerrung von Gelenken oder Extremitäten) erleidet.
> **Nicht versichert sind** z.B. Beamte und ihnen gleichgestellte Personen im Rahmen ihrer dienstlichen Tätigkeit.
> **Beachte:** *Kein Arbeitsunfall liegt vor, wenn eine der zuvor genannten Voraussetzungen fehlt!*

1.7.1 Heilverfahren der Unfallversicherungsträger

Die gesetzlich vorgegebenen **Leistungskriterien**
- Leistungsfeststellung „von Amts wegen"
- Heilbehandlung mit allen geeigneten Mitteln
- Rehabilitation vor Rente
- Verantwortlichkeit der Unfallversicherungsträger für die Durchführung der Heilbehandlung bedingen im Rahmen der sog. *„Rehabilitationskette"* die Sicherstellung „schneller" und „sachgemäßer" Heilbehandlung.

Zuweisungspflichten für Unternehmer, Ärzte und Krankenkassen sowie Bestellungs- und Zulassungsvoraussetzungen für bestimmte Ärzte und Kliniken in den von den Unfallversicherungsträgern eingerichteten Heilverfahren (z.B. Durchgangsarztverfahren, H-Arzt-Verfahren, Verletzungsartenverfahren) dienen diesen Zielen. Die Rechtsbeziehungen Arzt-Unfallversicherungsträger werden umfassend durch das sog. *Ärzteabkommen* festgelegt.

1.7.2 Durchgangsarztverfahren

Durchgangsärzte (D-Ärzte) sind von den Landesverbänden der gewerblichen Berufsgenossenschaften bestellte Fachärzte (Chirurgen oder Orthopäden). Diese müssen über besondere Kenntnisse und Erfahrungen im traumatologischen Bereich verfügen.

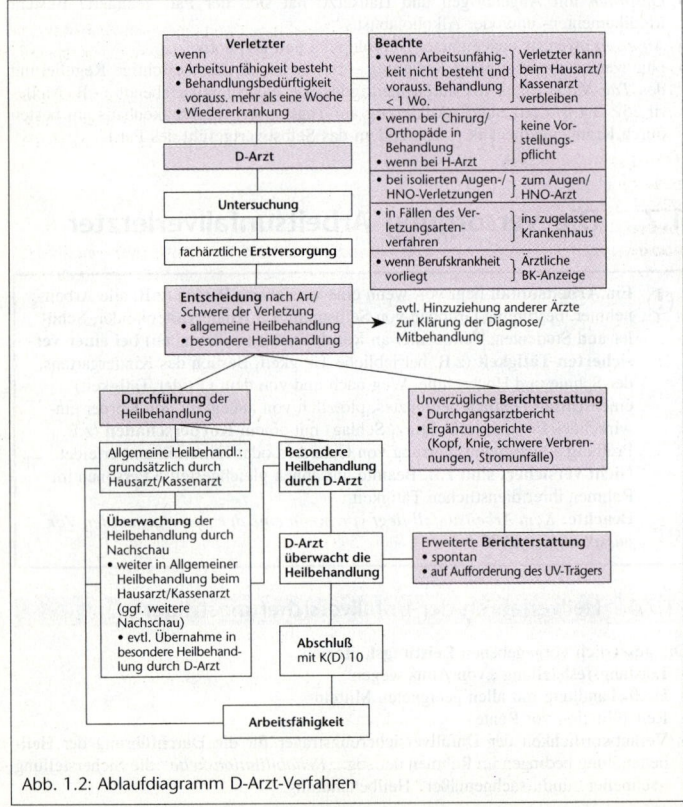

Abb. 1.2: Ablaufdiagramm D-Arzt-Verfahren

Z.B. muß nach der Facharztanerkennung mind. 2 Jahre eine unfallärztliche Tätigkeit in einer Unfallklinik oder in einer Unfallabteilung eines zum Verletzungsartenverfahren zugelassenen Krankenhauses ausgeübt worden sein. Dem D-Arzt *müssen* vorgestellt werden:

- Alle arbeitsunfähigen Arbeitsunfallverletzten
- Verletzte, wenn d. Behandlung bei Arbeitsfähigkeit voraussichtl. länger als 1 Wo. dauert
- Alle Fälle der unfallbedingten Wiedererkrankung.

Aufgaben des D-Arztes

- Untersuchung und fachärztliche Erstversorgung
- Ggf. Hinzuziehung anderer Ärzte zur Klärung der Diagnose/zur Mitbehandlung
- Entscheidung, ob wegen Art oder Schwere der Verletzung eine **besondere unfallmedizinische Versorgung notwendig ist** (ambulante oder stationäre besondere Heilbehandlung) oder ob Maßnahmen der Allgemeinen Heilbehandlung ausreichend sind
- Durchführung etwaiger Besonderer Heilbehandlung (Allgemeine Heilbehandlung findet grundsätzlich beim Hausarzt/Kassenarzt statt! Ausnahme sog. ,,suasponte Fälle", d.h. der Pat. wünscht die Behandlung beim D-Arzt)
- Überwachung des Heilverfahrens, ggf. durch gesonderte Einbestellung des Verletzten
- **Erstattung des Durchgangsarztberichtes** (Vordruck D 13) und etwaiger Ergänzungsberichte (Knie, Kopf, elektr. Strom, schwere Verbrennung, Hand). Kein Ausfüllen des Durchgangsberichtes:
  - Bei nicht versicherten Unternehmern
  - Bei Berufskrankheiten
  - Bei isolierten Augen- und HNO-Verletzungen
- Ausstellen der **Arbeitsunfähigkeitsbescheinigung** in Fällen ,,eigener Behandlung"
- Benachrichtigung des Unfallversicherungsträgers, wenn Maßnahmen der **Arbeits- und Berufsförderung** einzuleiten sind
- Verordnung einer **Krankenbeförderung**, von **Heilmitteln** und **Prothesen, Hilfsmitteln** und **Hilfen**
- Bei Abschluß der Behandlung Berichterstattung ab BG mit Vordruck K (D) 10.

Seit dem 1.1.91 ist bei Arbeitsunfällen mit leichteren Verletzungen die Durchführung ausschließlich kassenärztlicher Behandlungen nicht mehr möglich!

1.7.3 Verletzungsartenverfahren

Durch dieses Verfahren soll erreicht werden, daß Unfallverletzte mit bestimmten schweren Verletzungen (vgl. nachstehendes Verzeichnis der sog. §6-Verletzungen) in dafür ausgewählte und von den Landesverbänden der gewerblichen BG zugelassene Krankenhäuser eingewiesen werden. **Beachte:** Alle Ärzte sind zur Weiterleitung solcher Verletzter in das nächste zugelassene Krankenhaus verpflichtet (Leitnummer 45 Ärzteabkommen).

Im Verletzungsartenverfahren ist die Durchführung allgemeiner Heilbehandlung nicht möglich! Die Dokumentations-, Berichts- und Informationspflichten entsprechen denen des Durchgangsarztverfahrens (☞ 1.7.2).

Vom Verletzungsartenverfahren erfaßte Verletzungen (§6 Fälle)

- Ausgedehnte oder tiefgehende Verbrennungen oder Verätzungen
- Ausgedehnte oder tiefgehende Weichteilverletzungen
- Quetschungen mit drohenden Ernährungsstörungen, ausgenommen an Fingern und Zehen
- Verletzungen mit Eröffnung großer Gelenke
- Eitrige Entzündungen der großen Gelenke
- Verletzungen der großen Nervenstämme an Arm und Bein und Verletzungen der Nervengeflechte
- Quetschungen oder Prellungen des Gehirns
- Quetschungen oder Prellungen der WS mit neurol. Ausfallserscheinungen.

- Brustkorbverletzungen, wenn mit Eröffnung des Brustfells, mit erheblichem Erguß in den Brustfellraum, mit stärkerem Blutverlust oder mit Beteiligung innerer Organe verbunden
- Stumpfe oder durchbohrende Bauchverletzungen
- Verletzungen der Nieren- oder Harnwege
- Verrenkungen der Wirbel, des Schlüsselbeins, im Handwurzelbereich, des Hüftgelenkes, des Kniegelenkes oder im Fußwurzelbereich
- Verletzungen der Beugesehnen der Finger, der körperfernen Sehne des Armbizeps und der Achillessehnen

---

- Folgende Knochenbrüche
  - Offene Brüche des Hirnschädels
  - Geschlossene Brüche des Hirnschädels mit Gehirnbeteiligung, ausgenommen mit leichter Gehirnerschütterung
  - Brüche im Augenhöhlenbereich
  - Wirbelbrüche, ausgenommen Dorn- und Querfortsatzbrüche
  - Schulterblatthalsbrüche mit Verschiebung
  - Offene Brüche des Ober- und Unterarms
  - Geschlossene Brüche des Ober- und Unterarms mit starker Verschiebung oder mit Splitterung, ausgenommen Speichenbrüche an typischer Stelle
  - Brüche mehrerer Röhrenknochen oder mehrfache Brüche eines Röhrenknochens
  - Beckenbrüche, ausgenommen Beckenschaufelbrüche und unverschobene Scham- und Sitzbeinbrüche
  - Brüche des Oberschenkels einschließlich des Schenkelhalses
  - Klaffende Brüche oder Trümmerbrüche der Kniescheibe
  - Offene Brüche des Unterschenkels
  - Geschlossene Brüche des Unterschenkels mit starker Verschiebung oder Splitterung
  - Brüche eines Knöchels mit Verschiebung oder Splitterung
  - Brüche des Fersenbeins mit stärkerer Höhenverminderung oder Verschiebung, Brüche des Sprungbeins, verschobene Brüche des Kahn- oder Würfelbeins oder eines Keilbeins
  - Stark verschobene oder abgeknickte Brüche eines Mittelfußknochens.

Margret Oethinger
Martin Stock
Christian Wantzen
Thomas Schatz

2 Chirurgische Arbeitstechniken

2.1	Injektionen und Punktionen	22
2.1.1	Injektionstechnik	22
2.1.2	Periphere Venenpunktion	23
2.1.3	Zentraler Venenkatheter (ZVK)	25
2.1.4	Arterielle Punktion	29
2.1.5	Pleurapunktion (Pleuradrainage ☞ 27.1.11)	30
2.1.6	Peritonealpunktion (Aszitespunktion)	31
2.1.7	Gelenkpunktionen	32
2.1.8	Biopsien	34

2.2	Bluttransfusionen	35
2.2.1	Blutsparende Maßnahmen	35
2.2.2	Blutpräparate und Plasmakomponenten	36
2.2.3	Prätransfusionelle Untersuchungen	37
2.2.4	Durchführung der Transfusion	38
2.2.5	Transfusion von Thrombozyten	39
2.2.6	Transfusionsreaktionen	39

2.3	Lokal- und Regionalanästhesie	40
2.3.1	Lokalanästhetika	40
2.3.2	Lokalanästhesie	41
2.3.3	Regionalanästhesie	42

2.4	Probengewinnung für bakteriologische Untersuchungen	45
2.4.1	Blutkultur	45
2.4.2	Sputum, Tracheal-, Bronchialsekret	46
2.4.3	Urin	46
2.4.4	Stuhl	47
2.4.5	Abstriche	47
2.4.6	Katheter- und Drainagespitzen	48
2.4.7	Materialgewinnung für Spezialuntersuchungen	48

2.5	Sonden und Drainagen	49
2.5.1	Ösophaguskompressionssonden	49
2.5.2	Magensonde	50
2.5.3	Blasenkatheter	51
2.5.4	Pleuradrainage (Thoraxdrainage ☞ 27.1.11)	52
2.5.5	Postoperative Drainagen	52

2.6	Nahttechnik	53
2.6.1	Fäden und Implantate	53
2.6.2	Nadeln	54
2.6.3	Nahttechnik	54
2.6.4	Faden- und Klammerentfernung	58

2.7	Verbände	58
2.7.1	Wundverband	58
2.7.2	Kompressionsverband	59
2.7.3	Gips- und Kunststoffverbände	59
2.7.4	Spezielle Verbände	62

2.8	Interventionelle Radiologie	64
2.8.1	Ballonangioplastie Becken-, Leisten-, Femoralarterien	65
2.8.2	Ballonangioplastie Unterschenkelarterien	65
2.8.3	Ballonangioplastie Nierenarterien	66
2.8.4	Embolisation, Chemoembolisation, Chemoperfusion Leber	66
2.8.5	Perkutane Zystentherapie Leber	67
2.8.6	Perkutane Zystentherapie Pankreas	67
2.8.7	Perkutane Zystentherapie Nieren	68
2.8.8	Perkutane Abszeßdrainage	68
2.8.9	Sympathikolyse	68
2.8.10	PTA Hämodialyse-Shunt	69
2.8.11	TIPPS = Transjugulärer Intrahepatischer portosystemischer Stent-Shunt	69
2.8.12	Perkutane Blopsien Thoraxwand, Pleura, Lunge, Mediastinum	70
2.8.13	Neurolyse Plexus coeliacus	70
2.8.14	Perkutane Biopsien Muskuloskelettales System	71
2.8.15	Perkutane Biopsie Nebennieren	71
2.8.16	Interventionstherapie V. cava superior	71
2.8.17	Perkutane Nukleotomie	72
2.8.18	Perkutane Cava-Filter	72

2.1 Injektionen und Punktionen

Hautdesinfektion
Kategorie I (geringes Infektionsrisiko)
Intra-, subkutane und intravenöse Injektionen und Blutentnahmen.
Hautdesinfektionsmittel (z.B. Dibromol® farblos) auftragen (Spray oder getränkte Tupfer). Die Einwirkzeit ist beendet, wenn der *Feuchtglanz der Haut* durch Verdunsten des Alkohols verschwunden ist, was ca. 30 Sekunden dauert.
Cave: Hände- und Hautdesinfektionsmittel sind nicht das gleiche: erstere (z.B. Sterilium®) enthalten rückfettende Zusätze, die bei der Hautdesinfektion stören, weil sie die Haftung von Pflastern herabsetzen.
Kategorie II (mittleres Infektionsrisiko)
Intravenöse Verweilkanülen/-katheter, intramuskuläre Injektionen, Blutkulturen.
- Reinigen der Haut mit Desinfektionsmittel und sterilem Tupfer
- Erneutes Auftragen des Desinfektionsmittels nach ca. 30 Sekunden und Abwischen der Haut mit sterilem Tupfer.
Kategorie III (hohes Infektionsrisiko)
Operationen, Punktionen von Körperhöhlen, insbesondere Gelenkpunktionen.
Reinigung der Haut, Enthaarung und Entfettung falls erforderlich. Zweimaliges Auftragen des Desinfektionsmittels zu je 2,5 Min., Gesamteinwirkzeit 5 Min.
Arzt muß sterile Handschuhe und Mundschutz tragen.

2.1.1 Injektionstechnik

- Bei jeder Ampulle kontrollieren: Wirkstoff? Verfallsdatum?
- Spritzeninhalt kontrollieren: Ausfällung? Trübung?
- Haut desinfizieren nach Kategorie I (außer i.m. Injektion: Kat. II)
- Nach Einstechen richtige Lage der Kanüle durch Aspiration prüfen: bei i.c., s.c. und i.m. Injektionen darf kein Blut aspiriert werden
- Nach Zurückziehen der Kanüle Einstichstelle komprimieren
- **KO:** Blutung und Entzündung.

Intrakutane Injektion (i.c.)
Ind.: Quaddelung, BCG-Impfung, Allergietestung. **Technik:** feine Kanüle (25 G/0,5 - braun) sehr flach zur Hautoberfläche einführen, Aspirationsversuch. Intrakutane Quaddel setzen: Haut erscheint weißlich. Maximal 0,1 ml applizierbar.

Subkutane Injektion (s.c.)
Ind.: z.B. Heparin, Insulin. *Applikationsorte:* Oberschenkel, Ober-/Unterarm, parumbilikal, Schultern. Unterbauch möglichst vermeiden. Hautfalte leicht abheben und im Winkel von ca. 45° einstechen. Geeignete Nadel: 23 G/0,63 - blau oder 25 G/0,5 - braun.

Intramuskuläre Injektion (i.m.)
Lange Kanüle: 21 G/0,8 (beim Normalgewichtigen mind. 4 cm lang, beim Übergewichtigen 7 cm). Von allen Injektionen höchstes Infektionsrisiko (Spritzenabszeß), deshalb andere Aplikationswege prüfen. Sorgfältig desinfizieren nach Kategorie II (☞ 2.1). Max. 5 ml applizierbar.

Intravenöse Injektion (i.v.)

Applikationsorte nach Präferenz: Ellenbeuge, Unterarm, Handrücken, V. jugularis externa, Fußrücken (Thrombosegefahr!), V. femoralis (ultima ratio).
Material: Spritze, Kanülen (21 G/0,8 – grün), evtl. leicht gebogen, Stauschlauch.
Durchführung: proximal des Punktionortes Stauschlauch nicht zu fest anlegen, da der art. Zufluß sonst unterbunden wird (art. Pulse müssen tastbar sein). Vene palpieren, Hautdesinfektion. Punktion der Vene im Winkel von ca. 30° zur Haut bei gleichzeitiger Fixierung der Haut nach distal, Lagekontrolle durch Blutaspiration. Öffnen der Stauung. Langsame Injektion (ca. 1–3 ml/Min.), sofern keine spezielle Medikamentenvorschrift besteht. Trockenen Tupfer auflegen. Nach Herausziehen der Nadel Kompression der Einstichstelle und Anheben des Arms (Arm nicht beugen → führt zu venösem Stau mit Hämatombildung).

Tips bei schwierigen Venenverhältnissen

- Arm reiben und leicht beklopfen. Großzügig Alkoholspray (wirkt dilatierend)
- Arm senken und Pat. vor Anlegen des Stauschlauches mehrmals Hand zur Faust schließen lassen („pumpen")

Material: Blutröhrchen mit folgenden Zusätzen	
Zusätze	Zweck, Beispiele
Plastikkügelchen	Serologie, Kreuzprobe, klinische Chemie
Na-Zitrat 3,8%	Gerinnungstests, BSG
Na-Heparin	BGA, HLA-Typisierung, ionisiertes Ca^{2+}
EDTA	Hämatologie
Na-Fluorid	Laktat und Glukose

- Arm in heißes Wasser tauchen (alternativ mit heißen, feuchten Tüchern umwickeln), einige Min. stauen, sorgfältig alle möglichen Punktionsstellen palpieren. Achtung: Verfälschung der Kaliumbestimmung und der Gerinnungstests bei langer Stauung
- Bei „Rollvenen" Y-förmigen Zusammenfluß wählen. Vene nach distal fixieren
- Bei dünnen, oberflächlichen Venen kann das Aufsprühen von Nitrolingual-Spray® auf die Haut eine erstaunliche Kaliberzunahme bewirken
- Statt Stauschlauch Blutdruckmanschette anlegen und zwischen systolischen und diastolischen Wert einstellen
- Bei mehreren i.v.-Injektionen, bei dünnen Venen oder bei Entnahme großer Blutmengen (> 20 ml) ohne Vakuumsystem empfiehlt sich die Anwendung von Butterflys® (19 G/1,1 – weiß, 21 G/0,8 – grün, 23 G/0,6 – blau).
- Geheimnis des Erfolges ist Geduld, sorgfältige Palpation und eine richtig angelegte Stauung! Nach zwei bis drei erfolglosen Versuchen Kollegen rufen.

2.1.2 Periphere Venenpunktion

Technik wie bei der intravenösen Injektion (☞ 2.1.1). Komplikationen:
- Hämolyse durch zu schnelles Aspirieren des Blutes oder Einspritzen des Blutes in die Röhrchen ohne vorherige Entfernung der Kanüle
- Gerinnung bei langwieriger Venenpunktion.

Vena femoralis-Punktion

Ind.: Venöse Blutentnahme bei Scheitern anderer Entnahmestellen; als Notfallzugang; Zugang für zentrale Katheter als ultima ratio, bei Venenkatheter: Großlumiger Zugang für Dialyse oder arterio- bzw. venovenöse Filtration. Lage der V. femoralis: medial der A. femoralis. Von medial: Vene, Arterie, Nerv. Material: 20 ml Spritze, 21 G/0,8 - Kanüle, u.U. lange Nadel notwendig.

💣 *Nur relativ kurze Verweildauer zentraler Katheter, da erhöhte Thrombosegefahr.*

Durchführung: Pat. in möglichst flache Rückenlage bringen. Hilfreich ist die Außenrotation und leichte Abduktion im Hüftgelenk. Desinfektion der Leistenregion (Kategorie II, ☞ 2.1). Femoralarterie mit dem 2. und 3. Finger der nicht punktierenden Hand sicher palpieren und fixieren. Ca. 1 cm medial der Arterie von innen (Winkel zum Gefäßverlauf ca. 45°) auf die Mitte des Leistenbandes hin punktieren und Nadel unter Aspiration vorschieben. Kommt kein Blut, langsames Zurückziehen der Kanüle unter Sog, bis Blut angesaugt wird. Nach Beendigung schnelles Zurückziehen der Kanüle und Kompression der Einstichstelle für mind. 3 Minuten. Bei Katheterinsertion weiteres Vorgehen je nach Technik (z.B. Seldinger-Technik ☞ 2.1.3).

Punktion mit Verweilkanülen

Bei häufigen Punktionen mit distalen Venen beginnen, um kaliberstärkere Venen zu schonen. Sinnvolle Reihenfolge: Unterarm, Handrücken, Ellenbeuge.

Kanülengrößen						
Gauge	22 G	20 G	18 G	17 G	16 G	14 G
Farbe	blau	rosa	grün	weiß	grau	braun
Außendurchmesser [mm]	0,8	1,0	1,2	1,4	1,7	2,0
Innendurchmesser [mm]	0,6	0,8	1,0	1,2	1,4	1,7
Durchfluß [ml/min] - wäßrige Lösungen - Blut	31 18	54 31	80 45	125 76	180 118	270 172

Material: 2–3 Verweilkanülen (Braunüle®, Viggo®, Abbocath®) verschiedener Größe (Standard beim Erwachsenen für wäßrige Infusionen: 17 G/gelb oder 18 G/grün), Pflasterverband, u.U. Lokalanästhetikum mit 25 G-Kanüle und 2 ml Spritze, bei gleichzeitiger Blutabnahme 20 ml Spritze und Blutröhrchen, 5 ml physiologische NaCl-Heparin-Lösung zum Durchspülen der Braunüle, evtl. Mandrin zum Verschließen.

Durchführung: Desinfektion Kategorie II (☞ 2.1). Haarentfernung, z.B. mit Einmalrasierer. Lokalanästhesie bei empfindlichen Pat. und großen Braunülen (< 17 G): Dabei genügt 0,1 ml 1 %iges Lidocain, was die Haut bei i.c.-Applikation nur weißlich erscheinen läßt und keine Quaddel bildet. Vene stauen, möglichst proximal einer Y-Vereinigung. Haut fixieren. Zuerst Haut rasch durchstechen (ca. 45° zur Hautoberfläche) und Vene flach punktieren. Wenn Blut am transparenten Kanülenansatz einströmt, Braunüle ca. 5 mm im Venenlumen vorschieben, Punktionsnadel zurückziehen und gleichzeitig Plastikkanüle vorschieben; Stauschlauch lösen; Nadel entfernen, dabei mit einem Finger die Vene proximal der Kanülenspitze abdrücken, Braunüle mit Stopfen oder Mandrin verschließen. Fixieren und ggf. regelmäßig durchspülen.

Komplikationen
- Vene ,,platzt": evtl. Vene zu steil punktiert und Hinterwand durchstochen oder ,,bindegewebsschwache" Gefäße (z.B. Glukokortikoid-Therapie); Hilfe: Sofort nach Punktion Stauschlauch lösen oder Punktionsversuch ohne Stauung
- Schmerzhafte Punktion: Hautpunktion zu flach oder Punktion durch ,,Desinfektionsmittelpfütze"
- ,,Paralaufen" der Infusion oder Thrombophlebitis: Braunüle entfernen! Jede an der Punktionsstelle dolente Braunüle sofort entfernen; ,,der Patient hat immer recht, auch wenn man nichts sieht". Je nach Schwere der Reizung Arm hochlagern und

ruhigstellen, Alkoholumschläge, lokal oder systemisch Antiphlogistika. Evtl. low-dose-Heparin (☞ 30.6.1)
- Kunststoffkanüle läßt sich nicht vorschieben, obwohl sie im Lumen liegt: evtl. störende Venenklappen. Mit NaCl durchspülen und gleichzeitig vorschieben.

2.1.3 Zentraler Venenkatheter (ZVK)

Seldingertechnik: häufig angewandte Technik bei zentralvenösen oder arteriellen Punktionen. Der Katheter wird über einen Führungsdraht (Mandrin) in das Gefäß vorgeschoben. Vorteil: geringere Traumatisierung, niedrigeres Infektionsrisiko.

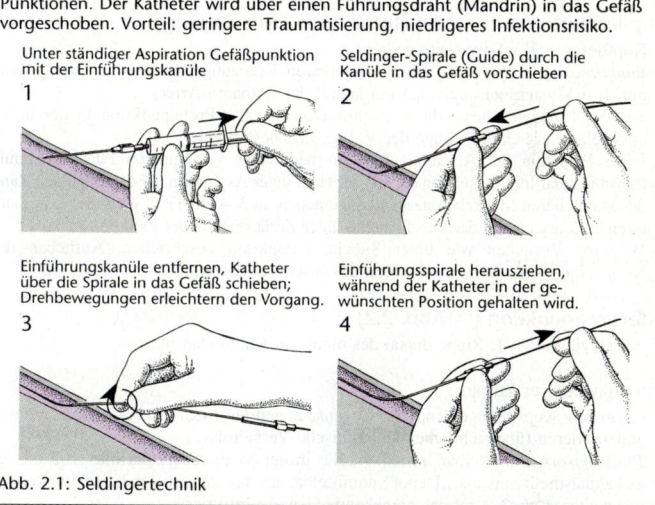

1 Unter ständiger Aspiration Gefäßpunktion mit der Einführungskanüle
2 Seldinger-Spirale (Guide) durch die Kanüle in das Gefäß vorschieben
3 Einführungskanüle entfernen, Katheter über die Spirale in das Gefäß schieben; Drehbewegungen erleichtern den Vorgang.
4 Einführungsspirale herausziehen, während der Katheter in der gewünschten Position gehalten wird.

Abb. 2.1: Seldingertechnik

Ind.: Hypovolämischer oder kardiogener Schock, Z.n. Reanimation, sicherer Zugang zur V. cava sup. für hochkalorische parenterale Ernährung, fehlende Möglichkeit eines peripheren Venenzugangs, Zufuhr von hyperonkotischen oder anderen venenwandreizenden Substanzen (z.B. Kalium, hochkonz. Glukoselösungen), ZVD-Messung (s.u.).

Relative KI: Gerinnungsstörungen und Schwierigkeiten der Kopf-Tieflagerung (V. subclavia und Vv. jugulares), Adipositas und extremes Lungenemphysem (V. subclavia), voraussichtlich lange ZVK-Verweildauer (V. cephalica, V. basilica).
- Periphere Zugangswege: V. basilica, V. cephalica
- Zentrale Zugangswege: V. subclavia, V. jugularis int., V. brachiocephalica (= V. anonyma), V. jugularis ext.

Material: Einmalpunktions-Set mit Plastikkatheter 14 G oder 16 G, ca. 70 cm lang für V. basilica und V. cephalica, ca. 30 cm lang für V. jugularis und V. subclavia. 10 ml Spritze mit steriler Kochsalzlösung, 5–10 ml 1 %iges Lidocain mit Kanülen (z.B. 21 G – grün). Sterile Handschuhe, Tücher und Mundschutz, möglichst EKG-Monitor.

Vorbereitung: Rasieren, Desinfektion Kategorie II (☞ 2.1) und steriles Abdecken der Haut. Lokalanästhesie.

Periphere Zugangswege (V. basilica, V. cephalica)

- *Vorteil:* geringe Infektionsgefahr, geringe Blutungsgefahr bei Gerinnungsstörungen (Kompressionsmöglichkeit). Nachteil: Thromboseneigung, zeitaufwendig, große Variabilität der Anatomie
- *Punktionsort:* Ellenbeuge
- *Technik:* Verwendung von Einmalpunktionssets (z.B. Cavafix®), evtl. Lokalanästhesie. V. basilica (medial) bevorzugen, da V. cephalica (lateral) rechtwinklig in die V. subclavia einmündet und der Katheter sich von dort manchmal nicht mehr weiterschieben läßt, dann evtl. Arm abduzieren. Einführungslänge vorher abschätzen.

Jugularis-interna-Punktion (transmuskulärer Zugang)

- Kopftieflage, Kopf zur Seite gedreht
- *Punktionsort:* etwas unterhalb der sichtbaren Kreuzungsstelle der V. jug. externa mit dem M. sternocl. und ca. 1 cm lateral der tastbaren Arterie
- Bei der Lokalanästhesie durch Aspirationsversuche (Probepunktion in der unten angegebenen Richtung) Lage der V. jugularis bestimmen
- Unter Palpation der A. carotis (postero-medial der V. jugularis) Punktionskanüle transmuskulär im Winkel von ca. 30° zur Haut unter Aspiration auf den medialen Rand des klavikulären Muskelansatzes zu vorschieben. In 3–4 cm Tiefe wird die V. jug. int. erreicht. Vorschieben der Plastikkanüle unter Zurückziehen der Punktionsnadel
- Weiteres Vorgehen wie unter Subclavia-Punktion beschrieben. Aufheben der Kopftieflage erst nach Anschluß an das Infusions-System.

Subclaviapunktion (☞ Abb. 2.2)

V. subclavia kreuzt 1. Rippe dorsal des medialen Klavikuladrittels.

Infraklavikulärer Zugang

- *Lagerung:* Kopftieflage, Kopf zur Gegenseite gedreht. Arm des Pat. abduzieren und **außenrotieren (übersichtlichere anatomische Verhältnisse)**
- *Punktionsort:* unmittelbar infraklavikulär in der Medioklavikularlinie. 1–2 ml des Lokalanästhetikums als „Depot" unmittelbar an das Periost der Klavikula setzen; mit weiteren ca. 3–4 ml das umgebende Gewebe infiltrieren
- Einbringen der Punktionskanüle zwischen aufgesetztem 2. und 3. Finger der nicht punktierenden Hand unter ständiger Aspiration mit aufgesetzter 10 ml-NaCl-Spritze. Zunächst Haut annähernd senkrecht durchstechen, dann Punktionskanüle an die Dorsalfläche der Klavikula heranführen
- Punktionskanüle horizontal unter der Klavikula und in ständigem Kontakt zu ihr in Richtung auf die obere Begrenzung des Sternoklavikulargelenkes vorschieben. Der Winkel zur Thoraxoberfläche beträgt etwa 30°
- Nach Überwinden eines Widerstandes (Lig. costoclaviculare) erreicht man die V. subclavia in 4–6 cm Tiefe. Intraluminale Lage durch mühelose Blutaspiration kontrollieren. Kunststoffkanüle ins Lumen vorschieben und Stahlkanüle entfernen
- Je nach Technik (z.B. Seldinger Technik, ☞ Abb. 2.1) Katheter re 10–15 cm, li 15–20 cm einführen; Eindringtiefe des Katheters mit dem außen angelegten Führungsdraht abschätzen. *Cave:* Katheter niemals gegen Widerstand vorschieben!
- Infusionssystem mit 3-Wege-Hahn anschließen. Kopftieflage aufheben
- Erneut intravasale Lage prüfen, Katheter gut fixieren, ggf. Naht, steriler Verband
- Anschließend obligate Röntgenkontrolle. *Richtige Lage:* Untere V. cava sup., ca. 2 cm oberhalb der Einmündung in den rechten Vorhof (Katheterspitze befindet sich außerhalb des Perikardbeutels) oder hoch im rechten Vorhof (d.h. im Rö-Bild ca. 2 QF unterhalb des Sternoclaviculargelenks). Ggf. Lagekorrektur.

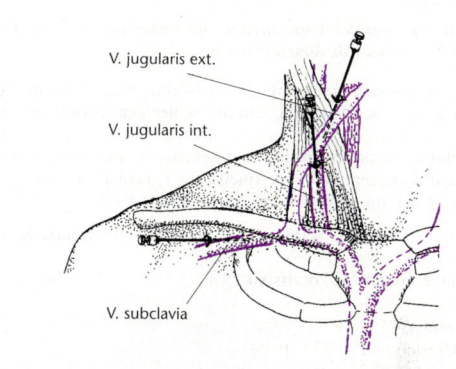

Abb. 2.2: Punktion V. jugularis int., V. jugularis ext. und V. subclavia

Komplikationen aller Zugangswege
Pneumothorax, art. Punktion (Gefahr des Hämatothorax → sofortige Kanülenentfernung und Druckverband für mind. 5 Min., ggf. Eisbeutel), Hämatom, Verletzung des Ductus thoracicus auf der li Seite (Chylothorax), Luftembolie (Beatmung mit PEEP), Verletzung des Plexus brachialis, Katheterfehllage mit Rhythmusstörungen, Endokardverletzung, Thrombophlebitis, Infektionen bei 7–16 % der Pat. (v.a. Staphylokokken) und Thrombose der zentralen Vene.

 Bei Richtungskorrekturen Kanüle bis unter die Haut zurückziehen, dann erst mit veränderter Richtung vorschieben.

- Stahlkanüle niemals in situ in die Kunststoffkanüle zurückstecken (diese kann durchbohrt und abgeschnitten werden)
- Bei Widerstand beim Vorschieben intravasale Lage des Katheters durch Blutaspiration kontrollieren. Bei Verdacht auf Gefäßperforation Katheter entfernen
- Obligate Rö-Kontrolle, ggf. Lagekorrektur
- Bei Fieber oder entzündeter Eintrittsstelle Katheter entfernen und Neueinlage an anderer Stelle
- *Cave:* nach mißglückter Punktion der V. subclavia, V. jugularis oder V. anonyma Versuch auf der Gegenseite erst nach Röntgenkontrolle (→ Pneumothorax?).

Besonderheiten: Zur parenteralen Ernährung kann man spezielle Silastik-Katheter (z.B. Hickman) verwenden, die einige cm subkutan untertunnelt verlaufen und die Venenwand nicht schädigen. Zur Vermeidung von Infektionen i.d.R. ausschließlich zur Ernährungstherapie verwenden. Liegezeit bei regelmäßiger Spülung und guter Pflege bis zu mehreren Monaten.

Zentralvenöser Port

Subkutan implantierter zentraler Venenzugang: Reservoir (Ø 3–4 cm), das mit einer ca. 1 cm dicken Silikonmembran verschlossen ist.

Ind.: längerfristige parenterale Ernährung, Zytostatikatherapie, dauerhafte Gabe venenreizender Medikamente, bei Pat. mit extrem schlechten peripheren Venen, zur Schmerztherapie.
Implantationstechnik: meist in lokaler oder seltener Vollnarkose. Vom Reservoir führt ein Katheter in eine zentrale Vene (meist re. V. cephalica oder re. V. subclavia/jugularis). Das Reservoir wird auf dem M. pectoralis fixiert.

KO: Wundinfektion, Hämatom, Serom, Dislokation des Reservoirs, Kathetersepsis, Thrombose.
KI: Koagulopathie, erhöhtes Narkoserisiko.

- *Keine Blutentnahme*
- *Keine ZVD-Messung*
- *Intensive Pat.-Schulung*
- *Keine Injektionen in das Portsystem mit normalen Kanülen, da diese Stanzdefekte verursachen.*

Injektion in den Port

- Erstes Anstechen ca. 1 Woche nach Implantation
- Desinfektion nach Kategorie II (☞ 2.1)
- *Ab jetzt obligates steriles Arbeiten*. Fixieren des Ports, Hubernadel (z.B. Farmacia-Gripper-Nadel®) senkrecht durch die Haut und Membran stechen, bis Kontakt zum Portboden sicher gespürt wird; Injektion von 10 ml NaCl 0,9 %, muß leicht erfolgen; Anschließen der Infusionen/Injektion
- Nach Abschluß obligates Spülen des Portsystems mit sog. *Heparin-Block* (z.B. 2500 I.E. Heparin auf 2 ml NaCl 0,9 %); Verschluß der Klemme an der Portnadel und Verband (evtl. lokale PVP-Applikation) oder Entfernen der Nadel
- Die Nadel kann bei guten Wundverhältnissen ca. 1 Woche belassen werden.

ZVD-Messung

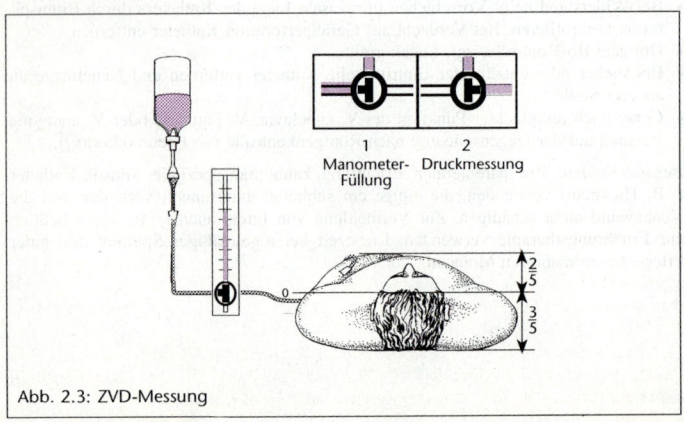

Abb. 2.3: ZVD-Messung

ZVD nur in flacher Rückenlage des Pat. und korrekter zentraler Lage des Katheters meßbar → Rö-Bild prüfen. ZVD muß atemabhängig sein.

Prinzip: Meßvorrichtung ausrichten (z.B. mit Thoraxlineal). Rechter Vorhof = 0 cm, entspricht $2/5$ des Abstands von Wirbelsäule zu Sternum beim liegenden Pat. Manometer mit Infusionslösung (NaCl 0,9 %) füllen, dann Dreiwegehahn zum Patienten öffnen: Messung des (atemabhängigen) Venendrucks in cm Wassersäule. Normwert: ca. 2–12 cm H_2O ≈ 1–9 mmHg. Warten, bis Flüssigkeitssäule atemabhängig nicht mehr wesentlich sinkt. Meßdauer sollte 3–5 Min. nicht überschreiten, sonst Wertverfälschung.

2.1.4 Arterielle Punktion

Ind.: BGA (wenn Bestimmung aus Kapillarblut nicht ausreicht), Arteriographie.
KI: erhöhte Blutungsneigung, Infektionen bzw. Lk-Schwellungen im umliegenden Gewebe. *Punktionsorte:* A. femoralis, A. radialis, A. brachialis.
Material: spezielle BGA-Spritze oder heparinisierte 2–5 ml Spritze mit dünner Kanüle (24 G/lila für A. radialis, normale Kanüle = 21 G/grün für A. femoralis). Desinfektion Kategorie II, Handschuhe.

Durchführung bei A. femoralis

- Hüfte gestreckt (evtl. Kissen unter Gesäß). Haut und palpierenden Zeige- und Mittelfinger der li Hand desinfizieren (Kategorie I, ☞ 2.1), A. femoralis unter dem Lig. inguinale mit Zeige- und Mittelfinger so palpieren (medial liegt die V. femoralis, lateral der N. femoralis), daß sie zwischen den parallel liegenden Fingern verläuft.
- Finger ca. 1 cm spreizen, dadurch gleichzeitiges Spannen und Fixieren von Haut und A. femoralis. Mit leerer, aufgesetzter Spritze senkrecht zur Haut einstechen, bis Blut kommt. Evtl. muß dafür Kanüle erst langsam zurückgezogen werden
- **Bei gelungener Punktion der Arterie pulsiert helles Blut aus der Kanüle**
- Nach Herausziehen der Kanüle Punktionsstelle 5 Min. kräftig komprimieren. Blutstillung kontrollieren. 30 Min. mit einem Sandsack komprimieren. *Cave:* Falsches oder ungenügendes Komprimieren kann zu erheblichen Hämatomen führen! Spritze sofort luftdicht und ohne Lufteinschluß verschließen und ins Labor transportieren.

A. radialis

Handgelenk überstrecken. Kollateralkreislauf überprüfen (**Allen-Test**): Kompression der Aa. radialis und ulnaris, Faustschluß bis Hand abblaßt. Nach Freigabe der A. ulnaris muß die Hand nach max. 15 Sek. rosig werden (sonst Punktion kontraindiziert). Evtl. Lokalanästhesie, Punktionskanüle (24 G) mit aufgesetzter Spritze im Winkel von 30° von distal nach proximal einführen. Weiteres Vorgehen wie oben.

Arterieller Katheter

Ind.: direkte (invasive, blutige) Blutdruckmessung bei schwerkranken Patienten oder bei großen OP's. Häufige Kontrolle der BGA. Nur A. femoralis: Kontinuierliche arteriovenöse Hämofiltration, Linksherzkatheter.
KI: wie arterielle Punktion (☞ oben).
Punktionsorte: A. radialis, A. femoralis.
Material: A. radialis: kurze Teflonkanülen (z.B. Abbocath®) 20 G (Erwachsene), 24 G (Kinder). A. femoralis: Katheter 18 G; Dialysezugang max. 5 F. Ggf. Punktionsset in Seldingertechnik (☞ 2.1), Lokalanästhesie, sterile Handschuhe.

Bei Blutdruckmessung Zuleitung an den Druckaufnehmer (Transducer) anschließen und nach Gebrauchsanleitung Druckmeßeinrichtung kalibrieren. Der arterielle Zugang muß regelmäßig mit NaCl-Heparin gespült werden.

💣 *Eindeutige Markierung des Katheters („Arterie") vermindert das Risiko einer versehentlichen intraarteriellen Injektion! KO: Durchblutungsstörungen.*

2.1.5 Pleurapunktion (Pleuradrainage ☞ 27.1.11)

Ind.: diagnostische oder therapeutische Punktion eines Ergusses, Zytostatika-Instillation, Pleuraempyem, Pneumothorax.
KI: Blutungsanomalien (z.B. Hämophilie, Marcumar).
Material: entweder Punktions-Set mit Rotanda-Spritze oder 50 ml Spritze mit 3-Wegehahn und sterilen Verbindungsschläuchen, Punktionskanüle (Abbocath®, Braunüle®) 16 G – grau oder 17 G – gelb. 10 ml 1 %iges Lidocain mit 2 Kanülen (25 G – braun und 21 G – grün). 4–5 Proberöhrchen, steriles Gefäß für mikrobiologische Untersuchung, Blutkulturflaschen (aerob/anaerob), großes Gefäß. 2 Paar sterile Handschuhe, Desinfektionslösung, braunes Pflaster, sterile Tupfer.

Durchführung
- Evtl. Prämedikation mit Antitussivum (z.B. Paracetamol 1 g und Codein 40 mg)
- Pat. mit angehobenem Arm bequem sitzend plazieren (Pat. im Bett: Arme auf Nachttisch mit Kissen. Pat. auf Stuhl: Arme auf Stuhllehne oder Pat. Hand auf die Schulter der Gegenseite legen lassen, ☞ Abb. 2.4)
- Pleuraerguß perkutieren, auskultieren, mit Röntgenbild vergleichen. Markierung der Punktionstelle dorsolateral in der hinteren Axillarlinie oder Skapularlinie im ICR unterhalb des Ergußdämpfungsrandes, aber nicht tiefer als 6. bis 7. ICR (*Cave:* Leber und Milz). Evtl. Sono-Kontrolle. Hautdesinfektion Kategorie II (☞ 2.1)
- Zunächst mit 1 %igem Lidocain am „Oberrand der Unterrippe" Lokalanästhetikum-Depot setzen (25 G-Kanüle)
- Dann tieferliegendes Gewebe bis auf die Pleura parietalis infiltrieren (21 G-Kanüle). Durch Probepunktion die Eindringtiefe für die Punktionskanüle erkunden
- Punktionskanüle senkrecht zur Haut knapp über dem oberen Rippenrand einstechen, Gefäß- und Nervenbündel vermeiden. Kanüle etwas nach oben ziehen und weiter senkrecht einstechen („Zickzacktechnik" reduziert Pneurisiko). Ständige Aspiration mit aufgesetzter Spritze. Sobald sich Pleuraflüssigkeit aspirieren läßt, Stahlnadel zurückziehen (sonst Pneu-Gefahr!) und Plastikkanüle vorschieben
- Während eines Valsalva-Manövers ersten Schlauch, auf den unter sterilen Bedingungen ein Dreiwegehahn und ein zweiter Schlauch mon-

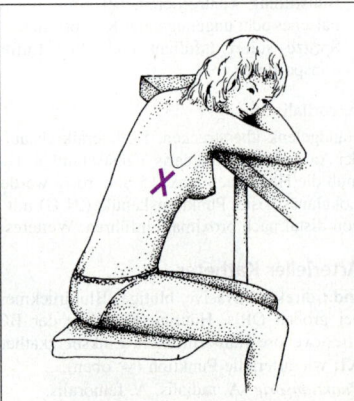
Abb. 2.4: Pleurapunktion

tiert wurde, auf das Kanülenende setzen (sog. Zwei-Schlauch-System). 20 ml Spritze auf Dreiwegehahn setzen und Pleuraflüssigkeit für Bakteriologie usw. steril abziehen. 50 ml-Spritze auf Dreiwegehahn montieren, füllen, Dreiwegehahn drehen und Flüssigkeit durch den Schlauch ins Gefäß spülen. Alternative bei größeren Mengen: Erguß mit Absauggerät absaugen. *Cave:* Druck nicht > 20 cm H_2O

- Max. 1 l/Sitzung abpunktieren (Gefahr des entlastungsbedingten Lungenödems!)
- Hustenreiz (durch Reiben der Pleurablätter) kündigt vollständige Drainage an
- Mit erneutem Valsalva-Manöver Kanüle entfernen, Kompression, Pflasterverband
- *Cave:* Pleurapunktion bei starkem Hustenreiz und Unruhe des Pat. abbrechen
- Im Anschluß immer Röntgenkontrolle! Inspiratorische Aufnahme: Resterguß? Exspiratorische Aufnahme: Pneumothorax?
- Für die Gewinnung von geringen Mengen Pleuraflüssigkeit genügt die Punktion mit einer 20 ml-Spritze mit aufgesetzter Kanüle (21 G – grün).

KO: Pneumothorax (☞ 16.6.2), Hämatothorax, Infektion, Verletzung der Interkostalgefäße, Lungenödem (e vacuo) bei zu schneller Punktion durch Unterdruck, Verletzung intraabdomineller Organe.

Diagnostik von Pleurapunktat, Aszites und Peritoneallavage
("3 Röhrchen" für Klinische Chemie, Pathologie und Mikrobiologie). Untersuchung des Punktats in der Regel auf
- Proteingehalt, spez. Gew. (Transsudat? Exsudat?), Glukose, Laktat, Cholesterin, LDH (nur Pleuraflüssigkeit bei V.a. Tumor), Zellzahl und Differentialbild
- Bakteriologische Kulturen, Tbc- und Pilzkulturen
- Bei V.a. maligne Erkrankung: Zytologie (Labor benachrichtigen, Punktat evtl. zentrifugieren).

Zusätzlich bei Peritonealflüssigkeit
- Mikroskopische Untersuchung auf Speiseanteile
- Bei V.a. Pankreatitis: Amylase, Lipase
- Bei V.a. Blutung (Peritoneallavage): Hkt. > 2 % beweist Blutung.

2.1.6 Peritonealpunktion (Aszitespunktion)

Ind.: bakteriologische, zytologische und enzymatische Aszites-Diagnostik (DD Aszites ☞ 22.2.3), Entlastungspunktion bei massivem Aszites, Drainage bei Peritonitis oder Abszeß.
KI: keine bei ultraschallgeführter Punktion, ansonsten: große Ovarialzysten, Hydronephrose, Schwangerschaft. Vorsicht bei hämorrhagischer Diathese und hepatischem Präkoma.
Punktionsorte: Übergang vom äußeren zum mittleren Drittel der Linie vom Nabel zur Spina iliaca ant. sup. li (weniger Verwachsungen) oder re, sowie in der Medianlinie zwischen Nabel und Symphyse. Epigastrische Gefäße beachten (☞ Abb. 2.5).

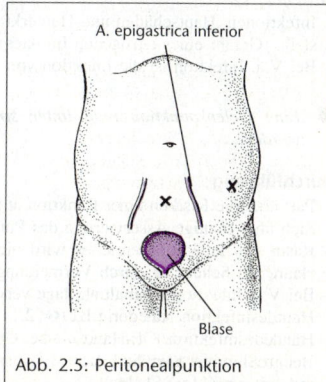

Abb. 2.5: Peritonealpunktion

Durchführung

- Blase entleeren lassen, Hautdesinf. Kategorie II (☞ 2.1), Lokalanästhesie (25 G)
- Diagnostische Parazentese: 20–50 ml Spritze mit grüner Kanüle (21 G) unter Aspiration in die Peritonealhöhle einführen (leichter Widerstand beim Durchstechen der Faszienschicht). Spritze füllen, Nadel schnell zurückziehen, Klebeverband. **Tip:** Um bei massivem Aszites Nachlaufen nach Zurückziehen der Nadel zu vermeiden, „zick-zack-stechen": erst subkutan stechen, dann Nadel entlang des Fettgewebes verschieben, dann erst peritoneal stechen
- Therapeutische Parazentese: Desinfektion Kategorie III (☞ 2.1). Kleine Inzision (5 mm) mit dem Skalpell. Trokar nach unten und lateral vorschieben, wobei Pat. Bauchdecken anspannen soll. Trokar entfernen, Schlauch an Beutel anschließen
- Katheter durch Naht fixieren und Tabaksbeutelnaht legen zum Zuziehen bei späterer Entfernung des Katheters
- Nach Punktion Einstichstelle mit Naht verschließen; steriler Kleinverband.

2.1.7 Gelenkpunktionen

Indikationen (sorgfältig bedenken, da erhebliche Infektionsgefahr)

- Therapeutisch: Entspannung der Gelenkkapsel → Schmerzerleichterung; Hämatomentfernung; Verbesserung der Durchblutungssituation. Injektion von Medikamenten, z.B. LA (☞ 2.3), Glukokortikoide (☞ 30.4)
- Arthrographie
- Diagnostische Gewinnung von Synovialflüssigkeit zur DD unklarer Arthritiden, z.B. c.P., aktivierte Arthrose, Gicht, Infektion.

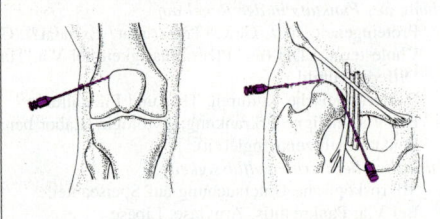

Abb. 2.6: Gelenkpunktionen (Knie und Hüfte)

KI

- Infektionen, Hautschäden und Hauterkrankungen in der Umgebung der Punktionsstelle (Gefahr eines iatrogenen Infektes)
- Bei V.a. Infektion ist die Injektion von Kortikosteroiden kontraindiziert!

Eine Gelenkpunktion muß unter streng aseptischen Kautelen vorgenommen werden.

Durchführung

- Pat. über die Risiken einer Punktion aufgeklärn
- Sich über richtige Asservierung des Punktates informieren
- Rasur des Punktionsbereiches wird nicht mehr empfohlen. Besser: Kürzung der Haare mit Schere. Dadurch Vermeidung von Mikroläsionen
- Bei V.a. Infektion Einmalunterlage verwenden (Entsorgung)
- Hautdesinfektion Kategorie III (☞ 2.1)
- Händedesinfektion, OP-Handschuhe, Gesichtsmaske
- Bei großlumiger Kanüle: LA mit 1 %igem Scandicain® (25 G-Kanüle), Stichinzision mit spitzem (11er) Skalpell

- Vorschieben der Kanüle bis in das Gelenk. Aspiration von Synovialflüssigkeit zur Lagekontrolle und Probengewinnung. Ggf. Injektion von Medikamenten oder KM.
- Punktatmenge und Aussehen (klar, blutig, Fettaugen) dokumentieren
- Nach Punktion Pflaster auf Einstich. Bei Injektion Gelenk durchbewegen
- Wichtig ist die Instruktion des Pat., sich bei zunehmenden Schmerzen, Rötung, Schwellung, Überwärmung, Bewegungseinschränkung oder Fieber unverzüglich vorzustellen!

Technik der Punktion einzelner Gelenke

- **Schultergelenk**
  Dorsaler Zugang (zur Injektion): im Sitzen günstig, Arm innenrotiert. Einstich 2 cm med. und 2 cm dist. des Angulus acromialis. Zielrichtung: Proc. coracoideus.
  Ventraler Zugang (zur Punktion, Arthrographie): Rückenlage, Oberarm leicht außenrotiert und abduziert. Einstich 1 cm kaudal und lateral der Spitze des Processus coracoideus. Leicht med. Richtung.
- **Ellenbogengelenk**
  Lateraler Zugang: Unterarm 90° gebeugt, proniert, aufgelegt. Tasten des Gelenkspaltes zwischen Radiusköpfchen und Capitulum radii unter Rotation.
  Dorsaler Zugang: Prox. Olekranonspitze, Trizepssehnenansatz durchstechen. Zur völligen Entleerung des Gelenkes beide Zugänge wählen.
- **Handgelenk**
  Dorsoradialer Zugang (auch für Handgelenksarthrographie zur Beurteilung des Discus triangularis): Hand volar flektiert, leicht ulnar abduziert. Injektion zwischen die Sehnen des M. ext. pollicis longus und M. ext. indicis direkt dist. des Processus styloideus radii.
  Dorsoulnarer Zugang: radial vom Processus styloideus ulnae am ulnaren Rand der Kleinfingerextensorsehne
- **Hüftgelenk**
  Ventraler Zugang: Puls der A. femoralis soll 2 cm medial der Punktionsstelle (☞ Abb. 2.6) liegen. Mit überlanger Kanüle (19/ 21G-Spinalnadel) punktieren!
  Lateraler Zugang: Oberschenkel abduziert und innenrotiert. Trochanterspitze tasten. Punktionsrichtung: senkrecht zur Körperlängsachse, parallel zur Unterlage
  Medial dist. Zugang: zur Hüftgelenksarthrographie bei Kleinkindern. Rückenlage, Oberschenkel abduziert und außenrotiert. Punktion im Mittelpunkt der Falte zwischen Gesäß und Oberschenkel. BV-Kontrolle: Korrekte Lage der Nadel ca. 1 cm med. der knöchernen Schenkelhalsmetaphyse. KM-Injektion unter BV-Kontrolle
- **Kniegelenk** (☞ Abb. 2.6)
  Lateraler Zugang: max. Kniestreckung, entspannte Oberschenkelmuskulatur. Patella evtl. anheben und unterhalb punktieren.
  Lateral-proximaler Zugang (zur Punktion bei starkem Erguß): Punktion des Rezessus ca. 1,5 cm prox.-lateral der Patella.
  Ventraler Zugang (zur Injektion): Pat. sitzt, Unterschenkel hängend. Dreieck Tibiakante, Femurkondylus und Patellarsehne aufsuchen. Einstich im Zentrum
- **Oberes Sprunggelenk**
  Ventromedialer Zugang: Tasten der M. tibialis anterior-Sehne bei aktiver Dorsalextension des Fußes und Suchen des Gelenkspaltes med. der Sehne unter Gelenkbewegung. Leichte Plantarflexion, Einstich leicht prox. ansteigend.
  Ventrolateraler Zugang: M. extensor digitorum longus-Sehnen bei aktiver Dorsalextension des Fußes tasten. Einstich lateral im Winkel zwischen Außenknöchel und Tibiabasis.

2.1.8 Biopsien

Knochenmarkpunktion/-biopsie

Die Punktion wird zur Aspirationszytologie, die Biopsie zur histologischen Untersuchung durchgeführt. Die Beckenkammpunktion ist technisch schwieriger als die Sternalpunktion, aber weniger schmerzhaft und ungefährlicher.
KO: potentiell tödliche Komplikationen bei Sternalpunktion (Verletzung großer Gefäße, Herzbeuteltamponade und Pneumothorax).

Ind.: hämatol. Erkrankungen. **KI:** schwere plasmatische Koagulopathie (z.B. Hämophilie, ggf. Gerinnungsschutz), Aortenaneurysma (Sternalpunktion).
Material: Spezialpunktionsnadel (mit Hemmschloß gegen zu tiefes Eindringen bei Sternalpunktion), Yamshidi-Stanznadel (Beckenkammbiopsie), 10 ml Lidocain 1 %, für Aspiration 20 ml-Spritze (+ 2 ml 1 % EDTA), Objektträger, sterile Handschuhe und Kompressen.

Beckenkammpunktion

Punktionsstelle: Spina iliaca post. sup. Pat. entweder in Bauchlage, Rolle unter dem Becken, oder in der Seitenlage mit angewinkelten Knien.
Durchführung: ggf. Prämedikation mit Diazepam. Desinfektion der Punktionstelle, Rasur, Desinfektion Kat. III (☞ 2.1). Infiltrationsanästhesie s.c. und bis auf das Periost. Stichinzision, Vorschieben der Stanznadel unter leichter Drehung: bei nachlassendem Widerstand ist die Knochenmarkshöhle erreicht. Stanznadel unter rotierenden Bewegungen ca. 3 cm in die Spongiosa eintreiben (geringer Widerstand), leicht abwinkeln und 1 cm weiter vorschieben, damit der Stanzzylinder abbricht. Stanznadel mit Stanzzylinder vorsichtig herausdrehen. Anschließend Punktionsnadel einführen, Mandrin herausziehen und Spritze aufsetzen. Rasch und kräftig Knochenmark aspirieren. Aspiration ist schmerzhaft (Pat. tief einatmen lassen)! Ergebnis kontrollieren: Aspirat in der Spritze? Ggf. Aspiration an anderer Stelle wiederholen. Nach Entfernung der Nadel Punktionsstelle komprimieren, ggf. Naht, Pflasterverband, Kompression durch Sandsack.
Weiterverarbeitung (< 1 h): Aspirat auf 8–10 Objektträger aufbringen. Zwei Quetschpräparate (panopt. Färbung, Eisenfärbung), einen Knochenmarks-Blutausstrich und einen peripheren Blutausstrich (EDTA-Röhrchen) ans Labor schicken (genaue klin. Angaben!).

Sternalpunktion

Punktionsstelle: Corpus sterni in Höhe des 2. ICR, etwas lateral der Sternummitte.
Durchführung: Vorbereitung wie Beckenkammpunktion. Aspirationsnadel (Hemmschloß etwa 3 mm oberhalb der Haut einstellen) mit einer gleichmäßigen Drehbewegung bis auf das Periost einstechen. Weiteres Vorgehen entspricht der Aspiration bei Beckenkammpunktion.

Leberbiopsie

Entweder als perkutane, Ultraschall- oder CT-gesteuerte Leberpunktion oder im Rahmen einer Laparoskopie. Eine Punktion sollte nicht durchgeführt werden bei Quick < 50 %, Thrombos < 40 /nl, PTT > 45 Sek.

Ind. *Leberpunktion:* Diagnose und Verlaufskontrolle von diffusen Lebererkrankungen.
Laparoskopie: bei allen unklaren Leberkrankheiten, die sich mit anderen diagnost. Möglichkeiten nicht klären lassen. Vorteil gegenüber Leberblindpunktion ist die gezielte Biopsie unter Sicht. Nach Punktion Bettruhe, engmaschige Kreislaufüberwachung.

KI: hämorrhagische Diathese, Peritonitis, ausgeprägter Aszites, Cholangitis, extrahepatische Cholestase, Leberhämangiom.
KO: Pneumothorax, intraabdominelle Blutung, gallige Peritonitis, Sepsis.

Nierenbiopsie

Ind.: Proteinurie > 3 g tägl., rapid progressive GN, V.a. glomeruläre Erkrankung, Niereninsuff. unklarer Ätiologie. **KI:** hämorrhagische Diathese, Einzelniere (anatomisch, funktionell; Ausnahme: Transplantatniere), Hydronephrose, Zystennieren, Nierenzysten, Nierenarterienaneurysmen, perirenaler Abszeß, Nierenvenenthrombose. Therapieresistente Hypertonie, Nephrokalzinose (Blutungsrisiko). Fehlen therapeutischer Konsequenzen (z.B. bei Schrumpfniere).
Durchführung: nur durch Erfahrenen unter Sono-Kontrolle mit speziellem Nierenbiopsie-Set. 2 Blutkonserven kreuzen. *Nachbehandlung:* Druckverband. Mind. 6 h Rückenlage, regelmäßige RR- und Pulskontrolle, Bettruhe für > 24 h, Urinstatus (Hämaturie?), keine Heparinisierung, kein ASS.

2.2 Bluttransfusionen

Je umfassender der Eingriff, je gefäßreicher das OP-Gebiet (z.B. Tumoren), je unerfahrener der Operator, je älter der Pat., desto großzügigere Bereitstellung.

 Bei elektiven Eingriffen Eigenblutspende bevorzugen (z.B. TEP Hüfte). Pat. muß – soweit medizinisch nicht kontraindiziert – grundsätzlich auf die Möglichkeit der Eigenblutspende hingewiesen werden!

2.2.1 Blutsparende Maßnahmen

Verfahren zur Vermeidung von „Fremdblut"

Präoperative Eigenblutspende
- **Ind.:** bei allen elektiven Eingriffen, bei denen ein Blutverlust von > 1000 ml zu erwarten ist. **KI:** Anämie, Tumorleiden
- Voraussetzungen zur Teilnahme am Eigenblutspendeprogramm: elektive, in einem Zeitraum von 4–6 Wo. vorausplanbare OP. Ausmaß der Spende orientiert sich an dem Ausgangs-Hb. Die Beurteilung der Spendetauglichkeit erfolgt in Abhängigkeit von den Vorerkrankungen
- Erste Eigenblutspende ca. 4 Wo. vor der geplanten OP. Wöchentliche Spende bis zu 3 Tage präop. empfohlen (Hkt. nicht unter 34 %!). Erfolgreicher Einsatz der Eigenblutspende auch bei Risikopatienten (KHK, Schwangerschaft, hohes Alter)
- Vor jeder Eigenblutspende: RR messen, orientierende Laboruntersuchungen, EKG, in einzelnen Fällen Rö-Thorax. Hb < 11 g/dl relative KI zur Spende von Eigenblut (ggf. Verschiebung der Eigenblutspende)
- Aufbewahrung der Vollblutkonserve 5 Wo. (mit Stabilisator, bei 4 °C erschütterungsfreier Lagerung)
- Eisensubstitution: Entnahmemenge von 450 ml Blut entspricht einem Eisenverlust von 210–240 mg (6–9 % des Körpereisenbestandes beim Erwachsenen). Medikamente: z.B. Eryfer®1x 100 mg/d. **NW:** Gastrointestinale Begleiterscheinungen recht häufig (Magenschmerzen, Diarrhoen, Übelkeit und Obstipation).

Rückgabe autologer Konserven
- Angestrebter Hkt. > 30 %. Da valide Parameter zur Beurteilung der aktuellen koronaren Situation fehlen → EKG, Sättigungsmessung, Beurteilung des Säuren-Basen-Haushaltes und Verlaufsbeobachtung
- Reihenfolge: zuletzt abgenommenes (jüngstes) Blut zuerst geben. Auf jeden Fall muß vor jeder Rückgabe ein Bedside-Blutgruppentest erfolgen. Dies gilt auch für die Rückgabe von autologem Blut, das maschinell (Zell-Separator) gewonnen wird.

Akute präoperative Hämodilution: Unmittelbar präop. wird in einem mit Stabilisatorlösung vorgefüllten Blutbeutel Patientenblut abgenommen. Als Volumenersatz wird die gleiche Menge kollodialer Lösung zugeführt. Die praktische Anwendung hat gezeigt, daß max. zwei Einheiten Blut gewonnen werden können.

Intra- und postoperative maschinelle Autotransfusion
- Retransfusion von Vollblut oder gewaschenem Erythrozytenkonzentrat. Erfolgt dabei i.d.R. mit einem Zell-Separator, der die Erys einem Waschvorgang unterwirft
- KI: infektiöses Operationsgebiet (kontaminiertes Blut nicht vollständig von Bakterien gereinigt), Tumorpat. (mögliche Metastasierung vermeiden)
- Falls sehr hoher Blutverlust zu erwarten ist, ggf. zusätzlich durch präop. Eigenblutspenden autologes Blut bereitstellen. Einsatz der maschinellen Autotransfusion sollte auf den postop. Zeitraum ausgedehnt werden. Drainageblut kann maximal 6 h von Beginn des Einsatzes der maschinellen Autotransfusion an gerechnet aufgefangen werden. Nach Aufbereitung unverzüglich retransfundieren.

2.2.2 Blutpräparate und Plasmakomponenten

Präparat	Merkmale	Indikationen, Besonderheiten
Erythrozyten-Konzentrat (EK)	Aus 500 ml Blut durch Zentrifugation und Entfernung von buffy-coat und Plasma gewonnen. Enthält geringe Mengen an Leuko- und Thrombozyten! Lagerung bei +4 °C je nach Stabilisator 3–5 Wo.	Akute und chron. Anämien. Hb-Anstieg ca. 10 g/l je EK. Immunisierung und Reaktionen im erythrozytären System und im HLA-System möglich
Gefiltertes EK	Durch Filter (spezielle Systeme) weitere Leuko- und Thrombozytenreduktion um 99 % (< Immunisierungsdosis).	Bei chron. Erythrozytensubstitution: hämatol. Pat., renale Anämie, geplante Transplantation, Immunsupprimierte, Frauen im gebärfähigen Alter und Schwangere, Kinder, Schwerbrandverletzte
Gewaschenes EK	Restplasma d. mehrfaches Aufschwemmen in 0,9 %iger NaCl und Abzentrifugation weitgehend entfernt; z. sofortigen Transfusion	Äußerst seltene Indikation: Plasmaunverträglichkeit, selektiver IgA-Mangel des Empfängers
Thrombozyten Konzentrat (TK)	Lagerung bei Raumtemperatur unter ständiger maschineller Bewegung bis 5 Tage haltbar	Bei häufigerer Anwendung mit speziellem TK-Filter leukozytenarm transfundieren
Einfach-TK	Aus einer Blutspende gewonnen (ca. 0,5 x 10^{11} Thrombozyten in 30–50 ml Plasma)	6–10 Einfach-TK für Thrombozytenanstieg von ca. 30/nl erforderlich. Erhöhtes Infektions-/Immunisierungs-Risiko

Präparat	Merkmale	Indikationen, Besonderheiten
Zell-separator-TK	Durch Zentrifugation und Anreicherung von einem Spender gewonnen (ca. 4×10^{11} Thrombozyten in 200 ml Plasma)	Spendervorauswahl möglich: HLA-kompatible Transfusion, teuer
Fresh frozen plasma (FFP)	Ca. 200 ml durch Citrat ungerinnbares Plasma eines Spenders, Plasmaproteine und Gerinnungsfaktoren in physiolog. Konzentration. 1 Jahr haltbar bei -30 °C. Auftauen im speziellen Gerät oder im handwarmen Wasserbad *(cave!)* und sofortige Transfusion.	Kein Volumenersatz! Erworbene Gerinnungsstörungen, z.B. Leberinsuffizienz, Verbrauchskoagulopathie. Faustregel bei Massivtransfusionen ab ca. 5. EK je 1 FFP auf 2 EK
Frischblutkonserve	Vollblutspende nicht > 72 h	Nur zur Austauschtransfusion (Neugeborene, Fehltransfusion oder schwerste Hämolysen). Rücksprache mit Transfusionsmediziner
Vollblutkonserve	Vollblutspende > 72 h	Obsolet! Besser: Komponentensubstitution
Gerinnungsfaktorenkonzentrate, PPSB, Albumin, Immunglobuline	Gepoolt aus Hunderten bis Tausenden von Einzelspenden	Fertigarzneimittel, blutgruppenunabhängig, keine Transfusion"

- Ind. für bestrahlte Blutpräparate zur Prophylaxe der *„Graft versus host"*-Reaktion: Immunschwäche/-Supression, Knochenmark-Transplantation, extrem Frühgeborene
- Ind. für CMV-AK-neg. Präparate: hämotologisch-onkologische Pat. (CMV-AK-neg.), Transplantations-Pat. (unabhängig von CMV-Status), Säuglinge bis ca. 1 J., Schwangere (CMV-AK-neg., zur Vermeidung der intrauterinen Inf.).

2.2.3 Prätransfusionelle Untersuchungen

- **AB0- und Rhesus-Blutgruppenbestimmung und Antikörpersuchtest:** 10 ml Nativblut, Röhrchen mit Vornamen, Namen und Geburtsdatum kennzeichnen
- Der **Arzt** trägt die Verantwortung für Vollständigkeit der Begleitpapiere und Identität des Materials
- Die Differenzierung evtl. vorliegender *irregulärer AK* und Bereitstellung entsprechender Konserven benötigt Zeit, daher bei nichtdringlichen Transfusionen (geplante OP) Material *frühzeitig* einsenden.
- Bei erythrozytenhaltigen Präparaten muß AB0- und Rhesus-kompatibel transfundiert werden. Bei FFP und TK: AB0- und möglichst ebenfalls Rhesus-kompatibel transfundieren, in der Regel ist bei letzteren keine Kreuzprobe erforderlich.

Empfänger	FFP-Spender	EK-Spender
0	0, A, B, AB	0
A	A, AB	A, 0
B	B, AB	B, 0
AB	AB	AB, A, B, 0

Kreuzprobe: Die serologische Verträglichkeitsprobe ist unerläßlich vor jeder Bluttransfusion. 5–10 ml Nativblut (nicht älter als 72 h).

💣 *Kompatibilitätsprüfung für weitere Bluttransfusionen: 72 h nach der letzten Transfusion muß jeweils frisches Kreuzblut abgenommen werden zur Erfassung möglicher AK-Bildung; vor mehr als 3 Tagen durchgeführte Kreuzproben verlieren ihre Gültigkeit!*

2.2.4 Durchführung der Transfusion

- **Eine Konserve ist keine!** Auf Transfusion verzichten oder zwei EKs geben
- Übereinstimmung von Konservennummer, angegebenem Empfänger und Blutgruppenbefund sowie Verfallsdatum (Unversehrtheit der Konserve, auch Verfärbung, Hämolyse) *persönlich* überprüfen
- Nach Erwärmung auf Raumtemperatur sollte die Konserve umgehend transfundiert werden. Massivtransfusionen, Transfusionen bei Neugeborenen sowie bei Kälte-AK: Durchlaufwärmen mit speziellen Heizspiralen auf max. 37 °C
- Großlumiger venöser Zugang; keine Medikamente zusetzen: außer 0,9 %iger NaCl-Lösung darf nichts im Zugang laufen. Immer Transfusionsbesteck mit **Filter** verwenden
- Der **Bedside-Test** zur Sicherung der **AB0-Identität des Empfängers** ist obligat vor der Transfusion am Patientenbett durchzuführen und die Konserve nicht mehr vom Pat. zu entfernen
- Einleitung der Transfusion *muß* durch den **Arzt** erfolgen. Beim wachen Erwachsenen 30–50 ml zügig transfundieren, danach Transfusion langsam stellen und 5 Min. intensiv überwachen. Viertelstündliche Überwachung des Pat. während der Transfusion und mind. 1 h danach durch Pflegekraft (Frage nach Wohlbefinden, Temperatur und Puls orientierend prüfen). Transfusionsdauer unter Nicht-Notfallbedingungen ca. 1 h
- Prophylaxe einer **Übertransfusion** (Herzkranke, alte oder geschwächte Pat.): 4 h Transfusionsdauer/Konserve, während oder nach der Transfusion 40 mg Furosemid p.o./i.v. Bei der Flüssigkeitsbilanzierung wird Vollblut mit 300 ml, Ery-Konzentrat *jedoch nicht* berechnet
- Leeren Blutbeutel 24 h lang nach der Transfusion im Kühlschrank aufbewahren (ggf. Klärung von späten Transfusionsreaktionen, ☞ 2.2.6).

> **Massivtransfusionen**
> - Mind. 2 großlumige Braunülen, evtl. Druckinfusion mit Druckinfusomat (evtl. Blutdruckmanschette um Konserve bis 100 mmHg)
> - Durchlaufwärmen des Blutes s.o.
> - Faustregel: ab ca. 5 E → FFP (Gerinnungsfaktoren!), bei drohender Gerinnungsstörung ca. 1 FFP auf 2 EK infundieren
> - Azidose (durch Zitrat in APDA-Blut/-Plasma) und Hyperkaliämie mit nachfolgender Kardiodepression mit Na-Bikarbonat nach BGA korrigieren, z.B.: 50 ml Na-Bikarbonat (8,4 %) und 10 ml Ca^{2+} (10 %ig) i.v. auf 2 EK.
>
> **Notfalltransfusion**
> - Transfusion von EKs ohne vorherige Kreuzprobe nur bei vitaler Ind. Behandelnder Arzt trägt Verantwortung für erhöhtes Transfusionsrisiko.
> - Unbedingt Bedside-Test durchführen. Bei unbekannter Blutgruppe des Empfängers Gabe von EKs der Blutgruppe 0 (möglichst Rhesus neg.).

2.2.5 Transfusion von Thrombozyten

Indikation
- Dringend bei Thrombos < 10 000/µl → akute Blutungsgefahr!
- *Bildungsstörungen*, z.B. Leukämie, Chemotherapie → bei Blutung, wenn Thrombos < 30 000/µl, ohne Blutung, wenn Thrombos < 20 000/µl. Großzügige Ind. bei Risikofaktoren (Alter > 60 J., septische Temperaturen, Blutungsanamnese). Vor Beckenkammpunktionen, wenn Thrombos < 30 000/µl
- *Immunthrombozytopenie*, z.B. M. Werlhof. Keine prophylaktische Gabe, nur bei lokal nicht beherrschbarer Blutung oder OP (Blutungszeit überprüfen)
- Akuter Blutverlust oder *Verbrauchskoagulopathie*: ab Thrombos < 50 000/µl, erst nach Stabilisierung des Inhibitorpotentials (ggf. AT III) und niedrig dosierter Heparingabe.

Therapiekontrolle: Thrombozytenanstieg bei Standarddosis (6 Einfach-TKs bzw. 1 Zellseparator-TK) um 20 000–30 000/µl. Kontrolle 1–24 h post transfusionem. *Cave:* ASS und Heparin vermindern Thrombozytenfunktion.
HLA-Typisierung bei allen chron. zu substituierenden Pat. vor der ersten Transfusion (10–20 ml heparinisiertes Blut bei Raumtemperatur).

2.2.6 Transfusionsreaktionen

Transfusionsreaktionen, sog. Sofort-/Frühreaktion während oder Spätreaktion noch Tage nach der Transfusion, können die verschiedensten Ursachen haben. Am häufigsten treten sie als Folge von *antileukozytären Antikörpern* (HLA-AK) des Empfängers auf, wenn leuko- oder thrombozytenhaltige Konserven transfundiert wurden (febrile nicht-hämolytische Transfusionsreaktion): Fieber, Schüttelfrost, Juckreiz, nur selten Blutdruckabfall und Atemnot (Bronchospasmus).

Diese Reaktionen sind initial nicht von schweren **hämolytischen Zwischenfällen** zu unterscheiden (Letalität 6–20 %), die durch *antierythrozytäre Antikörper* bedingt sind (z.B. AB0-Unverträglichkeit): Allgemeinsypmtome mit Mikrozirkulationsstörungen in allen Organen (Schmerzen in Lendengegend, hinter dem Sternum und den langen Röhrenknochen), Schock (RR ↓, Tachykardie, blasse, kalte Akren, evtl. Übelkeit, Erbrechen), Verbrauchskoagulopathie und ANV.

Bakteriell bedingte Transfusionsreaktionen (v.a. gramneg. Keime → Endotoxinbildung): Schock evtl. schon nach wenigen ml, oft Hämolysen. Verunreinigung meist bei Herstellung von leukozytenarmen oder gewaschenen EKs sowie Aufschwemmen von EKs mit 0,9 %igem NaCl (deshalb verkürzte Haltbarkeit ≤ 8 h).

> **Therapie bei Transfusionsreaktionen**
> *Cave:* Symptomatik fehlt u.U. unter Narkose
> - Transfusion sofort stoppen. Keine Transfusion neuer Konserven ohne Abklärung: auch bei Notfalltransfusionen muß mind. AB0-Verträglichkeit und das Fehlen intravasaler Hämolyse (s.u.) überprüft werden.
> - Schockbehandlung. Bei V.a. bakt. Ursache Breitbandantibiotika
> - *Cave:* Niereninsuff. → Diurese aufrechterhalten
> - 20 000 IE Heparin über 24 h (Prophylaxe der Verbrauchskoagulopathie)

Sicherung der Diagnose

- Verständigung des diensthabenden (Transfusions-)Mediziners
- Sofortige Rückgabe der transfundierten Konserve mit Transfusionsbesteck und Begleitpapieren an das immunhämatologische Labor
- Sofortige posttransfusionelle Abnahme von:
  - 10 ml Nativblut und 5 ml EDTA-Blut zur blutgruppenserologischen Abklärung
  - Nachweis intravasaler Hämolyse durch freies Hb im Serum
  - Großes BB, Gerinnung, LDH, Bili, Haptoglobin, Blutkultur, Urin: Hb, Sediment.

2.3 Lokal- und Regionalanästhesie

2.3.1 Lokalanästhetika

Anwendungsbereiche

- *Op. bzw. diagn. Eingriffe:* Infiltration, Leitungsblockaden, rückenmarknahe Verfahren, Plexusblockaden, i.v. Regionalanästhesie. *Voraussetzung:* Voraussichtliche OP-Dauer max 2 h
- *Postop. Analgesie:* kontinuierliche PDA, kontinuierliche Plexusblockaden
- *Schmerztherapie:* Infiltrationen, Leitungsanästhesie, Plexusblockaden, kontinuierliche Verfahren, Sympathikusblockade.

Wichtige Eigenschaften häufig eingesetzter Lokalanästhetika				
Substanz	Wirkdauer (Min.)	anästhetische Potenz	Toxizität	Höchstdosis ohne/mit Adrenalin (mg)
Lidocain (z.B. Xylocain®)	mittel (60–120)	4	2,1	200
Mepivacain (z.B. Scandicain®)	mittel (90–180)	4	2,3	300/500
Prilocain* (z.B. Xylonest®)	mittel (90–180)	4	1,3	400/600
Bupivacain (z.B. Carbostesin®)	lang (4–10 h)	16	12,5	150
Etidocain (z.B. Duranest®)	lang (4–10 h)	16	12	300
* *Cave:* Methämoglobinbildung bei hoher Dosierung (→ Lippenzyanose)				
Nach: Dt. Ärztebl. 87, 1990 B-937				

 Infiltration größerer Bezirke oder Leitungsanästhesien: venöser Zugang, Notfallmedikamente griffbereit

- *Aufklärung* des Pat., evtl. schriftliche Einwilligung. *Bei Aufklärung auf Verminderung der Fahrtüchtigkeit hinweisen!* Bei Unterlassung evtl. Arzt regreßpflichtig!
- **KI:** Bekannte Überempfindlichkeit gegen LA, Gerinnungsstörungen (angeboren oder medikamentös induziert, z.B. Heparin®, Marcumar®, ASS), Sepsis, Entzündung im zu infiltrierenden Bereich

> **KI** *von LA mit Vasokonstriktorenzusatz:* i.v.-Injektion, Injektion in Endstromgebiete (z.B. Finger, Zehen, Ohrmuscheln), Glaukom, paroxysmale Tachykardie, hochfrequente abs. Arrhythmie, Hypertonie, Mitralstenose, KHK, Hyperthyreose, Diab. mell.

Therapie toxischer Nebenwirkungen und allergischer Reaktionen	
Allgemeinmaßnahme	O_2-Zufuhr (4l/Min), bei Blutdruckabfall Beine hochlagern. Weitere Überwachung
Schwindel, Unruhe, Angst, Ohrensausen	Dormicum® 5–10 mg langsam i.v., oder Valium® 2,5–10 mg langsam i.v. *Cave:* paradoxe Reaktion auf Valium® möglich
Krämpfe	Dormicum® 5 mg i.v., oder Valium® 10 mg i.v., evtl. nach 10 Min. wiederholen; oder Trapanal® 25–50 mg i.v.
Laryngospasmus	Relaxierung, Intubation und Beatmung: 3–5 mg Trapanal®/kg, 1 mg Succinylcholin/kg, Korrektur des Säure-Basen-Haushaltes nach BGA.
Bradykardie	Atropin 0,5–1 mg i.v. oder 0,5–1,0 mg Itrop® i.v.
mäßige Hypotonie	Beine hochlegen. Sympathikotonikum oral (z.B. Effortil® 20 Tr.). Bei ausbleibender Wirkung 1 Amp. Akrinor® langsam i.v.
Juckreiz, Hautreaktionen	1 Amp. Tavegil® 2 mg oder 1 Amp. Fenistil® (4 mg) langsam i.v., bei stark. Juckreiz: zusätzlich bis zu 1 g Solu-Decortin® i.v.
Anaphylaktischer Schock (Sofortbehandlung wie angegeben, Weiterbehandlung auf Intensivstation)	• Ggf. mehrfach 1 ml Suprarenin (1:1000) in 10 ml NaCl 0,9 % i.v. fraktioniert unter EKG/Frequenz- u. RR-Kontrolle • O_2-Zufuhr, Atemmaske, evtl. Intubation • großlumiger i.v. Zugang, 1–2 l Ringerlösung „im Schuß" oder als Druckinfusion • bei Bronchospasmus: Theophyllin (z.B. Euphyllin®) 5–20 mg/kg KG i.v. (Injektionsdauer 10–20 Min. bzw. Kurzinfusion) • 500 mg Solu-Decortin®
vasovagale Reaktion	Horizontallage, 1 Amp. Atropin oder 1 Amp. Itrop® i.v., 1 Amp. Akrinor® fraktioniert i.v., 5 mg Dormicin® i.v.
Asystolie	kardiopulmonale Reanimation

2.3.2 Lokalanästhesie

Meist Hautdesinfektion nach Kategorie I (☞ 2.1) ausreichend. Bei starker Verschmutzung oder Bruchspaltanästhesie Kategorie II.

Oberflächenanästhesie

Schleimhautanästhesie: Vor Sondenplazierung oder Endoskopie Rachenschleimhaut z.B. mit Xylocain-Spray® besprühen. Zur Wundversorgung nicht ausreichend!
Kryoanästhesie („Vereisen"): Vor oberflächlichen, kurzen Eingriffen (z.B. Abszeßspaltung). Chloraethyl auf Haut auftropfen, bis eine leichte Reifbildung einsetzt.

Infiltrationsanästhesie

Direkte Infiltration des Operationsgebietes subkutan, intrakutan und auch intramuskulär, meist mit fächerförmiger Nadelführung.

Ind.: Kleine chirurgische und diagnostische Eingriffe (z.B. Wundversorgungen, schmerzhafte Punktion mit dicklumigen Kanülen, kleine Tumoren, Ganglien, Schleimbeutel). *Bei Wundversorgung* keine Infiltration vom inneren Wundrand aus (Gefahr der Keimverschleppung).

- *Schmerzarme Infiltrationstechnik:* Betäubung der nächsten Einstichstelle vom ersten Infiltrationsgebiet aus; Nadel langsam vorschieben; ohne großen Druck injizieren
- *Feldblock:* Indirekte Analgesie durch Umspritzen des Operationsgebietes, welches selbst nicht infiltriert wird. **Ind.:** Versorgung kleinerer Wunden, v.a. bei kontaminierten Wundrändern, kleine Abszesse (außerhalb des entzündeten Gebietes infiltrieren), kleine tiefer gelegene Weichteiltumoren
- *Bruchspaltanästhesie:* Frakturspaltlage nach Rö-Bild abschätzen, sorgfältige Hautdesinfektion, Frakturspaltpunktion (***Cave:*** Nerven, Gefäße schonen!), korrekte Kanülenlage durch Aspiration von Frakturhämatom kontrollieren. 10–20 ml LA injizieren.

Therapeutische Lokalanästhesie, Neuraltherapie

Behandlung (chron.) Schmerzen, Funktionsstörungen und Krankheiten mit LA.

Therapieansätze

- *Segmenttherapie:* LA in Schmerz(-projektions)zonen (Reflexzonen, Triggerpunkte) bzw. im Dermatom der schmerzhaften Struktur.
  Muskulo-fasciale Triggerpunkte: Überempfindliche Punkte in Muskulatur bzw. Muskelfaszien mit charakteristischer Schmerzausstrahlung in zugehörige Referenzzone. Erfassen des Schmerzpunktes durch Palpation, dann Injektion des LA direkt in den Triggerpunkt (z.B. 1–2 ml Meaverin neural®). Korrekte Lage: kurzzeitige Zunahme der Schmerzintensität mit anschließender Schmerzreduktion
- *Störfeldanästhesie* (Störfeld = path. vorgeschädigtes Gewebe, z.B. Narben, denervierte Zähne)
- *Lokale Ther. am erkrankten Organ:* Infiltrationstherapie an Sehnen, Bändern, Muskeln, Kapsel oder Gelenken.

Niemals Kortikoid-Kristallsuspensionen in Sehne injizieren → Nekrosen → Rupturgefahr

- Lokalanästhesie an somatischen und vegetativen Leitungsbahnen, z.B. Nervenblockaden (☞ 2.3.3) oder Blockade vegetativer Ganglien bzw. Grenzstrangblockade (direkte Organbeeinflussung ohne Beeinflussung peripherer Nerven, Durchblutungssteigerung im innervierten Gebiet). Meist Blockadeserie indiziert.

2.3.3 Regionalanästhesie

Hautdesinfektion Kategorie II (☞ 2.1) meist ausreichend.

Intravenöse Regionalanästhesie

Ind.: An oberer und unterer Extremität bei OP von ca. 40 Min. **Technik:** Venösen Zugang an betreffender Extremität legen → Extremität auswickeln → Blutsperre (obere Extremität max. 300 mmHg, untere Extremität max. 500 mmHg) → Injektion von 20–40 ml kurz bis mittellang (z.B. Xylonest®) wirkenden LA.
Tip: zweite Manschette unterhalb der ersten *im Anästhesiebereich* anlegen, dann erste, evtl. schmerzhafte Manschette entfernen.
Cave: Zur Vermeidung von Intoxikationen und NW Manschette am Ende der OP nur langsam und in Etappen öffnen.

Leitungsanästhesie

Periphere Nervenblockaden

Diagn. Block: Differenzierung schmerzverursachender Strukturen
Ther. Block: Schmerzlinderung, Unterbrechung path. nozizeptiver Reflexe.

- *Oberst-Anästhesie:* **Ind.:** Eingriffe an Fingern und Zehen. **Technik:** Betäubung des 1. Einstichs durch Setzen einer Hautquaddel (25 G-Kanüle) auf einer Seite. Vor eigentlicher Anästhesie mit dickerer

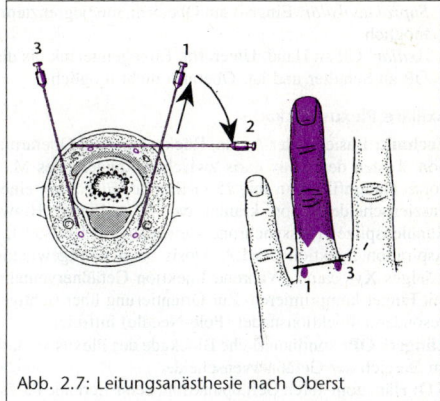

Abb. 2.7: Leitungsanästhesie nach Oberst

Nadel (21 G) quer auf die Gegenseite stechen und zweite Einstichstelle infiltrieren. Max. 5 ml LA *ohne Adrenalinzusatz* verwenden
- *Obturatorius-Blockade:* **Ind.:** Schmerzdiagnose, Schmerzlinderung von Hüftgelenksaffektionen (z.B. Koxarthrosen). **Technik:** Hautdesinfektion Kategorie III (☞ 2.1). Hautquaddel ca. 1 cm kaudal und lat. vom Tuberculum pubicum. Mit feiner Nadel (ca. 7 cm lang) senkrecht in die Tiefe stechen bis zum Knochenkontakt. 1 cm zurückziehen, Kanüle nach kaudolateral entlang des Ramus superior ossis pubis in den Canalis obturatorius vorschieben. Nach Aspiration 10–15 ml 1 %ige Xylocain-Lösung injizieren. *Geglückte Obturatorius-Blockade:* Eingeschränkte Add.-Fähigkeit, breitbeiniger Seemannsgang
- *Femoralisblockade:* **Ind.:** Eingriffe am medialen Ober- und Unterschenkel. **Technik:** Palpieren des Leistenbandes und A. femoralis. Injektionsstelle: 1–1,5 cm dist. des Leistenbandes und ca. 1 cm lat. der Arterie. Hautquaddel. Senkrecht einstechen. Fortgeleitete Pulsation der A. femoralis signalisiert richtige Lage. Bei versehentlicher Punktion der Arterie Nadel zurückziehen und weiter lat. infiltrieren mit ca. 10–15 ml 1 %igem Xylocain
- *Blockade des N. cutaneus femoralis lat.:* **Ind.:** Eingriffe am lat. Oberschenkel. **Technik:** Palpation der Spina iliaca ant. sup. Injektionspunkt ca. 2,5 cm kaudal und 2,5 cm med. davon. Hautquaddel. Durchstechen der Fascia lata bis auf den Knochen, Nadel zurückziehen, Region infiltrieren (Dosis: ca. 10 ml 1 %iges Xylocain)
- *„3-in-1-Block":* Blockade des *N. cutaneus femoris lat., des N. femoralis und des N. obturatorius mit einer einzigen Injektion.* Wie Blockade des N. femoralis, aber injiziertes Volumen auf ca. 25 ml erhöhen und Abfließen des LA durch manuelle Kompression distal der Kanüle während der Injektion verhindern. Alternativ: Punktion der Nervenfaszienloge mit Stimulationskanüle.

Anästhesie des Plexus brachialis

Wichtiges Standardverfahren bei (ambulanten) Operationen der oberen Extremität. Leicht erlernbar, relativ komplikationsarme Technik; vom Operateur durchführbar.

Zugangswege

- *Interskalenär:* auch Eingriffe an der Klavikula, Schulter und Oberarm mit Ausnahme Oberarminnenseite möglich

- *Supraklavikulär:* Eingriff am Oberarm, mit begrenztem Ausmaß auch an der Schulter möglich
- *Axillär:* OP an Hand, Unterarm, Ellbogengelenk bis dist. Innenseite des Oberarmes. OP an Schulter und lat. Oberarm nicht möglich.

Axilläre Plexusblockade

Technik: Rasieren der Axilla, Rückenlage und Oberarmabduktion von 90°, Desinfektion. Tasten der A. axillaris zwischen Rändern des M. pectoralis und M. latissimus dorsi. Hautinfiltration mit 25 G-Kanüle. Einführen einer dickeren Kanüle durch die Faszienscheide knapp kranial der A. axillaris. Hinweise auf richtige Lage der Kanülenspitze: Pulssynchrone Bewegungen der Nadel, Parästhesien im Arm. Nach Aspiration Injektion des LA. Dosis beim normgewichtigen Erwachsenen: 20–40 ml 1 %iges Xylocain®. Während Injektion Gefäßnervenbündel distal von Kanülenspitze mit Finger komprimieren. Zur Orientierung über richtige Lage Nervenstimulation mit besonderer Injektionsnadel (Pole-Needle) hilfreich.

Längere OP: kontinuierliche Blockade des Plexus axillaris durch Plastikverweilkanüle im Bereich der Gefäßnervenscheide.

KO: Hämatom durch Gefäßpunktion, persistierende Parästhesien bis länger andauernde Paresen je nach Technik etwa 1 %.

Rückenmarksnahe Leitungsanästhesieverfahren

Periduralanästhesie (PDA, Epiduralanästhesie)

Ind.: z.B. Nervenwurzelirritation bei Nucleus-pulposus-Prolaps oder Protrusion, postop. Analgesie. **Ziel:** Blockade der Wurzeln der jeweiligen Segmentnerven.

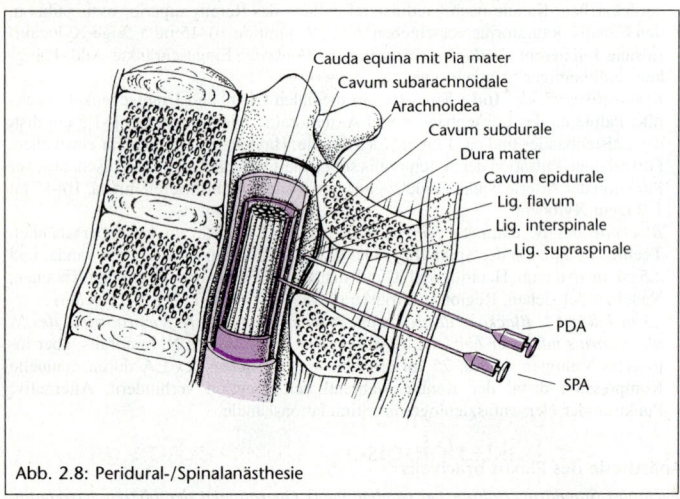

Abb. 2.8: Peridural-/Spinalanästhesie

Vorbereitung
- Vier- bis sechsstündige Nahrungskarenz
- Venösen Zugang legen
- Notfallmedikamente und -instrumentarium griffbereit (☞ 2.3.1)

- Abdecktuch und PDA-Set steril richten. LA und Ringerlösung aufziehen
- Auf strenge Asepsis achten (Desinf., Abdeckung, Mundschutz, sterile Handschuhe).

Technik: Sitzende Position oder Seitenlage des Pat., „Katzenbuckel" machen lassen. Punktion meist zwischen den Dornfortsätzen L4 und L5 in Höhe der Beckenkämme. Markieren der Einstichstelle, z.B. mit Fingernageldruck. Sorgfältige Hautdesinfektion. Lochtuch. Hautquaddel. PD-Kanüle mit stumpfem Anschliff und Mandrin vorschieben. Sobald Kanülenspitze Lig. interspinale erreicht (erhöhter Widerstand beim Vorschieben), Mandrin entfernen. Aufsetzen einer mit 10 ml NaCl gefüllten Spritze. Unter Stempeldruck der Spritze Vorschieben der Kanüle. *Dabei mit Finger am Rücken abstützen, um plötzliches Tiefertreten der Nadel zu vermeiden.* Bei weiterem behutsamem Vorschieben unter konstantem Stempeldruck wird die Spritzenlösung plötzlich *widerstandslos* injiziert. Spitze der Kanüle liegt jetzt im Periduralraum (*loss of resistance-Methode*). *Cave:* vermeintlicher Widerstandsverlust beim Abgleiten der Nadel aus dem Lig. interspinale.

Zwei Applikationsvarianten
- **Singleshot-Technik:** Zunächst Testdosis injizieren, nach 3–5 Min. restl. Menge. (Beispiel: PDA bei kons. Ther. eines lumbalen Bandscheibenvorfalls: 10 ml Scandicain 1 % mit 5 ml NaCl und Fortecortin® 4 mg Kristallsuspension)
- **Katheter-PDA**: zur postop. Analgesie über Stunden und Tage.

Nach Injektion Beobachtung des Pat. Nach Wärmegefühl und Kribbeln fragen. Aufklärung über passageren Sensibilitätsverlust und motorische Schwächen.

KO
- Zentralnervöse KO oder schwerwiegende Kreislaufreaktionen mit anschließender Bewußtlosigkeit (☞ 2.3.1)
- Ungewollte Duraperforation mit oft tagelang anhaltendem Kopfschmerz
- Totale Spinalanästhesie nach Injektion großer Mengen von LA intradural (Atemstillstand, Bewußtlosigkeit, Herz-Kreislaufversagen).

Spinalanästhesie
Ind.: Eingriffe unterhalb Nabelniveau, z.B. Osteosynthesen der unteren Extremität, Hüft-TEP, Varizen-Exhairese; OP-Dauer < 3 h.
KI: Entzündl. ZNS-Erkr., erhöhter Liquordruck, Gerinnungsstörung, MS, Hypovolämie.
Technik: Vorbereitung und Punktion wie Periduralanästhesie.
Nadel mit Mandrin nach Überwinden des Widerstandes durch das Lig. interspinale vorsichtig noch wenig weiter vorschieben. Mandrin zurückziehen; falls kein Liquor austritt Mandrin wieder zurückstecken und Nadel etwas weiter vorschieben. Wiederum Erfolgskontrolle. Sobald Liquor austritt Mandrin ganz entfernen und LA injizieren. Nadel entfernen, steriles Pflaster auf Punktionsstelle.

2.4 Probengewinnung für bakteriologische Untersuchungen

2.4.1 Blutkultur

Material: Zwei Blutkulturflaschen (aerob/anaerob) auf 37 °C erwärmen; 20 ml Spritze, Kanülen und Desinfektionslösung. Hautdesinfektion Kategorie II (☞ 2.1).

20 ml Blut abnehmen (genaue benötigte Menge siehe Aufdruck auf BK-Flasche). Bei liegendem ZVK Abnahme von zentral- *und* periphervenösem Blut. In Flasche mit jeweils neuer Kanüle einspritzen. Flaschen mit Name, Station, Datum und Uhrzeit beschriften. Möglichst sofort ins Labor transportieren. Bis zum Transport warmhalten (Brutschrank, Glühbirne).

Häufigkeit und Zeitpunkt von Blutentnahmen bei Sepsis
- *Sepsis mit intermittierendem Fieber:* 1. Tag: 2 Entnahmen von verschiedenen Lokalisationen in 1-stündigem Abstand vor Therapiebeginn, frühzeitig im Fieberanstieg. Nach Ther.-Beginn am 1. und 2. Tag je 2 Entnahmen am Ende von Antibiotika-Dosierungsintervallen
- *Verdacht auf Endokarditis:* 1. Tag: mind. 3 Entnahmen vor Therapiebeginn, möglichst zu Beginn des Fieberanstiegs. 2. Tag: mind. 3 Entnahmen am Ende von Dosierungsintervallen
- *Verdacht auf Fungämie:* 1. und 2. Tag: je 2–3 Entnahmen, bei beginnender Fieberphase und vor Therapiebeginn bzw. am Ende von Dosierungsintervallen.

2.4.2 Sputum, Tracheal-, Bronchialsekret

Möglichst **Morgensputum**; kurz vor der ersten Expektoration Mund mehrmals mit frischem Leitungswasser spülen, dann Sekret in ein steriles Gefäß abhusten. Gefäß verschließen, ohne Innenrand oder Verschlußkappeninnenfläche zu berühren.

Bronchiallavage: möglich bei intubierten Patienten oder bei guter Lokalanästhesie des Nasen-Rachenraumes (z.B. Spray). Luftwege mit 5–10 ml steriler Ringer-Lactat-Lösung durch einen sterilen Katheter anspülen und Aspirat in steriles Röhrchen geben. EKG-Monitor! (Gefahr der Bradykardie, Atropin bereithalten).

Bronchoalveoläre Lavage (BAL): mit dem flexiblen Bronchoskop. Spülung mit ca. 100–200 ml 0,9 % NaCl-Lösung zur Keimbestimmung, v.a. bei abwehrgeschwächten Pat. mit Pneumonie. Zusätzlich periphere gedeckte „Bürste". Eine Keimzahl > 10^4 CFU/ml (= colony forming units) bzw. > 10^3CFU/ml bei „Bürstenabstrichen" spricht für eine Infektion.

Sekretgewinnung bei Tracheostoma und Trachealtubus: bei Kanülen- oder Tubuswechsel sterilen Absaugkatheter einführen, Sekret aspirieren und Probe in ein steriles Röhrchen geben. Alternative: Katheterspitze mit steriler Schere abschneiden und in Röhrchen mit Transportmedium einsenden.

2.4.3 Urin

Mittelstrahlurin (MSU): Standardmethode. Geeignet ist v.a. Morgenurin (hohe Keimkonzentration); keine Infusionstherapie (Verdünnungseffekt); stets Uringewinnung vor Beginn der Antibiose. *Gewinnung von MSU:* Hände waschen, mit Einweghandtuch trocknen. Genitale mit feuchten Tupfern reinigen, mit zweitem Tupfer nachreinigen. Erste Urinportion (ca. 50 ml) in die Toilette oder ein Gefäß entleeren, dann – ohne den Harnstrahl zu unterbrechen – etwa 5 ml Harn in Transportröhrchen auffangen. Verschluß sofort aufsetzen, Probe bis zum Transport in Kühlschrank stellen, oder Uricult® benetzen und in den Brutschrank stellen.

Katheterurin

Ind.: wenn Gewinnung von MSU nicht möglich, Blasenpunktion nicht erwünscht. Einwegkatheter verwenden (dennoch Risiko der Keimeinschleppung). Genitale sorgfältig reinigen. Durchführung ☞ 2.5.3. Bei Dauerkatheterträgern Urin nie aus dem Auffangbeutel entnehmen, sondern nach Desinfektion proximalen Katheterabschnitt punktieren.

Blasenpunktionsurin: Nur bei gefüllter Blase. Aussagekräftigste Methode (Ausnahmen: Infektionen in infravesikal gelegenen Abschnitten der Harnwege, wie z.B. Prostatitis, Urethritis). **Ind.:** kein einwandfreier Mittelstrahl- oder Katheterurin gewinnbar (z.B. Phimose). Unterschiedliche oder fragwürdige Befunde, insbes. bei Mischinfektionen.
Durchführung: Gefüllte Blase perkutieren. Im Punktionsbereich rasieren, Haut desinfizieren. Infiltrationsanästhesie. Punktionsstelle 1–2 QF oberhalb der Symphyse, senkrechte Stichrichtung (20 G/gelb, 70 mm lang). Nach Punktion Kanüle rasch zurückziehen und Punktionsstelle einige Min. mit Tupfer komprimieren.

2.4.4 Stuhl

- Untersuchung auf pathogene Darmkeime (Salmonellen, Shigellen, Typhus, Paratyphus, Yersinien, Campylobacter jejuni) an 3 aufeinanderfolgenden Tagen. Stuhlentleerung in ein sauberes Gefäß, ca. erbsgroße Menge in ein Stuhlröhrchen einbringen, bei dünnflüssigem Stuhl 0,5–1 ml. Schneller Transport (schnelles Absterben empfindlicher Keime)
- Bei V.a. Typhus und Paratyphus parallele Entnahme von Blutkulturen in der ersten Krankheitswoche
- Ist kein Stuhl zu gewinnen, kann auch ein Rektalabstrich entnommen werden.

2.4.5 Abstriche

Mit Abstrichtupfer Material nur unter Sicht von verdächtigen Stellen entnehmen und in Transport-Röhrchen einbringen. Lagerung und Transport bei Raumtemperatur.

Wundabstrich: Mit sterilem Tupfer aus Abstrich-Röhrchen Sekretentnahme vom Wundgrund. Bei Wundtaschen Wundranddesinfektion und Auswischen des Wundgrundes mit Tupfer in steriles Röhrchen mit Agar-Nährboden stecken.
Rachenabstrich/Tonsillenabstrich: Zunge mit Spatel herunterdrücken, mit Wattetupfer (angefeuchtet mit 0,9 %iger NaCl-Lösung) Material von entzündeten oder mit Sekret bedeckten Bereichen entnehmen. Berührung anderer Schleimhäute (Zunge, Lippen etc.) sowie Verunreinigung des Tupfers mit Speichel vermeiden.
Harnröhrenabstrich: möglichst morgens vor dem ersten Wasserlassen; sonst nicht vor Ablauf einer Stunde nach dem Wasserlassen. Harnröhrenausfluß, falls vorhanden, mit Tupfer aufnehmen und in Transportmedium einbringen; bei fehlendem Ausfluß Tupfer mit dünnem Stiel ca. 2 cm drehend in die Urethra einführen (Genitale vorher säubern!).
Zervixabstrich: nach Spekulumeinstellung Cervix mit Wattetupfer trockenwischen, vorsichtige Kompression der Portio führt zum Austritt endozervikalen Sekrets (gut geeignet bei V.a. Gonorrhoe).
Ejakulat: Material nach Gewinnung direkt in steriles Röhrchen einbringen und bei Raumtemperatur transportieren.

2.4.6 Katheter- und Drainagespitzen

Ind.: V.a. Infektion (z.B. durch ZVK, Redon-Drainage, Tubus). Nach Hautdesinfektion im Bereich der Eintrittsstelle den Katheter mit steriler Pinzette entfernen; anschließend etwa 3 cm der Katheter-Spitze in ein steriles Röhrchen einbringen und mit steriler Schere abschneiden.

2.4.7 Materialgewinnung für Spezialuntersuchungen

Chlamydien-Diagnostik: Kultivierung auf normalem Nährboden nicht möglich; Anzucht nur in Gewebekulturen (aufwendig und teuer, nur in Ausnahmefällen anfordern). Einfach dagegen der *direkte Antigen-Nachweis* im Immunfluoreszenztest. Dazu vor dem Versand Sprüh-Fixierung des Materials (Urethralabstrich oder Zervikalsekret) auf einem Spezialobjektträger bzw. Einbringen eines Abstrichtupfers in ein Spezial-Transportmedium.

Mykoplasmen-/Ureaplasmen-Diagnostik: direkter Erregernachweis schwierig, bei Urogenitalinfektionen aber notwendig (Spezialmedium benutzen). Bei Infektionen des Respirationstraktes liefert die Serologie eindeutige Aussagen.

Gonorrhoe-Diagnostik

- *Bakteriologischer Nachweis:* 2 luftgetrocknete Ausstriche auf Objektträgern zusammen mit Abstrichtupfer (in gewöhnlichem, auf 20 °C temperiertem Transportmedium) innerhalb von 6 h ins Labor bringen. Bei gonorrhoischer Arthritis Punktat rasch einsenden, Abkühlung vermeiden
- *Serologischer Nachweis (KBR):* 1 ml Serum einsenden. Titerkontrolle nach 2 Wo.

Tuberkulose-Diagnostik

Sputum/Bronchialsekret
- Aus den tiefen Atemwegen spontan oder nach Provokation hervorgebrachtes Sekret in sterilem Gefäß auffangen (☞ auch 2.4.2)
- An 3 aufeinanderfolgenden Tagen in steriles Gefäß abhusten lassen
- Bei Bronchoskopie gewonnenes Sekret (☞ 2.4.2) in steriles Röhrchen geben.

Magensaft: Beim nüchternen Pat. über Magensonde (☞ 2.5.2.) Magensaft aspirieren und in steriles Gefäß einbringen. Bei Bedarf mit ca. 10 ml physiol. NaCl-Lösung anspülen. Spezielle Röhrchen zur Neutralisierung des Magensafts mit Trinatriumphosphat einsetzen.

Morgenurin: Flüssigkeitszufuhr am Vorabend einschränken, mindestens 100 ml Morgenurin unter Vermeidung von Verunreinigungen in sterilem Gefäß auffangen. Keinen Sammelurin einsenden!

Menstrualblut: im Verhältnis 1:1 mit sterilem Aqua dest. versetzen, vom Hämolysat ca. 10 ml einsenden.

2.5 Sonden und Drainagen

2.5.1 Ösophaguskompressionssonden

Ind.: gastroskopisch gesicherte, akute obere GI-Blutung (Ösophagus- oder Fundusvarizenblutung, ☞ 22.6.1), wenn Sklerosierung unmöglich und Vasopressin erfolglos. Hypovolämischer Schock, falls Notfallgastroskopie nicht möglich.
KO: Aspirationspneumonie, Asphyxie (Dislokation des Ösophagusballons), Kardiaruptur (Dislokation des Magenballons).

- Ösophaguskompressionssonden max. 24 h liegen lassen. Druckentlastung des Ösophagusballons ca. alle 6 h.
- Sie sind schwierig zu legen, komplikationsträchtig und erfordern daher intensive Überwachung!

Sondentypen: Die **Sengstaken-Blakemore-Sonde** besitzt 2 Ballons und drei Lumen: Magen - Magenballon - Ös.-Ballon. **Linton-Nachlas-Sonde:** nur ein Ballon, der am Magen/Ösophagusübergang zu liegen kommt. V.a. bei Fundusvarizen geeignet.

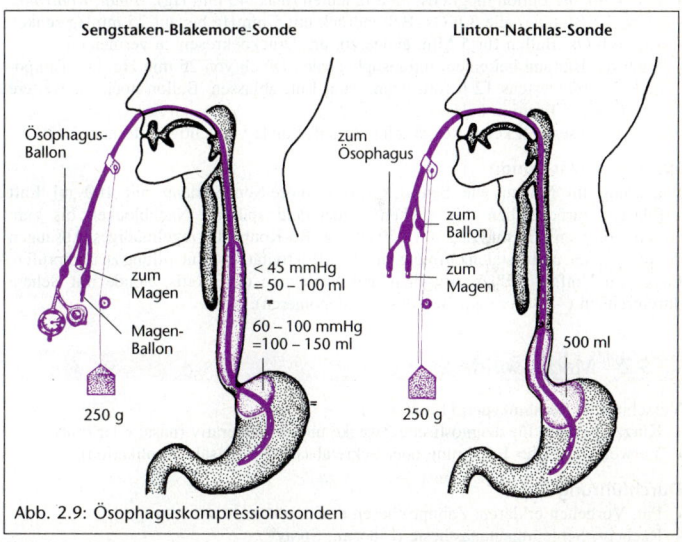

Abb. 2.9: Ösophaguskompressionssonden

Ballonprüfung: Aufblasen des Magenballons mit 100, 200 und 300 ml Luft. Jeweils Druckmessung mit Manometer über Druckkontrollöffnung. Werte notieren. Wenn keine Leckage, Luft ablassen. Ösophagusballon aufblasen (nur Leckagekontrolle).
Vor Legen der Sonde Pat. intubieren und beatmen.

Sengstaken-Blakemore-Sonde
- Luft aus dem Magen- und Ös.-Ballon absaugen, Druckkontrollöffnungen mit Plastikpfropfen versehen, um Deflation der Ballons zu sichern

- Ballons mit Gleitmittel bestreichen (z.B. Lidocain-Gel 2 %)
- Sonde nasal bis zur 50 cm-Markierung einführen (Sondenspitze im Magen).
- Danach Rö-Kontrolle! Spitze muß deutlich unterhalb des Zwerchfelles liegen
- Über Magenschlauch absaugen (Aspirationsprophylaxe).
- Magenballon unter Manometerkontrolle mit 100–150 ml Luft aufblasen. Wenn intragastraler Ballondruck um 15 mm Hg höher als bei gleichem insuffl. Volumen *vor* der Einführung → Ballon im Ösophagus. Rupturgefahr! Erneute Plazierung
- Ballon im Magen → Verschluß der Druckkontroll- und Lufteinlaßöffnungen
- Sonde vorsichtig zurückziehen, bis man federnden Widerstand spürt
- Leichter Zug an der Sonde (ca. 250 g, z.B. durch 250 ml-Infusionsflasche). Häufig steht die Blutung bereits durch die Kompression der Kardia ohne Insufflation des Ösophagusballons
- Bei fortbestehender Blutung Ösophagusballon mit 30–35 mmHg (ca. 50 ml Luft) blocken und verschließen
- Schlauch an der Nase fixieren
- Spülung des Magens mit 0,9 %iger NaCl-Lösung, bis Aspirat klar. Bleibt es blutig, Erhöhung des intraösophagealen Ballondruckes auf 35–45 mmHg
- Bei fortbestehender Blutung Zug von außen auf die Sonde erhöhen
- Magenabsaugung in kurzen Intervallen
- Druck im Ös.-Ballon möglichst niedrig halten (max. 45 mm Hg), *stündl. Kontrolle!*
- Steht die Blutung, alle 3 h Ös.-Ballondruck um 5 mmHg bis auf 25 mmHg senken
- Alle 6 h Ös.-Ballon für 5 Min. entleeren, um Drucknekrosen zu vermeiden
- Steht die Blutung bei einem intraösophagealen Druck von 25 mm Hg, Ös.-Tamponade für mindestens 12 h fortsetzen, dann Luft ablassen. Ballon noch für weitere 4 h in seiner Position belassen.
- Tritt in diesen 4 h keine Rezidivblutung auf, Sonde vorsichtig entfernen.

Linton-Nachlas-Sonde

Plazierung im Magen wie Sengstaken-Blakemore-Sonde, dann mit 100 ml Luft aufblasen, zurückziehen, bis leichter Widerstand spürbar. Nachblocken bis zum Gesamtvolumen 500 ml. Zug mit 250–500 g. Rö-Kontrolle, regelmäßiges Absaugen der proximalen und distalen Öffnung, um die Effektivität der Blutstillung zu überprüfen. *Cave:* Im Notfall, z.B. Verrutschen und Verlegung der glottis, Sonde mit Schere durchtrennen (→ Schere am Bett des Pat. deponieren).

2.5.2 Magensonde

Verschiedene **Sondentypen** (16–20 Ch.)
- Kurzzeitsonden für diagnostische Zwecke und intraoperativ (nasal oder oral)
- Verweilsonden für Ernährung oder Sekretabsaugung (nasale Applikation).

Durchführung

- Pat. Vorgehen erklären. Zahnprothesen entfernen
- Rachen-, Schleimhautanästhesie (Lidocain-Spray®)
- Sonde wird durch Aufbewahrung im Kühlschrank steifer: beim 1. Versuch besser zu schieben
- Pat. sitzend, Sonde durch Mund oder Nase einführen, dabei soll Pat. tief durchatmen und während des Schiebens schlucken (evtl. Wasser trinken)
- Sollte der Pat. Hustenreiz oder Luftnot verspüren, Sonde aus der Trachea sofort zurückziehen!
- Mandrin entfernen, mit einer Magenspritze Luft einblasen und Auskultation im epigastrischen Winkel (Lagekontrolle).

- ⚠ • Bei diagn. Magensekretgewinnung ergibt Li-Seitenlage bessere Ausbeute
  • Bei länger liegender Sonde müssen E'lyt-Verluste durch Magensekretverlust ausgeglichen werden! Magensaft ist sehr K^+-reich (10 mval K^+/l); die Konzentrationen von Na^+ (40–100 mval/l) und Cl^- (70–120 mval/l) sind pH-abhängig
  • Bei dünnen Ernährungssonden Rö-Kontrolle der Lage der Sondenspitze
  • Bei länger liegender Sonde Gefahr der Refluxösophagitis → Prophylaxe mit H_2-Blockern (☞ 18.4).

2.5.3 Blasenkatheter

Ind.: Harnretention (postop., Prostata-Adenom, neurogen, Harnröhrenstriktur), Gewinnung von Blasenurin (☞ 2.4.3), Harninkontinenz oder Überlaufblase, präop. Vorbereitung, differenzierte Nierenfunktionsproben, Flüssigkeitsbilanz, Spül- bzw. Instillationsbehandlung.

⚠ Bei Harnverhalt durch erhöhten Sympathikotonus (z.B. postop., Ther. mit Neuroleptika, nach Katheterisierung) zuerst Versuch mit 0,25 mg Carbachol (z.B. Doryl®) s.c. **NW:** Atemwegsobstruktion.

Katheterarten: *Einmalkatheter* (vorwiegend diagn. Anwendung), *Verweilkatheter* (Blasendauerkatheter = BDK): zweiläufig mit Blockballon, *Spülkatheter:* zwei- oder dreiläufig (Eingangs- und Ausgangskanal, Blockballon).

Transurethrale Katheterisation
Durchführung bei Männern (Tiemannkatheter 14–18 Ch.)
- Gleitmittel (z.B. Instillagel®), sterile Tupfer, nicht-alkoholisches Desinfektionsmittel (z.B. Braunol®), Lochtuch, Urinbeutel, Blockerspritze und Katheter bereitlegen
- Pat. in Rückenlage
- Äußeres Genitale desinfizieren (ohne sterilen Handschuh)
- Sterile Handschuhe anziehen, Lochtuch auflegen
- Mit li Hand Penis halten, Vorhaut zurückstreifen und Harnröhrenöffnung spreizen (li Hand jetzt unsteril!). Glans penis und Meatus urethrae dreimal mit jeweils neuem Tupfer desinfizieren
- Gelspritzenkonus in Urethra einführen, Gel langsam instillieren. 30 Sek. warten
- Katheterende zwischen kleinem und Ringfinger der rechten Hand einklemmen, Katheterspitze mit re Daumen und Zeigefinger fassen
- Penis mit der linken Hand nach oben strecken und Katheter ca. 15 cm in die Harnröhre vorschieben (Krümmung nach kranial). Wird Widerstand spürbar, Penis gestreckt absenken und Katheter weiterschieben, bis Urin fließt
- *Cave:* Passage nicht erzwingen! (Urethralklappen, Via falsa). Ggf. kleineren Katheter verwenden
- Urinbeutel anschließen
- Katheter 5 cm weiter vorschieben, Ballon mit 10 ml Aqua dest. (kein NaCl, Ventil-Verkrustung!) blocken. Vorsichtig zurückziehen, bis man einen federnden Widerstand spürt.

 Präputium unbedingt reponieren (Gefahr der Paraphimose).

Durchführung bei Frauen
- Material bereitlegen (☞ oben). Rückenlage mit angezogenen Beinen, Fersen zusammenstellen, Knie nach außen. Vulva von ventral nach dorsal desinfizieren.
- Sterile Handschuhe anziehen. Lochtuch so plazieren, daß Harnröhrenöffnung sichtbar
- Mit li Hand Labien spreizen und kleine Schamlippen dreimal desinfizieren. Zuletzt Harnröhrenöffnung desinfizieren. Der letzte Tupfer wird in den Vaginaleingang gebracht. Desinfektionstupfer mit Pinzette halten, nur einmal verwenden
- Mit neuer Pinzette Katheter in die Harnröhre einführen. Wenn Urin fließt, ca. 5 cm weiter vorschieben. Blockballon mit 10 ml Aqua dest. füllen. Vorsichtig zurückziehen, bis man einen federnden Widerstand spürt
- Tupfer aus dem Vaginaleingang entfernen.

Suprapubischer Blasenkatheter
Ind.: Urethralstrikturen und -verletzungen, postop. Urinableitung, längerdauernde Urinableitung, Harngewinnung (Gefahr der Keimverschleppung geringer als bei transurethralem Katheter). **KI:** V.a. Blasenkarzinom.
Material: Zystostomie-Set (z.B. Cystofix®), Malecot-Katheter 20 G oder 24 G, 10 ml Lokalanästhetikum mit Kanüle (22 G), Skalpell (Nr. 11), steriles Lochtuch, sterile Handschuhe, Einmalrasierer.

Durchführung
- Blase palpieren und perkutieren; wenn nicht gefüllt, 500–1000 ml Tee geben oder bei schon liegendem transurethralem Katheter retrograde Füllung
- Rasur und Desinfektion der Haut. Infiltrationsanästhesie 2–3 cm über der Symphyse. Zur Lokalisationshilfe mit noch liegender Anästhesienadel Punktionsversuch
- Stichinzision der Haut mit Einmalskalpell
- Punktionsbesteck vorbereiten: Katheter in Kanüle einführen (darf Kanülenschliff nicht überragen!)
- Punktionsbesteck senkrecht zur Haut in die Blase einführen, Katheter vorschieben, danach Punktionskanüle zurückziehen und entfernen (*Kanüle aufklappbar*). Katheter mit Naht oder Folienverband (Tegaderm®) fixieren, steriler Verband.

KO:
- *Transurethraler Katheter:* Harnwegsinfekte durch Keimverschleppung und aufsteigende Infektionen (Risiko bei Dauerkatheter: 5 % pro Tag) und nachfolgende Urosepsis, deshalb Durchführung nur unter strikter Asepsis und Antisepsis
- *Suprapubischer Katheter:* Peritonitis bei *via falsa*.

Katheterwechsel
- *Transurethraler* Katheter mind. alle 2 Wo. (Ausnahme: Silastik-Langzeitkatheter alle 3 Mon.). Bei trübem Urin, Hinweis auf Inkrustierung oder Infektion sofort!
- *Suprapubischer* Katheter mind. alle 2 Mon.

2.5.4 Pleuradrainage (Thoraxdrainage ☞ 27.1.11)

2.5.5 Postoperative Drainagen

Redon-Drainage
Reduziert postop. Serom- oder Hämatombildung bei primärem Wundverschluß. Wird durch Führungsspieß aus der Wunde von innen nach außen durch die Haut ausgeleitet. Ggf. mehrere Schichten einzeln drainieren (subfaszial, s.c.). Redonschlauch mit Naht oder Pflaster fixieren und mit Vakuumflasche verbinden. Flasche tägl. erneuern, Blutverlust dokumentieren. Abhängig v. Wundsekretion Redon nach 24–72 h entfernen.

Im Markraum liegende Drainagen (z.B. nach ME) ohne Sog!

Gummilaschen- oder Penrosedrainage

Verhindert Sekretverhalt durch vorzeitigen Wundverschluß bei kleinen oder infizierten Wunden. Drainagen müssen immer gesichert sein (Naht oder sterile Sicherheitsnadel durch den Drain). Verweildauer: nach 24–48 h wird Drain unter sterilen Bedingungen mobilisiert und gekürzt. Sollte nicht länger als 5–6 Tage verbleiben.

Peritoneale Drainagen

Weiche Silikonschläuche (Robinson-Drainagen), v.a. zur Erkennung von intrabdominalen Flüssigkeitsansammlungen (Blut, Galle, Darminhalt). Lage je nach OP (Zieldrainage an Anastomose, Leberbett, Pankreasloge, Milzloge, subphrenisch, Douglas). Meist nach 2–3 Tagen um 2 cm zurückziehen, Entfernen nach 6–8 Tagen.

T-Drainage: Zur Galleableitung nach Choledochusrevision (☞ 23.4.3).

2.6 Nahttechnik

2.6.1 Fäden und Implantate

Fadenmaterial

Außer Catgut kaum mehr natürliches Material wie Seide oder Zwirn gebräuchlich (starke Gewebereaktion).

Monofile Fäden: starr („drahtig"), schlechter Knotensitz.

Geflochtene Fäden: Dochtwirkung (Kapillareffekt, *Cave:* Infektionsausbreitung, Fistelbildung), Sägewirkung in weichem Gewebe, hoher Reibungswiderstand.

Pseudomonofile Fäden: Versuch, durch spezielle Verarbeitungstechniken die Nachteile monofiler und geflochtener Fäden zu minimieren: Beschichtung (Vicryl®, Ethibond®), schlauchartiger Überzug (Suturamid®), spez. Flechttechnik (Mersilene®).

Nahtmaterial (Beispiele)			
Resorbierbar		Nicht resorbierbar	
Monofil	Geflochten	Monofil	Geflochten
Catgut (Kollagen) PDS® (PD)	Vicryl® (G/L) Dexon® (G/L) PDS-Kordel®	Ethilon® (PA) Prolene® (PP) Supramid® (PA)	Ethibond® (POE) Mersilene® (POE)
G/L = Glycolid/Lactid PA = Polyamid PD = Polydioxanon		POE = Polyester PP = Polypropylen	

Fadenstärke: nach der Europäischen Pharmakopoe (EP) metrisch in 1/10 mm angegeben (z.B. metric 2 = 0,2 mm). Gebräuchlicher ist die USP-Einteilung ohne Zusammenhang zur wahren Fadenstärke (auf den Verpackungen stehen meist beide Stärkeangaben). Der Standardfaden eines Nahtmaterials wird mit 1 bezeichnet und andere Stärken daraus abgeleitet.

Fadenstärken im Vergleich									
metric	5	4	3,5	3	2	1	0,7	0,4	0,2	0,01
Catgut	1	0	2-0	3-0	4-0	6-0	7-0	-	-	-
Polyamid	2	1	0	2-0	3-0	5-0	6-0	8-0	10-0	12-0

Implantate
- Clips: Zur Gefäßligatur, aus Edelstahl, Titan oder PDS®
- Pins (Ethipins®): Resorbierbare kurze PDS®-Stifte für kleine Osteosynthesen
- Netze/Kissen (z.B. Polypropylen): zur Deckung von Fasziendefekten, als Pericardersatz oder zur Milz- und Lebertamponade
- Bänder/Kordeln (z.B. PDS®): Cerclagen (AC-Sprengung) oder als Bandersatz.

2.6.2 Nadeln

I.d.R. gebogene Nadeln (3/8-, 1/2-Kreis, andere Krümmungen und gerade Nadeln für spez. Ind. (z.B. Sehnen, Herzchirurgie, Ophthalmologie, HNO).

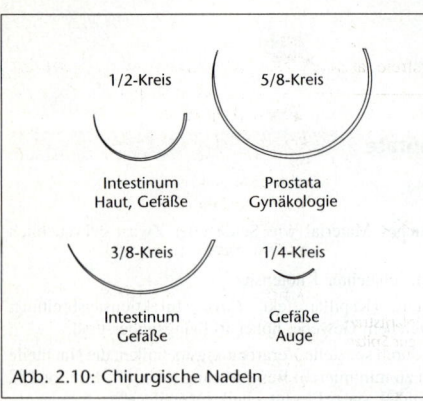

Abb. 2.10: Chirurgische Nadeln

Nadelspitze: Konisch spitze *Rundkörpernadeln* z.B. für weiche Gewebe und atraumatische Nahttechnik. *Scharfe Nadeln* mit dreieckigem Querschnitt und Schneide, meist am Innenradius, z.B. für harte Gewebe, Narben.
Nadelöhr: *Lochöhr* oder *Federöhr*. Kostengünstig, aber durch Einfädeln Beschädigung des Fadens und Zeitverlust, Gewebetraumatisierung durch gedoppelten Faden am Öhr, zeitaufwendige Aufbereitung (Reinigung, Schleifen, Sterilisation). *Atraumatische Nadel-Faden-Kombination* (Einmalmaterial): Faden ist in axialer Bohrung am Nadelende verpresst, dadurch keine Gewebstraumatisierung beim Durchziehen der Nadel-Faden-Übergangszone. *Abreißfäden:* Durch Sollbruchstelle am prox. Fadenende läßt sich der Faden durch kräftigen Zug von der Nadel trennen (Zeitersparnis).

2.6.3 Nahttechnik

Tips zur Nahttechnik
- Nadel senkrecht einstechen und der Krümmung folgend führen. Auf sich zustechen
- Bei langen Wunden z. groben Adaptation 1. Naht in Wundmitte und verbleibende Wundabschnitte mehrfach durch weitere Nähte halbieren.
- Bei bogenförmigen oder gezackten Wundrändern erst Wundscheitel bzw. -ecken durch Naht adaptieren (☞ Abb. 2.11)

2.6 Nahttechnik

- Ein- und Ausstich auf gleicher Höhe in gleicher Entfernung vom Wundrand
- Bei Spannung Wundrand mobilisieren oder Entlastungsschnitte
- Nadel nicht in Armierungszone am Nadelende fassen (Schwachstelle), bei hartem Gewebe Nadel nahe der Spitze fassen
- Ggf. Nadelradius d. Nachbiegen verändern. *Cave:* Bruchgefahr!
- Bürzelexzis. (☞ Abb. 2.12).

Vorgehen
Wundverschluß immer schichtweise, außer bei oberflächlichen Wunden. In Ausnahmefällen mehrschichtige, durchgreifende Naht (z.B. Kopfplatzwunden).
- *Einzelknopf-Naht:* Gebräuchlichste Technik bei unkomplizierten Wundverhältnissen (☞ Abb. 2.13)
- *Donati-Rückstichnaht:* Transkutaner Vor- und Rückstich, bei Wundspannung gute Adaptation möglich (☞ Abb. 2.13)
- *Allgöwer-Rückstichnaht:* Transkutaner Vor- und intrakutaner Rückstich, besseres kosmetisches Ergebnis als Donatinaht (☞ Abb. 2.13)
- *U-Naht (Lexernaht):* Gefahr d. Wundrandfältelung, gut f. Muskelnähte (☞ Abb. 2.13)
- *Fortlaufende Naht:* V.a. für Peritoneal- und Parenchymnaht, in der Hernienchirurgie (☞ Abb. 2.13).

Gewebenähte
- *Hautnaht:* Möglichst spannungsfreie, atraumatische Naht. Primäre Wundspannung wird durch postop. Ödem verstärkt → Durchblutung gefährdet. Spez. Nahttechnik an spitzen Wundecken (☞ Abb. 2.11). *Fortlaufende Intrakutannaht:* Nur bei Spannungsfreiheit anwendbar, beste kosmetische Ergebnisse
- *Subkutannaht:* Einzelknopfnaht zur Vermeidung von Taschen- und Höhlenbildung (Hämatom, Serom). Durch Adaptation der Subcutis auch Verminderung der Hautnahtspannung
- *Fasziennaht:* Einzelknopfnaht, bei starker Spannung Donati-Naht
- *Muskelnaht:* Einzelknopfnaht in Faserrichtung reißt aus → U-Nähte. Nur locker knoten (Durchblutung!)
- *Gefäßnaht:* Atraum. Naht. Senkrechter, allschichtige Naht, stufenlose, spannungsfreie Adaptation der Intima

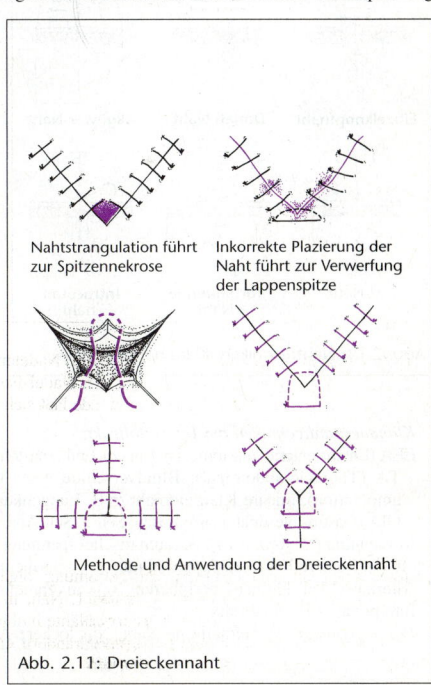

Nahtstrangulation führt zur Spitzennekrose

Inkorrekte Plazierung der Naht führt zur Verwerfung der Lappenspitze

Methode und Anwendung der Dreieckennaht

Abb. 2.11: Dreieckennaht

- *Sehnennaht:* Spez. atraumatische Nahttechnik (☞ Abb. 2.15). Bei Nahtspannung Interposition, z.B. Palmaris-longus-Sehne
- *Darmnaht:* Atraumatische, spannungsfreie Naht. Die ältere zweireihige Nahttechnik wird abgelöst von der einreihigen, allschichtigen, extramukösen Naht (nicht zu fest knoten, Durchblutung!), Prüfen der Anastomosendurchgängigkeit (axiale Palpation). Unsichere Anastomosen übernähen (Serosanaht) oder mit Omentum-Zipfel decken

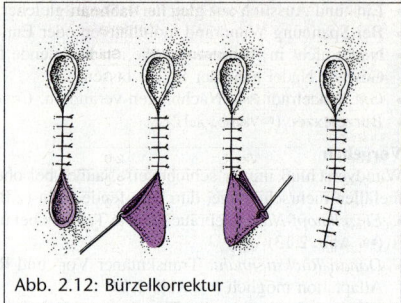

Abb. 2.12: Bürzelkorrektur

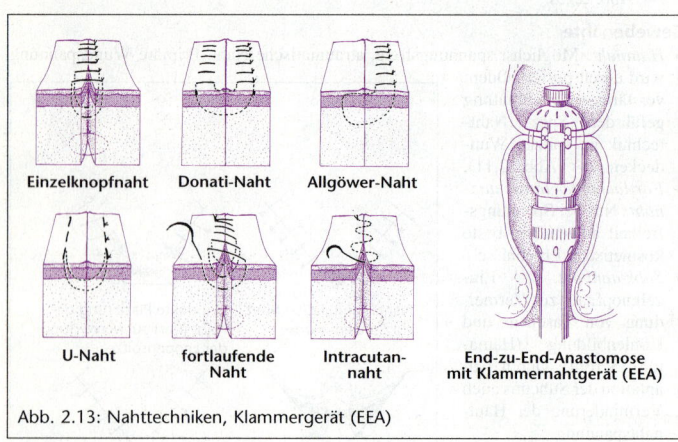

Abb. 2.13: Nahttechniken, Klammergerät (EEA)

- *Klammernahttechniken am Intestinaltrakt:*
- EEA (Entero-enteric-anastomosis): End-zu-End-Anastomose (z.B. Rektosigmoidostomie)
  - TA (Thoracic-abdominal): Blindverschluß eines Darmschenkels (z.B. Rektumamputation), lineare Klammernaht (z.B. Lungenkeilresektion).
  - GIA (Gastro-intestinal-anastomosis): Seit-z.-Seit-Anastomose (z.B. Gastrojejunostomie
- *Nervennaht (☞ Abb. 2.14):* Atraumatische, spannungsfreie Naht mit dünnsten Fäden (10-0). Sichere Faszikeladaptation nur durch perineurale Naht unter OP-Mikroskop. Alternativ bei kleinen, peripheren Nerven epineurale Naht. Bei Nahtspannung Interponat, z.B. N. suralis
- *Parenchymnaht:* Atraumatische Naht. Nur lockere Adaptation (Durchblutung!).

Gewebe	Vorschlag für Nahtmaterial bei Kindern		Vorschlag für Nahtmaterial bei Erwachsenen	
	Nahtmaterial (®)	Stärke	Nahtmaterial (®)	Stärke
Haut	Ethilon	4-0	Ethilon	3-0
Haut (Gesicht)	Prolene	5-0	Prolene	5-0
Lippen, Mundschleimhaut	Vicryl rapid, Catgut	5-0	Vicryl rapid, Catgut	3-0
Faszien	Vicryl	2-0	Vicryl	0
Muskel	Vicryl	3-0	Vicryl	3-0
Sehnen	PDS	4-0	Maxon	4-0
Gefäße	Prolene	8-0 bis 10-0	Prolene	5-0 bis 9-0
Peritoneum	Vicryl	2-0	Vicryl	0
Parenchym	Catgut	4-0	Catgut	3-0

Sonderformen des Wundverschlusses
- *Klebestreifen* (Steristrip®, Klammerpflaster): Bei oberflächlichen Wunden mit gut adaptierten Rändern oder zur Spannungsentlastung von Hautnähten
- *Klebung:* An der Haut mit Acrylatklebern bei oberflächlichen, gut adaptierten Rändern, v.a. bei Kindern. Kleber löst sich nach 5–7 Tagen ab.
  Fibrinkleber (resorbierbar) v.a. zur Versorgung von Parenchymrissen
- *Klammern:* Auf adaptiert gehaltene Hautwundränder Klammernahtgerät (Stapler) mittig aufsetzen und unter leichtem Druck auslösen
- *Platzbauchnaht:* kunststoffummantelte Stahldrähte werden durchgreifend extraperitoneal ca. 5 cm vom Wundrand entfernt gestochen und über einem Kunststoffkörper oder gepolsterten Metallscheiben (Druckverteilung) geknotet.

Blutstillung
- *Umstechung:* Bei unübersichtlichen oder diffusen Blutungen. Umstechung einer Blutungsquelle im umgebenden Gewebe
- *Ligatur:* Abbinden eines isolierten und mit Klemme gefäßten Gefäßstumpfes durch einfache oder doppelte Umschlingung und Knoten
- *Durchstechungsligatur:* Zur Sicherung der Ligatur gegen Abrutschen bei größeren Gefäßen Durchstechung und Knoten vor und hinter der Durchstechung.

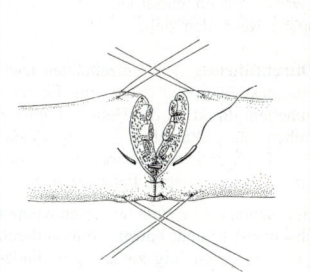

Epineurale Naht ohne sichere Vereinigung der Faszikelstümpfe

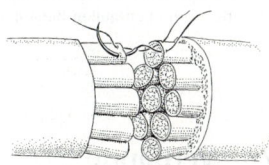

Perineurale (faszikuläre) Naht mit Entfernung des Epineuriums an der Nahtstelle

Abb. 2.14: Nervennaht

2.6.4 Faden- und Klammerentfernung

Zeitpunkt: I.d.R. nach 10–14 Tagen
- Bei hoher Wundspannung oder verlangsamter Wundheilung (z.B. Zytostatika, Alter, Kachexie) nach bis zu 21 Tagen
- An Hals, Gesicht, Handrücken und Fingern und bei Kindern nach 5–7 Tagen
- An Hohlhand, Fußsohle, und streckseitig über Gelenken nach 14–21 Tag.

Teilentfernung: Bei starker Wundspannung und über Gelenken ggf. erst jeden zweiten Faden entfernen, einige Tage später Restfäden ziehen.

Durchführung: Bei Einzelnähten nach Hautdesinfektion Knoten mit Pinzette anheben, direkt an der Haut mit spitzer Schere oder Skalpell (11er Klinge) Faden durchschneiden (*Cave:* immer nur *einen* Faden kappen). Faden ziehen.

Bei *fortlaufender Naht* nur einen Knoten abschneiden und Faden vom anderen Ende her vorsichtig ziehen, ggf. Fadenende um Pinzette oder Klemme wickeln und langsam mobilisieren. Bei *Klammernähten* spez. Zange verwenden oder beide Klammerenden mit kleinen Klemmen gleichzeitig nach oben-außen biegen.

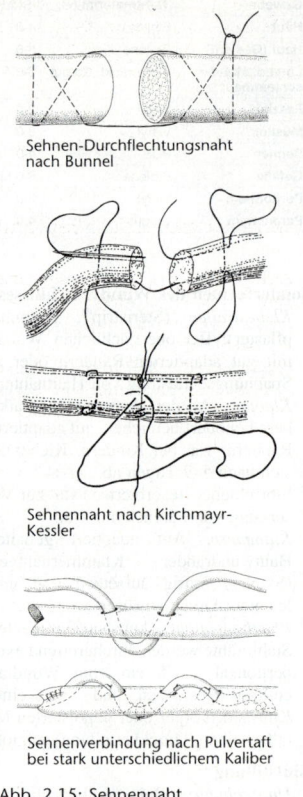

Sehnen-Durchflechtungsnaht nach Bunnel

Sehnennaht nach Kirchmayr-Kessler

Sehnenverbindung nach Pulvertaft bei stark unterschiedlichem Kaliber

Abb. 2.15: Sehnennaht

2.7 Verbände

2.7.1 Wundverband

- **Primär geschlossene Wunden:** Wunde mit saugfähiger Mullkompresse abdecken und mit elastischem Klebeverband fixieren (z.B. Fixomull stretch®). Nicht unter Spannung aufkleben → Spannungsblasen. Ein steriler OP-Verband ist ein sehr guter Schutz gegen Keime, deshalb Verband ohne Anlaß nicht zu früh wechseln (2.–4. postop. Tag). Verband soll luftdurchlässig sein, um feuchte („Brut"-)Kammer zu vermeiden. Sobald Wunde trocken (nach ca. 2–3 Tagen) Verband entfernen und offene Wundbehandlung

- An Gliedmaßen zusätzlich elastischer Kompressionsverband
- Im Gesicht kein Wundverband nötig: rasche Wundheilung und schwierige Verbandsfixation, ggf. Pflasterverband oder Sprühverband oder Hydrokolloidverband
- **Nässende, offene Wunden** mit Salbenpaste (z.B. Branolind®) oder Fettgaze (z.B. Sofratüll®) bedecken, um Verkleben des Verbandes mit Wunde zu verhindern
- **Infizierte Wunden:** für kontinuierlichen Abfluß des Wundsekretes sorgen. Evtl. Auflegen von mit NaCl-Lösung oder Rivanol® getränkten Kompressen (zwei Effekte: Kühlung durch Verdunstung; Feuchtigkeitsstrom von sezernierender Wunde bis zur Verbandoberfläche).

2.7.2 Kompressionsverband

- **Ziel:** Verringerung eines posttraumatischen bzw. postoperativen Ödems; Blutstillung; Thromboseprophylaxe (☞ 3.1.8, 30.6.1)
- *Immer von distal* an Hand oder Fuß beginnend *nach proximal* mit elastischen Kurzzugbinden *wickeln* (mit gleichmäßigem Zug). Binden sollen sich etwa zur Hälfte überlappen. An Gelenken in Achtertouren wickeln *(Schildkrötenverband)*, um Faltenbildung zu vermeiden. Bei stark konischen Verbänden Umschlagtouren verwenden *(Kornähren-Verband)*.

 Schnürfurchen und „Fenster" vermeiden → Zirkulationsstörungen, Kompartmentsyndrom (☞ 24.2.6), Fensterödem.

2.7.3 Gips- und Kunststoffverbände

Grundlagen

Gipsverband
- *Vorteile:* billig, untoxisch, nicht brennbar, haut- und kleiderschonend, *gut zu modellieren*, keine besonderen Hilfsmittel erforderlich
- *Nachteile:* schwer, nicht wasserfest, wenig luftdurchlässig, bröckelt leicht ab, schlecht röntgendurchlässig.

Kunststoffverband
- *Vorteile:* leicht, sehr stabil bei geringem Materialverbrauch, luftdurchlässig, wasserfest, gut röntgendurchlässig, wenig Schmutz bei der Verarbeitung, frühe Belastbarkeit, kurze Trockendauer, gut geeignet bei längerer Tragedauer
- *Nachteile:* schwierig zu verarbeiten, spätere Korrektur durch niedrige Elastizität fast unmöglich, teuer (aber weniger Materialverbrauch), scharfkantige Ränder, brennbar, Feuchtigkeitsaustausch behindert

> **Gipskontrolle:** Zirkulation, Sensibilität und Beweglichkeit überprüfen, auf Parästhesien, Kältegefühl, zunehmende Schmerzen, Zyanose oder auffällige Blässe achten. Nach Druckstellen fragen. **Der Patient mit Beschwerden im Gips hat immer recht.** Im Zweifelsfall Gips entfernen und neuen anlegen. Spätestens am Tag nach Anlegen Gipskontrolle durch Arzt.

- Tägliche Bewegungsübungen der Nachbargelenke zur Vermeidung unnötiger Einsteifungen wichtig
- Nachteile von Fixationsverbänden: Inaktivitätsatrophie, Gelenkeinsteifung, evtl. Hautschäden, Thrombosen.

 Auch bei ambulanter Ruhigstellung der unteren Extremitäten Thromboseprophylaxe erforderlich (z.B. Fraxiparin®, Embolex®).

Anfertigung eines Gips- und Kunststoffverbandes
- Gute Vorbereitung wichtig, da Gips innerhalb von 5 Min. hart wird
- Gipsbinden, Werkzeug-, Fremdmaterialien und Longuetten richten
- Tauchwasser vorbereiten; Normaltemperatur ca. 20°, falls raschere Abbindezeit gewünscht max. 30°. Bei Großgipsen und mangelnder Routine kälteres Wasser verwenden
- Vor Anlegen eines Gipses **keine Rasur** der Extremität (Juckreiz, evtl. Ekzeme); **kein Einfetten** (Verschluß der Poren, Zerstörung des Gipses)
- Wundverband: Wundauflagen mit Polsterung fixieren. Nie mit Pflasterstreifen (Allergie) oder mit zirkulären Binden fixieren (Zirkulationsbehinderung).

 Beim Anlegen eines Kunststoffverbandes Einmalhandschuhe anziehen. Kunststoff ist sehr schwer zu entfernen.

- **Hautschutz:** Baumwollschlauchverband
- **Polsterung:** zirkulär mit Verbandswatte
  - Gelenke bereits bei Polsterung in richtige Stellung bringen, sonst Faltenbildung
  - so dünn wie möglich (Ruhigstellung) und so dick wie nötig (Kompressionsschäden) polstern
  - Hautschutz prox. umschlagen und über Polsterung ziehen (Fixation, sauberer Abschluß des Verbandes)
  - Kommt Haut an Haut zu liegen: Mullkompresse als Zwischeneinlage zur Verhinderung einer Hautmazeration
  - Hervorstehende Drähte (z. B. nach Klumpfuß-OP) mit leeren umgedrehten Spritzen oder Kanülenhülsen versehen und nur diese festgipsen (Eigenbeweglichkeit bleibt erhalten → keine Reizung des Wundrandes. Gipsabnahme leicht möglich, ohne Drähte versehentlich zu ziehen)
- Bei *Gipsverband* **Kreppapier** straff um Watte wickeln (Gips nicht direkt auf Watte, da diese sonst zusammenfällt und hart wird). Bei *Kunststoffverband* kein Papier auf Watte: kein Verbund → Kunststoff rutscht!
- **Wässern** der Gips- bzw. Kunststoffbinde, bis keine Luftblasen mehr auftauchen, Ende festhalten, Binde **ausdrücken** (nicht ausstreichen), um raschere Trocknung und größere Endfestigkeit zu erreichen
- **Konstruktionsprinzip:** Unbedingt korrekten Gelenkwinkel beibehalten → Falten lassen sich nicht mehr korrigieren
- **1. Lage** zügig, flach, ohne Zug anwickeln. Modellieren immer mit der flachen Hand (*Cave:* Druckstellen)
- **Longuetten** anbringen: Konstruktion von „U-Schienen" → hohe Biegefestigkeit, weniger Materialverbrauch, dünnerer Gips, rascheres Austrocknen. Longuetten an Gelenkwinkeln evtl. einschneiden, um Wulstbildung zu vermeiden. Bei Kunststoffverbänden werden Longuettenkonstruktionen im allg. nicht benötigt
- **2. Lage** zur Fixation der Longuette
- **Verstärkung** bruchgefährdeter Stellen
- Gips am dist. Ende ausschneiden, Schlauchmull mit Watte umschlagen, fixieren

- Evtl. Gehfläche (z.B. Gehstollen, Absatz, Gehwiege) anmodellieren
- **Trockenzeit:** Dünne Schienen ca. 24 h, Gehgipse 48 h, Großgipse bis 5 Tage (Unterkühlung bei Großgipsen durch Wärmeentzug möglich). Vor 24–48 h keine Belastung. Frischen Gipsverband nicht zudecken.

Gipsbearbeitung nach Aushärtung

- **Gipsspaltung:** postop., nach Trauma und bei Entzündung Gips bis zur letzten Faser spalten einschließlich der Papierwicklung. *Cave:* Kompartment-Sy.
- **Korrektur von Druckstellen:** Längsinzision und Aufbiegen mit Rabenschnabel-Zange
- **Gipsfenster:** „Deckel" wieder lose anwickeln zur Vermeidung eines Fensterödems. Markierung der korrekten Lage der Fenster: Papprollchen der Binden mit eingipsen
- **Gips keilen** (Ausgleich von Achsenfehlstellungen). Evtl. vorher Analgetika (z.B. Tramal®). Höhenlokalisation der Keilung nach Rö-Bild festlegen (Schnittpunkt der Fragmentachsen). Gips zu 2/3 von der „konvexen" Seite her einsägen, aufspreizen, Ergebnis mit Holz oder Kork im Keilspalt fixieren. Zur Sicherung Keilspalt mit Gipsbinde zugipsen, zur Stabilisierung bei Gehgipsen zusätzlich Longuette verwenden. **Immer Röntgenkontrolle!**
- **Entfernung:** Zirkuläre Gipse durch zwei seitliche Schnitte schalen und dann abheben. Gips immer über gut gepolsterten, weichen Partien spalten; **nie über Knochen aufsägen.** Pat. vorher Funktionsweise der oszillierenden Gipssäge erläutern (Lärm, Durchtrennung durch Vibration). Säge immer mit Hand unterstützen, schrittweise vorgehen, **nie Längszug → Verletzungsgefahr!**

Funktionsstellungen der einzelnen Gelenke	
Schultergelenk	60–70° Abduktion, 30° Flexion, 0° Rotation
Ellenbogengelenk	90° Flexion
Unterarmgelenk	10° Pronation
Handgelenk	20° Dorsalextension (keine Ulnarabduktion!)
Fingergelenke MP-Gelenke PIP-Gelenke	alle Fingerkuppen weisen zum Os naviculare 60–80 % Flexion 30–40 % Flexion
Daumengelenke MP- und IP-Gelenke CM-Gelenk	leichte Beugung mittlere Opposition (sog. Flaschengriff)
Hüftgelenke	10–15° Flexion, 0° Abduktion
Kniegelenk	10–15° Flexion
oberes Sprunggelenk	Trittstellung (0°)
Fußgelenke	Neutralstellung aller Gelenke (= plantigrade Auftrittsfläche)

Spezielle Gipse

- **Unterschenkelliegegips, -gehgips, Sarmiento-Gips:** Sprunggelenk und Fußsohle dick genug wickeln, Zehenschutz nicht vergessen
- **Sarmientogips:** Abstützung am Schienbeinkopf und den Femurkondylen (hier gutes Anmodellieren wichtig). Gips in 45° Kniebeugung und Rechtwinkelstellung des Fußes anlegen. **Tip:** Vor dem Anlegen Hilfslinien für Modellierung des prox. Gipsendes einzeichnen: ventral → oberer Patellapol, dorsal → 2 QF unterhalb der Kniekehle
- **Oberschenkelliegegips, -gehgips:** Wadenbeinköpfchen gut polstern. Liegegips: Knie in ca. 25° Flexion. Gehgips: Knie in 15° Flexion (völlige Streckung evtl. schmerzhaft)

- **Tutor:** Stauchung und Rotation des Kniegelenkes werden nicht völlig ausgeschaltet. Femurkondylen gut anmodellieren, damit der Tutor nicht abrutscht (v.a. bei Muskelatrophie). *Cave:* Druckstellen an der Patella
- **Becken-Bein-Fuß-Gipsverband** (BBF-Gips): verschiedene Varianten möglich. Komplexer Gips, der gut vorbereitet sein muß. Fachkundige Gipshelfer wichtig. Holzstab als stützende Querverbindung
- **Dorsale Unterarmschiene, zirkulärer Unterarmgips:** Lagerung: Ellenbogen auf Gipstisch, Arm hochstellen, Supinationsstellung („Pat. schaut in die Hand"), leichte Ulnarabduktion. Gipslonguette von knapp distal des Ellenbogengelenkes bis zu den Köpfchen der Metakarpalia. Bei Zirkulärgips volar nur bis zur 1. Beugefalte → volle Beweglichkeit der Finger soll erhalten bleiben. Erste zirkuläre Gipstour zwischen Daumen und Zeigefinger einmal umschlagen (stabile Brücke). Kompression der Mittelhand und scharfe Kanten vermeiden
  - **Strecksehnenverletzung:** 20° Dorsalextension im Handgelenk und 80° Flexion im MCP-Gelenk
  - **Kahnbeinbruch:** Daumengrundglied mit einschließen, Endgelenk frei (Navikularegips)
  - **Kleinert-Gips** bei Beugesehnenverletzung max. Beugung im Handgelenk -20° (☞ 25.4.4)
- **Oberarmgipse, Hanging cast:** Gips bis hoch in die Achsel ziehen → kurzer Schaft kann auf N. radialis drücken. An Polsterung des Ellenbogens denken (N. ulnaris, Epikondylen). Zirkulären Gips sorgfältig spalten: *Cave:* Volkmann-Kontraktur.

2.7.4 Spezielle Verbände

- **Schienenverbände:** zur Ruhigstellung von Fingern und Hand, z.B. Fingerschiene nach Böhler®, Link Finger Splint® oder biegsame, auf die gewünschte Länge kürzbare, gepolsterte Aluminiumschienen. Bei Fingerverletzungen immer Handgelenk mit fixieren; Gelenke in Funktionsstellung (☞ 2.7.3). Anwickeln der Schienen durch elastische Binde
- **Zinkleimverband:** Zur Kompressionsbehandlung bei allen Schwellungen am Unterschenkel, z.B. nach Venenthrombose (☞ 15.7.1). *Cave:* Schnürfurchen (Verband nicht elastisch). *Kontrolle des richtigen Sitzes:* Zehen, die in Ruhestellung evtl. leicht bläulich verfärbt sind, werden nach Umhergehen rosig. Wichtig: Vor Anlegen muß Extremität vollständig abgeschwollen sein. Sonst vorher ca. 2 h hochlagern
- **Verband bei Fixateur externe:** Täglich mehrfache Desinf. der Austrittsstellen mit Alkoholspray (Kodan®, Dibromol®). Krusten und Verklebungen lösen (evtl. Bäder in verdünnter Betaisodonalösung®). Bei Kindern vor Entlassung Schulung der Eltern. Kurzfristige Kontrollen wichtig: *Gefahr der Bohrlochosteomyelitis* (☞ 10.1.2)
- **Modifizierter Desault-Verband:**
  Technik: Einlegen eines Achselpolsters, Überziehen eines Trikotschlauches von knapp doppelter Rumpflänge. Den Verband bis in beide Achseln hochziehen, unterhalb des verletzten Armes umschlagen. In der Achsel auf der unverletzten Seite einschneiden und U-förmig über der Schulter verknoten. Öffnungen für Fingergrundgelenke und Daumen einschneiden, ggf. Aufkleben von breiten Pflasterzügeln zur Verbandstabilisierung
- **Gilchrist-Verband:** Schlauchmull in doppelter Armspannweite nach 2/3 einschneiden und Einführen des Armes in das längere Ende. Einlegen eines Achselpolsters. Kurzes Ende um den Hals führen und nach Führen um das Handgelenk verknoten.

Langes Ende um den Rumpf führen, um den distalen Oberarm schlingen und fixieren. Öffnungen für Fingergrundgelenke und Daumen einschneiden
- **Rucksackverband:**
Gefüllter Schlauchverband von Armspannenlänge. Beim Anlegen des Verbandes muß auf eine straffe Fixierung ohne Beeinträchtigung der Armdurchblutung geachtet werden. Tägl. kontrollieren und nachspannen
- **Kopfverband:** Ein Schlauchmull von dreifacher Kopflänge wird nach einem Drittel torquiert und das kürzere Ende über den Kopf gezogen. Das längere Ende wird als zweite Lage über den Kopf gezogen, an der Stirn eingeschnitten und die entstandenen Zipfel werden unter dem Kinn verknüpft.

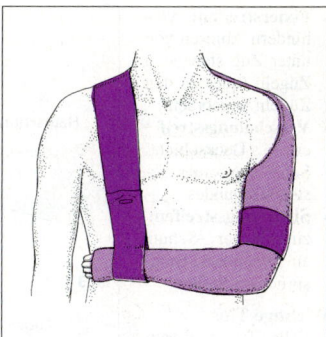

Abb. 2.16: Gilchrist-Verband

Funktionelle Tapeverbände

Ziele: Schutz, Stütze, selektive Entlastung und Bewegungseinschränkung zur Vermeidung von Extrembewegungen.
Vorteile: keine totale Immobilisation, schnellere Resorption von Hämatomen, physik. Therapie weiterhin möglich, frühzeitige Arbeits- bzw. Trainingsbelastung.
Typische Indikationen: partielle Außenbandrupturen (OSG), Muskelzerrungen, -faserrisse, Überdehnungen, Tendovaginitiden, Periostitis, Nachbehandlung nach Gipsabnahme, Kapsel-Band-Insuffizienz, permanente Überlastungsreize.

KI: ausgedehnte Hämatome, großflächige Hautverletzungen, allergische Hautaffektionen, alle unklaren Diagnosen.

Elemente eines Tape-Verbandes (in der Reihenfolge des Anlegens)
- **Polster:**
z.B. Schaumstoffpolster zuschneiden
- **Unterzug:**
Hautschutz (z.B. Gasofix®-Binde)
- **Ankerstreifen:** zur „Aufhängung" der Zügel an den Verbandenden
- **Zügel:** tragende Elemente des Verbandes. Bestimmen Funktion des Verbandes (z.B. Entlastung, Bewegungseinschränkung)

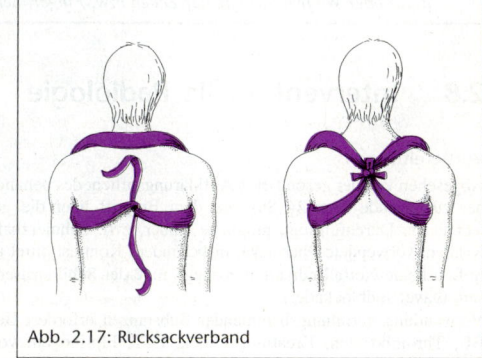

Abb. 2.17: Rucksackverband

- **Fixierstreifen:** verhindern Ablösen von unter Zug stehenden Zügeln (quer zu den Zügeln angebracht)
- **Verschalungsstreifen:** Deckschicht, Schaffung eines festen Verbundes
- **Sicherungsstreifen:** zusätzlicher Schutz an besonders beanspruchten Stellen.

Wichtige Tips
- Falls keine Rasur, Unterzug (z.B. Gasofix®-Binde) nicht vergessen: Abziehen des Verbandes sonst sehr schmerzhaft.
- Im Regelfall Anlegen der Verbände in *Funktionsstellung* (☞ 2.7.3)

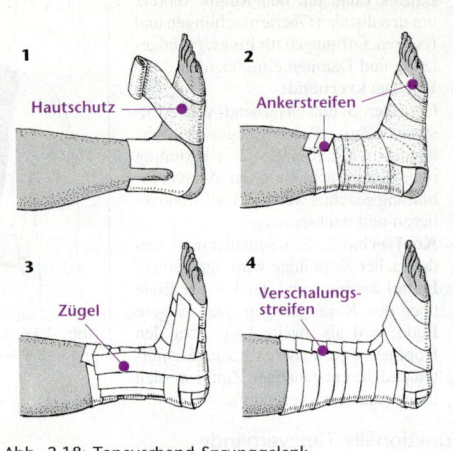

Abb. 2.18: Tapeverband Sprunggelenk

- Bei venöser Abflußstauung müssen Verbände geschlossen sein und am Bein mind. vom Großzehengrundgelenk bis zum Knie reichen
- Bei Schwellungstendenz ausschließlich semizirkuläre Verbände anlegen
- Nach Abnahme des Verbandes Haut mittels Benzin von Pflasterresten befreien und mit Hautcreme behandeln.

> **Wichtiger Hinweis für Pat.:** *Verband sofort entfernen bei zunehmenden Schmerzen, bei unter Hochlagerung nicht zurückgehenden Schwellungen, Blau- oder Weißverfärbung der Zehen bzw. Finger, Sensibilitätsstörungen.*

2.8 Interventionelle Radiologie

Vorbereitungen

Abgesehen von der gesonderten Aufklärungspflicht des behandelnden Radiologen muß der zuweisende Arzt 24 Std. vor dem Eingriff über die geplante Maßnahme, die technische Durchführung, mögliche Dauer, evtl. Schmerzhaftigkeiten und mögliche Risiken, verwendete Pharmaka, insbesondere Kontrastmittel aufklären.

Sofern keine Notfallindikation vorliegt, muß der Schilddrüsenstatus lückenlos geklärt sein (cave: Jodblockade!).

Verwendung gerinnungshemmender Substanzen erfordert Bestimmung von: Hb, kl. BB, Thrombozyten, Kreatinin, Quick, PTT, Fibrinogen, vor Angiographien/angiographischen Interventionen/Punktionen von Weichteilen/Knochen: Quick, Thrombozyten, Schilddrüsenstatus, Kreatinin.

Verwendung rt-PA: zusätzlich AT-III.

2.8 Interventionelle Radiologie

2.8.1 Ballonangioplastie Becken-, Leisten-, Femoralarterien

Sichern: sofortige Verfügbarkeit Gefäßchirurgie, Anästhesie.

Indikationen
- Chronische arterielle Verschlußleiden
- Stenosen Fontaine-Stadien II bis IV; max. Stenose-Länge 10 cm, sonst Operation
- Jüngere Patienten: primär Angioplastie, Operation evt. später.

Kontraindikationen
- Manifeste Hyperthyreose
- Hämorrhagische Diathese.

Komplikationen
- Hämatom an der Punktionsstelle (6 Std. stdl. überwachen)
- Retroperitoneale Blutung (evtl. Hb, CT)
- Lokale Thrombose (Lyse, ggf. chirurg. Thrombektomie)
- Ruptur der Gefäßwand (Op.)
- Komplikationsrate: Ältere Pat. max. 1 %, jüngere Pat. dtl. darunter. Gesamtletalität: max. 0,2 %.

Technik: Schleuse, Seldinger-Technik, nach dem Eingriff 5000 I.E. Heparin über die Schleuse. 24 Std. low-dose-Heparinisierung. Druckverband/Bettruhe für 24 Std. 12 Std. 3–4 x RR-Kontrolle.

Nachbeh.: Primäreingriffe: sechs Monate ASS 250–500 mg/p.o. Rezidivverschlüsse: ev. Marcumar® (langstreck. und Stent-Verschlüsse.

2.8.2 Ballonangioplastie Unterschenkelarterien

Indikationen
- Singuläre Stenosen bis 1 cm Länge ideal
- Multiple Stenosen bis 1 cm Länge akzeptabel
- Entfernte V. saphena magna
- Nach Bypass-Op. der Extremität.

Relative Indikationen
- Deutlich reduzierter oder fehlender peripherer Flow
- PTA der A. poplitea (chirurgische Langzeitergebnisse besser, Vorteil PTA: Morbidität/Mortalität äußerst niedrig, chirurg. Revaskularisierung immer möglich).

Technik: Schleuse, Seldinger-Technik, 5000 I.E. Heparin über Schleuse. Bei prolongiertem Verlauf: 1000 I.E. Heparin stdl. zusätzlich Spasmus-Prophylaxe 100 mg Nifedipin subling. Bei Spasmus Nitrolingual über Katheter, Einzeldos. 0,1 mg, max. 10 mg Gesamtdosis.

Nachbehandlung bei geplanter Cumarin-Therapie: (☞ 30.6.2).

Komplikationen: Lokale Hämatome, AV-Fisteln (selten, keine Therapie erforderlich). Distale Embolien (selten, evtl. Lyse). Rupturen (< 2 % op.-pflichtig).

2.8.3 Ballonangioplastie Nierenarterien

Indikationen
- Renovaskuläre Hypertonie bei Sklerose der A. renalis
- Fibromuskuläre Dysplasie
- Unspezifische Arteriitis
- Rezidiv-Stenosen
- Transplantatnierenarterien-Stenosen (medikamentös nicht mehr beherrschbar)
- Bilaterale Stenosen (PTA in einer Sitzung).

Kontraindikationen
- Begleitende Aneurysmen der A. abdominalis
- Plaques der Aorta im Abgang der Nierenarterien
- Knickstenosen der Nierenarterien

Komplikationen
- Nierenversagen (häufigste, 5 %), ausreichende Hydration (bei Diabetes mellitus 8 Std. vor PTA Mannitol 25 % 50 ml/h und Nifedipin p.o. 20 mg unmittelbar vor PTA
- Gefäß-/Organ-Perforation (CT-retroperiton. Bltg.). Mortalität: max. 2 % (Op. höher).

Technik: Transfemoral, Schleuse, Seldinger-Technik (Koaxial-Technik selten). Vor und nach PTA intravasale RR-Messung A. renalis.

Nachbeh.: Druckverband und Bettruhe 24 Std. Vollheparinisierung 24 Std. Stdl. RR. 6 Mon. ASS 100 mg/d p.o.

2.8.4 Embolisation, Chemoembolisation, Chemoperfusion Leber

Sinn: Metastasen und primäre Tu. sind überwiegend arteriell, normales Parenchym fast nur portal-venös perfundiert. Aber: zirrhotische Leber hat fast nur arterielle Perfusion.
Op. möglich bei 10-30 % aller Metastasen oder primären Tu.
Vorteil Embolisation: reduzierte Perfusion mindert Blutungsneigung und Kapselspannung. Aber: keine höhere Lebenserwartung.

Indikationen
- Palliativ nicht mehr resektable Tumoren bei medikamentös nicht mehr ausreichender Analgesie
- Verbesserung Resektabilität singulärer Metastasen oder HCC (insbesondere beim kolorektalen Ca. - max. 3 Filiae)
- Postop. verbliebene Tu.-Reste
- HCC. Chemoembolisation
- Metastasen: Chemoperfusion; verwendete Substanzen richten sich nach bereits durchgeführter system. Chemotherapie → Rücksprache Onkologie.

Technik: Angiographisch sichern arterielle Tu.-Versorgung, portalvenösen Rückfluß, Darstellung Tr. coeliacus, A. mes. sup, indirekte Splenoportographie. Transfemoral, Schleuse, Seldinger-Technik.

Kontraindikationen
- Dtl. reduzierter hepatofugaler Fluß
- Okklusion der V. portae

- Symptomatische Rechtsherzinsuffizienz
- Ikterus (Serum-Bili. über 3,0 mg/dl)
- Stark reduzierter AZ.

Komplikationen
- Nekrose Gallenblasenwand (Okklusion der A. cystica)
- Leberabszeß
- Lebernekrose
- Erhebl. Oberbauchschmerz (evtl. CT-gesteuerte Plexus coeliacus -Blockade erfdl.)
- Intraperitoneale Blutung bei Läsion der Leberkapsel.

2.8.5 Perkutane Zystentherapie Leber

Voraussetzungen: Quick über 35 %, Thrombozyten über 80000/mm^3.

Indikationen
- Zysten über 5 cm Größe
- Rasch größenprogred. Zysten mit erhebl. Symptomatik.

Technik: Punktion/Drainage CT-gesteuert. Immer (!) Passieren einer kleinen Brücke Leberparenchyms (verhindert Fluß von Punktat oder instill. Flüssigkeiten in die freie Bauchhöhle).

Seldinger-Technik. Zyste entleeren. Volumenbestimmung. 1/3 der punkt. Menge durch Aethanol 96 % ersetzt, zugemischt 2 ml KM. Pat. für 30 Min. ständig umlagern. Dok.-CT-Schnitte. Dann erst Katheter entfernen.

Kontraindikationen: Absolut: manifeste Hyperthyreose; rel.: latente Hyperthyreose.

Komplikationen: Oberbauchschmerzen (→ Dipidolor® i.v.; Tramal® zu schwach, evtl. Orthostase/Übelkeit).

Nachbeh.: Kontrolle erst nach frühestens 3–4 Monaten. Nach dritter Intervention sind 80 % dauerhaft saniert. Sofern dritter Versuch frustran, Sklerosierung sinnlos → Op.

2.8.6 Perkutane Zystentherapie Pankreas

Indikationen: Symptomatische, größenprogrediente Zysten.

Kontraindikationen
- Alkoholinstillation in Pancreaspseudozysten
- Manifeste Hyperthyreose.

Technik: CT-gesteuert. Primär direkte Punktion. Seldinger-Technik ist Sonderind. Falls kein anderer Weg möglich, Passage des Punktionskatheters auch durch Magen bzw. Darm. Nach Abfließen des Zysteninhalts Instillation von 3–5 ml KM, Kontroll-Scans → Ausschluß Fistelgang. Sofern Katheter belassen wurde, Abklemmen bei Minderförderung für 2 Tage. Wenn keine Größenprogred. der Zyste, Katheter entfernen.

Komplikationen: Nur bei nicht sachgerechtem Procedere wurden Blutungen, Verletzungen von Gefäßen, Ureteren oder Gallenwegen und Pneumothorax beschrieben. Ausnahme: Echinococcus-Zysten (cave: anaphylakt. Schock → stand by Anästhesie).

2.8.7 Perkutane Zystentherapie Nieren

Prinzipiell gelten die gleichen Empfehlungen wie bei Pankreaszysten. Jedoch gibt es keine Kontraindikationen gegen eine Aethanolinstillation.

2.8.8 Perkutane Abszeßdrainage

Indikationen
- Abszesse, die innerhalb 14 Tagen keine Remission zeigen
- Fieber bei Abszessen
- Progrediente Abszesse.

Vorbereitung: Abdom. Abszesse: Darmreinigung mit z.B. Cascara Salax®. Am Untersuchungsvorabend nüchtern, nur 1,5 l wasserlösl. Jodhalt. KM p.o. Am Untersuchungstag zusätzlich 0,5 l KM p.o. Evtl. bei Abszessen im li. Oberbauch zusätzlich peranale Darmkontrastierung.

Technik
- Generell: Unter Schonung benachbarter Organe kürzesten Punktionsweg wählen
- Kleine Abszesse: Direktpunktion
- Größere Abszesse (ab 30 ml Punktat): Bougierung bis max. 16 F-Saug-Spül-Katheter eingeführt werden können
- Seldinger-Technik. KM-Instillation nach Absaugen, Dokumentationsschichten. An der Haut vernähen. Verband mit Datum kennzeichnen.

Vorteil CT-gesteuerte Punktion: relevante Strukturen vollständig abgebildet, zuverlässigere Bilder bei Adipositas, bessere Untersuchungsbedingungen bei liegenden Verbänden.

Kontraindikationen
- Abszesse bei nekrotis. Pankreatitis, Appendizitis, Sigmadivertikulitis → Op.
- Langstreckige Perforationen parenchymatöser Organe.

Cave: Perforation der Leber bei Abszessen der Bursa omentalis. Transrektale Punktion (Keimaszension).

- *Keine Spülzusätze, z.B. Braunol® (keine Vorteile)*
- *Punktion des Pleuraraumes in Bauchlage (entfalteter dors. Recessus)*
- *KM i.v., sofern Abszeß nahe Ureter/Gefäß (100-130 ml)*
- *Kollaps des punktierten Abszesses dekomprimiert Gefäße: cave Nachblutung (z.B. Pankreas).*

Nachbeh.: Saug-Spül-Katheter für 3 Wo. belassen. Sofern Pat. 2–3 Tage entfiebert ist oder Drainage nicht mehr fördert → CT-Kontrolle, denn: ausbleibende Förderung, fehlende Leukozytose, Entfieberung keine Beweise für Rückbildung, evtl. nur Drainagen-Dislokalisation/-obliteration!

2.8.9 Sympathikolyse

Indikationen
- Zervikaler Grenzstrang: Tumorschmerzen bei Mamma-Ca. oder Pancoast-Tumor
- Thorakaler Grenzstrang: Tumorschmerzen, therapierefraktärer M. Raynaud
- Lumbaler Grenzstrang: Verbesserung des peripheren run-off nach PTA.

Technik zervikothorakaler Grenzstrang

CT-gesteuert. Bauchlage. CT-Schnitte des cervicothorakalen Überganges. Zielort: lateral vor dem Köpfchen von TH3. Feinnadel 22-G.

Komplikationen
- Pneumothorax
- Horner-Syndrom (bis 20 %) → sofort abbrechen (oft inkomplett, reversibel)
- Intrathekale Fehlinjektion
- Neuralgie der Arme (ca. 15 %)
- Kompensatorische Hyperhidrose der gegenseitigen Körperhälfte.

Die Komplikationshäufigkeit ist vergleichbar der operativen Sympathektomie.

Technik lumbaler Grenzstrang
CT-gesteuert. Bauchlage. CT-Schnitte ca. L3. Feinnadel. Immer vor Injektion des Neurolytikums: Aspiration! Muß negativ sein (cave: Lumbalarterie).

Komplikationen
- Sub-/Ileus bei bilateraler hoher Sympathektomie
- Neuralgien im Oberschenkel
- Blasenstörungen bei bilat. Sympathikolyse L2 und höher
- Periuretrale Fibrose → Stauungsniere
- Punktion einer Lumbalvene
- Transitorische Peritonitis.

Sympathikolyse dtl. weniger belastend und risikoreich als OP.

2.8.10 PTA Hämodialyse-Shunt

Vorbereitung: Transbrachiale Angiographie; zusätzlich: Darstellung der Shuntvene je nach Lage der Stenose.

Indikation: Stenosen im arteriellen und venösen Schenkel. PTA gleich gute Ergebnisse wie gefäßchirurgische Reanastomosierung und Patch-Plastik.

Technik: Gefäßpunktion ohne Schleuse. Lokalisation je nach Lage der Stenose.

Kontraindikationen
- Multiple Stenosen
- Nach Neuanlage noch nicht genutzter Shunt
- Primär schlechte Shuntfunktion
- Knickstenosen des venösen Schenkels.

2.8.11 TIPPS = Transjugulärer intrahepatischer portosystemischer Stent-Shunt

Indikationen
- Portale Hypertension mit therapierefraktärem Aszites
- Portale Hypertension mit rezidivierenden Ösophagusblutungen trotz rezidiv. endoskopischen Sklerosierungen
- Reduktion der Kollateralbildung vor geplanter Lebertransplantation
- Budd-Chiari-Syndrom.

Technik: C-Bogen. Durchleuchtung. Evtl. zusätlich Sonographie/Farbdoppler während des Eingriffs zur Identifikation der Gefäße. Herstellen einer Fistel zwischen Pfortader und re. Lebervene. Stentimplantation im Leberparenchym-Abschnitt. Zugang über re. V. jug. Interna, V. cava sup., re. Vorhof. Evtl. Dipidolor® wegen Schmerzen beim Passieren von Leberparenchym zum re. Pfortaderast.
Ziel: Senkung der portalen Hypertension auf max. 10 mmHg Pfortaderdruck.

KO: Retroperiton. Blutung bei Läsion der Leberkapsel (sehr selten → CT).

Nachbeh.: Ggf. Farbdoppler-Kontrolle auf Durchgängigkeit.

2.8.12 Perkutane Biopsien Thoraxwand, Pleura, Lunge, Mediastinum

Vorbereitungen
- Gesonderte Aufklärung: Risiko Pneumothorax/evtl. Bülau-Drainage
- Über die Dauer (max. 20 Min.) und absolut ruhige Körperlage informieren. Entsprechend sorgfältig polstern.

Indikationen: Unklare Raumforderungen. Histologie vor Strahlentherapie

Technik: CT-gesteuert. Zugang immer Rippenoberkante. Bei ventralem Zugang bedenken: A. thoracica int. (A. mammaria) kontrastiert sich im CT nur sehr selten! Keine Atemkommandos (sinnlos). Immer Schichtdicke 10 mm, Tischvorschub 5 mm (garantiert Steuerung der Nadel). Großzügige Anästhesie: 20 ml Scandicain® 1 %. Punktion streng parallel zur Gantry. Immer verfolgen des Schlagschattens der Nadelspitze im Lungenfenster. Zielen auf den Randbereich der Raumforderung (zentral nur Nekrose). Punktion in Atemstillstand (*cave:* Schneiden der Nadel in der sich bewegenden Lunge). Zügig punktieren. Hochgeschwindigkeitsstanze: Risiko Nadeldislokalisation bei Schußapparatmontage. Nadeldicke: 1,2 mm (sonst zu wenig Material).

Komplikationen
- Pneumothorax bei erstem Punktionsvorgang: abbrechen. Bei intrapulmonalen Herden läßt ein Pneumothorax den Zielherd wandern, dieser ist dann auch nicht mehr sicher von atelektatischem Lungengewebe differenzierbar
- Pneumothorax nach Ende der Punktion (bei noch liegender Nadel): bis 2 cm Spaltbreite mit Punktionsnadel absaugen (Zweiwegehahn) → Rö-Thorax in Exspiration sofort und nach vier Stunden, ggf. zusätzliche Kontrollen
- Sickerblutung (verzögerte Symptome - Rarität).

2.8.13 Neurolyse Plexus coeliacus

Indikation: Palliative Schmerzbehandlung bei Versagen anderer Therapieformen (bes. inop. Pancreas-Ca.).

Technik: CT-gesteuert. 100 ml KM i.v. Feinnadel-Plazierung unterhalb des Tr. coeliacus. Injektion von Gemisch 1 ml KM/ 5 ml Carbostesin® 0,5 % (Anästhesie und Nadellagekontrolle in einem Gang). Gemisch muß sich bilateral ventral/ventrolateral der Aorta verteilen. Abschließend Injektion von Gemisch Äthanol 96 % und 2 ml KM. Hierbei strengstens Nadellage sichern!

Komplikationen: Selten: Peritonitis, akute Pankreatitis, Diarrhoe.

Nachbeh.: Symptomatisch. Bei unzureichender Wirkung Wiederholungen mögl.

2.8.14 Perkutane Biopsien muskuloskelettales System

Indikationen
- Unklare osteolytische/osteoblastische Läsionen
- Unklarer Primärtumor
- Ausschluß Zweittumor
- V.a. entzündliche Läsionen
- Geplante Strahlen- bzw. Chemotherapie
- V.a. Rezidivtumor

Technik: CT-gesteuert. Anästhesie des Punktionsweges (bei Knochen bes. auch des Periosts) mit 20 ml Scandiacain® 1 %. Koaxiale Ostycut®-Nadeln, Durchmesser 2 mm).

Komplikationen
- Lokale Blutungen (→ bei Passage von Muskeln 5 Min. lokale Kompression, Kompress.-Verband nicht erforderlich)
- Pneumothorax: nur bei unsachgemäßem Procedere Abgleiten der Nadel
- Wirbelkörper: Verletzung von Ganglien, Nerven, Myelon nur bei schlechter Planung des Punktionsweges und schlechter Nadelführung.

2.8.15 Perkutane Biopsie Nebennieren

Indikationen
- Unklare Raumforderungen ab 5 cm Größe, auch wenn weder im CT noch MR sicherer Nachweis einer Zyste oder Myelolipoms
- Unklare Serologie, aber V.a. Phäochromocytom
- V.a. Aldosteronom

Technik: CT-gesteuert. Dorsomedialer Zugang. Coaxiale Punktionsnadeln von 0,95 mm Durchmesser.

Komplikationen: Insbesondere bei V.a. Phäochromozytom stand by Anästhesie (☞ Hochdruckkrise).

2.8.16 Interventionstherapie V. cava superior

Voraussetzungen: Ursache (Kompression bzw. Infiltration durch Tumoren von Lunge bzw. Mediastinum muß durch CT und Histologie gesichert sein. Klärung der Strömungsverhältnisse und Kollateralisation (brachio-zervikaler Venenplexus) durch obere Cavographie (DAS).

Indikationen
- Obere Einflußstauung
- Drohendes stauungsbedingtes Glottisödem.

Technik: Transfemoral, ggf. transjugulär. Implantation, selbstexpandierender oder flexibler Wall-Stents; erlauben auch, flottierende Thromben zu komprimieren/fixieren. Evtl. mehrere Stents übereinander. Dann → Notfall-Radiatio.

2.8.17 Perkutane Nukleotomie

Die Symptomatik muß eindeutig einem Segment zuzuordnen sein. Die Bandscheibenmorphologie muß geklärt sein: Immer Rö-LWS in 2 Eb. und in In- bzw. Reklination + MRT. Ggf. zusätzlich: Myelographie, CT-Myelographie, Funktionsmyelographie, Diskographie. PNT beeinflußt evtl. nachgeschaltete Op. nicht negativ!

Indikationen: Symptomatische Diskus-Protrusionen ohne Sequester, sofern 6 Wo. konservative Therapie frustran.

Technik: Bauchlagerung. Dormicum® 1 Amp. i.v. C-Bogen-Röntgengerät. Spezielles Punktionsbesteck. Unterdruck zum Absaugen des Nukleus von mindestens 8 atü.

Kontraindikationen
- Sequester
- Disloziertes freies Material des Anulus fibrosus im Spinalkanal
- Segmentinstabilitäten
- Unkl. neurolog. Höhenlokalisation des Schmerzes
- Psychische Überlagerung (Rentenbegehren)
- Intervertebralraum unter 3 mm insbes. L5/S1
- Spinalkanalstenose

Komplikationen
- Spondylodiszitis 2 auf 1 000 Eingriffe
- Hämatom von M. erector trunci bzw. M. psoas.

Nachbeh.: 24 Std. Bettruhe. 6 Wochen keine schwere körperliche Tätigkeit.

2.8.18 Perkutane Cava-Filter

Häufigkeit letaler postop. Lungenembolie bis 0,5 %. Bei knapp einem Drittel Operierter versagt die Thromboseprophylaxe. Überwiegend stammen die Embolien aus den Beinvenen (seltener Herz).

Indikationen
- Gesicherte Lungenembolie
- Perfusionsausfall mindestens 20 % (pO_2 ca. 70, pCO_2 ca. 30 mgHg)
- Rezidiv-Embolie nur, wenn vor weniger als 10 Tagen bedeutende Lungenembolie (radiologisch bewiesen)
- Rezidiv trotz effektiver Heparinisierung (PTT > 2-fache der Norm)
- Freie Thromben der iliofemoralen Venen
- Lungenembolie bei Kontraindikation gegen Antikoagulation
- Kardialer Recht-Links-Shunt (paradoxe Embolie)
- Nach pulmonaler Thrombektomie prophylaktisch
- Temporärer Filter: Embolie-Schutz unter Fibrinolyse.

→ Manche Autoren sehen die septische Embolie als Kontraindikation.

2.8 Interventionelle Radiologie

Vorbereitung: Cavographie (Durchmesser, Durchgängigkeit V. cava sup. bzw. inferior, Höhe Einmündung Nierenvenen, Ausschluß kongen. gedoppelte V. cava → 2 Cavafilter).

Technik: Heparin-Bolus 5 000 I.E. Reichlich Spülen während des Eingriffs.

Transfemoraler Zugang
Bevorzugt. 12-F Schleuse. J-Draht. Plazieren des Endes der Schleuse über der proximalen Nierenvenenmündung. Plazieren der Filterkapsel (Spitze Höhe caudale Nierenvenenmündung). Filter freisetzen.

Transjugulärer Zugang
Re. V. jug. Interna. Valsalva-Manöver (!). Procedere dem bei transfemoralem Zugang vergleichbar, jedoch ist der Filter in der Kapsel umgekehrt geladen.

Komplikationen: Bei transjugulärem Zugang Luftembolie bei fehlendem Valsalva-Manöver (leichte Kopftieflage); bei Passage des re. Vorhofs → Herzrhythmusstörungen.

Kontraindikationen: Gravidität keine (!) Kontraindikation. Temporäre Filter.
Nachbehandlung:

Rö - Abdomen a.p. 24 Std. und 10 Tage nach Implantation (Lagekontrolle). 10 Tage Bettruhe. Vollheparinisierung ca. 10 Tage, evtl. länger je nach Grunderkrankung. Kontrolle der Durchgängigkeit mit Farbdoppler, Sonographie, CT, MRT → moderne Filter MRT-geeignet.

Karl-Ludwig Krämer
Wilfried Harthan

Der chirurgische Eingriff

3.1	**Präoperative Phase**	76	3.1.8	Thrombose-, Embolie- und Infektionsprophylaxe	83
3.1.1	Indikation zur Operation	76			
3.1.2	Patientenaufklärung	76	**3.2**	**Operative Phase**	**84**
3.1.3	Die Prämedikationsvisite	77			
3.1.4	Routineuntersuchungen	78	**3.3**	**Postoperative Phase**	**87**
3.1.5	Zusatzuntersuchungen und -maßnahmen	79	3.3.1	Überwachung im Aufwachraum	87
			3.3.2	Postoperative Frühkomplikationen	87
3.1.6	Der Risikopatient	80	3.3.3	Verlegung des Patienten auf eine Allgemeinstation	91
3.1.7	Wahl des Anästhesieverfahrens	82			

3.1 Präoperative Phase

3.1.1 Indikation zur Operation

- **Dringlichkeitsstufe 1:** Soforteingriffe (z.B. akute Blutungen, akute Verschlußprozesse, akute intrakranielle Raumforderungen). *Vorbereitungszeit:* Minuten
- **Dringlichkeitsstufe 2:** Dringliche, nicht geplante Eingriffe (z.B. Ileus, Frakturen, Verletzungen ohne Blutungen). *Vorbereitungszeit:* Minuten bis Stunden
- **Dringlichkeitsstufe 3:** Bedingt dringliche, geplante Eingriffe (z.B. Karzinome, periphere Bypass-Operationen). *Vorbereitungszeit:* Tage bis Wochen
- **Dringlichkeitsstufe 4:** Nicht dringliche, geplante Eingriffe (z.B. plastisch-chirurgische Operationen, orthopädische Eingriffe, Cholelithiasis ohne Verschlußsymptomatik, Hernien ohne Inkarzeration). *Vorbereitungszeit:* Wochen bis Monate.

Die *Dringlichkeit* des operativen Eingriffs bzw. die *vitale Beeinträchtigung* des Patienten ist entscheidend für Planung und Vorbereitung des Patienten vor einer OP. Nur die Patienten der Dringlichkeitsstufen 3 und 4 können einer umfassenden präop. Diagnostik und ggf. Therapie ihrer Begleiterkrankungen zugeführt werden.

Problem: Bei Patienten der Dringlichkeitsstufen 1 und 2 besteht zwischen Chirurgen und Anästhesisten ein „natürlicher" Interessenskonflikt: *Chirurg:* effektive Bekämpfung des Grundleidens durch raschestmöglichen OP-Beginn. *Anästhesist:* Minimierung des periop. Risikos durch möglichst umfassende Diagnostik von Begleiterkr., präop. Stablisierung vitaler Funktionen, Einhaltung des Nüchternheitsgebots (6 h vor OP-Beginn).

Vorgehen
- 1. Schritt: Der Chirurg stellt ausgehend vom Grundleiden des Patienten die OP-Indikation, d.h. er entscheidet über Art, Umfang und Zeitpunkt der Operation, sowie die entsprechenden Rahmenbedingungen (OP-Saal, Lagerung).
- 2. Schritt: Der Anästhesist überprüft, ob es gegen diese OP-Indikation von seiten seines Fachgebiets Einwände gibt (z.B. Nicht-Nüchternheit, internistische Vorerkrankungen, Alter, Kachexie etc.).
- 3. Schritt: Der Chirurg überprüft daraufhin seine ursprüngliche OP-Indikation und wägt mit dem Anästhesisten die operativen und anästhesiologischen Gesichtspunkte gegeneinander ab. Er stellt die endgültige OP-Indikation und trägt für diese Entscheidung die alleinige Verantwortung.
- 4. Schritt: Der Anästhesist seinerseits trägt die alleinige Verantwortung für die Wahl und die Durchführung des geeigneten Anästhesieverfahrens, wobei er ggf. den erschwerenden Bedingungen adäquat Rechnung tragen muß (z.B. Crash-Intubation bei Nicht-Nüchternheit).

3.1.2 Patientenaufklärung

Jeder medizinische Eingriff erfüllt im juristischen Sinne den Tatbestand der Körperverletzung, es sei denn, der Patient erteilt dazu eine rechtswirksame Einwilligung. Dazu muß er umfassend aufgeklärt werden über:
- Den zu erwartenden Nutzen
- Die spezifischen Risiken
- Mögliche Alternativen zu diesem Eingriff.

Der **Umfang der Aufklärung** orientiert sich
- Am Informationsbedürfnis des Patienten
- An der Dringlichkeit der Operation:
  - Umso umfassender und differenzierter, je weniger dringlich die geplante Operation (Dringlichkeitsstufe 3 und 4)
  - Kann sich bei Operationen der Dringlichkeitsstufen 1 und 2 ggf. auf das Notwendigste beschränken.

Voraussetzung
- Einwilligungsfähigkeit des Patienten
- Geschäftsfähigkeit (bei Minderjährigen, Entmündigten die gesetzlichen Vertreter)
- Bei komatösen, alkoholisierten oder sonst einwilligungsunfähigen Patienten dürfen nur Eingriffe der Dringlichkeitsstufe 1 oder 2 durchgeführt werden. In solchen Fällen kann von einer mutmaßlichen Einwilligung des Pat. ausgegangen werden. Angehörige können nicht anstelle des Pat. entscheiden
- Keine Aufklärung nach Prämedikation oder Sedierung
- Aufklärung *spätestens* am Vortag (ausreichende Bedenkzeit)
- Bei Sprachschwierigkeiten evtl. Dolmetscher hinzuziehen
- Aus *forensischen Gründen* ist die schriftl. Dokumentation des Aufklärungsgesprächs und der Einverständniserklärung unter Verwendung von spez. Formularen sinnvoll
- Auch mündliche Einwilligung dokumentieren, mit Angabe von (mind. 2) Zeugen.

Bei Kindern
Unter Einbeziehung der Eltern kindgerechte Aufklärung, *ausdrücklich betonen:*
- Keine Schmerzen während der Operation
- Wiederaufwachen nach der Operation.

Insbesondere die **Risikoaufklärung** erfordert ein hohes Maß an Sensibilität. Zwar verlangt die Rechtsprechung eine immer umfassendere Aufklärung – auch für seltenste Komplikationen. Trotzdem darf nicht die juristische Absicherung der aufklärenden Ärzte im Vordergrund des Gespräches stehen, sondern der Patient mit seinen Ängsten.

Blutkonserven
- Infektionsgefahr bei Gabe von Fremdkonserven erwähnen (Begriffe „Hepatitis" und „AIDS" müssen fallen)
- Wann immer möglich, muß dem Patienten die Eigenblutspende angeboten werden. Bei OPs der Dringlichkeitsstufen 3 und 4 evtl. Verschiebung des OP-Termins.

3.1.3 Die Prämedikationsvisite

Die Prämedikationsvisite des Anästhesisten dient der Aufklärung des Pat. über das geplante Anästhesieverfahren und seinen spezifischen Risiken (☞ 3.1.7), der möglichst umfassenden Diagnostik von Begleiterkrankungen und der Einleitung präop. Therapien. Der **körperliche Zustand** ist der wichtigste Faktor für periop. Morbidität und Mortalität → Pat. muß präop. in den bestmöglichen Zustand gebracht werden.
- **Funktionsbeurteilung** von Herz-Kreislauf-System, Atmungsorganen, zentr. und periph. Nervensystem, Nieren- und Leberfunktion, Gerinnungssystem, Muskulatur
- **Exakte Erhebung** der (narkoserelevanten) Anamnese, Leistungsfähigkeit abschätzen, Familienanamnese, ggf. auch Fremdanamnese
- **Insbes. nachfragen:** Auffälligkeiten bei früheren Narkosen, Transfusionen, Allergien, Medikamenteneinnahme, Kontaktlinsen, Zahnstatus, Schwangerschaft
- **Konsile** zu gezielten Fragestellungen, z.B *Pädiatrie:* bei kindlichen Fehlbildungen, *HNO:* Kehlkopfspiegelung bei Rekurrensparese oder Layrynxtumoren, *Innere:* Diagnostik und präop. Therapie internistischer Begleiterkrankungen.
- Über OP- oder Narkosefähigkeit entscheiden ausschließlich **Chirurgen** oder **Anästhesisten**. Entsprechende Fragestellungen in internistischen Konsilen sind unsinnig!

Individuelle Prämedikation am Abend und am Morgen vor der Operation (meist oral). Ziele sind:
- *Anxiolyse und Sedierung*, z.B. mit Flunitrazepam (Rohypnol®) 1–2 mg, Midazolam (Dormicum®) 7,5 mg oder Clorazepat (Tranxilium®) 20 mg

- *Analgesie.* Bei lagerungs- und bewegungsabhängigen Schmerzen: Piritramid (Dipidolor®) 7,5–15 mg i.m., Pethidin (Dolantin®) 50 mg i.m. oder Buprenorphin (Temgesic®) 0,3 mg i.m.
- *H$_2$-Blocker* heben bei den meisten Pat. den pH-Wert des Magensafts auf > 2,5; neuerdings empfohlen bei aspirationsgefährdeten Pat.: Cimetidin (Tagamet®) 400 mg 60–90 Min. vor Einleitung.

> **Nahrungskarenz** bei elektiven Eingriffen mindestens 6–8 h (Ausnahme Säuglinge und Kleinkinder: Tee bis 3–4 h vor OP erlaubt). Orale Prämedikation stellt keinen Widerspruch dar.

Sonstige präoperative Maßnahmen
- **Physiotherapie:** z.B. Atemgymnastik (mit Giebelrohr, Ballons und Inhalationsgerät), Gangschulung, Hinweise auf Fuß- und Beinbewegungsübungen zur Thromboseprophylaxe (☞ 3.1.8)
- **Hypovolämie-Ausgleich** insbes. bei älteren Pat.: wenn keine ausreichende Trinkmenge → venöser Zugang, Flüssigkeitszufuhr
- **Vorabend vor OP:** Darmentleerung mittels Einlauf oder Klysma
- **Vor Transport in den OP:**
  - Harnblase entleeren lassen
  - Rasur im geplanten OP-Gebiet
  - Zahnprothesen, Hörgeräte, Schmuck, Kosmetika entfernen
  - Orale Prämedikation rechtzeitig verabreichen
- **Thromboseprophylaxe**
  - Mechanisch: Stützstrümpfe bei Varizen
  - Medikamentös (☞ 30.6).

3.1.4 Routineuntersuchungen

Laboruntersuchungen
Alle Untersuchungsbefunde sollten nicht älter als 2 Wo. sein. Der Umfang präop. Laboruntersuchungen ist nicht einheitlich.

Standarduntersuchungen und ihre Interpretation:
- **Hämoglobin** < 9 g/dl: Bei Elektiveingriffen Abklärung und Therapie der Anämie. Auf jeden Fall: ausreichend Blutkonserven bereithalten. Bei Niereninsuffizienz Werte bis 7 g/dl akzeptabel
- **Blutgruppenbestimmung.** Kreuzproben. Ab mittelgroßen Eingriffen notwendig
- **Serumprotein:** bei Gesamtprotein < 5,2 g/dl bzw. Albumingehalt < 3 g/dl präop. Substitution erwägen. Hypalbuminämie: Gefahr einer maskierten Hypovolämie; Hinweis auf vermehrte interstitielle Wasseransammlung, evtl. Störungen des pulmonalen Gasaustausches, Wundheilungsstörungen und Darmparalysen
- **E'lyte:** Na$^+$, K$^+$. Auf präop. Ther. mit Diuretika, Digitalispräparaten, Kaliumsubstitutionen, exzessive Darmspülungen (oder Laxantienabusus) achten.

> *Leitsätze für Kaliumzufuhr bei Hypokaliämie:* Bei schwerem Kaliummangel meist über einige Tage Kaliumzufuhr (nicht mehr als 3 mval/kg/Tag). Nicht > 40 mval Kaliumzusatz pro Liter Infusionslösung (und nicht > 20 mval/h) – mehr als 20 mval/l K$^+$ nur über ZVK. Auch orale Zufuhr möglich, z.B. Kalinor®-Brausetabletten (1 Tbl. enthält 40 mval K$^+$); bis zu 3 Tbl. tägl. Präop. Ther., wenn Serumkaliumspiegel < 3,5 mval (< 4 mval beim digitalisierten Pat.) bzw. > 5,5 mval liegt.

- **Glucose im Serum:** mind. ab mittelgroßen Eingriffen. Bei Nüchternwert > 100 mg/dl → Tagesprofil
- **Transaminasen:** Nicht erkannte Lebererkrankungen (z.b. präexistente Hepatitis) mit Erhöhung des Anästhesierisikos. Halogenierte Kohlenwasserstoffe (z.b. Inhalationsnarkotika wie Halothan®) sind potentiell lebertoxisch
- **Kreatinin:** orientierende Untersuchung der Nierenfunktion
- **Gerinnungsparameter:** Quick (Norm 70–100 %), PTT (Norm 35–40 Sek.) Thrombozytenzahl (Norm 150 000–400 000/µl)
  - Thrombozytenaggregationshemmer (ASS): Mindestens 3 Tage vor Elektiveingriffen absetzen; Blutungszeit bestimmen (normal: 2–5 Min.).
  - Marcumar: absetzen und Vitamin K (Konakion) als Bolus von jeweils 10 mg i.v. bis zur Normalisierung der Gerinnung verabreichen. Gabe von Prothrombinkomplex (PPSB) nur bei Operationen der Dringlichkeitsstufen 1 und 2 indiziert. (1 I.E./ kgKG hebt den Quickwert um 1 %)
  - Nach Gerinnungsnormalisierung Antikoagulation durch Heparin. Zielgröße: PTT 50–60 Sek.

EKG

Routinemäßig (Alter: siehe klinikinterne Regelung) oder bei V.a. kardiale Erkrankungen, Hyperthyreose.

Röntgen-Thorax

Bei V.a. Herz-Kreislauferkrankungen bzw. auf bronchopulmonale Erkrankungen. Zur Vorbereitung thorakaler Eingriffe sowie im allg. bei Pat. > 40 J.

3.1.5 Zusatzuntersuchungen und -maßnahmen

- **Lungenfunktion:** (☞ auch 16.3.1) z.B. bei thorakalen Eingriffen, Skoliose-OP oder entsprechender Anamnese mit pulmonalen Vorerkrankungen (Pneumonie, Allergie, chron. Raucher). „Kleine Spirometrie": Forcierte exspiratorische Vitalkapazität (FVC) und Einsekundenkapazität (FEV), inspiratorische Vitalkapazität. *Die Einsekundenkapazität ist der beste spirometrische Parameter für den Schweregrad einer obstruktiven Lungenerkrankung (Werte < 0,8 l → hohes OP- und Narkoserisiko).* Ergebnisse zu alters-, geschlechts- und größenbedingten Normwerten in Beziehung bringen (Ergebnisse nur verwertbar, wenn durch gute Kooperation des Pat. entstanden)
- **Blutgasanalyse** (BGA/ Astrup): Spritzeninnenraum mit Heparin benetzen oder spezielles BGA-Set verwenden. Punktion der **A. radialis** oder **femoralis**. Spritze mit Stöpsel verschließen. Punktionsstelle mehrere Min. komprimieren (Nachblutung!). *Alternativ:* kapilläre BGA (Ohrläppchen, Fingerbeere) nach „Arterialisierung" durch Hyperämie, z.B. mit Finalgon®-Salbe.
- **Labor:** Schilddrüsenwerte, Medikamentenspiegel (z.B. Digitalis, Antiepileptika)
- **Gerinnungsstatus:** Fibrinogenkonz. (Norm 200–400 mg/dl), TZ, AT III
- **HIV-Test:** bei klinischem Verdacht oder entsprechender Anamnese (z.B. Heroinabhängigkeit). Als Routineuntersuchung bei allen operativen Patienten umstritten, aber weitverbreitet. In jedem Fall ist die ausdrückliche schriftliche Einwilligung des Patienten einzuholen. Schweigepflicht!
- **Hepatitis-Serologie:** bei Z.n. Hepatitis B zur Abklärung der Infektiösität.

Normwerte der Blutgase und Sauerstoffsättigungen		
Parameter	arteriell	gemischtvenös
pO_2	70-105 mmHg	35-40 mmHg
pCO_2	35-45 mmHg	41-51 mmHg
O_2-Sättigung	95-98 %	70-75 %

Normwert des arteriellen pO_2 ist altersabhängig:

< 50 Jahre	50-65 Jahre	> 65 Jahre
80 mmHg	75 mmHg	70 mmHg

Hyperkapnie: pCO_2 > 45 mmHg: leichte CO_2-Retention
> 70 mmHg: schwere CO_2-Retention

Säure-Basen-Parameter: pH-Wert: 7,36-7,44. Base Excess -2 bis +2 mval/l

Cave: normaler art. pO_2 und normale art. O_2-Sättigung schließen Gewebshypoxie nicht aus (z.B. bei erniedrigtem Hb).

3.1.6 Der Risikopatient

Kardiovaskuläre Erkrankungen

- **Anamnese:** Belastungsdyspnoe, Knöchelödeme, Nykturien, Stenokardien
- **Nach Myokardinfarkt** (☞ 4.2.4): in den ersten 6 Mon. elektive Eingriffe kontraindiziert. Nach 3 J. ist das Reinfarktrisiko nicht größer als bei gleichaltrigen Pat. ohne vorausgegangenen Infarkt. Invasives Monitoring (postop. intensivmedizinische Betreuung). Reinfarktrisiko postop. >> als intraop. (bes. in ersten 3 postop. Tagen); fast 50 % subjektiv ohne typische Schmerzsymptomatik!
- **Dekompensierte Herzinsuffizienz:** absolute **KI** für jeden elektiven Eingriff
- **Arrhythmien** als Risikofaktoren unterschiedlich zu bewerten. Sinusarrhythmien und supraventrikuläre Extrasystolie von weit geringerer Bedeutung als die ventrikuläre Extrassystolie. *Präop. Digitalisierung:* Hauptindikation bei tachykarder Herzinsuffizienz (bes. bei Vorhofflattern und -flimmern)
- **Herzvitien** (z.B. Aortenstenose) hohe Risikofaktoren. *Antibiotikaprophylaxe* bei allen Pat. mit Herzklappenfehlern (2 g Ampicillin + 80 mg Refobacin® 30 Min. präop. i.v., 500 mg per os nach 6 h, bei Penicillinallergie 1 g Vancomycin in 60 Min., danach 120 mg Gentamicin). Pat. mit *Aortenklappenersatz:* Antikoagulantien mehrere Tage vor OP absetzen bis Quick normal. Pat. mit *Mitralklappenersatz:* Marcumar® bis ein Tag vor OP, dann mit Vit. K (Konakion®) antagonisieren, 12 h postop. Vollheparinisierung (☞ 30.6.1)
- **Hypertonie** (☞ 4.3): erheblicher Risikofaktor für Anästhesie (Hypotensionen, Arrhythmien und hypertone Krisen). Blutdruckwerte auf jeden Fall prästationär normalisieren. Antihypertensive Medikamente präop. nicht absetzen
- **Koronare Herzkrankheit** (☞ 4.2.4): Verminderung der koronaren Durchblutungsreserve → 10fach erhöhtes Risiko eines periop. Infarktes gegenüber Gesunden
  - Bei *Angina pectoris-Anfall* unmittelbar vor OP: Absetzen von OP-Plan, Infarktdiagnostik (EKG, Enzyme), da Pat. potentieller Infarktkandidat ist
  - **Vermeiden von Streß** mit erhöhtem O_2-Verbrauch durch gute Prämedikation, schonende Ein- und Ausleitung der Narkose sowie gute Abschirmung gegenüber Schmerzreizen
  - **Nachbeatmung** bei langer OP-Dauer und großer Volumenverschiebung.

Bronchopulmonale Erkrankungen
- Akute und chron. Lungenerkrankungen: 3 – 4fach erhöhte KO-Rate
- **Raucher:** Risiko postop. pulmonaler KO nach größeren Eingriffen sechsmal höher als bei Nichtrauchern
- **Obstruktive Funktionsstörungen:** Besserung durch prästationäre physiotherapeutische und inhalationstherapeutische Maßnahmen (gezielte Atemgymnastik, Einstellen des Rauchens, Sanierung eines Atemweginfekts)
- **Asthmatiker:** Asthmatherapeutika perioperativ nicht absetzen. Bei akutem Asthmaanfall (☞ 4.4.2) keine Narkoseeinleitung
- **Skoliosepatienten:** Funktionseinschränkungen in aller Regel kompensiert, Quantifizierung dieser Funktionseinschränkungen dient der Orientierung für evtl. postop. auftretende Probleme.

> *Wichtige präoperative Maßnahmen bei chron.-obstrukt. Lungenerkrankungen:*
> Rauchen einstellen. Gezielte Antibiotika-Ther. akuter pulmonaler Infekte. Ther. eines Bronchospasmus (z.B. Euphyllin®, Berotec®, Physiotherapie; ☞ auch 3.3.2)

Nierenerkrankungen
- Regionale Anästhesieverfahren bei Gerinnungswerten im Normbereich bevorzugen
- **Terminale Niereninsuffizienz** (dialysepflichtige Pat.): zeitliche Planung des Eingriffs sehr wichtig. Letzte präop. Dialyse 12–24 h vor der geplanten OP. Dann sofort neue Laborwerte. Bes. Augenmerk auf Serumkalium (max. 5,5–6,5 mmol/l). Flüssigkeitsbedarf/24 h: Restdiurese + 500 ml 0,9 % NaCl-Lösung
- **Postop. Dialyse:** Zeitpunkt wird vom Serumkalium und dem extrazellulären Volumen bestimmt. Häufig niedriges Hb: bei sonst asymptomatischen Pat. aufgrund der langen Adaptationszeit akzeptabel. Bei älteren Pat. sollte der Hkt. auf etwa 30 % angehoben werden
- **Hypertonus bei chron. urämischen Pat.** (ca. 15 %): um pektanginösen Anfall oder Hypertension zu vermeiden Hochdruckmedikamente nicht absetzen
- **Akutes Nierenversagen:** extrazelluläres Volumen konstant halten und ausreichend auffüllen (prärenale Komponente, Hypotonie, Hypovolämie ausschließen). OP erst nach Stabilisierung der Nierenfunktion außer bei vitaler OP-Ind.

Diabetes mellitus (☞ 4.7)
- Sorgfältige präop. Befunderhebung. BZ-Tagesprofil, Nüchtern-BZ, evtl. internistisches Konsil (Diabetes-Einstellung). Nierenfunktion und kardiovaskuläres System hinsichtlich Mikro- und Makroangiopathie beachten
- **OP-Risiken:** Entgleisung des Diab. mell., erhöhtes Risiko an Wundheilungsstörungen. Narkose und OP bewirken Blutzuckeranstieg, Hypovolämie
- **Procedere**
  - *Diätpflichtig:* Nüchtern-BZ < 140 mg/dl, intraop. kein Insulin
  - *Tablettenpflichtig:* Biguanide wegen Laktatazidosegefahr 2 d vor OP absetzen; α_1-Glucosidase-Hemmer (z.B. Glucobay®) ebenfalls absetzen. Sulfonylharnstoffe, z.B. Glibenclamid (z.B. Euglucon®), weiterführen. BZ intraop. 180–200 mg/dl anstreben, alle 30–60 Min. kontrollieren, K$^+$ alle 2–4 h Kontrolle und evtl. substituieren
  - *Insulinpflichtig:* 0,5–0,7 IE Altinsulin/h i.v., je nach BZ zusätzlich Gabe von 10 %iger Glucose 100 ml/h (BZ bei elektivem Eingriff möglichst < 180 mg/dl).

Am OP-Tag selbst sind verschiedene Vorgehensweisen möglich:
- 1/3 der Normaldosis an Depotinsulin
- Umstellung auf Alt-Insulin.

In beiden Fällen Substitutuion von Glucose 5 % erforderlich (2 ml/kgKG/h). *Vorgehen:* Insulin zunächst absetzen. Insulin oder Glucose 5 % nach Bedarf.
In jedem Fall ist ein engmaschiges Blutzuckertagesprofil erforderlich. Raschestmögliche Umstellung auf orale Kost und Normaldosis Depotinsulin.

Funktionsstörungen der Schilddrüse (☞ 12.1)
Anzustreben: euthyreote Stoffwechsellage. Wesentlich für die Beurteilung ist jedoch die klinische Situation. *Hyperthyreose:* vor elektiven Eingriffen medikamentös bis zur Euthyreose behandeln (Möglichkeit einer intraop. thyreotoxischen Krise). Ggf. ausführliche endokrinologische Diagnostik.

Ernährungsstörungen
- *Adipositas* erhöht operative Morbidität und Mortalität durch:
  - Hypertonie, evtl. Linksherzinsuffizienz
  - Erschwerte Freihaltung der oberen Atemwege
  - Reduzierte funktionelle Residualkapazität mit Gefahr postoperativer Hypoxien.
- *Anorexie, Kachexie* gehen häufig mit anderen Störungen einher:
  - Metabolische Azidose
  - Intravasaler Volumenmangel
  - Mangel an Kalium, Kalzium und Magnesium
  - Hypalbuminämie
  - Endokrine Störungen
  - Kardiomyopathien.

3.1.7 Wahl des Anästhesieverfahrens

Allgemeinanästhesie
Angriffspunkt: zentrales Nervensystem.
Vorherrschend heute die sog. **balancierte Anästhesie** mit verschiedenen Narkotika.
Beispiel:
- Einleitung mit einem Kurznarkotikum (Barbiturat, Etomidate oder Disoprivan)
- Beatmung mit einem Gemisch aus Sauerstoff und Lachgas (Verstärkung der analgetischen Wirkung)
- Weiterführung der Narkose
  - *Analgesie:* Opiate (z.B. Fentanyl®, Rapifen® oder Sufenta®)
  - *Sedierung:* Benzodiazepine (z.B. Dormicum®) oder Neuroleptika (z.B. DHB)
  - *Relaxierung:* (z.B. Pancuronium®, Norcuron® oder Tracrium®)
  - Inhalationsanästhetikum (z.B. Halothan®, Forene®)

Vorteil: Geringere Dosierung und raschere Elimination aller Einzelkomponenten.

Die **Allgemeinanästhesie** gilt als Methode der Wahl bei
- allen OPs, die eine kontrollierte Beatmung und Muskelrelaxantien erfordern (Große Laparotomien, Thorakotomien, Kraniotomien)
- Pat. in kritischem Allgemeinzustand (Schock, Sepsis)

Regional- oder Leitungsanästhesie (☞ 2.3)
Nach dem Ort der Blockade unterscheidet man *rückenmarksnahe Leitungsanästhesien* (Spinal-, Peridual- und Kaudalanästhesien) und *periphere Leitungsanästhesien* (Plexusanästhesie oder 3 in 1 Block).
Vorteil: geringe systemische Beeinflussung, Aufrechterhaltung der Spontanatmung und der Vigilanz, keine postop. Ventilationsstörungen.
Ind.: kleine und mittlere Eingriffe im Bereich der Extremitäten. Periop. Analgesie.

Kontraindikationen

- Patient ablehnend oder nicht ausreichend kooperativ
- Volumenmangel
- Infektionen im Punktionsgebiet
- Gerinnungsstörungen (z.B. durch Marcumar®)
- Medikation mit ASS oder niedermolekularen Heparinen (Gefahr intraspinaler Blutungen: Absprache mit Anästhesisten erforderlich)
- Überempfindlichkeit gegen Regionalanästhetika.

3.1.8 Thrombose-, Embolie- und Infektionsprophylaxe

Ohne Thrombembolieprophylaxe tritt eine tiefe Beinvenenthrombose bei ca. 50 % aller operierten Erwachsenen auf.

- **Prädisponierende Faktoren** für venöse Thrombosen: höheres Alter, weibliches Geschlecht, Übergewicht, Immobilisierung, Venenerkrankungen, maligne Tumoren, Infektionskrankheiten, Herzkrankheiten, hämatologische Erkrankungen, Dehydratation, nephrotisches Sy., Medikamente (orale Kontrazeptiva, Antagonisten von Antikoagulanzien), Rauchen
- **Laborbefunde**, die auf eine Prädisposition zur Thrombose hinweisen:
  - *Gesteigerte Gerinnungsbereitschaft:* Quick ↑, Fibrinogen ↑, PTT ↓ (< 25 sec.)
  - *Aktive Gerinnungs- und Fibrinolyseprozesse:* Fibrinspaltprodukte ↑, PTT ↓
  - *Ungenügende Hemmung der Gerinnungskaskade:* AT-III-Aktivität ↓ (< 70 %)
  - Thrombozytenzahl > 400 000 mm^3, Hämatokrit > 50 %.
- **Thromboseprophylaxe:**
  - medikamentös (☞ 30.6.1) *Cave:* Niedermolekulare Heparine gelten teilweise als KI für Regionalanästhesien
  - **Physikal. Methoden** (nur in Verbindung mit medikamentöser Thromboseprophylaxe): Hochlagern der Beine bzw. Unterschenkel, Fußgymnastik mit Aktivierung der Wadenmuskelpumpe, Thromboseprophylaxestrümpfe, Mobilisation!

Antibiotika-Prophylaxe

- Bei allen Endoprothesenimplantationen, größeren Knocheneingriffen, Gelenkeröffnungen, größeren Bauch- und Thoraxeingriffen
- Als **Endokarditis-Prophylaxe** bei Z.n. Endokarditis z.B. 1 x 3 g Amoxicillin
- Bei Herzvitien oder Z.n. Klappenersatz ☞ 3.1.6
- **Durchführung:** Einmalige Gabe ausreichend (single shot). Bei überlanger OP-Dauer (> 6 Std.) Repetitionsdosis möglich.
  - Antibiotika mit möglichst engem Spektrum verwenden (auf die Problemkeime der jeweiligen Klinik bzw. Station zugeschnitten), z.B. Cefalozolin (Gramaxin®) 1 x 2 g oder Cefuroxim (Zinacef®) 1 x 1,5 g
  - Kolon-Chirurgie, z.B. 1x 4 g Baypen® + 500 mg Clont® i.v.
  Cave: Nur wirksam, wenn bei Hautschnitt ausreichende Gewebespiegel bestehen → spätestens mit Narkosebeginn verabreichen.

3.2 Operative Phase

Monitoring:
Lebensbedrohliche Situation durch apparatives Monitoring frühzeitiger als klinisch erkennbar.

Lagerung (☞ Abb. 3.1)
Die Verantwortung für die Auswahl und die Durchführung einer geeigneten Lagerung liegt beim Operateur. Der Anästhesist ist für die Körperregionen zuständig, die ihm zur Überwachung der Vitalfunktionen zugänglich sind, z.B. der „Infusionsarm".

Lagerungsprobleme
- In **Rückenlage** schieben die Baucheingeweide das Zwerchfell nach kranial: Abnahme der funktionellen Residualkapazität, evtl. Oxygenierungsprobleme, verstärkt durch Adipositas oder Kopf-Tief-Lagerung
- **Fuß-Tief-Lage:** intravasales Volumen versackt → RR-Abfall
- **Kopf-Tief-Lage:** Zunahme der Ventrikelvorlast → Gefahr der Herzinsuff.
- **Bauch-Lage:** Druck auf Bauchdecke → Behinderung der Ventilation und Kompression intraabdomineller Gefäße
- **Seitenlagerung:** Vorsicht bei Ventilationsstörungen → Lagerung auf der schlechteren Lungenhälfte verschlechtert die Oxygenierung (Zunahme des Re-Li-Shunts)
- OP-Gebiet oberhalb des Herz-Niveaus (OP einer Struma oder der hinteren Schädelgrube) → Gefahr einer Luftembolie.

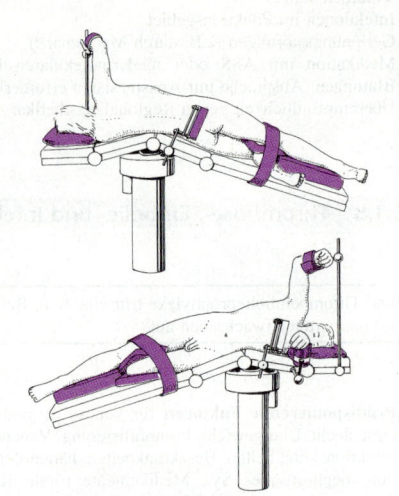

Seitenlagerung mit Überstreckung

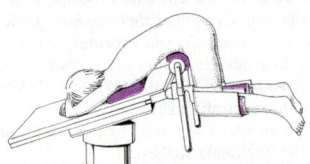

„Heidelberger Lagerung" bei posterioren Rektumeingriffen

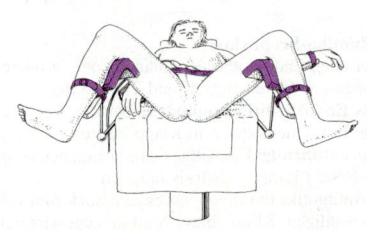

Steinschnittlagerung

Abb. 3.1: Operationslagerungen

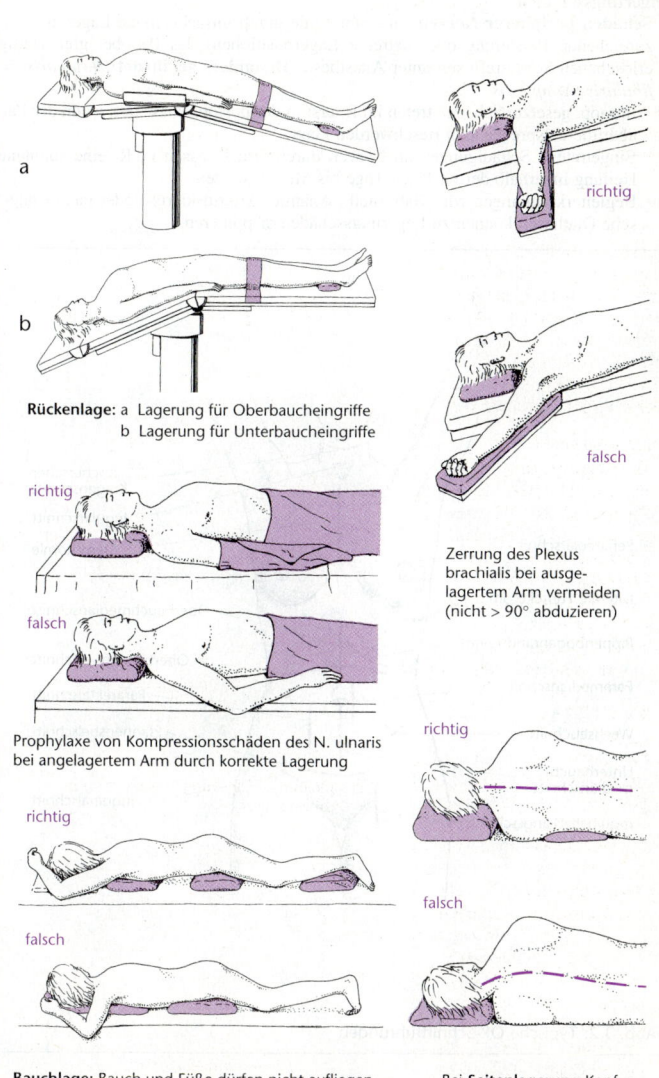

Lagerungsschäden
- **Schäden peripherer Nerven:** in erster Linie durch unsachgemäße Lagerung (unzureichende Polsterung oder extreme Lagerpositionen) des Pat. bei gleichzeitig erloschenen Schutzreflexen unter Anästhesie. **Besonders gefährdet:** *N. ulnaris, N. fibularis, Armplexus*
  - Intraop. gesetzte Schäden treten i.d.R. erst in der postop. Phase auf, wenn der Pat. über die entsprechenden Beschwerden klagt
  - Eingetretene Schädigungen an Nerven durch Druck lassen i.d.R. eine spontane Heilung innerhalb der nächsten Tage bis Mon. erwarten
  - Begleiterkrankungen wie Diab. mell., Anämie, Arteriosklerose oder hämorrhagische Diathesen können zu Lagerungsschäden disponieren.

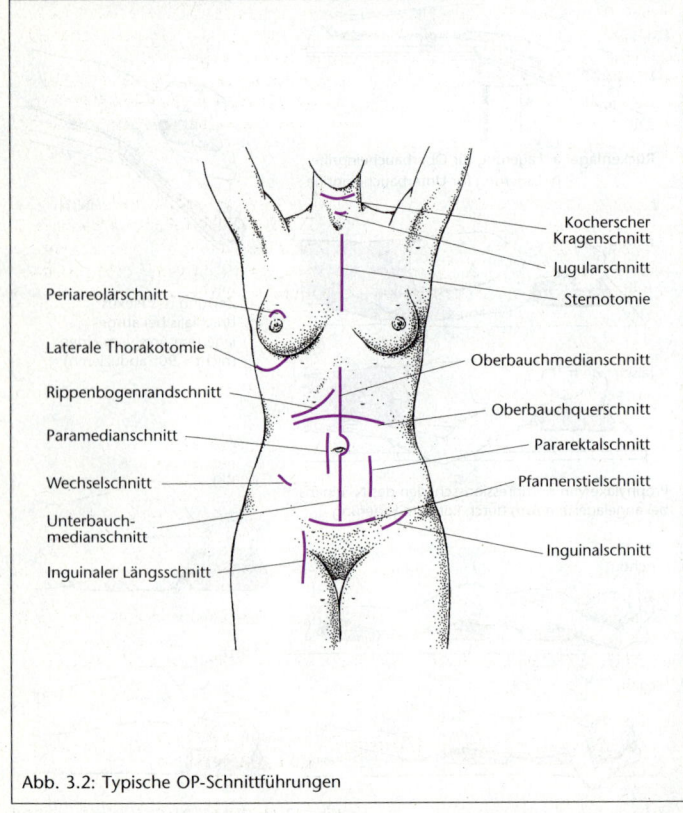

Abb. 3.2: Typische OP-Schnittführungen

Blutleere/-sperre
Ind.: Kleinere Extremitäteneingriffe (z.B. Metallentfernung) zur Verbesserung der intraop. Sicht durch Entleerung der Venen und Unterbindung des art. Zustroms.
KI der *Blutsperre:* pAVK (relative KI), hämatologische Erkr. (Thromboserisiko).
Blutleere: Infektionen (Ausbreitung durch Auswickeln), Frakturen (Dislokation).
Technik: Pneumatische Druckmanschette an Oberarm bzw. Oberschenkel anlegen. Bei Blutsperre Extremität ca. 3 Min. hochhalten, bei Blutleere Extremität mit breitem Gummiband von distal nach proximal auswickeln. Druckmanschette aufblasen. Extremität lagern bzw. Gummiband abwickeln.

- Beim Abwaschen der zu operierenden Extremität unbedingt darauf achten, daß keine Desinfektionslösung unter die noch nicht aufgeblasene Manschette läuft → *großflächige Blasenbildung mit tiefen, schlecht heilenden Hautnekrosen* möglich
- **Druck (Erwachsene):** Oberarm 280–300 mmHg, Oberschenkel 300–400 mmHg
- **Tolerable Ischämiezeit** für eine Extremität ca. 2 h. Bei Überschreiten dieser Zeit neurol. Störungen und morphologische Läsionen zu befürchten
- Bei Eröffnen einer Blutleere sind Folgeveränderungen im Kreislauf möglich: metabolische Azidose sowie Anstieg von Laktat und Pyruvat. **Hypotensionen** nicht selten (Tourniquet-Syndrom), zumal dann, wenn die Eröffnung zusätzlich zu Blutungen in dieser Extremität führt (Knieprothese).

Vermeidbare Risiken
- **Unipolare Elektrochirurgiegeräte** mit Neutralelektrode: Gefahr von *Kriechströmen* und *Verbrennungen*, v.a. unter EKG-Elektroden. Neutralelektrode nah am OP-Gebiet plazieren, Pat. trocken halten, sparsamer Umgang mit Desinfektionslösung
- **Auskühlen** des Pat. begünstigt durch lange OP-Zeiten, niedrige Raumtemperaturen (Klimanlage), unzureichende Abdeckung (**Kinder!**), Desinfektionslösungen
- Verletzung des Pat. bei unsachgemäßer Umlagerung.

3.3 Postoperative Phase

Postoperative Schmerztherapie (☞ 30.5.1)

3.3.1 Überwachung im Aufwachraum

Unmittelbar nach der Operation werden die Pat. zur Überwachung entweder auf die Intensivstation oder in den Aufwachraum gebracht. Ziel: Erkennen und Behandeln von Frühkomplikationen.
Anästhesist: verantwortlich für die Überwachung der Vitalparameter, Kreislauf, Atmung und Bewußtsein.
Operateur: verantwortlich für OP-spezifische Belange, Drainagen, Redonflaschen, Verbände, Nachblutungen etc.

3.3.2 Postoperative Frühkomplikationen

Nachblutung
- **Ursache:** lokal (Nahtinsuffizienz, mangelnde intraop. Blutstillung) oder systemisch (hämorrhagische Diathese)
- **Blutungsausmaß:** Durchbluten von Verbänden, Förderung von Drainagen → Hypotonie, Tachykardie, Hb und Hkt. ↓, ZVD ↓

- **Ther.:** Operateur verständigen bzw. diensthabenden Arzt. Evtl. Redon-Drainage auf Überlauf stellen (Sog entfernen). Kompressionsverband, Hochlagern, lokal Eis. Volumensubstitution. Hb, Hkt. überprüfen. Evtl. Bluttransfusionen (☞ 2.2) und Frischplasma. Gerinnungsparameter (PTT, PTZ, Quick, Fibrinogen, Thrombozyten) bestimmen
- **Substitution akuter Blutverluste:** beim sonst Gesunden bis Hb-Abfall auf ca. 8 g/dl bzw. Hkt. > 30 % mit Plasmaexpandern (z.B. HAES®) bzw. E'lytlösungen ersetzen. Bei Vorerkrankungen und hohem Alter früher intervenieren
- **Revision** bei nicht beherrschbarer, kontinuierlicher, kreislaufwirksamer Blutung.

> **Notfalltherapie bei schwerer Blutung unbekannter Ursache**
> - Großlumige Zugänge legen: 2-3 Braunülen G14 (braun) oder G16 (grau)
> - Blutgruppe, Kreuzblut, BB, Gerinnung, 10 ml Zitratblut für spätere Diagn.
> - Kristalloide (z.B. Ringer) und kolloide Lösungen (z.B. HAES®10) bzw. Humanalbumin (möglichst vorgewärmt), bis Kreuzprobe durchgeführt ist
> - Kontrolle von RR, Puls, Temperatur, Hb und Hkt., evtl. ZVD
> - Ery-Konzentrat substituieren (ggf. ungekreuzte Ery-Konzentrate der Blutgruppe 0), FFP's bei Gerinnungsstörungen: gezielte Substitution.

Fieber

- Temperaturerhöhung nach größeren OP's (bis 38,5 °C) physiol.
- **Ther.:** Symptomatisch: Wadenwickel mit kaltem Wasser, Eisbeutel auf Leisten. Pharmakotherapie: Paracetamol (ben-u-ron®) 2–3 x 0,5–1,0 g/d oral (Erwachsene), evtl. Metamizol (Novalgin®) 50–100 mg i.v. Leukos kontrollieren
- **DD** bei höherem bzw. über Tage anhaltendem Fieber: *Pneumonie, Harnwegsinfekt, Wundinfekt, Wundhämatom, Phlebitis, Sepsis, Virusinfekt* (☞ 10)
- **Maligne Hyperthermie:** sehr selten (Kalziumaufnahme in Muskel gestört). Lebensbedrohlich! Tritt in Zusammenhang mit verschiedenen Muskelerkrankungen auf, z.B. Duchenne-Dystrophie, Osteogenesis imperfecta, Arthrogrypose. Wird durch verschiedene Anästhetika ausgelöst, geht mit exzessivem Körpertemperaturanstieg einher. **Ther.:** O₂-Gabe, Hyperventilation, Dantrolen® 1 mg/kg i.v. (Schnellinfusion). Dann weiter infundieren bis 2,5 mg/kg. Intensivtherapie.

Platzbauch

Ursachen: Nahtinsuffizienz (häufig bei Kachexie, Peritonitis), Pressen und Husten.
Therapie: Nahrungskarenz und sofortige OP-Vorbereitung, steriler Verband, Revision zum frühestmöglichen Zeitpunkt (☞ 19.7.1).

Hypotension

- Meist **Volumenmangel** (durch ungenügende Flüssigkeitszufuhr während Narkose, anhaltende Blut- und Flüssigkeitsverluste postop.). **Folge:** Abnahme der Gewebeperfusion mit der Möglichkeit einer zerebralen oder myokardialen Mangeldurchblutung bzw. eines akuten renalen Versagens. **Diagn.:** RR ↓, Tachykardie, ZVD ↓, Urinausscheidung ↓ (stündliche Kontrolle). **Ther.:** sofortiger Volumenersatz mit kristalloiden Lösungen (z.B. Ringer), kolloidalen Lösungen (z.B. HAES® 10 %, Hämaccel® 3,5 %) oder Blut. 250–500 ml eines Plasmaersatzmittels über 10–15 Min. geben; Schocklagerung
- **Kardiale Insuffizienz:** RR ↓, ZVD ↑. **Ther.:** bei RR < 80 mmHg Dopamin 5–10 µg/kg/Min (bei 1mg/ml : 0,3–0,6 ml/h/kg KG); bei RR > 80 mmHg Dobutamin (Dobutrex®) 2,5–10 µg/kg/Min (bei 1 mg/ml: 0,15–0,6 ml/h/kg KG). Nur bei absoluter Arrhythmie bei Vorhofflimmern Digitalisierung mit 0,4 mg Methyldigoxin (z.B. Lanitop®) i.v., bei Bedarf wiederholen.

Hypertension
- **Häufige Ursachen:** vorbestehende Hypertonie, Schmerz, Hyperkapnie, Hypoxie und Hypervolämie durch Überinfusion, volle Harnblase, fehlende Antihypertensiva-Gabe am OP-Tag bei Hypertonikern. Vor allem bei kardial und zerebral vorgeschädigten Pat. muß mit KO gerechnet werden
- **Ther.:** Beseitigung der Ursachen z.B. durch Gabe von Analgetika, Antagonisierung von Medikamenten, assistierter Beatmung oder Sauerstoffinsufflationen. Bei bleibend hohem RR: medikamentöse RR-Senkung (☞ 4.3)
- *Drohende kardiale Insuffizienz:* als Erstmaßnahme 2 Hübe Nitrolingual®-Spray (entsprechend etwa 0,8 mg Nitroglyzerin). β-Blocker sind dann indiziert, wenn die Hypertonie zusammen mit einer Tachykardie auftritt. Alternative bei RR > 100 mmHg: Nitroperfusor (Glyceroltrinitrat): 50 mg/50 ml → 2–8 ml/h.

Arrhythmien
- **Formen:**
  - **Tachykardien:** supraventrikuläre (Vorhofflimmern und -flattern, Sinustachykardie), ventrikuläre (Kammerflimmern, -flattern)
  - **Bradykardien:** AV-Block I–III°, Sinusknotensyndrom, Sinusbradykardie
    Extrasystolen: supraventrikuläre, ventrikuläre
- **Symptome:** Schwindel, Synkope, Angina pectoris, Herzklopfen, Atemnot, kardiogener Schock
- **Ursachen:** Hypoxämie, E'lytverschiebungen, pH-Verschiebungen, Schmerzen, vorbestehende Herzerkr., Volumenmangel, volle Blase, Zwerchfellhochstand, Fieber, Hyperthyreose, Überdigitalisierung, erhöhter Parasympathotonus, Herzinfarkt
- **Diagn.:** EKG, E'lyte, O_2-Sättigung, BGA, Temperatur, evtl. Herzenzyme
- **Ther.:** Ursache beseitigen. Bei Herzfrequenz > 150/Min. bzw. < 40/Min., bei RR-Abfall und Eintrübung Antiarrythmika einsetzen. Gezielter Einsatz weniger Medikamente nach Diagnosestellung, Protokoll!
  - *Bradykardien:* Atropin 0,5–1,0 mg i.v. (1–2 Amp.) bzw. Ipatropiumbromid (Itrop®) 0,5 mg i.v. (1 Amp.); *Cave:* RR-Abfall) oder Orciprenalin (Alupent®) 0,5–1,0 mg i.v. (1–2 Amp. – am besten auf 0,1 mg/ml verdünnen). Evtl. temporärer Schrittmacher (transthorakal oder intracardial)
  - *Tachykardien:* Supraventrikulär → Karotissinusmassage, Vasalva-Preßversuch, Verapamil (Isoptin®) 1–2 Amp. i.v. (5–10 mg) über 5–10 Min. unter Monitorkontrolle. **KI:** β-Blocker.
    Ventrikulär → Lidocain (Xylocain® 2 %ig) 100 mg i.v. (1 Amp.), Ajmalin (Gilurytmal®) 50 mg i.v. (1 Amp.), Kardioversion
  - *Extrasystolie:* supraventrikulär → Isoptin® (s.o.), ventrikulär → Xylocain® (s.o.).

Angina pectoris (☞ 4.2.4)
- *KHK:* besondere Aufmerksamkeit in der unmittelbar postoperativen Periode! *Myokardinfarkte* ca. 0,4 % der Fälle (kein Infarkt vorausgegangen) bevorzugt in der frühen postop. Phase. *Postop. Reinfarktrate* dagegen 6,5 %
- Die im Rahmen einer Frühreaktion auftretende Hypertension bei gleichzeitig erhöhtem Sauerstoffbedarf des gesamten Organismus und des Myokards kann, zusammen mit postoperativer Hypoxie und Anämie, ganz wesentlich für das Auftreten einer Ischämie verantwortlich sein.

Obstruktive Atemstörung
- **Mechanische Verlegung der Atemwege**
  - **Ursache:** Zurückfallen der Zunge, Ansammlung von Sekret im Pharynx, Rekurrensparese nach Strumektomie

- **Diagn.:** Einziehung der Interkostalräume, geringe oder aufgehobene Atemexkursionen, heftige Zwerchfell- und Bauchatmung, inspiratorischer Stridor
- **Ther.:** Freimachen der Atemwege durch Reklination des Kopfes, Sekretabsaugung, Einlegen eines Güdel- oder Wendel-Tubus, evtl. Reintubation mit Beatmung
• **Bronchospasmus**
  - **Ursache:** Reizung des Tracheo-bronchial-Systems v.a. bei Pat. mit Asthma bronchiale, chron. Bronchitis, starken Rauchern, anaphylakt. Medikamentenreaktion
  - **Diagn:** Auskultation (Giemen, RG), Dyspnoe
  - **Ther.:** Inhalation von Dosier-Aerosolen z.B. Salbutamol (Sultanol®) bzw. Injektion von Theophyllin (z.B. Bronchoparat®) 1/2-1 Amp. (100–200 mg) langsam i.v. *Cave:* Tachykardie. Bei Therapieresistenz Kortikosteroide (z.B. Solu-Decortin H® 250 mg i.v.)
• **Laryngospasmus**
  - **Ursache:** Reizung des Pharynx (s.o.)
  - **Diagn.:** Auskultation (kein Atemgeräusch), Zyanose, O_2-Sättigung ↓
  - **Ther.:** Sauerstoffzufuhr, minimale Succinylcholin-Dosen (Lysthenon®), z.B. 20 mg, evtl. Intubation.

Hypoventilation

• Vor allem zentrale Atemdepression nach Inhalationsanästhetika und Opiaten. *Cave:* Hypoventilation durch Inhalationsanästhetika auch noch nach Erwachen aus Narkose möglich
• Periphere Muskellähmung nach Relaxantiengabe.

Ther. eines *Fentanylüberhanges:* Naloxon (Narcanti®) in verdünnter Lösung (1 : 10) langsam i.v. nach Wirkung (0,2 mg alle 2–3 Min.; Erwachsene). Bei *Relaxantienüberhang:* Atropin 0,5 mg i.v. und Prostigmin 0,5–1 mg i.v.

Hypoxämie (Abfall pO_2 unter 70 mm Hg)

• **Häufige Normabweichung** im postop. Verlauf. Ätiol.: Hypoventilation, Störungen der Ventilation/Perfusion, Atelektasen, Lungenödem, erhöhter O_2-Bedarf (Muskelzittern, Fieber)
• **Hypoxiegefährdung:** V.a. Pat. nach Thoraxeingriffen, chron. Lungenerkrankungen, Adipositas
• **Klinik:** sehr komplex und individuell verschieden. Unspezifische Prodromalsymptome: Unruhe, Kopfschmerzen und Erbrechen, Kreislaufreaktionen mit Tachykardie, Hypertonie und ein gesteigertes Herzzeitvolumen. *Allerdings können alle Symptome durch die Nachwirkung verwendeter Anästhetika maskiert bzw. abgeschwächt werden*

> ⊙ Verwirrtheit, Reduktion der Vigilanz, Somnolenz bis hin zur Bewußtlosigkeit sind Merkmale, die höchste Gefahr signalisieren!

• **Problem:** Zyanose bei Anämie wegen einer gestörten Mikrozirkulation nicht ohne weiteres sofort erkennbar
• **Einziges Frühdiagnostikum:** BGA, Sauerstoffsättigung (☞ 4.1.2)
• **Prophylaxe der Hypoxämie:** O_2-Maske, tiefes Durchatmen, Abhusten
• **Endotracheale Intubation,:** maschinelle Beatmung bei Bestehenbleiben der Hypoxämie trotz 100 %iger O_2-Gabe.

Atelektasen

Schmerzbedingte oberflächliche Schonatmung (insbesondere bei Thorax- und Oberbaucheingriffen)
- *Progredienter Alveolarkollaps* mit Ausbildung von Mikroatelektasen
- *Ineffektiver Hustenstoß* mit Sekretretention
• Kurzfristig: Begünstigung von Hypoxämien (s.o.)
• Längerfristig: Entstehung von Pneumonien begünstigt (in Zusammenhang mit reduzierter Abwehrlage).
Ther.: Ausreichende Analgesie und raschestmögliche Mobilisation.

Lungenembolie ☞ 4.4.5

Übelkeit und Erbrechen

Häufige KO, auch nach RR-Abfall und bei Schmerzen. **Ther.:** RR-Abfall (☞ 4.3) und Schmerzen (☞ 30.5.1) therapieren. *Cave:* Übelkeit häufige NW von Analgetika! Antiemetika, z.B. Metoclopramid (Paspertin®) 10 mg i.v. (1 Amp.), Triflupromazin (Psyquil®) 10 mg i.v. (1 Amp.), Dimenhydrinat (Vomex A®) 150 mg supp.

Postop. Darmatonie

• Legen eines Darmrohres (nicht nach tiefer Anastomose): Stimulation der Dickdarmfunktion durch Klysma oder Einläufe.
• Am 2. postop. Tag Metoclopramid 10–30 mg i.v. Wenn kein Erfolg: am 3. Tag z.B. Prostigmin 0,5 mg = 1 Amp. und Dexpanthenol 2 g = 4 Amp. in 500 ml Ringer über 4 h, ggf. nach 6–8 h wiederholen
• *Alternative:* Ceruletid (z.B. Takus®) 1 Amp à 40 μg auf 50 ml NaCl mit 2 ng/kg/Min. = 10 ml/h (bei 70 kg). Bei totaler Paralyse (Auskultation: Totenstille) erst Sympathotonus senken: HAES-Infusionen (verbessert Mikrozirkulation), Dihydroergotaminmesilat (Dihydergot®) 1–2 mg i.m.; ggf. Periduralkatheter zur Sympatholyse.

Akuter Harnverhalt: Hauptsächlich nach **rückenmarksnahen Leitungsanästhesien**, aber auch nach Allgemeinanästhesien. In den meisten Fällen nur kurz anhaltend, Versuch mit Distigminbromid (Ubretid®) 0,5 mg (1 Amp.) lohnend, gelegentlich Einmalkatheterisierung erforderlich.

Akutes Nierenversagen: Postoperative Oligurien sind fast immer auf eine *instabile Kreislaufsituation* zurückzuführen.
• **Klärung der Volumensituation,** bei Bedarf Substitutuion von freiem Wasser
• Bei **ausreichendem Volumen**: Gabe von Kathecholaminen, Dopamin® in „Nierendosis" (1–2 g/kgKG/min), evtl. ergänzen mit Dobutamin (Dobutrex®)
• Furosemid (Lasix®) Bouls 20 mg i.v. evt als Perfusor (max. 50 mg/h)

 Der Pat. mit anhaltender Oligurie/Anurie ist immer intensivtherapiepflichtig!

3.3.3 Verlegung des Patienten auf eine Allgemeinstation

Erfolgt durch Anästhesisten. Voraussetzung: ausreichende Spontanatmung, stabile Herz-Kreislauf-Funktion, ausreichende Schutzreflexe, klares Bewußtsein. Bei Regionalanästhesien nach Rückkehr der Sensibilität. Nach Spinalanästhesien bei stabiler Herz-, Kreislauf- sowie Atemfunktion.

- **Orale Zufuhr**
  - *Nach Allgemeinanästhesie:* Flüssigkeitskarenz bis zur vollen Ansprechbarkeit.
  - *Rückenmarksnahe Leitungsanästhesien:* schluckweise Flüssigkeit bis Anästhesieniveau unter Bauchnabel abgesunken.
  - *Periphere Leitungsanästhesien* (ohne zusätzliche Sedierung): Patient kann sofort essen und trinken
  - *Große thorakale, retroperitoneale oder WS-Operationen:* nach Wiedereinsetzen der Darmtätigkeit (Darmgeräusche)
  - *Abdominale Operationen:* Kostaufbau entsprechend Grunderkrankung und OP
- **Thromboseprophylaxe:** Low-Dose-Heparinisierung (☞ 30.6.1). Antithrombosestrümpfe. Physiotherapie, Frühmobilisation (☞ 3.1.8) *Cave:* auch junge Pat. sind thrombosegefährdet (z.B. nach „kleinen" arthrokopischen OPs am Kniegelenk).
  - *Nicht notwendig:* bei kleinen Eingriffen in LA, kurze Eingriffe in Vollnarkose, wenn Pat. spätestens am nächsten Tag voll mobilisiert werden kann (z.B. bei Eingriffen an oberer Extremität)
  - *Dauer:* abhängig vom postop. Verlauf. Bei weitgehender Mobilisation an Absetzen denken
- **Rö.:** sofern nicht schon intraop. oder unmittelbar postop. auf Intensivstation geschehen. Bei OP am Skelett i.d.R. durchzuführen (Kontrolle Implantat, Korrektur, KO)
- **Physik. Ther.:** Vermeidung von thrombotischen und bronchopulmonalen KO, Frühmobilisation nach Grunderkrankung und Operation. Aktives Durchbewegen der Beine. I.d.R. (Ausnahme mittlere und größere WS-OP) Aufstehen am 1. postop. Tag. *Cave:* orthostatische Dysregulation. Evtl. „Kreislauftropfen" (z.B. Effortil®) vor dem Aufstehen verabreichen. Atemgymnastik, Giebelrohr. Inhalationstherapie: bei pulmonalen Erkrankungen wie Bronchopneumonie, Verschleimung, ungenügendes Abhusten. Dann auch Sekretolytika (z.B. Fluimucil®, Mucosolvan®), Vibrationsmassagen, evtl. Antibiotika (Pneumonie)
- **Analgetika:** in der ersten postop. Tagen eher großzügig von Analgetika Gebrauch machen (dadurch z.B. bessere Atmung und Abhusten, i.d.R. bessere Mobilisation)
- **Transurethralen Blasenkatheter** so früh wie möglich entfernen. Falls längere Verweildauer absehbar primär suprapubische Fistel bis Spontanmiktion (evtl. probeweise Abklemmen) möglich ist.

Arno Dormann

4

Häufige internistische und neurologische Probleme

4.1	Blutgasanalyse (BGA)	94
4.2	**Herz**	**95**
4.2.1	Auskultation des Herzens	95
4.2.2	Retrosternaler Schmerz ICD: R 07.X	96
4.2.3	Kurzzeitiger Bewußtseinsverlust (Synkope) ICD: R55	97
4.2.4	Koronare Herzkrankheit (KHK): Angina pectoris und Myokardinfarkt	98
4.2.5	Akutes Lungenödem ICD: J 81	99
4.2.6	Chronische Herzinsuffizienz ICD: I 50.X	100
4.3	**Hypertonie**	**102**
4.4	**Lunge**	**105**
4.4.1	Physikalische Untersuchung der Lunge	105
4.4.2	Asthma bronchiale ICD: J 45.X	105
4.4.3	Pneumonie ICD: J 12 – 18	107
4.4.4	Pleuraerguß ICD: J 90	107
4.4.5	Lungenembolie ICD: J 26.X	108
4.5	**Magen-Darm-Trakt**	**109**
4.5.1	Obere Gastrointestinalblutung ICD: K 92.X	109
4.5.2	Dysphagie (Schluckstörungen) ☞ 17.2.1	110
4.5.3	Übelkeit und Erbrechen ICD: R 11	110
4.5.4	Diarrhoe ICD: R 19.4	111
4.6	**Nieren und ableitende Harnwege**	**113**
4.6.1	Hämaturie ICD: R 31	113
4.6.2	Leukozyturie ICD: R 82.8	114
4.6.3	Proteinurie ICD: R 82.8	114
4.6.4	Akutes Nierenversagen ICD: N 17.X	115
4.7	**Diabetes mellitus**	**117**
4.7.1	Blutzucker-Diagnostik	117
4.7.2	Diät-Richtlinien	118
4.7.3	Orale Antidiabetika	118
4.7.4	Insulin-Therapie	119
4.7.5	Hypoglykämischer Schock ICD: E 10.0	119
4.8	**Hämatologische Probleme**	**120**
4.8.1	Anämie ICD: D 50 – 64	120
4.8.2	Hämorrhagische Diathese (Blutungsneigung)	121
4.8.3	Verbrauchskoagulopathie (DIC) ICD: D 65	121
4.9	**Neurologische Probleme**	**122**
4.9.1	Orientierende neurologische Untersuchung	122
4.9.2	Reflexprüfung	122
4.9.3	Kraftprüfung	123
4.9.4	Sensibilität	124
4.9.5	Querschnittslähmung ICD: S 14.X, S 24.X, S 34.X	124
4.9.6	Rückenschmerzen ICD: M 54.X	125
4.9.7	Akute zerebrale Durchblutungsstörungen ICD: I 63.X	127

4.1 Blutgasanalyse (BGA)

	DD	pH*	pCO$_2$ [mmHg]	Bikarbonat [mmol/l]	BE [mmol/l]	Ther
Normwerte		7,36–7,42	36–44	22–26	−2 bis +2	
Metabolische Azidose	Laktatazidose: Gewebehypoxie, z.B. Schock; Ketoazidose: Diabet. Koma; Nierenversagen, chron. Niereninsuff.; Intoxikation, z.B. ASS	↓ oder ↔	↔ oder ↓	↓	negativ	①
Metabolische Alkalose	akut meist Erbrechen, chron.: Verlust von E'lyten z.B. Magensonde, Diarrhoe, Diurese, selten M. Conn, Cushing Sy.	↑ oder ↔	↔ oder ↑	↑	positiv	②
Respiratorische Azidose	Ventilationsstörung, Atemdepression	↓ oder ↔	↑	↔ oder ↑	positiv	③
Respiratorische Alkalose	Psychogen, Fieber, Peritonitis	↑ oder ↔	↓	↔ oder ↓	negativ	④

Bei kompensierten Veränderungen ist der pH durch erhöhte oder erniedrigte Bikarbonatausscheidung bzw. CO$_2$-Abatmung noch im Normbereich, pCO$_2$, BE bzw. Standardbikarbonat sind jedoch pathologisch.
BE (base excess, Basenüberschuß): Differenz der nachweisbaren Basen gegenüber dem normalen Pufferbasengehalt (48 mmol/l)
NaHCO$_3$-Bedarf in mmol (= ml NaHCO$_3$ 8,4 %): BE x 0,3 x kg Körpergew. Maximal 50 % des Defizites ersetzen, danach BGA Kontrolle, bei Laktatazidose (Sepsis, Schock) oft mehr als die berechnete Menge notwendig.

Zur Therapie der BGA-Entgleisungen (Erläuterung zur Tabelle)

① Grundkrankheit behandeln; bei akuter metabolischer Azidose (pH < 7,2 oder HCO$_3^-$ < 15 mmol): NaHCO$_3$ 8,4 % 50 ml/h (1:1 mit NaCl verdünnt) über ZVK nach BGA. Nur bei protrahierter Reanimation (> 20 min.) ohne BGA puffern mit z.B. 100 ml Natriumbicarbonat 100 ml i.v. *Cave:* Hirnödem bei zu schneller Substitution; Hypokaliämie!
② Leichte Formen: 0,9 % NaCl i.v., sowie K$^+$-Substitution oral (z.B. Kalinor-Brause® 1–2 Tbl./d. Grundkrankheit beachten. Schwere Formen: K$^+$-Substitution i.v. und Argininhydrochlorid, internistisches Konsil.
③ Beseitigung der Atemstörung; wenn pH < 7,2 assistierte Beatmung; bei reiner respiratorischer Azidose ist Bikarbonat kontraindiziert!
④ Beruhigen – Suggestion ist genauso wirksam wie jede andere Therapie. Plastikbeutel-Rückatmung (langsames Atmen in eine möglichst große Tüte, z.B. Müllsack); evtl. Sedierung, z.B. Diazepam 10 mg.

4.2 Herz

4.2.1 Auskultation des Herzens

Herztöne (HT)

1. Herzton: Anspannung des Myokards mit Schluß der Mitral- und Trikuspidalklappe, P.m. (= Punctum maximum) Herzspitze
- **Leise:** Emphysem, Perikarderguß, Adipositas, Bradykardie, schwere Aorten- und Mitralinsuffizienz
- **Laut:** Mitralstenose, Tachykardie, erhöhter Blutfluß z.B. Hyperthyreose, Gravidität, Anämie, Fieber
- **Gespalten:** Rechtsschenkelblock oder Extrasystolen.

2. Herzton: Schluß der Aorten- und Pulmonalklappe, P.m. Aorten- und Pulmonalareal (☞ Abb. 4.1), Spaltung des 2. HT normalerweise nur bei Inspiration zu hören, sog. physiologische **Spaltung** (bei Inspiration schließt die Pulmonal- nach der Aortenklappe). **Laut** bei Hypertonus, **gedämpft** bei Aortenstenose
- **Weite Spaltung:** Spaltung auch in der Expiration zu hören, bei pulmonaler Hypertonie oder Pulmonalstenose, Lungenembolie, Rechtsschenkelblock
- **Fixierte Spaltung:** keine Atemmodulation bei Vorhofseptumdefekt
- **Paradoxe Spaltung:** Pulmonalklappe schließt vor der Aortenklappe, z.B. Linksschenkelblock, Druck- oder Volumenbelastung (Hypertonie, Aortenisthmusstenose etc.)

3. Herzton: Extraton niedriger Herzfrequenz, ventrikulärer Füllungston, < 40 J. physiologisch.
4. Herzton: Extraton niedriger Herzfrequenz, Kammerfüllungston nach Vorhofkontraktion.
Galopprhythmus: hervorgerufen durch zusätzlichen HT, eine Differenzierung in 3. bzw. 4. HT ist bei Tachykardie meist nicht möglich, 3./4. HT auskultierbar bei z.B. erhöhtem Flußvolumen (Fieber, Anämie, AV-Fisteln, Gravidität), Art. Hypertonie, Vitien, Kardiomyopathie.

Geräusche

Jeweils Zeitpunkt, Lautstärke (übliche Skala 1/6 (nur mit Mühe hörbar) bis 6/6 (auf Distanz hörbar)), Frequenz (hoch-, niederfrequent), Atemabhängigkeit und P.m. beachten.
- **DD Systolikum:** Mitral- und Trikuspidalinsuffizienz (Pansystolikum). Aorten-(Pulmonal-)Stenose (spindelförmig, fortgeleitet in die Karotiden). Ventrikelseptumdefekt. Aorteninsuff. (durch erhöhtes Gesamtschlagvolumen, keine Fortleitung in die A. carotis)
- **DD Diastolikum:** Mitral-Trikuspidalstenose (Mitralöffnungston). Aorteninsuff. (frühdiastolisches Decrescendo), rel. Pulmonalisinsuff. infolge pulmonaler Hypertonie
- **DD kontinuierliche Herzgeräusche:** Offener Ductus Botalli (Maschinengeräusch), Aortenisthmusstenose
- **Funktionelle Herzgeräusche:** entstehen ohne organische Herzveränderung; P.m. meist nicht exakt lokalisiert, selten holosystolisch: z.B. bei schwerer körperlicher Arbeit, Fieber (HZV ↑), Anämie (Strömungsgeschwindigkeit ↑), Gravidität, Hyperthyreose.

- **Akzidentelles Herzgeräusch:** bei Gesunden, meist Jugendlichen; ohne strukturelle oder funktionelle Herzveränderungen. Geräusch meist leise, umschrieben, nicht fortgeleitet, evtl. nach Lagewechsel verschwindend. Nie diastolisch!
- **Perikardreiben:** Perikarditis, pulssynchrones Reibegeräusch.

4.2.2 Retrosternaler Schmerz ICD: R 07.X

Differentialdiagnose
- **Angina pectoris:** Thorakales Druckgefühl, Beklemmung, Atemnot. Evtl. Ausstrahlung der Schmerzen in li Axilla und li Arm, selten auch re Arm, Oberbauch, Rücken. Verstärkt bei Belastung; Besserung nach Nitro. **Ätiol.:** KHK, Aortenvitien, Kardiomyopathie. *DD zum Herzinfarkt:* kürzere Dauer, fehlende Infarktzeichen im EKG, kein Anstieg von CK, CK-MB, GOT. Bei anhaltendem Schmerz Übergang zum *Prä-Infarktstadium* fließend, im EKG meist ST-Strecken-Senkung → Intensivüberwachung
- **Herzinfarkt:** Lang anhaltender thorakaler Schmerz, evtl. mit Ausstrahlung wie bei Angina pectoris Todesangst, Schweißausbruch. Keine Besserung auf Nitro. Oft atypische Verläufe: Kollaps, Übelkeit, abdominelle Symptomatik bei Hinterwandinfarkt (☞ 4.2.4)
- **Tachykarde Herzrhythmusstörungen:** Retrosternales Druckgefühl, evtl. Hypotonie und Synkope → EKG, Langzeit-EKG
- **Perikarditis:** Pat. sitzt vor Schmerzen leicht vornübergebeugt, Schmerz in Inspiration verstärkt. Tachypnoe, flache Atmung. Evtl. perikardiales Reibegeräusch auskultierbar, Pulsus paradoxus → EKG, Rö-Thorax
- **Lungenembolie:** Schmerzen v.a. bei Inspiration, trockener Husten, meist Dys- pnoe. *Diagn.:* Anamnese (Bettlägrigkeit, Thrombose, postop.), EKG (nur in 50 % pathol.: $S_I Q_{III}$-Typ, Rechtsdrehung der Herzachse), BGA (pO_2 ↓, pCO_2 ↑), Rö-Thorax, Lungenszintigraphie, DSA. Vorgehen bei Lungenembolie (☞ 4.4.5)
- **Spontanpneumothorax:** Dyspnoe, tympanitischer Klopfschall, abgeschwächtes Atemgeräusch, typisches Rö-Bild (fehlende Lungenstruktur)
- **(Reflux-)Ösophagitis:** Sodbrennen, Dysphagie
- **Perforiertes Ulcus ventriculi:** Abdominelle Abwehrspannung, „bretthartes" Abdomen; Abdomenleeraufnahme im Stehen oder in Linksseitenlage zeigt in 70 % freie Luft
- **Akute Pankreatitis:** Anamnese: Alkoholexzeß? Gürtelförmiger Oberbauchschmerz, in den Rücken ausstrahlend; α-Amylase und Lipase ↑. Sono und CT Abdomen
- **Aortenaneurysma-Dissektion (Thorax/Abdomen):** Stärkste Schmerzen mit Ausstrahlung in Rücken, Beine und Nacken. Organdurchblutung von Herz, Gehirn, Nieren, Darm und Extremitäten gestört, dadurch z.B. Hemiparesen, akutes Nierenversagen oder Herzinfarkt. Sono (transösophageales), Echo, TEE, Rö-Thorax, CT: Mediastinalverbreiterung; Aortographie.

Vorgehen bei akutem retrosternalem Schmerz

- Bettruhe für 48 h, bei Dyspnoe O$_2$ über Nasensonde nach BGA, Sedierung (z.B. 2-5 mg Diazepam i.v.)
- Initial Nitroglycerin-Spray 2-3 Hübe, evtl. Nifedipin 5–10 mg sublingual oder Nitro-Perfusor (1 Amp. [50 mg] auf 50 ml NaCl = 1–6ml/h.
  NW: Hypotonie, deshalb RR-Kontrolle in kurzen Abständen!);
  Schmerzlinderung binnen 5 Min. spricht für Angina pectoris
- EKG schreiben; in den ersten 6 h nach Infarkt in 50 % unauffällig
- Initial bei V.a. KHK DD: Infarkt 250–500 mg ASS p.o./i.v. z.B. 1/2 Amp. Aspisol® i.v., im Verlauf ASS 100 mg 1x1p.o./d (*Cave:* ASS-Allergie)
- Blut abnehmen: CK-MB, GOT. Wiederholung nach 6 und 12 h
- Keine intramuskulären Injektionen,
- Nochmals weitere DD durchdenken, ggf. ausschließen → bei Nachweis des Infarktes Intensivüberwachung! (☞ 4.2.4)

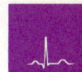

4.2.3 Kurzzeitiger Bewußtseinsverlust (Synkope) ICD: R55

Spontaner, reversibler, kurzfristiger Bewußtseins- und Tonusverlust, 35 % kardial, 15 % neurologisch, 50 % ätiologisch nicht zu erklären.

DD → Anamnese ist entscheidend!
- **Kardial:** *Morgagni-Adam-Stokes-Anfall:* Meist durch intermittierenden totalen AV-Block oder Sick- sinus-Syndrom. Asystolie, Zyanose, Apnoe, Krampfanfall, nach Einsetzen des ventrikulären Ersatzrhythmus meist rasches Erwachen ohne Residualsymptomatik (*DD:* epileptischer Anfall). Diagn.: in EKG und Langzeit-EKG häufig AV-Block, Bradykardie, salvenförmige Extrasystolen.
  Aortenklappenstenose: Synkope bei Belastung. *Karotissinussyndrom:* Plötzliches Auftreten ohne Prodromi, oft ausgelöst durch Kopfbewegungen oder Karotisdruck (Rasur), aber auch spontan; Myoklonien und Asystolie kommen vor. Diagn.: Karotis-Sinus-Druckversuch ☞ unten
- **Vaskulär: Orthostasesyndrom:** Bei Wechsel aus liegender in aufrechte Position, oft durch Medikamente induziert (z.B. Nitrate, ACE-Hemmer, Antihypertensiva, Psychopharmaka), Diagn.: Schellong-Test, *Vagovasale Synkope:* Oft rezid. „Ohnmacht", „Schwarzwerden vor Augen". *Warnzeichen:* Übelkeit, Schwitzen, Gähnen, Tachypnoe, Schwäche, Verwirrtheit, Mydriasis. Tachykardie oder Bradykardie, art. Hypotonie. *Sonderformen:* Miktionssynkope, Husten- und Lachsynkope, *Subclavian steal Syndrom:* Synkope durch Strömungsumkehr (A. vertebralis) bei Armbewegungen bzw. gebeugtem Kopf, bei Stenose der A. subclavia, Diagn.: RR, Puls seitendifferent, Strömungsgeräusch, Faustschlußprobe, Doppler
- **Übrige:** *Hypoglykämie:* Diagn. → Kaltschweißigkeit, BZ bestimmen, *Epileptischer Anfall:* Vor dem Anfall oft „Aura", Zungenbiß, Urinabgang, Bewußtseinsverlust, nachher postiktaler Terminalschlaf. Fremdanamnese! *Transitorisch Ischämische Attacke (TIA), Prolongiertes Ischämisches Neurologisches Defizit (PRIND)* bei Stenose, Verschluß oder seltener Aneurysma der extra- oder intrakraniellen Gefäße, bei art. Embolien (absolute Arrhythmie, Herzvitien, arteriosklerotische Plaques in der A. carotis interna).

Diagnostisches Vorgehen
- Internistisches, ggf. neurologisches Konsil
- Genaue Anamnese, möglichst zusätzlich Fremdanamnese
- Körperliche Untersuchung: RR bds., Arrhythmie? Herzgeräusch? Karotisstenose? Verletzungen?
- EKG: AV-Block, Arrhythmie, Extrasystolen, Ischämie- oder Infarktzeichen, Langzeit-EKG
- Karotis-Sinus-Druckversuch (EKG-Kontrolle!) *Cave:* AV-Block III!
- Echo, ggf. transösophageal
- Dopplersonographie zum Nachweis von Stenosen der Halsgefäße
- EEG, ggf. CT.
- Schellong-Test zum Nachweis einer orthostatischen Dysregulation *(keine Notfalluntersuchung).*

4.2.4 Koronare Herzkrankheit (KHK): Angina pectoris und Myokardinfarkt

Operationsvorbereitung bei Anämie und KHK (☞ 3.1.6)

Angina pectoris   ICD: 20.X
Rezidiv. Angina pectoris-Anfälle: Sek. bis Min. anhaltende Schmerzen, Druckgefühl, Beklemmung retrosternal, Ausstrahlung in beide Achseln/Arme, gelegentlich Hals, Unterkiefer oder Oberbauch. Dyspnoe, Vernichtungsgefühl, Todesangst.
Auslösung durch Kälte, Anstrengung, Aufregung, Tachykardie, schwere Mahlzeiten, Hyperthyreose und schwere Anämie bei vorbestehender KHK.
DD und Vorgehen wie bei unklaren retrosternalen Schmerzen (☞ 4.2.3)

> **Wenn keine Besserung nach Initialtherapie**
> - Heparin 5000–10 000 IE als Bolus i.v., danach über Perfusor (10 000 IE auf 50 ml NaCl → 5 ml/h = 1 000 IE/h) unter PTT-Kontrolle (1,5–2-fach erhöht)
> - Bei V.a. Myokardinfarkt 250 mg ASS i.v. z.B. Aspisol® oder 1/2 Tabl. ASS 500 g p.o. (Cave: ASS-Allergie)
> - O_2 über Nasensonde 2–4 l/min nach BGA
> - Vorgehen bei Persistenz der Beschwerden unter Nitro i.v.:
>   – Normotonie ind Normfrequenz: Ca^{2+}-Antagonisten z.B. Nisoldipin (Baymykard®) 2 x 5 mg–max. 20 mg/d
>   – Hypertonie und Normfrequenz: ACE-Hemmer Captopril (z.B. Tensobon®) 2 x 12,5–50 mg/d, einschleichend dosieren, initial 2 x 6,25 mg/d
>   – Tachykardie > 80/min und RR > 120 mmHg systolisch: Gabe von β-Blocker Metoprolol 50 mg p.o. (z.B. Beloc mite® 2 x 1 Tabl. p.o.),
>   *Cave:* Bradykardien, Hypotonie
> - Bei Persistenz der Beschwerden, persistierenden ST-Senkungen im EKG sofortige Verlegung auf die Intensivstation.

Myokardinfarkt   ICD: 21.X
Symptome: Herzinfarktverdacht bei Angina pectoris > 20 Min., Vernichtungsgefühl, Todesangst, Übelkeit, Dyspnoe. Schmerzausstrahlung in Arm (li und re), Hals, Unterkiefer, Epigastrium. Fehlender Effekt von Nitroglycerin. Prodromale Angina pectoris in 60 %. *Cave:* bei ca. 20–30 % der Pat. „stummer", d.h. schmerzloser Infarkt (gehäuft bei Diabetikern).

Befund: Kaltschweißige Haut, Tachykardie, Hypotonie, evtl. Schock.
Diagn.: (DD des retrosternalen Schmerzes ☞ 4.2.2)
Bei Vorliegen von zwei der drei folgenden Kriterien ist von einem Infarkt auszugehen:
- Typische Klinik *(fehlt bei 30 %)*
- Infarkttypisches EKG *(fehlt bei 30 %)*
- Infarkttypischer Enzymverlauf *(fehlt bei 30 %).*

Labordiagnostik bei V.a. Herzinfarkt			
Enzyme	Anstieg	Maximum	Bemerkung
Gesamt-CK*	4–8 h	16–36 h	>150 mU/ml für etwa 2–4 d
CK-MB	4–8 h	12–18 h	CK-MB > 6 % der Gesamt-CK
LDH	6–12 h	24–60 h	zur Spätdiagnose
HBDH	6–12 h	30–72 h	HBDH = herzspezifische LDH LDH/HBDH < 1,3: Infarkt, Hämolyse
GOT	4–8 h	16-48 h	
* Nur dann bestimmen, wenn (z.B. im Notfallabor) CK-MB nicht verfügbar.			

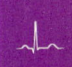

Erstmaßnahmen
- Sofortige Verlegung auf Intensivstation einleiten, Pat. nicht alleine lassen
- Initial bei V.a. Infarkt 250–500 mg ASS p.o./i.v. z.B. 1/2 Amp. Aspisol® i.v. (*Cave:* ASS-Allergie), im Verlauf 1 x 100 mg ASS p.o./d
- i.v.-Zugang, keine i.m.-Injektionen (verfälscht Enzymdiagnostik, Blutungsprobleme bei Lyse!)
- Labor: CK, CK-MB, GOT abnehmen
- O_2 über Nasensonde, z.B. 2–6 l/Min.
- Sedierung, z.B. Diazepam (Valium®) 5–10 mg i.v., bei Übelkeit alternativ Triflupromazin (Psyquil®) 5–10 mg i.v.
- Schmerzbekämpfung mit Opiaten (z.B. Morphin langsam i.v. 10–20 mg)
- Nitroglycerin 2 Sprühstöße (0,8 mg) sublingual, danach über Perfusor 2–4 mg/h (= 2–4 ml/h) unter RR-Kontrolle. **KI:** RR_{systol} < 100 mmHg, Schock
- Bei Hypertonie evtl. Nifedipin, jedoch erst nach adäquater Schmerzbekämpfung und Nitroglycerin-Gabe (s.o.)
- EKG-Monitor, engmaschige Kontrolle von RR, Puls, Atmung, Atemfrequenz; bisherige Maßnahmen dokumentieren!

4.2.5 Akutes Lungenödem   ICD: J 81

Ätiol.: meist kardial (z.B. Dekompensation einer chron. Linksherzinsuff., Herzinfarkt, hypertone Krise), Überwässerung (z.B. postop. Hyperhydration, Niereninsuff., nephrotisches Syndrom), bei Infekt (Pneumonie).
Klinik: plötzlich auftretende, hochgradige Atemnot, Orthopnoe, graue Haut, Zyanose, Distanzrasseln; schaumig-rotes Sputum, Tachykardie, RR ↓, Jugularvenenpuls ↑, Halsvenenstauung, periphere Ödeme, Rechtsherzinsuff. Zu Beginn oft spastische Atmung (Asthma cardiale) mit verlängertem Exspirium und Stakkatohusten.
Diagn.: *Auskultation* (feuchte, meist mittelblasige RG, meist re > li, basal evtl. abgeschwächtes Atemgeräusch durch Erguß). *Rö-Thorax:* fluid lung (symmetrische perihiläre Verdichtungen), Kerley-B-Linien, Ergüsse, Herzverbreiterung. *EKG; BGA.*

> **Initialtherapie des akuten Lungenödems**
> Bei V.a. Lungenödem internistisches Konsil, im Notfall folgendes Therapieschema
> - Oberkörper hoch-, Beine tieflagern; Atemwege freimachen (absaugen?)
> - O_2-Gabe (2 – 4 – 8 l/Min.) über Maske oder Sonde
> - Sedierung bzw. Analgesie: Morphin s.c. 10 mg oder 5 mg in kleinen Boli i.v.
> - Nitroglycerin 2 Sprühstöße sublingual dann über Perfusor (1 Amp. = 50 mg auf 50 ml mit 0,9 % NaCl), max. 6 mg/h. *Cave:* Hypotonie
> - Furosemid i.v. 40–80 mg, Urindauerkatheter zur Flüssigkeitsbilanzierung
> - Dopamin: 250 mg auf 50 ml NaCl → 2 (Nierendosis)– 6 – 12 – (18) ml/h Bei kardiogenem Schock Kombiantion mit Dobutamin (☞ 30.7)
> - Behandlung auslösender Faktoren: z.B. Tachyarrhythmie (Digitalis, ggf. elektrische Kardioversion), art. Hypertonie (Ca^{++}-Antagonisten z.B. Nifedipin 10 mg p.o.), Hypoxie und Azidose (kontrollierte Beatmung)
> - Bei therapierefraktärem Verlauf kontrollierte Beatmung.
>
> *Ther. der chron. Herzinsuff.* (☞ 4.2.6)

4.2.6 Chronische Herzinsuffizienz   ICD: I 50.X

Ätiologie
- **Gestörte Pumpfunktion des Ventrikels: Systolisch** durch *Kontraktionsschwäche* (meist dilatative Kardiomyopathie aufgrund von KHK oder Pumpschwäche infolge eines Myokardinfarktes, zusätzlich andere Ätiologien z.B. Myokarditis), *Volumenbelastung* (Klappenvitien meist Mitral- und Aorteninsuffizienz) und *Druckbelastung* (meist Aortenstenose, Arterielle Hypertonie oder pulmonale Hypertonie bei COLD). **Diastolisch** Füllungsbehinderung (selten z.B. Mitralstenose, Herzbeuteltamponade, konstriktive Perikarditis)
- **Herzrhythmusstörungen:** Brady- und Tachykardien unterschiedlichster Ätiologie (meist Tachyarrhythmia absoluta und Bradykardien)
- **Häufigste Genese:** KHK meist kombiniert mit Art. Hypertonie mit initialer linksventrikulärer und konsekutiver globaler Herzinsuffizienz.

Klinik der Linksherzinsuff.: Ruhe- und Belastungsdyspnoe, Orthopnoe v.a. nachts, Zyanose, bei Lungenödem Ruhedyspnoe, Hustenreiz, rostbraunes Sputum, basale feuchte RG, Tachykardie, Herzrhythmusstörungen.

Klinik der Rechtsherzinsuff.: Ödeme der abhängigen Körperpartien (Knöchel, Unterschenkel, Anasarka), Halsvenenstauung, Zyanose, palpable Stauungsleber, Hepatosplenomegalie, ,,Stauungsgastritis", Proteinurie, Nykturie, Pleuraerguß.
DD: Untere Einflußstauung bei Cava-Kompressionssyndrom.

> **Stadien der Herzinsuffizienz** der New York Heart Association (**NYHA**)
> **I**   Keine Beschwerden bei normaler Belastung, Herzkrankheit ohne Insuff.
> **II** Beschwerden bei stärkerer körperlicher Belastung
> **III** Erhebliche Leistungsminderung bei gewöhnlicher Belastung
> **IV** Ruhedyspnoe

Diagn. v.a. durch Anamnese und körperlichen Befund.
Zusätzlich **EKG, ECHO:** Nachweis vergrößerter Herzhöhlen, Myokarddicke und Motilität (Hypertrophie, Infarkt?), Klappenvitien, Perikarderguß

Rö-Thorax in zwei Ebenen (☞ 6.1.2): vorwiegend nach li verbreitertes Herz, Einengung des Retrokardialraumes. Vergrößerte, unscharfe Lungenhili. Lungenvenenstauung. Feine, horizontale oder nach lateral oben verlaufende *Kerley*-Linien (als Zeichen der Stauung), Randwinkel-Erguß. Mögliche Hinweise auf Herzvitien.

Allgemeine Therapie
- Trinkmengenbeschränkung (Kreatinin-Kontrolle), evtl. kochsalzarme Diät (max. 6 g NaCl tgl.)
- Tägl. wiegen: Gewicht darf nicht ansteigen!
- Bei Bettlägerigkeit Thromboseprophylaxe (z.B. 2 x 8000 IE Depot-Thrombophob®)
- Bei Bedarf O_2.

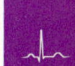

Medikamentöse Therapie (ab NYHA-Stadium II indiziert)
Diuretika
Kontrolle: Elektrolyte und Retentionswerte
- **Thiazide:** z.B. Hydrochlorothiazid (z.B. Esidrix®) 12,5–50 mg p.o. tägl. *NW:* Hypokaliämie, Hyperkalzämie, diabetische Stoffwechsellage, LDL-Chol. + Triglyzeride ↑, Hyperurikämie, Pankreatitis. *Langsame* Ödemausschwemmung. Nicht bei Niereninsuffizienz, Krea > 1,6 mg/dl. Möglichst keine Anwendung bei Pat. mit Diab. mell. oder Fettstoffwechselstörung, KI: Gravidität, Stillzeit
- **Schleifendiuretika:** besonders bei *akuter* Herzinsuff. und Lungenödem geeignet; z.B. Furosemid (20–2000 mg tägl. p.o.), Etacrynsäure (50–200 mg tägl. p.o.). *NW:* unter anderem Hypokaliämie, Hypokalzämie, Hörstörungen, verstärkte Nephrotoxizität z.B. von Aminoglykosiden, RR-Abfall. KI: Gravidität, Stillzeit
- **Kaliumsparende Diuretika:** schwach diuretisch wirksam, werden oft in Kombination mit Thiaziden eingesetzt.. Bei Niereninsuffizienz (Kreatinin > 1,6 mg/dl), Schwangerschaft und Stillzeit kontraindiziert, nicht mit ACE-Hemmern kombinieren. Aldosteronantagonisten z.B. Spironolacton (Aldactone®) 1x 50–400 mg p.o. tgl., Wirkung erst nach ca. 3 Tagen. NW: Hyperkaliämie, Gynäkomastie, Stimmveränderung; möglichst nicht mit NSAID kombinieren. Amilorid und Triamteren werden nur in Kombination mit Thiaziden z.B. Esmalorid®, Dytide H® angeboten. NW: Hyperkaliämie, Allergien, BB-Veränderungen.

ACE-Hemmer: (hemmen Angiotensinwirkung, Gefäßwiderstand ↓) *Cave:* Wegen „*Erste-Dosis-Phänomen*", besonders bei diuretisch vorbehandelten Pat. Diuretika 1–2 Tage vorher absetzen. Nicht mit K^+-sparenden Diuretika kombinieren.
NW: chron. Reizhusten (in 10 %), Hyperkaliämie, Krea-Anstieg, Hypotension, Proteinurie, Leukopenie, Geschmacksstörung, Exantheme. **KI:** Gravidität, Stillzeit, Niereninsuff. (Krea > 1,5 mg/dl), Nierenarterienstenose bds., Transplantatniere, gleichzeitige Therapie mit K-sparendem Diuretikum, Hyperkaliämie, Immunsuppressive Therapie, Leberinsuffizienz
- Z.B. **Captopril** (z.B. Lopirin®, tensobon®) 2 x 25 bis 3 x 50 mg tägl. Einschleichen mit 2 x 6,25 mg, am 2. Tag 2 x 12,5 mg oder bei NI Benazepril (Cibacen®) 5–20 mg 1x tägl., mit 2,5 mg beginnen.

Digitalisglykoside
Ind: Linksherzinsuff. NYHA III + IV (in Kombination mit ACE-Hemmern), Tachyarrhythmia absoluta bei Vorhofflimmern/-flattern.
Mittelschnelle Aufsättigung (oral): Doppelte Erhaltungsdosis (ED) für 3 Tage, danach normale ED für Digoxin-Derivate; vierfache ED für 3 Tage, danach normale ED für Digitoxin-Derivate. Erhaltungsdosis: Digoxin 0,2–0,3 mg/d, Digitoxin 0,07–0,1 mg/d. Spiegelkontrollen.

KI: Hochgradige Bradykardie, AV-Block 2. und 3. Grades, Sick-Sinus-Sy., Karotissinus-Sy., Wolff-Parkinson-White-Sy., hypertroph-obstruktive Kardiomyopathie, KHK ohne Herzinsuffizienz, Kammertachykardie, Aortenaneurysma; Hypokaliämie, Hyperkalzämie. *Cave* bei gleichzeitiger Gabe von Thiazid-Diuretika.

4.3 Hypertonie

ICD: I 10–15

Stadien der Hypertonie		
Grenzwerthypertonie	Systolisch: 140-160 mmHg	Diastolisch: 90-95 mmHg
Hypertonie	Systolisch: > 160 mmHg	Diastolisch: > 95 mmHg
Schwere Hypertonie	Systolisch: > 160 mmHg	Diastolisch: > 115 mmHg
Maligne Hypertonie	RR ↑↑, medikamentös schwer beeinflußbar	
Hypertensive Krise	Krisenhafter RR-Anstieg auf über 200/120 mmHg evtl. mit neurologischen Erscheinungen	

Ätiologie
- Zu über 90 % **essentielle (primäre)** Hypertonie. Gehäuft vergesellschaftet mit Adipositas, Typ II Diab. mell. oder path. Glukosetoleranz, Hyperlipoproteinämie (Triglyzeride ↑, HDL-Chol. ↓) und Hyperurikämie als *Metabolisches Syndrom*
- Selten **symptomatische (sekundäre)** Hypertonie
  - *Renal bis 10 %:* Renoparenchymatös, renovaskulär
  - *Vaskulär:* Aortenisthmusstenose
  - *Endokrin <1 %:* primärer Hyperaldosteronismus, Hyperthyreose, Cushing/Conn-Sy., Phäochromozytom, Akromegalie
  - *Medikamentös:* Ovulationshemmer, Glukokortikoide, Sympathomimetika (auch Augen- und Nasentropfen), Psychopharmaka, Schilddrüsenhormone
  - *Neurogen:* Hirndruck, erhöhter Sympathikotonus, Sklerose der Karotissinus
  - *Sonstige:* Schwangerschaftsinduzierter Hypertonus, Fieber, Hypervolämie.

Anamnese
Meist keine Symptome bei essentiellen Hypertonikern. Fragen nach: Familienanamnese (zu 70 % positiv), Nikotin-, Alkoholkonsum, Medikamenten, Gewichtszu- oder -abnahme (Ödeme, M. Cushing, Phäochromozytom), Nykturie, Polyurie (Herz- oder Niereninsuff.) Angina pectoris, Belastungsdyspnoe, lageunabhängiger Schwindel, Kopfschmerz, Nasenbluten, vorübergehende Visusverschlechterung, Synkopen, TIA, Schwangerschaft (Präeklampsie) ECHO (Hypertrophie).

Labor und apparative Untersuchungen
BSG, K^+, Na^+, BZ, BB (Polyglobulie, Anämie?), Krea, Harnsäure, Gesamteiweiß, Cholesterin und Triglyceride, Urinstatus, EKG (Hypertrophie- oder Ischämiezeichen), Oberbauchsono (Nieren (evtl. Farbdoppler), Nebennierentumor), Rö-Thorax (Herzgröße, Aneurysma).

Therapieprinzipien bei Hypertonie

Stufenschema der medikamentösen Therapie		
Monotherapie (leichte Hypertonie)	**Duotherapie** (mittelschwere Hypertonie)	**Tripletherapie** (schwere Hypertonie)
Diuretikum	• Diuretikum *plus* • β-Blocker, ACE-Hemmer, Ca-Antagonisten oder α_1-Blocker	• Diuretikum *plus* • β-Blocker oder α_1-Blocker *plus* • Ca-Antagonist oder ACE-Hemmer
oder		
β-Blocker		
oder		
Ca-Antagonist		
oder	oder	
ACE-Hemmer	Ca-Antagonist *plus* β-Blocker oder ACE-Hemmer	
oder		
α_1-Blocker je nach Begleiterkrankung		
Einige sinnvolle Beispiele: *Herzinsuff.:* ACE-Hemmer plus Diuretikum; *KHK:* β-Blocker plus Ca-Antagonist; *Metabolisches Sy.:* ACE-Hemmer plus Ca-Antagonist.		

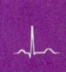

- Bei V.a. sekundäre Hypertonie internistisches Konsil
- Salzrestriktion, Gewichtsreduktion, Hyperlipoproteinämie, Hyperurikämie und Diab. mell. behandeln, Nikotinverzicht, Alkoholkonsum einschränken
- Regelmäßiges Ausdauertraining, kein Krafttraining (RR ↑)
- Blutdruckselbstmessung
- Zum Ausschluß unerwünschter RR-Spitzen RR-Tagesprofil (z.B. 7, 11, 15 und 22 h), RR-Messung nach Belastung, 24 h-RR-Monitoring.

Hypertensive Krise
Klinik: Starke Kopfschmerzen, verschwommenes Sehen, Schwindel, Übelkeit, Bewußtseinstrübung, Herzschmerzen, Linksherzdekompensation.
Befund: RR > 230/130 mmHg.
Therapie: Bei i.v.-Ther. häufige RR- und Pulskontrollen
- 10–20 mg Nifedipin (z.B. Adalat®), nach 10–20 Min. bei Bedarf wiederholen. Kapsel zerbeißen und Inhalt mit Flüssigkeit schlucken lassen
- 12,5–25 mg Urapidil (z.B. Ebrantil®) **langsam** i.v.
- Bei **Überwässerung** oder drohendem **Lungenödem** (feuchte RG, kein Fieber) 20–40 mg Furosemid (z.B. Lasix®) i.v. + 2–3 Hübe Glyceroltrinitrat (Nitrolingual®) sublingual, letzteres ggf. alle 15 Min. wiederholen
- Bei **Tachykardie** 0,15 mg Clonidin (z.B. 1 Amp. Catapresan®) i.v. oder i.m., bei Bedarf nach 30 Min. 0,3 mg i.v. *Cave: Bradykardie*
- Bei **Bradykardie** 6,25 mg Dihydralazin (1/4 Amp. Nepresol®) langsam i.v., bei Bedarf nach 30 Min. mit doppelter Dosis wiederholen
- Bei **Phäochromozytom** 5 mg Phentolamin (Regitin®) i.v.
- In der **Schwangerschaft** Dihydralazin (s.o.), evtl. Diazoxid (z.B. Hypertonalum®) 30 mg Bolus jede Minute wiederholen bis erwünschter Effekt.

Ziel: RR zunächst nicht unter 170/100 mmHg wegen Hirnischämiegefahr, besonders bei generalisierter Arteriosklerose.

Medikamente
- Diuretika ☞ 4.2.6
- Kardioselektive β_1-Rezeptorenblocker
- Ca-Antagonisten
- α-Blocker Moxonidin (z.B. Physiotens®) bei Niereninsuffizienz initial 1 x 0,2–0,3 mg tägl., wenig NW, langsame Wirkungssteigerung innerhalb von 3 Wochen, danach erst Dosis erhöhen.

> 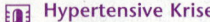 **Hypertensive Krise**
> **Klinik:** Starke Kopfschmerzen, verschwommenes Sehen, Schwindel, Übelkeit, Bewußtseinstrübung, Herzschmerzen, Linksherzdekompensation.
> **Befund:** RR > 230/130 mmHg.
> **Therapie:** Bei i.v.-Ther. häufige RR- und Pulskontrollen
> - 10–20 mg Nifedipin (z.B. Adalat®), nach 10–20 Min. bei Bedarf wiederholen. Kapsel zerbeißen und Inhalt mit Flüssigkeit schlucken lassen
> - 12,5–25 mg Urapidil (z.B. Ebrantil®) **langsam** i.v.
> - Bei **Überwässerung** oder drohendem **Lungenödem** (feuchte RG, kein Fieber) 20–40 mg Furosemid (z.B. Lasix®) i.v. + 2–3 Hübe Glyceroltrinitrat (Nitrolingual®) sublingual, letzteres ggf. alle 15 Min. wiederholen
> - Bei **Tachykardie** 0,15 mg Clonidin (z.B. 1 Amp. Catapresan®) i.v. oder i.m., bei Bedarf nach 30 Min. 0,3 mg i.v. *Cave: Bradykardie*
> - Bei **Bradykardie** 6,25 mg Dihydralazin (1/4 Amp. Nepresol®) langsam i.v., bei Bedarf nach 30 Min. mit doppelter Dosis wiederholen
> - Bei **Phäochromozytom** 5 mg Phentolamin (Regitin®) i.v.
> - In der **Schwangerschaft** Dihydralazin (s.o.), evtl. Diazoxid (z.B. Hypertonalum®) 30 mg Bolus jede Minute wiederholen bis erwünschter Effekt.
> **Ziel:** RR zunächst nicht unter 170/100 mmHg wegen Hirnischämiegefahr, besonders bei generalisierter Arteriosklerose.

 *Ca-Antagonisten mit antiarrhythmischer Wirkung nicht mit β-Blockern kombinieren. **Gefahr des AV-Blocks.***

4.4 Lunge

4.4.1 Physikalische Untersuchung der Lunge

- *Thoraxform* (Faßthorax, Trichterbrust), *Mammae* und *regionäre Lk.*
- *Atmungstyp* (Kußmaul-, Schnapp-, paradoxe Atmung)
- *Perkussion:* (Pat. vorher abhusten lassen!); Atemverschieblichkeit der Lungengrenzen bestimmen: seitengleich? *Klopfschall (KS):*
  - Sonor (= normal)
  - Gedämpft (Infiltrat, Pleuraerguß, Pleuraschwarte)
  - Hypersonor (Emphysem, Pneumothorax)
  - Tympanitisch (über Lungenkavernen oder Darmschlingen).

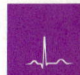

Vergleich typischer physikalischer Lungenbefunde			
Diagnose	Perkussions-befund	Stimm-fremitus	Auskultation
Kardiale Stauung	Dämpfung (oder normal)	Normal oder ↑	Feuchte, eher spätinspiratorische, nicht-klingende RG
Pneumonisches Infiltrat	(Starke) Dämpfung	↑	Feuchte, ohrnahe, frühinspiratorische, klingende RG
Pleuraerguß	Dämpfung, aber lageveränderlich	Aufgehoben	Fehlendes Atemgeräusch, oft feuchte RG im Grenzbereich
Große Atelektase	Dämpfung	↓	Abgeschwächtes bis fehlendes Atemgeräusch
Chronische Bronchitis	Normal	Normal	Trockene RG, auch feuchte, nichtklingende RG, verschärftes Exspirium
Pneumothorax	Hypersonor bis tympanitisch	Aufgehoben	Fehlendes Atemgeräusch

4.4.2 Asthma bronchiale   ICD: J 45.X

Anfallsweise Atemnot. Allergisches Asthma sog. extrinsische Form, nicht-allergische Form (meist durch Infekte ausgelöst), Mischformen möglich. Auslösende Faktoren erfragen.

Diagnostik
- *Auskultation:* Stark verlängerte Exspiration mit Giemen, evtl. Stridor
- *Rö:* Lungenüberblähung (Transparenzvermehrung), Infiltrate?
- *BB:* Leukozytose (Asthmaanfall oft durch Infekt ausgelöst), Eosinophilie (bei Bronchitis selten), IgE ↑ (allergisch)
- *EKG:* Evtl. Zeichen der Rechtsherzbelastung, Tachykardie
- *Lungenfunktion:* FEV_1, FEV_1/VC vermindert, erhöhter Atemwegswiderstand
- *BGA* zeigt Grad der respiratorischen Insuffizienz (pO_2 ↓, pCO_2 ↑).
- *Allergietestung* (z.B. Pricktest). *Cave:* selten anaphylaktoide Reaktion möglich

DD: Lungenödem („*Asthma cardiale*"), Lungenembolie, chron.-obstruktive Bronchitis, Pneumothorax, Hyperventilations-Sy., Fremdkörperaspiration.

4 Internistische und neurologische Probleme

Antiobstruktive Dauertherapie in 3 Stufen	
Stufe 1	*Inhalative Glukokortikoide;* Budenosid, z.B. Pulmicort Turbohaler® bis 2 x 2 Hub, volle Wirksamkeit erst nach 1 Wo. Ggf. Cromoglicinsäure ergänzen (s.o.). Bedarfsweise inhalative *kuzwirkende* β_2-*Mimetika,* z.B. Salbutamol, Sutanol® bis 4 x 2 Hub evtl. zusätzlich *Parasympatolytika* Ipratropiumbromid, z.B. Atrovent® 3 x 2 Hub.
Stufe 2	*Sympathomimetika:* Dosieraerosol, z.B. Salbutamol (Sultanol®) 4 x 2 Hübe. Zusätzlich retardierte *Theophylline;* Ther. Blutspiegel: 8–20 mg/l; *Dosierung* initial: Nichtraucher (70 kg) 2 x 350 mg = z.B. 2 x 1 Tbl. Bronchoretard®), Raucher 3 x 350 mg. Am 3. Tag Kontrolle von Wirkung und Verträglichkeit. Dosisanpassung nach Spiegelbestimmung. *NW:* Übelkeit, Schwindel, Kopfschmerzen, Schlafstörungen, Tremor, tachykarde Herzrhythmusstörungen. Zusätzlich *langwirkende* β_2-*Mimetika,* inhalativ Salmenterol, z.B. Aeromax® 2 x 2 Hub, oral z.B. Terbutalin (Bericanyl®) 2 x 2,5–5 mg tägl. p.o.
Stufe 3	Zusätzlich *systemische Glukokortikoide:* Initialdosis 30–100 mg Prednisolonäquivalent i.v. oder p.o. Danach zügige Reduktion; ab 20 mg Prednisolonäquivalent inhalative Glukokortikoide ergänzen

Therapie

Chronisch: Noxen (z.B. Rauchen) ausschalten.
Antiobstruktive Ther., zusätzlich Allergenkarenz, evtl. Hyposensibilisierung.
Anfallsprophylaxe: Ketotifen (z.B. Zaditen®): Mastzellstabilisierung, Antihistaminwirkung; *Dosierung:* 2 x 1 mg. Cromoglycinsäure (z.B. Intal®) 4 x 2 Hübe Dosieraerosol. Beide nicht im Asthmaanfall!

 Therapie der Infektexazerbation und des Status asthmaticus
- **Sauerstoffgabe** nach BGA, z.B. 4–6 l/Min. über Nasensonde. Möglichst BGA kontrollieren, bei Hyperkapnie Überwachung der Bewußtseinslage
- **Glukokortikoide:** 100–250 mg i.v., ggf. 50 mg nach 4 h wiederholen
- **Theophyllin:** 100–200 mg initial Aufsättigungsdosis über 5 Min. i.v. (bei Vortherapie Dosis halbieren), 600–800 mg/24 h i.v. im Anschluß, oder orale Medikation mit 3 x 200–350 mg tgl. fortführen, im Verlauf Spiegelkontrolle.
- **Hochdosierte broncholytische Therapie:** β_2-Sympathomimetika, bevorzugt mit Düsenvernebler, z.B. 1,25 mg Salbutamol (z.B. Sultanol®) plus Parasympatholytikum Ipratropiumbromid (z.B. Atrovent® 4–8 Tr. einer 0,025 % Lösung) in 4 ml steriler 0,9 % NaCl-Lösung
- Evtl. 0,25 mg (1/2 Ampulle) Terbutalin (Bricanyl®) s.c. *Cave:* bei Tachykardie > 130/Min.
- **Antibiose:** Infektexazerbation meist durch Pneumokokken, Haemophilus influenzae, Streptokokken verursacht. **Ther.** bei fehlendem Antibiogramm mit Clarythromycin 2 x 250 mg p.o. tägl., in der Schwangerschaft Amoxicillin 4 x 750 mg p.o. bzw. 4 x 1 g i.v. tägl.
- Ausreichende **Flüssigkeitszufuhr** (oral oder i.v.) 100–200 ml/h, bis zu 4 l/d (*Cave:* Herzinsuff.), Physiother., Expektorantien, z.B. ACC$_{200}$ 3 x 1 p.o.
- Möglichst *keine* Sedierung, evtl. Promethazin (Atosil®) 15 Trpf.
- Indikation zur assistierten Beatmung: Progredienter p_aCO_2 Anstieg, Atemfrequenz > 30/min exzessive Atemarbeit, Erschöpfung, Bewußtseinsverlust, drohender Atemstillstand.

4.4.3 Pneumonie ICD: J 12 – 18

Prophylaxe: Postop. Atemgymnastik und CPAP-Maske, frühzeitige Mobilisation.

- *Primäre Pneumonie:* ohne prädisponierende Vorerkrankungen. Erreger meist Pneumokokken (30–60 %), Hämophilus influenzae, „atypische" Pneumonieerreger (z.B. Mykoplasmen, Legionellen, Chlamydien). Viren: Adenovirus, Influenza A und B, Parainfluenza
- *Sekundäre Pneumonie:* begünstigt durch Linksherzinsuff., chron.- obstruktive Bronchitis, Lungenembolie (Infarktpneumonie), Bettlägerigkeit, Sekretstau (z.B. poststenotische Pneumonie bei Bronchialkarzinom, Bronchiektasen, Fremdkörper, Mittellappensyndrom z.B. nach Tbc), Immunschwäche (z.B. Alkoholismus, Diab. mell.). Erreger im Unterschied zu primären Pneumonien häufiger gramnegative Bakterien (z.B. Klebsiellen). Meist Hämophilus, Pneumokokken, Staphylokokken
- *Opportunistische Pneumonie:* bei stark immungeschwächten Pat., z.B. durch AIDS, Polychemotherapie. Erreger z.B. Pilze (z.B. Candida), Pneumocystis carinii, Viren (z.B. Zytomegalie-, Herpes simplex-, Herpes zoster-Virus), atypische Mykobakterien (v.a. Mycobacterium avium intrazellulare = MAI).

Diagnostik
- *Rö:* Bei den „atypischen" Pneumonien oft Diskrepanz zwischen deutlichem Rö-Befund und negativem Auskultationsbefund
- *Labor:* Leukozytose mit Linksverschiebung, BSG ↑, CRP v.a. bei bakteriellen Pneumonien stark erhöht; bei Mykoplasmen oft Kälteagglutinine nachweisbar
- *Erregernachweis* in Blut, Pleurapunktat, Bronchialsekret, bronchoalveolärer Lavage. Sputumuntersuchung nicht sinnvoll
- *BGA:* Schlechte Prognose bei respiratorischer Globalinsuffizienz.

Therapie
- Zu Hause erworbene primäre Pneumonie: Clarithromycin, z.B. Klacid® 2 x 250–500 mg p.o.; alternativ Cefuroximacetat (z.B. Elobact®) 2 x 250–500 mg p.o.
- Zu Hause erworbene sekundäre Pneumonie und im Krankenhaus erworbene primäre Pneumonie: Clarithromycin 2 x 250–500 mg p.o., Cephalosporin, z.B. Zinacef® 3 x 1,5 g i.v. am 1. Tag, danach 3 x 750 mg i.v.
- Nach antibiotischer Vorbehandlung: Cephalosporin + Aminoglykosid, z.B. Zinacef® und Refobacin® (tägl. 1x 3–5 mg/kg; Talspiegel < 2 µg/ml). Alternativ Gyrasehemmer (z.B. Ciprobay® 2 x 500 mg p.o. oder 2 x 200 mg i.v.). Bei Staphylokokkenpneumonie Clindamycin oder Vancomycin. Nur nach gesicherter Diagnose und Antibiogramm
- Bei Sepsis primär Ther. mit Cefotaxim 3 x 2 g i.v. (z.B. Claforan®) und Gentamicin 1 x 2–5 mg/kg i.v. (s.o.)
- Bei Beatmungspneumonie: Imipenem/Cilastatin (z.B. Zienam®) 3 x 0,5–1,0 g i.v.
- *Allgemeine Maßnahmen:* ausreichend Flüssigkeit (Fieber), bei hohem Fieber Bettruhe und Thrombemboliephrophylaxe, Antipyretika (z.B. Paracetamol 3 x 1 g, Wadenwickel). **KO:** Otitis media, Meningitis, Schock, Abszeß.

4.4.4 Pleuraerguß ICD: J 90

Jeder Pleuraerguß erfordert diagnostische Klärung durch Punktion, da in ca. 50 % durch maligne Tumoren verursacht: Bronchialkarzinom (☞ 16.5.4), Pleuramesotheliom, Mamma-Ca (☞ 14.6), Hypernephrom, malignes Lymphom, metastasierendes Ovarialkarzinom *(Meigs-Sy.:* Gutartiger Ovarialtumor mit Aszites und Pleuraerguß).

Weitere **DD:** Tbc, Pneumonie, Rechtsherzinsuff.; Hypalbuminämie, subphrenischer Abszeß (Fieber, Zwerchfellhochstand), Pankreatitis (linksseitig).
Klinik: Oft asymptomatisch. Dyspnoe, atemabhängige Schmerzen; Klopfschalldämpfung, abgeschwächtes Atemgeräusch basal (*DD:* Zwerchfellhochstand).
Diagn.: Rö-Thorax, evtl. in Seitenlage (betroffene Seite unten), um freies Abfließen (und damit Punktionsmöglichkeit) beurteilen zu können. Ultraschall zum Nachweis kleiner Pleuraergüsse zur gezielten Punkion.

 Punktion nur nach Gerinnungsprüfung. Nach Punktion immer Rö-Thorax zum Pneu-Ausschluß.

Vorgehen
Diagnostische Punktion oft über Kanüle möglich. Röhrchen für Hämatologie (Zellzählung und Differenzierung), klinische Chemie (Protein, spez. Gewicht, Cholesterin; ggf. zusätzlich LDH, Laktat, Glukose, α-Amylase), Mikrobiologie (Erreger und Resistenz, Tbc-Kultur) und Zytologie (maligne Zellen? Entzündung?) Eiweißgehalt > 3g/dl und Cholesterin > 50 mg/dl sprechen für malignen Erguß, beweisend ist die Zytologie, ggf. mehrmals wiederholen
Ggf. wiederholte *therapeutische Punktionen*. **Ind.:** Vor allem bei Dyspnoe, nicht mehr als 1–2 l/d ablassen (Gefahr des *Lungenödems e vacuo*); ggf. Drainage anlegen.

4.4.5 Lungenembolie   ICD: J 26.X

Meist Thrombembolie nach Thrombose der tiefen Bein- oder Beckenvenen (☞ 15.7.1).

Symptome: Dyspnoe, Tachypnoe, atemabhängiger Schmerz, Husten, Hämoptyse, Symptome der tiefen Beinvenenthrombose. Bei massiver Embolie ängstlicher, hochgradig dyspnoischer Pat., Schock.
Diagnostik: Klinisch! Anamnestisch Rhythmusstörungen? Unterstützend EKG: $S_I Q_{III}$, neg. T in V_1–V_3, S bis V_6, Vergleich mit Vor-EKG entscheidend! BGA: pO_2 ↓, pCO_2 ↓, pH ↑. (Farb-)Doppler der Beinvenen (Thrombose?), ggf. Phlebographie
Rö: Selten pathol. verändert, evtl. Aufhellungszone des Lungengewebes hinter dem Gefäßverschluß (*Westermark-Zeichen*) oder diffuse Verschattung, Rechtsherzvergrößerung. *Ausschluß:* Ventilations- und Perfusionsszintigramm, *Nachweis:* Pulmonalis-DSA.
DD: Herzinfarkt, akutes Rechtsherzversagen, Atemwegsobstruktion, Herzbeuteltamponade (→ Sono), Pneumothorax, Schock anderer Genese.

 Notfall-Therapie der akuten Lungenembolie
Cave: Keine i.m.-Injektionen! Kein Aderlaß! Nicht zu früh mobilisieren!
- Schon bei Verdacht Intensivther., häufig tödliche Rezidive!
- Bettruhe, Sedierung (z.B. 5 mg Valium i.v.) und Schmerzbekämpfung
- O_2 (4 l/Min.) nach BGA
- Heparin initial 10 000 IE i.v., dann Vollheparinisierung (☞ 30.6.1)
- Thrombolyse erwägen, ab 10. Tag postoperativ möglich
- Schocktherapie, bei pO_2 < 50 mmHg Intubation erwägen
- Ultima ratio: Trendelenburgsche Embolektomie. Letalität ca. 50 %, nur in Kliniken der Maximalversorgung möglich.

Dyspnoe ☞ 16.2.1, Zyanose ☞ 16.2.9

4.5 Magen-Darm-Trakt

4.5.1 Obere Gastrointestinalblutung   ICD: K 92.X

Blutung oberhalb der Flexura duodenojejunalis. Leitsymptome:
Meläna (Teerstuhl) ICD: K 92.1: schwarzer, glänzender, klebriger Stuhl, 5–10 h nach Blutung. Kommt schon bei relativ geringer Blutung (60 ml) vor. Bei massiver Blutung oder sehr schneller Darmpassage rote Blutstühle. **DD:** schwarzer Stuhl auch bei oraler Eisentherapie, Kohletabletten, Wismut, Blaubeeren, Spinat.
Hämatemesis (Bluterbrechen) ICD: K 92.0: meist „kaffeesatzartig", bei starker Blutung und Anazidität rotes Bluterbrechen. *DD Hämoptyse:* hellrotes, schaumiges Blut; auskultatorisch oft feuchte RG, *Epistaxis.*
Zeichen der Anämie: Schwäche, Schwindel, Luftnot, Blässe.

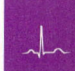

- *10 % der GIT-Blutungen verlaufen letal*
- *20–30 % der Patienten bluten aus zwei oder mehr Läsionen*
- *Anamnestische Hinweise unsicher. Die Hälfte der Pat. mit Leberzirrhose blutet nicht aus Ösophagus-Varizen, sondern aus Magenulzera oder Erosionen.*
- *Cave: Normaler Hkt. schließt Blutung nicht aus: Verdünnung des Blutes aus dem Extravasalraum braucht mehrere Stunden.*

Häufige Blutungsursachen		
Peptische Ulzera	40 %	meist im Duodenum. Ulkusanamnese, Antiphlogistika, Glukokortikoide
Erosive Gastritis	20 %	nach starkem Alkoholgenuß, Antiphlogistika, Trauma, OP, schwere Krankheit (Streßerosionen, ☞ 18.4)
Ösophagusvarizen	15 %	50 % der Todesfälle! Die Hälfte der Varizen liegen im Magenfundus. Blutungsletalität 50 %! Hohes Rezidivrisiko (im ersten Jahr 40–80 %). Portale Stauung (meist Leberzirrhose). Oft schwallartige Blutung mit abruptem Beginn.
Mallory-Weiss-Sy.	5 %	Longitudinale Mukosaeinrisse am ösophagokardialen Übergang. Hämatemesis nach starkem Erbrechen. DD: Ös.-Ruptur (Boerhaave-Sy.) mit Mediastinal- und Hautemphysem.
seltene Ursachen: Magen-Ca, Ulcus pepticum jejuni, Anastomosenulkus, Hiatushernie, Barrett-Ulkus, Ösophagitis, Hämangiom, Angiodysplasien		

Vorgehen
- Schock (Hautblässe, Kaltschweißigkeit, Puls ↑, RR ↓)? Schockther. (☞ 7.2.1, 7.2.2)
- Großlumige Braunülen (mind. 2). Kreuzblut (mind. 4–6 EK + 2–8 FFP (2 FFP/1 EK) bestellen) und Notfallabor
- Nulldiät. Magensonde erst nach endoskopischem Ausschluß von Ös.-Varizen
- Auch bei stabilem Kreislauf ständige Überwachung von Puls, RR, Urinausscheidung (→ evtl. Blasenkatheter), Stuhlgang. Blutverlust bilanzieren. Häufiges Absetzen von Teerstuhl ist Zeichen für persistierende Blutung bzw. Rezidiv.
- Ggf. O$_2$-Zufuhr (z.B. 3 l/Min.). Bei Unruhe evtl. Sedierung (z.B. Diazepam 5 mg langsam i.v.)
- Labor: BB, Blutgruppe, Gerinnung (PTT, Quick, Thrombos, Fibrinogen, AT III). „Leberlatte" (GOT, GPT, γ-GT, Bili, CHE, Albumin, NH$_3$), E'lyte, Krea, BZ,

Kreuzprobe für 4–6 EK + 2 FFP. Akute Blutung geht meist mit Leuko- und Thrombozytose einher. Verlaufskontrolle (Hb und Hkt., z.B. alle 4 h).

 Endoskopie möglichst frühzeitig. Falls Blutungsquelle nicht zu lokalisieren, Angiographie.

> **Vorgehen bei lebensbedrohlicher Blutung**
> - Intensivüberwachung (ggf. ZVK)
> - Bluttransfusion bis Hkt.>30 %. Jede Konserve erhöht den Hkt. um 3–4 %. Ggf. nach je 3 EK 1 FFP. Bei nicht beherrschbarer Blutung OP, bevor 10 Blutkonserven verbraucht sind (Gefahr von DIC, ☞ 4.8.3)
> - Versuch der endoskopischen Blutstillung
> - Bei Sickerblutung (Forrest Ib) evtl. Somatostatin (z.B. Somatofalk®) über Perfusor: 3 mg auf 50 ml NaCl, zunächst 4 ml (= 250 µg) Bolus, dann mit 3 ml/h über 12–48 h. *Cave:* BZ-Kontrollen!
> - Weicher Magenschlauch, anspülen (Blutungsrezidiv?)
> - Zur Prophylaxe von Blutungsrezidiven und Stressläsionen z.B. Ranitidin 3–4 mal tägl. 1 Amp. (à 50 mg) als Infusion (25 mg/h).
>
> **Vorgehen bei Ösophagusvarizenblutung** ☞ 26.6.1

Ulkuskomplikationen ☞ 18.5.2

4.5.2 Dysphagie (Schluckstörung) ☞ 17.2.1

4.5.3 Übelkeit und Erbrechen ICD: R 11

Häufigste Ursache im Krankenhaus: Medikamenten-NW. Unspezifisches Begleitsymptom vieler Infektionskrankheiten. Bei akutem Abdomen fast immer vorhanden. *Manchmal einziges Symptom eines Hinterwandinfarktes!*

Differentialdiagnose
- *GIT:* akute Gastroenteritis, Lebensmittelvergiftung, Gastritis (Medikamente, Alkohol), Ulcus ventriculi/duodeni. Reflektorisch bei akutem Abdomen.
- *Akute systemische Infektionen,* z.B. Sepsis
- *Pylorusausgangsstenose* (Gewichtsverlust, intermittierendes Erbrechen im 12-48 h-Rhythmus)
- *Retentionsmagen:* z.B. bei diab. Magenatonie. Erbrechen unverdauter Speisen
- *Herzinsuffizienz* (Stauungsgastritis), *Herzinfarkt*
- *Endokrin:* Frühschwangerschaft (Übelkeit v.a. morgens), diab. Ketoazidose, Hypokortisolismus, Hyperparathyreoidismus (manchmal einziges Symptom)
- *Urämie* (Spätsymptom)
- *ZNS:* erhöhter Hirndruck (☞ 28.1.2), z.B. durch Tumor. Typisch ist Erbrechen ohne Übelkeit, v.a. morgens; Kopfschmerzen, evtl. Stauungspapille. *M. Menière:* Schwindel und Ohrgeräusche. Migräne. Meningitis/Enzephalitis. Kinetosen (Reisekrankheit)
- *Andere Ursachen:* vegetativ bei Schmerz, Schreck, Angst, Aufregung, psychogen, Glaukomanfall, Urämie.

KO langdauernden Erbrechens
Dehydratation: stehenbleibende Hautfalten, trockene Schleimhäute, borkige Zunge. Hkt. ↑, Tachykardie, Oligurie, spezif. Harngewicht ↑. *Hypokaliämische metabolische*

Alkalose (☞ 4.1.2): Muskelkrämpfe, Reflexe ↑. Aspirationspneumonie. Mallory-Weiss-Sy.

Symptomatische Therapie
- Flüssigkeits- und E'lytsubstitution
- Metoclopramid (z.B. Paspertin®, nicht bei Kindern) 1–4 x 10 mg oral oder 1–4 x 20 mg als Supp. oder 1–4 x 10 mg i.v. Dosis bei Zytostase (☞ 9.3.4). **NW:** Dyskinesien (bes. bei jungen Erwachsenen, Antidot: Biperiden [z.B. Akineton®] 1/2–2 Amp. i.v.), Müdigkeit, Galaktorrhoe
- Evtl. zusätzlich oder alleine Triflupromazin (Psyquil®) 3 x 70 mg als Supp. oder 2 x 5–10 mg langsam i.v., sofortiger Wirkungseintritt. **NW:** RR-Abfall, Krämpfe, Mundtrockenheit, Harnverhaltung. Dosis bei Zytostase (☞ 9.3.4)
- Cisaprid (z.B. Propulsin®) 3 x 5–10 mg tägl. bei Magen-Motilitätsstörungen
- Bei Zytostase Ondasetron (z.B. Zofran®) oder Alizaprid (Vergentan®).

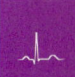

4.5.4 Diarrhoe   ICD: R 19.4

Mehr als drei flüssige Stühle tägl. Stuhlgewicht > 300 g/d. Während akute Durchfälle meist infektiös bedingt sind, haben chron. Durchfälle (> 1 Mon.) meist nichtinfektiöse Ursachen.

Akute Diarrhoe

Ätiologie
- Infektiös: *Bakt.:* E. coli, Salmonellen (Krankheitsbilder: Enteritis, Typhus/Paratyphus), Shigellen (Ruhr), Campylobacter jejuni, Yersinien, Clostridium difficile, Vibrio cholerae. Viren: meist Rotaviren, aber auch Corona-, Norwalk- und Adenovirus, Parvo-V. *Parasiten:* Entamoeba histolytica, Giardia lamblia; bei spezieller Reiseanamnese: Schistosomiasis (Bilharziose), Malaria (tropica)
- Ischämische Kolitis
- Arzneimittel: v.a. Laxantien, Antibiotika
- Lebensmittel-Vergiftung (☞ unten)
- Nahrungsmittelallergie (z.B. Erdbeeren): oft zusätzlich Hauterscheinungen
- Vegetativ: bei Angst, Nervosität.

Selten: erster Schub einer entzündlichen Dickdarmerkrankung. Intoxikationen: v.a. Schwermetalle (z.B. Blei, Arsen, Hg), Pilze, HIV-Infektion.

Lebensmittel-Vergiftung: Brechdurchfälle wenige Stunden nach Genuß von enterotoxinhaltigen Nahrungsmitteln (v.a. Tiefkühlkost, Fleisch, Geflügel, Eier, Milchprodukte, Speiseeis). Infektion mit Salmonellen durch Reptilienkontakt (z.B. Schildkröten) möglich. *Erreger:* Staph. aureus (Inkubationszeit nur 1–2 h), Salmonellen, Bacillus cereus, Clostridium botulinum und perfringens. Bei sonst gesunden Pat. ist außer einer oralen Rehydratation und E'lytausgleich keine Antibiotika-Ther. erforderlich (Ausnahme: Botulismus).

„Reisediarrhoe" (Prophylaxe: „boil it, cook it, peal it, or forget it")
Zu 80 % bakteriell bedingt (v.a. enterotoxinbildende E. coli). Meist milder Verlauf, Dauer wenige Tage. *Behandlung:* bei schwerem Verlauf (Fieber, Blut im Stuhl) Gyrasehemmer, z.B. Ciprofloxacin (Ciprobay® 2 x 500 mg p.o.) über 1–3 Tage. Motilitätshemmer (z.B. Loperamid = Imodium®) nicht bei blutigem Stuhl, ausreichende Flüssigkeitszufuhr.

Dysenterie: Ulzeröse Kolitis durch Shigellen oder Entamoeba histolytica. Blutig-schleimig-eitriger Stuhl („Himbeergelee"). DD: M. Crohn, Colitis ulcerosa, andere infekt. Kolitiden.

Diarrhoe nach Antibiotika-Gabe

Häufige NW vieler Antibiotika. Schwerste Form: *pseudomembranöse Kolitis (Sy.: antibiotikassoziierte Kolitis).* Wässrige Durchfälle, evtl. Fieber und Leukozytose, während oder bis 4 Wo. nach Antibiotika-Ther. z.B. mit Clindamycin oder Ampicillin.
Ätiol.: Überwucherung der physiologischen Darmflora durch Clostridium difficile.
Diagn.: Sigmo- oder Koloskopie (inkl. PE, Nachweis von Pseudomembranen), Stuhlkultur, zur schnellen Diagnose Toxinnachweis (teuer, meist nicht notwendig).
Ther.: Bei V.a. Vancomycin 4 x 125–250 mg für 10 Tage *oral* oder Teicoplanin (Targocid®) 1x 400 mg/d i.v. (sehr teure Therapie, ca. 80 DM pro Tag), alternativ Metronidazol 3 x 400 mg p.o. (z.B. Clont®) ca. 5 DM/Tag, wirkt bei ca. 98 % der Pat., jeweils für 10 Tage. Da Toxinintoxikation *keine* Gabe von Motilitätshemmern.

Vorgehen bei akuter Diarrhoe

- Abschätzen der Erkrankungsschwere: Dehydratation? (☞ 4.5.4) – häufig bei alten Pat. Metab. Azidose? (Hyperventilation; BGA, ☞ 4.2.1). Hypokaliämie?
- Routine-Labor: Diff.-BB, E'lyte, CRP, BSG, Krea.
- Bei unkompliziertem Verlauf abwarten. Bei blutigem Stuhl (V.a. Dysenterie, entzündliche Dickdarmerkrankung), Säuglingen, Kleinkindern oder Dauer > 2 Tagen: mikrobiol. Stuhluntersuchung auf Leukozyten, kulturell auf Typhus, Paratyphus, Enteritis-Salmonellen, Yersinien, Campylobacter jejuni, Shigellen. *Cave:* Keine Transportverzögerung der Stuhlproben, je nach Anamnese Stuhl auf Parasiten z.B. nach Auslandsaufenthalt. Bei Diarrhoe > 10 Tage auch Parasitendiagnostik, HIV-Infektion?
- Bei unklarer Kultur oder ergänzend Serologie: Yersinien, Campylobacter, Amöben, Salmonellosen (Gruber-Widal-Reaktion), Chlamydien
- Salzreiche Nahrung und viel Trinken, z.B. Elotrans®, Oralpädon®. Ggf. i.v. Flüssigkeits- und E'lyt-Ersatz (Rehydrierung ☞ 7.5.2)
- *Keine blinde Antibiotika-Ther.*, außer in schweren Fällen (Dysenterie, Sepsis)
- In unklaren Fällen evtl. Koloskopie mit Biopsie (incl. bioptischer Mikrobiologie). An Laxantienabusus denken
- Antisekretorische Mittel, Aktivkohle etc. sind wirkungslos. Motilitätshemmer, z.B. Loperamid (z.B. Imodium®) 4 x 2 mg nur bei leichten Verläufen, nicht bei Kindern < 2 J, verlängern die Wirkung der Toxine, deshalb vorsichtiger Einsatz!

Ätiologie des blutigen Durchfalls

- Infektiöse Enterokolitiden: Campylobacter jejuni, Shigellen, Salmonellen, Yersinien, enteroinvasive E. coli, Clostridium difficile *(pseudomembranöse Kolitis),* Amöben und Schistosomen (Tropenanamnese), Tbc
- Divertikulitis, ischämische Kolitis.
- Inkomplett stenosierende Karzinome/Polypen. Colitis ulcerosa, M. Crohn (selten)
- Mesenterialinfarkt, Invagination, Volvulus, Endometriose, untere Intestinalblutung.

Chronische Diarrhoe   ICD: K 59.1

Meist schleichende Entwicklung, die länger als 4 Wochen anhält.

Ursachen

- Ca. 50 % funktionelle Darmerkrankung, sog. Colon irritabile
- Colitis ulcerosa, M. Crohn
- Infektiös: Amöben, Lamblien (Nachweis aus Duodenalsaft), M. Whipple (tiefe duodenale PE), HIV-Infektion (Candidose, Mykobakteriose, Parasiten), Tbc, Yersinien, Shigellen
- Medikamente und Laxantien (s.o.)
- Malassimilation: z.B. Laktasemangel, Pankreasinsuff., Sprue (Nachweis: Dünndarm-Saugbiopsie), Gliadin-AK oder endomysiale-AK
- Tumoren (Alarmsymptom: Wechsel mit Obstipation), Divertikulitis
- *Gallensäureverlust-Sy.*, z.B. nach Ileumresektion oder M. Crohn: *chologene Diarrhoe,* assoziiert mit Gallen- und (Oxalat-)Nierensteinen
- *Blindsack-Syndrom:* bakt. Überwucherung des Dünndarms (z.B. zuführende Schlinge bei Billroth II, Anazidität)
- Endokrin (☞ Kap. 12): Hyperthyreose (bei 10–30 %), *M. Addison*, paraneoplastisches Sy., Karzinoid, VIPom, *Zollinger-Ellison-Sy.*, AGS
- Autonome Neuropathie (z.B. Diab. mell.)
- Allergien: Milcheiweiß- (Säuglinge) oder andere Nahrungsmittel-Allergien, allergische (eosinophile) Gastroenteritis.

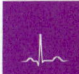

Diagnostisches Vorgehen

- Internistisches Konsil
- Routine-Labor: Diff.-BB (mikrozytäre Anämie? → chron. Blutverlust, megaloblastäre Anämie? → V.a. Malabsorption – Eosinophilie?), CRP, BSG, E'lyte, Krea, BZ, E'phorese (enteraler Eiweißverlust?), evtl. TSH basal
- Stuhluntersuchung auf Blut und Leukozyten (falls negativ funktionelle Diarrhoe möglich), Steatorrhoe, Parasiten, Stuhlkultur (s.o.), Serologie (s.o.)
- Rektale Untersuchung. Ggf. Proktoskopie und Koloskopie, KM-Einlauf nach Sellink, H_2-Atemtest (Laktasemangel, bakt. Fehlbesiedelung, Passagezeit), Gastroskopie inkl. tiefer Duodenal-PE.

4.6 Nieren und ableitende Harnwege

4.6.1 Hämaturie   ICD: R 31

Ausscheiden von roten Blutbestandteilen mit dem Urin. Meist Erythrozyturie.

DD Hämaturie

- *Makrohämaturie (1 ml Blut/l Urin):* Nierensteine (häufig), Tumoren der Nieren oder Harnwege (Sono, Zystoskopie), Urogenital-Tbc (Leukozyturie bei sterilem, saurem Harn), Trauma (z.B. nach Katheterisierung!), Zystennieren (Sono), hämorrhagische Diathese, hämorrhagische Zystitis
- *Mikrohämaturie, oft renal (> 4 Erys/mm³):* Ureterstein (Kolik), Pyelonephritis (Leukozyturie, Bakteriurie), interstitielle Nephritis, bei Kollagenosen, begleitend bei Infektionskrankheiten, mechanische Belastung, GN (außer minimal change-GN).

An mögliche Kontamination durch Regelblutung denken!

Diagnostisches Vorgehen
- *Teststreifen:* wenn auf Blut negativ, Porphyrie und Rotfärbung, z.B. durch rote Beete bzw. Pharmaka (z.B. Sulfonamide, Rifampicin) ausschließen
- *Sediment:* wenn keine Erys: Hämoglobinurie (Hämolyse), selten Myoglobinurie (nach schweren Traumen mit Muskelnekrosen; Gefahr des ANV). Eryzylinder beweisen intrarenale Blutung (meist akute GN). Blutkoagel und Kolikschmerzen sind Hinweis auf renale Blutung.
- *Harnzytologie:* Sind Erys glomerulären (dysmorphe Zellen) oder postglomerulären Ursprungs? *Durchführung:* 1. Morgenurin verwerfen, danach ,,sammelt" Pat. über 30. Min., diesen Urin frisch verarbeiten. Auswertung ungefärbt im Phasenkontrast-Mikroskop
- Bei Makrohämaturie *urologische Abklärung*, möglichst noch in der Blutungsphase: Zystoskopie (Seitenbestimmung bei renaler Blutung) und i.v. Urogramm
- Begleitende Proteinurie (→ V.a. GN)? Abklärung einer Proteinurie (☞ 4.6.3).

4.6.2 Leukozyturie ICD: R 82.8

> 5 Leukos/Gesichtsfeld bzw. 10 000/ml. Eitriger Urin: Pyurie.

Ätiologie
- Harnwegsinfekte (häufig): v.a. Frauen, begünstigt durch Urolithiasis, Diab. mell., Restharn, Schwangerschaft; ☞ 10.2.3
- Prostata-, Blasenkarzinom
- Trauma der Urethra; nach Geschlechtsverkehr; nach Urinkath., Cystoskopie
- Urolithiasis, vesikoureteraler Reflux

Leukozyturie bei sterilem Urin: anbehandelter HWI, Gonorrhoe (Kultur von frischem Urethralabstrich, spezielles Transportmedium), Tbc, Trichomonaden, Candida, Mykoplasmen. Glomerulonephritis, interstitielle Nephritis (z.B. Analgetikanephropathie), bei Kollagenosen.

Diagnostisches Vorgehen
- Teststreifen: bei pos. Nitrittest und Leukozyturie: HWI wahrscheinlich
- U-Kultur: $\geq 10^5$ Keime/ml signifikant
- Sono Abdomen (Harnaufstau, Nierensteine?)
- Evtl. i.v.-Urographie, Nierenbiopsie.

4.6.3 Proteinurie ICD: R 82.8

Physiologisch bis 150 mg/24 h. Fehlerquelle: falsch positive Ergebnisse bei alkalischem Harn (z.B. Vegetarier).

Proteinurie < 5 g tägl.: Fieber, orthostatische Proteinurie, Glomerolonephretis, Pyelonephritis (Proteinurie nicht obligat), Diab. mell. (Mikroalbuminurie als Frühzeichen der diab. Nephropathie), interstitielle Nephritis.

Proteinurie > 5 g tägl.: Glomerulonephritis, SLE, diab. Glomerulosklerose, Plasmozytom, EPH-Gestose. Nephrotisches Sy.

Ätiologie
- Zystitis, Urethritis: durch Eiter oder Sekretbeimischung
- Vaginaler Fluor (ca. 10 %; häufigste Ursache: Verwendung von Seifen, Sprays)
- Begleitend bei Fieber, körperlicher Anstrengung

- Orthostatische Proteinurie: meist Jugendliche, Proteinurie nur tagsüber
- Diab. mell.: bei 1/3 der Pat. Mikroalbuminurie, nephrot. Sy. (z.B. diab. Glomerulosklerose, selten).

Diagnostisches Vorgehen
- *Teststreifen:* Nachweisgrenze 20 mg/100 ml
- *Quantitative Proteinbestimmung* (24 h-Sammelurin): Ausscheidung > 5 g tägl.: meist mit nephrot. Syndrom (Ursache meist Glomerulonephritis)
- *E'phorese und Immun-E'phorese* im Urin zur Differenzierung der Proteine
  - Hohes Molekulargewicht: glomerulärer Defekt; niedriges Molekulargewicht (< 60 000 D): tubulärer Defekt
  - *Selektive Proteinurie*: ausschließliche Ausscheidung *niedermolekularer* Proteine (< 60 000 D) bei GN. Je selektiver die Proteinurie, umso wahrscheinlicher spricht die GN auf Glukokortikoide an (z.B. *minimal-change-GN*).
  - *(Bence-Jones-)Paraproteine*: Evtl. M-Gradient in der E'phorese durch monoklonale Gammopathie bei Plasmozytom.

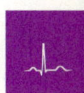

4.6.4 Akutes Nierenversagen   ICD: N 17.X

Rasch progred. Einschränkung der Nierenfunktion d. kritische Minderperfusion oder durch dir. toxische Schädigung d. Tubuluszellen. Akuter Funktionsverlust mit (oligo-/anurisches ANV) oder ohne (polyurisches ANV) Beeinträchtigung der Filtrationleistung.

Ätiologie
- *Zirkulatorisch:* Volumenmangel, Schock, Polytrauma, Sepsis, Pankreatitis, Peritonitis, Hyponatriämie, Eklampsie
- *Interstitielle Nephritis:* (medikamentös-toxisch/allergisch)
- *Akute Tubulusnekrose:* KM, Schwermetalle, Hämolyse, Rhabdomyolyse („Crush-Niere"), Medikamente (Aminoglykoside, Cisplatin, Amphotericin B)
- *Rapid progressive Glomerulonephritis.*

Stadien des akuten Nierenversagens	
1. Schädigungsphase	Dauer Stunden bis Tage. Oligurie bis Normurie bei zunächst noch erhaltener Konzentrationsfähigkeit
2. Oligo/Anurie	Dauer 7 Tage bis max. 10 Wo. Oligo-/Anurie, Isosthenurie, **KO:** Überwässerung (Lungenödem), Hyperkaliämie (Herzrhythmusstörungen), metabol. Azidose, Medikamentenüberdosierung durch Kumulation, Urämie. **Cave:** in 15 % von Anfang an normo- oder polyurischer Verlauf mit besserer Prognose
3. Polyurie	Dauer Tage bis Wo. Rückgang der Urämiesymptome. **KO:** Dehydratation (Tachykardie, Hypotonie, Fieber, Apathie, Krämpfe), K^+-Na^+-Verlust
4. Restitution	Dauer bis zu 12 Mon., im Mittel 1–3 Mon.

Klinik (Richtet sich nach der zugrundeliegenden Noxe)
- In variablem Abstand (Stunden bei Schock, mehrere Wo. bei Medikamenten bzw. Infektion) entwickelt sich eine Oligurie (bei 80–90 %, Urinausscheidung 500 ml/d) mit Anstieg der harnpflichtigen Substanzen (Krea-Anstieg um 50–100 µmol/d)
- Zeichen der Überwässerung, Hyperkaliämie, metabol. Azidose. Bei vorangegangenem Flüssigkeitsverlust, evtl. Exsikkose, Hyponatriämie, Hypokaliämie.

- Evtl. *urämische Symptomatik:*
  - GIT-Störungen: Übelkeit, Erbrechen, Durchfall
  - ZNS: Benommenheit, Koma, zerebrale Krampfanfälle
  - Kreislauf: hämorrhagische Perikarditis, fluid lung (toxisches Lungenödem), Ödeme, Pleuraergüsse.

Diagnostik
- *Körperliche Untersuchung:* RR, Bewußtseinslage, Hautkolorit, Ödeme/Exsikkose, Perikardreiben, Lungenstauung, Nierenkopfschmerz, Blasenfüllung,
- *Labor:* BB inkl. Diff.-BB, Hst, Krea, E'lyte, Phosphat, Bz, BGA, bei V.a. Hämolyse LDH, HBDH, Bili, Haptoglobin, fakultativ Commbs-Test, Auto-AK, bei V.a. Rhabdomyolyse CK, CKMB. Urin; ECG, Osmolarität, E'lyte i. Urin, ggf. Ew, Myoglobin i. Urin
- *EKG:* Hyperkaliämiezeichen, Herzrhythmusstörungen
- *Rö-Thorax:* Herzgröße, *fluid lung* (☞ 4.2.6)
- *Sono-Abdomen:* Nierengröße, Harnaufstau, Perikarderguß, Splenomegalie.

Therapie
- Internistisches Konsil
- *Behandlung der Grunderkrankung*, ggf. Absetzen auslösender Medikamente
- Ausgleich von Flüssigkeitsdefizit, E'lyt-Entgleisung
- Versuch, die Nierenfunktion zu stimulieren: Furosemid vermindert Sauerstoffverbrauch der Tubuluszellen. Initial 40–80 mg Furosemid als Bolus i.v., falls ohne Effekt 500 mg/24 h i.v bis max. 1000 mg/24 h steigern. **NW:** bei unzureichender Überwachung E'lyt-Entgleisung, Taubheit. Evtl. Dopamin-Perfusor (3 mg/kgKG/min). Nach 24 h Abbrechen dieser Maßnahmen: „fixiertes ANV"
- Ggf. parenterale Ernährung (☞ 7.5.3). *Cave:* Hyperkaliämie; Flüssigkeits- und E'lyt-Bilanzierung (ZVK)! Häufiges Fiebermessen: frühzeitige Antibiose, jedoch keine generelle ungezielte Antibiotika-Prophylaxe!
- *Infektionsprophylaxe:* durch hygienische Maßnahmen. Vermeiden unnötiger venöser Zugänge und unnötiger Blasenkatheterisierung
- *E'lytkorrektur:* bei Hyperkaliämie K$^+$-arme Diät, Evtl. Ionenaustauscher (z.B. Resonium A® oral) oder 8 IE Altinsulin/h in 500 ml 5%iger Glukose/1h (bei guter Diurese). Bei lebensbedrohlicher Hyperkaliämie Dialyse. Bei schwerer Azidose Dialyse. Bei Hyperphosphatämie Al^{3+}-Hydroxid oral. Hypokalzämie ist meist auf Hypoalbuminämie zurückzuführen
- *Dialyse* zur Überbrückung der oligurischen Phase. Intermittierende Hämodialyse oder kontinuierliche av- bzw. vv-Hämofiltration.

Tips: Dialyseindikationen (eher großzügig stellen): Oligo/Anurie, klinische Urämie-Symptome, Harnstoff i.S. > 180mg/dl. hyperkataboles ANV (Harnstoffanstieg > 60 mg/dl tägl.) mit Furosemid nicht beherrschbare Überwässerung (Lungenödem, Linksherzinsuff.) nicht beherrschbare Azidose oder Hyperkaliämie, Risikopat. (Zweiterkr.).

4.7 Diabetes mellitus

ICD: E 10 – 14

4.7.1 Blutzucker-Diagnostik

Typ I (10 %)		Insulinmangel aufgrund zerstörter β-Zellen. Manifestation meist vor dem 40. LJ. Genetische Prädisposition. HLA-assoziiert.
Typ II (88 %)	Typ II a: Normalgewicht	Verminderte Insulinwirkung an den Zellen (Leber-, Muskel-, Fettzelle) bei pathol. Insulinsekretionsmuster: anfangs Hy-perinsulinämie, Sekretionsstarre, dann Erschöpfung der Sekretion. Manifestation meist erst im höheren Alter, Vererbungsrisiko höher als beim Typ I, Manifestation von exogenen Faktoren (Essen, Adipositas) abhängig.
	Typ II b Übergewicht (80 %)	

MODY (Maturity onset diabetes of young people). Sekundärer Diab. mell.: Glukosetoleranzstörung bei Pankreaserkr., endokriner Erkr. (z.B. M.Cushing), Schwangerschaftsdiabetes, Medikamente (z.B. OH).

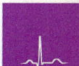

Nüchtern-Blutzucker und postprandialer BZ
Screening:
- Nüchtern > 120 mg/dl → manifester Diabetes
- Wenn postprandial BZ < 120 mg/dl → kein Diabetes
- Wenn postprandial BZ > 180 mg/dl → Diabetes
- Werte zwischen 120 und 180 mg/dl → oraler Glukosetoleranztest (OGTT):

OGTT: Procedere: 3 Tage KH-reiche Kost (ca. 150 g Kohlenhydrate), 12 h nüchtern und Alkoholkarenz, dann 75 g Glukose in 5 Min trinken lassen. BZ kapillär nüchtern, 2 h nach Einnahme messen. Falsch positiv bei Z.n. Magen-OP, Ulcus duodeni, M. Crohn, K^+ ↓, Mg^{2+} ↓, Leberfunktionsstörungen. Falsch negativ bei Malassimilations-Sy., M. Whipple, Colitis ulcerosa.

Bewertung	Normal	Präpathologisch	Pathologisch
Nüchternwert	61–90 mg/dl	91–99 mg/dl	≥ 100 mg/dl
1 h-Wert	71–155 mg/dl	156–189 mg/dl	≥ 190 mg/dl
2 h-Wert	71–140 mg/dl	141–169 mg/dl	≥ 170 mg/dl

- 1 pathologischer oder 2 präpathologische Werte: Kontrolle in 4 Wochen

- **HbA$_1$:** Aussage über den mittleren BZ-Spiegel der letzten 1–3 Monate
- **C-Peptid:** Zur Bestimmung der Insulin-Eigenproduktion. Bei Typ II oft erhöht, bei Typ I immer erniedrigt.

4.7.2 Diät-Richtlinien

Nahrungszusammensetzung (Aufteilung in 3 große und 3 kleine Mahlzeiten):
50–60 % Kohlenhydrate, 15–20 % Eiweiß (je nach Nierenfunktion), 25–30 % Fett (je nach Fettstoffwechselstörung).

Orientierendes Schema für den Broteinheiten(BE)-Bedarf	
Jüngere Pat., Berufstätige mit vorwiegend sitzender Tätigkeit (z.B. Lehrerin, Sekretär) ohne Übergewicht	17 BE
„Normalpatient" (> 50 J., körperlich wenig aktiv, Normal- oder mäßiges Übergewicht), körperl. arbeitende Pat. mit Übergewicht	12–14 BE
Adipöse Pat., vorsichtige Gewichtsreduktion	10 BE
Adipöse Pat. mit Behandlungsziel Gewichtsreduktion	6 BE

Berechnung von Kalorien und BE (12 g Kohlenhydrate = 1 BE): Übergewicht soll normalisiert und Normalgewicht gehalten werden!
Bei Normalgewicht: Kalorienbedarf = Idealgewicht x 30; bei schwerer Arbeit: Bedarf = Idealgewicht x 50. Broteinheiten: bei 50 % Kohlenhydratanteil gilt Faustregel: Kalorienbedarf/Tag : 100 = Broteinheit/Tag.

4.7.3 Orale Antidiabetika

Ind.: Wenn strikt eingehaltene Diät und erfolgreiche Gewichtsreduktion keine ausreichende Senkung des BZ bei noch vorhandener Insulinproduktion bringen. **KI:** Absoluter Insulinmangel, Schwangerschaft, Ketoazidose, schwere Leber- und Nierenerkrankungen, je nach Medikament.

WW: Steigerung durch Cumarine, Phenylbutazon, Probenecid, Tetrazyklin, ASS. Wirkungsabschwächung durch Thiaziddiuretika, Ovulationshemmer, Glukokortikoide.

NW: Protrahierte Hypoglykämie, je nach Präparat Alkoholintoleranz, KM-Depression, cholestatischer Ikterus, allergische Hautreaktionen, gastrointestinale Symptome.

Orale Antidiabetika						
Freiname	Handelsnamen: (Auswahl)	HWZ [h]	Dosierung			Bemerkungen
			oben: niedrig			
			unten: hoch			
Glibornurid	Glutril® 1g	3–8	1/2–1	0	0	Gut verträglich, schwächer wirksam
			1	0	1/2–1	
Glibenclamid	Euglucon® 3,5 mg	15	1/2–1	0	0	Stark wirksam
			2	0	1/2–1	
Orale Antidiabetika möglichst erst bei annäherndem Normalgewicht einsetzen, Einschleichen der Dosis mit geringen Einzeldosen morgens Erst wenn die maximale Einzeldosis am Morgen erreicht ist, weitere Tablette zu Mittag oder zum Abend (siehe Tabelle) Nach Besserung des Blutzuckers evtl. Dosisreduzierung erforderlich.						

4.7.4 Insulin-Therapie

Bei Typ I-Diabetes, Schwangerschaftsdiabetes, Sekundärversagen bei Typ II, diätetisch und/oder durch orale Antidiabetika nicht ausreichend therapiertem Typ II-Diabetiker (Sekretionsstarre). **Cave** *bei Adipositas („Insulinmast").*

Internistisches Konsil bei Ersteinstellung eines Diabetes mellitus.

Insulinverteilung über den Tag
Faustregel: 1 IE Altinsulin senkt BZ um ca. 30–40 mg/dl; 1–2 IE Altinsulin decken 1 BE ab.
- **Typ I /Schwangerschaftsdiabetes**
  - Initiale Gabe von Altinsulin, um Gesamtbedarf zu ermitteln
  - Dann 30 % als Basalinsulin (evtl. 2 x tägl. Altinsulin = intensivierte Insulinther.
- **Typ II-Diabetes:** Konventionelle Ther.: Verzögerungsinsulin (2/3 morgens, 1/3 abends) evtl. mit oralen Antidiabetika ergänzen und ggf. Altinsulin zu den Mahlzeiten ergänzen.

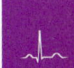

Spritz-Eß-Abstand: abhängig von der Insulinart bei Alt-Insulin 15–30 Min, bei Verzögerungsinsulinen 30–45 Min. Wenn BZ < 60 mg/dl (bei optimaler Einstellung möglich) weniger spritzen, falls es sich nicht um Ausreißer handelt.

4.7.5 Hypoglykämischer Schock   ICD: E 10.0

Ursachen
- **Typ I:** BE in der Nahrung zu hoch eingeschätzt, zu langer Spritz-Eß-Abstand (Insulin gespritzt und schlafen gelegt), nach Absetzen von Medikamenten (Pille, Kortikoide), nach körperlicher Belastung, nach Alkoholgenuß
- **Typ II:** Überdosierung von Sulfonylharnstoffen, zusätzliche Medikamenteneinnahme (Cumarine, Phenylbutazon, Sulfonamide, β-Blocker), Reisen und verminderte Nahrungsaufnahme, Infektionen.

Klinik: Häufig vegetative Symptome: Kaltschweißigkeit, Ruhetremor, Blässe, Unruhe, insultähnliche Ausfälle (z.B. Hemiparese), Krampfanfälle, Koma.

Therapie der Hypoglykämie
20–50 ml 40 %ige Glukose im Nebenschluß zur laufenden Infusion (Ringerlösung), bis zum Aufwachen ggf. wiederholen. Bei Sulfonylharnstoffhypoglykämie Gefahr der protrahierten Hypoglykämie mit erneutem Schock → nach Aufklaren 5%ige Glukoseinfusion, 24 h Überwachung mit 2stündigen BZ-Kontrollen.

4.8 Hämatologische Probleme

4.8.1 Anämie ICD: D 50 – 64

Verminderung der Erythrozytenzahl (normal F 4-5/pl, M 4,5-5,5/pl), des Hämoglobins (F 120-160 g/l, M 140-180 g/l) und/oder des Hämatokrits (F 38-46 %, M 42-52 %) bei normalem Blutvolumen.

Tip: Höheres Risiko der intraop. Myokardischämie bei Pat. mit KHK und Anämie → präop. auftransfundieren (F – 100 g/l; M – 110 g/l). Restliche Transfusionen intraop.

Anamnese und Befund
Anamnese: Eßgewohnheiten, Farbveränderungen von Stuhl und Urin, Vorerkrankungen (z.B. Ulkusleiden, chron. Entzündung, Malignom, Regel-Blutungen).

Klinik: Atemnot, Herzklopfen, Antriebsarmut, Kopfschmerzen, Schlafstörungen, Kälteempfindlichkeit, Verdauungstörungen, Angina pectoris.

Befund: Blässe (Konjunktiven, Nagelbett, Hautfalten der Handinnenfläche), Tachykardie, große Pulsamplitude, Systolikum, Ikterus und Splenomegalie v.a. bei hämolytischer Anämie.

Vorgehen
- *Basisdiagnostik:* Differential-BB inklusive Thrombo- und Retikulozyten, BSG, Urinstatus, Krea, Bili, LDH, Serum-Eisen, Ferritin und ggf. Transferrin, Test auf okkultes Blut im Stuhl, evtl. Blutgruppe. Bei Hämolyse LDH ⇑, Bili ⇑; *freies Hb* im Plasma (⇑) und *Haptoglobin* (⇓), um Ausmaß der Hämolyse zu definieren. Evtl. Kälte-/Wärme-Ak und Coombs-Test
- Bleibt die Ursache der Anämie weiter unklar:
  - *Gastroskopie und/oder Koloskopie* zum Nachweis einer okkulten Blutungsquelle (häufigste Blutungsquelle: oberer GIT).
  - *Speziallabor:* Vit. B_{12}, Folsäure, Nachweis von Auto-AK (90 %) gegen Magen-Parietalzellen und *intrinsic factor* bei megaloblastären Anämien
  - *KM-Punktion* zur DD Bildungsstörung und vermehrter Verbrauch.

Eisenmangelanämie (häufigste Mangelanämie)
Ätiol.: Meist Eisen-Verlust: Gastrointestinale Blutungen, Hypermenorrhoe; Eisenmangel in der Ernährung (z.B. Vegetarier); Malabsorption (Gastrektomie, Sprue, Darmparasiten); Erhöhter Bedarf: Gravidität, Wachstum.

Diagn.: Hb < 100 g/l Ery < 3,5 Mio./µl, Hb_c < 28 pq, Serumeisen < 60 % der Norm, Erniedrigung der Ferritins (sicherster Parameter = Speichereisen), hohe Eisenbindungskapazität, Diff.-BB: Aniso-, Poikilo- und Mikrouytose. Stuhl auf okkultes Blut, Blutung urogenital ausschließen (☞ DD 4.5.1).

Therapie
- Bei manifester Anämie 120–240 mg Fe^{2+}/d (z.B. Lösferron®)
- **Gesamtdosis je nach Ausmaß des Fe-Defizits; Berechnung:**
  - Hb-Defizit in g/l x 25 = Gesamtbedarf Fe in mg
  - Bei enteraler Gabe werden nur 20 % resorbiert
  - Hb-Defizit = 20 g/l x 25 = 500 mg Defizit → 2500 mg orale Fe^{2+}-Gabe erforderlich.

4.8.2 Hämorrhagische Diathese (Blutungsneigung)

ICD: D 65 – 69

Übersicht der hämorrhagischen Diathesen

		Koagulopathie	Thrombopathie Thrombopenie	Vasopathie
Klinik		Hämatome (Blutung in Subkutis und Muskulatur). Bei schweren Formen: Hämarthros (v.a. Pat. < 15 J.)	Stecknadelkopfgroße Blutungen (Petechien). Kleinflächige Kapillarblutungen v.a. der unteren Extremität (Purpura). Flächenhafte Blutungen (Ekchymosen = Suffusionen = Sugillationen), Nasenbluten	Uncharakteristisch, meist petechial mit Hauteffloreszenzen und Purpura; ebenfalls Ekchymosen
Orientierende Diagnostik	PTT	verlängert*	normal	normal
	Quick	erniedrigt**	normal	normal
	Blutungszeit	normal	verlängert	verlängert

*   Normal bei F VII-Mangel
** Normal bei Mangel an F VIII, IX, XI, XII

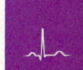

Klinik: Abhängig vom Ausmaß des Blutverlustes und Ort der Blutung (z.B. intrakraniell).

Therapie
- Ther.-Ziele sind Kreislaufstabilisierung und Blutstillung
- Bei *Koagulopathie* möglichst gezielte Substitution der fehlenden Gerinnungsfaktoren. Alternativ Gabe von FFP (☞ 2.2)
- Bei *Thrombopenie* Gabe von Thrombozytenkonzentraten: ein aus 6 EK's gepooltes Thrombozytenkonzentrat erhöht die Thrombozytenzahl um ca. 10–20 000/µl, ein Thrombozytenhochkonzentrat um ca. 20–60 000/µl
- Bei *Vasopathien* ist in der Regel keine Ther. möglich (außer symptomatischer Gabe von Blutprodukten wie bei jeder Blutung).

4.8.3 Verbrauchskoagulopathie (DIC)   ICD: D 65

Durch intravasale Aktivierung des Gerinnungssystems bilden sich disseminierte Mikrothromben. Es kommt durch Verbrauch von Gerinnungssubstanzen zu einer hämorrhagischen Diathese und zur sekundären Hyperfibrinolyse.

Ätiologie
- Schock (durch Störung der Mikrozirkulation), extrakorporaler Kreislauf
- Infektionen (gramneg. Sepsis, Malaria, Virusinf.), geburtshilfliche KO, Hämolyse (Fehltransfusionen, Seifenabort, Toxine), maligne Erkrankungen, OP an thrombokinasereichen Organen (Pankreas, Lunge).

Klinik: Initial nur pathologische Gerinnungsparameter (zunächst Thrombopenie). Erst bei schwerer Verbrauchskoagulopathie hämorrhagische Diathese, Schock, multiple Mikrothrombosen, Organversagen. Bei chron. Verlauf meist Thrombosen durch gesteigerte Synthese von Gerinnungssubstanzen.

Diagnostik

Dran denken! Thrombozyten ↓ (empfindlichster Parameter), Fibrinogen ↓ (Verlauf!).
Cave: In der Schwangerschaft, bei Tumor und Infektion physiologische Thrombozytose und Hyperfibrinogenämie: Normalwerte sind dann „pathologisch". Fibrin(ogen)spaltprodukte (FSP, Fibrinmonomere)↑, AT III ↓. Später Quick ↓, TZ ↑, PTT ↑.

Therapie: Behandlung der Grundkrankheit und Schocktherapie (☞ 7.2)

DIC	Diagnosik	Therapie
Initial- oder Aktivierungsphase	Thrombos ↓, PTT eher ↓ (Hyperkoagulabilität)	Heparin (prophylaktisch): initialer Bolus 5000 IE i.v. Dann 1000 IE/h, bei polytraumatisierten Pat. und postop. nur 300-600 IE/h. Bei Thrombozytopenie < 50/nl halbe Dosierung.
Frühe Verbrauchsphase	Fibrinogen ↓, Thrombos ↓, Gerinnungsfaktoren ↓, AT III ↓, FSP ↑, Organversagen	AT III-Ersatz ab 80 % des AT III-Normwertes bei deutlicher Gerinnungsstörung nach AT III-Bestimmung. Z.B. 2 x 1500 E AT III. Evtl. Heparin (10 000 E/24 h) – umstritten!
Späte Verbrauchsphase und reaktive Fibrinolyse	Fibrinogen < 0,5 g/l Thrombos < 30/nl zusätzl. Quick ↓, TZ ↑ Fibrinspaltprodukte (D-Dimere) ↑	Kein Heparin! Substitution mit AT III, PPSB, FFP. Im Notfall zusätzlich Fibrinogen und Thrombozyten, *Cave:* Verstärkung der DIC möglich.

4.9 Neurologische Probleme

4.9.1 Orientierende neurologische Untersuchung

Anamnese: Orientierung des Patienten (Datum, Wochentag, Ort, Grund der Aufnahme); Erinnerung an Trauma (retrograde Amnesie); Ohnmacht; Übelkeit, Erbrechen, Schwindel, Kopfschmerzen → SHT (☞ 28.1)

Untersuchung:
- Liquorrhoe, Monokel- oder Brillenhämatom; zunehmende Eintrübung
- *Im Seitenvergleich prüfen:* Pupillenstatus, -reflexe; Bulbusmotorik (Doppelbilder?); Facialisprüfung (Wangen aufblasen, Zähne zeigen); Kraftprüfung; Eigenreflexe; Steh- und Gehversuch (mit geschlossenen Augen. *Cave:* Pat. nicht umfallen lassen.)
- Meningismusprüfung:
  - *Lasègue-Zeichen:* gestrecktes Bein in Rückenlage senkrecht anheben. Schmerzen bei Wurzelirritation L5–S1 oder Meningitis
  - *Kernig-Zeichen:* Pat. liegt mit im Hüft- und Kniegelenk um 90° gebeugtem Bein auf dem Rücken. Schmerzen beim Strecken des Beins senkrecht nach oben → Wurzelirritation L5–S1 oder Meningitis.

4.9.2 Reflexprüfung

Eigenreflexe: Monosynaptisch; Auslösung nach dem Alles-oder-Nichts-Prinzip; Immer mehrmals prüfen → keine Ermüdung. Bahnung (d.h. erleichterte Auslösung) durch:
- Den *Jendrassik-Handgriff* („Fingerhakeln mit sich selbst") für die Beinreflexe

- *Aufeinanderbeißen der Zähne* für die Armreflexe
- Ein Reflex gilt nur als fehlend, wenn die Bahnung erfolglos war.

Merkregel für die Reflexe und ihre Segmente*					
Reflex	ASR	PSR	RPR	BSR	TSR
Segment	1–2 (S)	3–4 (L)	5–6 (C)	5–6 (C)	7–8 (C)

* ansteigende Folge der Segmentzahlen, wenn Reflexe am Körper von unten nach oben getestet werden.

Funktionsstörungen der Pyramidenbahnen führen zur *Steigerung*, periphere Nervenschädigungen zur *Abschwächung* der Eigenreflexe.

Kloni: rasche, wiederholte Abfolge von Eigenreflexen als Ausdruck einer gesteigerten Reflextätigkeit. Seitendifferenz und fehlende Erschöpfung (> 6mal hin und her) sind pathologisch und deuten auf Pyramidenbahnschädigung; erschöpfliche Form nur bei Seitendifferenz pathologisch.
- *Patellarklonus auslösen:* Patella ruckartig nach distal schieben
- *Fußklonus auslösen:* ruckartige Dorsalflexion des Fußes.

Fremdreflexe: Polysynaptisch; Lebhaftigkeit abhängig von Reizstärke; ermüdbar. Verlust der Fremdreflexe ist ein feiner Indikator für eine Pyramidenbahnschädigung.
BHR = *Bauchhautreflexe* (Th9-Th12): am besten in drei Höhen prüfen; mit stumpfer Nadelspitze rasch und energisch von *lateral nach medial* über die Bauch haut streichen → sichtbares Zucken der Bauchmuskulatur; falsch neg. Ergebnisse bei Adipositas, Narben, Schwangerschaft; Ausfall als MS-Frühzeichen; wichtig zur Höhenlokalisation von Rückenmarksläsionen.

Pathologische Reflexe: *Frühzeichen einer ipsilateralen Pyramidenbahnläsion.*
- **Babinski-Reflex:** Bestreichen des äußeren Randes der Fußsohle mit Holzstab von der Ferse in Richtung Zehen. ,,Babinski pos.": tonische Dorsalflexion der großen Zehe, meist mit Abspreizung und Plantarflexion der Zehen II–V
- **Gordon-Zeichen:** Kneten der Wade → Reaktion wie bei Babinski
- **Oppenheimer-Zeichen:** Bestreichen der Tibiakante → Reaktion wie bei Babinski.

4.9.3 Kraftprüfung

Inspektion: Atrophien (als Folge einer neurogenen oder myogenen Muskeldegeneration)? Faszikulationen (als Folge einer Schädigung der α-Motoneurone)?

Suche nach latenten zentralen Paresen:
- **Armhalteversuch:** Arme bei geschlossenen Augen supiniert nach vorne halten: Pronation und einseitiges Absinken bei zentraler Parese
- **Beinhalteversuch:** auf dem Rücken liegend die im Knie gebeugten Beine hochhalten: einseitiges Absinken bei zentraler Parese.

4.9.4 Sensibilität

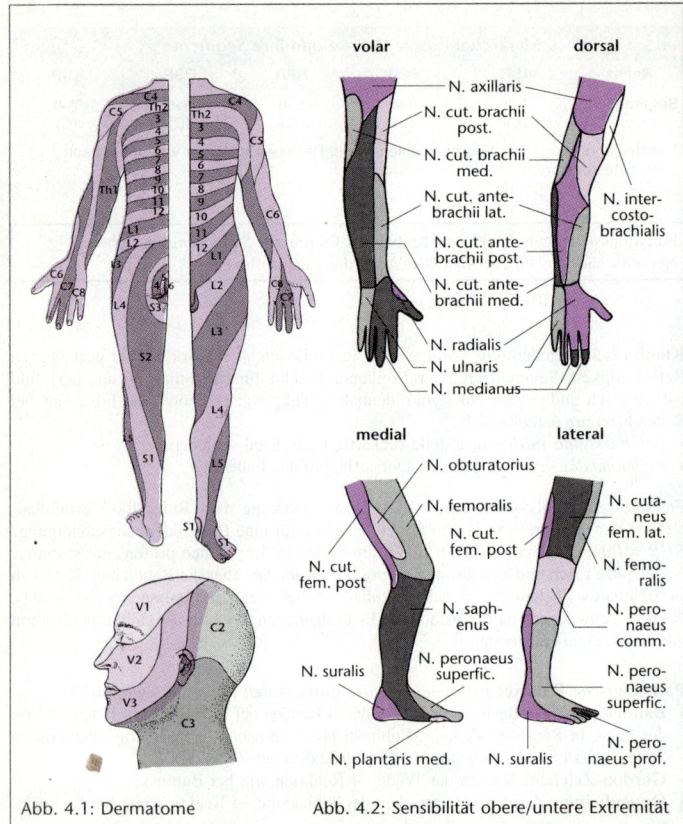

Abb. 4.1: Dermatome   Abb. 4.2: Sensibilität obere/untere Extremität

4.9.5 Querschnittslähmung ICD: S 14.X, S 24.X, S 34.X

Akute Schädigung (Trauma, Durchblutungsstörung) führt zunächst zum *spinalen Schock* mit schlaffer Lähmung, fehlenden Reflexen, Babinski evtl. schon positiv, Sensibilitätsausfall, Schockblase (Überlaufblase). Dauer 3–6 Wo.

Dem spinalen Schock folgt das *Querschnittssyndrom*, das auch initial bei langsamer Entwicklung der Schädigung (Tumor) eintritt *(progredienter Querschnitt)*:
- Spastische Para- oder Tetraplegie mit spinalen Automatismen unterhalb der Läsion. Aber: schlaffe Lähmung der Muskeln, die von den direkt geschädigten Vorderhornzellen versorgt werden (*Kennmuskeln* für Höhe der Läsion)
- Beugesynergien von Armen und Beinen und Strecksynergien v.a. der Beine

- Reflexe gesteigert, Babinski positiv, Sensibilitätsausfälle
- *Hypertone Reflexblase* bei Schädigung oberhalb Th12; autonome Blase (hypoton) bei Läsion der spinalen Miktionszentren unterhalb Th12.

Therapie
- Frühbehandlung: beginnt am Unfallort. Vorsichtiger Transport, um nicht noch bestehende Restfunktionen (bei partieller Lähmung) zu zerstören. Transport, wenn möglich sofort an definitiven Behandlungsort
- **OP-Ind.**: Bei vollständiger Querschnittsläsion sind neurochirurgische Eingriffe zwecklos. Wenn sich eine partielle Lähmung verschlechtert, so kann eine Dekompression des Rückenmarks durch Laminektomie angezeigt sein. Eine neurochirurgische Notfallsituation liegt bei einem Cauda-equina-Sy. vor. Nach Dekompression der Nervenwurzeln ist eine Erholung möglich. Die op. Stabilisierung einer instabilen Wirbelsäulenfraktur (Osteosynthese, Spondylodese) beeinflußt die Prognose der Lähmung nicht, erleichtert aber die Pflege und ermöglicht eine frühe Mobilisation.
- Weitere Behandlung
  - Dekubitusprophylaxe: am besten Lagerung auf dem Drehbett und mit Flüssigkeit gefülltem Kissen. Der Pat. soll dies so bald als möglich selbst lernen
  - Kontrakturprophylaxe: durch korrekte Lagerung: Füsse rechtwinkelig (Fussohlenstütze), Knie und Hüften gestreckt, Arme angewinkelt, Hände mit lockerem Faustschluß (Funktionsstellung). Regelmäßiges Durchbewegen der gelähmten Gelenke
  - Blasenbehandlung (Prophylaxe von Harnwegsinf. und Steinbildung). Zweimal täglich absolut sterile Katheterisierung, evtl. suprapubischen Katheter
- Rehabilitation
- Durch intensives Training können auch vollständige paraplegische Pat. das Gehen lernen. Dies geschieht am Besten in speziell eingerichteten Paraplegikerzentren. Die Rehabilitation der Tetraplegiker ist immer noch ein schwer lösbares Problem.

4.9.6 Rückenschmerzen ICD: M 54.X

Ätiol.: Häufigste Ursachen
- 16.–30. LJ.: Diskusprolaps/Lumbago, Trauma, Frakturen, M. Bechterew, Spondylolisthesis, Schwangerschaft, infektiöse Spondylitis (meist Staph. aureus)
- 30.–50. LJ.: Arthrose der kleinen Wirbelgelenke, Diskusprolaps/Lumbago, Metastasen (Lunge, Mamma, Prostata, Schilddrüse, Niere)
- > 50. LJ.: Arthrose der kleinen Wirbelgelenke, Osteoporose („*crush*"-Fraktur eines Wirbelkörpers), Metastasen, *M. Paget*, Plasmozytom.

Anamnese
- Plötzlicher Beginn verbunden mit Trauma bei schwerem Heben (Diskusprolaps) oder langsame Entwicklung der Schmerzen (degenerative Ursache)?
- Zunahme der Schmerzen bei Bewegung (mechanische Ursache) oder Ruheschmerz (entzündliche Ursache)?
- Schmerz in die Beine ausstrahlend (Wurzelirritation, z.B. bei Diskusprolaps)? Kribbeln oder Taubheitsgefühl (sensibler Ausfall auf ein Dermatom begrenzt)?
- Darm- oder Blasenfunktionsstörungen? (Kaudalähmung, z.B. aufgrund eines medialen Diskusprolaps)
- *An andere Erkrankungen denken!* Aortenaneurysma, Pyelonephritis, gynäkologische Erkrankungen, entzündliche Darmerkrankungen, chron. Pankreatitis, Pankreas-Ca, Knochenmetastasen.

Diagnose

- Eingeschränkte Beweglichkeit der Wirbelsäule
- Halteanomalien: Skoliose als Schonhaltung? Aufhebung der Lendenlordose? Einseitig betonte Verspannung des M. erector spinae?
- Nervendehnungsschmerzen
- Motorische oder sensible Ausfälle, als Höhenlokalisation (☞ 4.2)
- Sensibilitätsprüfung im Anal-Genital-Bereich: Reithosenparästhesie bei Kauda-Sy (☞ unten).
- Rö der LWS in 2 Ebenen (☞ 6.11): Tumor? Metastasen? Spondylose? Verschmälerte Zwischenwirbelräume (Bandscheibendegeneration)? Spondylitis? Spondylolisthesis? M. Bechterew? Wirbelsäulenanomalien (Übergangswirbel, Spina bifida)? Spinales CT (Prolaps? Raumforderung?); MRT bei Z.n. Bandscheiben-OP (Reprolaps)
- EMG und NLG zur Objektivierung neurol. Ausfälle.

Lumbago („Hexenschuß") ICD: M 54.X

Rezidivierende akute Kreuzschmerzen mit steifer Fehlhaltung durch Wurzelreizung bei dorsolateraler Protrusion der Bandscheibe (reversibel); einschießende Schmerzen im Ausbreitungsgebiet eines Dermatoms; durch Muskelhartspann fixierte Schonhaltung, Lasègue pos.

Therapie

- *In der Akutphase* Ruhigstellung (Stufenbett oder flache, harte Unterlage, z.B. Brett unter Matratze schieben), lokale Wärme (Fango, Rotlicht), NSAR, z.B. Diclofenac (z.B. Voltaren®) bis 150 mg tägl.; oder Tetrazepam (Musaril®) 25–200 mg tägl. zur Muskelrelaxation; ggf. Levomepromazin (Neurocil®) 25–200 mg tägl. zur Schmerzdistanzierung. Nach Abklingen der akuten Beschwerden Traktion am Schlingentisch, Bewegungsther. im Warmwasserbad, Elektrother., Stangerbad, Lockerungsmassage, KG zur Kräftigung der Rücken- und Bauchmuskulatur.
- *Vorbeugende Maßnahmen:* regelmäßig Rückengymnastik mit Haltungsschulung und Schwimmen; schweres Heben nach Möglichkeit vermeiden; neue Hebetechniken entwickeln (in die Knie gehen, dabei Rücken aufrecht halten); „Rückenschulung" durch spezielle KG.

Lumbaler Bandscheibenvorfall (BSP) ICD: M 51.1

Plötzlich nach schwerem Heben oder Drehbewegungen des Rumpfes einsetzendes radikuläres Nervenwurzelkompressionssy. aufgrund eines irreversiblen Prolaps einer Bandscheibe (in 95 % LWK4/5 oder LWK5/SWK1; Richtung des Vorfalls (Häufigkeit): mediolateral (ca. 90 %) > lateraler > medial > intraforaminal).

Klinik: Schmerzen von segmentaler Ausbreitung, die sich bei Husten, Niesen oder Pressen verstärken; Mißempfindungen und sensible Ausfälle. Diagn.: immer Anal-Genital-Region mit untersuchen zum Ausschluß eines medialen Bandscheibenvorfalls. Reflexabschwächung oder -verlust. Lasègue positiv, *Valleixsche* Druckpunkte (Verlauf N. ischiadicus)? Nach 3–4 Tagen: nachlassende Schmerzen, Taubheitsgefühl in den betroffenen Segmenten, evtl. Paresen (Wurzeltod: neurochirurgischer Notfall!). CT.

Symptome bei lumbalem Diskusprolaps

Bandscheibe	Reflexausfall	Kennmuskel	Eingeschränkte Funktion
LWK3/4 Wurzel L4	PSR	M. tibialis anterior	Streckung im Kniegelenk und Fußhebung (Dorsalflexion), Fersenstand
LWK4/5 Wurzel L5	—	M. extensor hallucis longus	Großzehenhebung, Hebung des medialen Fußrandes, Fersenstand
LWK5/ SWK1 Wurzel S 1	ASR	M. triceps surae	Hebung des lateralen Fußrandes, Zehenstand, Hüftabduktion, Plantarflexion

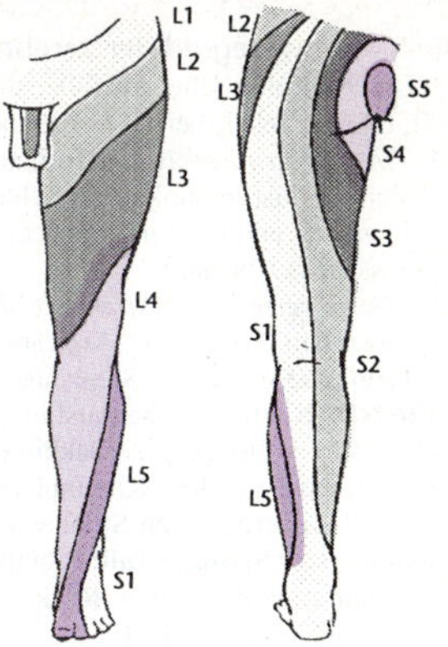

Abb. 4.3

Ther.: möglichst konservativ, wie bei Lumbago; OP-ind. bei medialem BSP mit Caudasyndrom, lateralem BSP mit funktionell bedeutsamer Parese (Kraftgrad ≤ 3), therapieresistente Schmerzen (mind. 4 Wo. konsequente kons. Behandlung) bei im CT gesichertem BSP op. Verfahren: offene, mikrochir. oder perkutane Nukleotomie.

Caudakompression (Cauda equina-Syndrom)
Notfall mit absoluter OP-Indikation! Medialer Prolaps, der durch Kompression der Cauda equina zu irreversiblen neurologischen Ausfällen führt.
Klinik: Paraparese, rez. radikulären Schmerzen mit Seitenwechsel; „gekreuzter pos. Laségue"; Blasen- und Mastdarminkontinenz, Erektionsstörungen und Reithosenanästhesie (Sensibilitätsstörungen im Anal-Genital-Bereich). Sofort Myelo-CT und so früh wie möglich OP, spätestens nach 24 h.

Pseudoradikuläre Rückenbeschwerden: schmerzhafte Muskel-, Sehnen- und Gelenkreaktionen bei Erkrankungen der kleinen Wirbelgelenke mit reflektorischem Muskelhartspann. DD zum Diskusprolaps: nicht streng segmentale Begrenzung der sensorischen und/oder motorischen Ausfälle, keine Reflexausfälle.

4.9.7 Akute zerebrale Durchblutungsstörungen ICD: I 63.X

15 % aller Todesfälle, Mortalität ca. 50 % nach 6 Mon., 30 % der Überlebenden bedürfen täglicher Pflege.

Ätiol.: In 85 % Ischämie durch thrombembolischen Verschluß auf dem Boden einer Arteriosklerose oder durch kardiale Embolien (Letalität ca. 20 %). Am häufigsten sind Stenosen der A. carotis interna (45 %), der A. cerebri media (26 %) und der A. vertebralis (11 %). Bei vorbestehenden schlechten Durchblutungsverhältnissen kann Blutdruckabfall durch z.B. Herzinfarkt oder Antihypertensiva, Viskositätsänderung oder Anämie einen Schlaganfall auslösen. In 15 % intrazerebrale Blutung durch chron. Hypertonie, Aneurysma oder Trauma (Letalität ca. 50 %).

Klinik – Schweregrad der zerebralen Durchblutungsstörung
- **TIA:** Neurologische Ausfälle, die sich innerhalb von 24 h völlig zurückbilden. Manifester Insult bei 10 % der Pat. innerhalb eines Jahres
  - *TIA im Karotiskreislauf:* Ipsilaterale Amaurosis fugax (vorübergehender retinaler Visusverlust, monokuläres Schleier- oder Nebelsehen), passageres kontralaterales sensibles und/oder motorisches Halbseitensyndrom mit zentraler Fazialisparese, passagere Aphasie
  - *TIA im vertebrobasilären Kreislauf:* Kombination von mindestens zwei der nachfolgenden Symptome: Augenmuskelparesen, Dysarthrie, Dysphagie, Nystagmus, Hemiparese, Ataxie, Schwindel
- **PRIND:** Neurologische Ausfälle, die länger als 24 h anhalten, sich aber innerhalb einer Wo. vollständig zurückbilden
- **Progressive stroke:** Kontinuierliche oder schrittweise Zunahme neurologischer Ausfälle innerhalb von Stunden oder Tagen
- **Kompletter Schlaganfall:** Plötzliches Auftreten neurologischer Ausfälle ohne oder nur mit unvollständiger Rückbildung. Die Symptomatik richtet sich nach dem betroffenen Gefäßgebiet:
  - A. carotis interna/A. cerebri media: Kontralaterale, meist brachiofazial betonte Hemiparese, Halbseitensensibilitätsstörung, Aphasie bei Befall der dominanten Hemisphäre
  - A. cerebri anterior: kontralaterale Beinparese
  - A. cerebri posterior: kontralaterale homonyme Hemianopsie
  - Hirnstamminfarkt: je nach Lokalisation Hemi- oder Tetraparese, multiple Hirnnervenausfälle, Hemiataxie.

Diagnostik
- Anamnese: zeitlicher Ablauf (plötzliches oder langsames Auftreten der Symptome) Kopfschmerzen?, frühere Schlaganfälle oder Hirnverletzungen?
- Neurologische Untersuchung: motorische und/oder sensible Ausfälle? Hirnnervenausfälle? Bewußtseinszustand?
- Auskultation der Karotiden (Strömungsgeräusche?) und des Herzens (Rhythmusstörungen?)
- RR-Messung: Vergleich mit früheren Werten
- Labor: Blutbild, BSG, Quick, PTT, Kreatinin, Glukose
- EKG: Rhythmusstörungen? Infarktzeichen?
- CCT: Ischämie oder Blutung?

Ther.: Initial O_2-Gabe durch Nasensonde, Blutabnahme und gleichzeitiges Legen einer Verweilkanüle (Braunüle®); frühzeitige Betreuung durch Internisten oder Neurologen, ggf. Verlegung auf Stroke unit oder Intensivstation.

Gerhard Scheller
Karl-Ludwig Krämer

5

Begutachtung

5.1	Grundlagen der Begutachtung	130	5.3.4	Schwerbehindertenrecht	138
5.2	Arten von Gutachten	131	5.4	Hinweise für den ärztlichen Gutachter	139
5.3	Besonderheiten einzelner Rechtsgebiete	133	5.5	Hinweise zum Untersuchungsgang	140
5.3.1	Gesetzliche Unfallversicherung	133			
5.3.2	Private Unfallversicherung	135	5.6	Gelenkmessungen nach der Neutral-Null-Methode	143
5.3.3	Gesetzliche Rentenversicherung	136			

5.1 Grundlagen der Begutachtung

Fast alle Gutachten werden im Rahmen der in der Bundesrepublik vorhandenen oder möglichen sozialen Absicherung erstellt.

Sozialversicherung	Privatversicherung	Soziales Entschädigungsrecht
• Krankenversicherung (Pflichtversicherung, öffentlich-rechtlicher Träger) • gesetzliche Unfallversicherung • Arbeitslosenvers. • Rentenversicherung	• Krankenversicherung • Unfallversicherung • Lebensversicherung • Private Rentenversicherung • Haftpflichtversicherung	• Bundesversorgungsgesetz (BVG) • Soldatenversorgungsgesetz (SVG) • Zivildienstgesetz (ZDG) • Häftlingshilfegesetz (HHG) • Bundesseuchengesetz (BSeuchG) • Gesetz über die Entschädigung für Opfer von Gewalttaten (OEG)

- Ein von einem Gericht bestellter Sachverständiger ist gesetzlich verpflichtet, sein Urteil in Form eines Gutachtens zu erstatten. Eine Entbindung ist nur bei Befangenheit, verwandtschaftlichen Beziehungen oder zeitlicher Überlastung möglich
- Gutachtenanforderung i.a. von einer der folgenden Institutionen: Versicherungsträger, Versorgungsamt, Arbeitsamt, Sozialgericht, Amts-, Land- und Oberlandesgericht
- Streitigkeiten in den Sozialversicherungszweigen, im sozialen Entschädigungsrecht und im Rahmen des Schwerbehindertengesetzes: Entscheid durch die Sozialgerichte bzw. deren höhere Instanzen. Streitigkeiten im Bereich der Privatversicherung: durch Klageverfahren bei den Amts-, Land- und Oberlandesgerichten.

> Der Arzt macht dem Versicherungsträger oder dem Sozialgericht lediglich sachverständige Beurteilungsvorschläge. Er entscheidet in seinem Gutachten nicht.

- Entscheidung obliegt den Versicherungsträgern und den Gerichten. Gutachten sind deshalb in einer dem medizinischen Laien verständlichen Sprache zu formulieren. Die gestellten Fragen sollen in klarer und eindeutiger Weise beantwortet werden. Der begutachtende Arzt sollte seine eigene Beurteilung dem Untersuchten vorenthalten
- Gutachtenerstellung erfolgt i.d.R. aufgrund klinischer Untersuchung. Gutachtenerstellung nach Aktenlage kann ausreichend sein, falls der Sachverhalt aufgrund vorhandener Unterlagen klar beurteilbar ist oder wenn aufgrund spezieller Fragestellung oder Situation des Einzelfalles eine weitere Untersuchung keine neuen Gesichtspunkte bringen kann

- Ärztliche Schweigepflicht: In Sozialversicherung und Sozialgerichtsbarkeit durch gesetzliche Regelungen geklärt. Angeschriebener Arzt ist verpflichtet, Auskunft zu erteilen.
  Privatversicherung: Entbindung von der Schweigepflicht durch Anerkennung der Versicherungsbedingungen durch den Versicherten. Evtl. problematisch: Begutachtung bei der Haftpflichtversicherung und in Zivilprozessen. Hier muß eine schriftliche Entbindung des Arztes von der Schweigepflicht vorliegen.

Entbindung von der ärztlichen Schweigepflicht im Zweifelsfall vor der gutachterlichen Untersuchung nochmals schriftlich bestätigen lassen

- Bei Hinweis auf Betrugsversuche hat sich der Gutachter nicht kriminalistisch zu betätigen. Er hat jedoch die Aufgabe, entsprechende Verdachtsmomente mitzuteilen:
  - V.a. Simulation oder Aggravation kann vom Gutachter geäußert werden
  - Verdacht durch Tatsachen begründen, z.B. stark differente Bewegungsausmaße in anatomisch identischen Untersuchungssituationen
  - Ablenkungsmanöver sind ebenso statthaft wie die Beschreibung vermeintlich unbeobachteten Verhaltens, z.B. beim Verlassen der Klinik
- Nur in Ausnahmefällen sollte der behandelnde Arzt auf Wunsch oder im Auftrag seines Pat. oder dessen Rechtsanwalt eine gutachterliche Äußerung abgeben (Verdacht der Befangenheit). Vielmehr sollte der behandelnde Arzt seinem Pat. klar machen, daß er in aller Regel von Amtswegen oder vom Gericht ohnehin zu einer sachverständigen Zeugenaussage aufgefordert werden wird. Der Pat. kann die entsprechende Behörde auffordern, eine solche Auskunft des behandelnden Arztes einzuholen
- Im Falle einer Begutachtung für eine Privatperson in einem Streitverfahren ist die vollständige Akteneinsicht unumgänglich. Ansonsten ist das Gutachten möglicherweise auf falschen Voraussetzungen aufgebaut und damit wertlos. Grundsätzlich kann man seinen Pat. darauf hinweisen, daß in einem Klageverfahren prinzipiell die Möglichkeit besteht, ein „Gegengutachten" durch einen Arzt der eigenen Wahl erstellen zu lassen.

5.2 Arten von Gutachten

Ärztliches Attest
- Bescheinigung über einen Tatbestand oder Gesundheitszustand. Wird i.d.R. durch den behandelnden Arzt ausgestellt. Beispiele:
  - Arbeitsunfähigkeitsbescheinigung (AU)
  - Attest zur Vorlage beim Versorgungsamt
  - Attest zur Erlangung von Krankentagegeld
- Nur objektiv korrekte und sachlich begründete Aussagen. Keine den Wünschen des Pat. entgegenkommende, sachlich aber nicht begründete Bescheinigung abgeben.

Formulargutachten
- **Regelfall in der gesetzlichen Unfallversicherung**
- Häufig in privater Unfallversicherung
- Werden meist durch die behandelnden Ärzte erstellt
- Aussagefähigkeit solcher Formblätter begrenzt. Sie eignen sich für ärztliche Berichte unkomplizierter Fälle bzw. Fragestellungen.

Freie Gutachten
- *Zusammenhangsgutachten.* Hauptfrage: Ursächlichkeit einer Gesundheitsstörung z.B. mit dem Unfallereignis bzw. seinen Folgen
- Gutachtenform der Wahl bei: abschließenden *Begutachtungen zur Festlegung des Dauerschadens,* wissenschaftlich begründeten Gutachten und Gerichtsgutachten.

Zusatzgutachten anderer Fachgebiete
- Kann einerseits vom Auftraggeber vorgeschlagen und genehmigt sein, andererseits kann aufgrund der Aktenlage dem beauftragten Gutachter ein solches Zusatzgutachten notwendig erscheinen und er kann es vor der chirurgischen Untersuchung genehmigen lassen
- Manchmal wird erst bei der gutachterlichen Untersuchung aufgrund der erhobenen Befunde eine Zusatzbegutachtung erforderlich. Die zusammenfassende Würdigung erfolgt durch den Hauptgutachter nach Eingang des Zusatzgutachtens.

Apparative Zusatzuntersuchungen
- Umfang und Notwendigkeit apparativer Zusatzuntersuchungen (Labor, Rö) entsprechend der Fragestellung und dem klinischen Untersuchungsbefund. Bei isolierten Verletzungsfolgen, z.B. im Bereich der unteren Extremitäten, ist es u.U. gerechtfertigt, nur diese sehr detailliert zu untersuchen und sich zum Rumpf bzw. zur oberen Extremität nur kursorisch zu äußern
- Sofern eine fachgerechte Beurteilung möglich ist, sollten die in den letzten 6–12 Mon. angefertigten Rö.-bilder herangezogen werden, um zusätzliche Strahlenbelastungen zu vermeiden und Kosten einzusparen. Unfallbilder bzw. eine Verlaufsserie sind bei bestimmten Fragestellungen obligat, z.B. bei der Frage einer fortschreitenden sekundären Arthrose oder insbes. bei der Begutachtung von HWS-Verletzungen
- Bei sog. „Ganzkörperschmerzsyndromen" ist es nicht erforderlich, „den ganzen Menschen" zu röntgen. Hier ist es z.B. möglich, bei beiderseitigen Schulterbeschwerden nur die schmerzhafte Schulter zu röntgen
- Ind. zur Vergleichsaufnahme der unverletzten Gegenseite eng und kritisch stellen
- Angeforderte Fremdröntgenbilder bei den Rö-Befunden auflisten. Einzelbefundung ist ggf. nicht erforderlich, es kann kursorisch auf die evtl. Fremdröntgenserien eingegangen werden. Bei speziellen Fragestellungen Einzelbefundung, z.B. der Unfallbilder, gerechtfertigt.

5.3 Besonderheiten einzelner Rechtsgebiete

In dem vorliegenden Rahmen können nur jeweils einige Gesichtspunkte einzelner Rechtsgebiete angerissen werden. Eine Vertiefung ist durch das Studium der Spezialliteratur unbedingt erforderlich (z.B. Rompe und Erlenkäper 1992).

5.3.1 Gesetzliche Unfallversicherung

Schützt die Versicherten und evtl. deren Hinterbliebenen vor finanziellen Folgen von Arbeitsunfällen und Berufskrankheiten.

Träger der gesetzlichen Unfallversicherung

- **Gewerbliche Berufsgenossenschaften**
- **Bundesausführungsbehörde für Unfallversicherung**
- **Bundesanstalt für Arbeit:** zuständig für Arbeitslose und Teilnehmer an Reha-Maßnahmen bei bestimmten Tätigkeiten
- **Gemeindeunfallversicherungsverbände:** zuständig für ihre Beschäftigten, für Kindergartenkinder, Schüler und Studenten, für Hilfeleistende bei Unfällen.

Versicherter Personenkreis

Beschäftigte aufgrund eines Arbeits-, Dienst- und Lehrverhältnisses, Selbständige auf Antrag, Hilfeleistende bei Unfällen, Personen bei ehrenamtlichen Tätigkeiten, Zeugen bei Gerichtsterminen, Entwicklungshelfer im Ausland oder in der Vorbereitungszeit für eine solche Beschäftigung, Hilfeleistende bei Straftaten, Blutspender und Spender körpereigener Gewebe, Kindergartenkinder, Schüler, Studenten, Personen, die aufgrund von Arbeitsschutzvorschriften ärztlich untersucht werden, Unternehmer, soweit sie Mitglieder der Landwirtschaftlichen Berufsgenossenschaft sind und ihre Ehegatten, Arbeitslose und Sozialhilfeempfänger, wenn sie zur Erfüllung ihrer Meldepflicht die hierfür bestimmte Stelle aufsuchen, Eigenheimbauer, wenn durch das Bauvorhaben öffentlich geförderte oder steuerbegünstigter Wohnungsraum geschaffen werden soll.

Versicherte Risiken

Arbeitsunfall: Unfall, den ein Versicherter bei einer versicherten Tätigkeit erleidet. Ein Unfall ist ein von außen einwirkendes, zeitlich begrenztes, unfreiwilliges Ereignis, das einen Gesundheitsschaden bewirkt. *Der Wegunfall gilt als Arbeitsunfall.* Der Kausalzusammenhang zwischen der versicherten Tätigkeit und dem Unfall sowie zwischen dem Unfall und einem eingetretenen Gesundheitsschaden muß zumindest mit Wahrscheinlichkeit vorliegen.

Berufskrankheit: Erkrankungen, die in der Berufskrankheitenverordnung aufgeführt sind.

Minderung der Erwerbsfähigkeit (MdE)

Die MdE ist eine von der beruflichen Tätigkeit unabhängige Größe. Es ist unter geeigneten Umständen möglich, daß ein Versicherter mit einer MdE von 100 % noch vollständig seiner beruflichen Tätigkeit nachgeht, z.B. ein Richter mit beidseitiger Oberschenkelamputation, oder ein blinder Pianist. Im Vordergrund steht die Beurteilung der verlorenen Funktionen, d.h. die Begutachtung sollte von funktionellen Gesichtspunkten ausgehen. Bei der Begutachtung nach Amputationen muß auch auf die Beschaffenheit der Stümpfe eingegangen werden. Die dargestellten Sätze sind nur gültig für voll funktionstüchtige Stümpfe.

- **MdE-Bemessung:** die (auf den allg. Arbeitsmarkt zu beziehende bzw. nach Ausschöpfung aller Erwerbsmöglichkeiten noch vorhandene) MdE ergibt sich aus der Differenz der Werte: *individuelle Erwerbsfähigkeit* des Verletzten vor dem Arbeitsunfall (mit 100 % anzusetzen) und Ausmaß der nach dem Unfall verbliebenen Erwerbsfähigkeit.

Leistungen der gesetzlichen Unfallversicherung

- **Heilbehandlung**
- **Pflege,** Pflegegeld
- **Berufshilfe,** d.h. Maßnahmen zur Erhaltung bzw. Umgestaltung des Arbeitsplatzes, Berufsfindung, Umschulung, Fortbildung
- **Übergangsgeld** wird gezahlt, solange der Versicherte infolge eines Arbeitsunfalles arbeitsunfähig ist und die gesetzliche Lohnfortzahlung abgelaufen ist. Es endet mit Zahlungsbeginn einer Verletztenrente. Zahlung auch während Berufshilfemaßnahmen
- **Hinterbliebenenversorgung,** z.B. Witwen- oder Waisenrente
- **Verletztenrente** wir bezahlt, wenn **über die 13. Woche** nach dem Arbeitsunfall eine entschädigungspflichtige Minderung der Erwerbsfähigkeit (MdE) vorliegt
- Ausgezahlt wird eine **Unfallrente** ab einer MdE von 20 %
- Jeder Unfall wird gesondert bewertet und ggf. gesondert berentet. Eine Verletztenrente wird normalerweise zunächst als **vorläufige Rente** gewährt
- Spätestens 2 J. nach dem Unfall muß eine **Dauerrente** festgelegt werden. Eine vorläufige Rente wird automatisch zur Dauerrente, wenn nicht rechtzeitig eine

Untere Gliedmaßen	
Verlust	**Rentensatz**
Eine Zehe	0%
Eine oder mehrere Zehen	10%
Hälfte des Fußes (im Lisfranc Gelenk)	30%
Großzehe mit Teilverlust des 1. Mittelfußknochens	20%
Fuß im Gelenk	35%
Unterschenkel	50%
Unterschenkel in Kniegelenkhöhe	60%
Oberschenkel im mittleren oder unteren Drittel	60%
Bein im Hüftgelenk	80%
Obere Gliedmaßen	
Nagelglied	0%
1/2 bis 1/3 Daumen	15%
Daumen im Grundgelenk	20%
Finger 2	10%
Finger 3 oder 4 oder 5	0%
Zwei Finger	
1 und 2; 2 und 3; 1 und 3	30%
Drei Finger	
1,2 und 4	45%
3, 4 und 5	30%
Vier Finger	
1, 2, 3 und 4; 1,3,4 und 5	45%
Alle Finger („Beihand")	50%
Hand	60%
Unterarm	60%
Arm im Ellenbogengelenk	70%
Oberarm in der Mitte und höher	80%

Neufeststellung erfolgt. Vorläufige und Dauerrenten können nur verändert werden, wenn eine wesentliche Änderung, d.h. mind. 10 %, eingetreten ist. Lediglich bei der Feststellung der **ersten Dauerrente** kann eine freie Einschätzung der MdE erfolgen. Ein Nachweis einer wesentlichen Veränderung ist in diesem Falle nicht erforderlich.

Beginn der **Verletztenrente**: mit dem Wiedereintritt der Arbeitsfähigkeit oder mit dem Tag nach dem Unfall bei Kindergartenkindern, Schülern, Studenten, oder wenn AU nicht eingetreten ist, oder aber nach Abschluß der Heilbehandlung bzw. der Berufshilfemaßnahmen, wenn Arbeitsfähigkeit nicht wieder eintritt.

Beispiele fester Invaliditätswerte bei Verlust	
Arm im Schultergelenk	70% (entspr. Armwert)
Hand im Handgelenk	55% (entspr. Handwert)
Daumen	20%
Zeigefinger	10%
Bein: - ab Oberschenkelmitte	70% (entspr. Beinwert)
- ab Kniegelenk	50%
Fuß im Sprunggelenk	40% (entspr. Fußwert)
Großzehe	5%
andere Zehe	2%
Auge - eines	30%
- beide	100%
Geruchssinn	10%

5.3.2 Private Unfallversicherung

- Gutachten im Rahmen der privaten Unfallversicherung unterscheiden sich im Hinblick auf Form und Inhalt nicht wesentlich von denen der gesetzlichen Unfallversicherung
- Private Unfallversicherung schützt Versicherte vor finanziellen Folgen eines Unfalls im Versicherungszeitraum und entsprechend den vertraglich vereinbarten Leistungen. **Geisteskranke, Blinde, Epileptiker und andauernd Arbeitsunfähige sind nicht versicherungsfähig**
- Träger der privaten Unfallversicherung sind privatrechtlich organisierte Versicherungsgesellschaften
- **Versicherte Risiken:** Unfälle, die dem Versicherten während der Vertragsdauer zustoßen. Als Unfall gilt, wenn der Versicherte durch ein plötzlich von außen einwirkendes Ereignis unfreiwillig einen Gesundheitsschaden erleidet. *Abweichend von der gesetzlichen Unfallversicherung* sind auch durch willentliche oder plötzliche Kraftanstrengung hervorgerufene Muskel- oder Sehnenzerrungen und -zerreißungen sowie Verrenkungen versichert. Ebenso versichert sind Infektionen, wenn diese durch eine Verletzung hervorgerufen wurden
- **Nicht versichert sind dagegen:** Berufskrankheiten, Unfälle im Zusammenhang mit Krieg, Verbrechen, Krampf- oder Schlaganfälle, Heilmaßnahmen, Vergiftungen, Infektionskrankheiten, Schäden durch Strahlen, Temperatur, Licht, Witterungseinflüsse
- **Leistungen je nach Versicherungsvertragsgestaltung:** Heilkosten, Zahlung bei Todesfall, Krankenhaustagegeldzahlung, Krankentagegeldzahlung, Zahlung bei Invalidität als Rente oder einmalige Abfindung
- **Tagegeldversicherung:** Berücksichtigung der „Beeinträchtigung im Berufsleben", also die spezielle berufliche Tätigkeit des Versicherten. Abstufung in Prozentwerten. Während eines stationären Aufenthaltes im Krankenhaus ist normalerweise eine

100 %ige berufliche Beeinträchtigung anzunehmen, dann erfolgt eine Abstufung **unter Berücksichtigung des Verletzungsmusters und der beruflichen Tätigkeit**
- **Invaliditätsversicherung:** Einschätzung nach abstrakten Werten der „Gliedertaxe" nach Armwert, Beinwert, Handwert, Fußwert, usw. Verletzungsfolgen am Rumpf, der WS und am Becken werden mit einem Prozentwert entsprechend dem individuellen Invaliditätsgrad unter Berücksichtigung des Berufes eingeschätzt.

Die dauernde Beeinträchtigung der Arbeitsfähigkeit (Invalidität) muß nach 1 J. bzw. 15 Mon. durch den Versicherten geltend gemacht werden bzw. ärztlich festgestellt sein. Die abschließende Einschätzung eines Dauerschadens muß längstens drei Jahre nach dem Unfallereignis erfolgen.

Der Wert der Gliedertaxe bezieht sich auf die verletzte Gliedmaße. Die MdE der gesetzlichen Unfallversicherung drückt einen prozentualen Schädigungsgrad bezogen auf die gesamte Person aus. Somit ist klar, daß es etwa eine Umrechnungsformel zwischen MdE und Gliedertaxe nicht sinnvoll und nicht anwendbar ist. Die Einschätzung bei teilweiser Gebrauchsminderung einer Gliedmaße erfolgt in Bruchteile, z.B. 1/2 Beinwert, 1/10 Armwert, 1/20 Fußwert.

Bei der Mitwirkung von unfallabhängigen Krankheiten oder Gebrechen wird die Leistung gekürzt, wenn der Mitwirkungsanteil dieser Krankheiten, der sog. Vorschaden, mindestens 25 % beträgt. Ein eventueller Vorschaden ist prozentual zu berücksichtigen. Üblich sind u.a. Mitwirkungsanteile von 25 %, 50 % und 75 % (kleiner, mittlerer, großer Mitwirkungsfaktor).

Beispiel: Riß der Achillessehne mit verbleibender Funktionseinschränkung im Sprunggelenk bei degenerativer Vorschädigung (25 %):
- Versicherungssumme: DM 100 000.- bei Invalidität
- Beinwert = 70 % der Versicherungssumme
- Bewertung: 1/10 Beinwert
- Vorschaden: 25 %

Vorschaden		Bewertung		Vers'summe		**Auszahlung**
0,75	x	0,7 x 0,1	x	DM 100 000.-	=	**DM 5 250.-**

5.3.3 Gesetzliche Rentenversicherung

- Sichert den Lebensunterhalt des Versicherten und seiner Hinterbliebenen im Alter, bei vorzeitiger Berufs- oder Erwerbsunfähigkeit und im Todesfall. Ferner gewährt sie medizinische und berufliche Rehabilitationsmaßnahmen
- Träger der Rentenversicherung: Landesversicherungsanstalten (Rentenversicherung der Arbeiter), Bundesversicherungsanstalt für Angestellte (BfA), Bundesknappschaft (Rentenversicherung der Beschäftigten im Bergbau)
- Leistungen: Reha-Maßnahmen, Berufsunfähigkeits-, Erwerbsunfähigkeitsrente, Altersruhegeld, Hinterbliebenenrente
- **Berufsunfähigkeit (BU):** wenn Erwerbsfähigkeit durch Krankheit oder andere Gebrechen oder Schwäche seiner körperlichen und geistigen Kräfte auf weniger als die Hälfte derjenigen eines körperlich und geistig Gesunden mit ähnlicher Ausbildung und gleichwertigen Kenntnissen und Fähigkeiten unter Berücksichtigung des Berufsbildes herabgesunken ist
- **Erwerbsunfähigkeit (EU)** liegt vor, wenn infolge Krankheit oder anderer Gebrechen körperliche oder geistige Kräfte auf nicht absehbare Zeit eine Erwerbstätigkeit in gewisser Regelmäßigkeit nicht mehr ausgeübt werden kann, oder nicht mehr als nur geringfügige Einkünfte durch Erwerbstätigkeit erzielt werden können.

5.3 Besonderheiten einzelner Rechtsgebiete 137

> Das „Herabsinken der Erwerbsfähigkeit" steht in keinerlei Beziehung z.B. zur MdE der gesetzlichen Unfallversicherung oder gar zum GdB (Grad der Behinderung) im Schwerbehindertenrecht.

So darf eine MdE von z.B. 60 % in der *gesetzlichen Unfallversicherung* nicht mit einem Herabsinken der Erwerbsfähigkeit um mehr als die Hälfte im Rentenrecht gleichgesetzt werden.

BU liegt erst dann vor, wenn auch entsprechende Verweistätigkeiten nicht mehr durchgeführt werden können.

*In Gutachten bei Rentenstreitsachen ist **keine** Aussage zu machen über das Vorliegen von Berufs- oder Erwerbsunfähigkeit.* Das Leistungsvermögen ist festzustellen bzw. bestimmte Tätigkeitsmerkmale sind auszuschließen. Die Beweisfragen im **Sozialgerichtsverfahren** wegen Rentenstreitigkeiten sind weitgehend standardisiert:

- Welche Krankheiten oder andere Gebrechen oder Schwächen der körperlichen und geistigen Kräfte liegen vor?
- Welche körperlichen und geistigen Funktionen werden dadurch beeinträchtigt?
- Welchen Einfluß auf die Leistungsfähigkeit haben diese Gesundheitsstörungen?
- Welche Tätigkeiten sind ohne unmittelbare Gefährdung der Gesundheit – sei es auch nur mit Einschränkungen – noch möglich und welche sind zu vermeiden?

Beispiele: Schwere - mittelschwere - leichte körperliche Arbeiten mit Heben und Tragen von Lasten bis zu wieviel kg, dauerndes/überwiegendes Stehen - Gehen - Sitzen - gleichförmige Körperhaltung (welche) - häufiges Bücken - Treppensteigen - Arbeiten auf Leitern und Gerüsten; Akkord-, Fließband-, Schicht-, Nachtarbeit; Arbeiten in Kälte - unter Wärmeeinfluß - unter Einwirkung von Staub, Gasen und Dämpfen, Nässe - Arbeiten im Freien; besondere Beanspruchung des Gehörs oder des Sehvermögens - Publikumsverkehr - Arbeiten an Schreibmaschinen; besondere geistige Beanspruchung (welcher Art?) - erhöhte bzw. hohe Verantwortung.

- Bis zu welcher Höchstdauer je Arbeitstag können die noch möglichen Tätigkeiten ohne unmittelbare Gefährdung der Gesundheit ausgeführt werden? Ganzschichtig (ca. 8 h); halbschichtig bis unter ganzschichtig (Stundenzahl); 2 h bis unter halbschichtig; weniger als 2 h täglich?

Bitte die einzelnen Tätigkeiten getrennt beurteilen!
Sind besondere Arbeitsbedingungen unerläßlich (z.B. betriebsunübliche Pausen, ggf. in welchen Abständen und wie lange; besonders gestaltetes Arbeitsgerät)? Bedingen die Gesundheitsstörungen Beschränkungen des Arbeitsweges (z.B. hinsichtlich der Zeitdauer, der Art des Verkehrsmittels)?

Die Feststellung, daß ein Versicherter nur noch halbschichtig arbeitsfähig ist, hat zur Folge, daß ein solcher Versicherter als erwerbsunfähig gilt, wenn ihm die Arbeitsverwaltung nicht innerhalb einer bestimmten Frist einen passenden Teilzeitarbeitsplatz nachweisen kann.

BU- bzw. **EU-Renten** können auf eine Zeit gewährt werden, normalerweise bis maximal 2 J. Eine Verlängerung auf max. 4 J. ist in Ausnahmefällen möglich.

5.3.4 Schwerbehindertenrecht

- **Schwerbehinderte:** Personen, die körperlich, geistig oder seelisch behindert sind und aufgrund ihrer Behinderungen in allen Lebensbereichen, nicht nur im allg. Erwerbsleben, einen *Grad der Behinderung (GdB) von mindestens 50 %* aufweisen.
- **Behinderung** (im Sinne des *Schwerbehindertengesetzes [SchwbG]:* regelwidrig körperlicher, geistiger und seelischer Zustand, der nicht nur vorübergehend (= 6 Mon.) eine GdB von mind. 10 % bedingt. Regelwidrig ist ein Zustand, der von dem *für das Lebensalter typischen* abweicht. *Normale Alterserscheinungen bedingen somit kein GdB!*
- **Rechtsgrundlage:** *Gesetz zur Sicherung und Eingliederung Schwerbehinderter in Arbeit, Beruf und Gesellschaft (SchwbG).* **Feststellung** der Schwerbehinderteneigenschaft und des *Grades der Behinderung (GdB)* wird von den Versorgungsämtern vorgenommen
- *Der Grad der Behinderung ist prinzipiell unabhängig von dem ausgeübten Beruf.* Aus dem GdB ist nicht auf die Leistungsfähigkeit bzw. auf Leistungsvoraussetzungen in anderen Rechtsgebieten zu schließen
- *Bei der Ermittlung des Gesamt-GdB ist eine rechnerische Ermittlung nicht zulässig.* Maßgebend sind die Auswirkungen der einzelnen Behinderungen in ihrer Gesamtheit unter Berücksichtigung ihrer gegenseitigen Beeinflussung und Beziehung. Ein Vergleich mit feststehenden GdB-Werten der entsprechenden Tabellen ist bei der Gesamtwürdigung anzustellen. Ausgangspunkt bei der Ermittlung der Gesamt-GdB ist die führende GdB. *Auch mehrere leichte Einzel-GdBs von 10 % bedingen normalerweise keinen höheren Gesamt-GdB.* Auch eine Einzel-GdB von 20 % führt nicht regelhaft zu einer Erhöhung des führenden GdB.

Merkzeichen im Schwerbehindertengesetz
„G": Erhebliche Beeinträchtigung der Bewegungsfähigkeit im Straßenverkehr
- In seiner Beweglichkeit im Straßenverkehr erheblich beeinträchtigt ist, wer infolge einer Einschränkung des Gehvermögens, auch durch innere Leiden oder infolge von Anfällen oder Störungen der Orientierungsfähigkeit nicht ohne erhebliche Schwierigkeiten oder nicht ohne Gefahren für sich oder andere, Wegstrecken im Ortsverkehr zurücklegen kann, die üblicherweise noch zu Fuß zurückgelegt werden können (entspricht 2000 m)
- Die Voraussetzung gilt als erfüllt, wenn eine GdB von mind. 50 % im Bereich der unteren Extremität und/oder der Lendenwirbelsäule vorliegt
- Bei einer GdB von 40 % in den genannten Körperabschnitten ist „G" ebenfalls möglich, wenn sich diese Behinderung auf die Gehfähigkeit besonders auswirkt, z.B. einer AVK, eine Versteifung von Hüfte, Knie oder Fuß in ungünstiger Stellung.

„aG": Außergewöhnliche Gehbehinderung
- Personen, die sich wegen der Schwere ihres Leidens dauernd nur mit fremder Hilfe oder nur mit großer Anstrengung außerhalb ihres Kraftfahrzeuges bewegen können
- Hierzu zählen u.a.: Querschnittgelähmte, Doppeloberschenkel- und Doppelunterschenkelamputierte, Hüftexartikulierte und einseitig Oberschenkelamputierte, die dauernd außerstande sind ein Kunstbein zu tragen oder nur eine Beckenkorbprothese tragen können oder zugleich am Unterschenkel oder Arm amputiert sind.

5.4 Hinweise für den ärztlichen Gutachter

Vorbereitende Begutachtungsarbeiten
- **Prüfung des Gutachtenauftrags:** Begutachtungsfragen verständlich und präzise, vollständig und geeignet? Notwendige Spezialuntersuchungen? Zusatzgutachten?

Allgemeine Regeln
- **Neutralität des Gutachters:** Wahren der Interessen der Beteiligten. Gegenüber der Untersuchungsperson neutral verhalten. Äußerungen dürfen nicht Anlaß zur Besorgnis einer Voreingenommenheit geben
- **Aufklärung und Beratung von Untersuchungseingriffen:** Allg. erforderliche Selbstbestimmungs- und Risikoaufklärung vor körperlichen Untersuchungen vornehmen
- **Schweigepflicht des Gutachters:** spezielle Ergebnisse des Gutachtens dürfen nicht schon bei der Untersuchung bekannt gegeben werden.

Aufbau eines Gutachtens
- **Auftraggeber,** Datum des Gutachtenauftrags, Aktenzeichen
- **Name des Begutachteten,** Geburtsdatum, Anschrift, ggf. Identifikation z.B. durch Personalausweis
- **Ort und Zeitpunkt** der Gutachtenuntersuchung und Gutachtenerstattung
- Auflistung der **Aktenunterlagen** und Fremdröngtenbilder
- **Vorgeschichte nach Aktenlage.** Nur auf den für die Beurteilung relevanten Akteninhalt in knapper, präziser Form eingehen. Benennung der entsprechenden Seiten und Akten in Klammern, um ein rasches Auffinden zu ermöglichen
- **Allgemeine weitere Anamnesen,** soziale Anamnese, berufliche Tätigkeit und ggf. Ausbildung des Begutachteten
- **Klagen und Beschwerden,** Wiedergabe in wörtlicher Rede nach Angabe des Untersuchten
- **Untersuchungsbefunde**
  - *Körperliche, klinische Untersuchung*
  - Die klinische, *chirurgische Untersuchung* ist nach anerkannten Untersuchungsmethoden, z.B. Neutral-Null-Methode, durchzuführen und detailliert festzuhalten. Bei Extremitäten immer die Gegenseite zum Vergleich anführen
  - *Technische Zusatzuntersuchungen* (z.B. Rö, CT, NMR): Befundung der neu angefertigten oder angeforderten Rö-Bilder, knappe interpretierende Beurteilung
  - *Labor-chemische Untersuchungen:* Aktuelle Werte den Normwerten gegenüberstellen
- **Zusammenfassung und Beurteilung:** Wichtigster Teil des Gutachtens. Soll in sich schlüssig sein. Relevante Daten aus der Vorgeschichte sowie relevante Untersuchungsbefunde sollen hier kurz wiederholt und zu der gutachterlichen Fragestellung in Bezug gesetzt werden. Normalerweise wörtliche Wiederholung der Fragestellungen des Gutachtens und direkt anschließende knappe, präzise und allg. verständliche Beantwortung.

Inhaltliche Anforderungen und gutachterliche Darstellung
- Äußerungen des Begutachteten klar von objektiven Untersuchungsergebnissen unterscheiden
- Reine Verdachtsdiagn. dürfen nicht z.B. als sichere Befunde mißverständlich sein
- Gutachterliche Aussagen objektiv-sachlich und in distanzierter Form
- Vermeiden subjektiv gefärbter oder mit Tendenz versehener Formulierungen. Erschöpfende Antwort auf Gutachtenfragen erteilen. Einzelne Begutachtungsschritte

müssen methodisch nachzuvollziehen sein und in ihrer Schlüssigkeit kritisch bewertbar sein. Feststellungen und Beurteilungen deshalb vollständig und lückenlos wiedergeben.

5.5 Hinweise zum Untersuchungsgang

Allgemeine Vorbereitungen
- Die Kooperation bei der Untersuchung gestaltet sich regelrecht oder der/die Untersuchte ist teilweise nicht/wenig kooperativ.

Allgemeine klinische Untersuchung
- **Entkleiden:** Selbständig, zügig, unter symmetrischer, seitengleicher Benutzung der Arme, sitzend, stehend, in wechselndem Einbeinstand, langsam und mit Mühe, nur mit fremder Hilfe
- **AZ:** Gut, mäßig verbraucht, reduziert, gebrechlich. Körpergröße, -gewicht
- **EZ:** Schlecht, reduziert, ideal-, normalgewichtig, adipös, gut
- **Alterseindruck:** Altersgemäß, vorgealtert
- **Körperform:** Schlank, pyknisch, athletisch
- **Muskulatur:** Normal, kräftig, schwach
- **Haltung:** Aufrecht, steif, gebeugt, schlaff
- **Bewegungen:** Unauffällig, steif, zügig, verlangsamt, kraftlos
- **Puls, Blutdruck:** Frequenz, Rhythmus
- **Haut, sichtbare Schleimhäute:** Regelrecht durchblutet, Farbe, Veränderungen
- **Lippen:** o.B., zyanotisch, blaß
- **Gesichtsfarbe:** Blaß, gebräunt, rosig, ikterisch.

Spezielle Untersuchungsbefunde

Untere Extremität
- **Orthopädische Hilfsmittel:** Einlagen, Bandagen, Orthesen, Prothesen
- **Beinachsen:** Inspektorisch, meßtechnisch: Varus, gerade, Valgus, Seitendifferenz
- **Muskel- bzw. Umfangsdifferenz:** Inspektorisch
- **Umfangsmaße:** Meßtechnisch nach Meßblatt für untere Gliedmaßen
- **Beinlänge:** Meßtechnisch
- **Becken:** Beckengradstand, Beckenschiefstand (links/rechts, cm), Beckenkippung
- **Haut:** Hautfarbe, Hauttemperatur, Narben
- **Durchblutung:** Arterielle Pulse, Stammvarikosis, Besenreiservarikosis
- **Gangbild:** Unauffällig, Verkürzungshinken, Schonhinken, Schrittlänge verkürzt, Fußabrollung, Trendelenburg, Duchenne, in Konfektionsschuhen zu ebener Erde flott und sicher, Gehhilfen, Abrieb der Schuhe, Änderung des Gangbildes, wenn sich der Pat. unbeobachtet fühlt
- **Standvarianten:** Einbeinstand, Fersenstand, Zehenstand, tiefe Hocke
- **Hüftgelenke:** Kontur, Beweglichkeit nach Neutral-Null-Methode, Funktionsschmerz, ventraler Kapseldruckschmerz, Trochanterdruckschmerz
- **Kniegelenke:** Kniegelenkskontur, synoviale Schwellung, Ergußbildung, Quadricepsatrophie, Bewegungsreiben, Beweglichkeit nach der Neutral-Null-Methode, Zohlen, Apprehension-Sign, Q-Winkel, Patella alta, Hypermobilität der Patella, Prüfung und Dokumentation der Bandführung des Kniegelenkes (laterale Aufklappbarkeit und mediale Aufklappbarkeit in Streckstellung und 30°-Beugung, gerade vordere Schublade, Lachmann, Pivot shift, hintere Schublade, Rotationsinstabilität),

Meniskuszeichen (Druckschmerz, Gelenkspalt, Steinmann I und II, Payr, Aplev-Grinding, Hyperextensionsschmerz, Hyperflexionsschmerz)
- **Unterschenkel:** Drehfehler, Deformität, Ödeme, Ulcus
- **Sprunggelenk und Fuß:** Sprunggelenksbeweglichkeit nach der Neutral-Null-Methode, Zehengelenksbeweglichkeit. Stabilität OSG, Fußform, Deformität (z.B. Hallux valgus, Hammerzehen, Krallenzehen), Fußsohlenbeschwielung, Fußpulse
- **Neurologischer Status, orientierend:** Muskeleigenreflexe, Sensibilität, Motorik (Paresen), Lasègue (re, li, gekreuzt, umgekehrt), Bragard, Valleix-Druckpunkte.

Obere Extremität

- **Schultergürtel:** Schultergeradstand, Schulterkulisse: Konturen, Symmetrie, Muskelverspannung, Schultergelenksbeweglichkeit nach der Neutral-Null-Methode, Nackengriff, Schürzengriff (1/1-3/4-1/2), Schulterblattstand. Druckpunkte, Stabilitätstest, Funktionstest Rotatorenmanschette, Rechtshänder/Linkshänder, Umfänge inspektorisch
- **Muskel- bzw. Umfangsdifferenz:** Inspektorisch, Atrophie
- **Umfangsmaße:** Meßtechnisch nach Meßblatt für obere Gliedmaßen
- **Armlänge:** Meßtechnisch
- **Ellbogengelenke:** Kontur, Beweglichkeit nach der Neutral-Null-Methode, Gelenkachse, Bandführung Unterarmdrehung nach der Neutral-Null-Methode
- **Handgelenke:** Kontur, Beweglichkeit meßtechnisch
- **Hand:** Bewegungsprüfung Finger nach der Neutral-Null-Methode, Hohlhandbeschwielung, Griffvarianten (Faustschluß, Spitz-, Schlüsselgriff), Daumen (Zirkumduktion-Opposition), Handbinnenmuskulatur, Atrophie, Deformität., Amputation
- **Durchblutung:** Arterielle Pulse, klin. Anhaltspunkte für Blutrückflußstörungen
- **Neurologische Untersuchung, orientierend:** Motorik, Paresen, Sensibilität, Reflexe, grobe Kraft.

Hals-/Rumpfwirbelsäule

- **Inspektion:** Schulterstand, Beckenstand, Taillendreiecke, inspektorisches Seitprofil (normal, hohlrund, rund, flach), Rückenprofil mit Dornfortsatzlinie bei vollem Fersenstand beidseits ohne Beinlängendifferenz, Lot, Haltung (muskelkräftig, aufrecht, muskelschwach, verfallen, Zwangshaltung)
- **Hals:** Normale Form und Haltung/Zwangshaltung. Klopf-, Druck-, Distraktions-, Stauchschmerz, Muskelhartspann
- **Brustkorb:** Normal, hager, faßförmig, Atembreite über den Mamillen in cm
- **Abdomen:** Normal, adipös, vorgewölbt, Hernien, Rectusdiastase, Bauchumfang in Nabelhöhe
- **Funktionsprüfung HWS:** Vorneigen/Rückneigen (45°/0°/45°), Seitneigen (45°/0°/45°), Drehen (80°/0°/80°), Kinnspitzen-Brustbein-Abstand
- **Funktionsprüfung Rumpfwirbelsäule:** Finger-Boden-Abstand, Meßstrecke Ott, Meßstrecke Schober, Seitneigung, Rückneigung, Rotation, Abstand Fingerspitzen-Großzehen im Langsitz
- **Deformitäten:** Skoliose, Kyphose, Gibbus, Rippenbuckel, Lendenwulst, Klopfschmerz, Druckschmerz, Stauchungsschmerz, Fersenfallschmerz, Beckenkompressionsschmerz, Thoraxkompressionsschmerz
- **Muskulatur:** Tonus palpatorisch, Druckschmerz, Myogelosen
- **Chiro-Diagnostik:** HWS, BWS, LWS, ISG
- **Neurologische Untersuchung:** Radikuläre Schmerzsymptomatik, radikuläre Ausfallserscheinungen, Lasègue, Bragard.

Gutachtenbeispiel
Name des Versicherten: geboren am:
Unfall vom: Auftrag vom:
Aktenzeichen:
Untersuchung am:

Auf Ihre Veranlassung haben wir den o.g. Patienten am .... untersucht, und stellen das nachfolgende fachchirurgische Gutachten zur erstmaligen Rentenfeststellung/Rentennachprüfung/Feststellung der ersten Dauerrente zu den Folgen des o.g. Unfalls.

Zur Vorgeschichte wird auf den Akteninhalt verwiesen. Der Untersuchte bezieht z.Z. wegen Unfallfolgen eine Rente von z.B. 30 % MdE. Jetzige Klagen nach eigenen Angaben: Er habe Schmerzen, Schwellneigung im rechten Sprunggelenk, Gehunsicherheit auf unebenen Boden und Treppensteigen. Untersuchungsbefund: **jähriger Pat. im altersentsprechenden Allgemein- und Ernährungszustand (Größe und Gewicht angeben).

Beispiel: Untere Extremität.
- Der Patient erscheint mit Konfektionsschuhen zur Untersuchung.
- Der Gang in dem entsprechenden Schuhwerk ist flott und sicher.
- Die Teilumkleidung erfolgt ohne Hilfestellung.
- Beim aufrechten Stand besteht Beckengradstand.
- Der Weichteilmantel beider Ober- und Unterschenkel erscheint seitengleich ausgebildet und tonisiert.
- Der Zehenstand kann links und rechts seitengleich mühelos demonstriert werden.
- Der Hackenstand kann links und rechts seitengleich mühelos vorgeführt werden.
- Der Einbeinstand ist rechts und links mühelos möglich.
- Die Beugung gelingt mühelos bis 130° Beugung in den Kniegelenken.
- Das Aufrichten erfolgt ohne Hilfestellung.
- Die weitere Untersuchung erfolgt im Liegen. Hierbei liegen beide Beine der Unterlage vollständig auf und können aktiv abwechselnd mühelos angehoben werden. Lasègue ist beidseits negativ.
- Hüftgelenkskonturen beiderseits scharf bezeichnet.
- Die Beweglichkeit im linken und rechten Hüftgelenk ist seitengleich frei.
- Die Kniegelenkskonturen sind seitengleich scharf bezeichnet.
- Die Beweglichkeit im linken/rechten Kniegelenk ist seitengleich frei.
- Der Kapsel-Band-Apparat beider Kniegelenke ist intakt. Die Meniskuszeichen sind beiderseits negativ. Regelrechter Lauf beider Kniescheiben in Gleitlage.
- Die Knöchel- und Gabelkonturen sind seitengleich scharf bezeichnet.
- Die Beweglichkeit im linken und rechten oberen Sprunggelenk ist bds. frei
- Die Beweglichkeit im linken und rechten unteren Sprunggelenk ist bds. frei
- Das Zehenspiel ist seitengleich frei.
- Keine sensiblen und motorischen Ausfälle im Bereich der unteren Gliedmaßen.
- Keine arterio- oder venöse Blutumlaufstörungen im Bereich der unteren Gliedmaßen.
- Zu einem weiteren Befund wird auf das beiliende Meßblatt für untere Gliedmaßen verwiesen.

Röntgenbefund der neu angefertigten Röntgenaufnahmen vom oberen Sprunggelenk des rechten und linken Beines vom Untersuchungstag angeben. Befund des Röntgenbildes beschreiben.

Zusammenfassende Beurteilung: Als Folge des angeschuldigten Ereignisses fanden sich bei der heutigen Untersuchung: z.B. eine Muskelminderung im linken Bein, eine Bewegungseinschränkung im linken Kniegelenk, eine Minderung der statisch-dynamischen Belastbarkeit des linken Beines, eine Beinverkürzung mit der Notwendigkeit, einen Schuhsohlenausgleich zu tragen, usw. Die MdE wird festgelegt auf 30 %. Eine Nachuntersuchung ist erforderlich zum Zeitpunkt der Feststellung der ersten Dauerrente.

5.6 Gelenkmessungen nach der Neutral-Null-Methode

Alle Umfangs- und Gelenkwinkelmessungen sollten im Rahmen der Begutachtung mit Bandmaß und Winkelmesser durchgeführt werden. Die Normalstellung zeigt alle Gelenke in der 0°-Stellung. Normalstellung wird im Stand eingenommen mit hängenden Armen und gestreckten Fingern. Dabei zeigt der Daumen nach vorne, die Füße stehen parallel.

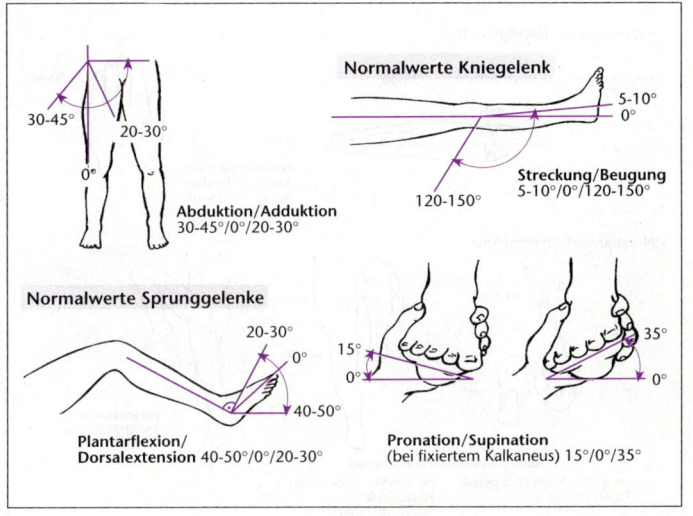

Werte beziehen sich auf Erwachsene mit durchschnittlicher Beweglichkeit

Normalwerte Schultergelenk

Retro-/Anteversion
40°/0°/150°-170°

Ab-/Adduktion
180°/0°/20-40°

Außenrotation/Innenrotation

bei anliegendem Oberarm 40-60°/0°/95°

bei um 90° seitwärts gehobenen Oberarm 70°/0°/70°

Normalwerte Ellenbogengelenk

Extension/Flexion
10°/0°/150°

Unterarmdrehung auswärts/einwärts
80-90°/0°/80-90°

Normalwerte Handgelenk

Dorsalextension/Palmarflexion
35-60°/0°/50-60°

Ulnarabduktion/Radialabduktion
30-40°/0°/25-30°

Normalwerte Hüftgelenk

Außenrotation/Innenrotation
bei gestrecktem Hüftgelenk
30-40°/0°/40-50°

bei um 90° gebeugtem Hüftgelenk
40-50°/0°/30-45°

Extension/Flexion
15°/0°/130-140°

Kann ein Gelenk die 0°-Stellung nicht erreichen, wird die 0 vorangestellt und dann der Bewegungsausschlag in Form von 2 Zahlen angegeben.

Beispiel: Knie 0-20-100. Das heißt, dieses Knie kann nicht vollständig gestreckt werden, aber von 20° Beugung bis 100° Beugung bewegt werden.

Wirbelsäule
Halswirbelsäule
Zusätzlich können noch der Abstand der Kinnspitze zum Jugulum sowie der Abstand der Kinnspitze zu den Schultern gemessen werden. Ferner Messung des Abstandes der Kinnspitze zur Unterlage in Bauchlage.

Brust- und Lendenwirbelsäule
Gemessen wird der Winkel zwischen C7–S1 und der Senkrechten.
Zusätzliche Meßmethoden an der Wirbelsäule
- *Ott*-Zeichen: Im Stehen Markierung des Dornfortsatzes C7 und Anzeichen einer weiteren Marke 30 cm kaudal. Bei freier Beweglichkeit verlängert sich diese Strecke bei der Rumpfvorwärtsbeuge bis zu 8 cm. Aufschreibung: Ott Brustwirbelsäule 30/38 cm
- *Schober*-Zeichen: Im Stehen Markierung des Dornfortsatzes S1 und Anzeichen einer weiteren Marke 10 cm oberhalb. Bei freier Beweglichkeit der Lendenwirbelsäule verlängert sich diese Strecke bei der Rumpfvorwärtsbeuge um 10 cm bis zu 15 cm. Aufschreibung: Schober Lendenwirbelsäule 10/20 cm
- *Russe* et al. (1982): Messen im Stehen die Strecke zwischen C7 und S1 und finden bei stärkster Beugung der Wirbelsäule beim gesunden Erwachsenen eine Verlängerung um ungefähr 10 cm
- Ferner Messung des *Fingerspitzen-Boden-Abstandes* im Stehen mit gestreckten Knien (FBA). Dabei handelt es sich um eine Kombinationsbewegung, an der neben der Wirbelsäule auch die Hüftgelenke besonders beteiligt sind. Gut bewegliche Hüften können dabei Versteifungen der Wirbelsäule z.T. kompensieren
- Ferner sind bei der Wirbelsäulenuntersuchung seitliche Verbiegungen anzugeben und ihre Lage zu beschreiben sowie das besondere Hervortreten von Dornfortsätzen. Beim Beckenschiefstand ist festzustellen, ob durch Unterlegen von Brettchen unter die Fußsohlen derselbe ausgeglichen werden kann, wobei auch auf die Beinlängenunterschiede zu achten ist. Muskelverspannungen sowie Klopf- und Stauchungsschmerzen sind zu beschreiben.

Thomas Böttcher
Karl-Ludwig Krämer

6

Apparative Diagnostik

6.1	Röntgenuntersuchungen	148		6.5	Szintigraphie	168
6.1.1	Skelett	148		6.5.1	Skelett	168
6.1.2	Thorax	153		6.5.2	Schilddrüse	169
6.1.3	Abdomen	155		6.5.3	Lunge	169
6.2	Röntgen-KM-Untersuchungen	156		6.6	Sonographie	169
6.2.1	Ösophagus-Breischluck	157		6.6.1	Abdomen	169
6.2.2	Magen-Darm-Passage (MDP)	157		6.6.2	Schilddrüse	172
6.2.3	Dünndarm-Doppelkontrast (nach Sellink)	157		6.6.3	Gefäße ☞ 15.2.2	172
6.2.4	Kolon-Kontrasteinlauf (KKE)	158		6.6.4	Gelenke	173
6.2.5	i.v.-Pyelogramm	158		6.6.5	Endosonographie ☞ 16.3.2, 23.2.2	173
6.2.6	Cholezysto-Cholangiographie	158				
6.2.7	ERCP	159		6.7	Endoskopie	174
6.2.8	PTC	159		6.7.1	Ösophago-Gastro-Duodenoskopie (ÖGD)	174
6.2.9	Angiographie	159		6.7.2	Bronchoskopie	174
6.2.10	Arthrographie	160		6.7.3	Thorakoskopie	174
6.3	Computertomographie (CT)	161		6.7.4	Mediastinoskopie	175
6.3.1	CCT	161		6.7.5	Arthroskopie	175
6.3.2	Bewegungsapparat	162		6.7.6	Prokto-/Rektoskopie	176
6.3.3	Thorax und Abdomen	163		6.7.7	Koloskopie	177
6.4	Magnetresonanztomographie (MRT)	168		6.7.8	Laparoskopie	177

Vor invasiver apparativer Diagnostik Aufklärung und Einwilligung des Pat. wie bei jeder OP erforderlich. Präop. Diagnostik (☞ 3.1.4, 3.1.5), Anästhesieaufklärung und Prämedikation (☞ 3.1.3), sofern Allgemein- oder Regionalanästhesie geplant.

6.1 Röntgenuntersuchungen

6.1.1 Skelett

Immer zunächst Nativaufnahmen
- I.d.R. *Rö-Bild in 2 Ebenen* (Basisinformation)
- Bei Röhrenknochen sollte mind. ein *Nachbargelenk* mit abgebildet sein
- *Standardisierte* Einstelltechnik wichtig, z.B. zur Verlaufskontrolle und korrekten Winkelmessung.

Grundsätzliche Beurteilungskriterien:
- Form, Größe und Stellung der Skelettelemente
- Bei Gelenken: Gelenkspalt (erweitert bei Erguß, verschmälert bei Arthrose). Gelenkflächenkongruenz (Sub-, Luxation, Fraktur)
- Degenerative Veränderungen (Sklerose, Zysten, Deformierung). Arthritis (Usuren, Erosionen)
- Rö-Dichte und Knochenstruktur
- Weichteile: z.B. Schwellung, Verkalkung, Fremdkörper.

Schädel in zwei Ebenen
Aufnahmetechnik: Schädelaufnahme nativ in ap. und seitlichem Strahlengang. Bei seitlicher Aufnahme verletzte Seite plattennah.
Beurteilungskriterien
- Durchgehende Kalottenkontur (Impressionsfraktur?)
- Gleichmäßige Kalottenstruktur (Frakturlinien, Osteolysen?)
- Stirn-/Kieferhöhlen (Spiegelbildung, Verschattung → evtl. Hämatom)
- Orbitahöhle (blow-out-fracture?)
- Nasenseptum (Deviation?)
- Ober- und Unterkiefer (Zahnreihe ohne Alignmentsprung?)
- Intrakranielle Verkalkung (meist Corpus pineale = mittelständig).

Felsenbeinaufnahmen nach Schüller und Stenvers
Schüller: Strahlengang von 30° kranial. Äußerer und innerer Gehörgang projizieren sich übereinander.
Beurteilungskriterien
- Kiefergelenksartikulation (Luxation, Fraktur?)
- Mastoid (Pneumatisation, Verschattung)
- Felsenbeinlängskontur (Fraktur?).

Stenvers: Strahlengang von 10° kaudal und 45° lateral.
Beurteilungskriterien
- Felsenbeinquerkontur (Fraktur?)
- Innerer Gehörgang.

Jochbogen (Henkeltopf-Aufnahme)
Kraniokaudale Tangentialaufnahme des Jochbogens.
Beurteilungskriterien: Konturunterbrechung (= Fraktur?), Dislokation.

Halswirbelsäule
HWS in 2 Ebenen
Aufnahmetechnik: Sowohl die atlanto-occipitale (mit Dens axis) als auch der zervikothorakale Übergang müssen abgebildet sein. *Zur Beurteilung von C1/2 ist die*

Aufnahme durch den geöffneten Mund besser geeignet. Seitliche Aufnahme: gesamte HWS samt Schädelbasis soll dargestellt sein.

Beurteilungskriterien
- Lordose der HWS, Alignement-Linien (Erkennen von Fehlstellungen)
- Äußere Konturen der Wirbelkörper einschließlich Grund- und Deckplatten
- Unkovertebralgelenke, kleine Wirbelgelenke, Dorn- und Querfortsätze
- Atlantodentaldistanz: seitl. < 3 mm (Kinder bis 4 mm)
- Zwischenwirbelräume: Diskushöhe C2 < C3 < C4 < C5 < C6 > C7.

Schrägaufnahmen der HWS
Aufnahmetechnik: Mit R oder L wird die jeweils filmnah gelegene Körperseite bezeichnet, es kommen die gegenseitigen Zwischenwirbellöcher zur Darstellung.
Beurteilungskriterien
- Darstellung der Foramina intervertebralia
- Interartikularportionen und Processus articularis regelrecht?

Funktionsaufnahmen der HWS
Aufnahmetechnik: In max. Vor- und Rückneigung. *Cave:* keine Retroflexion bei frischen Traumen!

Beurteilungskriterien
- Bewegungsablauf: Segmentblockierung? Physiol. Treppenphänomen der Wirbelkörperhinterkanten bei Anteflexion?
- Stellung: Ventral–/Dorsalverschiebung einzelner Wirbelkörper, gleichgerichtete Keilform der Diskusräume?

Brustwirbelsäule
BWS in 2 Ebenen
Aufnahmetechnik: Zentralstrahl auf 7. BWK zentriert, eine Schulter etwas nach vorne. *Möglichst immer Aufnahme im Stehen.*
Beurteilungskriterien
- Kortikale Randkonturen, Grund- und Deckplatten; Fraktur, Tumor? Schmorlsche Knötchen? Degenerative Veränderungen, Spondylitis?
- Bogenwurzelabgänge (Tumorosteolyse?), Dorn-, Quer- und Gelenkfortsätze, Kostotransversal- und Kostovertebralgelenke
- Rippen: Auffälligkeiten (z.B. Stufe, Aufhellungen, Verdichtung, Usur, Halsrippe).

Lendenwirbelsäule
LWS in 2 Ebenen
Aufnahmetechnik: Im Stehen. Gonadenschutz wegen notwendiger Abbildung der ISG nur bei Männern üblich.

Beurteilungskriterien
- Lordose der LWS normal, vermehrt, vermindert?
- Weite der Zwischenwirbelräume: L1 < L2 < L3 < L4 > L5
- Anzahl der Wirbel, Übergangswirbel (Lumbalisation: Integration des ersten Sakralgelenkes in die LWS mit funktionsmäßigem 6. Lendenwirbel; Sakralisation: vollständige Vereinigung des 5. LWK mit dem Kreuzbein); Form (normal: Kastenform)
- Kortikale Randkonturen, Grund- und Deckplatten glatt, scharf abgrenzbar? Fraktur, Tumor? Schmorlsche Knötchen? Degenerative Veränderungen, Spondylitis? Bogenwurzelabgänge (Tumorosteolyse?), Dorn- , Quer- und Gelenkfortsätze? Spina bifida
- ISG unauffällig, Psoas-Rand?

Schultergelenk
Schultergelenk in 2 Ebenen
Aufnahmetechnik
- **a.p.:** Skapula der kranken Schulter liegt der Rö.-Kassette an. Arm in Aro.
- **Axial:** im Sitzen. Oberarm abduziert, Ellbogen rechtwinklig gebeugt, Unterarm parallel zur Tischplatte. Zentralstrahl kraniokaudal gerichtet
- **Zusatzaufnahmen:** a.p. in *Iro.* (bessere Darstellbarkeit einer Hill-Sachs-Läsion) und *Aro., in 90° Abd. und max. Aro = Schwedenstatus.* Transthorakale Aufnahme.

Beurteilungskriterien
Form und Stellung von Humeruskopf, Schultergelenkspfanne, Humerus und Skapula. Winkel Humerusachse/Collum anatomicum normalerweise ca. 60°. Bei Luxationen: Luxationsrichtung?

Akromioklavikulargelenk
Aufnahmetechnik: Bei V.a. ligamentäre Verletzung Aufnahme beider Schultern unter Gewichtsbelastung (5–10 kg). Schultern max. nach dorsal ziehen.
Beurteilungskriterien
- Form und Stellung des Akromions und Klavikulaendes (gleiche Höhe?). Subluxation. Luxation? Arthrosezeichen, Seitenvergleich
- Gelenkspaltweite (normal 2–4 mm).

Oberarm, Ellenbogen und Unterarm
Oberarm in 2 Ebenen
Aufnahmetechnik: Vollständige Darstellung des Humerus, mind. ein benachbartes Gelenk (Ellbogengelenk) muß abgebildet sein.

Ellbogengelenk in 2 Ebenen
Aufnahmetechnik: Exakte Stellung wichtig: möglichst volle Streckung, exakte a.p. und seitliche Aufnahme (*insbes. beim kindlichen Ellbogengelenk*).
Beurteilungskriterien
- Gelenkflächen, intra- oder periartikuläre Verkalkungen, Arthrose, Arthritis, freier Gelenkkörper, Luxation, Fraktur?
- bei Frakturen beachten: Verlagerung des Fettpolsters, Radiusschaftachse.

Unterarm in 2 Ebenen
Aufnahmetechnik: Radius und Ulna müssen überlagerungsfrei mit mind. einem Nachbargelenk dargestellt sein; Unterarm supiniert.

Hand
Hand in 2 Ebenen
Aufnahmetechnik: Pat. sitzt, Unterarm liegt auf. Hand liegt volar flach auf Kassette.
Beurteilungskriterien: Mittelfinger und Capitatum liegen normalerweise in Verlängerung der Unterarmlängsachse.

Handgelenk in 2 Ebenen
Aufnahmetechnik: immer in Mittelstellung zwischen Pro- und Supination, sonst keine reproduzierbaren Werte!

Navikulare-Aufnahmen
Aufnahmetechnik: *Kahnbeinquartett:* Handgelenk a.p. mit gebeugten Fingern (Faust), seitlich, 45° Supination und 45° Pronation.
Beurteilungskriterien
- Form, Größe und Stellung des Os naviculare
- Gelenkflächen? Allseits glatt und scharf begrenzt?

Finger in 2 Ebenen
Aufnahmetechnik
- Langfinger: einzelner Finger a.p. und seitlich gestreckt. Finger numerieren und auf Rö-Bild vermerken (z.B. Fingerfrakturen, Luxationen, Bänder- und Sehnenverletzungen
- Daumen: a.p. und seitlich (z.B.: Fraktur, Skidaumen). Sattelgelenk: a.p. und in 20° Pronation mit Röntgenröhre schräg um 15° von dist. nach prox. gekippt (z.B. Bennet-Fraktur, Rhizarthrose).

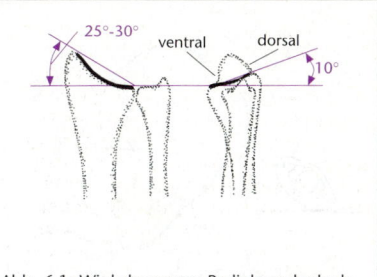
Abb. 6.1: Winkelmessung Radiokarpalgelenk

Becken und Oberschenkel
Becken a.p. (Beckenübersichtsaufnahme)
Aufnahmetechnik: Füße um ca. 20° innenrotiert, Großzehen berühren sich. Gonadenschutz! Aufnahmen im Liegen i.d.R. nur bei nicht stehfähigen Pat. Beide Trochanteren, das Becken mit Hüftgelenken und ISG müssen vollständig dargestellt sein.

Beurteilungskriterien
- Beckenform symmetrisch, anatomisch normal? Beckenschaufeln gleich hoch?
- Pfannendach und Hüftkopf: Deformierung? Protrusion? Dysplasie?
- Bei TEP: Lockerungszeichen, Dislokation, Schaftkortikalis ausgedünnt?
- Intra- oder periartikuläre Verkalkungen? Kapselschatten, Erguß?
- Iliosakralgelenk unauffällig? Symphysenspalt normal weit, glatt begrenzt?
- Os sacrum und mitdargestellte Anteile der LWS unauffällig?
- Weichteile: path. Verkalkungen, Fremdkörper?

Hüfte in 2 Ebenen
Im wesentlichen nur bei Kontrolluntersuchungen, sonst BÜ!
Beurteilungskriterien:
☞ Becken a.p.

Aufnahme nach Lauenstein (axiale Aufnahme)
Aufnahmetechnik: Rückenlage, Oberschenkel ca. 80° gebeugt und 45° abduziert, Unterschenkel parallel zum Tisch.
Beurteilungskriterien: Dislokation? Dislokationswinkel der Hüftepiphyse? Hüftkopfkontur?

Ala- und Obturator-Aufnahme
Aufnahmetechnik ☞ Abb. 6.3
Beurteilungskriterien: *Ala-Aufnahme:* Beckenschaufel, vorderer Azetabulumrand. *Obturator-Aufnahme:* hinterer Azetabulumrand, Scham- und Sitzbein.

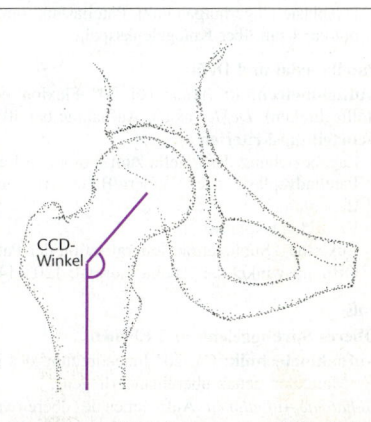
Abb.6.2: CCD-Winkelmessung am Hüftgelenk

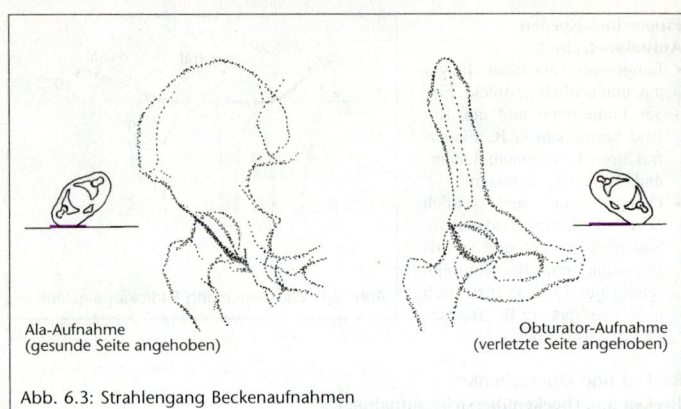

Ala-Aufnahme
(gesunde Seite angehoben)

Obturator-Aufnahme
(verletzte Seite angehoben)

Abb. 6.3: Strahlengang Beckenaufnahmen

Knie

Kniegelenk a.p. und seitlich, bzw. Stehaufnahme a.p.

Aufnahmetechnik: a.p.: gestrecktes Knie, Patella exakt ventral, jeweils ca. 1/3 des Femur und 1/3 der Tibia müssen abgebildet sein. Seitlich: 30° Beugung des Kniegelenkes.

Beurteilungskriterien
- Form der Femurkondylen und des Tibiamassivs regelrecht?
- Beinachsen regelrecht (Stehaufnahme)? Subluxation?
  Anatomische Achse: 5–7° Valgus beim Erwachsenen; physiol. X-Bein im Vorschulalter (max. Ende 2. LJ. mit ca. 10° Valgus); bei Geburt meist O-Bein
- Konfigurations- und Strukturanomalien der Femur- und Tibiakondylen? Neigung der Tibiagelenkfläche regelrecht (normal: 5° nach dorsal abfallend)?
- Dysplasie (Jägerhutpatella?). Patellastand (auf a.p.-Aufnahme steht unterer Patellapol ca. 1 cm über Kniegelenksspalt.

Patella axial und Défilé

Aufnahmetechnik: *Axial:* bei 30° Flexion des Kniegelenkes (verschiedene Einstelltechniken). *Défilé:* axiale Aufnahme bei 30°, 60° und 90° Kniebeugung.

Beurteilungskriterien
- Lagebeziehung der Patella zum femoralen Lager (Patella alta, Patella profunda)
- Patelladysplasie nach Wiberg/Baumgartl: nur die Jägerhut-Patella ist von path. Bedeutung
- Kondylendysplasie
- Luxations-, Subluxation, Lateralisation der Patella?
- Öffnungswinkel der Patella (normal: 120°–140°).

Fuß

Oberes Sprunggelenk in 2 Ebenen

Aufnahmetechnik: Ca. 20° Innendrehung des Fußes! Bei der Seitaufnahme müssen die Malleolen genau übereinanderliegen.

Gehaltene Aufnahmen: Aufnahmen des oberen Sprunggelenks in Supinationsstreß bzw. unter nach ventral gerichtetem Schub an der Ferse mit je 15 kg (meist durch spezielle Vorrichtung, zur Not auch von Hand).

Beurteilungskriterien

- Form: Malleolengabel und Talus
- Winkel Tibiaachse-Gelenkspalt norm. ca. 92° (Johnson-Winkel).
- Gelenkspalt (normal 3–4 mm). Bei gehaltener Aufnahme Winkel der prox. und dist. Gelenkflächen zueinander, normal < 8°
- Talusvorschub bei gehaltener Aufnahme, normal < 10 mm
- Akzessorische Fußknochen.

Fuß in 2 Ebenen

Aufnahmetechnik: dorso-plantar sitzend oder stehend, seitl. stehend.

Beurteilungskriterien

- Fußgewölbe
- Kalkaneusachse/mediale Fußlängsachse : 144° +/– 5°
- Tangente Unterkante Kalkaneus/Tangente Unterkante Metatarsale V: 150°–170°.

Kalkaneus in 2 Ebenen
Beurteilungskriterien

- Axialwinkel normal ca. 15°. Haglund-Ferse?
- Stellung zu Talus und Kuboid. Tubergelenkwinkel: normal 30°–40°.

Mittelfuß in 2 Ebenen/Vorfuß in 2 Ebenen
Beurteilungskriterien

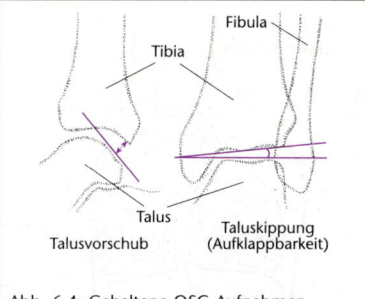

Abb. 6.4: Gehaltene OSG-Aufnahmen

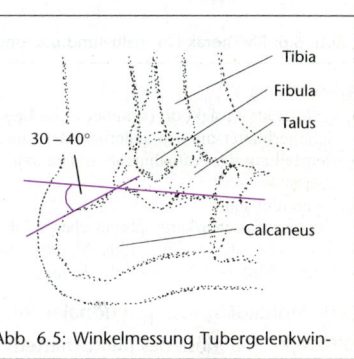

Abb. 6.5: Winkelmessung Tubergelenkwin-

- Deformität: Hallux valgus (Pseudoexostose), Hammerzehe, Klauenzehe? Komplexe Fußdeformität (Klumpfuß, Hohlfuß, Sichelfuß etc.). Rheumatischer Fuß?
- Hallux rigidus? M. Köhler? Gicht?
- Akzessorische Knochen.

6.1.2 Thorax

Übersichtsaufnahme (posterior-anteriorer Strahlengang: das ventral gelegene Herz ist dem Film näher und deshalb weniger vergrößert dargestellt), linksanliegendes Seitbild. Hartstrahlaufnahmen (100 kV) mit 2 m Röhrenabstand (Herzfernaufnahme) im Stehen (Ausnahme Intensivpatienten, Verdacht auf kleinen Pleuraerguß) und in maximaler Inspiration (Ausnahme Pneumothorax, hier zusätzlich Exspirationsaufnahmen).

Normalbefunde

- Lungenzeichnung überwiegend durch Gefäße bedingt, stärkere Gefäßzeichnung der Lungenunterfelder.
- Die Bronchien sind nur in ihren zentralen Abschnitten als Aufhellungen erkennbar.
- Die Interlobärspalten sind nur sichtbar, wenn sie tangential getroffen werden
- Das rechte Zwerchfell steht i.d.R. höher als das linke (Leber).

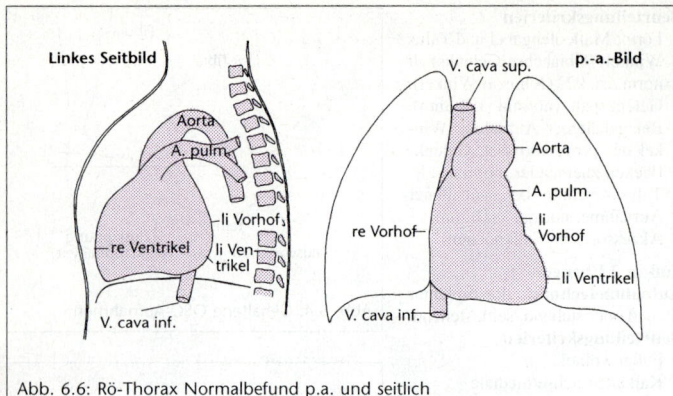

Abb. 6.6: Rö-Thorax Normalbefund p.a. und seitlich

Auswertung
- Orthograde Projektion (symmetrische Lage der Sternoclaviculargelenke)?
- Schulterblätter müssen außerhalb der Lungenfelder liegen
- Beurteilung der Aufnahmehärte: Die Wirbel müssen im Herzschatten *gerade noch* abgrenzbar sein
- Zwerchfellstand
- Kostophrenischer/kardiophrenischer Winkel
- Herzgröße, Herzkontur, Hilus, Mediastinum mit Trachea und Bifurkation
- Unter-, Mittel-, Oberfelder der Lunge.

Differentialdiagnose pulmonaler Verschattungen

Differentialdiagnose des Rundschattens

> Ein solitärer Rundschatten ist in 40 % ein Bronchial-Ca und in 40 % ein Granulom (z.B. Tbc, Sarkoidose). Deshalb ist eine histologische Klärung notwendig: Bronchoskopie, transthorakale Punktion, evtl. Probe-Thorakotomie mit intraop. Schnellschnitt.

Weitere DD: Metastase (meist multipel), Adenom, Pseudotumor infolge interlobulärem Erguß, Rundatelektase, kongenitale Zyste, bronchogener Lungenabszeß, bronchiektatische Kaverne (Spiegel im Tomogramm), Aspergillom, Aktinomykose, Echinokokkusinfektion, Wegenersche Granulomatose, rheumatoide Arthritis, AV-Fistel, Mammillenschatten (beidseits in den Unterfeldern).

Differentialdiagnose der flächigen Verschattung
Einseitig
- *Lobärpneumonie:* homogene Verschattung eines Lungenlappens mit scharfer Grenze zwischen gesunden und erkrankten Bezirken, evtl. Pleuraerguß
- *Bronchopneumonie:* kleinfleckige, unregelmäßige und unscharf konturierte Herde, die konfluieren können und unabhängig von Segmentgrenzen sind; Pleuraerguß selten, Unterfelder bevorzugt
- *Andere Pneumonien:* poststenotische Pneumonie bei zentralem Bronchial-Ca, Viruspneumonie, Stauungspneumonie, Tbc, Pneumonie bei Lungeninfarkt (Pleuraschmerz, blutiges Sputum)

- *Atelektase:* Meistens Resorptionsatelektase durch Bronchialverschluß (Ca, Fremdkörper, Schleimpfropf). Verlagerung der Interlobärfissuren, Zwerchfellhochstand der kranken Seite, Verschmälerung der ICR, Verlagerung des Mediastinums zur kranken Seite. Rundherd nach Pleuraaffektion: Rundatelektase.
- *Pleuraerguß:* Röntgenologisch ab 200–300 ml sichtbar, Verschattung des kostophrenischen Winkels mit konkavem, nach lateral ansteigendem Rand *(Ellis-Damoiseau-Linie)*, der sich bei Inspiration nach oben verschiebt. Aufnahme in Seitenlage (*Cave:* Interlobär-Ergüsse können als „Rundherd" erscheinen!).

Beidseitig
- *Lungenstauung:* Urämie, Sarkoidose, Lungenfibrosen (z.B. Silikose mit Narbenemphysem und Hilusverziehung), Lymphangitis carcinomatosa, malignes Lymphom, Hämosiderose, Strahlenpneumonitis/-fibrose
- *Exogen allergische Alveolitis* (z.B. Farmerlunge, Vogelhalterlunge)
- *Inhalationsintoxikation* (z.B. Schweißerlunge, Rauchgasvergiftung)
- *Pneumonie*, Pneumonie bei Immunschwäche, AIDS
- *Adult respiratory distress syndrome* (ARDS, „Schocklunge").

DD des Zwerchfellhochstandes

Phrenikusparese (z.B. bei *Hilustumor*, nach SD-OP), Hepato-, Splenomegalie, Adipositas, Aszites, Schwangerschaft, Koloninterposition *(Chilaiditi-Sy.:* luftgefüllte Darmschlinge zwischen Leber und Zwerchfell), subphrenischer Abszeß. Unterscheidung Parese/Hochstand: Saug-Press-Versuch unter Durchleuchtung (Waagebalkenphänomen bei Parese).

DD der Hilusverbreiterung
- *Zentrales Bronchial-Ca*
- *Lungenstauung:* Erweiterung der zentralen Lungengefäße, bei massiver Stauung Übergang in *fluid lung*
- *Links-rechts-Shunt:* erweiterte Pulmonalarterien, pulssynchron „tanzende Hili" in der Durchleuchtung
- *Lk-Vergrößerung:* Sarkoidose, Bronchial-Ca, Tbc, malignes Lymphom.

6.1.3 Abdomen

Technik: Durchführung im Stehen oder in Linksseitenlage.

Beurteilungskriterien
- *Freie Luft* im Stehen als Luftsichel unter dem Zwerchfell bzw. in Linksseitenlage unter der seitlichen Bauchwand. Freie retroperitoneale Luft als streifenförmige Aufhellung entlang der Psoasmuskulatur. In 30 % ist trotz Perforation keine freie Luft nachweisbar. Freie Luft läßt sich nach Laparatomie bzw. Laparoskopie bis zu 7 Tage lang nachweisen
- Sonstige pathologische Gasansammlungen, *Flüssigkeitsspiegel*
- *Psoasrandkontur:* normalerweise glatt abgrenzbar. Unschärfe weist auf retroperitoneale Fibrose, paranephritischen Abszeß bzw. Senkungsabszeß sowie retroperitoneale Hämatome hin
- *Verkalkungen?* DD intraabdomineller Verkalkungen:
  - Pankreasverkalkungen (bei ca. 30 % der chronischen Pankreatitiden)
  - Gallen- oder Nierensteine
  - Phlebolithen (verkalkte Venen bei älteren Menschen)
  - Verkalkte Tumoren, Hämatome, Abszesse, Zysten und Aneurysmen.

6.2 Röntgen-KM-Untersuchungen

Kontrastmittelallergie
Erhöhtes Risiko bei Patienten mit
- Kontrastmittelzwischenfall in der Anamnese
- Polyvalenten Allergien (z.B. Heuschnupfen, atopisches Ekzem, Asthma)
- Hyperreagiblem Bronchialsystem (Asthma, chronisch obstruktive Bronchitis).

Prophylaxe bei V.a. KM-Allergie (mod. nach Arlart und Bräutigam)			
<ul><li>Bei Allergie oder vorangegangener leichter Unverträglichkeitsreaktion: nichtionisches KM bevorzugen. Evtl. H$_1$- und H$_2$–Blocker (→ ①). Bei Verwendung ionischer KM oder bei i.v. Cholegraphie: obligat H$_1$/H$_2$–Blocker (→ ①) oder orale Steroide (→ ③)</li><li>Bei bekanntem schwerem KM-Zwischenfall: KM-Applikation nur bei absoluter Ind.! Nichtionisches KM obligat. Obligat H$_1$/H$_2$–Blocker (→ ①) und i.v. Steroide (→ ②).</li><li>Notfallmedikamente bereithalten</li></ul>			
①	**H1/H2-Blocker**		
	Körpergewicht (kg)	H$_1$-Blocker, z.B. Fenistil® (1 Amp. = 4 ml = 4 mg)*	H$_2$-Blocker, z.B. Tagamet® (1 Amp. = 2 ml = 200 mg)*
	> 90	3 Amp.	3 Amp.
	45–90	2 Amp.	2 Amp.
	< 45	1 Amp.	1 Amp.
	Applikation: <ul><li>Tagamet® 1 Amp. in 10 ml NaCl verdünnt, Injektionsdauer mind. 2 Min. Für Fenistil® mind. 30 Sek. Injektionsdauer pro Amp.</li><li>Alternativ: Kurzinfusion beider Substanzen in 50 ml NaCl in 3–5 Min.</li><li>KM-Applikation nach 15–20 Min. beginnen. *Cave:* Sedierung durch H$_1$-Blocker</li></ul>		
②	**i.v. Steroide**		
	Prednisolon 200 mg oder Dexamethason 40 mg 15 Min. vor KM-Applikation		
③	**Orale Steroide**		
	Methylprednisolon (z.B. Urbason®) je 32 mg 12 h sowie 2 h vor KM-Applikation		

KM-Gabe bei Niereninsuffizienz
Erhöhtes Risiko für ein ANV bei vorbestehender Nierenschädigung und Diab. mell., deshalb hier strenge Indikationsstellung. Immer auf gute Hydrierung achten.

Bei Hämodialysepatienten besteht durch die Hyperosmolarität des KM die Gefahr der Überwässerung und kardialen Dekompensation → Kurzdialyse unmittelbar nach KM-Untersuchung.

- *Höchstes Risiko der KM-Allergie bei intravenöser Cholezystographie → nach Möglichkeit durch orale Cholezystographie bzw. ERCP ersetzen.*
- *I.v. KM-Untersuchung nach Möglichkeit nach geplanter Schilddrüsenszintigraphie durchführen. **Cave:** KM-Gabe macht Radiojodther. (z.B. beim Schilddrüsen-Ca) monatelang unmöglich (**Cave:** Ärztlicher Kunstfehler)!*
- *KM-Applikation bedeutet Volumenbelastung → Dekompensation einer Herzinsuffizienz.*
- *Einverständniserklärung nicht vergessen!*

KM-Gabe bei Verdacht auf Hyperthyreose
KM-Gabe prinzipiell nur bei dringlicher Indikation. Nach Möglichkeit muß vor KM-Applikation TSH basal vorliegen. Andernfalls Blut für in vitro-Teste vor KM-Applikation abnehmen.

- Geplante Schilddrüsendiagnostik vorher durchführen
- Bei dringendem V.a. funktionelle Autonomie 15 Min. vor KM-Applikation 40 Trpf. Perchlorat-Lösung (z.B. Irenat®), 2 h später 20 Trpf. Irenat®, danach über 1 Wo. 3 x 15 Trpf. Irenat® tägl.
- Bei klinischem V.a. Hyperthyreose zusätzl. Thiamazol (z.B. Favistan®) 10 mg tägl. (Laborkontrollen inkl. BB)
- Bei gallengängigen KM Behandlung um 3 Wo. verlängern.

> **Grundsatz bei oraler KM-Gabe**
> Kein bariumhaltiges, sondern wassserlösliches KM (z.B. Gastrografin®) bei
> - Geplanter Magen-Darm-OP
> - Drohender Aspiration
> - V.a. Perforation
> - V.a. Ileus.

6.2.1 Ösophagus-Breischluck

Vorbereitung: Keine. **KI:** V.a. ösophagotracheale Fistel.
Technik: Unter Durchleuchtung Pat. schluckweise KM trinken lassen.
Beurteilungskriterien: Passage, Wandkontur, Organverlauf, Lumenweite, Faltenrelief, Reflux, Gleithernie, Ösophagusvarizen, Extravasat, Fisteln, Divertikel.
Nachbehandlung: Keine. **KO:** Mediastinitis bei Barium-Extravasat.

6.2.2 Magen-Darm-Passage (MDP)

Vorbereitung: Nüchtern. **KI:** V.a. ösophagotracheale Fistel.
Technik: Pat. unter Durchleuchtung schluckweise KM trinken lassen. Prallfüllung des Magens, dann Gabe eines gasbildenden Granulates (Natron mit Zitronensäure) zur Doppelkontrastdarstellung. Hypotone Darstellung durch Spasmolytikum (z.B. Buscopan® i.v.).
Beurteilungskriterien: Motilität, KM-Passage (Hiatus, Pylorus), Magenform/-lage, Schleimhautrelief (Faltenkonvergenz, Nischenbildung = Ulkus), Divertikel, KM-Aussparung (Tumor), duodenales C, Extravasat.
Nachbehandlung: Keine. **KO:** Perforation (selten), Peritonitis bei Baríumextravasat.

6.2.3 Dünndarm-Doppelkontrast (nach Sellink)

Vorbereitung: am Vortag abführen (z.B. Dulcolax supp.®, Laxoberal®). Am Untersuchungstag nüchtern.
Technik: Rachenschleimhautanästhesie (Xylocain-Spray®). In Re-Seitenlage unter Durchleuchtung oral oder nasal flexible Duodenalsonde mit Metallolive einführen und in der ersten Jejunumschlinge plazieren. Einlauf mit 200 ml KM und 1500 ml Methylzellulose. Bei ungenügender Darmdarstellung vorsichtige Luftinsufflation. Unter Umlagerung Darstellung des gesamten Dünndarms.

Beurteilungskriterien: Darmwandkontur, Faltenrelief, KM-Defekte (Polypen, Tumor), Stenosen, Divertikel (Meckel), KM-Passage, Darmmotilität, Lumenweite, Extravasat (Perforation).
Nachbehandlung: Ggf. entblähende Medikation z.B. sab simplex®, Lefax®.
KO: Perforation (selten), Peritonitis bei Bariumextravasat.

6.2.4 Kolon-Kontrasteinlauf (KKE)

Vorbereitung: 2 d vorher ballaststoffarme oder flüssige Kost (kein Fleisch, Obst, Gemüse, Vollkornprodukte), viel trinken lassen, keine Milch! 1 d vorher nur klare Flüssigkeiten (fettfreie, klare Brühe), Darmspülung „von oben" (z.B. 4 l Golitely®-Lösung in 2–3 h), außerdem viel trinken lassen (mindestens ein Glas Wasser/h). Am Untersuchungstag nüchtern. Bei unzureichender Spülung (Darmentleerung nicht klar) Hebe-Senk-Einlauf, sonst 30 Min. vor Untersuchung Klysma.
KI: Z.n. Biopsie oder Polypenabtragung vor 7-10 d (Perforationsgefahr).
Technik: Rückenlage auf Durchleuchtungstisch. Über spezielles Darmrohr KM-Einlauf bis re Flexur. Luftinsufflation und Umlagerung: Darstellung des gesamten Kolonrahmens.
Beurteilungskriterien: Kolonrahmenlage, Lumenweite, Darmwandkontur, Haustrierung, KM-Defekte (Polypen, Tumor), Stenosen, Divertikel, Darmmotilität, Retrorektalraum (normal ca. 1,5 cm), Fisteln, Extravasat (Perforation).
Nachbehandlung: Ggf. entblähende Medikation z.B. sab simplex®, Lefax®.
KO: Perforation (selten), Peritonitis bei Bariumextravasat.

6.2.5 i.v.-Pyelogramm

Syn.: Ausscheidungsurogramm (AUG).
Vorbereitung: Braunüle legen. Entblähende Medikation (z.B. sab simplex®, Lefax®). Nüchtern. **KI:** Krea > 3 mg/dl, Paraproteinämie.
Technik: Abdomenleeraufnahme im Liegen. KM-Infusion, z.B. 100 ml Peritrast 300®. Frühaufnahme nach 1–5 Min., weitere Aufnahmen nach 10 und 20 Min., bei verzögertem Abfluß Spätaufnahme nach 30–45 Min. Bei V.a. Ren mobilis Aufnahme im Stehen. Restharn- und Refluxnachweis durch Aufnahme nach Miktion.
Beurteilungskriterien: Nierengröße, -lage, -kontur, Ausscheidungszeit, Kelchsystem. Ureterverlauf, -kaliber, -stenose. Blasenform, -kontur. Extravasat.
Nachbehandlung: Viel trinken lassen. **KO:** Allergische Reaktion auf KM.

6.2.6 Cholezysto-Cholangiographie

Orale Cholezystographie und *i.v.-Cholezysto-Cholangiographie* (☞ 23.2.2) kaum mehr indiziert, abgelöst von ERCP und Sonographie. Üblich nur noch die intra- und postoperative Cholangiographie:
- *Intraop.* nach Cholezystektomie im Rahmen der Choledochusrevision Sonde in den eröffneten Ductus choledochus einführen und unter BW-Kontrolle verdünntes, wasserlösliches KM injizieren. Beurteilung von Lumenweite, Konkrementen, Sphincter-Oddi-Passage und der retrograd angefärbten intrahepatischen Gallenstammgefäße.

- *Postop.* nach Cholezystektomie mit Choledochusrevision am 5.–6. postop. Tag unter Durchleuchtung wasserlösliches KM durch T-Drain injizieren. Beurteilung des KM-Abflusses ins Duodenum, Extravasate. Wenn o.B., T-Drain ziehen.

6.2.7 ERCP

ERCP=Endoskopisch retrograde Cholangio-Pancreaticographie.

Vorbereitung: Wie Ösophago-Gastro-Duodenoskopie (☞ 6.7.1). **Relative KI:** akute Pankreatitis, Cholangitis, Leber- oder Niereninsuff.

Technik: Prämedikation mit 10 mg Diazepam i.v. und 0,5 mg Atropin i.v. Schleimhautanästhesie (Xylocain-Spray®). Li-Seitenlage. Endoskop oral einführen und unter Sicht ins Duodenum vorschieben. Papille aufsuchen, Sonde einführen und unter Durchleuchtung wasserlösliches KM injizieren. Interventionelle ERCP: Papillotomie, Steinextraktion, Drainage- oder Stenteinlage.

Beurteilungskriterien: Verlauf, Wandkontur und Kaliber der Ductus choledochus und pankreaticus, Konkremente.

Nachbehandlung: BB-, Amylase- und Lipasekontrolle. Nüchtern für 2 h.

KO: Wie Gastroskopie (☞ 6.7.1), zusätzlich Pankreatitis, Cholangitis.

6.2.8 PTC

PTC = Perkutane transhepatische Cholangiographie

Vorbereitung: Gerinnung, Hb, Blutgruppe, Braunüle, nüchtern.

KI: Gerinnungsstörungen, Aszites, Metastasenleber.

Technik: Rückenlage oder Li-Seitenlage. Hautdesinfektion Kategorie III (☞ 2.1). Sonographiegesteuerte Feinnadelpunktion (Chibanadel) eines intrahepatischen Gallengangs. Unter Durchleuchtung KM injizieren. Interventionell ggf. Legen einer Drainage (PTCD).

Beurteilungskriterien: Verlauf und Lumenweite der intra- und extrahepatischen Gallenwege, Konkremente, Sphincter-Oddi-Passage.

Nachbehandlung: Hb, Leberwerte, Amylase, Lipase, Bilirubin. Nach Drainageeinlage Kontrolle des Galleflusses für 6 h stündlich, dann 8-stündlich.

KO: Blutung, gallige Peritonitis, passagere Amylaseerhöhung.

6.2.9 Angiographie

KM-Darstellung von Arterien (Arteriographie), Venen (peripher = Phlebographie, zentral = Venographie), Lymphgefäßen (Lymphographie).

Vorbereitung: Gerinnung, Hb, Blutgruppe, Braunüle, nüchtern, Rasur.

KI: Gerinnungsstörung.

Technik: *Periphere* Gefäßdarstellung durch Punktion eines peripheren Gefäßes und KM-Injektion unter Durchleuchtung; bei *Phlebographie* mit prox. Stauung; *Lymphographie* durch Injektion öligen KMs in Fuß- bzw. Handrückenweichteile. Zugang für *Arteriographie* i.d.R. inguinal oder axillär, bei Verschluß oder nach OP in diesen Regionen alternativ direkte, lumbale Aortenpunktion. Darstellung der zentralen Gefäßabschnitte (bis inguinal/axillär) auch über ZVK möglich (hoher KM-Verbrauch). Selektive Organ-Arterio- und Venographie durch exaktes Plazieren eines Katheters unter Rö-Kontrolle im zuführenden Gefäß. Durch rechnerunterstützte Bildaufbereitung (**D**igitale **S**ubtraktionsangiographie = DSA) besserer Kontrast und KM-Ersparnis.

Beurteilungskriterien: Gefäßlumen, -verlauf, -wandkontur, Leckage, Kollateralen.

Nachbehandlung: Bei art. Punktion Kompression und Kontrolle der Einstichstelle für 2–3 h (Sandsack). **KO:** Blutung, Phlebitis.

6.2.10 Arthrographie

Vorbereitung: Keine. **KI:** Infekte oder Schürfwunden an Punktionsstelle.
Technik: Hautdesinfektion Kategorie III (☞ 2.1). Gelenkpunktion (☞ 2.1.7), Synovialflüssigkeit aspirieren (Blut, Fettaugen?), KM injizieren, 10–20 ml Luft nachspritzen. Gelenk mehrmals langsam durchbewegen. Je nach Fragestellung Rö-Aufnahmen oder Durchleuchtung.

Beurteilungskriterien: Kapselkontur, Extravasat (Kapselriß), Zystenbildung (chron. Erguß), Knorpelnischen (flake fracture).

Nachbehandlung: Keine. **KO:** Infektion, Blutung.

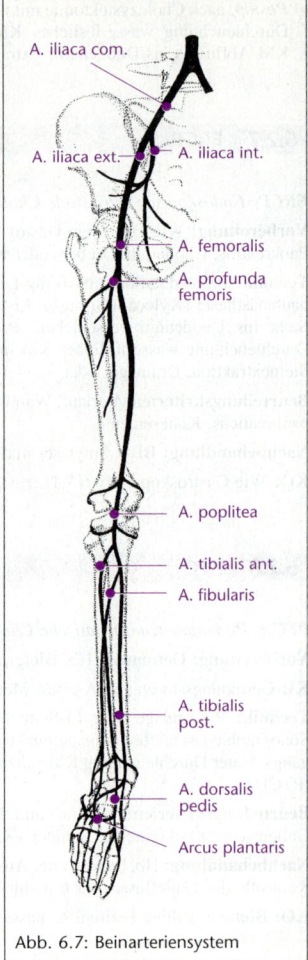

Abb. 6.7: Beinarteriensystem

6.3 Computertomographie (CT)

6.3.1 CCT

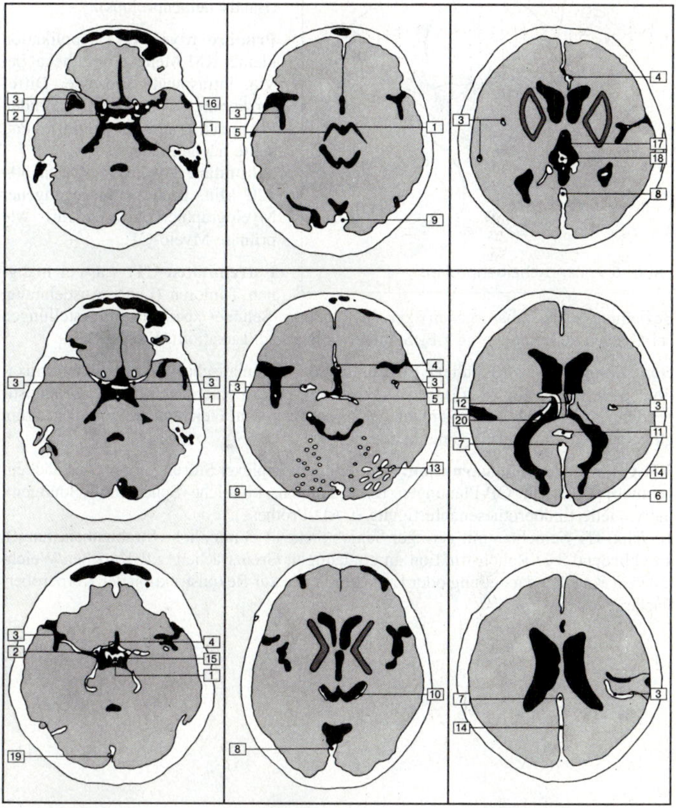

Arterien
1 A. basilaris
2 A. carotis interna
3 A. cerebri media
4 A. cerebri anterior
5 A. cerebri posterior

Venen
6 Sinus sagittalis superior
7 Sinus sagittalis inferior
8 Sinus rectus
9 Confluens sinuum
10 V. basalis
11 V. cerebri magna Galeni
12 V. cerebri interna
13 Tentorium
14 Interhemisphärenspalt

Varia
15 Dorsum sellae
16 Processus clinoideus anterior
17 Habenula
18 Corpus pineale
19 Falx cerebelli
20 Plexus chorioideus

Abb. 6.8: CT Schädel mit KM: Normalbefunde bei koronarer Schnittführung
Mit freundlicher Genehmigung der Schering AG aus: S. Lange, Th. Grumme, W. Kluge, K. Ringel, W. Meese: Zerebrale und spinale Computertomographie. Med.-wiss. Buchreihe Schering, 1988

6.3.2 Bewegungsapparat

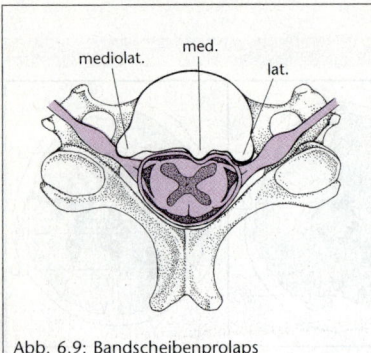

Abb. 6.9: Bandscheibenprolaps

Nativ-CT der Wirbelsäule: V.a. zur Beurteilung komplexer Wirbelfrakturen und spinaler Engen (Bandscheibenprolaps).

Primäre Myelo-CT: Applikation kleiner KM-Mengen intrathekal bei V.a. intraspinale Prozesse. Differenzierung von raumfordernden Prozessen (intra-extradural). Pat. sollte nüchtern sein.

Sekundäre Myelo-CT: CT ca. 30–120 Min. nach vorausgegangener Myelographie. Aussagekraft wie primäre Myelo-CT.

Extremitäten-CT: v.a. bei malignen Tumoren (Lage, Ausdehnung, Beziehung zu Nachbarorganen) zur OP-Planung. Seltener spezielle Fragestellungen bei Gelenkerkrankungen an z.B. Schulter (z.B. rezid. Luxation), Knie, OSG.

Doppelkontrast-CT (Schulter): Empfehlung bei atraumatischer, bei bds. Schulterluxation sowie bei postop. Rezidiv. Feststellen von prädisponierenden luxationsbegünstigenden Faktoren → Therapieplanung. Darstellung von Weichteilstrukturen: Labrum glenoidale, Gelenkkapsel, Gelenkknorpel.

3-D-Oberflächenrekonstruktion: Beurteilung komplexer Störungen der Oberflächengeometrie z.B. für OP-Planungen (z.B. Trauma, kindliche Schädelmißbildungen), individuelle Endoprothesenanfertigung (CAD-Prothese).
Technik: CT-Schichten mit geringer Schichtdicke (1–3 mm, hohe Strahlenbelastung!), anschließend 3-D-Rekonstruktion an eindeutigen Grenzflächen, z.B Knochen/Weichteile zur Knochendarstellung oder Luft/Weichteile zur Rekonstruktion der Körperoberfläche.

6.3.3 Thorax und Abdomen

Ein bleistiftdünnes Röntgenstrahlbündel rotiert um den Pat. und durchdringt die zu untersuchende Körperschicht aus unterschiedlichen Richtungen. Die Schwächung der Strahlung wird auf der gegenüberliegenden Seite durch ein Detektorsystem registriert. Durch einen Computer erfolgt die räumliche Zuordnung der absorbierenden Strukturen und die Errechnung ihrer Röntgendichte, welche durch unterschiedliche Grauwerte wiedergegeben wird.

- *Hypodens:* relativ geringere Dichte
- *Hyperdens:* relativ höhere Dichte
- *Isodens:* gleich hohe Dichte (wie ein anderes Medium)

Die Quantifizierung der Röntgendichte erfolgt nach sog. Hounsfield-Einheiten (HE).

Bei den meisten Fragestellungen werden intravenöse jodhaltige *Kontrastmittel* eingesetzt. Hierdurch ist die Abgrenzung von Gefäßen möglich. Differentialdiagnostische Hinweise ergibt die Dynamik der KM-Anreicherung im Gewebe *(Enhancement),* wodurch sich z.B. maligne von benignen Prozessen unterscheiden lassen oder Blut-Hirnschrankenstörungen nachweisen lassen.

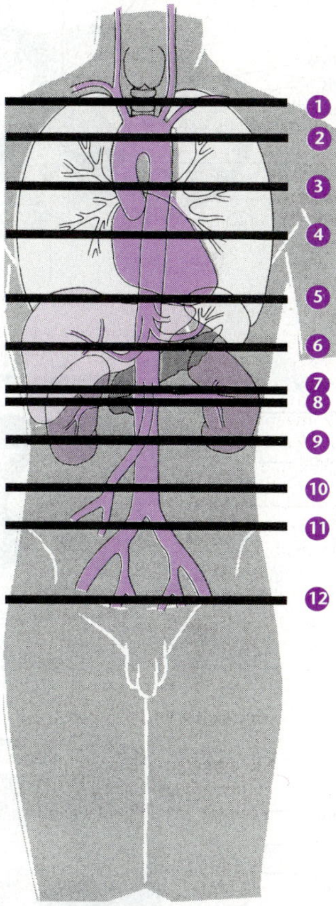

Strahlenbelastung

Die Strahlenbelastung hängt von der Schichtdicke und der Anzahl an Schnitten ab. In der Regel beträgt sie ein Vielfaches einer konventionellen Aufnahme der entsprechenden Region.

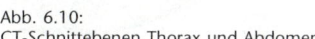
Abb. 6.10:
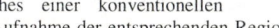
CT-Schnittebenen Thorax und Abdomen

6 Apparative Diagnostik

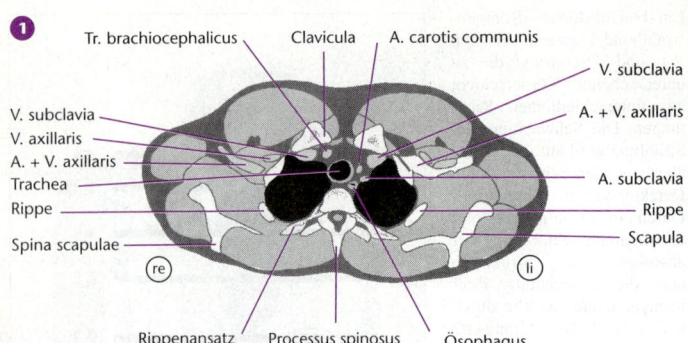

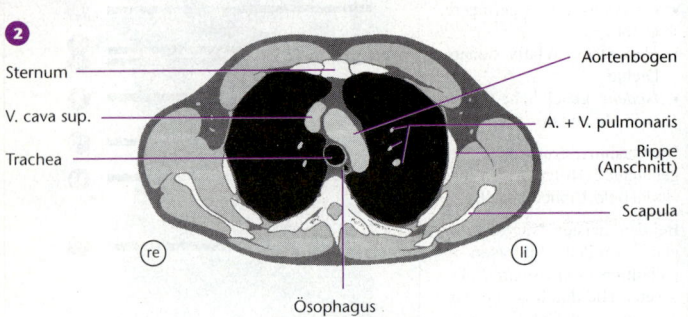

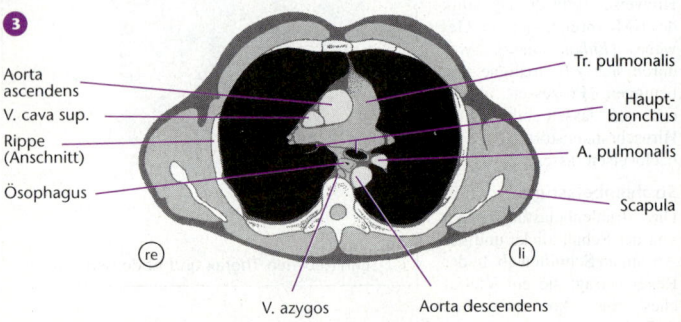

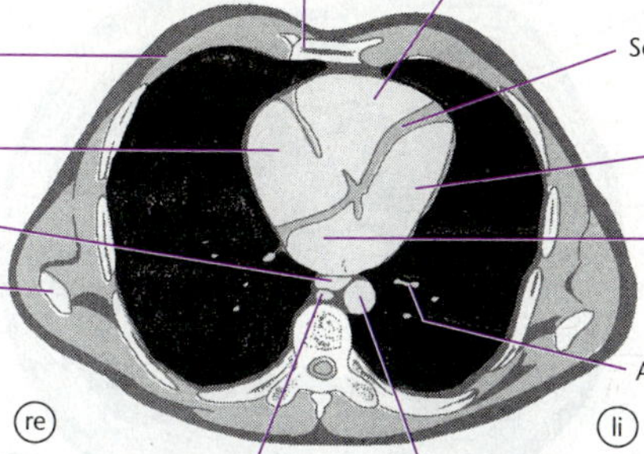

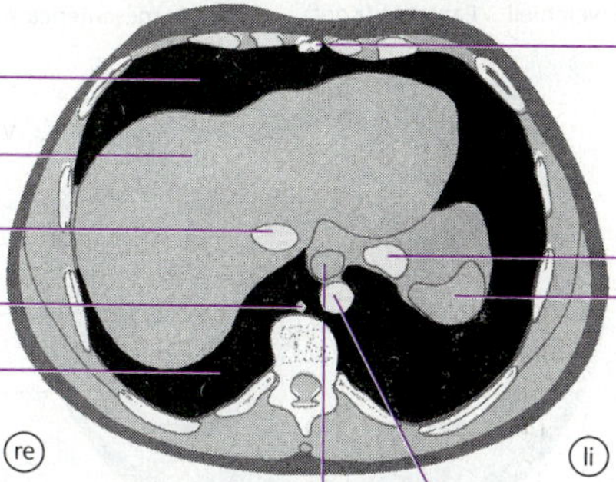

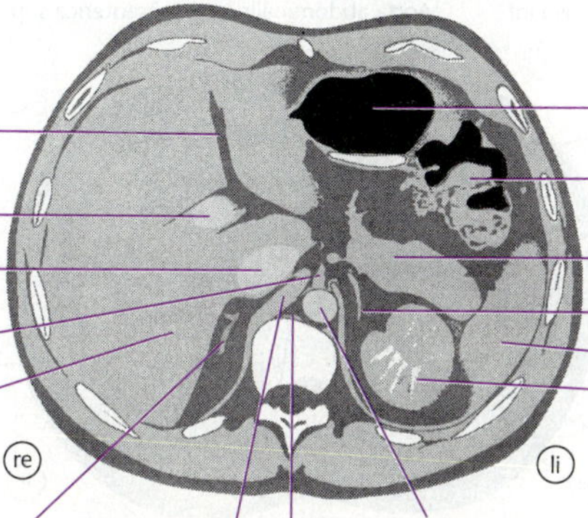

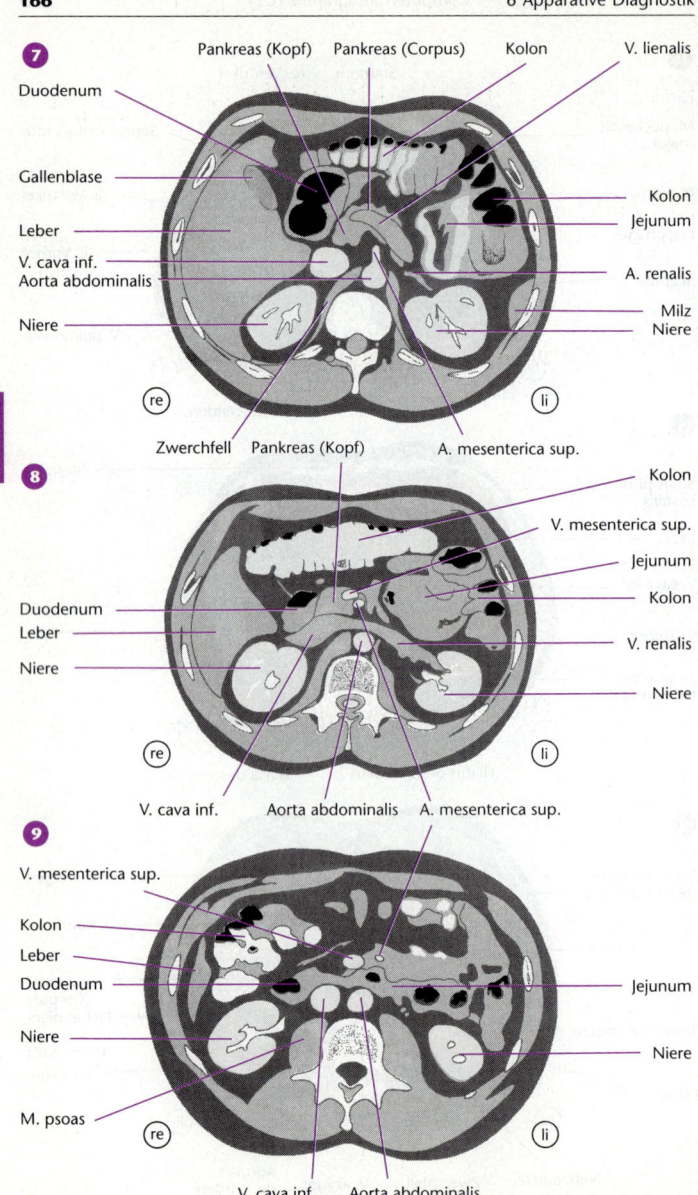

6.3 Computertomographie (CT) **167**

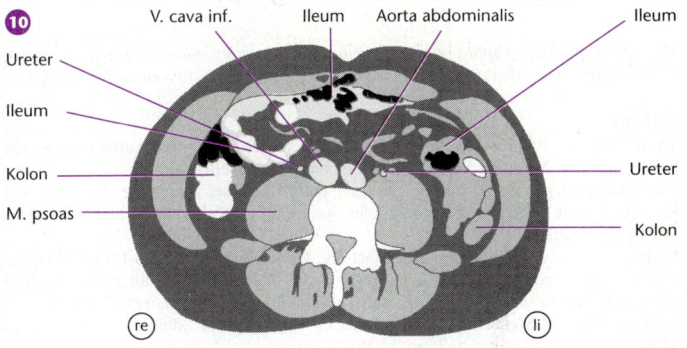

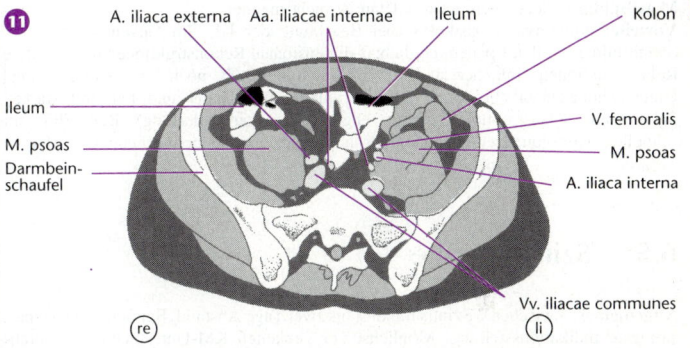

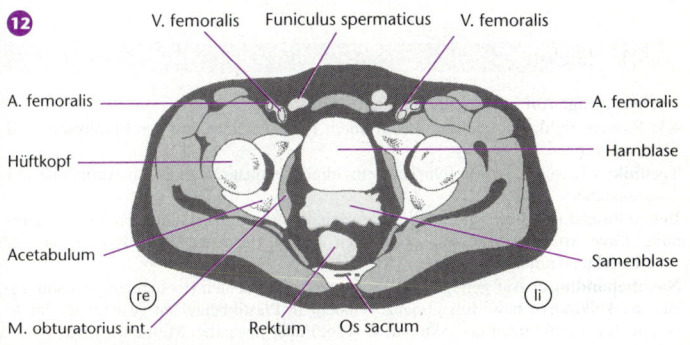

6.4 Magnetresonanztomographie (MRT)

Syn.: Kernspintomographie. Zunehmend bedeutungsvoller auch aufgrund der guten Kontrastauflösung. Bislang im wesentlichen ergänzendes Verfahren zu Rö und CT.

Technik
T1-Wichtung: Weniger sensitiv auf path. Prozesse, aber gute Auflösung, wenig Rauschen (WS: Myelon „hell", Liquor „dunkel" dargestellt).
T2-Wichtung: guter Kontrast, sensitiv auf path. Prozesse, aber mehr Artefakte und Rauschen. Gute Darstellung der normalen Anatomie (WS: Myelon „dunkel", Liquor „hell" dargestellt).
KM: Verkürzung der T1-Relaxation nach i.v. Gabe von Gadolinium-DTPA (Magnevist®). Primär signalarme path. Prozesse (z.B. Tumor, Entzündung) im T1-Bild „leuchten" daher nach KM-Gabe auf. Abbildung von Knochenstrukturen erfolgt indirekt über das Signal des eingelagerten Fetts (Kompakta „dunkel", blutbildendes Mark „mittel", Fettmark „hell" in T1-Wichtung.

KI: Schrittmacherpatienten, metallische Implantate, Metallclips im Bildvolumen, Metallsplitterverletzungen. Reines Titan ist nicht magnetisch!
Vorteile: Nichtinvasiv, risikolos (bei Beachtung der KI). Im Gegensatz zum CT Schnittbilder in allen Ebenen möglich; 3-dimensionale Rekonstruktionen und sagittale Rekonstruktionen einfacher als mit CT. **Nachteile:** z.Zt. noch hohe Kosten, lange Untersuchungsdauer (bis ca. 1 h → Probleme für Kinder und Pat. mit starken Schmerzen), Klaustrophobie (relativ enge Röhre, Lärmbelastung). Bei MRT mit schnellen Bildsequenzen (Gradientenecho-Sequenzen) jedoch erheblich verkürzte Meßzeit.

6.5 Szintigraphie

Allgemeines: Zwischen 2 Szintis mindestens zwei Tage Abstand. Bei Schwangerschaft strengste Indikationsstellung! Möglichst vor geplanten KM-Untersuchungen durchführen (☞ 6.2).

6.5.1 Skelett

Vorbereitung: Auf gute Hydrierung achten.
KI: Strenge Indikationsstellung bei Kindern (Strahlenbelastung der Epiphysen) und Schwangeren.
Technik: I.v.-Injektion von 99mTc-Methyldiphosphonat. Nach 2–3 h Aufnahme mit Gammakamera.
Beurteilungskriterien: Tc-Verteilung, Anreicherungen (z.B. Tumor, Fraktur, Entzündung. *Cave* Artefakte: Injektionsort, Nieren, Blase), Defekte (z.B. Nekrose, anatomische Defekte, Tumor).
Nachbehandlung: Auf genügende Flüssigkeitszufuhr achten (Isotopenausscheidung). Bei Wickelkindern bzw. Inkontinenz Windeln in Plastikbeutel an geschützter Stelle lagern. Nach Abklingen der Aktivität (3 Tage) über normalen Müll entsorgen.
KO: Keine.

6.5.2 Schilddrüse

Vorbereitung: 4 Wochen vor Schilddrüsenszintigraphie keine jodhaltigen KM. Für *Suppressionsszintigraphie* (Nachweis autonomer Prozesse) ab 4 Wochen vor Untersuchung 1 Tbl. L-Thyroxin 75/d, ab 2 Wochen vorher 1 Tbl. L-Thyroxin 150/d.
KI: Schwangerschaft.
Technik: I.v.-Injektion radioaktiven 99mTc-Isotops. Nach 20–30 Min Messung.
Beurteilungskriterien: Zweidimensionale Darstellung der Tc-Speicherung. Erhöhte Tc-Aufnahme („warmer Knoten" = autonomes Adenom), verminderte Tc-Aufnahme („kalter Knoten" = Zyste, Ca, Knotenstruma), retrosternale Anteile, ektope Speicherung. Gespeicherte Gesamtmenge (TcTU = Technetium-Uptake).
Nachbehandlung: ☞ 6.5.1. **KO:** Keine.

6.5.3 Lunge

Vorbereitung: Keine.
Relative KI: Perfusionsszintigraphie bei Hyperthyreose
Technik: *Perfusionsszintigraphie* durch Injektion von 99mTc-markierten Mikrosphären. *Inhalationsszintigraphie:* Inhalation von 133-Xe oder 99mTc-Mikrosphären.
Beurteilungskriterien: Räumliche Perfusions- bzw. Ventilationsverteilung.
Nachbehandlung: ☞ 6.5.1. **KO:** Keine.

6.5.4 Myokardszintigraphie ☞ 16.3.2

6.6 Sonographie

6.6.1 Abdomen

Sonographie Oberbauch

Vorbereitung: Untersuchung nach Möglichkeit nüchtern. Zur Darmgasreduktion evtl. Prämedikation mit Dimethylpolysiloxan (z.B. sab simplex®) am Vorabend und am Morgen vor der Untersuchung.
Untersuchungsgang: Immer dieselbe Reihenfolge der Schnittebenen einhalten! Pathologische Befunde müssen sich in mehreren Ebenen abbilden lassen. Konventionsgemäß wird ein Körperquerschnitt von kaudal betrachtet, d.h. die re. Körperhälfte wird am Monitor und auf dem Ausdruck rechts abgebildet (wie CT). Oberbauchorgane in Inspiration des Pat. untersuchen (Ausnahme: Milz).

Befunde Oberbauchsonographie

Leber

	Größe	Echogenität	Echostruktur	Kontur (kaudaler Leberrand)	Bemerkung
Normalbefund	10–14 cm (Sagittalschnitt MCL)	wie Nierenparenchym	fein, gleichmäßig	spitz ausgezogen	elastische Verformbarkeit durch Palpation

Diffuse Parenchymveränderungen

Akute Hepatitis	↑ (in 65 %)	↓	wenig verändert	wenig verändert	geringe Erweiterung der Gallengänge bei kontrahierter Gallenblase
Fettleber	↑	↑	vergröbert, gleichmäßig verdichtet	stumpfwinklig	DD zu Speicherkrankheiten (z.B. Hämosiderose) schwierig
Alkoholische Zirrhose (Fettzirrhose)	↑ oder ↓	↑	vergröbert, unregelmäßig verdichtet	verplumpt, Kontur glatt bis feinwellig	Starre des Organs bei Palpation
Postnekrotische Zirrhose	↑ oder ↓	rel. echoarm	unregelmäßig	Ventral- und Dorsalfläche feinwellig bis höckrig	typischerweise Atrophie des rechten Leberlappens, Hypertrophie des Lobus candatus

Fokale Läsionen

	Begrenzung	Form	Echogenität	Echostruktur	Bemerkung
Metastasen	meist unregelmäßig	unregelmäßig	ca 30 % echodicht (mit echoarmem Randsaum), ca. 60 % echoarm	meist unregelmäßig	Auftreten solitär oder multipel. Morphologie läßt keinen Rückschluß auf Histologie zu
Leberzell-Ca	unregelmäßig	unregelmäßig	ca. 60 % echoreich, Rest echoarm/-komplex	unregelmäßig, evtl. echoarme Nekrosezonen	häufig multifokales Wachstum. Tumorgröße wird sonographisch eher unterschätzt
Hämangiom	glatt	rundoval	echoreich, häufig dorsale Schallverstärkung	regelmäßig, bei größerem Hämangiom evtl. zunehmend unregelmäßig	kein echoarmer Randsaum (DD zur Metastase). In 10 % multiples Vorkommen
Fokale Verfettung	meist scharf begrenzt	rundlich oder geometrisch konfiguriert	echodicht	meist regelmäßig	DD zu anderen echodichten Läsionen schwierig. Normaler Verlauf und Weite der Lebergefäße
Adenome	glatt, manchmal polyzyklisch	rund-oval	variabel	regelmäßig	keine richtungsweisenden Sonokriterien → weiterführende Diagnostik
FNH	glatt, manchmal polyzyklisch	rund-oval	variabel	regelmäßig	keine richtungsweisenden Sonokriterien → weiterführende Diagnostik
Kongenitale Zyste	glatt	rund, ovalär, manchmal polyzyklisch	echofrei, dorsale Schallverstärkung	echofrei	in 30 % multiples Auftreten
Echinococcus	E. cysticus: glatt	rundlich, evtl. Tochterzysten	typischerweise girlandenförmige oder speichenradförmige Binnenstruktur. Häufig Verkalkungen der Zystenwand		DD zur kongenitalen Zyste: Verdickte Wand
	E. alveolaris: unscharf	unregelmäßig, raumfordernd	zentrale reflexfreie Höhlensysteme, evtl. schollige Verkalkungen		
Liquide Prozesse (Hämatom, Abszeß)	meist unscharf	unregelmäßig	echoarm, jedoch meist Binnenechos (DD zur Zyste)		bei Hämatom mit Organisationsgrad zunehmende echoreiche Binnenreflexe

Gallenblase

Normal-befund	Größe: Länge 6–12 cm, Dicke: < 3,5 cm (a.p.) Wanddicke (ventrale Wand): ≤ 3 mm, in kontrahiertem Zustand bis 5 mm
Gallenstein	• echodichter intravesikaler Reflex • Schallschatten (manchmal fehlend) • Lageveränderlichkeit
Polypen	Abgrenzung zwischen Cholesterolpolypen und Adenomen manchmal schwierig • Cholesterolpolypen: typischerweise wandständige echoreiche Strukturen (meist multiples Vorkommen) ohne Schallschatten. Größe meist < 5 mm • Adenome sind meist solitär, nicht direkt wandassoziiert (gestielt), Größe meist > 5 mm
Gallen-blasen-Ca	Sonographische Verdachtsmomente: • wandassoziierte, breitbasige polypoide Läsion • Wandverdickung mit inhomogener Echostruktur • vollständig von inhomogenen Reflexen ausgefüllte Gallenblase • unregelmäßige Wandbegrenzung • meist Konkrementnachweis *Cave:* keine spezifischen Malignitätskriterien, DD zur chron. Cholezystitis schwierig.
Akute Chole-zystitis	Wandverdickung (> 3,5 mm). Im Initialstadium dreischichtiger Wandaufbau, danach echoreiche Wand mit echoarmem Randsaum (Pericholezystitis). Meist Volumenzu-nahme (a.p.-Durchmesser > 4 cm), Druckdolenz bei Palpation, Sludge-Phänomen (feine, homogene Reflexe am Gallenblasenboden. Bei *Gallenblasenempyem* flockige Verdichtungen im Sludge, evtl. membranartige Reflexbänder.
Chron. Chole-zystitis	• Inhomogene Wandverdickung (ohne kontinuierliche Schichtung) • Konkrementnachweis • verminderte Kontraktilität • echoreiche Wandeinlagerungen • lumenfüllende Reflexe („weiße Gallenblase") • Größenminderung (Schrumpfgallenblase) • evtl. lamelläre Wandkalzifikationen

Gallengang

Normal-befund	Weite: proximal (Hepaticusgabel): 2–4 mm, distal 4–6 mm (innerer Durchmesser) • bei Z.n. Cholezystektomie Erweiterung bis max. 9–11 mm tolerabel • Gallengang meist ab Hepaticusgabel darstellbar. Intrahepatische Gallengänge sind nur bei biliärer Obstruktion sichtbar.

Pankreas

Normal-befund	Homogene Echostruktur. Echogenität entspricht der gesunden Leber, im Alter nimmt sie zu. A.p.-Durchmesser (Pankreaskopf) 2–3 cm, Korpus (ventral der A. mesenterica sup.) 1,5–2 cm, Weite d. Ductus pancreaticus < 3–4 mm
Akute Pankreatitis	Sonographische Stadieneinteilung (nach Gladisch): Stad. I: unauffälliges Organ, evtl. Vergrößerung und/oder leicht verminderte Echogenität Stad. II: unscharfe Kontur, vermehrter Organdurchmesser, verminderte Echogenität. Echostruktur homogen bis heterogen, peripankreatische pararenale Flüssigkeitsansammlungen Stad. III: zerfließende Organkontur, Echostruktur inhomogen-scheckig mit reflexarmen bis -freien Arealen, Nekrosestraßen, Pseudozysten
Chron. Pankreatitis	Inhomogenes Reflexmuster, unregelmäßig erweiterter Pankreasgang. Evtl. Retentions-zysten. In frühen Stadien manchmal vermehrter Organdurchmesser, später Schrum-pfung, Zunahme der Echogenität, evtl. schollige Verkalkungen oder reflexreiche intraduktale Präzipitate.
Pankreas-Ca	Lokalisation: 70 % Kopf, 25 % Korpus. Umschriebene Organvergrößerung, evtl. Konturunschärfe. Echogenität meist etwas herabgesetzt, Echostruktur homogen. Homogen dilatierter Ductus pancreaticus *Cave:* Keine typischen Malignitätskriterien, schwierige DD: segmentäre Pankreatitis.

Nieren

Normal-befund	Größe und Form sehr variabel. Grenzwerte für Längsdurchmesser: 6–12 cm. Parenchymbreite: 13–18 mm. Lumen des Nierenbeckens beim nüchternen Pat. nicht darstellbar.
Norm-varianten (10 %)	• Einseitige Agenesie (1 ‰), meist linksseitig • Hypoplasie: Nierengröße < 50 % der Norm. Regelrechte Parenchymstruktur, regel-rechte Parenchym-Sinus-Relation. Kompensatorische Hypertrophie der kontralat. Niere • Nierenektopie: z.B. Beckenniere • Hufeisenniere: Parenchymbrücke ventral der Aorta • Doppelt angelegtes Nierenhohlraumsystem: Parenchymbrücke durch den Sinus renalis • Nierenbuckel: meist linksseitig am lateralen Parenchymsaum • Hypertrophische Columnae renales: rundliche Vorwölbung in den Sinus renalis • Renkulierung (3–4 %): lateraler Parenchymsaum glattwellig konturiert, polyzyklische Parenchymstruktur • Fetale Lappung (inkomplette Lappenfusion): meist im kranialen Abschnitt Demarkierung eines Parenchymsegmentes durch einen echodichten Reflexsaum.

	noch: Nieren
Nieren-zysten	häufigster „pathologischer" Sonobefund der Nieren (ohne Krankheitswert). Vorkommen solitär oder multipel. Lokalisation innerhalb d. Parenchyms oder diesem aufsitzend. Parapelvine Zysten liegen im Sinus renalis.
Schrumpf-niere	verkleinerte Nieren, schwer abgrenzbar, verwaschene Kontur
Nephro-lithiasis	echoreicher Reflex zentral oder peripher im Sinus renalis. Häufig ist nur ein Schallschatten nachweisbar (da der Sinus renalis ebenfalls reflexreich ist)
Hydro-nephrose	zunächst echoarme Aufweitung d. Nierenbeckens, dann auch der Kelche. Zunehmende Verschmälerung des Parenchymsaums
Angio-myolipom	häufigster gutartiger Nierentumor. Glatt begrenzte, echoreiche Raumforderung, meist homogene Echostruktur, Größe meist < 3 cm
Hyper-nephrom	sehr vielfältige Sonomorphologie: rundliche bis polyzyklische Begrenzung meist unregelmäßig, evtl. mit zipfligen Ausziehungen. Meist relative Echoarmut oder Isoechogenität. Echostruktur homogen bis unregelmäßig, evtl. schollige Verdichtungen, ggf. mit Schallschatten. Evtl. Thromben in V. renalis oder V. cava.
	Milz
Normal-befund	Untersuchung in Exspiration (wg. Überlagerung durch Lunge). Größe und Form der Milz sind sehr variabel. Grenzwerte: Dicke (Tiefe): 4 cm, Breite: 7 cm, Länge: 11 cm („4711-Regel"). Für die Diagnose „Splenomegalie" müssen mind. 2 der 3 Parameter vergrössert sein. *Normvariante:* Nebenmilz, oft multiples Vorkommen. Lokalisation meist im Milzhilus, kugelige Form, Echokriterien wie normales Milzparenchym.
Milzinfarkt	keilförmige Binnenstruktur, zunächst isoechogen, dann echoarm bis echoleer. Im Verlauf der Organisation echoreiche Reflexe, als Residuen, Kalzifikationen, Pseudozysten, Einziehung der Oberfläche
Trauma	• intralienales Hämatom: echoarme bis -freie Läsion mit unregelmäßiger Begrenzung • Milzruptur: echoarme bis -freie perilienale Raumforderung in Milzloge; Frühstadium: evtl. nur diskreter echoarmer perilienaler Randsaum. Ruptur selbst oft nicht darstellbar
	Aorta
Normal-befund	Lumenweite im oberen Anteil < 2,5 cm, in Bifurkationshöhe < 2 cm
Aorten-aneurysma	Konzentrische oder exzentrische Aufweitung > 3,5 cm, meist teilthrombosiert
	Restharn
Restharn-bestim-mung (ml)	Breite x Höhe x Länge x 0,52 Normal: 10–30 ml nach spontaner Miktion.

6.6.2 Schilddrüse

Sonographie

Obligat bei Struma und palpablen Knoten. Volumenbestimmung: Länge [mm] x Breite x Tiefe x 0,5 für jeden Lappen. Normales Gesamtvolumen: M < 25 ml, F < 18 ml.
- *Struma:* Schallmuster oft wie bei normaler SD oder Echovergröberung, d.h. kleinste echoarme und -reiche Areale nebeneinander
- *Struma-Knoten und autonome Adenome:* unterschiedliche Echogenität, meist scharf abgrenzbar
- *Zysten:* echofrei, dorsale Schallverstärkung
- *Ca:* meist echoarme, unscharf und unregelmäßig begrenzte Knoten
- *M. Basedow/Hashimoto-Thyreoiditis:* echoarme, bei M. Basedow evtl. vergrößerte, bei Hashimoto-Thyreoiditis oft verkleinerte SD
- *Thyreoiditis de Quervain:* unscharf abgegrenzte, echoarme Areale.

6.6.3 Gefäße ☞ 15.2.2

6.6.4 Gelenke

(Ind., Schnittführungen und teilweise auch Beurteilungskriterien sind aus dem Ultraschallkurzlehrbuch von Harland und Sattler 1991 entnommen und ergänzt.)

Schultergelenk

Schnittführungen: *dorsale, lat. und ventrale* Schnitte (bezogen auf die Skapulalängsachse) sowie jeweils dazu senkrecht stehender Schnitt. Pat. sitzt auf Schemel.
Dynamische Untersuchungen: z.B. Gleitprozeß bei Rotation des Humeruskopfes. *Cave:* Fehldiagnose einer Rotatorenmanschettenruptur bei zu weit prox. Schallkopf-Position (Anschallen des echoarmen Muskels); falsch pos. Befunde ca. 5 %.
Beurteilungskriterien: Topographische Beziehungen, ossäre Veränderungen (Usur, Stufe, Hill-Sachs-Läsion), Ergußbildung in Gelenk und Bursae, Rupturen, echodichte Struktureinlagerungen, Änderung der Echogenität und der Form im Weichteilbereich. *Unbedingt Seitenvergleich.*

Rotatorenmanschette: Partial- und Totalrupturen, Degenerationszonen, Verschmälerungen, Aufwulstungen und Einziehungen, Verkalkungen.
Sichere Kriterien für Totalruptur: Konturunterbrechung, lokale Verdünnung, Nichtdarstellbarkeit der Rotatorenmanschette.
Tip: Beurteilung der dorsalen Rotatorenmanschettenanteile in Iro. und Retroversion (Schürzengriff), bei Bewegungseinschränkung Beurteilung evtl. schwierig, da dynamische Untersuchung nur eingeschränkt möglich.
Schulterluxation: Hill-Sachs-Läsion, Hämatom, Einrisse.

Hüftsonographie

Ind.: Coxitis, rheumatische Erkr., Epiphysenlösungen, Störungen des epiphysären Wachstums, Erguß, Hämatom, Rotationsfehler des Femur.

Schnittführungen: ventral und dorsal im Längsverlauf des Schenkelhalses und senkrecht dazu.

Beurteilungskriterien: Erguß Seitenvergleich! (Wenn die Distanz zwischen Kortikalis und fibröser Kapsel < 10 mm → *Punktion* mit dem Ziel der Materialgewinnung für Bakteriologie wenig aussichtsreich).
M. Perthes: Zuordnung der sonographischen Veränderungen zu radiologischen Stadien (Harland, Sattler 1991). *Initialstadium:* häufig echoarmer Gelenkerguß, noch keine eindeutige Verschiebung der Epiphysen-Metaphysen-Relation. *Kondensationsstadium:* Epiphysen-Metaphysen-Relation < 0,9; Unterbrechungen der Epiphysenkortikalis, epimetaphysäre Defekte, die zu einer scheinbaren Verbreiterung der Epiphysenfuge führen; vereinzelt Gelenkergüsse. *Fragmentationsstadium:* zusätzlich Durchsetzung der echoreichen Epiphyse mit kleinen echodichten Sprenkeln; Abflachung und Rundung des Metaphysenanteils. *Regenerationsstadium:* Abflachung der Epiphyse. Intakte Epiphysenkortikalis ohne Unterbrechungen.
ECF (☞ 19.1.9): bei Abrutschen nach dorsal kaudal ist bei der Sonographie die *Epiphyse stufenförmig nach unten versetzt* (ventraler Schnitt im Schenkelhalsverlauf).

Kniegelenk

V.a. zur Beurteilung von Zysten (Bakerzyste), Kapselbandläsionen, Bursitiden und freien Gelenkkörpern.

6.6.5 Endosonographie ☞ 16.3.2, 23.2.2

6.7 Endoskopie

Allgemeine Vorbereitung: BB, Gerinnung (Quick > 50 %), Thrombos > 60 000/mm³). Aufklärung und Einwilligungserklärung. Braunüle legen.

6.7.1 Ösophago-Gastro-Duodenoskopie (ÖGD)

Vorbereitung: Allgemeine endoskopische Vorbereitung (s.o.). Nüchtern. **KI:** Gerinnungsstörung, Antikoagulation.
Technik: Prämedikation mit 10 mg Diazepam i.v. und 0,5 mg Atropin i.v. Ggf. Entschäumer (z.B. sab simplex®). Schleimhautanästhesie (Xylocain-Spray®). Li-Seitenlage. Endoskop oral einführen und unter Sicht bis ins Duodenum vorschieben. Beim Zurückziehen genaue Schleimhautinspektion und ggf. Biopsieentnahme.
Beurteilungskriterien: Schleimhautverhältnisse, Divertikel, Blutung, Lumenweite.
Nachbehandlung: Für 2 h nüchtern.
KO: Perforation, Aspirationspneumonie, Blutung bei Biopsie, kardiovaskuläre KO, gelegentlich vorübergehender Amylaseanstieg.

6.7.2 Bronchoskopie

Vorbereitung: Allgemeine endoskopische Vorbereitung (s.o.). Nüchtern.
Technik: Prämedikation mit 10 mg Diazepam i.v. und 0,5 mg Atropin i.v. Schleimhautanästhesie (Xylocain-Spray®). Li-Seitenlage. Flexibles Bronchoskop oral einführen und unter Sicht vorschieben. Beurteilung der Stimmbandfunktion (N. recurrens). Inspektion des Bronchialsystems bis Subsegmentebene. Ggf. Probengewinnung für Bakteriologie und Zytologie (bronchoalveoläre Lavage (*BAL*), Bürstenabstrich), Biopsie (endobronchial, perbronchiale Punktion). *Interventionelle Bronchoskopie:* Fremdkörperextraktion; Aspiratabsaugung; palliative Stentimplantation oder Lasertherapie zentraler, stenosierender Bronchial-Ca.
Beurteilungskriterien: Schleimhautverhältnisse, Lumenweite, -obstruktion (Karzinom, Sekret, Fremdkörper), Blutung.
Nachbehandlung: Mukolytika (z.B. Mucosolvan® 3x1 Tbl. oder Amp.).
KO: Perforation, Blutung, Pneumonie.

6.7.3 Thorakoskopie

Vorbereitung: Allgemeine präop. Diagnostik (☞ 3.1.4, 3.1.5). Ggf. Rasur.
KI: Rö, Sono und Szintigraphie vorher durchführen.
Technik: Seitenlage auf gesunder Seite. Hautdesinfektion Kategorie III (☞ 2.1). Zugang je nach Befundlokalisation. In Lokal- oder Allgemeinanästhesie interkostale Stichinzision, Thorakoskop einführen. Durch Luftinsufflation Pneumothorax schaffen und Pleuraraum inspizieren. Ggf. Probengewinnung für Bakteriologie und Zytologie, Biopsie. Pleurale Verklebungen lösen. Verschwartungen entfernen. Bülau-Drainage einlegen. Thorakoskop entfernen. Hautnaht.
Beurteilungskriterien: Beurteilung des Pleuraraumes (Adhäsionen, Schwarten, Blutung, Tumor, Hämatom, Empyem, Erguß). Lokalisierung von Verletzungen.
Nachbehandlung: BB, Rö-Thorax; Bülau-Drainage nach 2-3 d abklemmen für 1 d; Rö-Thorax, wenn o.B. Drainage ziehen. Anschließend Rö-Kontrolle.
KO: Bronchopleurale Fistel, Thoraxwandinfektion, Pleuritis, Blutung.

6.7.4 Mediastinoskopie

Vorbereitung: Allgemeine präop. Diagnostik (☞ 3.1.4, 3.1.5). Rasur. Nüchtern.
KI: Obere Einflußstauung, Aortenaneurysma, Mediastinitis, Pleuritis, Pneumonie.
Relative KI: retrosternale Struma, HWS-Versteifung.
Technik: Rückenlage, Kopf rekliniert. Hautdesinfektion Kategorie III (☞ 2.1). In Allgemeinanästhesie kurzer querer Hautschnitt im Jugulum, stumpfe Präparation ins obere Mediastinum, Einführen und Vorschieben des Mediastinoskops unter Sicht bis zur Trachealbifurkation. Ggf. Gewinnung von Biopsien (Lk, Tumor). Einlegen einer Redondrainage, wenn keine einwandfreie Bluttrockenheit. Entfernen des Mediastinoskops. Hautnaht.
Beurteilungskriterien: Tumorausdehnung, Lk-Beurteilung.
Nachbehandlung: Wundkontrolle. Ggf. Redon nach 1–2 d ziehen.
KO: Blutung, Tracheaverletzung, Mediastinitis, Pneumo-, Hämatothorax, N. recurrens-Schädigung.

6.7.5 Arthroskopie

Vorbereitung: Allgemeine präop. Diagnostik (Labor, Rö-Thorax, EKG, ☞ 3.1.4, 3.1.5). Gelenksonographie vor Arthroskopie! Bei Erguß Punktion. Rö des Gelenkes in zwei Ebenen. Rasur.
KI: Bakterielle Gelenkentzündung. Hautverletzungen über dem Gelenk (Infektionsgefahr).
Allgemeiner Ablauf: Allgemeinnarkose, bei Ellbogen- und Sprunggelenk evtl. Regionalanästhesie. Hautdesinfektion Kategorie III (☞ 2.1). Nach Stichinzision Einbringen der Führungshülse mit Trokar, ggf. unter BW-Kontrolle. Trokar entfernen, Arthroskop einführen und Gelenk mit Ringerlösung füllen. Nach erster Inspektion Tasthaken unter Sicht einbringen. Gelenkbeurteilung. Ggf. arthroskopische Eingriffe (Resektion, Knorpelglättung, Entfernung freier Gelenkkörper) und Einbringen einer Redondrainage. Entfernen des Arthroskops. Hautnaht. Steriler Verband.
KO: Gefäß-, Nervenläsion, Gelenkinfektion (strenge Asepsis!), Synovialfistel.

Schultergelenk
Vorbereitung: Allgemeine arthroskopische Vorbereitung (s.o.). Nüchtern.
Technik: Seitenlage auf gesunder Seite. Dorsaler und ventraler Zugang.
Beurteilungskriterien: Glenoidal- und Humeruskopfknorpel, Sehnen (Bizeps, Subskapularis), Ligg. glenohumeralia und korakoakromiale, Rotatorenmanschette, Limbus glenoidalis, Synovia.
Nachbehandlung: DMS-Kontrolle. Ruhigstellung in Gilchristverband für 1–2 d. Redon ziehen nach 24 h. KG mit Pendelübungen und rasch aufbauender Bewegungstherapie ab 2. d.

Ellbogengelenk
Vorbereitung: Allgemeine arthroskopische Vorbereitung (s.o.). Nüchtern. Bei V.a. Kapsel-Band-Läsion Oberarmgipsschiene.
Technik: Rückenlage. Blutleere (☞ 3.2). Ventro-radialer, dorso-radialer und ventroulnarer Zugang. Postop. elastokompressiver Verband.
Beurteilungskriterien: Knorpelflächen, Gelenkkapsel, tiefer Bandapparat, Synovia.
Nachbehandlung: DMS-Kontrolle. Bei Kapselbandläsion Oberarmgipsschiene, sonst Lagerung auf Kissen. Redon ziehen nach 24 h. KG ab 2. d.

Kniegelenk

Vorbereitung: Allgemeine arthroskopische Vorbereitung (s.o.). Nüchtern. Oberschenkelgipsschiene.

Technik: Rückenlage, Beine abgespreizt, Beinhalter auf betroffener Seite. Blutleere (☞ 3.2). Antero-lateraler und -medialer, mediopatellar-medialer und -lateraler oder suprapatellar-medialer und -lateraler Zugang. Postop. elastokompressiver Verband.

Beurteilungskriterien: Knorpelflächen, Meniski, Kreuzbänder, Interkondylärmassiv, Gelenkkapsel, tiefer Bandapparat, Synovia, Plicae, Recessus.

Nachbehandlung: DMS-Kontrolle. *Diagn. Arthroskopie:* Lagerung auf Braunscher Schiene für 1–2 d. Redon ziehen nach 24 h. Mobilisierung am 1. d unter Vollbelastung. *Arthroskopische Meniskus(teil)resektion:* Lagerung in Gipsschiene auf Braunscher Schiene für 3–4 d. Redon ziehen nach 24 h. Mobilisierung unter 20 kg Teilbelastung und Quadrizepsübungen ab 1. d, Vollbelastung ab 3–4 d. Bei Ergußbildung Ruhigstellung und Hochlagerung für weitere 1-2 d.

Oberes Sprunggelenk

Vorbereitung: Allgemeine arthroskopische Vorbereitung (s.o.). Nüchtern.

Technik: Rückenlage mit Wadenunterlage. Blutleere (☞ 3.2). Ventro-lateraler, ventro-medialer und posterolateraler Zugang. Postop. elastokompressiver Verband.

Beurteilungskriterien: Knorpelflächen, Synovia, Kapselbandapparat.

Nachbehandlung: DMS-Kontrolle. Lagerung auf Braunscher Schiene für 3–4 d. Redon ziehen nach 24 h. KG ab 1. d Belastung ab 3–4 d.

6.7.6 Prokto-/Rektoskopie

Vorbereitung: 20 Min. vor Untersuchung Klysma.

KI: Z.n. frischer tiefer Anastomose (ab 8–10 d postop. möglich). Rö Abdomen vorher durchführen.

Technik: Steinschnitt- oder Li-Seitenlage mit angezogenen Beinen. Zuerst digitale rektale Untersuchung. *Proktoskopie:* Proktoskop zusammensetzen (Stößel in Trichter und einfetten (Vaseline). Lichtquelle bereitstellen. Unter drehenden Bewegungen Proktoskop anal einführen. Stößel entfernen. Schleimhautbeurteilung unter langsamem Zurückziehen. *Rektoskopie:* Rektoskop zusammensetzen (Stößel in Rohr einführen und arretieren) und einfetten (Vaseline). Kaltlicht und Pumpballon anschließen. Unter drehenden Bewegungen anal einführen. Stößel entfernen und Fenster aufsetzen. Darm durch Luftinsufflation entfalten, Rektoskop unter Sicht vorschieben, dabei dem Rektumverlauf in der Sakralhöhle folgen (erst dorsal, dann li-ventrolateral). Ggf. Fenster abnehmen und Flüssigkeit absaugen. Schleimhaut unter langsamem Zurückziehen beurteilen. Ggf. Biopsie, Polypenabtragung, Blutung umspritzen (z.B. POR-8®, 1:10 verdünnt), Tamponade, palliative Tumorexzision.

Beurteilungskriterien: Sphinktertonus, Schleimhautverhältnisse, Lumenweite, Blutung, Polypen, Divertikel, Tumor, Hämorrhoiden, Analfissur, Fisteln. Befunde immer mit Höhenlokalisation angeben (Skala außen am Rohr).

Nachbehandlung: Ggf. Tamponade nach 12–24 h ziehen. Bei Blutung BB. Nach Polypenabtragung oder Exzision Stuhlregulierung (z.B. Agiolax 1 EL/d). Ggf. entblähende Medikation z.B. sab simplex®, Lefax®.

KO: Perforation, Blutung.

6.7.7 Koloskopie

Vorbereitung: Wie bei Kolonkontrasteinlauf (☞ 6.2.4).
KI: Gerinnungsstörung, Antikoagulation.
Technik: Steinschnitt- oder Li-Seitenlage mit angezogenen Beinen. Zuerst digitale rektale Untersuchung. Dann flexibles Koloskop anal einführen und unter Luftinsufflation vorsichtig vorschieben bis zur Iliozökalklappe. Schleimhautbeurteilung unter langsamem Zurückziehen. Ggf. endoskopische Eingriffe (Umspritzung v. Blutungen, Polypenabtragung, PE).
Beurteilungskriterien: Sphinktertonus, Schleimhautverhältnisse, Lumenweite, Blutung, Polypen, Divertikel, Tumor, Hämorrhoiden, Fisteln. Befunde immer mit Höhenlokalisation angeben.
Nachbehandlung: Ggf. entblähende Medikation z.B. sab simplex®, Lefax®.
KO: Perforation, Blutung.

6.7.8 Laparoskopie

Vorbereitung: Allgemeine Pat.-Vorbereitung und Aufklärung ☞ 3.1. Ggf. Abdomenrasur.
KI: Bei schwerer Atem- oder Herzinsuff. strenge Indikationsstellung.
Technik: In Rückenlage infraumbilikale Stichinzision. Bauchdecke in Nabelhöhe anheben und Peritonealraum mit Veressnadel punktieren. Lagekontrolle (NaCl-Injektion, Aspiration, auf Nadelansatz aufgesetzter NaCl-Tropfen muß bei Anheben der Bauchdecke eingesogen werden). CO_2-Insufflation (die ersten 2–3 l mit Flow 1 l/Min, dann 4–5 l/Min). *Cave:* Inspektorisch und perkutorisch Entwicklung des Pneumoperitoneums kontrollieren (Gefahr des subkutanen Gasemphysems bei extraperitonealer Nadellage). Wenn vorgewählter Druck (14 mbar) erreicht ist, Nadel entfernen, Stichinzision und 10 mm-Hülse mit Trokar einführen. Trokar gegen Endoskop auswechseln. Inspektion des Abdominalraumes. Ggf. unter Sicht zweiten Zugang (5 mm) einbringen.
Nachbehandlung: Am Abend des OP-Tages Tee erlaubt. Kostaufbau ab 1. postop. d. Mobilisierung ab Abend des OP-Tages.
Beurteilungskriterien: Freie Flüssigkeit (Blut, Aszites, Pus), Verletzungen, Entzündungen, Adhäsionen, Tumore.
KO: Darmperforation, Blutung, Peritonitis, subkutanes CO_2-Emphysem.

Jörg Braun
Karsten Schwarting

7

Grundlagen der chirurgischen Notfall- und Intensivtherapie

7.1	Kardiopulmonale Reanimation	180
7.2	**Schock**	**185**
7.2.1	Allgemeines Vorgehen bei Schock	185
7.2.2	Hypovolämischer Schock ICD: R 57.1	186
7.2.3	Septischer Schock, SIRS ICD: A 41.9 (☞ 10.2.4)	186
7.2.4	Anaphylaktischer Schock ICD: T 78.X, T 80.5	187
7.2.5	Kardiogener Schock	188
7.3	**Polytrauma**	**188**
7.4	**Akutes Abdomen**	**191**
7.5	**Infusionstherapie**	**194**
7.5.1	Postaggressionsstoffwechsel	194
7.5.2	Volumenersatz	195
7.5.3	Parenterale Ernährung	197
7.5.4	Sondenernährung	204
7.6	**Beatmungstherapie**	**206**
7.6.1	Maskenbeatmung und Intubation	206
7.6.2	Tracheotomie	208
7.6.3	**Maschinelle Beatmung**	**209**
7.7	**Begleitende Maßnahmen**	**211**
7.7.1	Ulkusprophylaxe	211
7.7.2	Atemschule, Pneumonieprophylaxe	211
7.8	**Notfallmedikamente**	**211**

7.1 Kardiopulmonale Reanimation

Bei infausten Erkrankungen (z.B. fortgeschrittenem Ca) nicht indiziert.

Klinik des Atem- und Kreislaufstillstandes
- Pulslosigkeit (A. carotis, A. femoralis)
- Bewußtlosigkeit (6–12 Sek. nach Sistieren der O_2-Zufuhr zum Gehirn)
- Atemstillstand, Schnappatmung (bei prim. Kreislaufstillstand nach 15–40 Sek.)
- Weite, lichtstarre Pupillen (nach 30–90 Sek.)
- Grau-zyanotische Hautfarbe (unsicheres Zeichen).

Diagn.: anhand der klinischen Symptomatik. Weitere diagnostische Maßnahmen (EKG, BGA, Labor) erst nach der Elementartherapie (ABCD-Regel).

ABCD-Regel

Atemwege freimachen
Kopf überstrecken und Unterkiefer (auch Gebiß) nach vorn und oben ziehen (= Esmarch-Handgriff). Entfernen von Fremdkörpern, Erbrochenem oder Blut aus dem Mund-Rachen-Raum (ggf. absaugen)

Beatmung
- Mund-zu-Mund (Nase zuhalten), Mund-zu-Nase (Mund zuhalten), Mund-zu-Tubus (Safar-Tubus, Guedel-Tubus), Maskenbeatmung (Methode der Wahl für im Intubieren Ungeübte!) mit 100 % O_2 (möglichst über Reservoir am Ambubeutel)
- Möglichst frühzeitige Intubation ☞ 7.6.1
- Wenn Beatmung bzw. Intubation nicht möglich ist (z.B. bei Glottisödem) Notfallkoniotomie (quere Stichinzision zwischen Schildknorpel und Ringknorpel und Tubus, kurzen, dicken Drainageschlauch o.ä. einbringen), ggf. Notfalltrachealpunktion mit 3–5 dicken (z.B. 14 G, braun) Venenverweilkanülen zwischen Schild- und Ringknorpel. O_2-Insufflation über eine der Punktionskanülen. Beatmungserfolg kontrollieren (Atembewegung? Rückgang der Zyanose? Atemgeräusch symmetrisch?) ☞ 7.6
- Zunächst zweimalige langsame Beatmung, danach Herzdruckmassage und Beatmung im Wechsel: bei *einem Helfer* 15:2, bei *zwei Helfern* 5:1.

> - *Langsam beatmen (2 Sek.): Je länger die Inspiration desto geringer der Atemwegswiderstand, desto mehr Luft gelangt in die Lunge*
> - *Erfolgskontrolle: Sichtbare atemabhängige Thoraxbewegung bei 800 bis 1200 ml Atemzugvolumen*
> - *Vor nächster Inspiration vollständige Ausatmung (ca. 4 Sek.)*
> - *Ca. 10 Atemzüge pro Minute einhalten.*

Cirkulation
- Bei jedem Herzstillstand sofort mit Herzdruckmassage beginnen
- Extrathorakale Herzdruckmassage (flache Lagerung auf harter Unterlage, Druckpunkt unteres Sternumdrittel, bei Kindern Brustbeinmitte). Massagefrequenz: **Erwachsene 80/Min, Kinder 90/Min., Säuglinge 120/Min. Keine Unterbrechung der Herzdruckmassage > 7 Sek.**
- Palpation der A. femoralis zum Überprüfen der suffizienten Herzdruckmassage durch Helfer. Herzdruckmassage ist bei vorhandenem Karotispuls kontraindiziert!

Drugs (medikamentöse Ther.)
- Venösen Zugang legen. Bei peripheren Zugängen beträgt die Anflutungszeit 1–3 Min., daher nach jeder Medikamentengabe 20 ml NaCl 0,9 %
- Adrenalin 1 mg (1 Amp. = 1 mg mit 9 ml NaCl 0,9 % verdünnen) fraktioniert i.v. oder über Endotrachealtubus (3fache Dosis), Wiederholungsdosis nach 5 Min. Nicht intrakardial injizieren (hohe Komplikationsrate: z.B. Herzbeuteltamponade, Punktion einer Koronarart., Pneumothorax)! Sinnvoll bei allen Formen des Herzkreislaufstillstandes. Nicht zusammen mit Bikarbonat über einen Zugang geben
- Atropin bei Bradykardie oder AV-Block III.° 1–3 mg i.v.(1 Amp = 0,5 mg)
- Lidocain bei Kammerflimmern/-flattern *nach* erfolgreicher Defibrillation zur Rezidivprophylaxe von Kammerflimmern/flattern. Beginnen mit 1 mg/kg i.v. oder endobronchial als Bolus, danach 1–2 mg/kg/h als Dauerinfusion
- Volumenersatz: initial durch Beinhochlage. Großzügige Gabe von kristalloiden (bevorzugt NaCl 0,9 %) und kolloidalen (z.B. HAES-steril® 10 % 200 000/0,5) Lösungen ☞ 7.5.2
- Natriumbikarbonat 8,4 %: Keine initiale Pufferung. Bei bestehendem Herzstillstand > 10 Min. Korrektur nach BGA: Bedarf an $NaHCO_3$ in mmol = negativer BE x 0,3 x kg/2. Ziel: BE zwischen –3 und –5 (beste O_2-Abgabe aus dem Blut ins Gewebe). Nur bei Hyperkaliämie und schwerer metabolischer Azidose sofortige Gabe
- Endobronchiale Medikamentengabe sinnvoll bei Adrenalin, Lidocain, Atropin und Naloxon. Bei Kindern bis 10 J. intraossäre (z.B. Tibia) Medikamentengabe möglich!

EKG
Zur DD der Rhythmusstörung (Kammerflimmern, Asystolie und zur Ther.-Kontrolle, Defibrillation s.u.).

Kammerflimmern

Defibrillieren 200 J
↓
Defibrillieren 300 J
↓
Beatmung mit 100% O_2
↓
Adrenalin 1 mg i.v.
↓
Defibrillieren 360 J
↓
Lidocain 1 mg/kg i.v.
(alle 15 Min. wiederholen)
↓
Defibrillieren (360 Joule)
↓
Bei Versagen evtl. Amiodaron
(Cordarex®) 1/3 -2 Amp.
(= 50-300 mg),

Magnesium (4-8 mmol)

Ajmalin (Gilurytmal®)
1 Amp. (=50 mg)

Atropin 1-3 mg i.v.

Asystolie

Kammerflimmern
ausgeschlossen?

ja ↓   ↓ nein

Defibrillieren 200 J
↓
Defibrillieren 300 J
↓
Beatmung mit 100% O_2
↓
Adrenalin 1 mg i.v.
↓
Defibrillieren 360 J
↓
Adrenalin 1-5 mg i.v.
↓
Atropin 1-3 mg Bolus i.v.,
Wiederholung alle 5 Min.
↓
Azidoseausgleich (umstritten)
initial 1 mmol/kg, dann
nach BGA
↓
Temporärer Schrittmacher
↓

EMD[1]

Indikation für spezif. Ther.?
↓

Hypovolämie
Spannungspneumothorax
Herzbeuteltamponade
Lungenembolie
Med.intoxikation
Hypothermie
E`lytentgleisung

↓
Adrenalin 0,5-1 mg i.v.
alle 5 Min. wiederholen
↓
Kalziumchlorid 10%
10 ml i.v.
↓
Evtl. Hypovolämie
ausgleichen

[1] Elektromechanische Entkopplung

Bei längerer Reanimation evtl. Blindpufferung mit Natriumbikarbonat 1 mmol/kg (= 1 ml/kg einer 8,4%igen Lösung)

Immer optimale Oxygenierung sicherstellen

Nach erfolgreicher Reanimation immer Rezidivprophylaxe, z.B. mit Lidocain-Perfusor: 1000 mg = 5 ml auf 50 ml NaCl --> 6-12 ml/h

Immer Überwachung auf der Intensivstation

Dokumentation aller durchgeführten Maßnahmen

Stufenschema bei Kammerflimmern
- Defibrillieren (200 J), bei Nichterfolg Wiederholung (200, dann 300, 360 J; Kinder max. 50 J)
- Adrenalin i.v. 1 mg 1 : 10 verdünnt fraktioniert (z.B. 2–4–6 ml) geben. Wiederholung nach 5 Min.
- Optimale Oxygenierung durch Intubation und Beatmung mit 100 % O_2 sichern
- Defibrillieren (360 J)
- Lidocain i.v. 1 mg/kg (ca. alle 15 Min. wiederholen)
- Evtl. β-Blocker z.B. 1/4–1/2 Amp. Pindolol (z.B. Visken®). Evtl. KCl 5 mmol (= 5 ml) als Bolus, ggf. wiederholen
- Defibrillieren (360 J)
- Bei längerer Reanimation Pufferung nach BGA (Ziel: BE −3 bis −5). Evtl. Blindpufferung mit Natriumbikarbonat 1 mmol/kg (= 1 ml/kg einer 8,4 %igen Lösung)
- Bei rezidivierendem Kammerflimmern unter Lidocaindauerinfusion evtl. Propafenon (z.B. Rytmonorm®, Bolus 1 mg/kg i.v.), Sotalol (z.B. Sotalex® 10 mg = 1/4 Amp. i.v.), Amiodaron (z.B. 50–300 mg), Ajmalin (z.B. Gilurytmal® 25–50 mg), Magnesium (v.a. bei Torsade de pointes-Tachykardie).

Technik der Defibrillation (EKG-Kontrolle!)
- Elektroden mit Elektrodenpaste bestreichen bzw. Gelkissen benutzen
- Energiewahltaste drücken
- Ladetaste an Elektrode (meist grün) gedrückt halten
- Über Herzbasis (unterhalb der re. Klavicula) und Herzspitze (möglichst lateral unterhalb der li. Brustwarze) unter Druck aufsetzen
- Beim Defibrillieren unbedingt Berührung mit Pat. oder Bett vermeiden! Helfer laut und deutlich warnen. Beutel-Beatmung unterbrechen
- Nach Ende des Ladevorgangs (Pfeifton erklingt) Entladetaste (meist rot) drücken
- Sofortige Erfolgskontrolle auf EKG-Monitor.

Stufenschema bei symptomatischer Bradykardie
- Atropin 0,5–1 mg i.v, Wiederholung nach 5 Min. möglich
- Nur bei atropinresistenten Blockformen: Orciprenalin (Alupent®) 0,5–1 Amp. à 0,5 mg auf 1 : 10 mit NaCl 0,9 % verdünnt i.v., anschließend 10–20 µg/Min.
- Temporärer Schrittmacher (transvenös über V. subclavia oder jugularis).

Stufenschema bei Asystolie
- Adrenalin i.v. 0,5–1 mg einer 1 : 10 verdünnten Adrenalinlösung. Nach 5 Min. Wiederholung möglich
- Atropin 3 mg Bolus i.v.
- Evtl. Azidoseausgleich: Natriumbikarbonat 8,4 % nach BGA ☞ 4.1.2
- Evtl. temporärer Schrittmacher.

Stufenschema bei elektromechanischer Entkopplung
- Herzbeuteltamponade, Spannungspneumothorax, Lungenembolie, Hypoxämie, Azidose, Hypovolämie, Intoxikation, Hypothermie, E'lytentgleisung erwägen und beheben
- Keine wissenschaftlich erhärteten Erkenntnisse über den Einsatz von Medikamenten
- Evtl. Adrenalin i.v. 0,5–1 mg, alle 5 Min. wiederholen (fragliche Ind. bei elektromechanischer Entkopplung – statt dessen $NaHCO_3$ 50–100 ml über 10 Min.)
- Evtl. Kalziumgluconat 10 % 10 ml i.v.
- Evtl. Hypovolämie und Azidose ausgleichen!
- Prognose schlecht.

Zeichen der erfolgreichen Reanimation
Tastbare Pulse an den großen Arterien, Rosigwerden und Wiedererwärmung der Haut, Engwerden der Pupillen, Wiedereinsetzen der Spontanatmung, Wiederkehren des Bewußtseins (nicht bei maschinell beatmeten Pat., da zur Vermeidung von Streßreaktionen eine fortgesetzte Sedierung erforderlich ist). *Reanimierte Pat. bedürfen der Intensivüberwachung!*

Beendigung der Reanimationsmaßnahmen
- Suffiziente Zirkulation und Atmung
- Zeichen des zerebralen Kreislaufstillstandes (weite, lichtstarre Pupillen, Bewußtlosigkeit, fehlende Spontanatmung) > 30 Min. nach Beginn der ordnungsgemäß durchgeführten Reanimation. Ausnahme: Reanimation bei Unterkühlung, Intoxikation, Hyperkaliämie → ausdauernd reanimieren
- Zeichen des Herztodes im EKG (Asystolie) > 15 Min.

Komplikationen der Reanimation
Aspiration des durch Herzdruckmassage hochgetriebenen Mageninhaltes bei nicht intubierten Pat.; Rippenfrakturen, Sternumfraktur, Hämatothorax, Pneumothorax, Hämatoperikard, Zwerchfell-, Leber- und Milzruptur, Verbrennungen durch Defibrillation.

Prognose
Besteht der Kreislaufstillstand länger als 4 Min., sind die Aussichten auf eine erfolgreiche Reanimation gering. Die Wiederbelebungszeit (Zeit bis zum Eintritt irreversibler Schäden für das Gehirn, normal 3–5 Min.) ist bei *Hypothermie* verlängert.

Bessere Prognose bei beobachtetem Kreislaufstillstand, sofortiger Reanimation, frühestmöglicher Defibrillation bei Kammerflimmern.

- *Bei Bradykardie, bes. mit breiten QRS-Komplexen, immer an Hypoxie denken! → Ausreichende Oxygenierung wichtiger als Atropin oder Adrenalin!*
- *Überkorrektur der metabolischen Azidose mit Bikarbonat kann zu therapierefraktärem Kammerflimmern führen*
- *Bei elektromechanischer Entkoppelung Volumenmangel und Perikardtamponade ausschließen*
- *Keine zu frühe Extubation nach Reanimation → Streß → Katecholaminausschüttung → Rhythmusstörungen*
- *Nach erfolgreicher Ther. des Kammerflimmerns immer Rezidivprophylaxe anschließen (☞ Internist).*

7.2 Schock   ICD: R 57.X

7.2.1 Allgemeines Vorgehen bei Schock

Lebensbedrohliches Kreislaufversagen mit kritischer Verminderung der Organdurchblutung und nachfolgender hypoxisch-metabolischer Schädigung der Zellfunktion.

Klinik
- Veränderte Bewußtseinslage (Unruhe, Angst, Apathie, Somnolenz, Koma)
- Tachykardie *(Cave:* keine β-Blocker!), ↓ RR-Amplitude (Pulsus celer et parvus)
- ↓ systol. RR < 90 mmHg (bei zuvor bestehender Hypertonie evtl. „normaler" RR)
- Schockindex: Puls/$RR_{systol.}$ > 1,0 (normal 0,5): unzuverlässiger Parameter!
- Zeichen der „Zentralisation": Kalte, feuchte, blaßgraue Extremitäten (Ausnahme: septischer Schock in der Frühphase)
- Periphere Zyanose *(Cave: bei CO-Vergiftung rosarote Haut!)*
- Hyperventilation, Dyspnoe bei metabolischer Azidose
- Oligurie (< 20 ml/h).

Diagnostik

- *Klinische Untersuchung:* Haut, jugularvenöser Puls (↑ bei kardiogenem Schock, ↓ bei Hypovolämie), Herz und Lungen auskultieren, Bewußtseinslage prüfen; RR, Herzfrequenz, Atemfrequenz, Körpertemperatur. Abdomen palpieren: Druckschmerz, Pulsation? Urinausscheidung (wichtiger Parameter zur Verlaufskontrolle)
- *EKG:* Herzinfarkt, Rhythmusstörungen
- *Echokardiographie:* Perikardtamponade, Aortendissektion, Kontraktilität, Vitium?
- *ZVD* (bei Linksherzversagen und Lungenembolie ↑, bei Volumenmangel ↓), *Pulmonaliskatheter* (Swan-Ganz-Katheter ☞ 16.3.1)
- *Rö-Thorax* (z.B. Aneurysma dissecans, Pneumothorax, Hämatothorax), *Rö-Abdomen* (z.B. freie Luft), *Abdomen-Sono* (z.B. Aortenaneurysma, Herzbeuteltamponade, freie Flüssigkeit)
- *Labor:* BB, Gerinnung (mit Fibrinogen, FSP, AT III), Blutgruppe und Kreuzprobe, Krea und E'lyte, BZ, CK, CK-MB, GOT, LDH, HBDH, α-Amylase, Lipase, Laktat, BGA. Ggf. Material für toxikologische Untersuchung.

Management bei allen Schockformen
Schnelle Behandlung ist entscheidend für die Prognose!
- *Lagerung:* Pat. hinlegen, Beine hochlagern (Ausnahme: ausgeprägte kardiale Insuff. und Blutungen im Bereich von Kopf, Lungen und oberem GI-Trakt: hier Oberkörper hochlagern)
- *Sicherung der Atmung*, O_2-Zufuhr (4–6 l/Min), frühzeitige Intubation und Beatmung ☞ 7.6
- 2–3 großlumige venöse *Zugänge* legen, immer ZVK ☞ 2.1.3
- Kontinuierliche *Pulsoxymetrie, arterielle Blutdruckmessung*
- Großzügige *Flüssigkeitszufuhr* bei Hypovolämie (unter ZVD-Kontrolle, nicht bei kardiogenem Schock!) ☞ 7.5.2
- Korrektur von E'lytstörungen und metabolischer Azidose ☞ 4.1
- Schmerzbekämpfung, Sedierung bei Unruhe (z.B. Diazepam 2–10 mg i.v.). Evtl. primäre Allgemeinanästhesie
- Blasendauerkatheter, Flüssigkeitsbilanz
- Bei Hypothermie (Körperkerntemperatur < 35 °C) z.B. warme Decken ☞ 29.3.

7.2.2 Hypovolämischer Schock ICD: R 57.1

Ätiologie: Blutverluste; Plasma- bzw. Flüssigkeitsverluste durch Verbrennungen, Erbrechen, Durchfälle, Fistel, Peritonitis, Pankreatitis, Ileus.

Klinik: Kollabierte Halsvenen (DD zum kardiogenen Schock), erniedrigter Hautturgor, starker Durst, Fieber, Oligurie, Labor: Hkt.↑, Na⁺↑ (bei hypertoner Dehydratation), evtl. Hyperglykämie.

Therapie
- Volumenersatz unter ZVD-Kontrolle ☞ 7.5.2
- Sauerstoffgabe, ggf. Intubation und Beatmung ☞ 7.6
- Bei Hypotonie nach Volumenausgleich z.B. Dopaminperfusor: 250 mg auf 50 ml Nacl 0,9 % über Perfusor 2–6–12(–18) ml/h
- Bei Blutungsschock (hämorrhagischer Schock) Bluttransfusion ☞ 2.2

Bei Verlust von bis zu 30 % des Blutvolumens: 500–1500 ml kolloidale Plasmaersatzlösung, z.B. Hydroxyäthylstärke. Kristalloide Lösungen (z.B. Ringer, NaCl 0,9 %), wenn neben Blutverlust Dehydratation oder eine Störung im E'lyt-Haushalt vorliegt.
Bei Verlust von > 30 % des Blutvolumens zusätzlich Blut in Form von EK ersetzen (auf ca. 2–3 EK 1 FFP).

7.2.3 Septischer Schock, SIRS ICD: A 41.9 (☞ 10.2.4)

Ätiologie
Systemic inflammatory response syndrome (SIRS): SIRS ist die gemeinsame klinische Endstrecke unterschiedlichster Erkrankungen. Die klinischen Symptome werden durch eine Mediatoraktivierung (Zytokinaktivierung) bzw. eine Aktivierung einzelner oder aller Kaskadensysteme (Arachidonsäurezyklus, Gerinnungssystem, Komplementsystem) verursacht. Die Ursache der Mediatoraktivierung kann bakterieller (z.B. Infektion, Sepsis) oder nichtbakterieller Natur (z.B. Pankreatitis, Polytrauma) sein. Die Ursache des SIRS spielt für die Primärtherapie eine untergeordnete Rolle. Allein aus den klinischen Symptomen läßt sich die Ursache nicht erkennen. Die Prognose wird durch die Grunderkrankung und die frühzeitige Kausaltherapie determiniert.

Risikofaktoren sind Diab. mell., große op. Eingriffe, Kachexie, Verbrennungen, Agranulozytose, Leukämie, Malignome, Behandlung mit Glukokortikoiden und Zytostatika. Ausgangspunkt sind oft Harnwegs- (☞ 10.2.3) oder Gallenwegsinf., Peritonitis (☞ 19.4), septischer Abort, Katheterinf. (z.B. Venenverweilkanülen, ZVK; Erreger oft Staph. aur.), Tracheostoma. *Toxic shock Sy.:* meist menstruierende Frauen, die Tampons benutzen. *Klinik:* hohes Fieber, Hautausschlag, Hautdesquamation v.a. an Händen und Füßen. *Erreger:* toxinbildende Staph. aureus-Stämme.

Klinik: Meist hohes Fieber mit Schüttelfrost, aber auch initiale Hypothermie! Hyperventilation. Zu Beginn warme, gut durchblutete, trockene Haut: Pat. wirkt gesünder, als er ist! Haut später kalt, zyanotisch, evtl. marmoriert; evtl. Hautblutungen. Bewußtsein meist eingeschränkt. ZVD anfangs normal! Häufig nachfolgendes MOV.

Diagnostik (Ther.-Beginn darf nicht verzögert werden!)
- Leukozytose oder Leukopenie, Thrombozytopenie, Zeichen der Verbrauchskoagulopathie (☞ 4.8.3). CRP ↑↑, Lipase. BGA: Hypoxie, Azidose. Laktat ↑
- Blutkultur, Urinkultur, evtl. Liquor: Ausstrich und Kultur, evtl. Stuhlkultur. Immer vor Therapiebeginn abnehmen!

- Rö-Thorax: Pneumonie? Abszeß? ARDS?
- Sono: Harnaufstau (→ Urosepsis), Cholestase (→ Cholangiosepsis), Aszites, Milzgröße? Ggf. CT-Abdomen
- Pulmonaliskatheter: HZV ↑, peripherer Widerstand ↓.

Management ☞ 10.2.4
- Allgemeine Schockther.
- Volumengabe (☞ 7.5.2) und Katecholaminther., möglichst pulmonaliskathetergesteuert
- Azidosekorrektur nach BGA, DIC-Prophylaxe
- Antibiotikather., z.B. mit Cefalosporin und Aminoglykosid
- Ausreichende Analgesie.

7.2.4 Anaphylaktischer Schock   ICD: T 78.X, T 80.5

Akut lebensbedrohliche systemische Reaktion des Organismus auf Allergene, typischerweise durch IgE-vermittelte Mastzelldegranulation. Anaphylaxie ist die gebräuchliche Bezeichnung für die ausgeprägteste Form einer anaphylaktoiden Sofortreaktion. Je nach Schweregrad unterschiedliche klinische Syndrome. Bei schwersten Verläufen kann ein Kreislaufstillstand auftreten.

Ätiologie: Allergische Reaktion auf *Medikamente:* oft Antibiotika (v.a. Sulfonamide und Penicillin), Rö-Kontrastmittel, Lokalanästhetika, Jodide, Pyrazolone, ASS, Dextran- und Gelatine-Präparate. *Fremdeiweiße* und *Polysaccharide:* Insekten-, Pflanzen- und Schlangengifte, Vakzine, Organextrakte, Allergene bei Hyposensibilisierungen.

Klinik: Sek. oder Min. nach Zufuhr des Allergens Unruhe, Juckreiz, Niesen, Erythem, Urtikaria. Dann Schwindel, Fieber mit Schüttelfrost, Angstgefühl, Übelkeit und Erbrechen, Durchfall, Dyspnoe mit Bronchospasmus, Larynxödem, RR-Abfall und Tachykardie. Evtl. Krampfanfälle, Bewußtseinsverlust, Kreislaufstillstand.

Differentialdiagnose
- Globus hystericus
- Krupp, Epiglottitis, retropharyngealer Abszeß
- Fremdkörperaspiration
- Familiär gehäuft auftretendes hereditäres Angioödem (autosomal dominant erblicher Defekt eines C_1-Esteraseinhibitors)
- Sonderformen der Fischvergiftung durch histaminreiche Fische (z.B. Thunfisch)
- Karzinoid-Syndrom.

Management
- Unterbindung weiterer Allergenzufuhr; Nadel/Venenkanüle stecken lassen und Adrenalin und Kortikoide (☞ unten) geben
- O_2-Zufuhr, evtl. Beatmung
- Großlumige venöse Zugänge legen
- Rasche Volumenzufuhr, z.B. Ringer 1–2 l als Druckinfusion, kolloidale Plasmaersatzlösung (z.B. HAES 10 %, Humanalbumin 5 %) ☞ 7.5.2
- Adrenalin 0,25–1 mg, verdünnt in 10 ml NaCl 0,9 %, langsam i.v., ggf. Wiederholung nach 10 Min.
- Glukokortikoide: z.B. Prednisolon (z.B. Solu-Decortin®) 100–500 mg i.v. ☞ 30.4

- Bei Bronchospastik Theophyllin (z.B. Euphyllin®) 480 mg langsam i.v.
- Bei ausgeprägtem Larynxödem Intubation oder Koniotomie ☞ 7.6
- Evtl. Antihistaminika: z.B. Clemastin (z.B. Tavegil®) 2–4 mg i.v.
- Wärmeentzug bei > 39 °C, z.B. Wadenwickel.

Cave: Bei schweren anaphylaktischen Zwischenfällen Verlegung auf Intensivstation zur Beobachtung (Anaphylaxie kann evtl. wiederkehren).

7.2.5 Kardiogener Schock

Ätiologie: Myokardinfarkt, Arrhythmien, akute Herzinsuff. (☞ 4.2.5), dekompensierte Klappenvitien, Septumperforation, Lungenembolie (☞ 4.4.5), Myokarditis, Herzbeuteltamponade, Spannungspneumothorax.

Klinik: In der Vorgeschichte meist art. Hypertonus, Herzinsuff., KHK oder durchgemachter Infarkt. Häufig sitzender Pat. (Orthopnoe), ängstlich, blaß, zyanotisch; Zeichen der Linksherzinsuff. (z.B. „brodelnde" Lunge) und der Rechtsherzinsuff. (gestaute Halsvenen, ZVD ↑); häufig Arrhythmien (bei Hypovolämie dagegen selten).

Sofortmaßnahmen
- Lagerung mit erhöhtem Oberkörper, Beine tief, unblutiger Aderlaß
- Sauerstoffgabe, z.B. 4–6 l/Min
- Sedierung, z.B. mit Diazepam 5–10 mg i.v., bei Schmerzen z.B. Fentanyl 0,05–0,1 mg i.v. *Cave:* Atemdepression
- Nitroglyzerin zunächst 2 Sprühstöße sublingual, dann über Perfusor: 50 mg auf 50 ml, Dosierung ca. 1–6 ml/h unter ZVD-, möglichst unter Pulmonaliskatheterkontrolle. *Cave:* $RR_{systol.}$ darf nicht < 100 mmHg sinken!
- Bei Hypotonie:
  - Dobutamin 250 mg auf 50 ml NaCl über Perfusor → 2,5–5–10 ml/h. Kombination mit Dopamin sinnvoll
  - Dopamin 250 mg auf 50 ml NaCl über Perfusor → 2–6–12–(18) ml/h
- Furosemid i.v. 20–80 mg, Urindauerkatheter zur Flüssigkeitsbilanzierung
- Bei Tachyarrhythmia absoluta Digoxin (z.B. Novodigal®) 0,4 mg i.v., nach 1 h wiederholen
- Bei kons. nicht behandelbarem Schock intraaortale Ballongegenpulsation (☞ 16.8.2) erwägen.

Weiterbehandlung durch Internisten.

7.3 Polytrauma

Gleichzeitig entstandene Verletzungen mehrerer Körperregionen oder Organsysteme. Häufigste Ursache sind Verkehrsunfälle.

Klinik
In Abhängigkeit vom Verletzungsmuster unterschiedlich, z.B.
- Beeinträchtigung des Bewußtseins: Bewußtlosigkeit, Desorientierung
- Zeichen des hypovolämischen Schocks (☞ 7.2.2): Tachykardie, RR niedrig, Anurie
- Schmerzen, respiratorische Insuff., paradoxe Atembewegungen
- Hämaturie, Oligurie
- Frakturzeichen: instabiler Thorax, abnorme Extremitätenstellung, offene Fraktur.

> ⚠ Für Diagnostik und Therapie Prioritäten setzen.
> **Wichtig:** Koordination der Maßnahmen durch erfahrenen Mediziner.
> Immer über präklinischen Zustand und Versorgung informieren (Notarzt, Notarztprotokoll), nach Möglichkeit Anamnese erheben: Unfallhergang, -zeitpunkt; Blutverlust (geschätzt), intermittierende Bewußtlosigkeit, Atemstörung; wichtige Vorerkr. und Medikamenteneinnahme (z.B. Hinweis durch Medikamente in Handtasche oder Marcumar®-Ausweis in Brieftasche). *Cave:* Patientenangaben wegen retrograder Amnesie evtl. falsch.

Diagnostik: Soforteinschätzung der Vitalfunktionen und Indikation für OP! Vor weiterer Diagnostik Atmung und Kreislauf stabilisieren.
Prioritäten bei der Begutachtung:
- **Höchste P.:** Akut lebensbedrohliche Verletzungen: Insuffizienz von Atmung und Herz/Kreislauf, schwerste Blutung, intrakranielle Blutung (epidurales Hämatom)
- **Sehr hohe P.:** Schock (☞ 7.2), intraabdominelle oder retroperitoneale Blutung (z.B. Mesenterial- oder Nierenverletzungen)
- **Hohe P.:** SHT (☞ 28.1), Rückenmarksverletzung (☞ 4.9.5), WS-Fraktur mit drohendem Querschnittssy. (☞ 27.4), Verbrennung (☞ 29.1)
- **Niedrige P.:** Unterer Urogenitaltrakt, periphere Nerven u. Muskeln, Weichteile, periphere Frakturen.

Vorgehen (☞ auch Abb. 7.2)
- *Inspektion und Untersuchung:* Verletzungen am Kopf, Thorax (instabil, Hautemphysem?), Abdomen (Abwehrspannung?), Retroperitonealraum, Becken. Systematisch Gefäßverletzungen, Frakturen und Luxationen suchen (Hämatome, Prellmarken?)
- Blutverlust abschätzen (☞ Abb. 7.1)
- Ausschluß von Blutungen: abdominell oder thorakal (Sono, ggf. Peritoneallavage (☞ 27.2.2), intrakraniell: CCT
- *Rö:* je nach klinischem Verdacht. Obligat sind
  - Schädel: Frakturen?
  - Thorax: Pneumo-/Hämatothorax, Mediastinalverbreiterung (Aorten-, Gefäßruptur, Wirbelfraktur), Rippenfrakturen, Zwerchfellruptur? (☞ auch 27.1)
  - Becken: Frakturen? (☞ auch 26.2)
- *CT:* CCT beim geringsten V. a. intrakranielle Läsion (Halbseitensymptomatik, Bewußtseinsstörung, pathol. Pupillenbefund), ggf. Thorax-CT, Abdomen-CT
- *Labor:* Blutgruppe und Kreuzprobe (ggf. ungekreuzte EK 0 Rh neg. geben), BB, Gerinnung, Krea, Elyte, CK, Laktat, BGA, Hkt, BZ; Urinsediment (Hämaturie?).

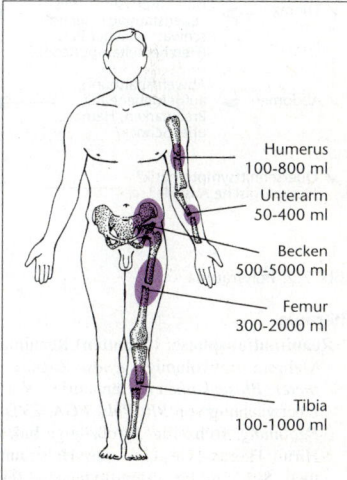

Humerus 100–800 ml
Unterarm 50–400 ml
Becken 500–5000 ml
Femur 300–2000 ml
Tibia 100–1000 ml

Abb. 7.1: Abschätzen des Blutverlustes

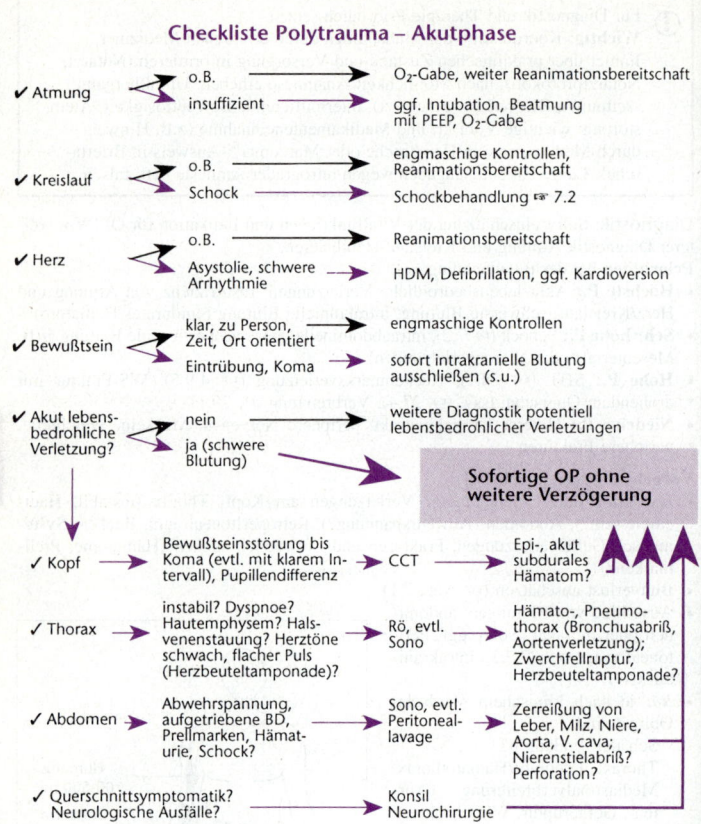

Abb. 7.2: Polytrauma

Therapie

- **Reanimationsphase: (Minuten)** Reanimation nach ABCD-Regel (☞ 7.1.1)
  - Mehrere großvolumige *venöse Zugänge*. ZVK (evtl. Sheldon-Katheter), *art. Katheter*, *Blasenkatheter* (Hämaturie - V.a. Beckenfraktur mit Harnwegsverletzung)
  - Überwachung von *RR, Puls, BGA, ZVD*. Großzügige *Volumengabe* nach ZVD
  - *Beatmung:* frühzeitige, großzügige Ind. zur Intubation stellen (schweres Schädel-Hirn-, Thorax-, Gesichts- oder Halstrauma); Respiratoreinstellung: Atemzugvolumen 8–12 ml/kg, Atemfrequenz 12/Min, F_1O_2 1,0; evtl. PEEP 5 cm H_2O (☞ 7.6.3). Bei (Spannungs-)Pneumothorax Thoraxdrainage (☞ auch 7.6.3)
  - Offene Wunden, Frakturen, Körperhöhlen steril abdecken

- Lagerung auf Vakuummatratze, Stabilisierung der HWS (stiff neck)
- Grob dislozierte Extremitätenfrakturen und Luxationen reponieren (☞ 24, obere Extremität 25, untere Extremität 26)
- Erhaltenes Bewußtsein: Analgesie, Sedierung, evtl. Narkose (durch Anästhesist)
- Gegenstände bei Stich- und Pfählungsverletzungen erst im OP-Saal entfernen
- Amputate zur Replantation steril, trocken und kühl verpacken (☞ 24.3.5)
- Blutungen durch manuelle Kompression, Kompressionsverband versorgen
• **1. operative Phase:** Sofort-OP von akut lebensbedrohlichen Verletzungen, die eine definitive Reanimation nicht erlauben: z.B. epi- oder akut subdurales Hämatom; massive Blutungen aus großen Gefäßen oder parenchymatösen Organen (Leber, Milz, Niere); Herzbeuteltamponade, Spannungspneumothorax, Bronchusabriß
• **1. Stabilisierungsphase:** Organperfusion normalisieren, Voraussetzung für die 2. OP-Phase schaffen (**Min. bis Stunden**); ggf. weitere Diagnostik der nicht akut lebensbedrohlichen Verletzungen
• **2. operative Phase:** Versorgung von Verletzungen mit sehr hoher Priorität. Es gilt: Frakturen mit vor solchen ohne Gefäßverletzungen versorgen, prox. vor dist. Frakturen
• **2. Stabilisierungsphase: (1 bis mehrere Tage);** endgültige Stabilisierung
• **3. operative Phase: (i.d.R. innerhalb 1 Wo. nach Trauma);** Versorgung der Verletzungen mit aufgeschobener Dringlichkeit
• Mit der abgeschlossenen op. Versorgung beginnt die Phase der Erholung, Wundheilung, Pflege und Rehabilitation.

Prognose: Letalität 25–40 %. 30 % sterben an respir. Insuff. (ARDS). Höchste Letalität bei Verletzungen beider Körperhöhlen und zusätzlichen des Bewegungsapparates.

7.4 Akutes Abdomen

ICD: R 10.0
Alle Schmerzen im Bereich des Abdomens, die akutes Eingreifen erfordern.
Achtung, auch *undramatisch* erscheinende Beschwerden können lebensbedrohlich sein (z.B. Appendizitis bei alten Menschen oder bei Diabetikern). *Die Kunst besteht in der richtigen und rechtzeitigen Stellung der OP-Indikation.*

Anamnese: Letzter Stuhlgang (Beschaffenheit, normale Stuhlgewohnheiten), letzte Miktion (Dysurie), Medikamente, Ernährung, Fieberverlauf, Übelkeit und Erbrechen (häufig bei akutem Abdomen), OPs (vor allem mit Verwachsungsgefahr, z.B.: perforierte Appendizitis, Darmeingriffe), Antikoagulantien (Operabilität, intra- und retroperitoneale Blutungen). Familienanamnese: Gastroenteritis in der Umgebung, familiäres Mittelmeerfieber, Thalassämie, Sichelzellanämie, Porphyrie. Bei Frauen: Zyklus (Dysmenorrhoe, durch Eisprung bedingter Mittelschmerz) und letzte Regel (Schwangerschaft ausgeschlossen, Extrauteringravidität).

Körperliche Untersuchung
• *Palpation:* vorsichtig und sanft zum Schmerzzentrum vortasten. *Zeichen peritonealer Reizung:* muskuläre Abwehrspannung, (kontralateraler) Loslaßschmerz, Klopfschmerz und Schmerzintensivierung durch Husten (erlaubt manchmal genaue Schmerzlokalisation), *Rovsing-Zeichen:* Schmerzen beim retrograden Ausstreichen des Kolons. Untersuchung der Bruchpforten (☞ 20.1.3, Abb. 20.3)
• *Auskultation:* metallisch klingende, „hochstehende" Darmgeräusche bei mechanischem Ileus, „Totenstille" bei Darmparalyse

- *Perkussion:* Meteorismus? (Hinweis auf Ileus)
- *Psoas-Schmerz* (aktives Beugen in der Hüfte gegen Widerstand): Hinweis auf Appendizitis
- *Rektale* Untersuchung: Rektum-Ca, Druckschmerz im Douglas-Raum bei Appendizitis, Fluktuation bei Douglasabszeß. Ggf. Stuhlbrocken ausräumen. Blut am Fingerling bei Invagination (Kleinkinder) und Mesenterialinfarkt
- Temperatur rektal und axillär
- Evtl. *gynäkologisches Konsil.*

Schmerzcharakter und -verlauf (nach Häring)
- *Kontinuierlich zunehmender Schmerz* bei Entzündung: Appendizitis, Cholezystitis, Pankreatitis, Divertikulitis, Ulkuspenetration, Peritonitis
- *Kolikartiger Schmerz* mit schmerzfreien Intervallen: z.B. Gallensteinkolik, Uretersteinkolik, mechanischer Ileus
- *Perforationsschmerz:* perakuter Beginn, später zusätzlich Peritonitiszeichen
- *Darmischämieschmerz:* perakuter Beginn, dann für Stunden relative Schmerzbesserung („fauler Friede"), später zusätzlich Peritonitis: Strangulation einer Dünndarmschlinge, Torsion/Volvulus, Mesenterialinfarkt
- *Schmerzausstrahlung:* in die rechte Schulter bei Cholezystitis und Extrauteringravidität; in Penis, Skrotum oder Labien bei Ureterstein; in den Rücken bei Pankreatitis und perforiertem Bauchaortenaneurysma.

Labor: V.a. zur OP-Vorbereitung. *Standardprogramm:* Lipase (Ausschluß Pankreatitis, **Cave:** bei Niereninsuff. oft ↑), BB, BSG, CRP, E'lyte, Krea, γ-GT und AP, GOT, GPT, BZ, Quick, PTT, Kreuzblut. Urinstatus und Sediment, ggf. BGA, Laktat. Vorsicht bei der Interpretation des Leuko-Befundes: Bei Perforation kann die Leukozytose fehlen (initial sogar manchmal Leukozytensturz). Bei Pankreatitis oft starke Leukozytose. *Bei V.a. Herzinfarkt* zusätzlich CK, CK-MB, GOT, LDH. Bei Sepsiszeichen (Fieber > 39 °C, Schüttelfrost) Blutkulturen.

Bildgebende Verfahren

- *Rö-Thorax in 2 Ebenen:* Pneumonie, Pleuraerguß, Zwerchfellhochstand (subphrenischer Abszeß), subphrenische Luftsichel (fehlt bei 30 % der Perforationen. Nach Laparotomie bis zu 7 Tage lang normal)
- *Abdomen-Übersicht* (wenn möglich im Stehen, sonst in Li-Seitenlage): subphrenische Luftsichel, Steinschatten, Spiegel (Ileus), Luft in den Gallenwegen (Gallenstein-Ileus)
- *Sono:* Steine, Gallen- und Pankreasgang, Nieren (gestaut?), Gallenblasenhydrops, freie Flüssigkeit (Aszites, Blut), flüssigkeitsgefüllte Darmschlingen (Peristaltik gerichtet: Gastroenteritis; ungerichtet: Ileus), Pankreatitis, Abszesse, Zeichen der Appendizitis, Milzkapselhämatom, Aorta (Aneurysma), Invagination, Ovarialzyste

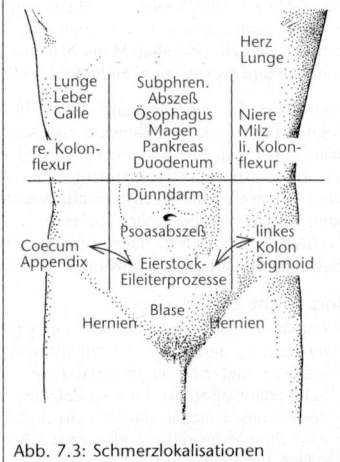

Abb. 7.3: Schmerzlokalisationen

- *Weitere Untersuchungen bei speziellem Verdacht:* Endoskopie, Angiographie (Mesenterialinfarkt), i.v. Pyelogramm (Steine, Hydronephrose), CT, Peritonealpunktion (hämorrhagischer Aszites, Abszeß), Peritoneallavage (v.a. bei Patienten mit stumpfem Bauchtrauma: Blut?). Douglas-Punktion (Ruptur einer Tubargravidität), Laparoskopie.

DD akutes Abdomen – abdominelle Ursachen
- **An Bagatellen denken:** Volle Blase, Koprostase, Menstruation
- **Gastroenteritis:** lebhafte Peristaltik
- **Appendizitis** *(im 5.–20. LJ. häufig* ☞ *19.8.1)*
- **Mechanischer Ileus** *(häufig,* ☞ *19.5):* kolikartige Schmerzen, Wind- und Stuhlverhaltung, Erbrechen, hochgestellte, klingende Darmgeräusche.
  Diagn.: in Abdomen-Übersicht Flüssigkeitsspiegel proximal der Stenose. Hauptursachen: Adhäsionen (OP-Narben?), inkarzerierte Hernien (Untersuchung der Bruchpforten ☞ 20.1.3, Abb. 20.3), Kolon-Ca (☞ 19.7.3)
- **Generalisierte Peritonitis** *(häufig,* ☞ *19.4):* diffuser Schmerz, zunächst bretthartes Abdomen, Abwehrspannung, Druck- und Klopfempfindlichkeit, Loslaßschmerz. Später Entwicklung einer Darmparalyse: auskultatorische „Grabesstille", aufgetriebener Leib, Stuhl- und Windverhaltung. Fieber, Übelkeit und Erbrechen, Schock, Nierenversagen. *Ätiol.:* Perforation, selten bakt. Durchwanderung (Ulkus, Cholecystitis, Divertikulitis, Appendizitis). **Diagn.:** Abdomen-Übersicht: freie Luft (Perforation)? Dünn- *und* Dickdarmspiegel (paralyt. Ileus)? *Ther.:* OP-Ind.? Auf ausreichende Kreislaufstabilisierung vor OP achten! Volumenmangel z.B. durch Ileus, Erbrechen, Ödeme. Ileusprophylaxe durch lange Intestinalsonde (Dennissonde). Antibiotika: Cefotaxim (z.B. Claforan®) 3 x 2 g tägl. i.v. und Gentamicin (z.B. Refobacin®) 3–5 mg/kg 1–3 x/d i.v. und/oder Metronidazol (z.B. Clont®) 3 x 500 mg tägl. i.v. **Alternativ:** Cefoxitin (z.B. Mefoxitin®) 3 x 2 g tägl. i.v. und Piperacillin (z.B. Pipril®) 3 x 4 g tägl. als Kurzinfusion. Bei primärer Peritonitis durch Pneumokokken oder Gonokokken (selten) Penicillin G 3 x 5-10 Mio IE i.v. tägl.
- **Divertikulitis** (☞ 19.7.4): Schmerzen im Sigmabereich, Appendizitissymptomatik linksseitig, Abwehrspannung, Fieber
- **Ulkus-Perforation** (☞ 18.5.2): Plötzlicher Oberbauchschmerz. Ulkusanamnese?
- **Pankreatitis** (☞ 23.5.1): akuter Beginn, oft gürtelförmige Schmerzen, prallelastisch aufgetriebener Leib („Gummibauch")
- **Gallen- und Nierenkolik:** vor Schmerzen unruhiger Pat. (dagegen bei Peritonitis Schonhaltung)
- **Gynäkologische Erkrankungen** z.B. Adnexitis, EU (β-HCG)
- **Inkarzerierte Hernie** (☞ 20.1.4): Klinik
- **Hodentorsion** (☞ 11.3.5; v.a. Kinder und Jugendliche): Palpation des Hodens extrem schmerzhaft; sofortige OP!
- **Invagination** (Kinder unter 2 J.): Ileus
- **Vaskuläre Ursachen** (☞ 15.5.3) – *Cave:* Schmerzbeginn nicht immer dramatisch. Mesenterialinfarkt: alte Menschen, oft abs. Arrhythmie. Zunehmender Verfall mit Ileusentwicklung, Laktat ↑
- **Bauchaortenaneurysma** (☞ 15.6.5)
- **Milz-, Leber- und Nierenruptur** (stumpfes Bauchtrauma, Schock)
- **Rektushämatom, retroperitoneale Blutung, Darmwandhämatom** (v.a. bei Antikoagulantien-Ther.).

DD akutes Abdomen – extraabdominelle Ursachen
- **Hinterwandinfarkt**: Bauchschmerzen manchmal einziges Symptom, Schmerzausstrahlung nie bis unterhalb des Nabels
- Akute **Rechtsherzinsuffizienz**, z.B. nach Lungenembolie (Kapseldehnungsschmerz der gestauten Leber)
- Basale **Pleuropneumonie**, Pleuritis, Lungenembolie
- Von der **Wirbelsäule** ausgehende Schmerzen (Arthritis, Tbc, akute Coxitis)
- **Diab. Ketoazidose** („Pseudoperitonitis"): Oberbauchkrämpfe, Erbrechen, Azetongeruch.

Selten: Purpura Schönlein-Henoch (v.a. Kinder, ☞ 11.3.1). Akute intermittierende Porphyrie (autosomal dominant, F : M = 4 : 1, 20–40 J., *Sympt.:* abdominelle Koliken, manchmal Polyneuropathie; rötlicher, beim Stehenlassen nachdunkelnder Urin; **Diagn.:** Porphyrine im Stuhl und Urin). Herpes zoster. M. Crohn. Familiäres Mittelmeerfieber (rezidiv. Fieberschübe mit Peritonitis, Pat. aus dem Mittelmeerraum), Sichelzellanämie.

OP-Vorbereitung: Volumensubstitution:, Azidosebekämpfung (nach BGA, ☞ 4.1), E'lytsubstitution, ggf. O$_2$-Nasensonde (z.B. 3 l/min.). Blasenkatheter. Magensonde (☞ 2.5.2). Heparin (z.B. 3 x 5000 IE s.c.) zur Thrombose-Prophylaxe. Ggf. Fiebersenkung (z.B. Paracetamol), BZ-Einstellung.

Vorgehen
- Pat. bleibt bis zum Ausschluß einer OP-Ind. nüchtern. Bettruhe. I.v.-Zugang. Blutabnahme.
- Bei drohendem Schock (Puls ↑, RR ↓, Hautblässe, kalte Extremitäten) zuerst Volumen ersetzen (☞ 7.5.2)
- BGA bei V.a. Azidose (Azidosekorrektur ☞ 4.1)
- Bei V.a. mechanischen Ileus Magensonde (☞ 2.5.2)
- EKG bei allen Patienten über 40 J. (DD Herzinfarkt!)
- *Sofortige OP* bei V.a. massive Blutung mit Schock, generalisierter Peritonitis (meist Perforation), V.a. Organruptur (Schock, meist wenig peritonitische Zeichen, vorausgegangenes Trauma), länger als 6 h anhaltende heftige Schmerzen bei bis dahin gesunden Pat.
- *Vor Probelaparotomie nochmal durchdenken und ausschließen:* Myokardinfarkt, Pneumonie, Lungenembolie, akute Rechtsherzinsuff., akute intermittierende Porphyrie.

7.5 Infusionstherapie

7.5.1 Postaggressionsstoffwechsel

In Phasen ablaufende Stoffwechselveränderungen nach Trauma oder Akuterkrankung.

- **Phase 1** (Akutphase, Dauer: Min. bis h): Katabole Stoffwechsellage (Glykogenolyse, Lipolyse, Proteolyse, hoher O$_2$-Verbrauch, Lactatazidose), supprimierte Insulinwirkung, antiinsulinäre Faktoren dominieren (Hyperglykämie). *Maßnahmen:* Wasser und E'lyte ausgleichen. Keine orale oder parenterale Ernährung.

- **Phase 2** (Übergangsphase, dauert i.d.R. Tage): weiterhin Hyperglykämie (relativer Insulinmangel) und katabole Stoffwechsellage (neg. Stickstoffbilanz), v.a. Abbau von Fettsäuren und Ketonkörpern. *Maßnahmen:* stufenweiser Aufbau einer parenteralen Ernährung (☞ 7.5.3). Evtl. Glukosemischpräparate geben (Hyperglykämiegefahr). Engmaschige BZ-Kontrollen!
- **Phase 3** (Reparationsphase, dauert i.d.R. mehrere Wo.): Insulinwirkung und antiinsulinäre Faktoren normalisiert, anabole Stoffwechsellage (erhöhter Kalorienverbrauch). *Maßnahmen:* Volle Ernährung.

7.5.2 Volumenersatz

Dient der Aufrechterhaltung bzw. Wiederherstellung eines ausgeglichenen Wasser-, E'lyt- und Säure-Basen-Haushalts. Begleitende Maßnahmen: Kontrolle von Herz/Kreislauf (RR, Puls, ZVD; **Cave:** *Herzinsuff.), Nierenfunktion (Urinausscheidung, periphere Ödeme;* **Cave:** *Niereninsuff.), E'lyten.*

Täglicher Wasserbedarf
Basaler Bedarf 30 ml/kg, mittl. Bedarf 50 ml/kg, hoher Bedarf 100–150 ml/kg
Faustregel: Perspiration (500–800 ml) + Diurese des Vortages + 500 ml/°C > 37 °C
Genaue Flüssigkeitsbilanz ggf. durch ZVD (normal: 2–12 cm H$_2$O).

Indikationen für Flüssigkeitsersatz

- Präoperativ
  - Volumendefizit insbes. bei Pat. mit konsumierenden Erkr. (z.B. GIT-Tumoren) oder älteren Pat. mit insuff. Trinkmenge. Wenn möglich orale Trinkmenge steigern, sonst i.v.-Substitution (v.a. während präop. Nahrungskarenz)
  - Je nach Ausmaß der E'lyt-Störung und Dringlichkeit der OP orale oder parenterale Substitutionsther. *Cave:* Eine am Vorabend der OP diagnostizierte Hypokaliämie läßt sich oral nicht mehr wirksam ausgleichen. Statt dessen vor Narkoseeinleitung Kalium i.S. kontrollieren und Anästhesisten informieren (intraop. Kalium-Substitution)
- Intraoperativ: (stets durch Anästhesisten) je nach Art und Ausmaß der OP (hoher Bedarf v.a. bei längerdauernden Abdominaleingriffen); intraop. Blutverlust angeben
- Postoperativ
  - Volumenverluste (über Drainagen, Sonden, Urinkatheter, Fieber) ausgleichen
  - Bis zum Ende der Nahrungskarenz den Erhaltungsbedarf mit kristalloiden Lösungen decken
- Weitere Ind. zum Flüssigkeitsersatz: schwere gastrointestinale Störungen, anhaltend hohes Fieber.

Kristalloide Infusionslösungen

Ringerlösung, NaCl 0,9 %, Glucose 5 % (Nomenklatur der E'lytlösungen ☞ 7.5.3):

- **Ind.:** Dehydratationszustände, initialer Volumenersatz, Lösungsvermittler für Arzneimittel, Offenhalten von Venenkathetern. Spezielle Indikationen:
  - *Isotone Kochsalzlösung (NaCl 0,9 %):* Isotone, hypotone, initial auch hypertone Dehydratation, Flüssigkeitszufuhr bei parenteraler Ernährung im Wechsel mit freiem Wasser. **KI:** hypotone Hyperhydratation

- *Ringerlösung:* Initialer Volumenersatz bei Polytrauma; isotone, hypotone, initial auch hypertone Dehydratation, Flüssigkeitszufuhr bei parenteraler Ernährung im Wechsel mit freiem Wasser, Flüssigkeitsverlust im EZR, leichte hypochlorämische Alkalose. *Cave:* bei Azidose Ringer-*Laktat* nehmen, jedoch nicht bei *Laktat-*Azidose: **KI**. Bei größeren Mengen oder längerer Anwendung Ringerlösung und NaCl 0,9 % im Wechsel geben. Nicht mit phosphathaltigen Lösungen mischen. **NW:** bei Überdosierung Hypervolämie mit Herzinsuff. und Lungenödem
- Betreibt man Volumenersatz mit kristalloiden Lösungen, muß man die drei- bis vierfache Menge des tatsächlichen Blutverlustes verabreichen.

Kolloidale Infusionslösungen (Plasmaersatzmittel)

Körpereigene oder -fremde zellfreie Infusionslösungen, die den kolloidosmotischen intravasalen Druck erhöhen: Stärkederivate (HAES), Dextrane, Gelatine, Humanalbumin. Cave: jedes Plasmaersatzmittel kann anaphylaktoide Reaktionen hervorrufen.

Indikation
- Primärther. bei Volumenmangel jeder Genese
- Volumenther. bei Schock jeder Genese (☞ 7.2)
- Körperfremde Plasmaersatzmittel:
  - Thromboseprophylaxe
  - Mikrozirkulationsstörungen (z.B. Hörsturz).

Lösungen zum primären Volumenersatz			
Lösung	Dosierung	Initialer Volumeneffekt	Effektive Wirkdauer
Dextran 60* 4,5 % oder 6 %	max. 15 ml/kg tägl.	ca. 120 %	ca. 5–6 h
Hydroxyäthylstärke 450**/6 %	max. ca. 20 ml/kg tägl.	ca. 100 %	ca. 6–8 h
Hydroxyäthylstärke 200**/10 %	max. ca. 20 ml/kg tägl.	ca. 130 %	ca. 3–4 h
Gelatine 3 %	max. ca. 30 ml/kg tägl.	ca. 70 %	ca. 1–2 h
Albumin 5 %	max. ca. 30 ml/kg tägl.	ca. 100 %	ca. 3–4 h
Ringer-Laktat	max. ca. 30 ml/kg tägl.	ca. 25 %	ca. 1 h

*   *Cave:* Gefahr des anaphylaktischen Schocks: Prophylaxe mit Dextran 1 (Promit®) 20 ml über 2 Min. i.v.
** Mittleres Molekulargewicht in Tausend

[Tabelle modifiziert nach Gahr; aus: F.W. Ahnefeld, J.E. Schmitz: Infusionstherapie, Ernährungstherapie S. 151f., Kohlhammer, Stuttg. (1986)]

Stärkederivate
- Z.B. Haes steril® 10 %ig
- **Ind.:** Hypovolämie, Schock (☞ 7.2), Ther. Blutverdünnung b. Gefäßerkr. (z.B. pAVK)
- **Dosierung:** bei Schock bis 20 ml/kg/h = ca. 1000 ml/h, sonst 500–1500 ml/d. **NW:** Anaphylaxie (jedoch geringer ausgeprägt als bei Dextranen), Hypervolämie, Hyperamylasämie; Laborwertveränderungen: BSG, Amylase und Cholesterin ↑; Protein i.U. und Uringewicht evtl. verändert.

Dextrane
- Hochmolekulare Polysacharid-Lösungen, z.B.
  - Dextran-Lösung 40 elektrolytfrei
  - Dextran-Lösung 60, Macrodex 6 %, Onkovertin 6 %
  - Dextran-Lösung 70 mit Elektrolyten
  - Dextran-Lösung 75 salvia mit 0,9 % NaCl

- **Ind.** je nach mittlerem Mol-Gewicht (Zahl hinter dem Namen x 1000; z.B. Dextran-Lösung 60 x 1000 = 60 000): z.B. 40 000 → Volumenersatz, Mikrozirkulationsstörungen, Thromboseprophylaxe; 60 000 und mehr → hypovolämischer Schock, akute präop. Hämodilution. **KI:** z.B. Hypervolämie, Herzinsuff., Hirndruck ↑, Allergie
- **Dosierung:** max. 15 ml/kg tägl. **NW:** ausgeprägte Anaphylaxie, Hypervolämie, Nephrotoxizität; Laborwertveränderungen in Serum und Urin.

> • Unmittelbar vor Dextraninfusion zur Prophylaxe eines anaphylaktischen Schocks 20 ml Dextran 1 (Promit®) langsam i.v.

Gelatine
- **Präparat:** z.B. Hämaccel® 35
- **Ind.:** Volumenmangel(schock) infolge Blut- bzw. Plasmaverlusts
- **Dosierung:** Bei akutem Verlust bis zu 1500 ml infundieren, je nach klinischem Schweregrad auch mehr. Infusionsgeschwindigkeit je nach Symptomatik ca. 500 ml/h; bei Akutsituationen bis 500 ml in 5 Min.
- **NW:** Anaphylaktoide Reaktion, Herzinsuff. (☞ 4.2.6), Hypervolämie

> • Wirkungsverstärkung durch Herzglykoside (hoher Gehalt an Ca^{2+})
> • Verstärkung einer evtl. vorhandenen Blutungsneigung
> • Stickstoffbelastung und verzögerte Ausscheidung bei Niereninsuff. beachten
> • Nicht zusammen mit Zitratblut infundieren (Rekalzifizierung).

Humanalbumin
- **Präparat:** z.B. Humanalbumin 5 % und 20 %
- **Ind.:** Volumenmangelschock, Lebererkrankung mit Synthesestörungen, Nephrotisches Sy., Albuminsturz bei SHT, Eiweißsubstitution bei Verbrennungspat.
- **Dosierung:** 100 ml 20 %iges Humanalbumin bzw. 250 ml 5 %iges Humanalbumin, je nach klinischer Symptomatik wiederholt infundieren
- **NW:** selten allergische Reaktion
- **Tips:**
  - Strenge Indikationsstellung wegen hoher Kosten
  - *Cave:* Möglichst keine Substitution bei ARDS
  - Im Gegensatz zu Frischplasma HIV-sicher
  - Bei Lebererkr. und nephrotischem Sy. keine Normalwerte anstreben, Albumin > 20 g/l halten
  - Applikation möglichst langsam
  - 5 % Lösung zum Volumenersatz, 20 % Lsg. für hyperonkotische Ther.
  - Zur Albuminbestimmung ist eine korrekte Blutentnahme wichtig: nach 10 Min. Venenstau Anstieg der Konz. um 15 %. Im Liegen Abfall der Konz. um 5–8 %.

7.5.3 Parenterale Ernährung

Wann immer möglich, sollte der Pat. über den GIT ernährt werden. Der Einsatz *zentralvenös* zu infundierender Lösungen ist nur gerechtfertigt, wenn der gleiche Erfolg nicht durch *periphervenös* applizierbare Infusionen erreicht werden kann.

Indikationen
- Affektion des GIT (Blutungen, Ileus, frische OP)
- Orale Ernährung nicht ausreichend

- Präop., wenn bei ausgeprägter Mangel- bzw. Fehlernährung ein großer Eingriff mit einer voraussichtlich längerfristigen Nahrungskarenz bevorsteht
- Unverträglichkeit enteral applizierter Nährstoffgemische
- Entzündliche Darmerkrankung (z.B. M. Crohn, Colitis ulcerosa)
- Labile Stoffwechselsituation (z.B. Sepsis, Postaggressionsstoffwechsel)
- Schwere postop. Verläufe, ausgedehnte OP und schlechter EZ.

Kontraindikationen
- Schockzustände, instabile Vitalfunktionen
- Die ersten 24 Stunden nach einem Trauma bzw. einer großen Operation
- Dekompensiertes Multiorganversagen.

Nebenwirkungen
- Flüssigkeitsbelastung, Elektrolytentgleisung
- Hyperglykämie, Hypertriglyzeridämie
- Harnstoffbelastung, Hyperosmolarität
- Vermehrter O_2-Verbrauch, vermehrte CO_2-Produktion
- Fettinfiltrationen der Leber.

Grundlagen
Täglicher Wasserbedarf ☞ 7.5.2 (Tabelle)

Täglicher Kalorienbedarf (pro kg Körpergewicht)		
Grundbedarf: 25 kcal/kg	1 g Eiweiß/kg 3 g KH/kg 1 g Fett/kg	1 g = 4 kcal 1 g = 4 kcal 1 g = 9 kcal
Bei Polytrauma und Langzeitbeatmung: Energieverbrauch 40 % über dem Grundbedarf; Anhaltswert 30–35 kcal/kg • 50–70 % der Kalorien durch KH • 30–50 % als Fettemulsionen • 1,25 g Aminosäuren/kg		

Planung und Prinzipien der parenteralen Ernährung
- Das Ernährungskonzept orientiert sich am Ernährungszustand, am Grad der Katabolie, an der voraussichtlichen Dauer der Nahrungskarenz und an der aktuellen Blutchemie
- Ernährungsschema täglich gemäß Klinik und Laborwerten neu überdenken!
- Allgemeiner Grundsatz: Pat. in normalem EZ nach mittelschwerer OP oder Trauma (z.B. Cholezystektomie) und/oder bei Nahrungskarenz < 1 Wo bedürfen keiner vollständigen parenteralen Ernährung (periphervenöse hypokalorische Ernährung = Stufe 2 ausreichend)
- Bei längerer parenteraler Ernährung Vitamine u. Spurenelemente substituieren (s.u.)
- Längere parenterale Ernährung immer stufenweise aufbauen (☞ Tabelle): unter engmaschiger Kontrolle der Stoffwechselparameter zunächst mit einer periphervenösen hypokalorischen Ernährung beginnen und deren Verträglichkeit prüfen. Dann langsamer Übergang auf volle parenterale Ernährung über einen ZVK
- Der zusätzliche Korrekturbedarf an Flüssigkeit und Elektrolyten ergibt sich aus den Flüssigkeitsbilanzen, den Kreislaufverhältnissen, dem klinischen Gesamtbild und den Laborwerten
- In periphere Venen nur Flüssigkeiten bis ca. 800 mosm/l infundieren, höher konzentrierte nur über ZVK (Glucose 10 % = 560 mosmol/l, AS-Lösung 10 % = 880 mosmol/l)

7.5 Infusionstherapie

- Kontinuierliche Substratzufuhr über 24 Stunden; Einzelkomponenten gleichzeitig infundieren; gleichmäßige Infusionsgeschwindigkeit (pumpengesteuert)
- Bei hohem Substratbedarf ist es möglich, gleichzeitig enteral und parenteral zu ernähren
- So früh wie möglich Übergang auf orale Kost (kann überlappend erfolgen). Langsamer enteraler Kostaufbau!

Lösung	Kürzel/Namenszusätze	Handelsname z.B.
Voll-E'lytlösungen (Na$^+$ > 120 mmol/l)		Ringer, Sterofundin, Parenteral Jonosteril, Tutofusin
Zweidrittel-E'lyt lösungen (Na$^+$ 9–120 mmol/l)	Namenszusatz OP	Parenteral OP, Tutofusin OP, Jonosteril Na 100
Halb-E'lytlösungen (Na$^+$ 61–90 mmol/l)	Namenszusatz H	Sterofundin HG 5, Jonosteril HD 5, Parenteral HG 5
Zuckerlösungen	D = G (Dextrose = Glukose) L = F (Lävulose = Fruktose) S = Sorbit X = Xylit 5 = 5 %ig 40 = 40 %ig	FGX 40 = 40 %ige Lösung aus Fruktose, Glukose, Xylit
Fettemulsionen	Langkettige Triglyzeride (Long chain triglycerides LCT) Mittelkettige Triglyzeride (Medium chain triglycerides MCT)	Intralipid ☞ unten Lipofundin MCT ☞ unten
Aminosäuren-lösungen		Aminoplasmal 10 %, Intrafusin, Aminomel

Stufenschema

Nahrungsaufbau bei parenteraler Ernährung	
Stufe 1	Tag des Krankheitsereignisses (Unfall, OP, internistischer Notfall)
Stufe 2	Tag 2–3: periphervenöse Basisernährung oder halbierte vollständig bilanzierte Ernährung mit zusätzl. Flüssigkeitszufuhr (☞ 7.5.2), nicht > 2 g KH/kg tägl.
Stufe 3	Ab Tag 3 bilanzierte vollständige parenterale Ernährung

1. Stufe: Flüssigkeitszufuhr mit geringer Kaloriengabe

- **Ind.:** nach kleinen OPs, leichteren Intox., bei gutem allgemeinen Ernährungszustand, Nahrungskarenz < 2 Tage
- *Flüssigkeitsbedarf:* 30 ml/kg
- Substitution mit Voll-E'lytlösungen, ggf. mit 5 % KH (z.B. Ringer-Lösung, Sterofundin®, Tutofusin®, Jonosteril®, Jonosteril® D5, Sterofundin G 5®)
- Als Kohlenhydrat wird Glukose oder Xylit verwendet.

Dosierungsbeispiel: für 70 kg Pat.
2000 ml tägl. = 80 ml/h, bei 5 %iger Glukoselösung:
100 g Glukose/2000 ml = 400 kcal

2. Stufe: Periphervenöse Basisernährung
- **Ind.:** begrenzte Nahrungskarenz bis zu 2–3 Tagen, bei nur leichter Katabolie, in Verbindung mit enteraler Ernährung
- *Zusammensetzung:* Kombinationslösungen (Aminosäuren 2,5–3,5 %, KH 5–10 %, E'lyte 1/3–1/2–2/3 Lösung), z.B. AKE® 1100 mit Glukose, Periplasmal® mit Glukose, Periamin G®

Dosierungsbeispiel für 75 kg Pat.: 3000 ml = 125 ml/h = 960 kcal tägl.

- Bei eingeschränkten Fettreserven (z.B. Kachexie) zusätzlich Fettemulsionen 10–20 % (als Parallelinfusion). *Dosierung:* 1–2 g Fett/kg tägl., z.B. Fettemulsion 20 % 1 x 250 ml (= 450 kcal) tägl., Mindestinfusionszeit 8 h = 30 ml/h.

3. Stufe: Bilanzierte vollständige parenterale Ernährung

Beispielschemata zur totalen parenteralen Ernährung (Stufe 3)
Standardernährung***
– 1000 ml Glukose 40 % (400 g Glukose, ☞ unten)   – 40 mmol KCl, 20 mol KH_2PO_4 ☞ unten   – 750 ml AS-Lösung 10 % ☞ unten   – Zusätzlich 1 Amp. Kalziumglukonat 10 % (getrennte Applikation)   – Enthält 1,75 l Volumen mit 1900 kcal = etwa 25 kcal/kg tägl. für 70 kg und 75 g AS
Posttraumatische Ernährung***
– 750 ml Glukose 40 % (300 g Glukose)   – 40 mmol KCl, 20 mmol KH_2PO_4 – 750 ml AS-Lösung 10 %   – 500 ml Fettlösung 20 % LCT oder Mischung LCT/MCT ☞ unten   – zusätzlich 1 Amp. Kalziumglukonat i.v. tägl. (getrennte Applikation)   – Enthält: 2 l Volumen = 1200 + 300 + 1000 = 2500 kcal (= 35 kcal/kg für 70 kg), 75 g AS und 100 g Fett
Langzeit-parenterale Ernährung ***
– 750 ml Glukose 40 %   – 40 ml Inzolen HK®   – 20 mmol KH_2PO_4 – 1 Amp. Vitamin B-Komplex ☞ unten   – 1 Amp. Vitamin C ☞ unten   – 750 ml AS-Lösung 10 % ☞ unten   – 500 ml Fettlösung 20 % LCT oder Mischung LCT/MCT ☞ unten   – Zusätzlich 1 Amp. Kalziumglukonat i.v. tägl. (getrennte Applikation)   – 1 Amp. Vitamin ADEK® i.m. pro Wo. ☞ unten   – 1 Amp. Eisen-III-glukonat (= 40 mg Fe^{3+}) i.v. pro Monat   – 1 Amp. Folsan® (= 15 mg Folsäure) i.v. pro Monat   – Alternativ zu der tägl. Gabe von Vitamin-B-Komplex, von Vitamin C und der wöchentlichen Applikation von ADEK® kann auch 1 Amp. Multibionta® zur Infusion tägl. gegeben werden (insgesamt ungünstigere Zusammensetzung; enthält kein Vitamin D und Vitamin B_{12}; B-Vitamine und Vitamin C höher dosiert).
Parenterale Ernährung bei Niereninsuff.***
– 500 ml Glukose 50 % + 20 mmol KCl* + 1 Amp. Kalziumglukonat   – 500 ml AS-Lösung (10 %) bei Niereninsuff.**   – 500 ml Fettlösung 10 % LCT od. Mischung MCT/LCT   Enthält 1,5 l Volumen, 1690 kcal (= 25 kcal/kg tägl. für 70 kg), 35 g AS (= 0,5 g/kg tägl. für 70 kg), 50 g Fett   – Bei angestrebter höherer Kalorienzufuhr höhere Zufuhr von Glukose und Fetten möglich

Beispielschemata zur totalen parenteralen Ernährung (Stufe 3)

Parenterale Ernährung bei Leberinsuff.

- 500 ml Glukose 50 %, 40 ml Inzolen Hk®, 20 mmol KH_2PO_4
- 1 Amp. Vitamin B-Komplex (+ 1 Amp. Vitamin B_1)
- 1 Amp. Vitamin C
- 750 ml AS-Leberlösung 10 % ☞ 16.3.2
- 500 ml Fettlösung 10 % LCT oder Mischung LCT/MCT ☞ 16.4
- Enthält: 1,75 l Volumen, 1850 kcal (= 25 kcal/kg tägl. für 70 kg), 75 g AS, 50 g Fett
- Höhere KH- oder Fettzufuhr möglich.

* Korrektur gemäß engmaschiger K^+-Kontrollen, bei Hyperkaliämie Glukose ohne KCl
** Bei dialysepflichtiger Niereninsuff. 1000 ml AS-Lösung = 70 g AS = 1 g/kg tägl. für 70 kg
*** Angaben pro 24 h bei normalgewichtigem Pat.

Zentraler Zugang erforderlich!
- **Ind.:** längerfristige (> 3 Tage) totale parenterale Ernährung (TPE), z. B. nach schwerer OP, Polytrauma, Verbrennungen; bei stark reduziertem Allgemein- und Ernährungszustand
- Individuell aus folgenden „Bausteinlösungen" zusammengesetzte Ernährung (Schemata ☞ u.)
  - AS-Lösungen 7,5–15 % ☞ unten
  - KH-Lösungen 20–50 % ☞ unten
  - Fettemulsionen 10–20 % ☞ unten
  - E'lyte und Flüssigkeit nach Bilanz und E'lytkontrollen, Vitamine und Spurenelemente
- *Komplettlösungen* (z.B. Combiplasmal®, Combifusin®, Nutri Twin®, Aminomix®, Nutriflex® u.a.) enthalten:
  - AS 3,5–7,5 %
  - KH 10–25 % (die Lösungen enthalten als KH Glukose oder Mischungen aus Glukose und Xylit; Fruktose wird nicht mehr verwendet)
  - E'lyte (Halb-E'lytlösungen)
  - Spurenelemente (nur z.T. enthalten).

Nachteile der Komplettlösungen:
- Individuelle Kombination nicht möglich
- Nicht bei Leber- und Niereninsuff.

Kohlenhydrate

- **Glukose:** obligates Substrat für einige Gewebe (Nervenzellen, Erythrozyten); ubiquitäre Verstoffwechselung
  - Max. Tagesdosis (und KH ges.) 6 g/kg, Infusionsgeschwindigkeit max. 40 ml/h
  - Präparate: Glucosteril® 5, 10, 20, 40, 50 %; in GX-Lösungen 12, 20, 30,35;
- **Nichtglukosekohlenhydrate (NGKH)**
  - Fruktose und Sorbit werden derzeit in der parenteralen Ernährung nicht mehr verwendet. Es kommt nur noch Xylit zum Einsatz
  - Vorteil im Vergleich zur Glukose ist ein relativ schneller hepatozellulärer, insulinunabhängiger Metabolismus, deshalb günstigere Wirkungen im Postaggressionsstoffwechsel
  - Max. Tagesdosis für Xylit 3 g/kg KG. Max. Infusionsgeschw. 0,125 g/kg KG u. Std.
  - Anwendung: kontinuierliche Gabe (Infusionspumpen). Nur über ZVK

- **NW:** Hyperglykämie bis zum hyperosmolaren Koma; Postinfusionshypoglykämie, Probleme bei der Entwöhnung vom Respirator durch vermehrten CO_2-Anfall; eingeschränkte Phagozytenfunktion
- Auf ausreichende K^+-Zufuhr achten. Einschleichend dosieren.

Aminosäuren

- **Ind.:** Parenterale Ernährung
- Handelsübliche Gemische enthalten essentielle und nicht essentielle AS (z.b. Aminosteril® KE, Aminoplasmal® 10 %)
- Optimale Verwertung der Aminosäuren nur bei gleichzeitiger Gabe anderer Energieträger. Stets in Kombination mit KH-Lösungen applizieren
- Anwendung: kontinuierliche Gabe (Infusionspumpen). Nur über ZVK!
- Dosierung: 1 g AS/kg/d (mind. 0,4 g/kg/KG/d bis max. 1,5–2 g/kg/KG/d)
- *Cave:* angeborene AS-Stoffwechselstörungen! Speziallösungen bei Leber- (z.B. Aminoplasmal Hepa®) und Niereninsuff. (z.B. Nephrosteril®). Dosierungsänderungen beachten!
- **NW:** Harnstoff-Erhöhung bei Steigerung der AS-Zufuhr auf etwa 2 g/kg/Tag und bei Niereninsuff.

Fette

- **Ind.:** Zur Vorbeugung eines Mangels an essentiellen Fettsäuren mindestens 1 x wöchentlich Gabe von 500 ml 20 % Fettlösung empfohlen; zudem hochkalorische Ernährung bei günstigem respiratorischen Quotienten
- **LCT** = langkettige Triglyzeride, z.B. Intralipid, Lipovenös, Lipofundin 10 %; 20 %
- **MCT** = mittelkettige Triglyzeride, z.B. als 1 : 1 Mischung mit LCT in Lipofundin MCT 10 %; 20 %
- Bei Problempatienten mit kritischer Stoffwechsellage (z.B. Sepsis, Polytrauma) ist eine Mischung LCT/MCT vorzuziehen
- Fettlösungen sind immer in Kombination mit Kohlenhydraten zu geben
- Anwendung: periphervenöse Applikation oder im Seitschluß zum ZVK (immer separates Lumen!); keine Medikamente zuspritzen außer fettlöslichen Vitaminen, langsame kontinuierliche Gabe über 12–24 h (Triglyzeridspitzen vermeiden)
- **KI:** Z.n. Massivtransfusion, Gerinnungsstörungen, diab. Ketoazidose, Hypertriglyceridämie, akute nekrotisierende Pankreatitis, Thrombembolie, akuter Herzinfarkt
- Max. Tagesdosis: bis 2 g/kg/KG
- **NW**
  - *Frühreaktion:* Schüttelfrost, Flush, Übelkeit, Dyspnoe, Rückenschmerzen. Zufuhr unterbrechen, ggf. mit geringerer Geschwindigkeit fortsetzen
  - *Spätreaktion:* overloading-Sy. mit Hepatosplenomegalie, Ikterus, Gerinnungsstörungen, Anämie, Leuko- und Thrombopenie.

Vitamine, Spurenelemente

Vitamine

Unverzichtbare Bestandteile jeder längeren parenteralen Ernährung (> 7 d).
- **Ind.:** Parenterale Ernährung, Vitaminmangelzustände
- Applikation:
  - *Multivitaminpräparate* (z.B. Multibionta®) 1 Amp. tägl. als Infusionszugabe unter Lichtschutz, **KI:** Schwangerschaft
  - *Wasserlösliche Vitamine* (z.B. Vit. B-Komplex, Soluvit®) als Kurzinfusion *(Cave:* für Einzelvitamingabe andere Applikationsvorschriften beachten!)

- *Fettlösliche Vitamine* als Zusatz zu kompatiblen Fettemulsionen (z.B. 1 Amp. Vitintra adult®/d in 500 ml Intralipid®), sonst tief intraglutäal injizieren (z.B. 1 Amp. ADEK®/Wo.). **KI:** Schwangerschaft
- **NW:** Anaphylaxie; Gelbfärbung des Harns; Überdosierung bei Vitamin A und D möglich. *Cave:* Verlust wasserlöslicher Vit. bei Dialyse und Filtrationsverfahren.
- Isolierter *Vit. K-Mangel* ☞ 30.6.2
- *Folsäure:* Nur bei parenteraler Ernährung > 14 Tage 1 Amp. = 15 mg i.v. ca. alle 50 Tage (z.B. Folsan®); manifester Folsäure-Mangel: 1/2 Amp./d = 7,5 mg i.v.

Spurenelemente

- Bei kurzfristiger Ernährung nur Substitution von Zink notwendig (wichtige Rolle bei Wundheilung, bei Mangel: Acrodermatitis enteropathica)
- Präparate für eine mittelfristige parenterale Ernährung enthalten neben Ca^{2+}, Mg^{2+} und Zink, Kupfer und Mangan. Sie können kompatiblen Infusionslösungen zugespritzt werden
- Bedarf ☞ Tabelle oben
- Präparate: Inzolen®-HK (enthält auch K^+ und Mg^{2+}; *Cave:* bei Niereninsuff.), Addel® (reine Spurenelemente-Lösung, enthält Xylit)
- **NW:** AV-Block, Bradykardie, periphere Gefäßerweiterung bei Inzolen®.

Wasserlösliche Vitamine	Tägl. Bedarf bei parenteraler Ernährung
Thiamin(B_1)	10 mg
Riboflavin (B_2)	5 mg
Pyridoxin (B_6)	5 mg
Nicotinamid	40 mg
Folsäure	200–400 µg
Cobalamin (B_{12})	4 µg
Ascorbinsäure (C)	200 mg
Pantothensäure	20 mg
Biotin	100 µg

Fettlösliche Vitamine	tägl. Bedarf bei parenteraler Ernährung
Retinol (A)	20 000 IE/Wo.
Calciferol (D)	2000 IE/Wo.
Tocopherol (E)	70 IE/Wo.
Phytomenadion (K)	150 µg/d

E'lyte	tägl. Bedarf bei parenteraler Ernährung
Na^+	75–150 mmol [= 4 g] NaCl
K^+	75–150 mmol
Cl^-	75–150 mmol
Ca^{2+}	10–15 mmol
PO_4^{3-}	15–30 mmol
Mg^{2+}	12–15 mmol

Spurenelemente	tägl. Bedarf bei parenteraler Ernährung
Eisen (III)	18 µmol [= 1 mg] Fe^{3+}
Zink	50–75 µmol
Kupfer	2–8 µmol
Mangan	6–7 µmol
Chrom	0,2 µmol
Jod	0,8–1,2 µmol
Selen	0,25–0,8 µmol

7.5.4 Sondenernährung

Übersicht
- Falls möglich, enterale Ernährung gegenüber parenteraler den Vorzug geben oder zumindest kombiniert ernähren. *Vorteile* gegenüber parenteraler Ernährung: komplikationsärmer (kein ZVK), billiger, keine Darmzottenatrophie, möglicherweise beschleunigte Wundheilung intestinaler Anastomosen
- Möglichst frühzeitig beginnen, da unter Nahrungskarenz bereits nach 24 Stunden die Verdauungsenzyme vermindert sind und eine Schleimhautatrophie einsetzt → Verlust der Barrierefunktion → Durchwanderung von Bakterien → Sepsis
- **Ind.:** Schluck-, Bewußtseinsstörungen; Verletzung oder OP im Mund-Kiefer-Gaumen-Bereich; Entzündung, Resektion oder Fisteln des GIT; Anorexie, Zusatz bei nicht ausreichender oraler Ernährung. **KI:** Ileus, akutes Abdomen, Gastrointestinalblutung; Ulkus; Postaggressionsstoffwechsel; Unverträglichkeit der Sondenkost
- **NW und KO:**
  - Erbrechen/Aspiration
  - Diarrhoe (in ca. 30 %) durch zu hohe Osmolarität, Keimbesiedlung der Nährgemische, zu raschen Aufbau, zu große Einzelportionen, Ballaststoffarmut, zu tiefe Temperatur oder Laktoseintoleranz
  - „Tube-feeding-syndrome" = hyperosmolares, hyperglykämisches Koma (Anstieg von Krea, Harnstoff, Elektrolyten)
  - Sondenbedingt: Schluckbeschwerden, Schwellung der Tuba eustachii – Otitis media, Drucknekrosen der Nase, Sinusitis maxillaris, Ösophagitis.

Durchführung

Applikationswege
- *Magensonde:* für kurzfristige Verweildauer, wenn keine Aspirationsgefahr. Material: Polyurethan oder Silikonkautschuk, nicht PVC (durch Verlust des Weichmachers Verhärtung → Perforationsgefahr)
- *Duodenal-/Jejunalsonde:* für kurzfristige Verweildauer, bei Magenatonie und Aspirationsgefahr. Muß unter Röntgenkontrolle mit Hilfe von Führungsdraht oder Endoskop gelegt werden (10 cm distal des Treitzschen Bandes). Später tägl. Kontrolle des Aspirats auf pH-Wert. **NW:** Vermehrtes Auftreten von Dumping, gehäuft GI-Beschwerden – routinemäßige Anwendung nicht zu empfehlen.
- *PEG = Perkutane endoskopisch kontrollierte Gastrostomie*
  - **Ind.:** Langzeiternährung ambulanter Pat. (z.B. neurologische, Tumorpat.); **KI:** Gerinnungsstörung, Peritonitis, Ileus
  - **Vorgehen:** Fadendurchzugmethode zur Anlage einer PEG. Nach Einführen des Gastroskops (zumindest Kindergastroskop muß Stenose passieren können) Punktionsstelle per Diaphanoskopie sichern, Lokalanästhesie, Vorschieben der Punktionskanüle unter endoskopischer Sicht. Der durch die Punktionskanüle gelegte Faden wird mit dem Endoskop aus dem Mund herausgezogen. Der am Faden festgeknotete Katheter wird durch die Bauchdecke gezogen, bis die Halteplatte der Mageninnenwand anliegt. Radiolog. Kontrolle der korrekten Lage
  - Entfernen der PEG: frühestens nach 10 Tagen, sonst Peritonitisgefahr; Sonde leicht magenwärts verschieben und per Gastroskop herausziehen
- *Katheterjejunostomie.* **Ind.:** Langzeiternährung nach größeren chirurgischen Eingriffen, **KI:** Peritonitis, Strahlenenteritis, M. Crohn; **KO:** Dislokation des Katheters in die freie Bauchhöhle; **Technik:** Laparotomie erforderlich! Transkutanes Einbringen des Katheters in die erste Jejunalschlinge 10–20 cm distal des Treitzschen

Bandes. Fixierung der Darmschlinge am parietalen Peritoneum. Submuköse Untertunnelung verhindert Austritt von Darminhalt.

Nahrungsaufbau
- Stufenweiser Aufbau über 5–8 Tage, je nach Verträglichkeit
- Beginn z.B. mit 20 ml/h bzw. 6 x 50 ml/Tag. Bis auf 100 ml/h bzw. 8 x 200 (max. 10 x 300) ml/Tag steigern
- Vor jeder Nahrungsgabe aspirieren; wenn mehr als 100 ml zurückkommen, mit der nächsten Gabe warten. Zwischen den Applikationen Sonde abklemmen oder Beutel hochhängen (Reflux!)
- Immer mit Tee oder Mineralwasser nachspülen, damit die Sonde nicht verstopft
- Bei duodenaler/jejunaler Gabe immer kontinuierlich über Pumpen infundieren, bei gastraler Applikation Bolusgabe möglich (evtl. mit Nachtpause).
- Verbindungsschläuche und Beutel alle 24 h erneuern (bakterielle Kontamination!).

Auswahl der Sondenkost
Zusammensetzung
- Kaloriendichte meist 1 kcal/g, Osmolarität ca. 300 mosm/l
- Proteinanteil 15–20 %, Fettkomponente 25–30 %, KH 50–60 %
- Sonderkost sollte laktosefrei sein (Laktoseintoleranz bei ca. 10 % der Bevölkerung)
- MCT sind günstig, da sie leichter resorbiert werden; Linolsäure ist essentiell
- Bei langfristiger Ernährung sollten auch Ballaststoffe zugesetzt werden.

Anwendung
- *Nährstoffdefinierte Diät (NDD):* hochmolekular, vollbilanziert, polymere Diät. Z.B. Nutricomp® F, Fresubin® plus
  - **Ind.:** Standardkost bei weitgehend intakter GIT-Funktion
  - Bestandteile: Polysaccharide und/oder Maltodextrin; Polypeptide; natürliches Fett (LCT); gluten-, purinfrei, evtl. nicht laktosefrei *(Cave:* Laktoseintoleranz); Nährstoffrelation entspricht einer optimalen westl. Diät. Osmolalität: um 400 mosmol/l
  - Besonderheiten: kann auch oral verabreicht werden; ungenügende Absorption bei Malassimilationssy.; ballaststoffhaltige Form verfügbar
- *Chem. def. Diät (CDD):* niedermolek. KH und Proteine, bilanziert, Elementardiät, Fettanteil niedrig. Z.B. Nutricomp® Peptid F, Survimed® OPD, Peptisorb® flüssig
  - **Ind.:** präop., nach abdominalen OP (z.B. Magenresektion, Jejunostomie), chron.-entzündliche Darmerkr., Proteinallergie
  - **KI:** chron. Niereninsuff, dekompensierte Leberzirrhose
  - Bestandteile: Glukosepolymere, Disaccharide; Oligopeptide, kristalline Aminosäuren; weniger essentielle Fettsäuren (MCT); gluten-, purin- und laktosefrei; hoher KH-Anteil; Osmolalität bis 600 mosmol/l
  - Nachteil: nur Sondenkost
- *Stoffwechseladaptierte Diät:* hochmolekular, bilanziert, z.B. erhöhter Energiebedarf, Zusatz von Ballaststoffen
  - **Ind:** spezielle Diät für Diabetiker, Aminosäuregemische für Leberkranke. Z.B. Fresubin® diabetes, Fresubin® hepa.

7.6 Beatmungstherapie

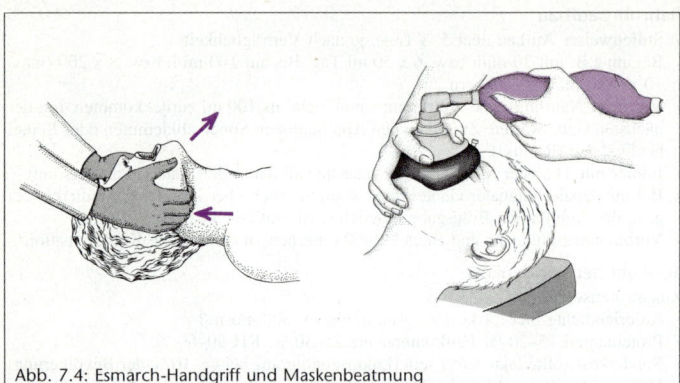

Abb. 7.4: Esmarch-Handgriff und Maskenbeatmung

7.6.1 Maskenbeatmung und Intubation

Ind.: respiratorische Insuffizienz mit
- Atemfrequenz > 35/min
- Art. pO_2 < 50 mm Hg unter O_2-Gabe (6 l/min)
- Art. pCO_2 > 60 mm Hg. Ausnahme: Chron. Hyperkapnie, z.B. bei COLD
- Zeichen der Hyperkapnie: Zyanose (nicht bei CO-Intoxikation), Kopfschmerzen, Gefäßerweiterung (Skleren, Hände), Tremor, Tachykardie, Hypertonie, Somnolenz, Hirndruckzeichen; Koma
- Zeichen der Erschöpfung des Pat. durch erschwerte Atemarbeit.

Beatmung mit Maske und Ambu-Beutel
Freimachen der Atemwege durch Überstrecken des Kopfes und Anheben des Halses; Entfernung evtl. Fremdkörper (z.B. Prothese); Auswahl einer Maske ausreichender Größe, Plazierung über Mund und Nase, Fixierung der Maske mit Daumen und Zeigefinger, die anderen Finger heben den Unterkiefer an; evtl. Plazierung eines oropharyngealen (Guedel) oder nasopharyngealen (Wendel) Tubus. Die andere Hand komprimiert den Beutel; bei luftdichtem Sitz hebt und senkt sich der Thorax (Frequenz 12–16/min). *Cave:* Beutel nicht komplett entleeren → Überblähung!

Intubation
Ind.: respiratorische Insuff. bei Polytrauma (z.B. Lungenkontusion, instabiler Thorax), SHT, Obstruktion der Luftwege, Aspiration, Gesichts- oder Halsverletzung; insuff. Maskenbeatmung.

Zubehör:
- Laryngoskop, gerader oder gebogener Spatel, verschiedene Größen
- Endotrachealtuben verschiedener Größe: M: 7,5–8,5 mm ID (32–36 Charr.), F: 7,0–8,0 mm ID (30–34 Charr.)
- Bei *Kindern* bis ≈ 8. LJ. Verwendung von Tuben ohne Cuff; Tubusdurchmesser entspricht dem Kleinfinger bzw. Nasenloch des Kindes oder Innendurchmesser (mm) = 4 + Alter (J.)/4; bei Tubusundichtigkeit evtl. Pharynxtamponade mit Mullbinde

- Führungsstab, 10 ml-Spritze zum Blocken, Magill Zange, Ambu Beutel, Guedel Tubus, Absauggerät, Befestigungsmaterial für den Tubus, Stethoskop, Silikonspray.

Vorgehen beim ansprechbaren Patienten

Beim nicht bewußtlosen Pat. erfolgt die Intubation in einer Kurznarkose:
- Zur Vagusdämpfung 0,5 mg Atropin vorspritzen
- Gabe eines Hypnotikums, z.B. Etomidat (Hypnomidate® 0,15–0,3 mg/kg) i.v., Einschlafen des Patienten nach 30–60 Sek., Wirkdauer 2–3 Min.; evtl. Nachinjektion von 0,1 mg/kg. Geringe kardiovaskuläre und respiratorische **NW**
- *Alternativ:* Barbiturate z.B. Methohexital (Brevimytal®) 1–2 mg/kg oder Thiopental (Trapanal®) 2–5 mg/kg. *Cave:* HZV↓, RR↓
- *Cave:* Hypnotika besitzen keine analgetische Wirkung; evtl. Kombination mit einem kurzwirksamen Opiat, z.B. Fentanyl® 0,1–0,3 mg i.v. Wirkeintritt nach 1–2 Min., Maximum nach 5–8 Min., Wirkdauer 20–30 Min. *Cave:* RR-Abfall
- Evtl. Gabe eines kurzwirksamen Muskelrelaxans: Suxamethonium (Lysthenon® 1 %) 1 mg/kg i.v.
- Grundsätzlich gilt: erst Versuch in Sedierung/Narkose, erst dann evtl. Relaxation (*Cave:* Nicht nüchterner Pat.).

Technik der orotrachealen Intubation

Methode der Wahl bei allen Notfällen; Pat. in Rückenlage, Arzt hinter dem Pat., Hals wird leicht gebeugt (evtl. Kissen unter den Kopf) und der Kopf im Atlantooccipitalgelenk gestreckt (sog. Schnüffelposition). In dieser Position sind die Luftwege am besten einsehbar - häufigster Fehler: zu starkes Überstrecken oder Überhängen des Kopfes
- Vor Intubation Inspektion der Mundhöhle des Pat. auf lose Zähne und Zahnprothesen sowie evtl. Fremdkörper
- Laryngoskop in der linken Hand, Öffnen des Mundes mit der rechten Hand
- Einführen des Laryngoskops von rechts, so daß die Zunge links vom Spatelblatt zu liegen kommt. *Cave:* Lippen und Zunge nicht zwischen Zähnen und Spatelblatt einklemmen
- Vorschieben der Spatelspitze, bis die Epiglottis sichtbar wird, dann Spatelspitze in die epiglottische Falte vorschieben
- Laryngoskop in Richtung des Schaftes ziehen (nicht hebeln!), der Blick in den Kehlkopfeingang wird frei (Stimmritze muß sichtbar sein)
- Mit der rechten Hand den Tubus einführen, bis der Cuff die Glottis passiert hat
- Blocken, bis Tubus unter Beatmung luftdicht abschließt (max. 10 ml Luft), Guedeltubus als Beißschutz einführen, Tubus fixieren (Pflaster/Mull)
- Tubuslage durch Beutelbeatmung kontrollieren. *Visuell:* Thorax hebt und senkt sich bei der Beatmung; *auskultatorisch:* Atemgeräusch über beiden Lungen (bds. hoch in der mittleren Axillarlinie)
  - Falls Tubus zu tief, meist einseitige Intubation des re Hauptbronchus
  - Fehlendes Atemgeräusch, Blubbern über dem Epigastrium - V.a. Intubation des Ösophagus mit Gefahr der Magenperforation
- Anschluß an Respirator bei korrekter Tubuslage (☞ 7.6.3)
  - Atemzugvolumen 10–15 ml/kg KG
  - Atemfrequenz 10–12/min
  - Atemminutenvolumen 6–10 l/min
  - Verhältnis In-/Exspiration 1 : 2
  - 50–100 % O_2 (FiO_2 = 0,5–1,0)

- **KO der Intubation:** Erbrechen mit Aspiration, Zahnbeschädigung (Zahn sofort entfernen, Aspirationsgefahr), Verletzung von Mund, Rachen und Kehlkopf, Nasenschleimhaut und -knorpelverletzung, Trachealperforation, Intubation eines Hauptbronchus (einseitige Belüftung → Zurückziehen des ungeblockten Tubus), Vagusreflex (Atemstillstand → Intubation und Beatmung, Laryngospasmus, RR-Abfall, Bradykardie → Atropin 0,5–1.0 mg i.v., Asystolie → Adrenalin 0,5–1 mg).
  Maßnahmen bei Intubation des Ösophagus:
  - Tubus entfernen, erneute Maskenbeatmung, erneuter Intubationsversuch
  - Alternativ: Tubus in Ösophagus belassen, erneuter Versuch mit 2. Tubus *oder* Kehlkopfmaske (kein sicherer Aspirationsschutz) *oder* Kombi-Tube (kein sicherer Aspirationsschutz).

Die *naso*tracheale Intubation sollte dem Geübten vorbehalten bleiben; sie ist meist weniger zügig durchzuführen und für kritische Situationen weniger geeignet. **Ind.:** Langzeitbeatmung, weil der nasotracheale Tubus vom Pat. besser toleriert wird (kann nicht zugebissen werden). **KO:** In jüngster Zeit zunehmende Hinweise auf gehäufte Sinusitiden (max. et front.) bei nasotrachealer Langzeitintubation. *Alternativ:* orotracheale Intubation oder frühzeitige Tracheotomie (☞ 7.6.2).

Extubation

Ind.: guter AZ, stabiler kardiovaskulärer und psychischer Zustand, Atemfrequenz < 35/min, pO_2 > 60 mmHg bei F_iO_2 0,4, Normokapnie unter Spontanatmung; ausreichende Schutzreflexe. (Beim vorher schon lungenkranken Pat. sind ggf. auch schlechtere Grenzwerte akzeptabel). **KO:** Glottisödem durch mechanische Reizung. Ggf. 50 mg Prednisolon (z.B. Solu-Decortin H®) 30 Min. vor Extubation vorspritzen.
Durchführung: Material zur evtl. Reintubation bereithalten, Pat. aufklären. Absaugen von Pharynx, evtl. auch über den Tubus absaugen, Tubus entblocken und herausziehen, anschließend Zufuhr von O_2, Oberkörperhochlage 45°, sorgfältige Überwachung von Atmung und Atemwegen, BGA-Kontrolle nach Extubation.

7.6.2 Tracheotomie

Indikation

- Als Notfallmaßnahme ungeeignet (→ Koniotomie, ☞ 3.1.1). Nur unter OP-Bedingungen vom Geübten durchzuführen
- *Primär:* Verlegung der oberen Luftwege, z.B. Gesichtsschädelfrakturen, Traumen der Larynxregion und der Trachea; Tracheomalazie; Säuren- oder Basenverätzung
- *Sekundär:* Langzeitbeatmung; Intubationskomplikationen; aszendierende Pharyngitis.

Durchführung

- Pat. mit überstrecktem Kopf lagern
- Querverlaufende Hautinzision ca. 2 cm über dem Jugulum und Darstellung der Trachea
- Umgekehrte U-förmige Inzision der Trachea
- Oberen Inzisionsrand an der Haut fixieren (Schienung für die Trachealkanüle)
- Trachealkanüle (Frauen 8–9 mm, Männer 9–10 mm Durchmesser) einführen
- Bei Nottracheotomie Abdrängen der Schilddrüse nach kaudal. Sonst *Durchtrennung und Umstechung* des Schilddrüsenisthmus (Grund: Vermeiden von bewegungsbedingten Trachealknorpelschäden. Trachea und Schilddrüse verschieben sich bei jedem Atemzug um ca. 2 cm
- Schichtweiser Wundverschluß.

KO: Blutungen aus dem Tracheostoma, Tracheobronchitis, Pneumonie, Mediastinal- und Hautemphysem, Arrosionsblutung, tracheo-ösophageale Fistelbildung, Trachealstenose.

7.6.3 Maschinelle Beatmung

Respiratortypen

Das heute gebräuchlichste Steuerungsprinzip ist die Zeitsteuerung, zwei Kombinationen der Zeitsteuerung sind möglich:
- Volumenkonstante Beatmung: der PAW_{max} ist von Compliance und Resistance des Pat. abhängig → evtl. PAW_{max} ↑↑
- Druckkonstante Beatmung: der Druck wird als Einstellgröße herangezogen. Bei Erreichen des eingestellten Druckes wird der Flow so reduziert, daß der Druckwert beibehalten werden kann (dezel. Flow).

Beatmungsformen

- Kontrollierte Beatmung: maschinelle Beatmung ohne Mitwirkung des Pat., bei *fehlender* Spontanatmung
  - IPPV (intermittent positive pressure ventilation); Beatmung mit positivem Druck in der Inspirationsphase, Druckausgleich in der Exspirationsphase
  - PEEP (positive endexspiratory pressure); Beatmung mit positivem Druck am Ende der Exspirationsphase (meist ca. 5 cm H_2O)
  - CPPV (continuous positive pressure ventilation); Beatmung mit kontinuierlichem positivem Druck in der In- sowie Exspirationsphase, entspricht IPPV + PEEP (Verfahren der Wahl für kontrollierte Beatmung)
- Assistierte Beatmung: Voraussetzung ist eine *genügende* Spontanatmung des Pat.
  - ASB (assisted spontaneous breathing); der Patient bestimmt über die eigene Inspiration die Atemfrequenz, das Gerät übernimmt den weiteren Beatmungszyklus
  - CPAP (continuous positive airway pressure); Spontanatmung mit kontinuierlichem Überdruck in den Atemwegen
- Bei *ungenügender* Spontanatmung des Pat. (Entwöhnungsphase vom Respirator = weaning)
  - IMV (intermittent mandatory ventilation); Kombination aus Spontanatmung und maschineller Beatmung mit starrer Frequenz (z.B. maschinelle Atemzüge/min)
  - SIMV (synchronized intermittent mandatory ventilation); synchronisierte Form des IMV; maschinelle Beatmung wird durch jede 2.–3. Inspiration des Pat. ausgelöst.

Respiratoreinstellungen

- Atemminutenvolumen: Faustregel 100–200 ml/kg/min, bei 60 kg 6,0–7,2 l/min
- Atemzugsvolumen: 10–12 ml kg (idealem) KG. *Cave:* bei volumenkonst. Beatmung evtl. PAW_{max} ↑↑
- Atemfrequenz (AF): wegen des großen Atemzugvolumens niedrige Atemfrequenz von 6–12/min
- Verhältnis Inspirations-/Exspirationszeit (I/E Ratio): 1 : 2; effektive Inspirationszeit so wählen, daß die inspiratorische Pause möglichst kurz ist.
- IRV: inversed ratio ventilation = I > E 2 : 1, 3 : 1 – sehr selten indiziert
- Sauerstoff-Zugabe (F_iO_2 1,0 = 100 %) nach BGA (möglichst niedrig)
- Inspirationsdruck 15–25 cm H_2O. Beatmungsdruck nicht > 35–40 cm H_2O, sonst Gefahr eines Barotraumas (Pneumothorax, Mediastinalemphysem, Hautemphysem)
- PEEP 5–15 cm H_2O.

Anmerkung: neuere Beatmungskonzepte versuchen, die durch Beatmung induzierten Schäden zu reduzieren. Dazu gehört (z.B. bei ARDS) die druckbegrenzte Beatmung mit PEEP-Begrenzung des PAW_{max} auf 30–35 mbar; die sich daraus ergebende evtl. Volumeninkonstanz mit konsekutiver Hyperkapnie wird bewußt hingenommen. *Vorteil:* die noch verbleibenden 20–30 % gesunden Restlungengewebes im ARDS werden nicht weiter überbläht und nicht zusätzlich geschädigt. *Adjuvante Verfahren:* Lagerungstherapie (Seiten- und evtl. Bauchlage, kinetisches Bett usw.), seitengetrennte Beatmung, Dehydratation.
Falls mit diesen Maßnahmen kein Erfolg erreicht, wird bleibt als ultima ratio der extrakorporale Gasaustausch mit Membranlungen.

Hyperventilation
Erhöhung des AMV mit gleichzeitigem Abfall des pCO_2 und zerebraler Vasokonstriktion. Dauer des Effektes begrenzt auf 8–12 Std.
Ind.: ICP ↑ bei z.B. SHT, Meningitis, Hirnödem.

Komplikationen der Beatmung
- RR ↓, HZV ↓ durch behinderten venösen Rückstrom.
- Pneumothorax (Barotrauma) durch PAW_{max} ↑↑ und/oder vorbestehendes Emphysem → Bülaudrainage (☞ 27.1.11)
- Ventilationsbedingte Hypo- und Hyperkapnie.

Entwöhnung vom Respirator
- Voraussetzung
  - ausreichende Spontanatmung
  - stabile klinische Gesamtsituation
  - AF < 35/min.
  - pO_2 > 80 mm Hg, pCO_2 < 38 mm Hg
  - F_iO_2 < 0,3–0,4
- Sedierung ausschleichen, Pat. informieren
- Durchführung: Übergang von kontrollierter maschineller Beatmung zu assistierter Beatmung, z.B. CPPV → IPPV → IMV (8/min) → CPAP (10 cm H_2O)
- Abbruch der Entwöhnung bei: AF > 40/min., Unruhe, Schwitzen, Herzfrequenz ↑, ungenügendem Atemzugvolumen, Hyperkapnie, RR ↑ oder RR ↓
- Ursachen für eine erschwerte Entwöhnung: Fieber, Sepsis, Pneumonie, vorbestehende COLD.

7.7 Begleitende Maßnahmen

7.7.1 Ulkusprophylaxe

Streßläsionen
Akute Schleimhautdefekte (Erosionen, Ulzera, hämorrhagische Gastritis) bei Intensivpat. Leitsymptom: akute gastrointestinale Blutung (DD und Ther. ☞ 4.5.2, 18.5.2).
Prophylaxe bei Intensivpatienten mit Ulkusanamnese, ulkogener Medikation (Antiphlogistika, Kortikoide), Polytrauma, SHT, Hirnblutung (Dauer: bis zur suffizienten enteralen Ernährung), z.B. alternativ mit:
- Antazida-Suspensionen in kurzen Intervallen, z.B. Maalox 70® alle 1–2 h
- H₂-Blocker (z.B. Ranitidin 2–4 x 50 mg tägl. i.v.)
- Pirenzepin (Gastrozepin®) 1–2 Amp. (à 10 mg) alle 8 h i.v.
- Sucralfat Susp. (Ulcogant®) 1 g alle 4 h p.o. (bei Unverträglichkeit alle 6 h).

7.7.2 Atemschule, Pneumonieprophylaxe

- Salbeneinreibungen z.B. mit Transpulmin®, Alkoholabklatschungen, dabei zum tiefen Atmen auffordern; Inhalationen (Hygiene beachten!); stündliche Benutzung des Giebelrohres oder von Atemtrainern
- Bettlägerige Pat. stündlich umlagern, Vibraxmassagen, Frühmobilisation nach OP, Sekretfreiheit (z.B. durch Physiother.) nach Vollnarkose (Nährboden für Keime)
- Bei Wunden im Thorax- oder Bauchbereich Pat. zum Abhusten motivieren. Bewegungstherapeutische Maßnahmen so dosieren, daß eine sichtbar tiefere Atmung erforderlich wird (Betreuung und Anleitung durch Physiotherapeuten).

7.8 Notfallmedikamente

Notfall-Infusionen (Erwachsenen-Dosierung)						
Wirkstoff	Präparate-beispiel	Ampulle		Verdün-nung	Dosierung	Beispiel bei 70 kg KG Perfusor/Infusomat	
		Σmg/Σml*	mg/ml	1 Amp. auf 50 ml → mg/ml	mg/Min	ml/h (1Amp. auf 50 ml)	ml/h (1Amp. auf 500 ml)
Dobutamin	Dobutrex®	250/Fl	–	5	0,002–0,01/kgKG	2,4–12	24–120
Dopamin	Dopamin®	200/10	20	4	0,002–0,02/kgKG	3–12,5	30–125
Dopamin	Dopamin®	50/5	10	1	0,002–0,02/kgKG	12–50	120–500
Epinephrin**	Suprarenin®	1/1	1	0,02	0,0007/kgKG	2	20
Lidocain	Xylocain® 2 %	100/5	20	2	2–4	60–120	600–1200
Lidocain	Xylocain® 20 %	1000/5	200	20	2–4	6–12	60–120
Theophyllin**	Euphyllin®	240/10	24	4,8	5 Amp. in 500 ml nach Wirkung (***Cave:*** Tachykardie)		
* Wirkstoffmenge/Volumen pro Ampulle ** Diese Medikamente werden i.d.R. nach Wirkung dosiert.							

Notfallmedikamente (Erwachsenen-Dosierung)

Wirkstoff	Präparate-beispiel	Ampulle		Dosierung		
		Σmg/Σml *	mg/ml	mg/kg	mg/70kgKG	Amp./70kgKG
Atropin	Atropin®	0,5/1	0,5	–	0,5–1	1–2
Biperiden	Akineton®	5/1	5	–	5–10	1–2
Diazepam	Valium®	10/2	5	–	10–20	1–2
Digitoxin	Digimerck®	0,25/1	0,25	–	0,1–0,25	0,5–1
Epinephrin	Suprarenin®	1/1	1	–	0,5–1	0,5–1
Etomidat	Hypnomidate®	20/10	2	0,2	10–20	0,5–1
Fenoterol	Berotec®	Spray	0,2/Hub	–	2–3/5 Hübe	–
Fentanyl	Fentanyl®	0,1/2	0,05	0,005–0,01	0,35–0,7	3–7
Furosemid	Lasix®	20/2	10	–	20–100	1–5
Haloperidol	Haldol®	5/1	5	–	5–20	1–4
Ketamin	Ketanest®	100/2	50	0,5–2	35–150	0,4–1,5
Lidocain	Xylocain® 2 %	100/5	20	1	50–100	0,5–1
Midazolam	Dormicum®	15/3	5	0,15	5–15	0,3–1
Midazolam	Dormicum®	5/1	5	0,15	5–15	1–3
Nifedipin	Adalat®	10/Kps	–	–	10–20	1–2
Orciprenalin	Alupent®	0,5/1	0,5	–	0,1–1	0,2–2
Oxytocin	Syntocinon®	10I.E./1	10 I.E.	–	5 I.E.	0,5
Scopolamin	Buscopan®	20/1	20	–	20	1
Succinyl	Lysthenon®	50/5	10	1	50–75	1–1,5
Theophyllin	Euphyllin®	240/10	24	–	120–250 mg	0,5–1
Thiopental	Trapanal®	500/20	25	3–7	200–500	0,4–1
Urapidil	Ebrantil®	50/10	5	–	25–50	0,5–1
Verapamil	Isoptin®	5/2	2,5	–	1,25–5	0,25–1

* Wirkstoffmenge/Volumen pro Ampulle

Uwe Grüßner

8

Transplantationschirurgie

8.1	Grundlagen der Transplantationschirurgie	214
8.1.1	Nomenklatur in der Transplantationschirurgie	214
8.1.2	Transplantationsimmunologie	214
8.2	Vorgehen bei Organspenden	215
8.2.1	Medizinische Voraussetzungen zur Organentnahme	215
8.2.2	Juristische Voraussetzungen zur Organentnahme	216
8.2.3	Explantation	217
8.3	Spezielle Organtransplantationen	218
8.3.1	Nierentransplantation	218
8.3.2	Lebertransplantation	219
8.3.3	Pankreastransplantation	220
8.3.4	Herztransplantation	221

8.1 Grundlagen der Transplantationschirurgie

8.1.1 Nomenklatur in der Transplantationschirurgie

Herkunft des Transplantats	
Empfänger- und Spenderindividuum identisch	Autogene (autologe) Transplantationen
Genetisch identische Individuen (z.B. zweieiige Zwillinge)	Syngene (isogene, isologe) Transplantationen
Genetisch differentes Individuum derselben Spezies (z.B. von Mensch zu Mensch)	Allogene (homogene, homologe) Transplantation
Individuum anderer Spezies (z.B. von Tier zu Mensch)	Xenogene (heterogene, heterologe) Transplantation
Implantation von Fremdmaterial (z.B. TEP)	Alloplastische Transplantation
Übereinstimmung von Explantations- und Transplantationsort	
Örtliche und gewebliche Übereinstimmung	Isotope Transplantation
Örtliche Übereinstimmung	Orthotope Transplantation
Keine örtliche Übereinstimmung	Heterotope Transplantation

8.1.2 Transplantationsimmunologie

Bei allogenen Transplantationen besteht immer eine Gewebeunverträglichkeit (Histoinkompatibilität). Folge: Bedrohung des Spenderorganes durch immunologische Abstoßung (host versus graft reaction). Vor der Transplantation ist daher die Histokompatibilität zwischen Spender und Empfänger abzuklären. Je größer die Übereinstimmung der Histokompatibilität (maximal 6 Antigene) desto besser die Prognose für das transplantierte Organ.

Histokompatibilitätskriterien
- HLA-Typisierung
  - HLA-A, -B, -C (serum-defined = Klasse I-Antigene)
  - HLA-DR (leukocyte-defined = Klasse II-Antigene)
- AB0-Blutgruppenbestimmung
- Kreuzprobe (cross-match): Empfängerserum und Spenderlymphozyten.

Abstoßungsreaktion
Vollständige Histokompatibilität nur möglich bei eineiigen Zwillingen. Sonst besteht auch bei weitgehender Übereinstimmung eine Abstoßungstendenz, die durch postop. immunsuppressive Therapie (☞ 8.3.1) abgefangen werden muß.

Immunsuppression
Unterdrückung von immunologischen Reaktionen, die zur Abstoßung führen, durch
- Methylprednisolon (z.B. Solu-Decortin®)
- Azathioprin (z.B. Imurek®)
- Mycophenolatmofetil (CellCept®)
- Ciclosporin A (z.B. Sandimmun®)
- Tacrolimus (Prograf®)
- Anti-Lymphozyten-Globulin (ALG, z.B. Pressimmun®)
- Anti-Thymozyten-Globulin (ATG)
- OKT 3 (Orthoclone OKT 3®).

Indikation
- Intraop. und bei akuter Abstoßungsreaktion hohe Dosen (i.d.R. 500 mg) Kortikoid, nach 4–6 Wo. schrittweise Dosisreduktion
- Als Dauertherapie wird eine Kombination mit Kortikoid und anderen Immunsuppressiva (vorwiegend Ciclosporin A, neuerdings auch Tacrolimus) durchgeführt.
- Anti-Lymphozyten-Globulin (ALG) bzw. Anti-Thymozyten-Globulin (ATG) nur kurzfristig 7 Tage zur Induktionstherapie oder bei akuter Abstoßung einsetzen (Antikörperentwicklung → Wirkungsverlust).

Transplantat-Abstoßung			
Form	Hyperakut	Akut	Chronisch
Ätiol.	Präformierte Zytotoxische AK (durch Kreuzprobe präop. ausschließen)	T-zellvermittelte Reaktion	AG-AK-Komplexe, zelluläre und humorale Reaktionen
Beginn	Min. bis Stunden, max. 3 Tage nach Transplantation	> 1 Woche, max. 3–4 Mon. nach Transplantation	Mon. bis Jahre nach Transplantation
Klinik	Akuter Funktionsverlust, Schwellung, Schmerzen, Fieber, Schock	rasch progredienter Funktionsverlust, Schwellung, Schmerzen	langsam progredienter Funktionsverlust, Mikrothrombosierung, Fibrose
Therapie	Schocktherapie, sofortige Explantation	Immunsuppressiva-Dosis erhöhen	keine Therapie möglich

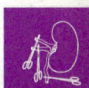

8.2 Vorgehen bei Organspenden

Nur ein kleiner Teil aller transplantierten Organe stammt von Lebendspendern (meist Eltern, Geschwister). Von den hirntoten Spendern sind etwa 80 % Unfallopfer mit Schädel-Hirn-Trauma, 20 % Pat. mit kardio-/zerebrovaskulärer Todesursache und selten Pat. mit Hirntumoren (Cave: extrakranielle Metastasierung).

8.2.1 Medizinische Voraussetzungen zur Organentnahme

Optimale Voraussetzungen für die Organspende sind:
- Alter unter 60 Jahren
- Isoliertes Schädel-Hirntrauma
- Kreislaufstabilität
- Kurze Intensivtherapiedauer
- Kein Anzeichen für Schock (z.B. hypovolämisch, kardiogen).
- Keine Infektion (z.B. Bakteriämie, Hepatitis C, HIV)

Aufgrund des Spendermangels werden auch ältere Spender (> 60 Jahren) und Spender nach erfolgter Reanimation nach entsprechender Untersuchung zur Transplantation herangezogen.

Kontraindikation für die Organspende
Schädigung des zur Transplantation vorgesehenen Organs (Trauma, Hypoxie, chron. Erkr.), akute oder chron. systemische Infekte des Spenders (u.a. HIV, Zytomegalie, Hepatitis-B); Stoffwechselstörungen, maligne Erkrankungen (ausgenommen primär maligne Hirntumoren ohne Metastasen) oder genetische Aberration beim Spender.

Voraussetzungen	Niere	Leber	Herz	Lunge	Pankreas
Lebensalter Spender	6 Mon.–75 J.	0–70 J.	0–55 J.	0–45 J.	12–45 J.
Lebensalter Empfänger	Außer bei medizinischen Gründen keine Altersbeschränkung				18–50 J.
Labor	Kreatinin, Harnstoff, Urinstatus, Urinkultur	GOT, GPT, LDH, alkal. Phosphatase, Bilirubin	CK, LDH	Lungenfunktionstest	BZ, Amylase, Lipase
Zustimmung	Organspenderausweis oder Einwilligung der Angehörigen, Gerichtsmediziner (Staatsanwalt) bei nicht natürlicher Todesursache				
Todesfeststellung	Neurologische Untersuchung durch zwei unabhängige Ärzte, EEG (1/2 Stunde Nullinien-EEG)				
Histokompabilität	AB0, HLA-A, -B, -DR, Kreuzprobe	AB0 (Kreuzprobe)			
Typisierungsmaterial	50 ml Blut + 0,5 ml Heparin; 2 x 10 ml Nativblut, Intraop.: Mehrere große Lk und Milz im Medium (wenn vom Labor gewünscht)				
Konservierungsdauer bei 4°C (Lagerung)	bis zu 48 h	bis zu 20 h	bis zu 8 h	Noch keine optimale Lösung	bis zu 20 h

8.2.2 Juristische Voraussetzungen zur Organentnahme

In Deutschland gibt es bisher keine gesetzlichen Regelungen für die Organspende.

Leichenspende
- Feststellung des Todes: Die Feststellung des Hirntodes erfolgt durch zweimalige klinische Untersuchung (Ausfall der Hirnreflexe, Apnoe-Test etc.) von zwei unabhängigen und erfahrenen Ärzten (z. B. Neurologe, Neurochirurg und/oder behandelnder Arzt), die nicht dem Transplantationsteam angehören. Zur Objektivierung und Dokumentation des Hirntodes ist die Durchführung eines EEG aus juristischer Sicht empfehlenswert, aber nicht obligat. Zerebrale Angiographie mit Darstellung aller 4 Hirnarterien nur in Ausnahmefällen, wenn klinische Untersuchungen nicht eindeutig
- Bei nicht-natürlichem Tod (Mehrzahl aller Organspender) vor der Organentnahme Gerichtsmediziner zur Wahrung der Interessen der Staatsanwaltschaft einschalten!
- Bei natürlichem und unnatürlichem Tod schriftliche und mündliche Einwilligung der Angehörigen einholen; bei Vorliegen eines Organspenderausweises ist formaljuristisch keine Einwilligung der Angehörigen erforderlich.

Lebendspende
- **Ind.:** Bei Nieren-, Pankreas- und Lebertransplantation
- **Spender:** Geschwister, Eltern.

Voraussetzung
- Gesunder Spender mit normotensiven Kreislaufverhältnissen
- Vorliegen einer Volljährigkeit und Geschäftsfähigkeit
- Bei Frauen kein Kinderwunsch mehr
- Keine finanzielle Zuwendung an den Spender
- Einwilligung des Spenders und des Empfängers.

Vorteile
- Bessere Langzeitergebnisse und höhere Erfolgserwartung aufgrund größerer immunologischer Übereinstimmung
- Geringeres Risiko für Empfänger wegen Planbarkeit der OP.

Nachteile
- Potentielles Komplikationsrisiko (intra- und postop.) für den Spender
- Schlechtere Kompensation einer zunehmenden Funktionseinschränkung im Alter beim Spender.

8.2.3 Explantation

Die Organentnahme ist unter strengen aseptischen Kautelen und Vermeidung jeglicher Traumatisierung des Transplantates, versorgender Gefäße und umgebenden Gewebes vorzunehmen.

Chirurgisches Vorgehen
- Freilegung und Mobilisation der Organe durch mediane Laparotomie (oder Oberbauchbogenschnitt/Querschnitt) bei Nieren-, Pankreas- und Leberexplantation, mediane Sternotomie bei Herz- und kombinierter Herz-Lungen-Explantation. Heparin 20.000 I.U. i.v.
- In situ-Perfusion nach Anschlingen, Kanülierung und Ligatur der Aorta und V. cava, Organpräparation und -entnahme:
  - *Herzexplantation:* Abklemmen der Aorta in Höhe des Diaphragma, Perfusion mit kardioplegischer Lösung, Abtrennung der Hohlvenen, Lungenvenenmündungen, der distalen Aorta ascendens und des Pulmonalarterienstammes, Entnahme
  - *Leberexplantation:* Abtrennen der V. cava inf. supra- und infrahepatisch, Absetzen des Truncus coeliacus (mit Aortensegment), der Pfortader und des D. choledochus (Devaskularisierung vermeiden!), Entnahme
  - *Pankreasexplantation:* Abtrennen A. mesenterica sup., A. lienalis und V. portae, Entnahme des gesamten Pankreas, des Duodenums (distal des Pylorus und prox. des Treitzschen Bandes)
  - *Nierenexplantation:* En-bloc-Resektion mit Aorten- und Cavasegment sowie Ureteren (Devaskularisierung bzw. Skelettierung der Uretergefäße vermeiden!), Entnahme.

Organkonservierung und -transport
Ziel der Organperfusion/-konservierung:
- Entfernung möglichst aller Blutbestandteile aus dem Spenderorgan
- Reduktion des Energiebedarfs und damit Erhöhung der Überlebenszeit der Zellen ohne Sauerstoffzufuhr durch Kühlung des Organs auf Temperaturen von 4–8 °C.
- Die verwendeten Perfusionslösungen (z. B. UW-, HTK-Eurocollins-Lösungen) unterscheiden sich in ihrer Osmolarität, dem Gehalt an Kalzium und kolloidalen Bestandteilen sowie der Art des Puffers.

Drei Phasen lassen sich bei der Transplantation des Spenderorganes unterscheiden:
- *Warme Ischämiezeit:* Zeitspanne vom Abklemmen der Gefäße bis zur Kaltperfusion
- *Kalte Ischämiezeit:* Zeitspanne vom Beginn der Kaltperfusion bis zum Herausnehmen des Spenderorgans aus der Kühlbox
- *Anastomosenzeit* (zweite warme Ischämiezeit): Zeitspanne vom Herausnehmen des Organs aus der Transport-Kühlbox bis zur Beendigung der Anastomosen.

8.3 Spezielle Organtransplantationen

8.3.1 Nierentransplantation

Ind.: Dialysepflichtige, chron. Niereninsuff. **Voraussetzung:** Medizinische und soziale Rehabilitation durch die Transplantation möglich. Eine dringende Transplantationspflicht besteht bei dialysepflichtigen Kindern und Jugendlichen, deren Wachstum und Entwicklung aufgrund der Dialyse stark beeinträchtigt wird. **KI:** Malignome, schwere akute oder chron. Infektionen, schwere Systemerkr.

Präoperative Diagnostik
- Vorliegen müssen HLA-Typisierung, Blutgruppe, HIV-, Hepatitis-, CMV-Serologie
- Vollständiges Labor, insbesondere Retentionsparameter (☞ 8.2.1)
- Rö-Thorax, EKG
- Abdomen-Sonographie
- Gastroskopie zum Ausschluß eines Ulkus
- Angiographie, Dopplersonographie zur Diagnostik peripherer Gefäßerkrankungen
- Weitergehende Untersuchungen abhängig von Begleit- und Nebenerkr. (z.B. bei V.a. Obstruktion Lufu, bei V.a. KHK Ergometrie, Echo, Koronarangiographie, bei V.a. chron. subklinischen Inf. Fokussuche: Zahnstatus, Rö-NNH, HNO-Konsil).

OP-Prinzipien
- Bei Erwachsenen Transplantation ohne Eröffnung des Peritoneums in die Fossa iliaca (A. und V. iliaca externa)
- Bei Kindern erfolgt wegen der Organgröße die Transplantation häufig über einen transperitonealen Zugang (Aorta, V. cava).

Chirurgische Technik
Über verlängerten Leistenschnitt Freilegung der Fossa iliaca ohne Eröffnung des Peritoneums, Freipräparieren von A. iliaca interna und V. iliaca externa, End-zu-Seit-Anastomose der V. renalis mit der V. iliaca externa (alternativ: End-zu-End-Anastomose der A. renalis mit A. iliaca interna). Eröffnung der Blasenkuppel und Implantation des Ureters mit lateraler Tunnelierung des Blasenmuskels und der Submukosa (Antirefluxplastik).

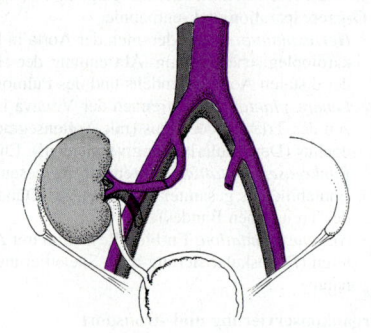

Abb. 8.1: Nierentransplantation in die rechte Fossa iliaca

Postoperative Behandlung
Unmittelbar postop. meist Polyurie mit Abfall des Serumkreatinins und Harnstoffs bis auf Normalwerte. *Cave*: Auf Volumen- und Elektrolytverschiebung achten! ZVD sollte bei 5–12 cm H$_2$O liegen. 1 x täglich Labor (BB, Krea, Harnstoff, Gesamteiweiß, E'lyte), Körpergewicht, Flüssigkeitsbilanz, RR und Temperatur engmaschig kontrollieren. In ca. 30 % der Fälle kommt es in den ersten 2 Wo. zu einer reversiblen

Oligo-Anurie (ATN, akute tubuläre Nekrose). In dieser Phase Dialysebehandlung oft erforderlich. Intraop. begonnene **Immunsupression** fortführen: Ciclosporin A (Sandimmun® 12 mg/kgKG/d p.o. unter Serumspiegelkontrolle (100–300 ng/ml), ggf. Dosis anpassen. Kortikoid (z. B. Urbason®) für 4 Wo. 200–500 mg/d, schrittweise (2,5 mg/2 Wo.) Reduktion auf 5–20 mg/d. Evtl. Azathioprin (z.B. Imurek®) 2 mg/kg/KG/d. Dosisreduktion bei Leuko < 3,0/nl). Pat. über erhöhte Infektanfälligkeit bei Immunsuppression aufklären.

Postoperative Komplikationen

- Funktionsstörungen aufgrund ischämischer Bezirke (erkennbar an der ungleichmäßigen Durchblutung der Spenderniere nach Freigabe der A. renalis) mit fokalen Organnekrosen
- Stenose/Thrombose der A. renalis: Intimaläsionen bei Organentnahme (Segmentstenose, Intimadissektion bei Gefäßanastomose)
- Venenthrombose (z.B. bei Abknickung der V. renalis)
- Distale Ureternekrose mit Urinfistel (gestörte Blutversorgung durch Skelettierung des Ureters)
- Ureterstenose
- Insuffiziente Blasennaht (Dehiszenz)
- Nachblutung aus den Gefäßanastomosen, Lymphfisteln und Lymphozelen
- *Abstoßung:* Oligurie/Anurie, KG ↑, Fieber, Gliederschmerzen, Hypertonie, Spannungsgefühl und Schmerzen im Transplantatlager.
Diagn.: Krea ↑, Harnstoff ↑, K⁺↑, Sono (ödematöse Nierenvergrößerung), Szintigraphie (verminderte Perfusion), Feinnadelbiopsie. **Ther.:** Kortikoidstoß (500–1000 mg), ggf. Antilymphozyten-/Antithymozyten-Globulin.

Nachsorge: Engmaschige Kontrolle innerhalb des ersten halben Jahres; anfänglich 2–3 Nachuntersuchungen/Wo. Später einmal wöchentlich (Labor, Sono).
Prognose: Transplantationsüberlebensrate nach 1 J. 90 %, nach 2 J. 80 %. 50 % aller Transplantate funktionstüchtig nach 8 J. (herztoter Spender), über 18 J. (nicht-identischer Lebendspender) bzw. bis 28 J. (identischer Lebendspender).

8.3.2 Lebertransplantation

Ind.: Bei allen akuten und chron. Formen des Leberversagens (am häufigsten bei Leberzirrhose und kongenitaler biliärer Gallengangsatresie). Seltener bei primärem Lebermalignom. **KI:** Schwere Inf., Malignome, schwere Herz- oder Nierenisuff.

Präoperative Diagnostik

- Blutgruppe; HLA-Typisierung nicht erforderlich
- Vollständiges Labor, insbesondere Leberparameter, Serologie: Hepatitis, HIV, CMV, EBV (☞ 8.2.1)
- Abdomen-Sonographie
- Gastroskopie zum Ausschluß eines Ulkus
- Doppler-Duplex-Sonographie, ggf. Angiographie (Coeliacographie, Portographie)
- Weitergehende Untersuchungen abhängig vom Begleit- und Nebenerkrankungen (☞ 8.3.1).

OP-Technik

Exstirpation des erkrankten Organs, sorgfältige Präparation der zukünftigen Anastomosenstellen und Implantation des Spenderorgans loco typico. Bei Bypass-Verwendung wird Blut über ein extrakorporales Pumpsystem während der OP aus der V. cava inf. und Pfortader in die V. axillaris umgeleitet. Anastomosierung der Gefäße und des Gallengangs in der Reihenfolge: V. cava suprahepatisch, V. cava infrahepatisch, Pfortader, A. hepatica-Truncus coeliacus, und Choledocho-Choledochostomie/ Choledocho-Jejunostomie (Roux-Y).

Postoperative Behandlung

Die Transplantatleber nimmt meist unmittelbar nach der Implantation ihre Funktion auf, ein Anstieg der Transaminasen und des Bilirubins innerhalb der ersten postop. Tage ist normal. 1–2 x tägl. Labor (BB, Gerinnung, AP, Transaminasen, Bili, CHE, Gesamt-Eiweiß, E'lyte, BGA). Ggf. Substitution von FFP, Gerinnungsfaktoren. Bei initialer Nichtfunktion der Transplantatleber Retransplantation innerhalb der ersten Tage.
Immunsupression ☞ 8.3.1

Postoperative Komplikationen
- Infektionen, z. B. Virushepatitis/Rezidiv der primären Lebererkrankung, Zytomegalie
- Funktionsstörungen aufgrund ischämischer Bezirke mit fokalen Organnekrosen
- Nachblutung aus den Gefäßanastomosen
- Thrombose der A. hepatica und der Pfortader
- Stenose, Fistel oder Nekrose der Gallengangsanastomose
- *Abstoßung:* Schmerzen im Transplantatbett, Hepatosplenomegalie, Aszites, Fieber. **Diagn.:** AP ↑, Transaminasen ↑, Bili ↑, CHE ↓, Sono (Nekrosen, Ödeme). Ggf. Feinnadelbiopsie. **Ther.:** ☞ 8.3.1.

Nachsorge: Engmaschige Kontrollen; Nachuntersuchungsschema im wesentlichen vom klinischen Verlauf und der Anamnese abhängig.
Prognose: Etwa 15 % der Pat. müssen retransplantiert werden. Letalität intra- und unmittelbar postop. gering. 1-JÜR 85 %, 1-Jahres-Funktionsrate 75 %.

8.3.3 Pankreastransplantation

Ziel ist die Wiederherstellung der endokrinen Pankreasfunktion (Insulinproduktion). Die Pankreastransplantation ist ein elektiver und nicht-überlebenswichtiger Eingriff und wird meist in Kombination mit einer Nierentransplantation durchgeführt. Bei jeder alleinigen Pankreastransplantation ist eine Risikoabwägung zwischen den Folgen einer langfristigen postop. Immunsupression und einer lebenslangen Insulinbehandlung vorzunehmen.

Ind.: Diabetes mellitus Typ 1 (juveniler Diabetes mellitus) mit diabetischer Nephropathie.
Folgende Verfahren kommen zur Anwendung:
- Intraperitoneale Implantation (90 %)
- Extra-/ Retroperitoneale Implantation (10 %)
- Pankreassekretableitung: Blasendrainage (80 %), enterale Drainage (20 %)
- Venendrainage: splenisch (90 %), portal (10 %)
- Transplantationen isolierter Langerhansscher Inseln zeigen stärkere Abstoßungsreaktionen als die Transplantationen des gesamten Organs. Möglicherweise kann durch eine optimierte Spender-Empfänger-Auswahl (Gewebetypisierung, Gewebekulturen) und durch Vorbehandlung der Inselzellen die Immunigenität verringert werden.

Präoperative Diagnostik
- Vollständiges Labor, insbesondere Leberparameter, Serumamylase, BZ (☞ auch 8.2.1)
- Abdomen-Sonographie
- Gastroskopie zum Ausschluß eines Ulkus
- Thallium-Streßtest, ggf. Koronarangiographie
- Weitere Untersuchungen abhängig von Begleit- und Nebenerkrankungen (☞ 8.3.1).

OP-Technik
Bei simultaner Pankreas- und Nierentransplantation wird das Pankreas kontralateral zur transplantierten Niere intraperitoneal implantiert. Aufgrund des niedrigen Blutflusses im Pankreas wird häufig heparinisiert (z.B. 500 I.E/h).

Medianschnitt im Unter-Mittelbauch; Anastomosierung der Pankreasarterien (A. mesenterica sup. und A. lienalis werden meist mit der Iliakalbifurkation anastomisiert) oder des Truncus coeliacus communis (falls keine gleichzeitige Leberentnahme beim Spender erfolgte) mit der A. iliaca ext. des Empfängers sowie der Pfortader mit der V. iliaca communis Ableitung des exokrinen Pankreassekrets, pankreatiko-vesikal (Methode der Wahl) oder pankreatiko-enteral. Alternativ Okklusion des D. pankreaticus durch intraduktale Polymerinjektion → Atrophie der exokrinen Zellen unter Erhalt der Langerhansschen Inseln.

Postoperative Behandlung
Bei funktionsfähigem Transplantat ist keine Insulinsubstitution mehr erforderlich. 1–2 x tägl. Labor (BB, E'ylte, BZ, Amylase, Lipase), bei pankreatiko-vesikaler Anastomose Amylase im Urin. Immunsupp. ☞ 8.3.1.

Postoperative Komplikationen
- Infektionen (insbesondere intraabdominell, bei Transplantat-Pankreatitis)
- Thrombosen der Pankreasgefäße
- Nachblutungen aus den Gefäßanastomosen
- Akute lebensbedrohliche Gefäßarrosionsblutung großer Gefäße aufgrund der Einwirkung des aggressiven Pankreassekretes bei Leckage
- Akute Transplantat-Pankreatitis
- Pankreassekretfistel
- Nahtinsuffizienz (Stase, Ileus)
- **Abstoßung:** Schmerzen im Transplantatbett, Fieber. **Diagn.:** Amylase im Urin ↓, BZ ↑ (Spätbefund), Sono (ödematöse Vergrößerung, Nekrosen). Feinnadelbiopsie. **Ther.:** ☞ 7.3.1.

Nachsorge: Engmaschige Kontrollen innerhalb des ersten halben Jahres; anfänglich 2–3 Nachuntersuchungen/Woche nach 3–4 Monaten einmal wöchentlich. Nachuntersuchungsschema im wesentlichen vom klinischen Verlauf und der Anamnese abhängig (v.a. Labor und Sonokontrollen).
Prognose: Transplantationsüberlebensrate nach 1 Jahr 80 %.

8.3.4 Herztransplantation

Ind.: Nicht behandelbare Herzinsuff. bei dilatativer Kardiomyopathie, Terminalstadium bei KHK.
KI: Schwere Infektionen, pulmonale Hypertonie, schwere Begleiterkrankungen wie Leber- oder Nierenschaden, Ulcus ventriculi oder duodeni, insulinpflichtiger Diabetes mellitus, schwere Veränderungen der peripheren Gefäße.

Präoperative Diagnostik
- Vollständiges Labor (☞ 8.2.1)
- EKG, Echokardiographie
- Lungenfunktionstest
- Abdomen-Sonographie
- Gastroskopie zum Auschluß eines Ulkus.

OP-Technik: Unter extrakoperaler Zirkulation und Hypothermie Exzision des Empfängerherzens (Durchtrennung der Vorhöfe, Aorta ascendens, A. pulmonalis). Anatomiegerechte Anastomosierung des Spenderherzens (gute Übereinstimmung der Organgröße wichtig!). *Postop. Behandlung* nach klinikinternem Standard.

Postoperative Komplikationen
- Abstoßungsreaktionen (Herzinsuff., Arrhythmie, Verlaufskontrolle durch transvenöse Myokardbiopsie)
- Infektionen (v.a. pulmonale Infekte)
- Nachblutung aus den Anastomosen.

Prognose: Die OP-Letalität liegt bei 5–10 %. Die 1-JÜR beträgt 80 %, die 5-JÜR etwa 50 %.

Herbert Renz-Polster

9

Praktische Onkologie

9.1	**TNM-System**	**224**	9.3.3	Zytostatika-Therapie	227
9.2	**Metastasierung**	**225**	9.3.4	Strahlentherapie	230
9.3	**Onkologische Therapie**	**226**	**9.4**	**Paraneoplastische Syndrome**	**231**
9.3.1	Therapieziele	226			
9.3.2	Chirurgische Therapie	226	**9.5**	**Tumormarker**	**233**

9.1 TNM-System

Klassifizierungssystem für solide Tumoren; für einzelne Tumorarten existieren jedoch auch andere Einteilungen, z.B. FIGO-Einteilung bei Ovarial-Ca., Einteilung nach DUKES bei Kolon- und Rektum-Ca.

• TNM/pTNM	Prätherapeutisch-klinische/postoperativ-pathologische Klassifikation
• Präfix y	Mit anderer Ther. vorbehandelte Fälle
• Präfix r	(rTNM/rpTNM): Rezidive
• C-Faktor	(C=certainty/C1 bis C5): Kennzeichnung des bei der Tumordiagnostik verwendeten diagn. Verfahrens (z.B. T3C2, N2C1, pM0C2)

Staging: Festlegung des Tumorstadiums	
T	**Ausdehnung des Primärtumors**
Tis	Nichtinvasives Karzinom *(Tumor in situ; auch: Carcinoma in situ = Cis)*
T0	Keine Anhaltspunkte für Primärtumor
T1,T2,T3,T4	Zunehmende Größe und Ausdehnung des Primärtumors
TX	Mindestforderniss zur Erfassung des Primärtumors nicht erfüllt
N	**Regionäre Lymphknoten**
N0	Keine Anhaltspunkte für regionale Lymphknotenbeteiligung
N1, N2, N3	Anhaltspunkte für regionalen Lk-Befall (Unterteilung in N1, N2, N3 je nach Zahl und Lokalisation der betroffenen Lk)
N4	Anhaltspunkte für Befall nicht-regionaler Lk
NX	Mindestforderniss zur Erfassung von Lk-Beteiligung nicht erfüllt
M	**Metastasen**
M0	Keine Anhaltspunkte für Fernmetastasen
M1	Anhaltspunkte für Fernmetastasen
MX	Mindestforderniss zur Erfassung v. Fernmetastasen nicht erfüllt
Das Stadium M1 und pM1 kann - wie folgt - weiter spezifiziert werden: Lunge = PUL; Knochenmark = MAR; Knochen = OSS; Pleura = PLE; Leber = HEP; Peritoneum = PER; Hirn = BRA; Haut = SKI; Lymphknoten = LYM; andere Organe = OHT	
G	**Histopathologisches Grading**
G1, G2, G3,	gut, mäßig, schlecht differenziert,
G4	undifferenziert
GX	Differenzierungsgrad kann nicht bestimmt werden
R	**Resektionsart**
R0	Im Gesunden
R1	Mikroskopische Tumor-Reste
R2	Makroskopische Tumor-Reste
[gekürzt nach UICC: TNM classification of malignant tumors, 4th edn. Springer Heidelberg]	

9.2 Metastasierung

Metastase Primärtumor	Leber	Lunge	Gehirn	Knochen	Maligner Pleuraerguß	Häufigste Lokalisation von Lymphknoten-Metastasen Bemerkungen
Schilddrüse	+(C-Zell)	+*	(+)	++		Hals, Mediastinum; C-Zell-Ca: Hals, supraklavikulär
Lunge	+	+	+++**	+	++	Peribronchial, Lungenhilus, Mediastinum
Mamma	+++	+++	+	+++	+++	Axillär, (sub-)sternal
Ösophagus	+	+				Paratracheal, parabronchial, mediastinal, paraösophageal, zervikal, zöliakal
Magen	+++	+	+	(+)	(+)	Perigastrisch (Netz), Aa. gastrica sin., hepatica com., lienalis, T. coeliacus; Peritonealkarzinose *Sonderform:* Krukenberg-Tumor = Ovarialmetastasierung)
Kolon	+++	+		+	(+)	Perikolisch/perirektal, entlang versorgender Gefäße
Pankreas	+	+	(+)		+	Netz, entlang versorgender Gefäße
Gallenwege	+++	+				Leberhilus (Lig. hepatoduodenale), entlang der Gallenwege und großen Bauchgefäße, Pankreaskopf, periduodenal
Niere	+	++	(+)	++		Nierenhilus, paraaortal
Harnblase		+		+		Kleines Becken, v.a. Bifurkation der Aa. iliacae com.
Prostata	+	+		+++		
Hoden***	+	++	(+)			Retroperitoneal, iliakal, paraaortal, A. lienalis sin., mediastinal, supraklavikulär
Ovar***	+	+			+	Paraaortal, iliakal, retroperitoneal, mediastinal, Netz, Peritonealkarzinose
Uterus/Zervix	+	+	(+)	+		Parazervikal, parametrial, Becken, inguinal, präsakral, paraaortal, iliakal (Peritonealkarzinose)
Melanom	++	++	++	+	+	Je nach Lokalisation
HNO-Tu			+			Zervikal/supraklavikulär

* v.a. follikuläres Ca	(+) selten
** v.a. kleinzelliges Bronchialkarzinom	+ gelegentlich
*** abhängig vom histologischen Typ	++ häufig
	+++ sehr häufig

9.3 Onkologische Therapie

9.3.1 Therapieziele

Therapieziele	
kurativ	Heilung wird angestrebt: bei potentiell kurablen Tumoren (10–12% aller Tumoren, z.B. Hodentumoren, ALL, M. Hodgkin, AML; bestimmte solide Tumoren im Frühstadium, z.B. Mamma-Ca)
adjuvant	Unterstützende Chemo-/Strahlenther. in Ergänzung einer vorangegangenen potentiell kurativen OP
neo-adjuvant	„Prophylaktische" Chemo-/Strahlenther. *vor* potentiell kurativem Eingriff zur Verhinderung einer Metastasierung (z.B. wenn außer Primärtumor keine weiteren Tumormanifestationen nachweisbar sind); auch zur Tumorreduktion vor OP mit kurativem Ziel oder zur Erreichung der Operabilität („Downstaging")
palliativ	Milderung von Krankheitssymptomen (ohne Aussicht auf Heilung); Verbesserung der Lebensqualität, evtl. auch Lebenserwartung
supportiv	Unterstützende Ther., z.B. bei Nebenwirkungen, Infektionen

9.3.2 Chirurgische Therapie

Insbesondere das lokalisierte und lokoregionäre Karzinom sowie mono- und oligotope Fernmetastasen sind die Domäne der chirurgischen Onkologie.

Verfahrensregeln in der Tumorchirurgie
- **Operationsplanung:** *Präoperatives Staging* (Rö, Sono, CT, MRT, PE), histologisches Typing und Grading durch Biopsie
- *Intraoperatives Staging:*
  - Makroskopische Abklärung von Fernmetastasen, Infiltration von Nachbarorganen, Ausdehnung im Ursprungsorgan
  - Histologische Diagnostik mittels Schnellschnittuntersuchung *(Cave:* Höhere Fehlerquote bei Schnellschnittuntersuchungen als bei Paraffinschnittverfahren)
- *Verhinderung der Tumorzelldissemination* („no-touch"-Technik)
  - Frühzeitige, möglichst zentrale Ligatur von Arterien und Venen
  - Adäquate Sicherheitsabstände
  - Tumorresektion u. Lk-Dissektion en bloc; *Cave:* Tumoreinriß, Schnitt d. Tumor.

Kurative chirurgische Therapie
Vollständige Tumorentfernung (Primärtumor, Fernmetastasen) ohne mikro- und makroskopischen Hinweis für lokal verbliebenes Tumorgewebe (R_0-Resektion).
- **Klassische Radikaloperation**
  - Entfernung des Primärtumors mit genügendem Sicherheitsabstand und Lk-Dissektion (En-bloc-Resektion)
  - *Elektive Lk-Dissektion:* Lk-Entfernung ohne klinische Hinweise auf das Vorliegen von Lk-Metastasen; Vorteil: Entfernung klinisch okkulter Lk-Metastasen, exakteres Staging, frühzeitiger und gezielter Einsatz adjuvanter Behandlungsverfahren; Nachteil: Erhöhte Morbidität/Letalität (erweiterter Eingriff, Lymphödem)

- *Therapeutische Lk-Dissektion:* Lk-Entfernung bei Verdacht oder klinischem Nachweis regionaler Lk-Metastasen
  Absolute kurative Radikaloperation: Primärtumor in toto entfernt. Tumorfreiheit in den vom Primärtumor am weitesten entfernt liegenden Lk (Grenz-Lk)
  Relative kurative Radikaloperation: Primärtumor in toto entfernt. Tumorbefall in den vom Primärtumor am weitesten entfernt liegenden Lk
  Voraussetzung für die Zuverlässigkeit der Unterscheidung zwischen absolut und relativ kurativ ist die Annahme einer kontinuierlichen lymphogenen Metastasierung
- **Lokale Exzision** mit beschränktem Sicherheitsabstand bzw. resektionssparende chirurgische Therapieverfahren (z.B. bei Basaliom)
- **Organbegrenzte Resektionsverfahren** (z.B. Nephrektomie)
- **Erweiterte Resektionsverfahren** (bei Infiltration angrenzenden Gewebes).

Palliative (nicht-kurative) chirurgische Therapie

Ind.: Besserung von Tumorsymptomen bei inoperabler Situation, besonders bei zunehmender Beeinträchtigung der Vitalfunktionen (Besserung der Lebensqualität, Verlängerung der Überlebenszeit, Schmerzlinderung, KO-Prophylaxe).
- Resez. Verfahren: Tumorresektion mit verbleibendem Tumorgewebe o. Metastasen
- Nicht-resezierende Verfahren: Symptomatische Therapie z.B. Anus praeter, biliodigestive Anastomose, Ösophagus-Stent, Osteosynthese bei path. Frakturen.

Metastasenchirurgie: Bei multipler Metastasierung nicht indiziert, bei solitären Lungen- und Leberfiliae oder mehrfachem Befall einer Organhälfte teilweise kurative Resektion möglich.

Ziel muß die Verbesserung der Lebensqualität sein; folgende Überlegungen sind präoperativ abzuwägen:
- Alter, Allgemeinzustand, Dauer der Tumorerkrankung
- Umfang der Operation
- Wachstumsverhalten des Tumors
- Voraussichtliche Überlebenszeit (mit und ohne den operativen Eingriff)
- Soziale Verhältnisse (z.B. eigenständige Versorgung, familiäre Strukturen).

9.3.3 Zytostatika-Therapie

Verabreichung

- Zubereitung nur durch geschultes Personal, möglichst an speziell eingerichtetem Arbeitsplatz (*laminar-flow* Gehäuse), grundsätzlich nur mit zytostatikadichten Einmalhandschuhen, Mundschutz und langärmeligem Schutzkittel
- Zytostatika erst unmittelbar vor der Applikation lösen. Lösungsvorschriften sorgfältig beachten. Eventuelle Lichtempfindlichkeit berücksichtigen
- Bei Kombinationstherapie Zytostatika getrennt und nacheinander verabreichen. Keine Mischspritzen!
- Intraarterielle Injektion unbedingt vermeiden (→ Gefahr der Nekrose)
- Gute Durchgängigkeit und sichere intravasale Lage des Zugangs (zentral, peripher) prüfen. Venenverweilkanülen gut fixieren
- Vor Verabreichung stets Gegenkontrolle (Stimmt Medikament? Stimmt Konzentration?) durch den verantwortlichen Arzt.

Vorgehen bei Paravasaten
Besonders gefährlich: Vincristin, Vinblastin, Adriamycin, Etoposid, Mitomycin-C. Zytostatikagabe sofort unterbrechen und Zugang unter Aspiration entfernen. Extremität hochlagern, trockene Eiswickel, Eiswasserumschläge. Bei Vinca-Alkaloiden sofortige Auflage von *warmen* trockenen Umschlägen. Rücksprache mit Spezialisten (Vorgehen hängt u.a. von Lokalisation und Art des Zytostatikums ab). Bei Nekrosen evtl. chirurgische Intervention. *Hinweis:* Paravasate von Cyclophosphamid und Iphosphamid sind rel. harmlos.

Nebenwirkungen der Zytostatika-Therapie
Knochenmarkdepression/Agranulozytose

 Vorgehen bei Fieber
- *Bei Fieber > 38,5 ° C* nach Infektionen suchen (Mund, Vagina, Zugänge); periphere und zentrale Blut-, Urin- und Sputumkulturen
- *Fieber bei Agranulozytose* erfordert eine sofortige kalkulierte antibiotische Therapie. Beispiele:
  - *Stufe I:* Amoxycillin (z.B. 3 x 2 g Clamoxyl® i.v.) und Ceftaxidim (z.B. Fortum® 3 x 2 g)
  - *Stufe II:* Wenn Pat. nach 3 Tagen nicht fieberfrei: antibiotische Ther. umsetzen, z.B. auf Amikacin (Biklin®) + Imipenem/Cilastin (Zienam®)
  - Bei V.a. Katheterinfektion: möglichst Katheterwechsel, wenn nicht möglich: Vancomycin 1 g über 24 h (Gabe über den Katheter!).
  - Ggf. zusätzlich Antimykotika und/oder Virostatika (z.B. Aciclovir®), Immunglobulin-Substitution (z.B. Pentaglobin®, Sandoglobin®).

- Granulo- und Thrombozyten erreichen ihre Tiefstwerte meist 10–14 Tage nach Beginn der zytostatischen Therapie (= „Nadir" → Dosis rechtzeitig anpassen!)
- Bei Granulozyten < 2000/µl oder Thrombopenie < 100 000/µl Zytostatika-Dosis reduzieren, bei Granulozyten < 500/µl bzw. Thrombos < 40 000/µl Ther. abbrechen bzw. Zyklusintervall verlängern. Bei soliden Tumoren mit palliativem Therapieziel Dosisreduktion, Ther.-Pause schon bei höheren Werten; evtl. Therapieintervall verlängern, G-CSF-Gabe.
- Bei Thrombos < 20 000/µl Gabe von Thrombozytenkonzentraten (bei Sepsis oder hämorrhagischer Diathese früher).

 Vor geplanten KM-Transplantationen möglichst HLA-kompatible und leukozytenarme Thrombozyten- und Ery-Konzentrate zur Vermeidung einer Alloimmunisierung. Bei schwerstem Immundefekt des Empfängers Bestrahlung z. Vermeidung einer GvH-Reaktion d. Übertragung immunkompetenter Leukozyten.

Vorgehen bei Agranulozytose (Neutrophile < 0,5/nl)

V.a. im Rahmen der KM-Transplantation einzusetzendes Schema – Intensität der Maßnahmen hängt von der zu erwartenden Dauer der Agranulozytose ab.

- *„Schleusenpflege":* Einzelzimmer mit eigener Sanitäreinheit, keine Blumen! Saubere Kittel, Händedesinfektion und Mundschutz für Pflegepersonal, Ärzte und Angehörige obligatorisch!
- Schleusenpatienten neigen zu *Deprivations- und Trauerreaktionen („Schleusensyndrom")* → psychische Betreuung dieser Pat. (und deren Angehörigen!)
- *Schleusenkost: keine* Salate wegen Pseudomonasinf.-Gefahr, kein Obst, keine Rohkost, kein Schimmelkäse
- Stomatitis-Prophylaxe bzw. Ther.: *Mundspülung* mit Polyvidon-Jod (z.B. Betaisodona® Mundspülung) 4 x tägl. nach den Mahlzeiten und Chlorhexidin (z.B. Chlorhexamed®). Orale Antimykotika ☞ unten
- Antibakterielle Nasensalbe (insbes. gegen Staphylokokken), z.B. Mupirocin-Calcium (Turixin®)
- Zähneputzen ist wegen Mikroverletzungen verboten (Gefahr thrombozytopenischer Blutungen und Bakterieneinschleusung)
- Möglichst alle *parenteralen Zugänge entfernen.* Wenn Zugänge unbedingt erforderlich, Bakterienfilter verwenden
- *Antibiotikaprophylaxe* und orale Darmdekontamination mit z.B. Ciprofloxacin (z.B. Ciprobay® 2 x 750 mg p.o.) und Cotrimoxazol (z.B. Eusaprim forte® 3 Tabl./Wo) gegen Pseudomonas und gegen Pneumocystis carinii-Pneumonie
- *Antimykotische Prophylaxe* (zur systemischen und lokalen Wirkung):
  – Vor den Mahlzeiten Amphotericin B-Lsg. (z.B. 4 x 5 ml Ampho-Moronal® Suspension), Fluconazol 1 x 200 mg p.o.
  – Ampho-Moronal® ovula und Betaisodona® bzw. Amphomoronal ovula® Vaginal-Supp. in Rektum und Scheide z.B. 1 x tägl. abends Amphotericin B-Inhalation: z.B. 2 x 5 mg in 1 ml p.i.
- *Antivirale Prophylaxe:* Aciclovir (z.B. 5 x 200 mg Zovirax® tägl. p.o.)
- Immunglobuline 10 g 1 x wöchentlich
- Evtl. Leukozytenstimulation (z.B. G-CSF, ☞ unten).

Leukozytenstimulation

- Durch Kolonie-stimulierenden Faktor (*granulocyte-colony-stimulating factor* = G-CSF) Verkürzung der Zytostase-induzierten Leukopenie (Präparate: z.B. Neupogen®, Filgastim®). Anämie und Thrombopenie werden nicht beeinflußt!
  – Applikationsformen: 24 h nach Chemother. bis zur Normalisierung der Leukos nach dem Nadir, dabei verzögerte Wirkung von 2–3 Tagen beachten, insbes. bei aggressiver Chemotherapie mit hoher Wahrscheinlichkeit schwerer Neutropenien, z.B. bei der Ther. von M. Hodgkin oder hochmalignen Non-Hodgkin-Lymphomen.
  – Übliche Dosis: Bei Pat. bis 60 kg 1 Amp. z.B. Neupogen®30 (= 300 µg); bei Pat. > 60 kg 1 x 1 Amp. z.B. Neupogen®48 (= 480 µg), s.c. 1 x tägl.
  – KI: myeloische Leukämien, Leuko > 40/nl
  – NW: Muskel- und Knochenschmerzen (v.a. Sternum, Rippen, Kreuz- und Darmbein), RR-Abfall.
- GM-CSF (Granulocyte-Macrophage-Colony-stimulating-factor = G-CSF, z.B. Molgramostim®, Leukomax®): soll auch die Monozyten-Makrophagen-Reihe stimulieren. Nachteil: mehr Nebenwirkungen als G-CSF.

Anämie

- Transfusion von leukozytenarmen (Leukofilter!) Ery-Konzentraten bei Pat., die voraussichtlich noch häufig Blutkomponententransfusionen benötigen.
  - Bei schwerstimmunsupprimierten Pat. evtl. bestrahlt; potentielle KM-Transplantat-Empfänger nur HLA-identisch transfundieren!
  - CMV-negativ nur vor oder nach KM-Transplantation oder wenn der Empfänger CMV-negativ ist
  - **Ind.:** Bei akuter Blutung, wenn Hb < 10 g/dl; bei chron. Anämie wenn Hb < 7–8 g/dl (Ausnahme z.B. Pat. mit KHK oder Gefahr zerebraler Minderdurchblutung oder bei symptomatischen Patienten → früher transfundieren)
- Erythropoetin (z.B. Erypo®): **Ind.:** Z.n. KMT, myelotoxische Chemother. Dosierung: 2000–5000 IE tägl. bis 2 x/Wo. s.c., individuell einstellen.

Prophylaxe und Therapie von Übelkeit und Erbrechen

Übelkeit und Erbrechen als Zytostatika-NW treten je nach Präparat ca. 1–5 h nach Applikation auf, durch psychische Belastung (v.a. Erwartungsangst) jedoch häufig schon vorher. Seltener sind verzögerte Übelkeit und Erbrechen bis Tage nach der Applikation (keine zuverlässig wirksame Medikation möglich).

Stufenplan

- Bei zu erwartender leichter zytostatikaassoziierter Übelkeit: Metoclopramid (MCP, z.B. Paspertin®) 3 x 10 mg p.o. vor den Mahlzeiten; 1/2–1 h vor Chemother.-Beginn
- Bei unzureichender Wirkung oder mittlerer emetogener Potenz
  - 20 mg MCP i.v. (z.B. 2 Amp. Paspertin®) als Bolus 1/2 h vor Zytostase, dann nach Bedarf. Bei anhaltendem Erbrechen MCP-Perfusor (50 ml = 5 Amp. à 10 ml = 250 mg als Dauerinfusion, 2–6 ml/h = 10–30 mg/h). **NW:** extrapyramidalmotorische Bewegungsstörungen, v.a. bei jungen Pat. Antidot: Biperiden (z.B. Akineton® 5 mg i.v.). Tagestherapiekosten ca. 2,20 DM.
  - Ggf. zusätzlich Levomepromazin (z.B. Neurocil® 3 x 3 mg = 3 x 3 Tr.) oder Triflupromazin (z.B. Psyquil® 70 mg als Supp.)
- Bei unzureichender Wirkung oder zu erwartender starker Übelkeit:
  - 5HT-3-Antagonisten (z.B. Ondansetron, Zofran®) 2 x 8 mg p.o. oder i.v. Erste Dosis 1–2 h *vor* Beginn der Chemotherapie. **NW:** Sedierung, Kopfschmerzen, „flush", geringer Transaminasenanstieg, Ileus (→ klin. Kontrollen!). Weniger wirksam bei verzögertem Erbrechen. Sehr teuer (Kosten Tagesther. ca. 140 DM).
  - Ggf. (z.B. bei Ther. mit Cisplatin) zusätzlich Dexamethason (z.B. Fortecortin®) 20–40 mg direkt vor der Zytostatika-Gabe.

- *Häufig (insbes. bei hochdosierter Zytostatika-Ther.) ist die Kombination mit einem Tranquilizer nötig, z.B. am Abend vorher Oxazepam (Adumbran®, 1 Tabl. = 10 mg) p.o. oder als Supp.*
- Möglichst keine antiemetische Ther. „nach Bedarf"! Der Emesis stets „einen Schritt voraus" sein (ggf. Stufenplan frühzeitig eskalieren, Beginn der antiemetischen Ther. stets vor Beginn der Chemother.).

9.3.4 Strahlentherapie

- **Perkutane Ther.:** Strahlenquelle außerhalb des Körpers, meist Bestrahlung in *Mehrfeldertechnik:* Strahlen summieren sich im Herd (Hautschonung)
- **Brachyther.:** Strahlenquelle im oder am Tumor lokalisiert. Die vom Gewebe absorbierte Dosis wird in Gray (Gy; 1 Gy = 100 rad) angegeben.

Indikation
- *Kurativ:* bei malignen Lymphomen (meist kombiniert mit Chemother.), Larynx-Ca, Zervix-Ca, Bronchial-Ca
- *Palliativ:* bei drohenden pathol. Frakturen, Beeinträchtigung der Vitalfunktionen (z.b. Atelektasenbildung oder obere Einflußstauung bei Bronchial-Ca), bei lokalisierten Schmerzzuständen
- *Adjuvant:* Präop. zur Tumorverkleinerung und/oder postop. zur Zerstörung von Mikrometastasen, z.B. bei Mamma-, Blasen- oder Rektum-Ca.

Nebenwirkungen – abhängig von Gesamtdosis und Dosisverteilung
- „Strahlenkater" (Stunden bis Tage nach Radiatio): Anorexie, Müdigkeit, Erbrechen, Kopfschmerzen
- Strahlenreaktion (bis 3 Mon. nach Ther.): reversible Haut-/Schleimhautveränderungen, z.B. Rö-Erythem, -Dermatitis/Mukositis
- Strahlenschäden (Langzeitschäden mit z.T. erheblicher Latenz!): Nekrosen, Ödeme, Fibrosen → irreversible Schäden wie z.B. Strahlen-Ulkus, -Pneumonitis, -Enteritis, -Enzephalitis und -Katarakt, sekundäre Neoplasien.

Mit Beginn der Strahlentherapie werden neu auftretende Symptome vom Pat. oft als Folge der Strahlentherapie gewertet; sie sind jedoch meist Ausdruck der Grunderkrankung.

9.4 Paraneoplastische Syndrome

Relativ seltene Funktionsstörungen und Krankheitssymptome, die nicht durch das lokale Wachstum des Malignoms oder dessen Metastasierung bedingt sind. Paraneoplastische Syndrome können auftreten, lange bevor das Malignom entdeckt wird. Nach Entfernung des Tumors bilden sich die Symptome wieder zurück. Bei Auftreten eines Rezidives werden sie wieder manifest. Der Nachweis einer Paraneoplasie ist vor allem für die Tumorfrühdiagnose und für die Verlaufsbeurteilung entscheidend.

Bei unklaren Endokrinopathien, Neuro-/Myopathien, Dermatosen etc. an paraneoplastische Syndrome denken.

Nicht hormonale Syndrome	
Paraneoplasie/Klinische Zeichen	Häufigste Tumoren
Allgemeine Tumorsymptome	
Kachexie Unspezifische Stoffwechselsteigerung Leistungsschwäche Müdigkeit	Unspezifische Tumorzeichen ohne Hinweis auf einen bestimmten Tumor
Fieber	Sarkome, Hypernephrom, gastrointestinale Tumore, Hepatom, Leukämien
Hämatologische Veränderungen	
Aplastische Anämie	Thymom
Hämolytische Anämie	Leukämien, Morbus Hodgkin
Eosinophilie	Maligne Lymphome, Leukämien, metastasierende Tumore
Leukozytose	Multiple Tumore

Nicht hormonale Syndrome	
Paraneoplasie/Klinische Zeichen	**Häufigste Tumoren**
Thrombozytose	Multiple Tumore
Thrombopenie	Hämangiome, lymphoproliferative Erkr.
Polyglobulie	Hypernephrom
Dissemierte intravasale Gerinnung (DIG)	Metastasierende Karzinome
Hauterkrankungen	
Acanthosis nigricans, Hyperpigmentation	Gastrointestinale Ca., malignes Melanom
Akrokeratose	Zungen-, Tonsillenkarzinom
Dermatomyositis	Genital-, Mamma-, Magenkarzinom
Erythema nodosum	Lymphome, Leukämien
Pruritus	M. Hodgkin, Polycythaemia vera
Urtikaria	Malignes Lymphom
Erkrankungen des Herz- und Gefäßsystems	
Thrombophlebitis migrans und Phlebothrombosen	Pankreas-, Lungen-, Magen-, Gallenblasen-, Kolonkarzinome
Thrombotische Endokarditis	Adenokarzinome (Magen, Lunge, Pankreas)
Lungenembolien	Bronchial-, gastrointest., Mamma-, Uterus-Ca
Trommelschlegelfinger	Intrathorakale Karzinome, insb. Bronchial-Ca
Neurologische Erkrankungen	
Limbische Encephalitis	Bronchialkarzinom
Progressive multifokale Leukoenzephalopathie	Lympho-, myeloproliferative Erkrankungen
Kleinhirnrindendegeneration	Bronchial-, Ovarial-, Mamma-Ca
Subakute cerebelläre Degeneration	Bronchial-Ca
Amyotrophische Lateralsklerose	Bronchial-, Mamma-Ca
Subakute nekrotisierende Myelopathie	Bronchial-Ca
Sensorische Neuropathie	Bronchial-, Mamma-, Magen-Ca
Sensorimotorische Neuropathie	Plasmozytom, M. Hodgkin, Bronchial-Ca
Muskel- und Knochenerkrankungen	
Myopathien	Bronchial-, Mamma-, Magen-Ca
Osteoarthropathien	Metastasierende Ca, v.a. Bronchial-, Prostata-, Mamma-, Schilddrüsen-Ca
Sonstige	
Paraproteinämien	Kolon, Prostata-, Mamma-Ca
Glomerulonephritis	Maligne Lymphome, Leukämien, Ca (Lunge, Mamma, Niere)

Paraendokrine Syndrome

Durch Hormone, die von Tumoren oder ihren Metastasen ektopisch gebildet werden, an anderer Stelle ausgelöst. Häufigkeit: < 5% aller Tumoren, bei einzelnen Tumorformen > 20% (v.a. kleinzelliges Bronchialkarzinom, APUDome (☞ 12.4), z.B. Karzinoid, seltener GIT- und Genitaltumoren).

Paraendokrine Syndrome

Hormon	Syndrom	Häufigste Tumoren
ACTH (Adrenokortikotropes Hormon), Lipotropin (LPH), Kortikotropin-Releasing-Faktor (CRF)	Cushing-Syndrom	Lunge (kleinzelliges Bronchialkarzinom, Karzinoid), Inselzellkarzinom des Pankreas, Thymom, medulläres Schilddrüsenkarzinom
Melanozyten-stimulierendes Hormon (MSH), Lipotropin (LPH)	Pigmentierung	Lunge (kleinzelliges Bronchialkarzinom, Karzinoid), Inselzellkarzinom des Pankreas, Thymom, medulläres Schild-drüsenkarzinom
Antidiuret. Hormon (ADH)	Schwartz-Bartter-Sy.	Bronchial-, Pankreas-, Duodenal-Ca
Oxytocin, Neurophysin	Keine klin. Sympt.	Bronchial-, Pankreas-Ca
Gonadotropine (Luteotropes Hormon-LH; Follikelstimulierendes Hormon-FSH)	Gynäkomastie, Pubertas praecox	Hepatome, Chorion-Ca, Magen-, Nieren-, Lungentumoren
Human chorionic gonadotropin (HCG)	Gynäkomastie, Pubertas praecox, Hyperthyreose	Hepatome, testikuläre und mediastinale Teratome, Blasenmole, Lungentumoren
Parathormon (PTH), Prostaglandin E2, Osteoklastenaktivierender Faktor (OAF)	Hyperkalzämie	Bronchial, Mamma-, Nieren-, Pankreas-, Ovarial-Ca, Myelom, Lymphom (OAF)
Prolaktin (PRL)	Galaktorrhoe, Amenorrhoe, Impotenz	Bronchial-, Nieren-Ca
Somatotropes Hormon (STH)	Akromegalie	Bronchialkarzinom, Karzinoid
Calcitonin	Keine klin. Sympt.	Kleinzelliges Bronchial-, Mamma-, Magen-, Schilddrüsen-Ca
Erythropoietin	Polyglobulie	Renale Ca, Hepatom, cerebell. Hämangioblastome, Uterus-, Ovarial-Ca
Serotonin	Diarrhoe, Migräne, Tachykardie	Pankreas-Ca, kleinzelliges Bronchial-Ca, Karzinoid
Glucagon	Hyperglykämie	Pankreas-, Lungen-Ca

9.5 Tumormarker

Von bestimmten Neoplasmen gebildete oder induzierte Stoffe, die in normal ausdifferenziertem Gewebe nicht oder nur in geringem Ausmaß vorkommen, z.B. Onkofetale Antigene, Tumorassoziierte Antigene, Hormone, Enzyme, Serumproteine.

Bedeutung/Indikation

- Hauptind.: Kontrolle der Wirksamkeit einer Therapie. Weisen manchmal früher als andere diagnost. Verfahren auf Rezidive hin. Bei radikaler OP Markerabfall innerhalb von 4–8 Wo.
- Deshalb *vor* Ther. (OP, Chemo-, Hormon-, Radiotherapie) einen geeigneten, deutlich erhöhten Marker auswählen (*ein* Marker ist zur Verlaufskontrolle meist ausreichend). Weitere Bestimmungen dann z.B.:
  – Postop. bzw. nach Therapiebeginn (Verlaufskontrolle/Nachsorge):
    - 10–20 Tage nach Therapiebeginn (je nach HWZ des Markers)
    - alle 3 Mon. während der ersten 2 Jahre

- alle 6 Mon. im 3., 4. und 5. Jahr nach der ersten Therapie
- vor jedem Therapiewechsel
- Bei V.a. Rezidiv oder Metastasierung
- Bei erneutem Staging
- 2–4 Wochen nach dem Auftreten eines Konzentrationsanstieges des Markers.
- **Cave:** Zur Primärdiagnostik und zum Screening unbrauchbar; Ausnahme z.B. Verwandte von Pat. mit C-Zell-Ca bzw. Multipler Endokriner Neoplasie (MEN, ☞ 12.4), Pat. mit Z.n. Blasenmole, V.a. Keimzelltumoren (β-HCG).
- **Cave:** Markerwerte werden durch Rauchen (CEA, TPA), Schwangerschaft (AP, HCG), Katabolismus, entzündliche oder toxische Erkrankungen beeinflußt
- Marker-Normwerte differieren je nach verwendeter Labormethode → Werte möglichst stets im gleichen Labor bestimmen lassen!

Klinisch relevante Tumormarker									
Tumormarker / Tumor	CEA	TPA	CA-15-3	CA-19-9	CA-125	SCC	AFP	HCG	andere
HNO (Plattenepithelkarzinome - auch Ösophagus!)	+	+				+++			
SD anaplastisch	+	+							
SD diffus									TG***
SD C-Zell / MEN (☞ 12.5)	+	+							HCT*
Lunge, kleinzellig	++	+							NSE**
Lunge, epithelial	+						+		CYFRA 21–1
Mamma	++	+	+++						
Pankreas	+			+++	+				
Leber, Hepatozell. Ca							+++		
Leber, Metastasen anderer Tumoren	+								
Gallenwege	+			++ +					
Magen	++			++					CA 72–4
Kolorektal-Ca	+++			+					
Uterus, Plattenepithel-Ca. (Zervix, Vulva)						+++			
Uterus, Adeno-Ca. (Endometrium-Ca.)	+				+				
Uterus, Chorion (Trophoblasttumoren)								+++	
Ovar, Epithel. Tu.	+	+	+	+	+++				
Ovar, Keimzelltumor							+++	+++	
Hoden, Nonseminom							+++	+++	
Hoden, Seminom								+++	
Prostata									PAP, PSA
Blase	+	+							

+++ Marker der ersten Wahl
++ Marker empfehlenswert (evtl. als Zweitmarker)
+ Markereinsatz möglich
* Calcitonin
** Neuronenspezifische Enolase
*** Thyreoglobulin

Arno Dormann
Karl-Ludwig Krämer

10

Infektionen

10.1	**Infektionen der Knochen und Gelenke**	236
10.1.1	Diagnostik und allgemeine Therapieprinzipien	236
10.1.2	Osteomyelitis (OM)	238
10.1.3	Eitrige Arthritis ICD: M 00.X	240
10.2	**Management systemischer Infektionen mit unbekanntem Erreger**	241
10.2.1	Fieber unklarer Genese ICD: R 50.X	241
10.2.2	Harnwegsinfektion ICD: N 39.0	244
10.2.3	Sepsis und Bakteriämie ICD: A 40 – 41	244
10.2.4	Im Krankenhaus erworbenes Fieber	247
10.3	**Bakterielle Infektionen**	248
10.3.1	Tetanus (Wundstarrkrampf) ICD: A 35	248
10.3.2	Gasödem und Gasbrand ICD: A 48.0	248
10.3.3	Staphylokokken-Infektionen ICD: A 49.0	249
10.3.4	Erysipel ICD: A 46	249
10.3.5	Phlegmone ICD: L 03.X	249
10.3.6	Pseudomonas-Infektion	250
10.3.7	Milzbrand (Anthrax) ICD: A 22.X	250
10.3.8	Actinomycose ICD: A 42.X	250
10.4	**Antibiotikatherapie**	250
10.4.1	Penicilline	251
10.4.2	Cephalosporine	252
10.4.3	Sonstige Antibiotika	255
10.5	**Virusinfektionen**	256
10.5.1	Virus-Serodiagnostik	256
10.5.2	Virale Hepatitis ICD: B 15 – 19	257
10.5.3	Tollwut (Rabies) ICD: A 82.X	259
10.6	**Candidiasis**	260

10.1 Infektionen der Knochen und Gelenke

Im Vergleich zu Infektionen anderer Organsysteme sind entzündliche (bakterielle) Knochen- und Gelenkerkrankungen **relativ selten, aber gefürchtet** *(oft therapieresistent und rezidivfreudig).*
Haupterreger *Staph. aureus,* Staph. epidermidis, seltener Streptokokken, Enterokokken, Pseudomonas aeruginosa.

10.1.1 Diagnostik und allgemeine Therapieprinzipien

Diagnostik
Klinik: Calor, Rubor, Dolor, Tumor und Functio laesa insbesondere bei Knocheninfektionen *meist nur inkomplett. Fieber.*

Bildgebende Verfahren bei entzündlichen Knochenerkrankungen
Nativ-Rö: Path. Veränderungen im allg. erst ab der 3. Wo. erkennbar, beim Säugling ab 2. Wo.; **Tomographie:** speziell zur Herdabgrenzung und Darstellung von Sequestern; **Knochenszintigramm, 3-Phasen-Szintigramm** (☞ 6.5): Aussagen über Floriditätsgrad; **Sono:** Darstellung von Abszessen, Gelenkergüssen; **CT, NMR:** Zusatzuntersuchung bei komplizierteren anatomischen Verhältnissen (z.B. Wirbelsäule) und zur Beurteilung einer Weichteilbeteiligung **Leukozytenszintigramm:** zur Fokuslokalisierung.

Labor
- **BSG:** in Akutphase ↑↑. Gering oder nicht erhöht bei chron. OM und Tbc
- **C-reaktives Protein (CRP):** ↑, schneller Anstieg, weniger störanfällig als BSG.
- **BB:** Bei bakt. Inf. Leukozytose, Linksverschiebung. Lymphozytose bei Virusinf. (*Cave:* DD einer neutrophilen Granulozytose: reaktive Veränderungen)
- **Elektrophorese:** bei Inf. (Akutphase) α_2-Globulinerhöhung
- evtl. **Antikörper-Titer:**
  - Streptokokkentiter: wichtig bei rheumatischem Fieber und hämatogener OM im Säuglings- und Kindesalter
  - Serol. Untersuchung auf Lues, Chlamydien, Yersinien, Shigellen und Borrelien bei unklarer Arthritis
  - Serol. Untersuchung auf *Brucellen und Salmonellen* bei unklarer Spondylitis
- **Tuberkulin-Screening** (Tine-Test) Ergebnis nach 72 h bis 7 Tagen ablesen (Frühreaktionen werden nicht gewertet!).

Mikrobiologischer Keimnachweis
- **Abstrich:** Entnahme vom Wundgrund, Kontamination des Tupfers mit Hautkeimen vermeiden (☞ 2.4.5)
- **Punktion:** sterile Kautelen. Geeignet bei V.a. Abszeß, Empyem (☞ 2.1.7)
- **Gewebeprobe:** wird bei OP gewonnen
- **Blutkultur:** im Fieberanstieg (☞ 2.4.1)
- **V.a. Tbc:** Nachweis von Mykobakterien in Punktat, Abstrich, Biopsie, Sputum (an drei Tagen hintereinander gewinnen), Magensaft (Aspiration über Magensonde bei nüchternem Pat., evtl. mit NaCl-Lösung vorspülen) und Urin
  - *Objektträgerausstrich* und Ziehl-Neelsen-Färbung, Ergebnis sofort
  - *Kultur:* Spezialnährboden. Positives Ergebnis frühestens nach 8 Tagen, in der Regel nach 4–6 Wo. Tierversuch: Ergebnis in ca. 6–12 Wo.

Therapieprinzipien

Spül-Saug-Drainage

Mechanische Reinigung einer infizierten Wund- oder Gelenkhöhle zur Senkung der Keimkonzentration. Ind.: akuter Gelenkinfekt, Markraumphlegmone, große Infekthöhle, akut infiziertes künstliches Gelenk.

- Zuführender Drain im Zentrum des Herdes, ausreichend weitlumige, abführende Drainagen peripher, damit Reinigung der gesamten Wundhöhle
- Täglich ca. 5 Liter Spülmenge (Ringerlactat) über ca. 8 Tage. Nachteil: oft Ausfließen aus dem Wundspalt
- Spülmenge bilanzieren
- Vor endgültiger Drainagenentfernung 2–3 Tage nur Sekret-Saugung über alle Drainagen
- Bei Drainagewechsel oder -entfernung Drainagespitze in Bakteriologieröhrchen mit Frage des Keimnachweises/Antibiogrammes einschicken.

KO: Lokales Ödem, Druckschäden, Kompartment-Sy. (☞ 24.2.6).

Lokale Antibiose

PMMA-Gentamicin-Ketten (Septopal®) mit 10, 30 oder 60 Kugeln. Minikette mit 10 oder 20 Kugeln. Setzen kontinuierlich Aminoglykoside frei.
Ind.: bei allen abszedierenden Knocheninfektionen wie z.B. nach Ausräumung von OM-Höhlen (als Alternative zur Spül-Saug-Drainage) oder inf. Osteosynthesen.

- *Antibiotika-Ketten enthalten evtl. Metalle → KI für MRT*
- *Nicht mit Saugdrainage kombinieren! Nur Überlaufdrain*
- *Besser viele kleine Kugeln als wenige große zur vollständigen Ausfüllung der nach Debridement entstandenen Wundhöhle.* **Cave:** *Keine intraop. Verknotung der Ketten → Ziehen der Ketten deutlich erschwert*
- *Bei über Hautniveau ausgeleiteter Kette schrittweises Entfernen innerhalb von 10–14 Tagen. Beginn am 5. Tag durch tägliches Herausziehen der aus der Wunde ausgeleiteten Kette um ein bis zwei Kugeln (Zahl dokumentieren!). Nur bei Kindern und sehr sensiblen Erwachsenen in Kurznarkose*
- *Primäre vollständige Versenkung der Ketten möglich. Entfernung in einem zweiten Eingriff.*

Sulmycin-Implant®
Ind.: Lokaltherapie einer posttraumatischen Osteitis (resorbierbarer Kollagen-Gentamicin-Verbund).

Operative Prinzipien

- Sorgfältiges **chirurgisches Débridement** mit Entfernung allen nekrotischen Gewebes, evtl. Jet-Lavage (pulsierender Wasserstrahl)
- **Keinen primären Wundverschluß erzwingen**, bei Gewebsdefekten entweder Entlastungsschnitte oder sekundäre plastische Deckung nach Infektausheilung
- **Stabilität im infizierten Bereich schaffen** (äußere Ruhigstellung durch Fixateur externe fern des Infektherdes)
- Nach Débridement am Ende der OP Einlegen von **Spül-Saug-Drainage** oder **PMMA-Ketten** möglich.

Mechanische Ruhe ist absolute Voraussetzung für Infektheilung am Knochen.

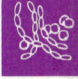

10.1.2 Osteomyelitis (OM)

	Ursache	Verlauf	Therapie	KO
Akute OM				
endogen (hämatogen)	Allgemeininfekt; Eiterherd (Tonsillen, Furunkel), postop.; *Erreger:* meist Staph. aureus	Sequesterbildung, evtl. Totenlade; Abszeß- oder Fistelbildung; Sepsis	frühestmöglich! system. Antibiose (☞ unten); frühzeitig OP. *Cave:* bei Kindern Ewing-Sarkom ausschließen	häufig Rezidive, Übergang in chron. OM
exogen	posttraumatisch (z.B. offene US-Fraktur), postop. (z.B. Plattenosteosynthese); Erreger: meist Staph. aureus		radikal chirurgisch; PMMA-Kette oder Spülsaug-Drainage; evtl. Fixateur externe, wenn OS instabil; system. Antibiose	Übergang in chron. OM, infizierte Pseudarthrose, Fehlstellungen, Bewegungseinschränkung
Chronische OM				
primär	Infektionsherd primär im Knochen lokalisiert (sonstiger Ursprung nicht auffindbar)	evtl. *Brodie-Abszeß* (runde Abszeßhöhle, breiter Skleroseraum, distaler Femur oder proximale Tibia)	radikal chirurgisch; PMMA-Ketten-Einlage; Spongiosaauffüllung; evtl. systemische Antibiose	
sekundär	nach nicht ausgeheilter exogener akuter OM, seltener nach hämatogener OM	chron. oder chron. rezidiv.; Fistelneigung	radikal chirurgisch; evtl. autologe Knochenmarkstransplantation; systemische Antibiose; evtl. Amputation	*allg.:* Sepsis, *lokal:* Achsenfehler, Beinverkürzung, path. Frakturen Fistel-Ca
Spezifische OM				
Knochentuberkulose	pulmonaler oder viszeraler Streuherd; meist Wirbelkörper befallen	schlechter AZ, Schmerzen	Tuberkulostatika, Ruhigstellung; evtl. Herdausräumung und Auffüllung mit Eigenspongiosa	
Lues	beim Erw. Knochenbefall im Tertiärstadium		Penicillin G, selten chirurgisch	

Akute hämatogene Osteomyelitis

Akute, eitrige Knochenmarksentzündung, oft nach Allgemeininfekt, OPs oder Aussaat eines lokalen Eiterherdes.

Klinik: Schmerzen, Funktionseinschränkung. Bei Gelenknähe Begleiterguß oder eitriger Durchbruch möglich. Oft nur geringe Allgemeinsymptomatik.

Diagn.: Labor (BSG, CRP erhöht, Leukozytose). Im Spätstadium Fistelbildung (kräftige Kortikalis). Rö: Erst fleckige Aufhellung, später Sequester mit Totenlade.

KO
- Lokale Durchblutungsstörung mit Knochennekrose: *Sequester*
- Durch Randsklerose abgegrenzt: *Totenlade*
- Durchbruch durch Kortikalis bei intaktem Periost: *subperiostaler Abszeß*
- Durchbruch nach außen: *Fistel*
- Systemische hämatogene Aussaat: *Sepsis.*

KO bei Gelenkbeteiligung
- Sekundär chron. OM, rezid. OM, Pyarthros, path. Frakturen, Deformitäten, Wachstumsstörungen, Versteifungen.

> **Initiale Therapie der akuten hämatogenen Osteomyelitis**
> (Simon und Stille 1989)
> - Blutkultur, Abstrich vom Ausgangsherd (soweit eruierbar), Punktion
> - Sofortige hochdosierte Kombinationstherapie (☞ 10.4):
>   – Neugeborene oder Pat. mit schweren Grundleiden und Abwehrschwäche:
>   Cefotaxim (Claforan®) und Piperacillin (Pipril®)
>   – Kleinkinder (1–6 J.): Clindamycin (Sobelin®) und Ceftriaxon (Rocephin®)
>   – Erwachsene, Kinder: Penicillin G (z.B. Penicillin Hoechst®) und Flucloxa-
>   cillin (Staphylex®).
> **Gezielte Therapie nach Erhalt des Antibiogramms**

Progn.: Insbes. bei verspäteter Behandlung Gefahr häufiger Rezidive mit Übergang in chron. OM (☞ Tabelle 10.1.2).

Akute exogene Osteomyelitis

Primär lokale Entzündung im Knochen nach Verletzungen oder OP (typischer Fall: OM nach offener Unterschenkelfraktur oder nach Platten-OS). Erreger: überwiegend Staph. aureus.

Klinik: Hinweise für initiale Inf. sind persistierende oder zunehmende Schmerzen im OP-Bereich nach dem 3.–4. postop. Tag mit Fieber, Schwellung, Rötung, evtl. Wundsekretion. *Manifester Infekt:* klassische Entzündungszeichen (☞ 10.1.1).
Diagn.: Labor (BSG ↑, CRP ↑, Leukozytose). Rö: Frühestens nach 2–3 Wo. Osteolysen, periostale Reaktionen.

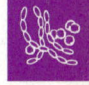

Therapie

Schnelles Eingreifen, um Übergang in sekundär-chron. OM zu verhindern. Große Hämatome rechtzeitig ausräumen!

Kons. Therapieversuch: nur wenig Aussicht auf Heilung. Wegen schlechten lokalen Durchblutungsverhältnissen keine ausreichende Wirkstoffkonzentration.

Operative Therapie

- Wunderöffnung, radikales Débridement (Knochen und Weichteile). Spülung. Stabile Implantate belassen. Drainagen
- Bevorzugt PMMA-Ketten-Einlage oder alternativ Spül-Saug-Drainage
- Falls Osteosynthese nicht mehr stabil, Stabilisierung fern des Entzündungsherdes mit z.B. Fixateur externe, evtl. Defektauffüllung mit Eigenspongiosa
- Systemische Antibiotikatherapie über mind. 6 Wo. (☞ 10.4)
- Ggf. offene Wundbehandlung, falls primäre Weichteildeckung nicht möglich. Bei Defekten häufig Zweiteingriffe nach Infektberuhigung notwendig.

Progn.: Häufig Übergang in chron. OM oder infizierte Pseudarthrose. Oft Folgeschäden: Bewegungs- und Belastungseinschränkung, trophische Störungen, knöcherne Fehlstellungen.

10.1.3 Eitrige Arthritis ICD: M 00.X

Notfallsituation. Spontanverlauf: Empyem → Gelenkdestruktion → fibröse Ankylose → knöcherne Ankylose. Häufigste Lokalisation: Kniegelenk >> Schulter > Hüfte.

Ätiol.: Infektion einer Gelenkhöhle mit Keimen, entweder:
- *Hämatogen/endogen* im Rahmen einer Bakteriämie, die selbst asymptomatisch verlaufen kann; v.a. im **Säuglings- bzw. Kleinkindesalter**
- *Exogen* durch Verletzungen, OPs, Injektionen. **Iatrogene Infektarthritis:** Risiko 1:14 000. U.a. durch ins Gelenk verschleppte Hautstanzzylinder. Evtl. „Ausblasen" des Zylinders ins subcutane Fettgewebe. Infektgefahr bei Kortisoninjektionen
- *Fortgeleitet* bei gelenknaher OM (☞ 10.1.2)
- Neben Grundkrankheiten wie Diab. mell. und chron. Alkoholismus auch lokal prädisponierende Faktoren: chron. Polyarthritis, Arthritis urica, Chondrokalzinose
- Erreger 95 % aller Infektarthritiden: Staph. aureus, Gonokokken, Streptokokken und gramneg. Keime. Bei *Kindern* unter 2 J. überwiegend Haemophilus influenzae.

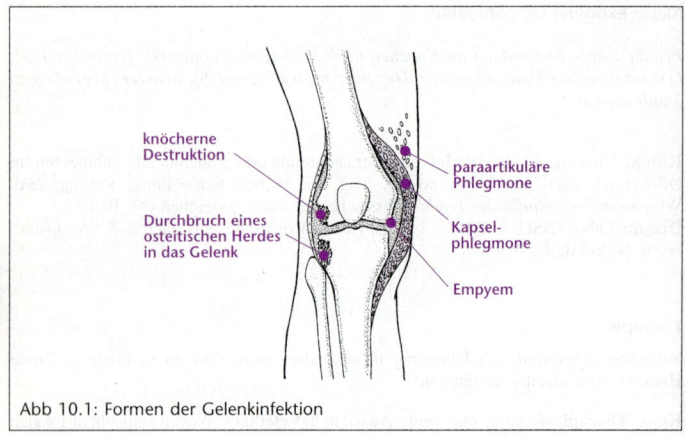

Abb 10.1: Formen der Gelenkinfektion

Diagnostik
- **Klinik:** Erguß, synoviale Schwellung, Schmerzen, Funktionseinschränkung. Allg. Infektsymptomatik bis zur Sepsis, aber auch fast asymptomatisch z.B. bei Pat. mit c.P. unter Ther. mit NSA
- **Labor:** BSG ↑, evtl. Leukozytose, CRP ↑. **Serologische Diagnostik** bei schwer nachweisbaren Keimen (z.B. Lyme-Arthritis durch *Borrelia burgdorferi*)
- **Gelenkpunktion** (☞ 2.1.7) bakteriologische und mikroskopische Untersuchung des Punktats (direkter Keimnachweis, Abgrenzung zu Kristallarthropathien)
- **Rö:** Verbreiterung des Kapselschattens und des Gelenkspaltes. Gelenknahe Osteoporose, unscharfe Gelenkflächen. Osteolyse bei Knochenbeteiligung (Spätveränderung).

DD: reaktive (Uro-, Entero-) Arthritiden, spezifische Infekte, Gichtanfall, rheumatische Erkrankungen.

Therapierichtlinien
- Arthrotomie oder arthroskopische Spülung, Spül-Saug-Drainage (☞ 10.1.1)
- **Parenterale Antibiotikatherapie**: bei zunächst unbekanntem Erreger Ceftriaxon (z.B. Rocephin® 1 x 2 g i.v.), alternativ Piperacillin u. Tazobactam (z.B. Tazobac® 3 x 4,5 g i.v.). Antibiotische Ther. beim frischen Infekt ca. 2 Wo., sonst mind. 6 (– 12 Wo.) bis zur Normalisierung der Laborparameter (BSG, CRP)
- Hochlagern, lokal Kryotherapie, Antiphlogistika, Thromboseprophylaxe (☞ 3.1.8, 30.6)
- Bewegungsübungen nach Abklingen der Akutphase.

Spezielle Therapieempfehlung bei eitriger **Arthritis des Kniegelenks**
- Arthroskopische Spülung. Einlage einer *Spül-Saug-Drainage* und Spülung (6-10 l). Spülflüssigkeit über dicke Trokarhülse ablassen. Evtl. mehrmalige Wiederholung. Evtl. arthroskopische Synovektomie. *Alternativ:* Spül-Saug-Drainage über mehrere Tage mit ca. 6 l/d. (☞ 10.1.1)
- **Parenterale Antibiose** (☞ 10.4)
- Lokale Kälteanwendung, Antiphlogistika, Thromboseprophylaxe. Isometrische Anspannungsübungen
- Zunehmende Belastung erst nach Abklingen der Entzündungszeichen
- **Bei Eiter-Retention oder erneutem Infektaufflackern:** Arthrotomie, Synovektomie, Spül-Saug-Drainage für max. 8 Tage (ca. 3–4 l/Spülung/d), gezielte Antibiose. Motorschiene. Wenn Infekt abgeklungen, Spülflüssigkeit klar und steril (Abstrich) → Umstellen auf reine Saugdrainage. Nach 2 Tagen Entfernen der Drainagen. Redonspitzen zur bakt. Untersuchung einschicken
- Nach OP keine Ruhigstellung, unmittelbar postop. geringe passive Bewegungen, am besten mit Motorschiene; nach Drainageentfernung aktive Bewegungstherapie
- *Zerstörtes Gelenk* nach sicherer Infektabheilung: Ggf. Implantation einer TEP
- *Chron. Gelenksinfekt:* evtl. Arthrodese (vorzugsweise mit Fixateur externe) nach radikaler Ausräumung des Infektes.

Progn.: Frühdiagnose entscheidend: bei adäquater Ther. und frühfunktioneller Mobilisation restitutio ad integrum möglich.

10.2 Management systemischer Infektionen mit unbekanntem Erreger

10.2.1 Fieber unklarer Genese   ICD: R 50.X

Fieber (rektale Temperatur ist wiederholt > 38,3 °C), das ohne plausible Ursache über mehr als drei Wochen fortbesteht, erfordert stationäre diagnostische Klärung. 1/3 der Patienten mit Fieber unklarer Genese versterben an der unerkannten Grunderkr.

Anamnese
Medikamente (auch „harmlose" Selbstmedikation), Impfungen, Auslandsreisen, sportliche Betätigung, Tierkontakt, Bisse, andere Wunden, implantiertes Material (bes. Kunststoff), Hautausschläge, „milde" Erkältung, Schweißausbrüche (nachts?), Gewichtsverlust, Knoten, Juckreiz.

Körperliche Untersuchung
Gründlich und regelmäßig wiederholen. Augenmerk auf Hautbefund (Abszeß?), Nasennebenhöhlen (Druckschmerz?), Lymphknoten, Herzgeräusche, Leber, Milz, rektale (Fistel?) und vaginale Untersuchung (gynäkol. Konsil) und Wirbeldornfortsätze (Klopfschmerz bei Osteomyelitis) richten. Alle alten Arztbriefe anfordern. Durchgeführte Biopsien nachuntersuchen lassen.
Fieber objektivieren: 2–6 x tägl. messen, im Zweifelsfall axillär + bukkal + rektal. Bukkale Werte liegen zwischen den beiden anderen. *Cave:* in ca. 10 % vorgetäuschtes Fieber. Fiebertyp beschreiben (in der Praxis allerdings nur selten richtungsweisend):
- *Kontinua* (< 1 °C Tagesschwankung → V.a. bakt. Inf.)
- *remittierend* (< 2 °C Tagesschwankung)
- *intermittierend* (stark schwankend, zusätzlich Schüttelfrost → V.a. Sepsis)
- *zweigipflig* (→ V.a. akute Infektion), Sonderformen z.B. bei Malaria.

Differentialdiagnose
Auffassung formulieren, zielgerichtete Diagnostik.
- **Fieber und Hautsymptome:** Sepsis (Streuherde; Endokarditis: Blutkulturen), Masern, Röteln, Mononukleose, Mumps, Coxsackie-, Echoviren, Hepatitis (Serologie), Fleck-, Dengue-Fieber (Auslandsaufenthalt?), Erysipel, Dekubitalulcera, Erythema marginatum, Scharlach, Salmonellen (Roseolen?), Mykosen, Herpes simplex, Varizella-Zoster, Arzneimittelexanthem, SLE, Still-, Reiter-Syndrom
- **Fieber und Durchfall:** Salmonellen, Shigellen, Yersinien, Campylobacter, Cholera, Amöben, (Auslandsaufenthalt? Stuhl auf pathogene Keime, Wurmeier, ggf. Mikroskopie des Nativstuhls. Yersinienserologie, Koloskopie), Clostridien (antibiotische Vorbehandlung?), M. Crohn, C. ulcerosa
- **Fieber und Lymphknotenschwellung:** Mononukleose, Röteln, Masern, Cytomegalie, Toxoplasmose, Brucellose (Viehhaltung?), Streptokokkenangina, Lues II, Lymphogranuloma inguinale, Tbc, maligne Lymphome, Leukämien, AIDS, selten Sarkoidose, Amyloidose, autoimmunhämolytische Anämie, Histiozytosis X, „Exoten" (Tularämie, Pest, Nokardiose, Spirotrichose)
- **Fieber, Husten und Thoraxschmerzen:** Pneumonie, Pleurodynie (Coxsackie-, Echoviren), Tuberkulose, Lungenembolie, Lungeninfarkt, Pneumonitis (Magensaftaspiration?), Neoplasie, allergische Alveolitis, Myokardinfarkt, Perikarditis
- **Fieber und Gelenkschmerzen:** bakterielle Arthritiden (Gonokokken, Staphylokokken, meist monoartikulär), Röteln, Hepatitis (Prodromalstadium), Mumps (postinf.), reaktive Arthritiden (Salmonellen, Shigellen, Campylobacter, Yersinien, Chlamydien), Borreliose (Lyme-Arhritis; Serologie, Zeckenstich), Gicht, Pseudogicht, juvenile RA (Still), M. Crohn, M. Wipple, M. Behçet. Purpura Schönlein Hennoch
- **Fieber, Dysurie, Pollakisurie:** Prostatitis, Zystitis, Pyelonephritis, intra- und perirenale Abszesse
- **Fieber und Splenomegalie:** Mononukleose, Cytomegalie, infektiöse Endokarditis, Ornithose, Miliartuberkulose, Malaria. Systemischer Lupus erythematodes, Felty-Sy. (Lympho- und myeloproliferative Erkr. verlaufen i.d.R. afebril.)
- **Fieber ohne hinweisende Symptomatik:** „drug fever" (antibiotische Vorbehandlung?), Endokarditis, Tuberkulose, Osteomyelitis (Implantate, Osteosynthesematerial), intraabdominelle Abszesse, Pyelonephritis, Sinusitis, Tonsillitis, Leptospirosen, Mononukleose, Cytomegalie, Hepatitis (Frühstadium), systemische Mykosen (Immunsuppression?), Q-Fieber, Ornithose, Toxoplasmose, Malaria (Exposition?), maligne Lymphome, Leukämien, Hypernephrom, Vorhofmyxom, Polymyalgia rheumatica, SLE, adultes Still-Syndrom, Beckenvenenthrombose, kleinere Lungenembolien. Lokalbefund übersehen (Dekubitus, Zähne)? Vorgetäuschtes Fieber (Diskrepanz Puls und Temperatur!).

Diagnostisches Vorgehen

I. Stufe: Routinediagnostik

- Großes BB, E'phorese, E'lyte, Leberenzyme
- Rö-Thorax, EKG
- Sono Abdomen (Leber-, Gallen-, Pankreasbefund, Milzgröße, Lk?), Echo
- BSG sehr hoch bei Kollagenosen, Plasmozytom, Thyreoiditis, nephrot. Sy., Sepsis, metastasierenden Tumoren; hoch bei allen Infektionen (v.a. bakteriell) und nekrotischen Prozessen. *DD* der BSG-Beschleunigung und CRP-Erhöhung
- Je 3 aerobe und anaerobe Blutkulturen im Abstand von 24 h. Bei ansteigendem Fieber abnehmen
- Mindestens 2 Urinkulturen (MSU, bei unklarem Ergebnis Blasenpunktion), auch auf Tbc
- Bei klinischem bzw. anamnestischem Verdacht Stuhl auf pathogene Keime (Salmonellen, Shigellen, Yersinia, Campylobacter), nach antibiotischer Vorbehandlung Stuhl auf Clostridium difficile-Toxin untersuchen und Kultur
- Sputum auf Tbc, Pilze und Bakterien, Magensaft auf Tbc
- Tubergen-Test, ggf. Mendel-Mantoux-Test (zur Tbc-Diagnostik)
- Serodiagnostik der Toxoplasmose, Lues, Cytomegalie-Inf., HIV-Inf., Hepatitis, Mononucleosis infectiosa, Ornithose, Brucellose, Salmonellose, Yersiniose. Bei unklarem Befund Test wiederholen (ansteigende Titer evtl. richtungsweisend)
- Serologische Tests auf Auto-Antikörper (z.B. Rheumafaktor, ANA, ds-DNS, c-, p-ANCA, ASL)
- TSH basal, fT_4 und fT_3 zum Ausschluß einer Thyreotoxikose.

Zum Ausschluß eines Immundefektes z.B. Lymphozytentypisierung, quantitative Immunglobuline in Serum und Urin, Merieux-Multitest®.

II. Stufe: Wenn Diagnose noch unklar

- **Körperliche Untersuchung wiederholen**
- Bei V.a. Endokarditis transösophageale Echokardiographie, 10 Blutkulturen aerob und anaerob
- Bei V.a. Malaria dicker Tropfen
- CT-Thorax mit KM (Lymphknoten?), CT-Abdomen (intraabdominelle Abszesse? Retroperitoneale und mesenteriale Lymphknoten?)
- A. temporalis-Biopsie bei V.a. Polymyalgia rheumatica
- Evtl. Granulozyten-Szinti zum Herdnachweis.

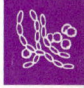

III. Stufe: Invasive Diagnostik

Gastroduodenoskopie, evtl. Magen-Darm-Passage, Bronchoskopie (BAL), KM-Biopsie, Kolorektoskopie, evtl. Laparoskopie mit Leberbiopsie (alle Biopsien auch mikrobakteriell untersuchen lassen!), Lk-Extirpation.

Antipyretische Therapie

Prinzipielle Notwendigkeit ist umstritten, Indikation jedoch in der Regel gegeben bei
- Herzinsuff. (jedes °C Fieber steigert O_2-Verbrauch um 13 %)
- Zerebrovaskuläre Insuff. (durch Fieber oft Verschlimmerung)
- Fieber > 39 °C.

Geeignete Medikamente sind Paracetamol oder z.B. Metamizol.
Fieber (Kerntemperatur > 38 °C), das ohne plausible Ursache über mehr als drei Wochen fortbesteht, erfordert stationäre diagnostische Klärung.

10.2.2 Harnwegsinfektion   ICD: N 39.0

Bei Frauen die häufigste Infektionskrankheit überhaupt. Bei Männern seltener, aber komplizierter: gehäuft ab 50. LJ (→ Prostatavergrößerung).

Nosokomial erworbene HWI sind häufig durch „Problemkeime" verursacht, auch E. coli-Inf. zeigen häufig Resistenzen → Antibiogramm.

Diagnostik
- **Klinik:** Pollakisurie-Dysurie Syndrom, meist kein Fieber
- Sediment: Leukozyturie, Bakteriurie; Nitrit meist pos., evtl. Mikrohämaturie
- U-Kultur aus Mittelstrahlurin (☞ 2.4.3) mit Antibiogramm. 10^5 Keime/ml sind signifikant, bei Symptomen oder Leukozyturie auch schon 10^4/ml
- Bei Männern rektale Untersuchung (Prostatavergrößerung?), evtl. Prostatasekretgewinnung (chron. Prostatitis).

Therapie
- Bei *asymptomatischer Bakteriurie* (meist F, Häufigkeit: ca. 5 % der Frauen im Erwachsenenhalter): keine Ther., regelmäßige Befundkontrolle, z.B. nach 2 Tagen. Ausnahme: Gravidität, Diab. mell., Kinder, Immunsuppression: Antibiose, da sich häufig symptomatische HWI entwickeln
- Bei *akuter bakterieller Zystitis* < 7 Tage und ohne Fieber: Einzeitther. mit Cotrimoxazol 1 x 2880 mg (= 3 Tabl. Eusaprim forte®, KI: Gravidität und Stillzeit). Kontroll-U-Status und ggf. -Kultur nach 5 Tagen
- *Rezidivierende bakterielle Zystitis:* erneute Einzeitther. oder Antibiose über 7 Tage
- *Zystitis bei Gravidität:* über 7 Tage Amoxicillin 3 x 750 mg oder Oral-Cephalosporin (z.B. Panoral® 3 x 500 mg tägl.)
- Bei *Diab. mell.* über 7 Tage mit Amoxicillin, Oral-Cephalosporin oder Cotrimoxazol (z.B. Eusaprim forte®) 2 x 960 mg tägl. (**NW:** bei kompensierter Niereninsuff. ANV möglich). Kontroll-U-Kultur nach 5 Tagen und 6 Wochen
- Bei *nicht gonorrhoischer Urethritis:* Doxycyclin 2 x 100 mg tägl. über mind. 1–2 Wo.; bei Versagen Erythromycin 3 x 500 mg über 1–2 Wo. Wurden Enterokokken nachgewiesen, Cotrimoxazol oder Amoxicillin über 7 Tage.

10.2.3 Sepsis und Bakteriämie   ICD: A 40 – 41

Allgemeininfektion mit schweren Krankheitserscheinungen, die Ausdruck der Abwehrreaktion des Organismus auf eine Aussaat von Mikroben oder deren Toxinen in die Blutbahn ist. Positiver bakteriologischer Nachweis nicht erforderlich! Klinische Diagnose!

Sepsissyndrom (weitgehend synonym: Systemic inflammatory response syndrome, SIRS): klinisches Bild einer Sepsis ohne nachgewiesenen Infektionsherd.
Septischer Schock: Sepsis mit Hypotension und Zeichen des Organversagens.

Klinik
- Typischerweise plötzlich einsetzendes hohes Fieber mit Schüttelfrost, Tachykardie, Tachypnoe, Bewußtseinsstörung und RR-Abfall („todkranker Pat.")
- Häufig atypischer Verlauf bei immunsupprimierten Pat., z.B. mit Hypothermie, langsamen Fieberanstieg
- Haut: typischerweise graublaß, marmoriert. Akrozyanose, ggf. septische Mikroembolien (Osler-Knötchen, v.a. an Finger, Zehen, Retina), Petechien
- ZNS: initial häufig agitierter Pat., später zunehmende Bewußtseinsstörung

10.2 Management systemischer Infektionen mit unbekanntem Erreger

- Sept. Abszedierungen z.B. in Nieren, Lunge, ZNS (Enzephalitis), Knochen (Ostitis)
- Gerinnung: Hyperfibrinolyse, ggf. Hyperkoagulabilität, Mikrothrombosen
- Komplikationen: ANV, Verbrauchskoagulopathie (☞ 4.8.3), ARDS, septischer Schock (☞ 7.2.3)., Multiorganversagen.

Erregerspektrum/Risikogruppen

Erreger	Lokalisation	Risikogruppen
Gramneg. Bakterien (50–70 %): E. coli (20–60 %), Pseudomonas spp. (ca. 10 %), Klebsiellen (ca. 5 %), Proteus (ca. 5 %), Salmonellen (ca. 5 %)	Harnwege, GIT, Gallenwege, gynäkologische Inf. (z.B. nach Abort)	Diab. mell., lymphoproliferative Erkr., AIDS, Leberzirrhose, Verbrennung, Z.n. invasiven diagn. Verfahren (z.B. ERCP, Koloskopie)
Grampos. Erreger (10–20 %): Staphylokokken (ca. 60 %, v.a. Staph. aureus, bei immunsupprimierten Pat. auch Staph. epidermidis), Streptokokken (ca. 35 %, v.a. Enterokokken, S. viridans, S. pneumoniae)	v.a. intravaskuläre Zugänge bzw. Implantate (z.B. „Port"), Abszesse, Atemwege, Endokarditis, GIT	i.v.-Drogenabusus, Verbrennungen, „alte Zugänge", Dialysepatienten
Pilze: V.a. Candida spp., Aspergillen (ca. 2–5 %)	z.B. künstliche Herzklappe, Endokarditis, ZVK	Immunsuppression, Z.n. Breitspektrumantibiotikather.

Diagnostik

- *Anamnese* (prädisponierende Erkr.), klinische Untersuchung (Eintrittspforte, septische Embolie): entscheidend für die Ther. ist die Lokalisation und (ggf. primäre) Sanierung des Sepsisherdes!
- Fieber messen
- *Mikrobiologische Diagn.:* wiederholte Blutkulturen von verschiedenen Stellen (aerob und anaerob) vor Beginn der Antibiose. Urinsediment und Kultur, ggf. Liquorpunktion, Trachealsekret, Stuhl (Typhus, Paratyphus, Salmonellen, Shigellen Campylobacter, bei vorausgegangener Antibiotikather. auch Clostridium difficile-Toxin). Punktion von Abszessen, Aszites, Pleuraerguß (Material evtl. in Blutkulturflaschen geben). Mikrobiologische Untersuchung von entfernten Fremdmaterialien, z.B. ZVK, Blasen-Katheter, Drainagen

- *BB:* meist Leukozytose mit Linksverschiebung (öfter jedoch auch Leukopenie), „Thrombozytensturz", Thrombopenie (frühes Zeichen der Verbrauchskoagulopathie ☞ 4.8.3), CRP, BSG (Erhöhung nach 8 h)
- Laktat (oft erhöht, guter Verlaufsparameter), BGA (initial oft respirat. Alkalose durch Hyperventilation, später metabolische Azidose, Hypoxämie). Urinstix (initial oft Proteinurie; Leukos, Nitrit?).
- *Gerinnung:* Quick, PTT, Fibrinogen (als Akut-Phase-Protein initial oft erhöht, bei Hyperfibrinolyse abfallend), AT III, Fibrinspaltprodukte (z.B. Fibrinmonomere, D-Dimere)
- *BZ:* initial meist erhöht, evtl. Ketoazidose (Ketone im U-Stix?)
- Krea, E'lyte (mit HCO_3, Cl^-), Phosphat (fast immer ↓), Albumin (meist im Verlauf abfallend), GOT, GPT, AP, γ-GT, Bili, CHE, CK, HBDH/LDH (Hämolyse?), Lipase
- *EKG:* Ischämie, Infarkt, Herzrhythmusstörungen.

Lokalisationsdiagnostik des Sepsisherdes
- Rö-Thorax: z.B. Pneumonie, Abszeß, Überwässerung, ARDS
- Sono-Abdomen: z.B. Niere (Harnaufstau, Steine, Schockniere, sept. Metastasen), Gallenblase (Empyem, Steine), Leber (septische Metastasen, Abszeß), Milz (Größe, septische Metastasen), Aszites, Pleuraerguß, Perikarderguß, Douglas-Abszeß
- Ggf. CT-Abdomen, CCT, Liquorpunktion
- Ggf. Augenhintergrund: septische Metastasen? HNO-Fokus, Zahnstatus?
- Implantierte Kunststoffmaterialien: Endoplastitis.

Therapie
- Sauerstoffgabe über Nasensonde
- Alle Zugänge wechseln (Braunüle, ZVK, Dauerkatheter)
- Falls möglich, Fokussanierung (z.B. Drainage bei Harnaufstau und Urosepsis): eine suffiziente Therapie ist ohne Fokussanierung nicht möglich!
- Großzügige Volumengabe (möglichst Pulmonaliskatheter-gesteuert)
- Bei Oligurie Dopamin, Furosemid möglichst über Perfusor
- Bei Hypotonie trotz adäquater Volumensubstitution frühzeitige Gabe von Noradrenalin (Arterenol®)
- Bei Azidose Bikarbonat, Ausgleich jedoch nur bis zum pH von ca. 7,2
- Vorausschauende Bekämpfung von Gerinnungsstör.: Heparin mit ca. 400 IE/h (bei Thrombos < 50/nl halbe Dosis. Frühzeitige AT III-Substitution
- Kalkulierte Antibiotikather. sofort nach Abnahme der Blutkulturen: ☞ 2.4.1
- Ther. der Komplikationen: ANV, Verbrauchskoagulopathie (☞ 4.8.3), ARDS, septischer Schock (☞ 7.2.3).

Nosokomiale Infektionen (im Krankenhaus erworbenes Fieber)
- Fieber ist oft einziges Frühzeichen eines nosokomialen Infekts: deshalb regelmäßige Temperaturmessung bei allen Pat.
- Erregerspezifische Fiebermuster gibt es nicht!
- Ein Temperaturabfall auf hypotherme Werte kann ebenso ein Hinweis auf Sepsisausbreitung sein wie eine „septische" Temperaturerhöhung.

 Cave: Fieber auch bei Transfusionsreaktionen, Venenthrombose, Lungenembolie, „drug fever".

Außerdem alle unter 10.2.1 aufgeführten Ursachen des unklaren Fiebers und z.B. fiebrige Erkältungskrankheiten bedenken.

Therapievorschläge zur Initialtherapie von Infektionen bei unbekanntem Erreger			
Quelle	nosokomial[1]	nicht nosokomial	Alternative
Lunge	z.B. Cefotaxim[1] 3 x 2 g i.v. **Aspirationspneumonie:** z.B. Cefotiam 3 x 2 g i.v. + Metronidazol 3 x 500 mg i.v. **Beatmungspneumonie:** z.B. Imipenem/Cilastin 3 x 0,5–1 g i.v.	z.B. Clarithromycin 2 x 250–500 mg p.o. **Lobärpneumonie:** Penicillin G 4 x 5 Mio E i.v.	**Pneumonie nach antibiotischer Vorbehandlung:** Cefotaxim[1] 3 x 2 g i.v. + Gentamicin oder 1 x 2–5 mg/kg i.v. Ciprofloxacin 2 x 200–400 mg i.v. oder Imipenem/ Cilastatin
Harnwege	z.B. Cefotaxim[1] 3 x 2 g i.v. **Bei Urosepsis:** zusätzl. Gentamicin 1 x 2–5 mg/kg i.v.	Cefotaxim[1] 3 x 2 g i.v.	Ciprofloxacin 2 x 200 mg i.v. 2 x 250 mg p.o.

Therapievorschläge zur Initialtherapie von Infektionen bei unbekanntem Erreger

Quelle	nosokomial	nicht nosokomial	Alternative
Gallen-wege	**Nach ERCP:** z.B. Amoxycillin/ Clavulansäure 3 x 2,2 g i.v.	z.B. Ceftriaxon 1 x 2 g i.v. **Cholangiosepsis:** zusätzl. Gentamicin 1 x 2–5 mg/kg i.v.	Cefotaxim 3 x 2 g i.v. Piperacillin 3 x 2 g i.v. evtl. + Gentamicin 1 x 2–5 mg/kg
Endokard	**Nach OP,** V.a. Staphylokokken: Flucloxacillin 4 x 1–2 g i.v. + Gentamicin 1 x 2–5 mg/kg i.v.	Penicillin G 3 x 10 Mega i.v. + Gentamicin 1 x 2–5 mg/kg i.v. **Alternativ:** Amoxycil- lin 3 x 5 g i.v.	Vancomycin 2 x 1 g i.v. + Gentamicin 1 x 2–5 mg/kg i.v. oder Teicoplanin 1 x 6–12 mg/kg + Gentamicin 1 x 2–5 mg/kg i.v.
Meningen	**Nach SHT oder** **HNO-Infektion:** Cefotaxim 4 x 2 g i.v. + Fosfomycin 3 x 5 g i.v. + evtl. Gentamicin 1 x 2–5mg/kg i.v.	Cefotaxim[1] 3 x 2 g i.v. + Ampicillin 3 x 2 g i.v.	Penicillin G 3 x 10 Mio IE i.v.; Amoxycillin 3 x 2 g + Gentamicin 1 x 2–5 mg/kg i.v.
Wunde	z.B. Cefotaxim 3 x 1–2 g i.v. + Gentamicin 1 x 2–5 mg/kg i.v.	Bei schweren Wund- infektionen: Cefotaxim 3 x 1–2 g i.v. + Clindamycin 3 x 600 mg i.v.	Bei leichten Wundinfektio- nen: Penicillin G 3 x 1 Mio E. i.v.
Venen-katheter	Katheter ziehen; Flucloxacillin 4 x 0,5–1 g i.v. ggf. zusätzlich Gentamicin 1 x 2–5 mg/kg i.v.		Vancomycin 2 x 1 g i.v. als Kurzzeitinfusion
„Kein Herd"	Cefotaxim[1] 3 x 2 g i.v. + Gentamicin 1 x 2–5 mg/kg i.v.		Imipenem/Cilastin 3 x 0,5–1 g i.v.

1) Gleiches Spektrum: Ceftriaxon 1 x 2–4 g i.v. Bei V.a. Pseudomonas-Inf. Ceftazidim
2–3 x 1–2 g. *Cave:* Die Auswahl der Breitspektrumantibiotika muß besonders bei vermuteten gramnegativen Erregern der örtlichen Resistenzsituation angepaßt werden

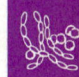

10.2.4 Im Krankenhaus erworbenes Fieber

Häufigste Ursachen nosokomialen Fiebers:
- Harnwegsinfektion, v.a. bei Blasenkatheterisierung
- Atemwegsinfektion bei Beatmung, auch bei Bettlägerigkeit *(„Langlieger")*
- Wundinfektionen, postop. Fieber
- *„drug fever"* (medikamenteninduziert)
- Transfusionsreaktion
- Nach invasiven Eingriffen (z.B. Herzkatheter, Dialyse, Bronchoskopie)
- Auch an Sinusitis, Cholecystitis und pseudomembranöse Kolitis denken.

Außerdem sind alle unter 10.2.1 aufgeführten Ursachen des unklaren Fiebers und z.B. fiebrige Erkältungskrankheiten zu bedenken.

10.3 Bakterielle Infektionen

10.3.1 Tetanus (Wundstarrkrampf) ICD: A 35

Erreger: Clostridium tetani (Neurotoxinbildner), ubiquitär vorkommend: feuchte Erde, modriges Holz, Tierspeichel, Darm → **jede Wunde potentiell gefährdet!**

 Sporen können jahrelang in Fremdkörpern (Granatsplittern) überleben. Wegen möglicher Reaktivierung vor Entfernung Impfschutz überprüfen.

Erkrankung und Tod meldepflichtig
Klinik: 4–14 d post. inf. krampfartige tonische Kontraktionen, Risus sardonicus (unwillkürliches krampfartiges Grinsen), Trismus (Kieferklemme), Opisthotonus (Überstrecken von Kopf und Körper), Zwerchfellkrämpfe mit Dyspnoe und Singultus, Hypoxie, Hyperthermie, Kopfschmerzen, Schwindel, Schlaflosigkeit.
Diagn.: Klinik! Toxinnachweis in Liquor oder Blut, Wundabstrich.
Ther.: Großzügige Wundexzision. Antitoxin, symptomatische Intensivtherapie (z.B. Tetagam®: 1. Tag 5 000–10 000 I.E.; an den Folgetagen mit je 3 000 I.E. Inj.-Intervall und -dauer abhängig vom Krankheitsbild Penicillin G 5–10 Mio. IE/d i.v. für 10 Tage.
Letalität: auch unter Behandlung 50 %.

Indikation zur Tetanusimpfung
- Alle Personen 10 Jahre nach der letzten Grund- bzw. Auffrischungsimmunisierung
- Bei Verletzung, wenn Grundimmunisierung bzw. letzte Auffrischimpfung > 5 Jahre zurückliegt.

 Prophylaxe: *Toxoidimpfstoff (z.B. Tetanol® 0,5 ml i.m.). Impfschutz beginnt eine Woche nach 3. Impfung der Grundimmunisierung und dauert nach vollständiger Impfung ca. 10 Jahre.* **Auffrischimpfung**: *einmalige i.m.-Inj.*

Exposition ohne ausreichenden Impfschutz: Simultanimpfung mit Tetanus-Antitoxin (z. B. Tetagam® 250 I.E. i.m.; bei ausgedehnten Verbrennungen mind. 500 I.E.) und Tetanus-Toxoid (z.B. Tetanol® 0,5 ml). *Im Zweifelsfall immer Simultanimpfung.*

10.3.2 Gasödem und Gasbrand ICD: A 48.0

Erreger: Clostridium perfringens (Toxin- bzw. Exoenzymbildner); ubiquitär vorkommend, auch im menschlichen Darm. Besonders tiefe und nekrotische Wunden gefährdet.
Erkrankung und Tod meldepflichtig
Klinik: Mehrere Stdn. bis 5 d post. inf. Wundschmerz, Schwellung, Blässe und Exsudat (blutig-serös, „fleischwasserfarben"), charakteristisches Knistern durch zerplatzende Gasbläschen. Muskel „wie gekochter Schinken" durch nekrotisierende Myositis. Akut septisches Krankheitsbild mit rascher AZ-Verschlechterung (Anämie, Tachykardie, Hypotonie, Zyanose, Ikterus, ggf. ANV, toxisches Herz-Kreislauf-Versagen).
Diagnose: Klinik! Erregernachweis mikroskopisch kulturell im Muskel-Präparat und Wundsekret (anaerobes Transportmedium!). Nicht obligat: Muskelfiederung im Rö.
Therapie: Großzügige operative Wundrevision mit Exzision aller gangränösen Muskelabschnitte, ausgedehnte Spaltung der Faszien, offen lassen. Hochdosiert Penicillin G (3 x 10 Mega i.v.), bei Verdacht: 20–40 Mio. IE/d i.v., alternativ Clindamycin 4 x 600 mg i.v./d), intensivmedizinische symptomatische Therapie; postop.: hyperbare Oxygenation; bei Extremitätenbefall ggf. Amputation. Letalität: 30 %.

10.3.3 Staphylokokken-Infektionen   ICD: A 49.0

Follikulitis, Furunkel, Karbunkel (☞ 13.3.2)
GIT: Durch kontaminierte Nahrung werden enterotoxinproduzierende Staph. aur. inkorporiert. 2–4 h post inf. charakteristischer abrupter Krankheitsbeginn mit massivem Erbrechen, seltener Durchfall, kein Fieber.
Inf. aller übrigen Organe: Klinisch bedeutsam v.a. Koagulase-neg. *Staph. epidermidis* und *Staph. saprophyticus* (Haut- und Schleimhautkeim), Koagulase-pos. *Staph. aureus* (häufig auf Nasenschleimhäuten). Meist Übertragung von Mensch zu Mensch, häufig nosokomialer Transfer von Klinikpersonal (Hände, Kittel, Nasen-/Rachenraum). Inf. v.a. bei immunsupprimierten Pat. und durch venöse/art. Zugänge. *Klinik:* 2–10 Tage p.i. Fieber, lokale Rötung, Abszeß und/oder systemische Infektion (HWI, Osteomyelitis, Implantatinf., Pneumonie, Sepsis), Infektzeichen. *Diagn.:* Abstrich (Grampräparat), Blutkultur, BAL, Urinkultur. *KO:* durch Toxin verursachter M. Ritter v. Rittershain (Staphylococcal scaled skin syndrome; SSSS), bei Erwachsenen selten; Toxisches Schock Syndrom (TSS), vor allem junge Frauen (Tampon-Gebrauch). *Ther.:* Vor jeder Therapie, insbesondere beim Nachweis von Koagulase-neg. S., muß die Pathogenität des Keims bedacht werden (*cave:* Kontamination, infizierter Zugang)
Nosokomiale Infektion: Zugänge inspizieren und ggf. wechseln, primär Therapie nach lokaler Resistenzsituation, da Resistenz (häufig Multiresistenz) je nach Antibiotikaeinsatz sehr wechselnd. Ansonsten Cefalosporine I/II, β-Lactamase-stabile Penicilline (z.B. Flucloxacillin), alternativ Clindamycin. *Cave:* bei Oxacillinresistenten *Staph. aureus* keine Primärtherapie mit β-Lactam-Antibiotika, sondern Therapie mit Vancomycin oder Teicoplanin, alternativ Clindamycin + Rifampicin oder Imipenem + Cefotiam. Bei gehäuftem Auftreten von Staphylokokken-Infektionen Screening des Personals (Nasenabstrich).
Therapie: nur symptomatisch, keine Antibiotika.

10.3.4 Erysipel   ICD: A 46

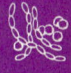

Flächenhafte Entzündung des Koriums und der entsprechenden Lymphbahnen meist durch β-hämolysierende Streptokokken Gr. A; ggf. nur kleinste Verletzung, z.B. der Zehenzwischenräume.
Klinik: scharf begrenzte Rötung und Schwellung, Schmerzen; evtl. bullös hämorrhagisch oder nekrotisierend; hohes Fieber.
Diagn.: Klinik: Übelkeit, Erbrechen; BSG ↑, Leukos ↑. **DD.:** Thrombose, akute allergische oder toxische Kontaktdermatitis, Thrombophlebitis.
Ther.: 3 x 5 Mio. IE Penicillin G i.v. oder Penicillin V (z.B. Isocillin®) 3 x 1,2 Mega p.o. für 10 Tage. Bettruhe, Hochlagerung, kalte Umschläge mit Antiseptikum (z.B. Rivanol®). Ggf. Rezidivprophylaxe mit Depotpenicillinen i.m. alle 3 Wo.
KO: Rezidivneigung. Sepsis, Endokarditis, Lymphödem (☞ 21.3.4).

10.3.5 Phlegmone   ICD: L 03.X

Diffuse, flächenhafte Hautinfektion, meist durch Streptokokken.
Klinik: Flächenhafte, unscharf begrenzte Rötung, Schwellung, Überwärmung. Fieber.
Diagn.: Klinik, BSG ↑, Leukos ↑.
Ther.: Hochlagerung und Ruhigstellung, antiseptische Umschläge (z.B. Rivanol®), Penicillin 4 x 5 Mega i.v. Bei Abszedierung chirurgische Herdausräumung.
KO: Abszedierung, Lymphangitis, Sepsis.

10.3.6 Pseudomonas-Infektion

Erreger: Pseudomonaden (gramnegative aerobe Stäbchen), v.a. Pseudom. aeruginosa, sind gefürchtete Hospitalkeime. Vorkommen ubiquitär (z.B. in Bäderabteilungen), hohe Umweltpersistenz, Resistenz gegen viele konventionelle Antibiotika. Häufiger Sekundärkeim bei Antibiotikatherapie und Wundinfektionen. *Klinik:* v.a. bei geschwächten Pat. HWI, Atemwegs-Inf. (z.B. nach Intubation), evtl. letale Inf. von Verbrennungswunden, Septikämien.
Diagn.: typischer blaugrüner Eiter. Erreger-Nachweis aus Urin, Sekreten, Blut. Primäre Prophylaxe durch asept. Arbeiten (z.B. Absaugen bei Beatmungspat.), eine Primärprophylaxe mit Antibiotika ist nicht erfolgreich. Lokale Therapie bei oberflächlichen Infektionen mit Polymyxin B, bei Sepsis, Pneumonie oder Abszedierung Therapie nach Antibiogramm. Bei HWI mit Aminoglykosid (z.B. Tobramycin) oder Gyrasehemmer (z.B. Ofloxacin), bei generalisierter Infektion Aminoglykosid mit Azlo- oder Piperacillin kombinieren, alternativ Pseudomonas-wirksame Cefalosporine III (z.B. Ceftazidim) oder Gyrasehemmer. Imipenem und Aztreonam als Reserveantibiotikum.

10.3.7 Milzbrand (Anthrax)   ICD: A 22.X

Erreger: Bacillus anthracis, von infiziertem Großvieh ausgeschieden, Eintrittspforte sind oberflächliche Verletzungen oder die Atemwege, Inhalation der Sporen.
Meldepflicht: Verdacht, Erkrankung, Tod.
Klinik: überwiegend ist die Haut betroffen; Pustel mit zentraler Blase → blauschwarzer Schorf → nach Tagen roter, blasenbesetzter Rand. Lymphangitis und -adenitis; Klinik führt zur Diagnose. **Ther.:** Penicillin G 5–8 Mio. IE i.v./d, lokal antiseptisch, Ruhigstellung.
Prognose: 80 % Letalität bei generalisierter Inf.

10.3.8 Actinomycose   ICD: A 42.X

Erreger: Actinomyces israeli, naeslundii. **Klinik:** Bretthart, livide Hautinfiltrate, meist am Hals oder Thoraxwand; bei Darm- Lungen- und Knochenbefall Fistelung mit Sekretion von Eiter mit gelb-grünen Körnchen. **Diagn.:** Mikroskopie, Nachweis von Drusen, Kultur. **KO:** Meningitis, Leberabszeß, Mediastinitis. **Therapie:** Inzision und Ausräumen der Infiltrate. Ggf. Fistelexzision. Antibiose: Penicillin G 10–20 Mio. IE/d i.v. für 4–6 Wochen.

10.4 Antibiotikatherapie

Grundsätze

Vor der ersten Antibiotikadosis Material für die Diagnostik abnehmen. Aber: Die Erregerdiagnostik bietet i.d.R. keine Entscheidungshilfe für die Initialtherapie. Sie ist nicht Wegweiser, sondern Korrektiv. Substanz nach klin.-empirischen Gesichtspunkten auswählen. Kosten berücksichtigen.

Therapiestrategie

- *Orale Therapie* bei leichten Infektionen (Substanzauswahl ☞ Tab.). Erregerdiagnostik nicht obligat
- *Sequentialtherapie* bei mittelschweren bis schweren Infektionen: parenteraler Therapiebeginn (hohe initiale Wirkspiegel), am 2.–4. Tag auf orale Therapie umstellen
- *Parenterale Therapie* bei schweren oder komplizierten Infektionen (Meningitis, Endokarditis, Pneumonie, Peritonitis, Sepsis, Intensiv- oder immunsupprimierte Pat.) mit Breitspektrumantibiotikum, ggf. Kombination. Empirische Substanzauswahl. Erregerdiagnostik und Resistenzprüfung obligat. Therapieregime in Kenntnis der Ergebnisse und in Abhängigkeit vom klinischen Verlauf korrigieren.

10.4.1 Penicilline

Penicillin G/Oralpenicilline

	Spektrum	Erw.-24h-Dosis	NW/Bemerkungen
Penicillin G = Benzyl-Penicillin (z.B. Penicillin G Hoechst®, Penicillin Grünenthal®)	V.a. Meningok., Pneumok., β-hämolytische Streptok.; *Cave:* vereinzelt penicillinresistente Gonok. und (selten) Pneumok., Corynebakterien	**Niedrige** Dosis: 3–4 x 0,5–1,0 Mio. IE i.v. (z.B. Pneumonie). **Hohe** Dosis: 6 x 5 Mio. IE i.v. (z.B. Meningitis). Höhere Dosen nicht sinnvoll	Anaphylaxie, Medikamentenfieber, Exantheme, hämolytische Anämie. Krämpfe (nur bei hohen Dosen und schneller i.v. Injektion), selten interstitielle Nephritis (nur bei i.v. Applikation), Thrombopenie

Staphylokokken-Penicilline (penicillinasefeste Penicilline)

	Spektrum	Erw.-24h-Dosis	NW/Bemerkungen
Flucloxacillin (Staphylex®)	Staph.; für Oral- und Parenteralther. geeignet!	4 x 0,5–1,0 g p.o., i.m., i.v., max. 10 g tägl.	bei i.v.-Gabe geringere NW → höhere Dosis möglich! Durchfall, Fieber, Exanthem, Transaminasenanstieg, Hb-Abfall, Leukopenie. Selten Hämaturie

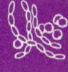

β-Lactamase-Hemmer

	Spektrum	Erw.-24h-Dosis	NW/Bemerkungen
Sulbactam (z.B. Combactam®)	Aerob-anaerobe Mischinfektionen (s. Spektrum des Komb. Partners) Penicilline: β-Lactamase-bildende Staphylokokken, H. influenzae, Klebsiellen, E. coli, Proteus, B. fragilis Cephalosporine: zus. B. fragilis	3–4 x 1 g i.v.	Kombination mit Cephalosporin oder Penicillin bei nosokomialen Infektionen mit β-Lactamase-Bildnern, bei schweren Inf. Komb. mit Aminoglykosid. *NW* s. Penicilline

Ampicillin und Ampicillin-Analoga (Aminopenicilline)

	Spektrum	Erw.-24h-Dosis	NW/Bemerkungen
Amoxicilin/ Clavulansäure (Augmentan®)	Wie Amoxicillin, einschließlich β-Lactamasebildner (Staph.); Anaerobier	3 x 625–1250 mg p.o. (3 x 1–2 Tbl.), 3-4 x 1,2 g i.v.	Wie Ampicillin; häufig positiver Coombs-Test, Nausea, Erbrechen, Durchfall in 10 %

	Spektrum	Erw.-24h-Dosis	NW/Bemerkungen
Ampicillin (z.B. Amblosin®, Binotal®)	Grampos./gramneg. Bakt., insbes. Häm. infl.; Enterokok.; Listerien; E. coli; Proteus mirabilis; Salmonellen; nicht penicillinasebildende Staphylokokken	4 x (0,5–)1 g p.o. 150–200 mg/kg i.v. **KI:** infektiöse Mononucleose, Viruskrankheiten!	GIT-Symptome, Durchfall, Exanthem, Fieber, selten GOT-Erhöhung, Nephritis, pseudomembranöse Kolitis
Ampicillin + Sulbactam (z.B. Unacid®)	Wie Ampicillin einschließl. β–Lact.- Bildner, Anaerobier	3–4 x 0,75–3,0 g i.v., (0,75 g = 0,5 g Amp.+ 0,25 g Sulb.)	Wie Ampicillin

Acyclaminopenicilline (Ureidopenicilline)

	Spektrum	Erw.-24h-Dosis	NW/Bemerkungen
Mezlocillin (Baypen®)	Ähnlich Ampicillin, wirksam z.T. gegen Klebsiella, Enterobacter, Citrobacter, nicht Staph. aureus	3–4 x 2–5 g i.v., 2–3 x 2 g i.v. bei Gallenwegs- o. Harnwegsinf.	Hauterscheinungen, Diarrhö, Enzymanstieg, Geschmacksstörungen, Leukozytendepression, Hypokaliämie, Thrombozytopenie, Blutgerinnungsstörungen
Piperacillin (Pipril®)	Spektrum von Mezlocillin + Azlocillin, wirksam bei Pseudomonas-Inf. und Bacteroides, unvollständig gegen Staph.	3–4 x 2–4 g i.v	Wie Ampicillin, passagere Neutropenien. Hoher Natriumgehalt. Bei lebensbedrohlichen Inf. in Kombination mit Aminoglykosiden anwenden
Piperacillin + Tazobactam (z.B. Tazobac®)	wie Piperacillin, einschl. β-Lactamase-Bildner	3 x 4,5 g i.v.	

10.4.2 Cephalosporine

	Spektrum	24h-Dosis	NW/Bemerkungen
Parenterales Cephalosporin der I. Generation			
Cefazolin (z.B. Gramaxin®, Elzogram®)	Grampos. (nicht Enterok.) und gramneg. Bakterien (bes. E. coli, Proteus mirabilis, Klebsiella), Anaerobier. *Nicht:* Pseudom., Serratia, Proteus vulg., Enterobacter, Acinetobacter, Haemoph., oxacillinresist. Staph., Bact. fragilis. Gut wirksam bei Oxacillin-sens. Staph. Einsatz bei periop. Prophylaxe möglich	3 x 0,5–2 x 1 g (grampositive), 3 x 1,0–2 x 2,0 g i.m., i.v. (gramnegative)	Exanthem, Thrombophlebitis, Fieber, Transaminasen ↑, passagere Leukopenie, Thrombozytopenie, GIT-Symp., selten Anaphylaxie, pos. Coombs, Nephrotoxizität → Krea-Kontrolle, Komb. mit Furosemid vermeiden
Oral-Cephalosporine der I. Generation			
Cefaclor (Panoral®)	Spektrum wie Cefalotin: 2–8fach wirksamer v.a. bei gramnegativen Erregern; wirksamstes Oral Cephalosporin gegen Haemophilus infl.	3 x 0,5 g p.o. (Streptok., Pneumok.), 4 x 0,5(–1) g p.o. b. Gramneg. + Staph. aur.	Wie Cefazolin, sehr selten Arthritis

	Spektrum	24h-Dosis	NW/Bemerkungen
Cephalosporine der II. Generation			
Cefuroxim (Zinacef®)	E. coli, Klebsiella, Proteus, Haem. infl., Acinetobacter. Meist wirksam bei cefalotin-resistenten Keimen. Unwirksam gegen Enterokokken und Pseudomonas	3–4 x 0,75–1,5 g i.v. (grampositive Erreger), 3–4 x 1,5 g i.v. (gramnegative Erreger)	Wie Cefazolin, nicht bei ZNS-Infektion anwenden
Cefuroxim-axetil (z.B. Zinnat®)	Wie Cefuroxim	2 x 250–500 mg p.o. nach d. Essen	Wie Cefazolin, gastrointest. Sympt.
Cefotiam (Spizef®)	wie Cefuroxim, in vitro wirksamer geg. gramneg. Erreger	wie Cefuroxim	wie Cefuroxim
Cephalosporine der III. Generation			
Cefotaxim (z.B. Claforan®)	Bei grampos. Erregern weniger wirksam als Cefazolin und Cefuroxim, dagegen wesentlich wirksamer bei gramneg. Keimen (bes. Haemoph.). *Cave:* Bei Enterobact. und Citrobact. häufig Resistenzentwicklung Unwirksam bei Pseudom., Enterok., Bact. frag., Oxacillin resist. Staph., Listerien	2 x–2 g i.v., i.m., bei schweren Inf. 3 x 2 g i.v.	Wie Cefazolin; Initialther. schwerer Inf. bei unbek. Erreger in Komb. mit einem Aminoglykosid, lebensbedrohl. Haem.Inf. Meningitis
Ceftriaxon (z.B. Rocephin®)	Wie Cefotaxim	1 x 2 g i.v., i.m. (bis 2 x 2 g)	Wie Cefazolin; lange HWZ → Einmaldosierung; Ther. der Wahl **bei Lyme-Arthritis und** Meningitis.
Cephalosporine der III. Generation (pseudomonaswirksam)			
Ceftazidim (z.B. Fortum®)	Breitspektrum-Cephalosporin. Sehr gute Wirksamkeit gegen gramneg. Keime, v.a. Ps.aeruginosa, Proteus und Serratia. Wenig aktiv gegen Staph., Enterok., Bact. frag.	2–3 x 1–2 g i.v., i.m.	Wie Cefazolin. Initialther. bei unbek. Erreger bei V.a. Ps.aeruginosa evtl. in Kombination mit Aminoglykosid. Bei V.a. Anaerobier Komb. mit Clindamycin oder Metronidazol, bei V.a. Staphylokokken Komb. mit Flucloxacillin od. Teicoplanin
Cefsulodin (z.B. Pseudocef®)	Schmales Spektrum. Sehr gute Wirksamkeit gegen *Ps. aeruginosa*. Gegen andere gramneg. Keime *schlecht* wirksam	3 x 1–2 g i.v., i.m.	Nur bei Pseudomonasinfektionen
Oralcephalosporine der III. Generation			
Cefpodoxim (z.B. Orelox®)	Wie Cefotaxim; mäßig aktiv gegen Staph.	2 x 100–200 mg p.o.	Wie Cefixim

	Spektrum	24h-Dosis	NW/Bemerkungen
Cefixim (z.B. Cephoral®)	Wie Cefotaxim; Staph. meist resistent; HWI durch Ampicillin bzw. Cotrimoxazol-resistente gramneg. Erreger	2 x 200 mg oder 1 x 400 mg p.o.	GIT-Sympt., allerg. Reakt., BB-Veränd., Transaminasen ↑, Kopfschmerzen, Schwindel
Ceftibuten (Keimax®)	Wie Cefixim, v.a. bei HWI schlechtere Aktivität gegen Staphylo-, Pneumo- und Streptokokken	1 x 400 mg p.o.	Wie Cefixim
Cephalosporine der IV. Generation			
Cefepim (z.B. Maxipime®)	Wie Ceftazidim, erfaßt auch Pseudomonas und Enterobakterstämme, die gegen Cephalosprorine III resistent sind, im grampositiven Bereich ähnlich wirksam wie Cefotaxim. Kombination mit Aminoglykosid sinnvoll	2 x 2 g i.v.	Wie Cefazolin lange HWZ
Cephalosporine der III. Generation (Sonstige)			
Latamoxef (Moxalactam®)	Gute Wirksamkeit gegen Grampositive außer Staph. aureus und Streptok., hohe in-vitro-Aktivität gegen gramnegative Keime und Anaerobier, schlechte Wirksamkeit gegen Pseudomonas	2 x 1–4 g i.v., i.m.	gut geeignet für aerob/anaerobe Mischinf. im Abdominalbereich. Blutgerinnungsstörungen (→Vit. K-Prophylaxe)

Weitere Beta-Lactam-Antibiotika

	Spektrum	24h-Dosis	NW/Bemerkungen
Imipenem/ Cilastatin (Zienam®)	sehr gute in-vitro-Aktivität gegen grampositive und -negative Keime einschließlich Anaerobier	3–4 x 0,5–1,0 g i.v.	BB-Veränderungen, Exantheme, Transaminasen-, AP- u. Krea-Anstieg
Meropenem (Meronem®)	wie bei Imipenem, besser wirksam bei grampos. Kokken, schwächer bei H. influenzae und Pseudomonas. Monotherapie möglich; bei V.a. Pseudomonas Kombination mit Aminoglykosid	3 x 0,5–1 g i.v.	wie Cefalotin, lange HWZ

10.4.3 Sonstige Antibiotika

Tetrazykline

	Spektrum	24h-Dosis	NW/Bemerkungen
Doxycyclin (z.B. Vibramycin®)	Grampositive, -neg. Erreger, Mykoplasmen, Chlamydien; nicht: Proteus spp., Pseudomonas aeruginosa. Keine Monother. bei schweren Allg.-Inf., hohe Resistenz-Raten	2 x 100 mg p.o., i.v., nur bei leichten Inf. ab 2. Tag 1 x 100 mg	wie Tetrazykline, weniger Photosensibilität, weniger Zahnverfärbung, bei eingeschränkter Nierenfunktion verwendbar. **KI:** Schwangerschaft und Stillperiode

Aminoglykoside

	Spektrum	24h-Dosis	NW/Bemerkungen
Gentamicin (z.B. Refobacin®)	Grampositive (Staph., nicht: Pneumok., Streptok., Enterok.), und -negative Keime	2–5 mg/kg in 1 Dosis i.m., i.v. (30–60 Min. Kurzinfusion). Harnwegsinf.: 1 mg/kg in 1–2 Tagesdosen i.m.	*Oto- und Nephrotoxizität insbes., wenn (Talspiegel) > 1–2 µg/ml → drug monitoring, ggf. Dosisreduktion* **KI:** *Schwangerschaft*
Tobramycin (z.B. Gernebcin®)	Wie Gentamicin, Glykosid der 1. Wahl bei Pseudomonas aeruginosa (in Kombination mit pseudomonaswirksamen Penicillinen)	Wie Gentamicin	Wie Gentamicin, weniger nephrotoxisch (?) **KI:** *Schwangerschaft*

Makrolid-Antibiotika und andere Substanzen

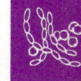

	Spektrum	24h-Dosis	NW/Bemerkungen
Erythromycin (z.B.Erycinum®, Paediahrocin®)	Grampositive, Staph. häufig resistent, Streptok. (bei Penicillinallergie), Pneumok., Corynebakterien, Mykoplasmen, wirksam gegen Haemophilus infl.; 1. Wahl bei Legionellen-Pneumonie	(2-)4 x 250–1000 mg p.o., i.v.	Gastrointestinale NW, sehr selten Allergie, Leberschäden bei Erythromycinestolat (cholestatischer Ikterus) **KI:** *Stillperiode*
Clarithromycin (Klacid®)	Wie Erythromycin; zusätzlich atyp. Mykobakterien	2 x 250–500 mg p.o. (nüchtern)	Bessere Resorption als Erythromycin, geringere GIT-NW, verlängerte HWZ
Clindamycin (Sobelin®)	v.a. Anaerobierinf. und multiresistenten Staph.	3–4 x 300 mg p.o., 3–4 x 600 mg i.v.	Sehr gute Gewebepenetration. **KI:** *Stillperiode*
Vancomycin (Vancomycin CP Lilly®)	Oxacillinresistente Staph., Enterok., *Clostridium difficile* (Pseudomembranöse Kolitis), Corynebakterien.	4 x 0,5 g i.v.; bei pseudomembranöser Kolitis 4 x 125–500 mg oral für 10 Tage	Exanthem, Phlebitis, Nephro- und Ototoxizität

	Spektrum	24h-Dosis	NW/Bemerkungen
Teicoplanin (Targocid®)	Wie Vancomycin, weniger aktiv gegen Staph. haemolyticus, aktiver gegen Enterokokken	1(–2) x 400 mg für 3 d, dann 1 x 200-400 mg	Wie Vancomycin, zusätzl. pass. Transaminasen- und AP-Anstieg, lange HWZ von 50 h, Talspiegel 5–15 mg/l, Bergspiegel 30–60 mg/l
Cotrimoxazol (Trimethoprim/ Sulfamethoxazol) (Eusaprim forte®, Bactrim forte®, Cotrim®)	Sulfonamid-Kombination, gute Wirksamkeit bei Salmonellen, Shigellen, Klebsielen, E. coli, Proteus, Enterok. I. Wahl bei Bronchitis, Harn- und Gallenwegsinf., Shigellosen, Typhus-, Paratyphus A+B (akut/Dauerausscheider)	2 x 960 mg p.o. (pro Tbl. 160 mg TMP/800 mg SMZ). Die i.v.-Gabe von Sulfonamiden gilt als obsolet	Stevens-Johnson-Sy., selten Allergie, GIT-NW, Thrombo- und Leukopenie. *Neuere TMP/Sulfonamid-Kombinationen bringen keine Vorteile.* **KI:** *Schwangerschaft und Stillzeit* ggf. Einzeittherapie (☞ 10.2.3)
Metronidazol (Clont®, Flagyl®)	1.: Anaerobier, Gardnerella, Camphylobacter 2.: Entamoeba histolytica 3.: Gardia lamblia 4.: Trichomonas vaginalis	1.: 3 x 500 mg p.o., i.v. 2.: 3 x 750 mg p.o. für 10 d 3.: 3 x 250 mg p.o. für 6 d 4.: 1 x 2 g p.o.	Gastrointestinale Störungen, periphere Neuropathie, Alkoholintoleranz, A.a. Kanzerogenität

Gyrasehemmer (Chinolone)*

	Spektrum	Dosis	NW/Bemerkungen
Ciprofloxacin (Ciprobay®)	Komplizierte Harnwegsinfektionen; Prostatitis; nosokomiale Inf.; Pneumonie; Osteomyelitis, Weichteilinfekt	2 x 250–750 mg oral, 3 x 250 mg i.v.	GIT- und ZNS-Störungen (Schwindel, Kopfschmerz, Psychosy.), Chondrotoxizität (**KI** → Wachstumsalter
Ofloxacin (Tarivid®)	Wie Norfloxacin, insbes. Enterobakt., Haem., auch Chlamydien, Mykoplasmen	2 x 200 mg p.o., bei HWI auch 2 x 100 mg	Wie Norfloxacin, Hautveränderungen, häufig ZNS-Störungen.

* Alle Chinolone sind für Schwangerschaft und Stillzeit und für Kinder wegen möglicher Knorpelschädigung kontraindiziert!

10.5 Virusinfektionen

10.5.1 Virus-Serodiagnostik

Virusnachweis: Nachweis von Viren in Untersuchungsmaterial z.B. Sekreten, Serum, Punktaten, Biopsien, Liquor.

Direkte Methoden
- Nachweis von Nukleinsäuren (Southern-blot, in situ-Hybridisierung, PCR = Polymerase chain Reaction). Virusnachweis in allen Geweben und Flüssigkeiten möglich. PCR: Sehr hohe Sensitivität (theoretisch ist der Nachweis eines einzelnen Virus möglich!), aber fehlerträchtiges, anspruchsvolles Verfahren. Probeneinsendung nur an erfahrene Laboratorien!

10.5 Virusinfektionen

- Nachweis von Antigenen und Virusproteinen durch Immunfluoreszenztechnik Histologisch-zytologischer Nachweis von charakteristischen Zellveränderungen, Virusnachweis durch Elektronenmikroskopie.

Indirekte Methoden: Labortiere, Brutei, heute meist Zellkulturen; selten notwendig.

Virus-spezifische Antikörper: Die indirekte Diagnose einer Virusinfektion wird in der Regel durch den Nachweis einer *Serokonversion* oder eines spezifischen *Titeranstiegs* (ca. vierfach in 2 Proben im Abstand von 7–14 Tagen) durchgeführt. Durch Bestimmung von IgM (frühe Marker), IgG-Antikörpern (späte Marker) und gel. auch IgA-Antikörpern kann der Zeitpunkt der Infektion (frisch, alt, reaktiviert) differenziert werden. Nachteil des Verfahrens: Die 1. Probe wird meist nicht zu Erkrankungsbeginn abgenommen, die 2. Probe entfällt. Häufig erschweren unspezifische Reaktionen die Interpretationen von Ergebnissen (kritische Bewertung erforderlich).

- *Neutralisationstest (NT):* Geprüft wird, ob die AK eines Patientenserums den zytopathischen Effekt einer Virussuspension auf eine Zellkultur aufheben
- *Komplementbindungsreaktion (KBR):* Patientenserum in aufsteigender Verdünnung (z.B. 1 : 16 ... 1 : 4096) wird mit Virusantigenen und Komplement versetzt. Der Komplementverbrauch durch die im positiven Falle stattfindende Antigen-Antikörper-(Ag-AK)-Reaktion wird durch ein Indikatorsystem angezeigt
- *Agglutinationshemmtests:* Hämagglutionationstest (HHT, HAT): Geprüft wird, ob die AK eines Patientenserums die Erythrozyten-Agglutination durch eine Virussuspension verhindern.
  Indirekter Hämagglutinationstest (IHA): Geprüft wird, ob Patientenserum die Agglutination von spezifischen Erythrozyten mit korrespondierenden AK verhindert
- *Enzymimmunoessays (ELISA = Enzyme linked immunosorbent assay):* Meist benutztes Testverfahren. Markierung von AK oder Ag mit Enzymen (label). Nach Reaktion von Ag-AK und Zugabe des Enzymsubstrates kann quantifiziert werden
- *Immunfluoreszenztechnik (IFT):* direkter IFT (Nachweis von Ag): Markierung des fixierten Ag mit homologen fluoreszierenden AK; indirekter IFT (Nachweis AK): Bindung von AK an markiertes und fixiertes Ag, Nachweis des Ag-Ak-Komplexes durch fluoreszierende Sekundär-AK
- *Western-blot (WB):* Aufwendiges und teures Verfahren zur Bestimmung von AK gegen verschiedene Virusproteine (z.B. HIV, Ig-subklassenspez. AK), nur bei speziellen Fragestellungen indiziert.

10.5.2 Virale Hepatitis ICD: B 15 – 19

Akute Virus-Hepatitis

Klinik und Diagnostik: Formen klinisch oft nur schwer zu unterscheiden. Nach einer Prodromalphase mit subfebrilen Temperaturen, Abgeschlagenheit, Appetitlosigkeit, Übelkeit, Juckreiz, Druckschmerz im re Oberbauch, Arthralgien eigentliche Manifestation mit Ikterus, Dunkelfärbung des Urins und acholischem (entfärbtem) Stuhl. Jedoch können bis zu 50 % der Hepatitiden anikterisch verlaufen! Die Leber ist meist vergrößert. Splenomegalie in 20–30 %. Krankheitsdauer (ikterische Phase) ca. 4–8 Wo. Mit Beginn des Ikterus geht es dem Pat. meist subjektiv besser.

Labor
Hepatitismarker:
- *Anti-HAV-IgM:* Marker der akuten Hep. A-Infektion
- *Anti-HBc-IgM:* Antikörper gegen den HBV-Innenkörper (Hüllprotein der Virus-DNS; Core-Antigen)

- *HBsAg:* Umhüllt das Core Antigen, wird bereits mit Krankheitsbeginn nachweisbar
- *HBeAg:* „sekretorische Form" des HBc-Ag (envelope)
- *Anti-HDV:* Marker der Hepatis D-Infektion; nur sinnvoll, wenn HBsAg pos.
- *Anti-HEV:* Marker der Hepatis E-Infektion; sinnvoll bei Reiseanamnese und neg. Anti-HAV-IgM
- *Virus-PCR* (polymerase chain reaktion): gentechnischer Direktnachweis von Virus-DNA; hochsensitiv, teuer. Noch speziellen Fragestellungen vorbehalten. Wertvoll zur Beurteilung einer unsicheren Infektiosität

Primärdiagnostik bei akuter Hepatitis: Anti-HAV-IgM, Anti-HBc-IgM, HBsAg, HBeAg, (Anti-HDV und Anti-HEV unter den o.a. Voraussetzungen). Ausschluß anderer Hepatitisursachen
Bili ↑, Transaminasen ↑ (GPT > GOT), AP und γ-GT ↑ (nur initial und bei cholestatischem Verlauf), Fe ↑. Serum-E'phorese: γ-Globulin ↑
Lebersyntheseparameter (CHE, Albumin, Quick): nur bei fulminantem Verlauf ↓.

Hepatitis A   ICD: B 15.X

IKZ 2–6 Wo., Übertragung vorwiegend fäkal-oral, keine chron. Verläufe, lebenslange Immunität. 50–90 % verlaufen asymptomatisch. Infektiosität 2 Wo. vor bis 2 Wo. nach Erkrankungsbeginn. Erkrankung und Tod meldepflichtig!

Diagn.: Beweisend für eine frische Infektion ist ein Titeranstieg von Anti-HAV oder der Nachweis von Anti-HAV-IgM. Anti-HAV-IgG kann lebenslang persistieren.
Ther.: Isolierung des Pat. für ca. 14 Tage. Strenge Bettruhe nur bei schweren Verläufen.
Prophylaxe: γ-Globulin i.m. schützt für 3–6 Mon. Dosis 5 ml (bei > 20 kg). Aktive Schutzimpfung möglich. **Progn.:** gut.

Hepatitis B   ICD: B 16.X

IKZ 1–6 Mon., Übertragung überwiegend parenteral durch Blut, Blutprodukte, Körpersekrete (Sexualkontakt). Chron. Verlauf in 5–10 %. Übertragung von Mutter auf Fetus möglich. Keine Isolierung notwendig.

Diagn.
- Nachweis von HBsAg, HBeAg, Anti-HBc in der akuten Phase
- Bei unkompliziertem Verlauf nehmen HBsAg und HBeAg ab (wobei nach 4 Wo. das HBsAg unter 40 % des Ausgangswertes abgefallen sein sollte). Auftreten von Anti-HBe und Anti-HBs nach ca. 5–6 Mon. Beide bleiben positiv
- Bei atypischen Verläufen Bestimmung von Anti-HBc-IgM und HBV-DNA i.S.
- *Infektiosität* solange einer der folgenden Parameter pos. ist: HBsAg, HBeAg, HBV-DNA. Auch bei neg. HBsAg bedeutet ein Nachweis von Anti-HBc-IgM potentielle Infektiosität.

Ther.: Symptomatisch. Verzicht auf lebertoxische Substanzen.
Prophylaxe
- *Passiv:* Hep.-B-Hyperimmunglobulin 0,06 ml/kg. Infektion kann nur bei sofortiger Gabe verhindert werden
- *Aktiv:* Impfstoff (z.B. HB-Vax®) i.m. in den M. deltoideus. Wiederholungsimpfungen nach 1 und 6 bzw. 1, 2 und 12 Mon. Vor Impfung HBsAg, Anti-HBs überprüfen. Wenn ein Parameter pos., keine Impfung. Sicherer Impfschutz nur bei Titern > 50 IE/l, ggf. Wiederholung
- *Aktiv-passiv:* bei Kontakt mit HBsAg-haltigen Material, Kontaktpersonen von HBsAg-Trägern, Neugeborene von HBsAg-pos. Müttern.

Progn: Bleiben HBsAg und HBeAg länger als 12 Wo. pos., ist in 10–30 % ein chron. Verlauf möglich.

Hepatitis C

Parenteral übertragene Non-A-Non-B-Hepatitis (RNA-Virus). IKZ 5–12Wo. Häufigste Form der Transfusionshepatitis. Chron. Verlauf in 30–50 %. Die Transmission auf den Feten hängt von der Viruskonzentration des HCV im maternen Blut ab, in der Regel in ca. 10 % der Fälle der Transmission. Mögliche Folgen: Chron. HCV-Trägerstatus oder HCV-Infektion, fulminante Hepatitis oder Leberzell-Ca.
Diagn.: Anti-HCV (IgG) i.S. wird erst 3–6 Mon. p.i. pos. Falsch pos. Ergebnisse (neue Tests der 3. Generation häufig falsch pos., deshalb Kontrolle durch HCV-AK EIA oder ggf. PCR notwendig) bei alkoholischer Leberzirrhose, primärer biliärer Zirrhose und autoimmuner Hepatitis. Fulminanter Verlauf bei Schwangeren möglich. Die Gabe von Immunglobulin (passive Prophylaxe) bei Schwangeren und Neugeborenen bei Hepatitis C-Inf. wird nicht empfohlen. Außerdem stehen keine Immunglobuline mit hohem spezifischem AK-Gehalt zur Verfügung.

Hepatitis D

RNA-Virus (Hepatitis Delta, HDV), das zur Vermehrung Anwesenheit des HBV benötigt. Übertragung vorwiegend parenteral. Akuter oder chron. Verlauf. Eine primäre HBV-Infektion kann durch Superinfektion mit HDV einen fulminanten Verlauf nehmen, v.a. bei Kindern. Eine vertikale Transmission ist bei HBsAg positiver Mutter prinzipiell möglich. **Diagn.:** Nachweis von Anti-HD bei HBsAg-Trägern.

Hepatitis E

Fäkal-orale Übertragung. RNA-Virus. In Europa selten, v.a. in Asien, Südamerika und Afrika vorkommend. Bei Schwangeren bis zu 20 % fulminanter Verlauf.
Diagn.: Ag-Nachweis mittels ELISA.

Chronische Hepatitis   ICD: B 18

Erhöhung der Transaminasen und/oder Krankheitszeichen (Abgeschlagenheit, Schwäche) über 12 Mon. erfordern Ausschluß einer chron. Hepatitis durch Biopsie.
Vor allen chirurgischen Eingriffen internistisches Konsil.

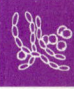

 Gerinnung und Medikamentenmetabolismus bei Leberinsuffizienz

10.5.3 Tollwut (Rabies)   ICD: A 82.X

Inf. mit **Rabies-Virus** durch frischen, virushaltigen Speichel infizierter Tiere (Fuchs, Hund, Katze, Ratte) in Hautläsionen, z.B. durch Biß. 1–3 Mon. Inkubationszeit.
Verdacht, Krankheit und Tod meldepflichtig.
Diagn.: Anamnese (Verhalten des Tieres vor und nach dem Biß), klinische Untersuchung. Sektion des verursachenden Tieres und histologische Untersuchung des Gehirns (typ. Negri-Körperchen vor allem im Ammonshorn).

Verlauf
- **Prodromalstadium** (Kopfschmerz, Erbrechen, Schwindel, Fieber)
- **Exzitationsstadium** (Angst, motorische Unruhe, Speichelfluß, Schwitzen, Schlundkrämpfe, Dysphagie, Hydrophobie)
- **Paralyse-Stadium** (Teilnahmslosigkeit, Lähmungen bis zur Ateminsuffizienz, Koma, Tod bei klarem Bewußtsein).

Therapie
- Postexpositionelle Aktiv-Immunisierung mit je 1 ml Tollwutvakzine (Rabivac®) an Tag 1, 3, 7, 14, 28, und 90
- Nach Bißverletzungen offene Wundbehandlung, großzügige Wundexzision, Wunde mit Seifenlösungen und Wasser oder Detergentien spülen, anschließend 70 %iges Äthanol oder org. Jodverbindungen aufbringen
- Zusätzlich Tetanusprophylaxe (☞ 10.3.1).

Prophylaxe: Schutzimpfung nur für Risikogruppen (z.B. Jäger) empfohlen.
Prog.: Letalität bei manifester Erkrankung 100 %.

 Auch bei Verdacht stets Rücksprache mit Amtstierarzt, Tollwutschutzstelle und Gesundheitsamt.

10.6 Candidiasis

ICD: B 37.X

Bei immungeschwächten, diabetischen und antibiotisch behandelten Patienten gehäuft. In 90 % Candida albicans, in 10 % andere Hefepilze (Klin. bedeutsam: C. krusei, tropicalis, parapsilosis, C. glabrata).

Klinik
Je nach Lokalisation Glossitis, Intertrigo, Balanitis, Vulvitis mit weißlichem Fluor oder Brennen, Paronychie oder Nagelveränderungen. Ösophagusbefall fast nur bei Immunschwäche. Bei Schleimhautbefall Juckreiz, weißliche, abstreifbare Beläge, bei Genitalbefall süßlicher Geruch. Die Schleimhaut unter den Belägen ist gerötet, kann bluten und ulzerieren. Bei Hautbefall flache kleine Bläschen und Pusteln, manchmal weißer Belag und Schuppung. Bei *Candidasepsis* uncharakteristisches Sepsisbild.

Diagnose
Klinisches Bild, kultureller Nachweis von Abstrichen, PE, Stuhl, Urin oder Blutkulturen (4 x, arteriell bessere Ausbeute, aber insgesamt unzuverlässig), Serologie meist unergiebig (evtl. Candida-Antigen), allenfalls bei V.a. Sepsis, PCR in Erprobung z.Zt. noch zu anfällig.

 Die Diagnose ist eine Synthese aus Klinik (Infektion?), Kultur- und Serologiebefund (Kontamination?, Standortflora?, Titerverlauf). Skepsis bei positiven Befunden ohne adäquate Klinik.

Therapie

Therapieempfehlungen für Candidosen
- **Mukokutan**
  topisch: Nystatin, Amphotericin B, *chron.:* Fluconazol, Itraconazol oder Ketokonazol, *Probleme:* C. rusei und C. (Torulopsis) glabrata sind schlecht gegen Fluconazol empfindlich. *Alternativ:* Itrakonazol (ggf. Lsg.), Amphothericin B i.v.
- **Disseminiert:** Amphotericin B + 5-Fluorcytosin, bei chron. Infektion alternativ Fluconazol.

Matthias Albrecht
Jost Hoffmann

11

Kinderchirurgie

11.1	**Allgemeine Vorbereitung auf eine OP**	**262**
11.1.1	Formalitäten	262
11.1.2	Vorbereitung des Patienten	262
11.2	**Leitsymptome und Differentialdiagnose**	**264**
11.2.1	Erbrechen (ICD: R 11) und Hämatemesis (ICD: K 92.0)	264
11.2.2	Teerstuhl und Blutstuhl ICD: K 92.1	264
11.2.3	Bewußtlosigkeit ICD: R 40.2	265
11.2.4	Harnverhalt/Hämaturie	266
11.3	**Notfälle und ihre Differentialdiagnose**	**266**
11.3.1	Akutes Abdomen (ICD: R 10.0) und Bauchschmerzen (ICD: R 10.X)	266
11.3.2	Stumpfes Bauchtrauma	267
11.3.3	Aspiration/Ingestion von Fremdkörpern ICD: T 17.X, T 18.X	268
11.3.4	Battered-Child-Syndrome ICD: Y 07.X	269
11.3.5	Hodentorsion ICD: N 44	270
11.4	**Kinderchirurgische Erkrankungen**	**271**
11.4.1	Leistenhernie (ICD: K 40.9) und Hydrozele (ICD: N 43)	274
11.4.2	Kryptorchismus ICD: Q 53.X	275
11.4.3	Phimose ICD: N 47	277
11.4.4	Hypertrophe Pylorusstenose ICD: Q 40.0	278
11.4.5	**Invagination** ICD: K 56.1	279
11.4.6	**Appendizitis** (☞ auch 19.8.1) ICD: K 35.X	280
11.4.7	Meckel-Divertikel ICD: K 42.X	282
11.4.8	Nabelbruch ICD: K 42.X	283
11.5	**Traumatologie im Kindesalter**	**284**
11.5.1	Chassaignac (Radiusköpfchen-Subluxation) ICD: S 53.1	284
11.5.2	Besonderheiten kindlicher Frakturen	285
11.5.3	Klavikulafraktur im Kindesalter	286
11.5.4	Suprakondyläre Humerusfrakturen im Kindesalter	288
11.5.5	Distale Radiusfrakturen im Kindesalter	292
11.5.6	Femurschaftfraktur im Kindesalter	293
11.5.7	Sprunggelenksfrakturen im Kindesalter	296

11.1 Allgemeine Vorbereitung auf eine OP

11.1.1 Formalitäten

Untersuchung des Kindes vom Stationsarzt, vom Operateur und vom Anästhesisten.
- **Operateur** stellt OP-Indikation und klärt Angehörige und abhängig vom Alter auch das Kind auf (☞ 3.1.2). Nach der Aufklärung Einwilligung möglichst beider Erziehungsberechtigten schriftlich festhalten (zumindest bei geplanten größeren Eingriffen beide Eltern unterschreiben lassen, bei Notfall-OP genügt ein Elternteil)
- **Anästhesist** beurteilt die Narkosefähigkeit und klärt Angehörige auf (☞ 3.1.3). Nach der Aufklärung Einwilligung mindestens eines, besser beider Erziehungsberechtigten schriftlich festhalten
- **Bei größeren Eingriffen**: Intensivstation möglichst am Tag vor der geplanten OP informieren und Nachbeatmungsplatz reservieren.

11.1.2 Vorbereitung des Patienten

Präoperatives Vorgehen	
Anamnese (Allgemeines ☞ 1.2.1)	**Labor**
Besonders wichtige Fragen: • Jetzige Beschwerden (seit wann, wie häufig) • Derzeitige Medikation (z.B. Antikonvulsiva, Herzglykoside) • Vor- oder Begleiterkrankungen (Allergien, Arzneimittelunverträglichkeiten, Blutungsneigung, Pseudocroup oder Asthma b., Epilepsien, D. m. oder andere Stoffwechselerkrankungen, Herzfehler) • Vorausgegangene OP, Bluttransfusionen, Narkosezwischenfälle, auch bei Angehörigen • Vollständiger Impfschutz (Tetanus?) • Letzter Kontakt mit Infizierten (z.B. Varizellenerkrankte) • Bei Notfall-OP Zeitpunkt der letzten Nahrungsaufnahme.	*Präoperativ erforderliche Laborwerte sind nicht einheitlich festgelegt. Im Zweifel Rücksprache mit dem Anästhesisten.* • Gerinnung • Großes BB (bei ausgeprägter Anämie abhängig vom Eingriff präop. Transfusion veranlassen (☞2.2) • CRP oder BSG (deutliche Erhöhung KI für Routine-OP) • Elektrolyte (präoperativ erhöhte Kaliumwerte können durch Succinylcholingabe in tödliche Bereiche verschoben werden und zum hyperkaliämischen Herztod führen) • BZ • Krea • Abstriche • Urinstatus **Evtl. zusätzlich erforderlich:** •Transaminasen, CK (erhöhte Werte können auf familiäre Neigung zur malignen Hyperthermie hinweisen, nicht sehr sichere Methode); Cholinesterase, Blutgruppe, Kreuzblut (Erythrozytenkonzentrat bereitstellen lassen, notwendig bei allen größeren, insbesondere kardiochirurgischen Eingriffen). Evtl. Heterozygotentest für Sichelzellanämie

Untersuchung *(Allgemeines ☞ 1.2.2)*
Besonders wichtig: Infektionen der oberen Luftwege ausschließen!
Bei eingetrübten Patienten zusätzlich: Neurologische Untersuchung (Glasgow Coma Scale, ☞ 28.1.2); auf Prellmarken achten (können auf zusätzliche innere Verletzungen hinweisen); auf Hydratation achten (kardiodepressive, blutdrucksenkende Wirkung der Anästhetika kann vorbestehende Hypovolämie verstärken).

Diagnostik *(nicht erforderlich bei Routineeingriff)*
- *Rö-Thorax* in 2 Ebenen (Ind.: pathologischer Auskultationsbefund, vorbestehende Lungenerkrankung)
- *EKG* (Ind.: pathol. Auskultationsbefund, vorbestehende Herzerkrankung)
- Weiteres abhängig von OP (z.B. i.v.-Pyelogramm bei Ureterabgangsstenose).

Bei Notfallpatienten
- CCT (Hirnblutung?)
- Abdomen: Sono (freie Flüssigkeit? Milzruptur? Leberruptur?), Rö (freie Luft?).

Nahrungskarenz
- Sgl. < 4 kg bis 4 h vor Narkosebeginn MM, Flaschenmilch
- Sgl. > 4 kg bis 4 h vor Narkosebeginn gesüßten Tee
- Sgl. über 6 Monate und Kleinkinder letzte Mahlzeit 6 h vor Narkosebeginn
- Schulkinder letzte Mahlzeit am Abend oder spätestens 6 h vor der OP
- Bei Notfall-OP Mageninhalt mit Sonde abziehen
- Bei Säuglingen und bei größeren Kindern in schlechtem klinischen Zustand nach der letzten Mahlzeit i.v. Infusion Glucose 5–10 % mit Elektrolytzusatz auf Erhaltungsdosis
- I.v. Infusion bereits auf Station legen, wenn Transport zum OP länger dauert!

Darmentleerung
Nicht bei jeder OP erforderlich. Wichtig bei Eingriffen intra- und retroperitoneal. Durchführung mit Klysma (Microclyst® bei Säuglingen, bzw. Practoclyst® bei älteren Kindern) am Abend vor dem Eingriff. Vor Darmoperationen wiederholte Einläufe durchführen, um Darm möglichst vollständig zu entleeren.

Prämedikation
Wird vom Anästhesisten festgelegt. Wichtigstes Ziel ist ein gut sediertes Kind, bei dem die Narkose ohne Schreien und ohne heftigen Widerstand eingeleitet werden kann. Prämedikationsschema je nach Klinik bzw. Narkose verschieden.
- Kinder < 6 Monate erhalten in der Regel keine Prämedikation.
- Substanzen rechtzeitig verabreichen, damit Kind schläfrig in Einleitungsraum kommt
- Mögl. schmerzlose Prämedikation wählen, i.m. oder i.v. Spritzen vermeiden.

Beispiele
- *Benzodiazepine:* Midazolam (Dormicum®) 0,2 mg/kg rectal 15 Min. vor OP oder Flunitrazepam (Rohypnol®) 0,1–0,2 mg/kg p.o.
  Cave: starke Bronchialverschleimung!
- *Neuroleptika* (häufig kombiniert mit Opioiden) z.B. Promethazin (Atosil®) 0,5 mg/kg p.o. oder Chlorprothixen (Truxal®) 2 mg/kg p.o. 2 h vor Eingriff
- *Opioide: Cave:* Atemdepression, Bronchospasmus, postop. Erbrechen, z.B. Morphin 0,1 mg/kg i.m. oder Pethidin (Dolantin®) 1 mg/kg i.m. ½ Std. vor dem Eingriff
- *Barbiturate* (senken Schmerzschwelle), z.B. Phenobarbital (Luminal®) 5–10 mg/kg p.o. 1 Std. vor dem Eingriff
- *Anticholinergika* (Scopolamin, Atropin) zur Sekretionshemmung und Vermeidung von Bradykardien beim Intubieren erst während oder kurz nach der Narkoseeinleitung i.v. zuführen. Nicht in allen Kliniken üblich.

11.2 Leitsymptome und Differentialdiagnose

11.2.1 Erbrechen (ICD: R 11) und Hämatemesis (ICD: K 92.0)

Erbrechen: Die Begriffe Erbrechen, Spucken und Regurgitation werden sehr unterschiedlich verwandt. Daher ist in jedem Fall eine genaue Anamnese mit präzisen Mengenangaben erforderlich.

Hämatemesis: Erbrechen von hellrotem Blut oder Hämatin („Kaffeesatz").

DD: Wie beim Erwachsenen (☞ 4.5.2). Im Kindesalter besonders denken an:
- Vitamin-K-Mangel des Neugeborenen
- Fremdkörper, Verätzung beim Säugling bzw. Kleinkind.

Symptom	DD
Neugeborene (bis 4 Wochen)	
Schlaffes Erbrechen	Gastroösophagealer Reflux, Kardiainsuffizienz
Rezidiv. Erbrechen	Angeborene GI-Obstruktionen, Hirndruck, -ödem, Hydrocephalus
Säuglinge (1–12 Monate)	
Schwallartiges Erbrechen, Anämie, Gewichtsverlust	Hypertrophe Pylorusstenose
Schmerzhafte Schwellung, akutes Abdomen	Inkarzerierte Leistenhernie
Jedes Alter	
Erbrechen, akutes Abdomen; evtl. Fieber	Appendizitis
Unstillbares Erbrechen	Diabetes mellitus
Bewußtseinsstörung bis Koma	Intoxikation (z.B. Medikamente)
Blässe, Schock, Bewußtlosigkeit	Sepsis, Meningitis, Hirndruck
Akutes Abdomen, Blut rektal	Invagination
Akutes Abd., Erbrechen, Durchfall, Exsikkose	Akute Gastroenteritis
Akutes Abdomen, Blässe, Flankenschmerz	Harnwegsinfekt

11.2.2 Teerstuhl und Blutstuhl   ICD: K 92.1

Blutabgänge im Stuhl in unterschiedlicher Farbe, Intensität und Menge mit/ohne Schmerzen.

Vorgehen und Diagnostik
- Bei Teerstuhl: Ausschluß obere GIT-Blutung (☞ 4.5.2) und Notfalltherapie
- Hellrotes Blut aufgelagert auf Stuhl: Fissuren, Rhagaden, Polypen
- Mit dem Stuhl vermischtes Blut aus Kolon oder unterem Ileum: Kolitis/Enteritis
- Invasive Diagnostik beginnt erst bei wiederholten Blutabgängen und nach Ausschluß sichtbarer bzw. tastbarer anorektaler Ursachen
- Diagnostikreihenfolge: Rektoskopie, Koloskopie
- Hämorrhoiden im Kindesalter extrem selten!

Ursachen rektaler Blutabgänge im Kindesalter

Erkrankung	Alter	Klinik
Blutung aus Mekkel-Divertikel	Säugl. und jedes Alter	viel rotes Blut, Schock, Anämie, kaum Schmerzen
Invagination	Säugl. bis 6 Mo.	Plötzl. Beginn, blutige Stühle sind Spätsymptome!
Rektum-Kolon-Polypen	jedes Alter	kaum Klinik, gelegentlich spontan Blut
Analfissur	jedes Alter	Stuhlauflagerung von wenig hellrotem Blut, Schmerzen bei Defäkation
M. Crohn, Colitis ulcerosa	meist >10 J., aber auch jünger	Tenesmen, Diarrhoe, Schmerzen, Anorexie
Unspez. Enteritis, Kolitis	jedes Alter	Diarrhoe, Blut bei sehr häufigen Entleerungen
Hämangiome, Lymphome, Teleangiektasien	jedes Alter, selten!	kaum Klinik, Blutmengen variabel

11.2.3 Bewußtlosigkeit   ICD: R 40.2

Diagnostik
- Bei Säuglingen Schädelsono, ansonsten Schädel-CT
- Überprüfung Ventilfunktion bei Shunt-Patienten
- Überprüfung Pupillenreaktion, Augenfundus: Stauungspapille?
- *Cave:* Lumbalpunktion erst nach Ausschluß Hirndruck (Gefahr der Einklemmung!).

Differentialdiagnose
- Schädel-Hirn-Trauma (☞ 28.1)
- Meningitis bzw. Enzephalitis
- Intoxikation
- Hirntumor
- Hirndruck bei Fehlfunktion des Shunts bei Hydrozephalus
- Intrakranielle Blutung bei Neugeborenen und Säuglingen
- Stoffwechselstörung/Exsikkose
- Bronchopulmonale Störung.

Notfalltherapie

- Hochlagerung Oberkörper 30° in Mittellage
- Sichern von Kreislauf und Atmung (Infusion zunächst knapp: Hirnödem?)
- Notfall-Schädel-CT
- Nach Ausschluß Hirndurck: Liquorpunktion
- Labor: BB, BZ, Elektrolyte, BGA, CRP, Blutkultur
- Blasenkatheter zur Bilanzierung
- Blut und Urin für toxikologisches Screening
- Bakterielle Meningitis: antibiotische Therapie
- Stationäre Behandlung auf Intensivstation!
- Augenärztliches Konsil: Stauungspapille?

11.2.4 Harnverhalt/Hämaturie

Harnverhalt ICD: R 33
Akuter Harnverhalt im Kindesalter geht in der Regel mit Bauchschmerzen und Blasenhochstand einher.

Ursachen für akuten Harnverhalt	
NG-Alter	Urethralklappe (nur Jungen!)
Säuglinge und Kleinkinder	Urethral-, Blasenpolypen; Ureterocelen; akute Balanitis/Balanopostitis
Vorschul- und Schulkinder	Tumoren/Rhabdomyosarkom der Blase/Prostata; akute, extreme Obstipation; neurogene Blase (spina bifida, Querschnitt)

Von der akuten Balanitis und akuten Obstipation abgesehen, praktisch immer kinderchirurgisch/urologische Abklärung erforderlich!

Therapie: Suprapubische Entlastungspunktion oder Blasenkatheter nach Sono.

Hämaturie ICD: R 31
- Mikrohämaturie: über 5 Erythrozyten/mm^3 frischer Mittelstrahlurin/K-Urin
- Makrohämaturie: sichtbar blutiger Urin; ab über 1 ml Blut/ pro 11 Urin.

Ätiologie
- **Renal:** Glomerulonephritis, nephrotisches Syndrom, Nephropathie bei Purpura Schoenlein-Henoch, hämolytisch-urämisches Syndrom (Anämie, Thrombopenie, Makrohämaturie), Nephrolithiasis (Diagnostik: Sono, Röntgenleeraufnahme), Wilms-Tumor (häufig erstes Symptom!), Pyelonephritis.
- **Nicht renal:** Nierentrauma im Rahmen eines stumpfen Bauchtraumas (☞ 11.3.2), Gerinnungsstörungen, Thrombopathien, Blasentumor/Zystitis, starke körperliche Belastung. Blasentrauma bei Beckenfraktur.

Diagnostik
- Mittelstrahl-, Katheter- bzw. Punktionsurin auf Erys und Ery-Zylinder, Proteinurie
- Elektrolyte, Harnstoff, Krea im Serum, Gerinnungsstatus, Tumormarker
- Sono Nieren/Blase; AUG mit Leeraufnahme (Steine!); Zystoskopie mit getrennter Urinentnahme aus beiden Ureteren; CT/NMR bei Tumornachweis im Sono.

11.3 Notfälle und ihre Differentialdiagnose

11.3.1 Akutes Abdomen (ICD: R 10.0) und Bauchschmerzen (ICD: R 10.X)

Spezielle Anamnese
- Beginn und Charakter der Bauchschmerzen (Dauerschmerz? Kolik?)
- Nahrungsaufnahme (Appetit? letzte Mahlzeit?)
- Erbrechen (Galle? Nahrungsreste? Stuhl?)
- Sitz und Veränderung des Spontanschmerzes
- Stuhlgang (Durchfall? Blut? Schleim? kein Stuhl?)

- Krankheitsentwicklung während des letzten Tages/der letzten Nacht (Schlaf ruhig? unruhig?)
- Fieber? Fieberverlauf?
- Miktion, Urinstatus
- Regelblutung bei Mädchen nach Menarche? Ausbleiben Menarche?
- Haltung des Kindes im Bett? Gangbild?
- Erkrankungen von Geschwistern? im Kindergarten? (Masern? Scharlach?)
- Labor: BB, CRP, BSG, E'lyte, Harnstoff, Krea, Lipase, Amylase, Bilirubin, Quick, PTT, Blutgruppe, Kreuzblut, evtl. Transaminasen und Cholestaseenzyme

Kinder geben auch bei extraabdominalen Erkr. (z.B. Pneumonie, Otitis media) häufig Bauchschmerzen an. Immer gesamten Körperstatus erheben!

DD akutes Abdomen nach Lebensalter

	Säuglinge und Kleinkinder bis 2 J.	Vorschulalter (2-5 Jahre)	Schulkinder (6-14 J.)	Jugendliche (ab 14 J.)
häufig	3 Monatskoliken; akute Gastroenteritis; viraler Infekt	akute Gastroenteritis; HWI; viraler Infekt; Obstipation; Pneumonie	akute Gastroenteritis; Trauma; Appendizitis; HWI, funktionelle Störung	akute Gastroenteritis; Trauma; Obstipation; Mittelschmerz (Menarche); Appendizitis; funktion. Strg.; Intox. (Alkohol)
relativ selten	intestinale Anomalien; Invagination; inkarzerierte Leistenhernie	Meckel Divertikel; Schönlein-Henoch; Invagination	Pneumonie; Diabetes mell.; Gallen-, Nierensteine	Ulcus ventriculi/duodeni; Hodentorsion; Ovarialcyste
sehr selten	Appendizitis; Malabsorption	Tumor; Hepatitis; Gallen-, Nierensteine	Invagination; M. Crohn/Colitis	Tumor; M. Crohn/Colitis

11.3.2 Stumpfes Bauchtrauma

Häufigkeit: Letalität 5–15 %. Häufigkeitsgipfel mit Eintritt ins Schulalter (Verkehrsunfälle). Jungen : Mädchen = 3 : 1. Beteiligte Organe (in absteigender Häufigkeit): Milz, Niere, Leber, Pankreas, Mesenterium und Darm, Zwerchfell.

Besonderheiten im Kindesalter: *Große blut- und wasserreiche, parenchymatöse Organe; relativ lockere Verankerung; geringer Schutz durch nicht sehr muskelstarke Bauchdecken; auch bei geringer Bauchwandprellung kann bereits das Bild eines akuten Abdomens entstehen und eine Magen-Darm-Atonie eintreten.*

Bei unklaren Angaben immer an Kindesmißhandlung denken! (☞ 11.3.4)

Symptomatik
- Bei massiver Blutung Schock
- Bei langsamer Blutung Peritonismus, Atonie des Magen-Darm-Traktes
- Lokale oder organferne Schmerzangaben (z.B. Schulterschmerz) bei Milzruptur!
- Schnell Beeinträchtigung der Atmung (Kind = Bauchatmer)!

Vorgehen
- Erfahrenen Chirurgen dazuholen
- Stabilisierung der Kreislaufverhältnisse, i.v.-Zugang
- Blutgruppe, Kreuzblut, BB, Hkt, Hb, BGA (Astrup)
- Klinische Untersuchung; stationäre Überwachung

- Ultraschall Abdomen: Suche nach freier Flüssigkeit bzw. Organrupturen
  - bei Schock und reichlich freier Flüssigkeit: Laparotomie
  - bei stabilen Kreislaufverhältnissen und geringen/mäßigen Flüssigkeitsmengen in der Bauchhöhle: konservativ vorgehen, auch bei V.a. Organruptur (Milz, Niere)
- **Rö:** Abdomen im Stehen oder Links-Seiten-Lage bei V.a. Perforation im Intestinum
- Bei Makrohämaturie Ausscheidungsurogramm: wenn keine Ausscheidung oder Ureterabriß → Nierenfreilegung
- Peritoneallavage bei gutem Sono nicht nötig!
- Organrupturen werden bei Laparotomie wie in der Allgemeinchirurgie versorgt (☞ 21.2.3, 21.2.5). Milz möglichst unter allen Umständen erhalten (ggf. auch Teilerhaltung des oberen oder unteren Milzpols) wegen der Gefahr des OPSI-Syndroms nach Splenektomie (☞ 21.2.4)
- Falls Milzentfernung nicht zu vermeiden, Penicillin-Therapie 3 x 100 000 IE und Pneumovax®-Impfung!
- Pankreasverletzungen können relativ blande verlaufen und noch nach mehreren Wochen zur Ausbildung von Pseudozysten führen. Große Pseudozysten können perkutan unter Sono-Kontrolle drainiert werden und trocknen schließlich aus.

11.3.3 Aspiration/Ingestion von Fremdkörpern
ICD: T 17.X, T 18.X

Häufige Ereignisse vor allem im Kleinkindesalter, oft verursacht durch Hinfallen des Kindes mit dem Fremdkörper bzw. der Nahrung im Mund (z.B. Nußschokolade). Bei Aspirationen stehen in unseren Breiten Erdnüsse an erster Stelle, bei Ingestionen Münzen und Spielzeugteile.

Symptomatik
- Asymmetr. Auskultationsgeräusch, lokalisierter Stridor bzw. Giemen; asymmetr. Perkussionsbefund; in der Anamnese Fieber und Husten nach Nahrungsaufnahme
- Speichelfluß, Schluckbeschwerden, Globusgefühl
- Bei Kindern mit einer medizinischen Anamnese (Z.n. Ösophagusatresie, Ösophagusstenose, Hiatushernie) können auch Wurst-, Fleisch- und Gemüsebestandteile als Fremdkörper im Ösophagus hängenbleiben
- „Chronische Bronchitis oder rezidivierende Pneumonie" ohne vorliegenden Röntgenthorax ist verdächtig auf einen alten, aspirierten Fremdkörper.

Diagnostik
- **Anamnese**
- *Cave:* „normaler" Rö-Thorax schließt Fremdkörperaspiration/Ingestion nicht aus!
- Bei diagnostischen Schwierigkeiten helfen von den Eltern mitzubringende, gleichaussehende Spielzeugteile
- Bis zur Diagnose keine orale Nahrungszufuhr!

Vorgehen bei Verdacht auf Fremdkörperaspiration
- Röntgenthorax a.p. (nach Möglichkeit in In- und Exspiration)
- Stark verdächtig: überblähter Lungenlappen oder Atelektase → bronchoskopische Entfernung
- Etwas verdächtig: minimale Atelektase, kein Fieber → abwarten; Zunahme des Befundes am nächsten Tag, Fieber → Bronchoskopie
- Normalbefund: Überwachung ambulant, Wiedervorstellung, wenn Fieber und/oder Hustenattacken → Bronchoskopie evtl. nach Tagen/Wochen.

Vorgehen bei Verdacht auf Ingestion von Fremdkörpern
- Rö Oropharynx, Hals, Thorax, Abdomen (Plastik/Glasfremdkörper nicht sichtbar!)
- Kein Fremdkörper sichtbar: Beobachtung, wenn weiterhin Beschwerden → Kontrastmittel-Breischluck und evtl. Endoskopie
- Fremdkörper im Magen oder Dünndarm: Abwarten, gehen oft spontan ab; problematisch können sehr lange Fremdkörper (z.B. Kugelschreibermine) sein. Röntgenkontrolle nicht vor 14 Tagen, Spontanabgang von den Eltern berichten lassen!
- Fremdkörper im Ösophagus: umgehende Entfernung in Allgemeinnarkose
- Kann ein Fremdkörper nicht nach oral entfernt werden, wird er in den Magen vorgeschoben, umgedreht und entfernt oder der Spontanabgang abgewartet
- Bei modernen Knopfbatterien keine Entfernung mehr erforderlich.

 Bei länger bestehenden Fremdkörpern im Ösophagus: Extraktion nicht ohne Gefährdung (Perforation!) möglich, deshalb Thorakotomie-Bereitschaft!

11.3.4 Battered-Child-Syndrome ICD: Y 07.X

Mißhandlung und Mißbrauch. Unklare oder fehlende Unfallschilderungen durch Eltern oder Begleitpersonen, wechselnde anamnestische Angaben, unterschiedlich alte Hämatome oder Frakturen können auf Mißhandlungsvorgänge hindeuten. Verhaltensauffälligkeiten und unklare vaginale oder anale Verletzungen deuten auf einen möglichen sexuellen Mißbrauch hin. Kinder werden häufig bei wechselnden Kinderärzten und Kliniken und zu untypischen Zeiten vorgestellt.

Vorgehen bei Verdacht
- Gründliche Anamnese bei Kind und Eltern bzw. Begleitpersonen
- Komplette körperliche Untersuchung *(Cave: primär keine invasiven Untersuchungen!)*
- Röntgenaufnahmen bei V.a. Skeletttraumata, ggf. Szintigramm, ggf. Schädel-CT
- In jedem Fall stationäre Aufnahme, um das Kind zu schützen! Medizinische Diagnose muß als Begründung ausreichen!
- Konsultation von Spezialeinrichtungen (Kinderschutzzentren bzw. -ambulanzen) oder entsprechende Beratungsstellen
- *Cave: Keine Schuldzuweisungen! Keine persönliche Bewertung!*

Hinweise in Anamnese und Untersuchungsbefund auf Mißhandlung/Mißbrauch:
- Fehlende oder augenscheinlich unwahrscheinliche Angaben?
- Nichtübereinstimmung von Anamnese und körperlichen Zeichen
- Pathognomon. Verletzungen (Brandmarken, unterschiedlich alte Hämatome, Prellungen, Frakturen, altersuntyp. Frakturen, vaginale/anale Blutungen u. Hämatome)
- Auffälliges Verhalten des Kindes und der Begleitperson
- Unterschiedliche Formen von Verletzungen (Verbrennungen, Prellungen, Würgemale, Frakturen, ungepflegte Hautverhältnisse)
- Eindeutige Zeichen von Unterentwicklung, Retardierung, Unterernährung, Gedeihstörung ohne eindeutige Erklärung
- Verzögerungen, Wiederholungen zu untypischen Zeiten in der Vorstellung des Kindes (Beispiel: Verletzung angeblich 12.00 Uhr des Vortages – Vorstellung erfolgt 01.30 Uhr nachts, weil angeblich jetzt erst bemerkt!)
- Angaben der Kinder in sehr hohem Maße ernst nehmen, deshalb Befragung während des stationären Aufenthaltes altersentsprechend im Gespräch durch geeignete Kontaktpersonen (Schwestern, Kindergärtnerinnen oder Verwandte/Eltern) wiederholen bzw. vertiefen.

Schätzung des Alters von			
Hämatomen		Frakturen	
Farbe	Alter	Befunde	Alter
rot, rötlich-blau	bis 24 h	Weichteilödeme, Gelenkergüsse, sichtbar frische Frakturen	0–10 Tage
purpur, dunkel, dunkelblau	1–4 Tage		
grünlich, gelbgrünlich	5–7 Tage	Kallus unterschiedlichen Alters und Lokalisation; Resorptionszone	10 Tage bis mehrere Wo.
gelblich, bräunlich	7–10 Tage		
Verschwinden der Verfärbung	1–3 Wochen	reifer Kallus, Frakturlinie nicht mehr sichtbar, verbliebene Fehlstellungen, noch nicht resorbierte Fragmente	6 Wochen und älter

Spezifität radiologischer Skelettbefunde beim Battered-Child		
hohe Spezifität (starker Verdacht!)	mittlere Spezifität (Verdacht!)	niedrige Spezifität (häufig vorkommend!)
Metaphysäre Frakturen, speziell Kantenausrisse dorsale Rippenfrakturen Frakturen Sternum, Skapula und Processus spinosus	mehrere Frakturen, besonders beidseitig, Frakturen unterschiedlichen Alters Epiphysenlösungen, Fingerfrakturen, Wirbelsäulen- und Schädelfrakturen	Klavikulafrakturen Frakturen langer Röhrenknochen lineare Schädelfrakturen

11.3.5 Hodentorsion ICD: N 44

Verdrehung des Hodens um seine Längsachse mit Strangulation der Samenstranggefäße und nachfolgendem Hodeninfarkt.

Ätiol.: Ungenügende Fixation des Hodens, so daß der Cremasterzug ein Drehmoment bewirkt. Meist vor dem 20. LJ, dabei gehäuft im 1. LJ und in der Pubertät.

Klinik
- Plötzlicher, heftigster, ziehender Schmerz im Hoden, strahlt in die Leiste aus
- Übelkeit, Erbrechen aufgrund der peritonealen Reizungen
- Skrotalinhalt ödematös geschwollen, druckdolent, höherstehend
- Hoden und Nebenhoden können nicht mehr voneinander abgegrenzt werden
- Skrotalhaut gerötet, verliert ihre Fältelung.

Diagnostik
- Anamnese, Klinik
- Laborwerte inklusive Urinstatus
- Sonographie (Abdomen, Hoden, Leistenregion)
- Dopplersonographie, ideal: Duplexsonographie, Farbkodierung.

DD: Klinische Abgrenzung mitunter sehr schwer: Epididymitis, Orchitis (z.B. nach Mumps), Hydatidentorsion, Hodenschwellung nach Trauma, inkarzerierte Leistenhernie (☞ 11.5.1), Hydrozele (☞ 11.5.1), Hodentumoren, Varikozele, alle weiteren Formen des akuten Abdomens (☞ 11.3.1).

OP **Therapie:** Bei jedem V.a. eine Hodentorsion ist die OP die Therapie der Wahl. Jede unklare (entzündliche) Schwellung des Skrotalinhaltes im Kindesalter ist bis zum Beweis des Gegenteils als Torsion aufzufassen.

Operationstechnik
- Skrotaler Hautschnitt
- Bei Torsion Rückdrehung des Hodens (von innen nach außen)

- Erholung des infarzierten Gewebes abwarten
- Bei ischämischer Nekrose Semikastration
- Bei hämorrhagischer Nekrose Versuch, den Hoden vorläufig zu belassen, meist jedoch nach einigen Wochen Atrophie (Gefahr: Abszeß in der Frühphase!)
- Bei Hodenerhalt Orchidopexie an der Tunica albuginea und Tunica dartos, prophylaktisch auch Gegenseite (unterschiedliche Auffassungen)
- Evtl. Hodenbiopsie.

Prognose: Die Ischämie-Toleranzzeit beträgt bei Hodentorsion für die Samenkanälchen 6 Stunden, die Leydigschen Zwischenzellen 12 Stunden. Die Zeiten hängen allerdings auch wesentlich von der Schwere der Torsion ab.

11.4 Kinderchirurgische Erkrankungen

Die folgende Übersicht versteht sich als orientierende Information für in Weiterbildung befindliche Ärztinnen und Ärzte.

Die Versorgung der aufgeführten Krankheitsbilder findet heute – insbesondere nach Änderung der Weiterbildungsordnung mit Einführung der Gebietsbezeichnung „Kinderchirurgie" – in den Kinderchirurgischen Kliniken statt. Fachliche Überschneidungen sind unvermeidlich.Letzten Endes werden häufig vorkommende Erkrankungen und Verletzungen wie Appendizitis oder Frakuren sich in der Versorgung nach den örtlichen bzw. regionalen Gegebenheiten richten.

Indikationen und OP-Termine in der Kinderchirurgie				
Erkrankung	OP im Alter von	stationär (Tage)	Diagnostik	Therapie (OP)
Kopf, Hals und Wirbelsäule				
Hydrozephalus	sofort bei Hirndruck, sonst nach Diagnostik	14	Sono, CT, Kopfumfangskurve	Shunt
Enzephalozele	nicht überhäutet: sofort überhäutet: 3–4 Wo.	14–21	Sono/CT/NMR	Verschluß, evtl. bei Hydrozephalus vorher Shunt
Meningozele	offen: sofort überhäutet: 1–3 Mo.	14–28	Sono, Rö-Th, NMR (WS, Schädel)	Verschluß
Steißteratom	sofort	21	Sono, AFP Serum	Resektion mit Steißbeinspitze
Kraniostenose	6 Mo.	21	Schädel-CT	Kraniektomie im Bereich der betreffenden Nähte
Dermalsinus	6 Mo.	7	Klinik	ovaläre Exzision
Lippen-Kiefer-Gaumenspalte	ab 3 Mo. (in schweren Fällen auch früher)	14–21	Klinik	Gaumenplatte; Gaumen-Kieferplastik; Lippenverschluß
Ranula	sofort	1	Klinik	Exzision der Retentionszyste
Zungen-, Oberlippenbändchen	6-12 Mo.	1	Klinik	Durchtrennung, Exzision des Ansatzes
Ohranhängsel/-fisteln	6-12 Mo.	1–4	Klinik	Exzision
abstehende Ohren	ab 5 Jahre	1–4	Klinik	Anthelixplastik
med. und lat. Halszyste	ca. 3 Jahre	5	Klinik	Exstirpation

Indikationen und OP-Termine in der Kinderchirurgie

Erkrankung	OP im Alter von	stationär (Tage)	Diagnostik	Therapie (OP)
Kopf, Hals und Wirbelsäule				
Lymphangioma (Hygroma) colli	1–6 Mo.	14–21	Klinik, CT zum Ausschluß intrathorakaler Ausdehnung	Exstirpation in 2–3 Operationen

Indikationen und OP-Termine in der Kinderchirurgie

Erkrankung	OP im Alter von	stationär (Tage)	Diagnostik	Therapie (OP)
Thorax				
Lobäremphysem des NG	sofort	28	Rö-Th, Intensiv	Resektion Oberlappen
Zwerchfelldefekt (Enterothorax)	sofort	21–28	Rö-Th, Intensiv	Laparotomie, Verschluß mit/ohne Patch
Ösophagusatresie - Typ III B Vogt - Typ II Vogt	sofort	- 21–28 - bis 6 Mo.	KM-Darstellung - Suche nach Begleitfehlbildungen (Herz, Schädel, Nieren, WS)	Thorakotomie, Anastomose Fistelverschluß bei zu großer Distanz transmediastinaler Faden nach Rehbein
Zwerchfellrelaxatio	sofort	14–21	Rö-Th	Zwerchfelldoppelung
Trichterbrust	6–8/12–14 J., Spangen ex 3 J. nach OP	21–28	Rö-Th mit KM-Band	OP nach Rehbein bzw. Ravitch
Rippensynostose	ab 1 J.	10	Rö-Th	Trennung und Umschneidung der Rippen
Mediastinal-TU	sofort	14–21	Rö-Th, CT, Ö-Breischluck	Vorgehen nach Lokalisation
Lungenmetastasen	sofort	21–28	Rö-Th, CT, NMR, Szinti	atypische Keil- bzw. Segmentresektion
Bauchdecke				
Gastroschisis des Neugeborenen	sofort 4–5 J. danach	28–42 14–21	Klinik	in sterilen Handschuh einpacken, Intensiv, verschluß mit Dura-/Perikard-Patch Bauchdeckenplastik durch Fasziendoppelung
Omphalozele	sofort	14 T. bis 3 Mo. je nach Defektgröße	bei sehr großem Defekt: Suche nach Begleitfehlbildungen	Bauchdeckenverschluß
Ductus omphaloentericus	sofort	14–21	Klinik	Laparotomie, Resektion
Nabelbruch	ab 3–4 J.	4	Klinik	Herniotomie
Leistenhernie Hydrozele	ab 3 Mo. ab 3 J.	3	Klinik	Herniotomie Hydrozelenspaltung
Urachuszyste/-fistel	3 Mo.	7–14	Klinik, evtl. KM in Blase	Bauchwandrevision, Fistelresektion
Blasenekstrophie	ein- bzw. mehrzeitige OPs ab 14 d bis 4 J.	14–28	Rö-Th/Abd., Sono Nieren, AUG, MCU	Verschluß der Blase mit/ohne Beckenosteotomie

Indikationen und OP-Termine in der Kinderchirurgie

Erkrankung	OP im Alter von	stationär (Tage)	Diagnostik	Therapie (OP)
Abdomen				
M. Hirschsprung	sofort bei Komplikationen, sonst 6 Mo.	21	Kolon KE, Rektum-PE (Enzymhistochemie)	Sigmoidorektostomie nach Rehbein
Analatresie - *tiefe Form*	sofort	14	Klinik	M: Cutback F: Vestibuloproktoplastik mit Dammaufbau; sakraler (De Vries) bzw. perinealer (Rehbein) Durchzug
- *mittlere/hohe Form*		10–21	Sono. Suche Fehlbildungen	
Analprolaps	4 J.	10	Grundleiden?	OP nach Ekehorn
Analfistel nach perianalem Abszeß	sofort	4–5	Klinik	Fistel-/Abszeßspaltung
Gallengangsatresie	6–8 Wo	21–28	Sono, Labor, hepato-biliäre Sequenzszintigraphie	Hepatoportoenterostomie nach Kasai o.ä., später evtl. Lebertransplantation
Pylorushypertrophie	sofort	8	Sono, BGA, E'lyte	Pylorotomie nach Weber-Ramstedt
Meckel-Divertikel-Komplikationen	sofort	14	Klinik, Te-Szinti	Meckelresektion und Appendektomie
Pankreaspseudozyste (posttraumatisch)	sofort oder mit 3 Mo.	28	Sono, CT	perkut. Drainage, Zysto-jejunostomie
M. Crohn	Intervall	21–28	MDP, Sono	Resektion nur bei massiven Stenosen!
Colitis ulcerosa Polyposis coli	nach 10 Jahren Krankheitsverlauf	21–28	wdh. Koloskopien	totale Proktokolektomie
Dünndarmatresie/ -obstruktion	sofort	28+	Rö-Abdomen (nativ)	Lap.; Anlage zweier, getrennter AP; OP der Grunderkrankung
Mekoniumileus	sofort	21–28	fehlender Mekoniumabgang, Rö-Abd., Mukoviszidosescreening	Laparotomie, Ileum-Anus praeter
Appendizitis - *akut; perforiert* - *nach perityphlit. Abszeß*	sofort 6 Mo später	8–10	Klinik, Sono	Appendektomie
Invagination	sofort	14–21	Klinik, Sono	radiolog. Reposition; bei Nichtgelingen und Ileus: OP
stumpfes Bauchtrauma - *Kreislauf stabil* - *Schock, Blutung*	– sofort	7–14 14–21	Klinik, Sono, Labor	konservativ Lap. Versorgen der Blutung

Indikationen und OP-Termine in der Kinderchirurgie

Erkrankung	OP im Alter von	stationär (Tage)	Diagnostik	Therapie (OP)
Nieren und ableitende Harnwege				
Zystenniere	4–6 Mo	10	Sono, Szinti	Nephrektomie
Hydronephrose des Neugeborenen	sofort	5–10	Sono, AUG	perkut. Nierenbeckendrainage; Uretercutaneostomie; Cystofix
Ureterabgangsstenose	ab 3 Mo	17–21	Sono, AUG	Ureter-Nierenbeckenplastik
Ureterostiumstenose mit/ohne Reflux	6 Mo	21	Sono, AUG, MCU	Neueinpflanzung Ureter n. Leadbetter-Politano
vesiko-renaler Reflux	3 Jahre	14	Sono, AUG, MCU	Antirefluxplastik n. Lich-Gregoir
Urolithiasis	sofort	14	Sono, AUG	ESWL; Steinextraktion oder Nephrotomie
Hufeisenniere	6–12 Mo	14–21	Sono, AUG, Szinti	Durchtrennen der Parenchymbrücke
Urethralklappen - Blasenentlastung - Klappenresekt. - Ureterneueinpflanzung	sofort 3 Mo. nach 1 J.		Sono, MCU, AUG, Szinti	Cystofix transurethrale Resektion Cutaneostomie Leadbetter-Politano
Genitale				
Hodenhochstand	ab 2 J.	5	Klinik	Orchidopexie
Phimose	3–4 J.	1	Klinik	Zirkumzision
Meatusstenose	sofort	3	Klinik	Meatotomie+UK
Hypospadie	3–4 J.	10	Klinik	plast. OP
Epispadie	4–5 J.	14	Klinik	OP n. Ransley
Labiensynechie	sofort	ambulant	Klinik	Lösung mit Sonde; 10 d Ovestinsalbe
Haut				
Hämangiome	bei KO (Blutung, Infektion) sofort	5–7	Klinik	Laser; Exzision, Kryotherapie
Naevi (ausgedehnte; Tierfellnaevi)	ab 6 Mo.	11–14	Klinik	Exzision, evtl. mit Hauttransplantation
Dermoide, Fibrome	ab 3 Mo.	8–10	Klinik	Exstirpation
Skelett und Weichteile				
Hexadaktylie	3–6 Mo.	1	Klinik	Abtragung 6. Finger
Pollux flexus	6 Mo.	1	Klinik	Ringbandspaltung
Syndaktylie	2–3 J.	7	Klinik, Rö	Trennung, Z-Plastik und Hauttransplantation

11.4.1 Leistenhernie (ICD: K 40.9) und Hydrozele (ICD: N 43)

Im Kindesalter fast ausschließlich indirekte Leistenhernien durch ausbleibende Obliteration des Processus vaginalis peritonei (☞ 20.2.1). 1–3 % aller Kinder, wesentlich häufiger bei Frühgeborenen. M : F = 9 : 1. 60 % rechts, 25 % links, 15 % beidseitig. Mögliche Inhalte des Bruchsackes: Netz-, Darmanteile, Peritonealflüssigkeit, Anteile des inneren weiblichen Genitale, Hoden (= sog. intravaginaler Leistenhoden).

*Die kindliche **Hydrozele** ist meist eine mit Peritonealflüssigkeit gefüllte Leistenhernie und kommuniziert mit der Bauchhöhle (im Gegensatz zum Erwachsenen).*

Klinik

- Durch Husten, Pressen, Schreien provozierbare Vorwölbung inguinal
- **Inkarzeration**: Häufig werden Säuglinge und Kleinkinder erst durch einen inkarzerierten Leistenbruch symptomatisch.
  - Massive Schwellung vor dem äußeren Leistenring bis zum Skrotum bzw. bis zu den großen Labien
  - Schmerzen und Schreien, Nahrungsverweigerung, Erbrechen, Ileussymptomatik
  - Ther.: Sedierung des Kindes, bei Säuglingen z.B. Rektiole Chloralhydrat®; nach 20–30 Minuten Reposition des Leistenbruchs (☞ 20.1.4); nachfolgende OP nach 2–3 Tagen
- Klinik **Hydrozele**: Prallelastische, schmerzlose Skrotalschwellung.

Diagnostik

- Anamnese/Klinik: oft allein entscheidend
- Diaphanoskopie
- Sono.

Therapie

- **OP-Indikation**
- Elektiv bei Diagnose einer Leistenhernie und nach manuell reponiertem Bruch
- Dringend bei Ovarvorfall (ohne Repositionsversuch)
- Absolut bei Inkarzeration.
- *Hydrozelen:* Etwa 30 % bilden sich bis zum 3. LJ spontan zurück. Vorherige OP nur bei Beschwerden oder extremer Größe. **KI:** Bruchbänder, Bandagen, Hydrozelenpunktion.

Operative Technik

- Bei kindl. Leistenhernie und Hydrozele identisch
- Chirurgischer Verschluß des offenen Processus vaginalis peritonei. *Keine* plastische Rekonstruktion einer zu schwachen Leistenkanalhinterwand wie bei der Erwachsenen-OP (☞ 20.1.6).

11.4.2 Kryptorchismus ICD: Q 53.X

Syn.: Hodendystopie, Hodenhochstand, Retentio testis, Maldescensus testis.
Gestörte Wanderung des Hodens vom Retroperitonealraum in das Skrotum. 4 % der Neugeborenen (Frühgeborene 21 %), 0,8 % am Ende des ersten Lebensjahres (infolge nachträglichen Spontandeszensus). Meist re. Seite (analog zum Leistenbruch).

Formen

- *Hodenektopie* (Fehlwanderung des Hodens nach Durchtritt durch den Leistenkanal). Der Hoden kann sich am Oberschenkel, Damm oder auch Penisschaft befinden
- Retentio testis inguinalis *(Leistenhoden)*
- Retentio testis abdominalis *(Bauchhoden)*
- *Anorchie*, infolge primärer Hodenagenesie/Hypoplasie oder nach intrauteriner Torsion (= vanishing testis syndrome). Es findet sich dann nur noch ein hypoplastisch narbiges Rudiment
- *Gleithoden:* Hoden läßt sich kurzfristig ins Skrotum hinabziehen, gleitet aber sofort wieder elastisch nach oben zurück
- *Pendelhoden:* Hoden pendelt zwischen Skrotum und Leistenring infolge Kremasterzug; Normvariante, kein echter Kryptorchismus.

KO ohne Therapie
- Infertilität
- Maligne Entartung (40–50fach erhöht ab 5.–6. Dezennium)
- Hodentorsion
- Bei subkutaner Ektopie erhöhte Vulnerabilität.

Klinik
- Ein- oder beidseitig leere, evtl. hypoplastische Skrotalfächer.
- Um einen Pendelhoden auszuschließen, sollte eine warme Umgebungstemperatur vorliegen, eine entspannte Atmosphäre bestehen, der Leistenkanal von laterokranial nach mediokaudal ausgestreift werden. Subkutane Hodenektopien können bei nicht zu fettreichen Leisten inguinal ertastet werden.
- Lage und Größe des Hodens dokumentieren (Orchidometer).

Diagnostik
- Anamnese, Untersuchung
- Bei besonderen Fragestellungen:
  - Sonographie
  - Hormonstatus im Serum (HCG-Stimulation)
  - Chromosomenanalyse
  - CT/NMR (Abdomen, Becken)
  - Laparoskopie.

Therapie: Eine konservative Hormonbehandlung sollte bereits vor Ende des ersten Lebensjahres beginnen. Ist der Deszensus bis zu Beginn des 3. Lebensjahres noch nicht erfolgt, muß operiert werden.

Hormontherapie
(2 Varianten, die aber nicht nur alternativ sind)
Ind.: Beide Varianten primär bei Bauch-, Leisten- und Gleithoden; bei Hodenektopie nur LH-RH.
- LH-RH = Gonadorelin (Kryptokur®) als Nasenspray. Dosierung: 3x tgl. 1–2 Sprühstöße (je 0,2 mg) in jedes Nasenloch über 4 Wochen, evtl. nach 3 Monaten Wiederholung der Kur → stimuliert Hodenreifung
- HCG (Humanes Chorion-Gonadotropin, Primogonyl®). Dosierung: 1–2x wöchentlich 500–1500 E HCG i.m. über 5 Wochen, evtl. nach 12 Wochen Wiederholung der Kur → stimuliert Hodendeszensus.

NW: Reversible Penisvergrößerung, Pubesbehaarung, Aggressivität.

Operative Therapie
Ind.: Wenn Hormonther. versagt und bei sek. Hodenhochstand
OP-Methode nach Shoemaker (1932) mit Modifikationen (z.B. Orchidopexie auch ohne zusätzlichen skrotalen Hilfsschnitt).

OP-Technik:
Orchidolyse: Dabei distale Durchtrennung des Gubernaculum testis unter Schonung des Ductus deferens; ggf. Exstirpation (Semikastration) bei sehr hypoplastischen Hoden bzw. narbigem Rudiment.
Funikulolyse: Unter Schonung des Samenleiters und Vasa testikularia.
Digitale Ausformung einer Tasche im Skrotum.
Perkutan transskrotale Fixation des Hodens in dieser Tasche durch eine Naht, die das Gubernakulum oder auch Teile des Hodens selbst erfaßt. Außen über einem Krülltupfer verknoten.

- Torsions- und möglichst spannungsfreie Verlagerung des Samenstranges
- **Vorgehen** bei ungenügender Verlagerbarkeit des Hodens: 2 Operationen im Abstand von 1 Jahr.

Postoperative Behandlung
- Hodenhaltetupfer (Krülltupfer) am 5. Tag postop., Hautfaden am 10. Tag postop. entfernen
- Bettbogen
- Normaler Kostaufbau am Abend des OP-Tages
- Abführen, spontane Miktion?
- Mobilisation ab 6. postop. Tag
- 6 Wochen keine körperbetonten Sportarten, insbes. kein Fahrradfahren, Reiten, Schaukelpferd; Schwimmen erlaubt.

11.4.3 Phimose ICD: N 47

Verengung der Vorhaut (Präputium penis), so daß diese nicht vollständig über die Eichel (Glans penis) zurückgezogen werden kann. Bis zum 3. LJ physiologisch!

Formen:
- *Rüsselförmige Phimose:* persistierende Präputialverklebung über das 3. LJ hinaus
- *Narbige Phimose:* erworben durch Einrisse mit nachfolgender Vernarbung oder rezidivierende Balanitiden.

Klinik
Symptome entstehen meist erst bei **KO:**
- Dysurische Beschwerden (Ballonierung beim Wasserlassen, Nachtröpfeln, Deviation des Harnstrahls)
- Smegma-Retention (Smegmoliten)
- Balanitis, Balanoposthitis
- *Paraphimose:* relative Vorhautverengung, Retraktion des Präputiums prinzipiell noch möglich. Nach Retraktion Behinderung des lymphatischen Abstroms und damit ödematöse Schwellung des distalen Präputiumanteils mit zunehmenden Schmerzen.
Ther.: Lokalanästhetikum (als Spray oder Gel). Reposition durch stetige manuelle Kompression des Ödems und gleichzeitigen Druck auf die Glans. Bei Versagen der manuellen Reposition: dorsale Inzision des Phimoseringes in Allgemeinnarkose.

Operative Therapie

Vorhautverklebung bis zum 3. Lebensjahr nicht durch brüske Repositionsmanöver oder übertriebene Genitalhygiene gewaltsam lösen!

Ind.: Phimose nach dem 3. LJ. Rituelle Zirkumzision sollte respektiert werden, insbes., um die Kinder vor unsachgemäßer Beschneidung ohne ausreichende Anästhesie, Sterilität und Blutstillung zu schützen.

KI: Phimose vor dem 3. LJ., Floride Balanitis, Kongenitale Anomalien des äußeren Genitale, insbes. Hypospadien (überschüssiges Präputialgewebe stellt ideales autologes Material zur plastischen Rekonstruktion dar).

Operative Techniken
Anästhesie bei allen Formen: **Allgemeinnarkose**
- **Partielle Zirkumzision:** Dorsalinzision des Präputiums. Zwischen Glans und Präputium eine Plastibell-Glocke schieben und dann das Präputium durch einen kräftigen Faden gegen die Glocke über eine Nut abbinden. Nach ca. 10–12 Tagen fallen präputialer Überstand und Glocke ab, nachdem sich an der ligierten Basis eine narbige Anastomose gebildet hat. Vorwiegend bei kleineren Kindern bis 6 Jahre
  - **Mit Plastiken:** Frenulotomie
  - **Konventionell (klassisch):** zirkuläre Inzision des äußeren Vorhautblattes knapp prox. der Stenose. Mobilisieren des äußeren Blattes bis prox. des Sulcus. Resektion des inneren Vorhautblattes bis auf einen 2 mm breiten Saum am Sulcus coronarius. Zirkuläre Adaptation der beiden Vorhautblattlefzen. Durch Langlassen des äußeren Vorhautblattes kann ein Neopräputium entstehen. Vorwiegend bei älteren Kindern über 6 Jahre.
- **Totale Zirkumzision** in Höhe des Sulcus coronarius entspricht in der Regel dem rituellen Zirkumzisionswunsch.

KO: Nachblutung; Abrutschen der Plastibell-Glocke; Rezidiv (bei zu geringem Resektat); Verletzung von Glans oder Urethra.

Postoperative Behandlung
- Meist ambulante bzw. Tageschirurgie
- Mastisol®-Stützverband, Bettbogen
- Stuhlgang, spontane Miktion?
- Häusliche Kamillesitzbäder bei konventioneller Zirkumzision, nicht bei Plastibell-Zirkumzision (Bildung einer feuchten Kammer).

11.4.4 Hypertrophe Pylorusstenose   ICD: Q 40.0

Verengung des Magenausganges durch Hypertrophie der Ringmuskulatur des Pylorus. Häufigkeit 1 : 400 Neugeborene. M : F = 5 : 1, familiäre Häufung.

Klinik: Zunehmend schwall- oder explosionsartiges Erbrechen ab der 3.–4. Lebenswoche bei gutem Appetit. Pseudoobstipation, Gedeihstörung. Durch Trinkversuch provozierbare peristaltische Welle und explosives Erbrechen. Im Spätstadium Exsikkose, Dystrophie, greisenhaftes Aussehen. Hypochlorämische Alkalose, Hypokaliämie.

Diagnostik
- Anamnese und klinischer Befund
- Labor inklusive Elektrolyte, Blutgasanalyse
- Abdomensono: typische Pyloruskokarde mit Außendurchmesser über 15 mm und Wandstärke über 5 mm (Richtwerte), überfüllter, dilatierter Magen
- Rö Abdomenübersicht: große Magenluftblase, luftarmes übriges Abdomen
- Evtl. Rö-MDP: eingeengter, verlängerter Pyloruskanal, Kompressionseffekte an Magen und Duodenum, verzögerte Entleerung ins Duodenum.

DD: sämtliche Erkr. mit Erbrechen, insbes. Cardiainsuff., Gastroösophagealer Reflux (bei Kombination = Roviralta-Syndrom).

Therapie
Befristeter *konservativer* Versuch für 2–3 Tage:
- Oberkörperhochlagerung
- Sedierung

- Nahrung sehr dünnflüssig und in kleinen, zahlreichen Portionen
- Alkaloseausgleich, Rehydratation, Elektrolytsubstitution und ergänzende Alimentation per Infusion
- Magensonde.

OP Operative Therapie

Extramuköse Pyloromyotomie nach Weber-Ramstedt
- Mediane oder etwas nach rechts versetzte Oberbauchlaparotomie
- Spreizung der Pylorus-Muskulatur bis auf die Mukosa, ohne diese zu verletzen

OP Postoperative Behandlung

- Stationäre Behandlungsdauer ca. 7–10 Tage
- Postoperativ Flüssigkeits- und Nahrungsaufbau 12 Stunden nach OP mit kleinsten, täglich zu steigernden Mengen Tee bzw. adaptierter Milch von z.B. 10 x 10 ml bis auf 6 x 120 ml innerhalb von 7–10 Tagen. Parallel hierzu allmähliche Rücknahme der Infusion
- Magensonde ex, wenn kein Reflux und Magensaft klar
- Abführmaßnahmen (Anspülen) ab 2. Tag
- Faden ex 10. Tag
- Kontrolldiagnostik: Laborwerte (BGA), Wundkontrolle, Gewichtszunahme.

Prognose

- Evtl. gleichzeitig vorliegende Cardiainsuff. kann nun besser ausheilen (Nachreifen)
- Rezidive extrem selten, dann eher wegen unzureichender OP.

11.4.5 Invagination   ICD: K 56.1

Einstülpung eines Darmanteils in den vorausgehenden, meist ileo-kolisch mit Ileusfolge. Häufigkeit: 80 % im 2. Lebenshalbjahr, (meist idiopathisch), 20 % Kleinkinder (dann oft organisch bedingt). M : F = 3 : 2.

Klinik

- Anamnese: plötzliche heftigste, abdominelle Symptomatik (Koliken, Erbrechen, ☞ 11.2.1), Schreiattacken. Evtl. zeitlicher Zusammenhang mit einer organischen Erkr. (z.B. Darmpolypen, Meckel-Divertikel, Enteritis, Z.n. Appendektomie)
- Weiches, eingesunkenes Abdomen, Invaginatstumor meist im re. Unterbauch
- Grau-blasses, apathisches Aussehen, evtl. leichter Schock, Wimmern
- Rektaler Blutabgang (spät!)
- **KO:** Ileus, Perforation, Peritonitis.

Differentialdiagnosen (☞ 11.3.1)

Diagnostik

- Anamnese und klinischer Befund
- Abdomensonographie: typische Kokardenstruktur (Schießscheibe/Target/Pseudokidney)
- Rö-Abdomenübersicht, Ileuszeichen, regionale Luftleere.

Therapie

> **Vorgehen bei Invagination**
> **Konservativ**
> **Ind.:** typische Anamnese < 24 h, keine Peritonitis, keine Perforationen. Erfolgsquote bei früher Reposition: 70–80 %.
> - Venöser Zugang und Flüssigkeitsausgleich
> - Magen über Sonde entleeren
> - Desinvagination (Reposition) unter Rö-Kontrolle: hydrostatisch (Telebrix Gatro Lsg.® Gastrografin®) oder pneumatisch (Luft). *Cave:* Maximale Druckspitzen: 100 mmHg! Alternativ: hydrostatische Reposition mit Kochsalzlösung unter ausschließlich sonographischer Kontrolle.
> Nachbeh.: Stationäre Beobachtung: 2–3 Tage, da 10 % Rezidiv; Kostaufbau ab 1. Tag nach Desinvagination; Desinvaginationskontrolle durch orale Gabe von Kohlekompretten: Schwarzfärbung des Stuhls?
> **Operative Therapie**
> **Ind.:** Mißlungener kons. Repositionsversuch; Perforation; Peritonitis, Ileus.
> **Präoperative Vorbereitung:** Vitale Stabilisierung (i.v.-Zugang, Hydratation, Azidoseausgleich, Analgesie); Magensonde, Klysma, Blasenkatheter.
> **OP-Technik:** Mediane Laparotomie, Desinvagination durch manuelles Auswalken (nicht ziehen!); falls dies nicht gelingt oder Darm nekrotisch ist: Darmresektion und End-zu-End-Anastomose; Immer Meckel-Divertikulotomie, evtl. Appendektomie; Ileozökopexie.

Postoperative Behandlung
- Stationäre Behandlungsdauer 7–10 Tage; Fäden ex am 10. Tag postop.
- Postop. Flüssigkeits- und Nahrungskarenz bei vollständig parenteraler Ernährung ca. 5 Tage (auch bei alleiniger Desinvagination ohne Resektion).
- Schrittweiser Kostaufbau (Tee, Semielementardiät, (teil)-adaptierte Milch, Brei, etc.) bei gleichzeitiger Rücknahme der Infusion. Falls nötig, Abführmaßnahmen (Anspülen).
- **Medikamente:** Antibiotika, z.B. Cephalosporin, Mezlocillin und Metronidazol
  - Peristaltika: Prostigmin/Bepanthen.
- **Kontrolluntersuchungen/Nachsorge:**
  - Desinvaginationskontrolle durch orale Gabe von Kohlekompretten; Sonographie
  - Klinischer Befund inklusive rektaler Austastung
  - Wundkontrolle
  - Bei älteren Kindern mit Invagination Fahndung nach organischen Ursachen
  - Weiterer schonender Kostaufbau, langfristig schlackenreiche Kost, Vermeidung von Obstipation.

Prognose: Rezidiv in 3–5 %. Aufklärung der Eltern!

11.4.6 Appendizitis (☞ auch 19.8.1)   ICD: K 35.X

Häufigste entzündliche, chirurgische Erkrankung des Bauchraumes im Kindesalter. Häufigkeitsgipfel im Schulalter. Perforationsrate im Alter von < 4 Jahren ca. 80 %. Akute und chronische Appendizitis sind praktisch zwei verschiedene Entitäten.

 Das Zeitintervall zwischen Beginn der Symptomatik und Perforation ist um so kürzer, je jünger der Patient.

Ätiologie
- Verlegung des Appendixlumens durch Fäkolithen, Fremdkörper (z.B. Obstkerne), Parasiten (Oxyuren), Hyperplasie regionaler Lymphknoten bei Allgemeininfekten
- Begleitappendizitis bei Schwächung der Immunitätslage (z.B. Masern).

Klinik
- Akute Appendizitis
  - reduzierter AZ, krankes Aussehen
  - Inappetenz, Übelkeit, Erbrechen
  - beginnende Exsikkose (trockene, belegte Zunge)
  - Schmerzen im Mittelbauch oder rechten Unterbauch
  - kurze Anamnese (Stunden, allenfalls 2–3 Tage), Schmerzbeginn im Epigastrium, Stunden später Verlagerung des Schmerzes in den rechten Unterbauch, keine Stuhlbesonderheiten
- Chronische Appendizitis
  - wesentlich uncharakteristischere Symptomatik, meist Ausschlußdiagnose
  - rezidivierende Bauchschmerzen, stets im rechten Unterbauch
  - Stuhlauffälligkeiten (Obstipation, gelegentlich rezidivierend Diarrhoen)
  - lange Anamnese (Monate bis Jahre).

Diagnostik bei akuter Appendizitis
- Palpation
  - Druckschmerz im Unterbauch
  - peritonitische Zeichen (Schmerzen, die v.a. bei mentaler Ablenkung durch Erschütterung des Peritoneums ausgelöst werden können, z.B. Beklopfen, Loslassen nach Eindrücken, Hüpfen und Springen), je nach Krankheitsdauer lokalisiert im rechten Unterbauch (Druckschmerz bei McBurney, Lanz, „Quadrantenperitonitis") oder diffus im gesamten Abdomen.
- Rektale Untersuchung: Douglas-Druckschmerz
- Axillare und rektale Temperaturdifferenz > 0,8 °C
- Labor: Diff.-BB (häufig, aber nicht obligat mäßiggradige Leukozytose von 15–25000), BSG ↑, CRP ↑, Astrup, Urinstatus, Stuhl auf Blut und pathogene Keime/Würmer. Bei perityphlitischem Abszeß Leukozytose 20–40000 und extreme BSG-Erhöhung
- Abdomensonographie: Ausschluß anderer abdomineller Organerkrankungen (z.B. Hydronephrose, Urolithiasis, Cholelithiasis, Ovarialzyste, Tumoren). Der direkte Nachweis einer akuten Appendizitis gelingt nur selten (unsicher):
  - freie Flüssigkeit intraabdominell
  - perityphlitisches Infiltrat
  - Appendikolithen
  - aperistaltische, inkompressible Kokarde im rechten Unterbauch
- Gynäkologische Konsiliaruntersuchung nur sinnvoll nach Kohabitarche.

Bei Kindern weniger nach Schmerzen fragen, sondern den Gesichtsausdruck beobachten, v.a. bei überraschenden Untersuchungsmanövern.

Differentialdiagnose ☞ 11.3.1

Therapie
Konservative Therapie
Bei zunächst unklaren Situationen konservativ abwartende Therapie: Bettruhe, lokale Kühlung (Eisblase), Nahrungskarenz, Klysma ex juvantibus (Obstipation?).
Viele appendizitisverdächtige Situationen bessern sich innerhalb von 24–48 Stunden.

In Einzelfällen ist eine konservative Therapie auch bei perityphlitischem Abszeß möglich. Voraussetzung: Der Abszeß bildet sich unter konservativer Therapie zurück (sonographische Verlaufskontrollen) und der klinische Befund bessert sich. Dann Intervallappendektomie nach 4–6 Monaten.

OP Operative Therapie
OP-Indikationen
Die Indikation zur Appendektomie wird heute eher restriktiv gestellt.
- Absolute (Notfall-) Indikation
  - bei klinischem V.a. akute bzw. perforierte Appendizitis
  - bei sich vergrößerndem perityphlitischem Abszeß
  - bei akutem Abdomen, Zeichen eines Ileus oder einer diffusen Peritonitis
- Absolute, aber elektive Indikation nach konservativer Behandlung eines perityphlitischen Abszesses („Intervall-Appendektomie")
- relative Indikation bei rezidivierenden Bauchschmerzen (chron. Appendizitis) mit fortbestehenden Beschwerden nach Ausschlußdiagnostik.

OP-Technik wie bei der Erwachsenen-Appendektomie. Bei chron. Appendizitis evtl. auch Laparoskopische OP.

11.4.7 Meckel-Divertikel   ICD: K 42.X

Echtes Divertikel des präterminalen Ileums als Rudiment des embryonalen Ductus omphaloentericus. Häufigkeit: 2 %.

Klinik
Symptome erst bei Auftreten möglicher Komplikationen.
- Meckel-Divertikulitis
- Ulkusblutung durch ektopes Magenschleimhaut- oder Pankreasgewebe
- Perforation
- Karzinoid bei ektopem APUD-Zellgewebe
- Invagination mit Ileus
- Strangulation oder Abknickung mit Ileus
- Volvulus mit Ileus bzw. Gangrän
- Klinische Zeichen sonst wie bei der akuten Appendizitis (☞ 11.4.6).

Diagnostik
- Anamnese und klinischer Befund, Temperatur axillär/rektal, Labor inklusive U-Status, Stuhl auf okkultes Blut
- Labor (Anämie?)
- Abdomensonographie (Ausschluß anderer abdomineller Erkrankungen)
- Röntgen-Abdomenübersicht (Ileus? Perforation?)
- Technetium-Szintigraphie: Technetium-markiertes Jod[131] wird von den Parietalzellen der Magenschleimhaut gespeichert und zeigt sich als zusätzlicher Speicherungsherd neben Magen und Harnblase im rechten Mittelbauch beim Meckel-Divertikel mit ektoper Magenschleimhaut.

OP Operative Therapie
Ind. zur Exzision: Symptomatisches Meckel-Divertikel; Jedes intraoperativ (auch zufällig) gefundene Meckel-Divertikel z.B. bei Appendektomien.

Operative Technik

- Wechselschnitt oder Pararektalschnitt im rechten Unterbauch bei V.a. Appendizitis
- Sonst gezielte mediane Unterbauchlaparotomie; Hervorluxieren des divertikeltragenden Ileums; Ovaläre Längsexzision des Divertikels oder Keilexzision
- Selten erfoderlich: Darmresektion mit End-zu-End-Anastomose
- Nachbeh.: ☞ 19.6.1.

11.4.8 Nabelbruch ICD: K 42.X

Prolaps von Anteilen des Dünndarms oder großen Netzes durch den mangelhaft verschlossenen Nabelring. In Embryonal- und Fetalzeit physiologisch, Rückbildung zum Zeitpunkt der Geburt bei jedem 5. Neugeborenen noch nicht abgeschlossen, erfolgt meist innerhalb der ersten 3 LJ spontan.

Klinik

- Überhäuteter, weicher, wenig druckdolenter, zumindest temporär reponibler Nabeltumor bis zu Mandarinengröße
- Tastbare Bruchpforte (straffer Nabelring) bis zu mehreren Zentimetern Größe
- Provokation des Befundes durch Bauchpresse (Husten, Anheben der Beine) bei größeren Kindern
- Beschwerden und Einklemmung wegen der im allgemeinen breiten Bruchpforte sehr selten, umgekehrt kann bei Bauchschmerzen aber durch Schreien eine Nabelhernie provoziert.

Diagn.: Klinischer Befund richtungsweisend.

Differentialdiagnosen

- Para-/Supraumbilikalhernie
- Omphalozele: Nabelschnurbruch, d.h. angeborene Bauchdeckenlücke im Nabelbereich, immer von Peritoneum und Amnion (= Wharton-Sulze) umhüllt.

Operative Therapie

Ind.: Sehr große Nabelhernie, bei der ein Spontanverschluß nicht zu erwarten ist; Persistierende Nabelhernie nach dem 3. LJ.

Operative Technik

- Semizirkulärer Hautschnitt am Nabelunterrand
- Darstellung des gesamten Bruchsackes und der Bruchpforte
- Bruchsack öffnen, Inhalt reponieren, Bruchsack abtragen
- Querer Verschluß der Bruchsackbasis (wie Fasziendopplung nach Mayo, ☞ 20.2.3)
- Fixation des Bauchnabels auf der ehemaligen Bruchsackbasis.

11.5 Traumatologie im Kindesalter

11.5.1 Chassaignac (Radiusköpfchen-Subluxation) ICD: S 53.1

Syn.: Pronatio dolorosa, Nurse-elbow, pulled elbow. 85 % der Kinder sind bis 3 Jahre alt; frühestes Auftreten in der Regel nach dem Laufenlernen.

Klinik
Typische **Anamnese:** das Kind wurde am Handgelenk plötzlich hochgezogen, hochgerissen oder ließ sich fallen. Dabei wird das noch unfertig geformte Radiusköpfchen aus seiner Führung nach distal heraussubluxiert und in der Führung des Lig. anulare radii verklemmt, so daß der Unterarm in einer Pronationschonhaltung gehalten wird.

Therapie
Bei typischer Anamnese und Klinik kein Röntgen nötig!
- Mit der rechten Hand den Oberarm des Kindes fassen, mit der linken Hand den Unterarm und Handgelenk in einer Bewegung beugen und supinieren; dabei bemerkt man ein typisches „Klicken" und das Kind wird in den nächsten Minuten den Arm wieder schmerzfrei bewegen können (zur Probe ein Spielzeug anfassen lassen!)
- Wenn Reposition nicht möglich (z.B. nach Anamnese über 24 Stunden): Eingipsen des Unterarms in Supinationsstellung
- Nach wiederholtem Auftreten (z.B. 4x in 4–6 Wochen) wird der Arm für ca. 3 Wochen eingegipst, so daß die Gelenkkapsel und das Lig. anulare radii etwas schrumpfen können.

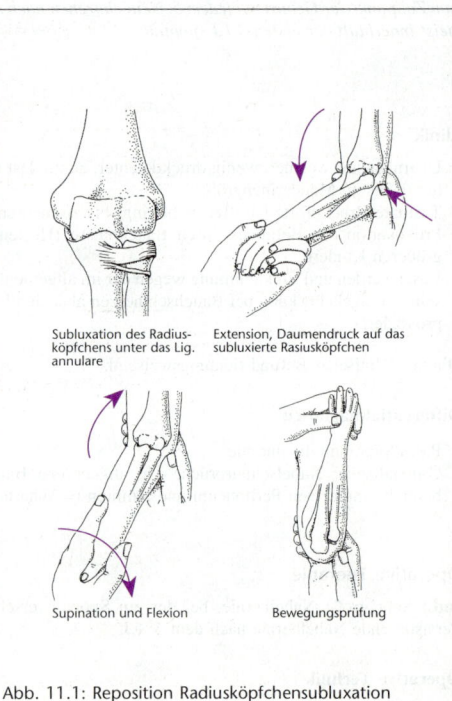

Abb. 11.1: Reposition Radiusköpfchensubluxation

11.5.2 Besonderheiten kindlicher Frakturen

Wegen der unvollständig angelegten Knochenkerne bzw. der unvollständigen Ossifikation ist die radiologische Beurteilung von Frakturen beim Kind bisweilen schwierig.

Definitionen
- Unvollständige Frakturen
  - *Wulstfraktur:* metaphysäres, spongiöses Ineinanderstauchen der Fragmente ohne Dislokation
  - *Bowing-fracture:* plastische Verbiegung des Knochens ohne Dehiszenz der Kortikalis
  - *Grünholzfraktur:* Verbiegung des Knochens mit Fraktur der Kortikalis auf der (konvexen) Zugseite und Dislokationsmöglichkeit ad axim
- Epiphysenfugennahe Frakturen Typ Aitken 0–IV
- *Übergangsfrakturen:* unvollständige Epiphysenfrakturen in einem Alter, in dem die Epiphysenfugen schon teilweise verschlossen sind
- Auch reine epiphysäre Ausrisse (meist Bandansätze) kommen vor.

	Epiphysenlösung	Epiphysenfraktur			Epiphysenstauchung
Salter	I	II	III	IV	V
Aitken	0 (I)	I	II	III	IV

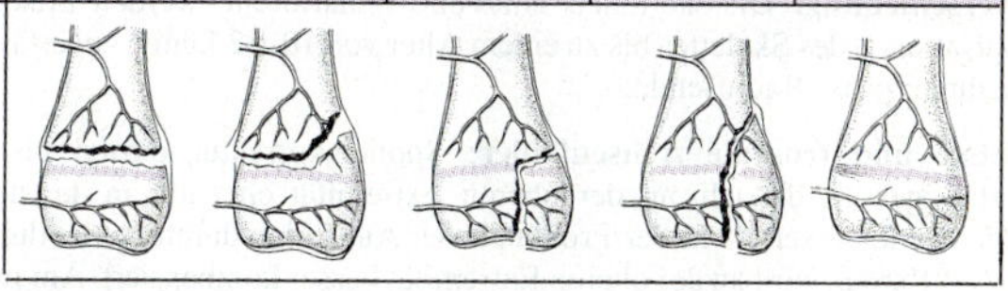

Abb. 11.2: Einteilung der epiphysenfugennahen Frakturen Typ Aitken 0–IV

Therapie
Repositionen
- Schonend, langsam, nicht zu brüsk, in Allgemeinnarkose
- Keine häufigen Nachrepositionen, sonst Gefahr der verzögerten Frakturheilung, Refraktur, Wachstumsbeschleunigung
- Bei Grünholzfrakturen mit deutlichem Achsenknick Frakturierung der Gegenkortikalis, sonst besteht die Gefahr, daß die Fraktur nach Reposition in der Ruhigstellungsphase redisloziert
- Ruhigstellung in Schiene, oder Doppellonguette
- Narkosemobilisationen, passive Physiotherapie oder Krankengymnastik nach Frakturen im Kindesalter fast nie indiziert.

Operativ: Die Ind. zur op. Frakturbehandlung wird im Kindesalter seltener gestellt.

Indikation:
- Epiphysenfrakturen Typ Aitken II und III: müssen in der Wachstumsfuge millimetergenau reponiert und komprimiert werden
- Dislozierte, hüftgelenksnahe Frakturen (Oberschenkelhals, Femurkopf!)
- Dislozierte Frakturen, die konservativ nicht reponiert oder retiniert werden können

- Offene Frakturen II. bis III. Grades
- Schaftfrakturen im Rahmen eines Polytraumas (Pflegeerleichterung bzw. fehlende, für eine konservative Behandlung erforderliche Kooperation des Patienten)
- Pseudarthrosen und in irreversibler Fehlstellung verheilte Frakturen
- Ossäre Bandausrisse am periepiphysären Ring
- Pathologische Frakturen.

Technik
- Entsprechend den allgemeinen OP-Richtlinien
- Schrauben dürfen die Fuge nicht überschreiten, Bohrdrähte sollen sie senkrecht kreuzen. *Cave:* Markraumnägel kontraindiziert (Schädigung der Epiphysenfuge).

Komplikationen
- *Überschießendes Längenwachstum:* Diaphysäre und metaphysäre Frakturen bewirken Stimulation der Wachstumsfugen, insbesondere in Kombination mit einer Verkürzungs- und Seitverschiebungsfehlstellung
- *Wachstumsverzögerung/-stop:* Bei Epiphysenfrakturen Typ Aitken II, III und besonders bei Typ IV
  - *Schiefwachstum:* Bei asymmetrischer Epiphysenfugenstimulationen/-verschluß.

Frakturheilung und Korrekturmechanismen im Kindesalter

Allgemein gilt: je jünger das Kind, desto größer die Toleranzbreite.

Seitverschiebung: Dislokationen um volle Schaftbreite werden praktisch an allen Lokalisationen des Skelettes bis zu einem Alter von 10–12 Jahren zuverlässig korrigiert. Ausnahme: prox. Radiusende.

Sagittale und frontale Achsenfehler: Spontankorrektur erfolgt bis zum 10. LJ zuverlässiger als danach, an der oberen Extremität eher als an der unteren, in der Sagittalebene besser als in der Frontalebene. Auch eine durch Fehlheilung eintretende Längendifferenz wird an der oberen Extremität besser kompensiert. Am prox. Oberarm, dist. Unterarm und prox. Radius ist ein Achsenknick bis 30° tolerabel.

Verkürzung: bei Heilung in Verkürzung erfolgt reaktiv ein ungezielter Längenzuwachs. Prognose der endgültigen Länge ungewiß.

Verlängerung: Entstehung immer iatrogen, z.B. durch Extension. *Im weiteren Wachstum nicht korrigierbar (Knochen kann sich nicht verkürzen)*!

Rotation: Spontankorrekturen von Rotationsfehlern sind möglich, besonders dort, wo klinisch nicht meßbare Drehfehler häufig sind: Oberarm und Oberschenkel. Ausgleich erfolgt unzuverlässig. Möglichst exakte Einstellung anstreben.

11.5.3 Klavikulafraktur im Kindesalter

Mit ca. 16 % die zweithäufigste Fraktur der oberen Extremitäten im Kindesalter.

Ätiologie
- Indirektes Trauma: Sturz auf die ausgestreckte Hand
- Direktes Trauma: Schlag, Stoß, Anprall
- Geburtstrauma: eingezwängter Schultergürtel, Manipulationen des Geburtshelfers.

Diagnostik

Rö Klavikula p.a:
- Fraktur in Schaftmitte (> 90 %) undisloziert oder typische Dislokation durch Muskelzug des M. sternocleidomastoideus nach kranial am medialen und des M. pectoralis major nach kaudal am lateralen Fragment
- Laterale Klavikulafraktur (5 %): meist Epiphyseolyse (Aitken 0 oder I-Fraktur) mit Pseudoluxation aus dem kranial rupturierten Periostschlauch heraus. Imponiert wie eine AC-Gelenkssprengung Typ Tossi III, die korakoklavikulären Bänder bleiben jedoch ebenso wie der kaudale Periostschlauch intakt (Aussehen wie geschälte Banane)
- Mediale Klavikulafraktur (3 %): ebenfalls mit Epiphyseolyse und Pseudoluxation Imponiert wie eine SC-Gelenkssprengung Typ Allman III, die sternoklavikulären Bänder und der kaudale Periostschlauch bleiben jedoch intakt (Aussehen wie geschälte Banane). Problematisch: Dislokation nach dorsal
- Kongenitale Pseudarthrose (Rarität). Posttraumatische Pseudarthrosen der Klavikula sind im Kindesalter nicht zu erwarten.

Differentialdiagnose

Bei Neugeborenen oder Kleinkindern, die den Schmerz noch nicht lokalisieren können, alle Gründe einer Schonhaltung des Armes, z.B.
- (Geburtstraumatische) Plexusparese
- Subluxation Chassaignac
- Andere Frakturen der oberen Extremität (subkapitaler Humerus, suprakondylärer Humerus etc.)
- Schulterluxation (sehr selten).

Bei Kindern > 14 Jahren besteht bei lateralen oder medialen Klavikulafrakturen die Differentialdiagnose zu einer echten AC-Gelenksdistorsion Typ Tossy III bzw. SC-Gelenksdistorsion Typ Allman III.

Therapie

Konservative Therapie

Bei unkomplizierter Fraktur Therapie der Wahl.
- Rucksackverband für 2–3 Wochen, welcher anfänglich regelmäßig nachgespannt wird unter Beachtung von Durchblutung, Motorik und Sensibilität beider Arme. Dieser Verband hat jedoch nur einen redressierenden und schmerzlindernden Effekt und dient nicht der Stellungskorrektur
- Repositionen sind nicht erforderlich wegen der sehr guten Korrekturpotenz (Remodeling nach Übergangsphase mit überschießendem Kugelkallus)
- Bei geburtstraumatischer Fraktur keine weiteren Maßnahmen erforderlich.

OP Operative Therapie

OP-Indikationen (< 1 %, sehr selten)
- Stark dislozierte laterale oder mediale Fraktur
- Drohende Durchspießung der Haut
- Offene Fraktur mit Weichteilverletzung nach direktem Trauma
- A. subclavia-Verletzung
- Kongenitale Pseudarthose (relative Indikation angesichts oft nur geringer Beschwerden und ungewissem OP-Erfolg; hohe Rezidivrate, Narbenkeloid).

OP-Technik
- Hautschnitt immer problematisch, da in diesem Bereich kein klarer Hautspannungslinienverlauf (Keloidgefahr). Schnittführung entweder parallel zur Klavikula oder mittig senkrecht (Säbelhieb).
- Bei lateraler oder medialer Fraktur:
  - temporäre Drahtosteosynthese
  - Periostschlauchnaht
  - evtl. Naht des Lig. coracoclaviculare
- Bei Schaftfraktur oder Pseudarthrose
  - Rekonstruktions- oder Drittelrohr-Platte
  - bei Pseudarthrose zusätzlich Dekortikation und kortikospongiöser Span.

Komplikationen
- Nerven- oder Gefäßverletzungen: Plexus brachialis, A. subclavia
- Pneumothorax (apikal)
- Weichteilverletzungen bei Direkttrauma oder Durchspießung von innen
- Wachstumsverkürzung bei Frakturen medial oder lateral, funktionell ohne Bedeutung
- Vorübergehende Bildung eines kosmetisch störenden Kugelkallus, Remodeling nach 6 Mon., bleibende Deformation oder Asymmetrie des Décolletés nicht zu erwarten
- Pseudarthosen im Kindesalter nicht zu erwarten.

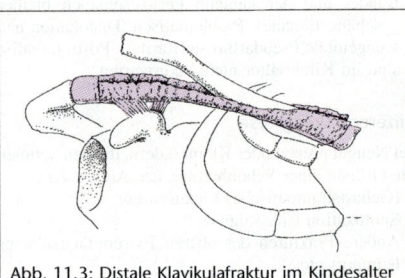
Abb. 11.3: Distale Klavikulafraktur im Kindesalter

11.5.4 Suprakondyläre Humerusfrakturen im Kindesalter

Ätiologie
- Sturz auf den gestreckten Arm, der wegen der Laxizität der Seitenbandführung in Hyperextension gehalten wird. Biegekräfte wirken über Olekranonspitze auf die Fossa olecrani: es resultiert die typische Extensionsfraktur (95 %).
- Bei der Flexionsfraktur wirkt die Gewalt direkt auf das Olekranon bei maximal gebeugtem Ellenbogengelenk (2–3 %).

Diagnose
- Fehlstellung
- Evtl. Schwellung, Hämatom über dem dist. Humerus
- Beweglichkeit im Ellenbogengelenk schmerzbedingt weitgehend eingeschränkt. *Cave:* keine eingehende Prüfung von Beweglichkeit oder Krepitation wegen Komplikationsgefahr
- Durchblutung, Pulsstatus und Sensibilität
- Rö Ellbogen in zwei Ebenen: Typen I–III n. Boumann
  - Typ I: keine oder minimale Dislokation, positives „fat pad sign"

- Typ II: leichte bis mäßige Dislokation, meist Grünholzfraktur; Frakturflächen häufig noch in Kontakt miteinander; hintere Kortikalis und Periost intakt; Dislokation nur in der Sagittal- und Koronarebene, keine Verkürzung
- Typ III: vollständige Dislokation in allen drei Ebenen, kein Kontakt zwischen den Fragmenten; hintere Kortikalis zerstört, Periost kann noch intakt oder auch zerstört sein. Hohe Komplikationswahrscheinlichkeit (☞ Abb. 11.4).

Therapie

- Typ I: keine Reposition erforderlich, Oberarmgips in 90°-Stellung, keine Kontrollen
- Typ II: Reposition in Allgemeinnarkose; Ausgleich der Hyperextensionsfehlstellung durch maximale Beugung, Ruhigstellung im Blount-Verband. Kann eine Typ II-Fraktur nicht geschlossen reponiert und nicht im Blount-Verband bzw. mit K-Drähten gehalten werden, bleibt nur die offene Reposition
- Typ III: gelegentlich konservative Therapie nach geschlossener Reposition möglich. Wegen häufiger Komplikationen jedoch meist offene Reposition und KD-Spickung. Bei Flexionsfrakturen offene Reposition zwingend erforderlich.

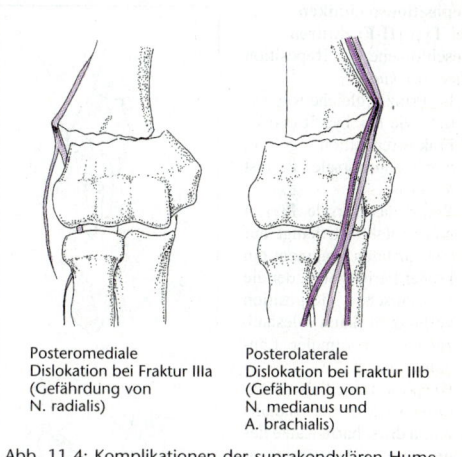

Posteromediale Dislokation bei Fraktur IIIa (Gefährdung von N. radialis)

Posterolaterale Dislokation bei Fraktur IIIb (Gefährdung von N. medianus und A. brachialis)

Abb. 11.4: Komplikationen der suprakondylären Humerusfraktur

- Posterolateral disloziierte Frakturen müssen eher offen reponiert werden, weil oft das proximale Fragment durch den M. brachialis gespießt ist und damit Irreponibilität vorliegt
- Primär fehlender Radialispuls oder neurologische Ausfälle sind für sich genommen kein Grund zur offenen Reposition, wenn nach geschlossener Reposition sofort eine Normalisierung eintritt.

Geschlossene Reposition

Repositionstechnik bei Typ II-Frakturen

- Allgemeinnarkose in Rückenlage, volle Relaxierung
- Zug und Gegenzug in voller Streckung und Supination zum Ausgleich der Verkürzung
- Nach Ausgleich der Verkürzung wird die Seit-zu-Seit-Verschiebung durch seitlichen Druck am distalen Fragment von radial bzw. ulnar ausgeglichen
- Maximale Beugung im Ellenbogengelenk; die linke Hand des Operators dient als Hypomochlion

- In voller Beugung nun volle Pronation des Vorderarms, weil bei Pronation der radialseitige Frakturspalt unter Kompression gerät
- Anlage des Blount-Verbandes in Pronationsstellung und Sicherung der Stellung für die Aufwachphase mit Thorax-Pflaster.

Postoperativ Radialis-Puls überwachen.

Repositionstechniken bei Typ III-Frakturen
Geschlossene Reposition *ohne Spickung*
- Im Prinzip gleiche Reposition wie bei Typ II (s.o.)
- Frakturreposition gelingt nur, wenn dorsales Periost intakt ist
- Wenn das dorsale Periost nicht intakt ist, hängt auf dem distalen Fragment ein großer Periostsaum, der die anatomische Reposition verhindern kann (deshalb zunächst maximaler Längenausgleich)
- Bei posteriomedialen Frakturen wird der N. radialis durch die scharfe Kante des proximalen Hauptfragmentes gefährdet, bei posterolateralen Frakturen werden die A. brachialis und der N. medianus gefährdet
- Überprüfung des Repositionsergebnisses:
  - *klinisch:* Ellenbogen kann voll gebeugt werden; ist das nicht möglich, dann ist der Schaft-Kondylen-Winkel nicht wiederhergestellt. Die Olekranonspitze und die beiden Epokondylen bilden bei spitzwinklig gebeugtem Ellenbogen ein gleichseitiges Dreieck (Bonnet'sches Dreieck)
  - *radiologisch:* seitliche Durchleuchtung zeigt Wiederherstellung des Schaft-Kondylen-Winkels sowie des Vorhandensein von Drehfehlern
  Die Verlängerung einer Linie an der Humerusvorderkante muß durch das Zentrum des Capitulum humeri gehen
  Zwischen Kapitulum und Olekranon sollte in der seitlichen Rö-Projektion ein klarer Spalt zu sehen sein. Ist stattdessen eine Überschneidung von Kapitulum und Olekranon („crescent sign") zu sehen, stimmt die Reposition nicht, wahrscheinlich ist ein Cubitus varus vorhanden
  In der a.p.-Projektion kann bei maximal gebeugtem Ellenbogen in der Regel durch Olekranon und Radiusköpfchen hindurchgesehen werden.

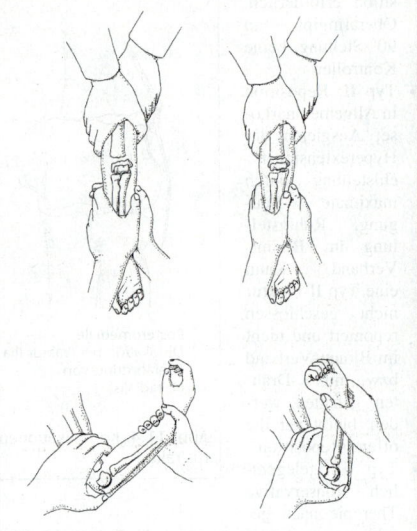

Abb. 11.5: Reposition einer suprakondylären Humerusfraktur.

Geschlossene Reposition *mit Spickung*
- Kann die Fraktur zwar reponiert, aber im Blount-Verband nicht gehalten werden, sollte die Fraktur perkutan gespickt werden.
- Der Ellenbogen wird vom Assistenten in maximaler Beugestellung und Pronation gehalten
- Fixierten Ellenbogen seitlich auf den Bildwandler legen, laterale und mediale KD einbringen
- Die Reihenfolge der KD richtet sich in erster Linie nach dem distalen Fragment:
  - bei posteromedialer Fraktur sollte der erste KD von ulnar durch den Epicondylus medialis eingebracht werden. Da der Epicondylus medialis dorsal liegt, muß die Richtung des K-Drahtes am Schaft nach ventral zeigen
  - bei posterolateraler Fraktur sollte der erste KD von radial her eingebracht werden. Er tritt im Epicondylus lateralis ein, d.h. in der Durchleuchtung dort, wo im Zentrum des Kapitulum die Verlängerung der vorderen Schaftlinie verläuft. Die Richtung des radialen Drahtes muß in seitlicher Projektion leicht nach dorsal am Schaft verlaufen
  - Die perkutan eingebrachten KD können gekürzt und unter der Haut versenkt werden oder länger aus der Haut herausragen und umgebogen werden.

Offene Reposition

Zugangswege:
- Posterior: *Vorteile:* gute Sicht, optimale Darstellung in a.p.-Richtung. *Nachteile:* Durchtrennung M. triceps, schlechte Sicht seitlich
- Lateraler (radialer) Zugang bei posteromedialer Dislokation. *Vorteil:* geringere Traumatisierung, gute Sicht seitlich. *Nachteil:* keine Sicht von ulnarer Seite
- Medialer (ulnarer) Zugang bei posterolateraler Dislokation: *Vorteil:* N. ulnaris wird dargestellt. *Nachteil:* radiale Seite ist nicht einsehbar
- Redondrainagen sind immer erforderlich
- Postoperative Ruhigstellung mit dorsaler Gipsschiene für 10 Tage
- Besonderheiten bei Typ III-Flexionsfraktur: offene Reposition immer erforderlich, da dorsales Periost zerstört, eine stabile geschlossene Reposition ist deshalb nicht erreichbar.

Komplikationen

- Cubitus varus-Fehlstellung: Folge von horizontaler und koronarer Verdrehung mit radialem Vorschub und ulnarem Einsinken, unterstützt durch den medialen Zug von M. biceps und M. triceps. *Klinik:* Hyperextensionsfehlstellung und Varus, funktionelle Beeinträchtigung meist gering
- Cubitus valgus-Fehlstellung: Verlagerung des distalen Fragmentes nach lateral mit ulnarem Vorschub und radialem Einsinken mit entsprechender horizontaler und koronarer Verdrehung (lateraler Zug von M. bizeps und M. trizeps). Viel seltener als Cubitus varus! *Klinik:* Hyperextensionsfehlstellung, Beugedefizit, Valgus, funktionelle Beeinträchtigung kann sehr gering sein
- Volkmannsche Kontraktur:
  - Prophylaxe durch Motorik, Sensibilität und Durchblutung beim Eintreffen des Patienten überprüfen und dokumentieren
  - Überprüfung des Radialispulses vor, während und nach der Reposition
  - bei Fehlen des Radialispulses wird ohne Einhaltung der Nüchtern-Grenzen möglichst umgehend im OP zunächst geschlossen reponiert und das Wiederauftreten eines normalen kräftigen Radialispulses abgewartet

- vor allem bei den posterolateralen Frakturen kann das proximale Fragment die A. brachialis und den N. medianus aufspießen und eine vollständige Verschlußsymptomatik hervorrufen
- nur wenn nach anatomischer Reposition und Beseitigung aller Interponate keine ausreichende Durchblutung zustandekommt, sollte die A. brachialis freigelegt werden.

11.5.5 Distale Radiusfrakturen im Kindesalter

Ätiologie
- Indirektes Trauma: Sturz auf die dorsal extendierte (Smith-fracture) oder volar flektierte (Colles-frakture) Hand bei ausgestrecktem Arm (also Kombination von Stauchung und Biegung)
- Direktes Trauma: Schlag, Stoß
- Morbidität: mit ca. 30 % die häufigste der Frakturen der oberen Extremitäten im Kindesalter.

Diagnostik
Spezielle Formen kindlicher Radiusfrakturen
- Diametaphysärer Übergang: Bowing- oder Grünholzfraktur (Biegung)
- Metaphysär:
  - Wulstfraktur (Stauchung)
  - Bowing- oder Grünholzfraktur (Biegung)
  - Epiphyseolysen Typ Aitken 0 und I entsprechen den distalen Radiusfrakturen „loco typico" beim Erwachsenen
- Epiphysär: Typ Aitken II und III am distalen Radius extrem selten.

Differentialdiagnose
- Handgelenksdistorsionen
- Kahnbeinfraktur. Rö-Kahnbein-Quartett sollte bei starken Beschwerden im Handgelenksbereich ohne Nachweis einer distalen Radiusfraktur durchgeführt werden. Gelegentlich sind Kahnbeinfrakturen auch erst auf Kontrollaufnahmen nach 7–10 Tagen sichtbar (Lysezone).

Therapie
Konservative Therapie
Sehr gute Korrekturfähigkeit von Frakturfehlstellungen, um so mehr, je jünger das Kind und je distaler die Fraktur. Grundsätzlich sollte eine anatomische Stellung angestrebt werden. Toleriert werden können *Seit-zu-Seit-Verschiebungen* bis zur halber Schaftbreite und *Abkippungen* in der Frontal- und Sagittalebene von bis zu 30°.
- *Geschlossene Repositionen* sollten in Allgemeinnarkose durchgeführt werden
- Bei distalen Radiusgrünholzfrakturen soll die auf der Druckseite (Konvexität) der Fraktur intakt gebliebene Kortikalis frakturiert werden (sonst nach Reposition allmähliches Zurückfedern in die Fehlstellung)
- Die Repositionsmanöver sollen langsam, nicht brüsk durchgeführt werden und möglichst nicht mehrfach wiederholt werden (Gefahr der verzögerten Frakturheilung, Pseudarthrose, Refraktur, Wachstumsbeschleunigung).

Repositionstechnik
- Zug und Gegenzug (Frakturdistraktion), z.B. durch Aushängen im „Mädchenfänger"
- Verhaken der Fragmente durch momentane Vermehrung der Fehlstellung (Achsenknickung), evtl. über ein Hypomochlion (Radiusbänkchen)

- Definitives Aufeinanderstellen durch Schub und Druck in Gegenrichtung.

Retention im Gips
- Oberarmgips wegen der sonst zu kleinen Angriffsfläche beim Kind (verliert den Gips) und um eine Fehlrotation zu vermeiden
- Extensionsfrakturen leicht volar überkorrigieren, Flexionsfrakturen leicht dorsal überkorrigieren
- Beim Aushärten zur Anspannung der Membrana interossea dorsovolaren Druck auf den Gips ausüben (*Cave:* Druckstellen im Gips vermeiden)
- Technik der Gipsbehandlung
  - zunächst Doppellonguetten-Technik oder primär zirkulärer, gespaltener Gips
  - die Longuetten können dann in regelmäßigen Abständen entsprechend der Lockerungstendenz infolge Weichteilatrophien nachgewickelt werden
  - ein primär zirkulärer Gips kann nach 8–10 Tagen ggf. gekeilt werden.

Rö-Kontrollen der Fraktur im Gips erfolgen standardisiert an den Tagen 1, 4 und 8–10, wobei im Einzelfall bei fehlender Dislokationsgefahr auf solche Rö-Zwischenkontrollen verzichtet werden kann. Dann Rö-Kontrolle erst wieder zum Zeitpunkt der geplanten Gipsabnahme, also nach 4–6 Wochen.

Nachbeh.: Anschließend schmerzlimitierte Bewegungs- und Belastungsfreigabe, keine Krankengymnastik. Sporterlaubnis ca. 4 Wochen später.

OP Operative Therapie
Nur in sehr seltenen Fällen erforderlich (redislokationsgefährdet sind insbesondere Flexionsfrakturen). Offene Reposition: sehr selten erforderlich.

Indikationen
- Geschlossene Irreponibilität infolge Weichteilinterponat.
- Epiphysenfraktur Typ Aitken II+III.

OP-Technik
Fixation durch kleine Spongiosazugschraube parallel zur Epiphysenfuge oder Retention des Repositionsergebnisses durch perkutan vom Proc. styloideus radii her eingebrachte KD.

11.5.6 Femurschaftfraktur im Kindesalter

Ätiologie
- Direktes Trauma (55 %): Schlag, Stoß, Anprall
- Indirektes Trauma (45 %): Biegung, Drehung, Stauchung
- Morbidität: ca. 10 % der Frakturen der unteren Extremität im Kindesalter, häufig kombiniert (Mehrfachverletzungen, Polytrauma)
- Formen:
  - proximales Drittel, subtronchatär: 34 %
  - mittleres Drittel: 54 %
  - distales Drittel: 12 %
  - diaphysär
  - metaphysär
  - suprakondylär.

Therapie

Grundsätzlich läßt sich die Femurschaftfraktur im Kindesalter konservativ behandeln aufgrund der sehr guten spontanen Korrekturmöglichkeiten für Seit-zu-Seit-Verschiebungen, Achsknicke und Verkürzungsfehlstellungen sowie in etwas geringerem Maße auch für Rotationsfehlstellungen.

OP Operative Therapie
Indikationen
- Absolute OP-Indikation
  - drittgradig offene Frakturen
  - Mehretagenfrakturen des Oberschenkels
  - Mehrfachverletzungen, Polytrauma (insbesondere gleichzeitiges SHT)
  - Begleitverletzungen von Gefäßen und Nerven
  - pathologische Frakturen
  - unbefriedigende Frakturstellung nach konservativem Behandlungsbeginn bis zum 5. Tag (Achsknicke in der Frontal- und Sagittalebene über 10°, Rotationsfehler über 20°, Seit-zu-Seit-Verschiebungen über halbe Schaftbreite)
- Relative OP-Indikationen: größere Kinder (ab 6 J.), bei denen unter konservativer Behandlung
  - zu lange Konsolidierungszeiten (Immobilitätsschäden, Schulausfall) wahrscheinlich sind
  - zu lange spontane Korrekturzeiten anfänglicher Fehlstellungen (Korrekturpotenz nimmt mit dem Lebensalter ab) zu befürchten sind.

Therapie
Inkomplette Frakturen mit weitgehend erhaltenem Periostschlauch und allenfalls geringfügigen Achsknicken:
- Ruhigstellung im Becken-Bein-Gips für 4 Wochen
- Bei suprakondylären Wulstfrakturen reicht bei Säuglingen ggf. ein Stärkeverband aus.

Komplette Frakturen mit Dislokationstendenz:

0–3 Jahre alte Kinder:
- Vertikale Overhead-Extension mit Heftpflasterstreifen (90° Beugung, 20° Abduktion im Hüftgelenk)
- Extension mit 1/7–1/10 des Körpergewichtes (Gesäß des Kindes soll eben von der Unterlage abheben)
- Anlage der Extension in Narkose
- Rö-Kontrolle am 4. Tag, danach Entscheidung, ob weiter konservative oder operative Behandlung
- Falls weitere konservative Therapie evtl. Variation des Extensionsgewichtes
- Nach 4 Wochen Rö-Kontrolle und Extensionsabnahme, weitere 2 Wochen Becken-Bein-Gips
- Mobilisation nach Gipsabnahme.

4–6 Jahre alte Kinder:
- Vertikale Extension mit Steinmann-Nagel auf dem Weber-Tisch (90° Beugung, 30° Abduktion und 30° Außenrotation im Hüftgelenk). Gesäß des Kindes soll eben von der Unterlage abheben
- Einbringen des Steinmann-Nagels in Narkose unter sterilen Bedingungen proximal der Femurepiphyse senkrecht zur Femurschaftachse. Heftpflasterextension am gesunden Oberschenkel. Bei schwergewichtigem Kind evtl. beidseitig (also auch am nicht-frakturierten Bein) Extension

- Rö-Kontrolle am 4. Tag, danach Entscheidung, ob weitere konservative oder operative Therapie
- Bei weiterer konservativer Therapie können Rotationsfehler durch Rotation des Unterschenkels auf dem Extensionstisch, Achsfehler durch vermehrte Ab- oder Adduktion, Verkürzungen durch Variation des Extensionsgewichtes korrigiert werden
- Weitere Rö-Kontrollen nach 10 Tagen und nach 4 Wochen
- Dann Extensionsabnahme und weitere 2 Wochen Bettruhe (oder Becken-Bein-Gips)
- Danach schmerzlimitierte Remobilisation
- Alternativ ist auch in diesem Alter eine elastische stabile Marknagelung schon möglich (s.u.).

Über 6 Jahre alte Kinder:
Grundsätzlich kann auch in dieser Altersgruppe weiterhin extendiert werden (Weber-Tisch, Braunsche Schiene), jedoch wird meist die Indikation zur Osteosynthese gestellt.

Operative Therapie

Geschlossene Reposition und elastisch-stabile Marknagelung mit Prevot-Nägeln

- Lagerung auf Extensionstisch, dabei geschlossene Reposition
- Stichinzisionen im Bereich der distalen Femurmetaphyse
- Kortikalisfensterung mittels Pfriem
- Einbringen zweier Nägel unter Bildwandlerkontrolle in den Markraum, so daß die Fragmente im Frakturbereich verzahnt werden
- Vortreiben der Nagelspitzen proximal bis zum Schenkelhals bzw. Trochanter major
- Umbiegen und Abknipsen der Nagelenden distal
- Versenken unter der Haut
- Hautnähte.

Nachbehandlung: Kein Gips. Mobilisation an 2 Unterarmgehstützen zunächst unter Teil- und später je nach Frakturtyp relativ rascher Vollbelastung (= prinzipiell übungsstabile Osteosynthese). ME nach 3 Monaten.

Offene Reposition und stabile AO-Plattenosteosynthese

- Seitlagerung oder Lagerung auf Extensionstisch
- Hautschnitt an der lateralen Oberschenkelseite und Durchtrennung von Fettgewebe und Faszie
- Vastus lateralis beiseite schieben nach ventral, evtl. Tensor fasziae latae einkerben
- Periost abschieben
- Darstellung und Reposition der Fraktur mit Repositionszangen sowie durch Längszug
- 6–8-Loch-DC-Platte dorsolateral auflegen
- Evtl. zusätzlich interfragmentäre Zugschraube
- Evtl. Spongiosaspan vom ipsilateralen Beckenkamm
- Besetzung der DC-Platte mit Kortikalisschrauben
- Reposition der Muskulatur, Readaptation eingekerbter Anteile, subfasziale Redondrainage, Fasziennaht, Subkutannähte, Hautnaht.

Nachbehandlung: Remobilisation nach Abschluß der Wundheilung an Unterarmgehstützen unter vorläufiger Entlastung des operierten Beines möglich, sofern entsprechende Kooperationsfähigkeit vorhanden. Sonst Becken-Bein-Gips. Konsolidierung der Fraktur nach 6 Wochen zu erwarten, dann zunehmende Vollbelastung. ME nach

9–12 Monaten. Verlaufskontrollen der Beinlängen (Brettchenmethode, Rö-Ganzbeinaufnahmen) bis Wachstumsabschluß.

Fixateur externe
Bei 2. und 3. gradig offenen, infizierten Defekt- oder Trümmerfrakturen.

KO: Überschießendes Längenwachstum nach operativer Versorgung genauso wie bei konservativer Behandlung zu erwarten.

11.5.7 Sprunggelenksfrakturen im Kindesalter

Ätiologie
Ca. 5 % der Frakturen der unteren Extremitäten im Kindesalter (ohne die knöchernen Bandausrisse).

- Indirektes Trauma
  - Supinations- oder Pronationstrauma
  - axiale Stauchung
  - Kombination von Stauchung und Pro-/Supination („verkehrtes Aufkommen" mit Fuß nach Sprung)
- Direktes Trauma: Schlag, Stoß (selten).

Besonderheiten kindlicher Knöchelfrakturen
- Außenknöchel Typ *Weber A:* bei Kindern sind ossäre Bandausrisse (80 %) häufiger als die rein intraligamentären Rupturen (20 %). (Supinationstrauma)
- Typ *Weber B*: Fraktur auf Höhe der Syndesmose (Pronationstrauma), also Epiphyseolysn Typ Aitken 0 und I kann vergesellschaftet sein mit einer kompletten Tibiaepiphyseolyse Typ Aitken 0 und I oder einer Übergangsfraktur der Tibiaepiphyse (Tubercule de Tilleaux-Chaput), dann Syndesmose intakt
- Am Innenknöchel kommen alle Frakturtypen vor: epiphysäre Ausrisse, Aitken 0–III
- Pilontibiale Frakturen (distale Tibiagelenkfläche) bei Kindern nur in Form von Epiphysenstauchungen Typ Aitken IV (axiales Crushtrauma) oder als Übergangsfrakturen (Tubercule de Tilleaux-Chaput). Ansonsten sind die epiphysären distalen Tibiafrakturen im Kindesalter auf den Malleolus medialis beschränkt
- Sämtliche Sprunggelenksfrakturen können auch beim Kind mit oder ohne osteochondrale Absprengungen aus dem Talus (flake fractures) einhergehen.

Diagnostik
- Standardröntgen in 2 Ebenen: a.p.-Aufnahme in 10–30° Innenrotation des Fußes und seitlich
- Evtl. Abbildung des gesamten Unterschenkels bei V.a. Maisonneuve-Fraktur (proximaler Fibula-Druckschmerz)
- Gehaltene Rö-Aufnahmen (laterale Aufklappbarkeit bzw. Talusvorschub) im Seitvergleich, nur sinnvoll bei evtl. operativen Konsequenzen
- Bei speziellen Fragestellungen evtl.
  - axiales CT: Übergangsfrakturen der distalen Tibia?
  - MRT: Epiphyseolyse Typ Aitken 0, Epiphysenstauchung Typ Aitken IV?
  - Vergleichsaufnahmen der Gegenseite: physiologische oder akzessorische Knochenkerne, die von einer Fraktur schwer zu differenzieren sind?

Therapie

Sprunggelenksfrakturen

Aufgrund der Komplikationsmöglichkeiten müssen Sprunggelenksfrakturen exakt reponiert werden (auf keinen Fall Stufen über 1–2 mm).
- Im Falle von Epiphyseolysen Typ Aitken 0 und I gelingt eine stabile Reposition meist ohne zusätzliche Osteosynthese → Ruhigstellung im Unterschenkelgips wie postoperativ (s.u.)
- Bei Epiphysenstauchungen Typ Aitken IV sind operative Korrekturen meist erst sekundär möglich, z.B. Umstellungsosteotomien, Verlängerungsosteotomien
- Bei Epiphysenfrakturen Typ Aitken II und III sowie Übergangsfrakturen Typ twoplane und triplane I und II wird eine sichere Reposition erreicht durch
  - eine Spongiosazugschraube parallel zur Epiphysenfuge
  - ein bis zwei KD, die die Epiphysenfuge möglichst senkrecht kreuzen und einander oberhalb der Fuge (also metaphysär) kreuzen, damit das epiphysäre Fragment nicht fehlrotiert
- Anschließende Gipsbehandlung zunächst in einer Unterschenkelgipsschiene, die nach Abschwellen (Hochlagerung) zirkularisiert werden und nach ca. 4 Wochen in einen Unterschenkelgehgips umgewandelt werden kann. Gesamtdauer der Gipsbehandlung: 6 Wochen. ME: KD nach 6 Wochen, Spongiosaschrauben nach 6 Monaten.

Bandausrisse und -rupturen

- Bei epiphysären Bandausrissen (ossär, chondral, periostal) bzw. intraligamentären Rupturen an Innen- oder Außenknöchelseite wird die Indikation zur OP (Zugschraube, KD, transossäre, periostale oder intraligamentäre Naht) zurückhaltend gestellt aufgrund
  - gleich guter Ergebnisse nach operativer und konservativer Therapie
  - der Möglichkeit einer sekundären Bandplastik (Weber, Watson-Jones) bei verbleibenden Instabilitäten.
- Indikation zur Primär-OP bei aktiven Sportlern (kein Zeitverlust) und bei schwerem Trauma mit offensichtlicher Zerreißung sämtlicher Bandstrukturen
- Konservative Behandlung durch Unterschenkelgipsschiene nach Abschwellen der Knöchelregion. Umwandlung in einen Unterschenkelgehgips für insgesamt 6 Wochen. In vielen Fällen kann auch nach der Hälfte der Zeit auf einen Schienenverband, der nur Bewegungen im oberen, nicht jedoch im unteren Sprunggelenk zuläßt, umgestiegen werden (Aircast-Schiene)
- Bei Syndesmosen-Instabilität wird
  - bei epiphysärem Ausriß aus der lateralen Tibiaepiphyse das Fragment mit einer Spongiosazugschraube refixiert
  - bei echter (intraligamentärer) Syndesmosenruptur die Syndesmose genäht und die Naht durch eine fibulotibiale Stellschraube gesichert. Einbringen der Stellschraube 2 cm oberhalb der Syndesmose, parallel zum Gelenkspalt in einem Winkel von 30 von dorsolateral nach ventromedial. Entfernung der Stellschraube nach 6 Wochen.

Nachbeh.: klinische und radiologische Verlaufskontrollen bis zum Wachstumsabschluß: Fehlwachstum?, Verlängerung/Verkürzung?, Inkongruenzen, Früharthrose? Unerwünschte knöcherne Ausheilungsbrücken zwischen Meta- und Epiphyse können ggf. operativ reseziert werden.

Komplikationen
- Fehlwachstum bei Epiphysenstauchungen Typ Aitken IV oder durch Bildung einer knöchernen Ausheilungsbrücke zwischen Epi- und Metaphyse bei Epiphysenfrakturen Typ Aitken II und III
- Chronische Gelenkinstabilitäten (rezidivierende Umknicktraumata)
- Gelenkflächeninkongruenzen, Früharthrose.

Heike Treckmann

12

Endokrine Chirurgie

12.1	Schilddrüse (SD)	300
12.1.1	Checkliste Anatomie	300
12.1.2	Leitsymptome und ihre Differentialdiagnose	300
12.1.3	Diagnostik	301
12.1.4	Perioperatives Management	304
12.1.5	Struma ICD: E 01.X	306
12.1.6	Hyperthyreose ICD: E 05.X	308
12.1.7	Hypothyreose ICD: E 03.X	310
12.1.8	Entzündliche Schilddrüsenerkrankungen ICD: E 06.X	312
12.1.9	Schilddrüsenkarzinome ICD: C 73	312

12.2	Nebenschilddrüse	314
12.2.1	Checkliste Anatomie	314
12.2.2	Perioperative Maßnahmen	314
12.2.3	Primärer Hyperparathyreoidismus (pHPT) ICD: E 21.0	316
12.2.4	Sekundärer Hyperparathyreoidismus (sHPT) ICD: E 21.1	317
12.2.5	Tertiärer Hyperparathyreoidismus (tHPT) ICD: E 21.2	317

12.3	Nebenniere (NN)	318
12.3.1	Checkliste Anatomie/Physiologie	318
12.3.2	Diagnostik der Nebennierenerkrankungen	318
12.3.3	Perioperative Maßnahmen	320
12.3.4	Phäochromozytom ICD: C 74.1, 72.8	321
12.3.5	Primärer Hyperaldosteronismus (M. Conn) ICD: E 26.0	322
12.3.6	Cushing-Syndrom ICD: E 24.X	323
12.3.7	Adrenogenitales Syndrom (AGS) ICD: E 25.X	324
12.3.8	Addison-Krise ICD: E 27.4	325

12.4	Tumoren des APUD-Systems (Apudome)	325
12.4.1	Multiple endokrine Neoplasien (MEN)	326
12.4.2	Insulinom ICD: E 25.4	326
12.4.3	Gastrinom ICD: E 25.4	327
12.4.4	VIPom (Verner-Morrison-Sy.), PP-om ICD: E 25.4	328
12.4.5	Glukagonom ICD: E 25.4	328
12.4.6	Karzinoid ICD: E 34.0	329

12.1 Schilddrüse (SD)

12.1.1 Checkliste Anatomie

In 50 % kranial gelegener Lobus pyramidalis.

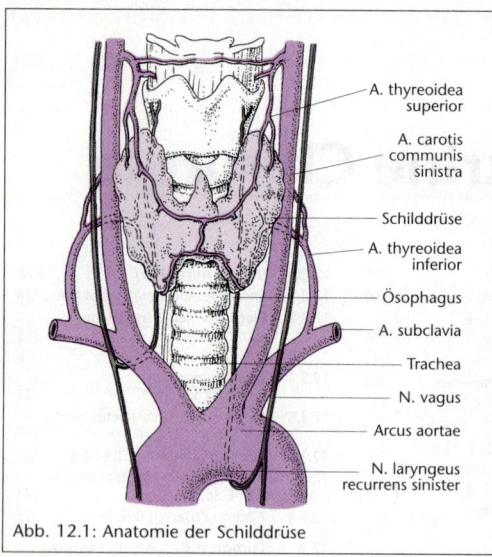

Abb. 12.1: Anatomie der Schilddrüse

Gefäßversorgung Arteriell: *A. thyroidea sup.* aus A. carotis externa; *A. thyroidea inf.* aus Truncus thyrocervicalis; **Cave:** kreuzt den N. laryngeus recurrens. Selten (8–10 %): unpaare *A. thyroidea ima* aus Aortenbogen oder Truncus thyrocervicalis.
Venös: *V. thyroidea sup.* und *V. thyroidea med.* (= „Kocher-Vene") in V. jugularis interna, *V. thyroidea inf.* in V. brachiocephalica.
Lymphabfluß: zusammen mit den SD-Venen in paratracheale, zervikale und z.T. auch in mediastinale Lk-Gruppen.

12.1.2 Leitsymptome und ihre Differentialdiagnose

Halsschwellung

- **Struma, ektopes SD-Gewebe:** Zungengrundstruma, oder im Verlauf des *Ductus thyreoglossus*
- **SD-Karzinom:** derber Knoten oder Struma, im fortgeschrittenen Stadium oft keine Schluckverschieblichkeit mehr (☞ 12.1.9)
- **Ektopes Speicheldrüsengewebe, ektopes Thymusgewebe:** Histologie, Sono
- **Lymphknotenschwellung:** ☞ 21.3.1
- **Laryngozele:** bei erhöhtem, intrapharyngealem Druck (Trompeter, chron. Husten); **Diagn.:** Laryngoskopie, Palpation: Kehlsack wird bei Valsalva-Manöver größer
- **Hautemphysem der Halsweichteile:** bei Trachea-, Bronchus- oder Ösophagusverletzungen (traumatisch, iatrogen bei Endoskopie), Schneeballknirschen palpabel
- **Lipom:** weicher, prallelastischer, verschieblicher Tumor. Sonderform: „Madelung-Fetthals" (diffuse Lipomatose, die krausenartig den Hals umschließt)
- **Laterale/mediale Halszyste und -fistel:** Sono, Rö-Darstellung des Fistelganges.

Endokrine Orbitopathie

Autoimmunerkrankung, zu 70 % assoziiert mit immunogener Hyperthyreose; in 5–10 % der Fälle Euthyreose.

Klinik: Exophthalmus, Stellwag-Zeichen (seltener Lidschlag), Moebius-Zeichen (Konvergenzschwäche).
Diagnostik: Klinik, Schilddrüsendiagnostik, ophthalmologisches Konsil, Sonographie, CT, MRT der Orbita. **DD:** bei einseitigem Befund: retrobulbären Tumor ausschließen (Sono, CT, MRT).

- **Basisther.:** Behandlung der Hyperthyreose (sofern vorhanden) → thyreostatische Therapie oder SD-OP (☞ 12.1.6)
- **Symptomatische Ther.:** getönte Brille, methylzellulosehaltige Augentropfen tagsüber, gelhaltige Gleitmittel nachts; oral Glukokortikoide; wenn Visusverlust droht → Retrobulbärbestrahlung und/oder Orbitadekompressions-OP (Augenklinik, Plast. Chirurgie).

12.1.3 Diagnostik

Anamnese

- **Familienanamnese,** familiäre Häufung bei M. Basedow, blander Struma)**Medikamenteneinnahme:** *strumigene Medikamente* wie Salizylate, Antirheumatika, Lithiumpräparate, Hydantoin, Phenytoin; *Jodexposition* (KM-Untersuchungen, jodhaltige Medikamente, Desinfizientien); *orale Kontrazeptiva; SD-Hormone, Thyreostatika*
- **Vorausgegangene Strahlenexposition** der Halsregion → Malignomrisiko ↑
- **Wachstumsgeschwindigkeit** der Struma (rasches Wachstum malignomverdächtig).
- **Vegetative Anamnese:** Hyperthyreose ☞ 12.1.6 (Klinik), Hypothyreose ☞ 12.1.7 (Klinik)
- **Lokale Beschwerden:** Globusgefühl, Dysphagie, Dyspnoe, Schmerzen (→ Thyreoiditis ☞ 12.1.8).

Körperliche Untersuchung

- Inspektion: Symmetrische/asymmetrische Vergrößerung der SD (☞ 12.1.5), obere Einflußstauung, Hautbeschaffenheit, Exophthalmus, Tremor; Halsumfangsmessung zur Verlaufskontrolle
- Inspiratorischer Stridor/Heiserkeit bei Rekurrensschädigung → HNO-Konsil
- Palpation (bimanuell von dorsal): Knoten, Größe, Konsistenz, Verschieblichkeit (evtl. aufgehoben beim Malignom); Druckdolenz, Überwärmung bei Thyreoiditis.

Labordiagnostik

TSH (Thyreoideastimulierendes Hormon) im Serum:
- Empfindlichster Parameter zur Funktionsdiagnostik, die Bestimmung von **TSH basal** genügt zum Ausschluß einer Fehlfunktion. *Normalwerte:* 0,3–4,0 mU/l

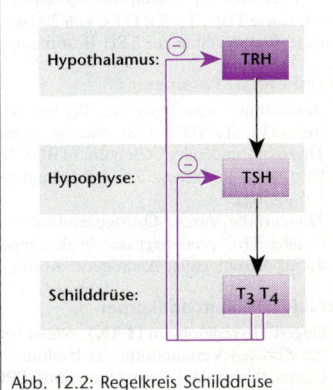

Abb. 12.2: Regelkreis Schilddrüse

- Werte im Grenzbereich sind weiter abklärungsbedürftig → TRH-Test. *Cave:* TSH erniedrigt bei Mangelernährung, Glukokortikoid-, Dopamin-Medikation.

TSH basal	T_3, T_4	Interpretation
↓	erhöht	manifeste Hyperthyreose, z.B. bei Autonomie, M. Basedow, Hyperthyreosis factitia
↓	normal	latente Hyperthyreose, z.B. bei Autonomie, Behandlung mit SD-Hormonen
↓	erniedrigt (selten)	sekundäre Hypothyreose, z.B. Hypophysentumor
n	erhöht (selten)	TSH-produzierender Hypophysentumor (TSH hoch-normal oder erhöht)
n	normal	Euthyreose: SD-Funktionsstörung ausgeschlossen
n	erniedrigt (selten)	Hypophyseninsuffizienz/-tumor (TSH niedrig-normal oder erniedrigt)
↑	erhöht (selten)	zentrale oder globale SD-Hormonresistenz, TSH-produzierender Hypophysentumor
↑	normal	latente Hypothyreose,z.B. Frühform einer chronischen Thyreoiditis, nach SD-Operation, nach Radiojodtherapie
↑	erniedrigt	manifeste, primäre Hypothyreose, z.B. chronische Thyreoiditis, nach SD-Operation, nach Radiojodtherapie

Interpretation des TRH-Tests		
TSH-Anstieg	T_3, T_4	Interpretation
< 2,0 mU/l	erhöht	manifeste Hyperthyreose
< 2,0 mU/l	normal	latente Hyperthyreose
< 2,0 mU/l	erniedrigt	Hypophysenvorderlappeninsuffizienz (selten)
2,0–25 mU/l	SD-Funktionsstörung ausgeschlossen	
> 25 mU/l	erhöht	zentrale oder globale SD-Hormonresistenz, TSH-produzierender Hypophysentumor
> 25 mU/l	normal	latente Hypothyreose
> 25 mU/l	erniedrigt	manifeste periphere Hypothyreose

TRH-Test: TRH-Stimulationstest mit Thyreotropin-Releasing Hormon (TRH). *Ind.:* TSH basal im unteren oder oberen Grenzbereich. *Technik:* Blutabnahme für TSH basal, sowie TBG, T_3, T_4; Gabe von 200 µg TRH i.v.; 30 Minuten nach der Applikation erneute Blutabnahme zur TSH-Bestimmung. *Cave:* vasovagale Reaktion.

Periphere SD-Parameter

- Bestimmung von Thyroxin (T_4) und Trijodthyronin (T_3) im Serum entweder als freies T_3, T_4 (fT_3, fT_4) oder als Gesamt-T_3, -T_4 (TT_3, TT_4) zusammen mit Thyroxin-bindendem Globulin (TBG). Normalwerte (☞ Kap. 31)
- Der Anteil an freiem T_4 wird anhand des Quotienten T_4/TBG geschätzt (Normal 3-5 µg/mg)
- *TBG erhöht durch:* Östrogeneinfluß (Gravidität, orale Kontrazeptiva), Hepatitis, Opiate. *TBG erniedrigt durch:* dekompensierte Leberzirrhose, nephrotisches Syndrom, Akromegalie, Androgene, Kortikosteroide.

Schilddrüsenautoantikörper

- Gegen Thyreoglobulin (**TAK**), *erhöht* bei Autoimmunthyreoiditis, insbesondere bei der fibrösen Verlaufsform der Hashimoto-Thyreoiditis
- Gegen thyreoidale Peroxidase (**anti-TPO**, früher **MAK**), *erhöht* bei chronischer Hashimoto-Thyreoiditis (90 %), M. Basedow (70 %), atrophische Verlaufsform der

Autoimmunthyreoiditis (hier auch TAK ↑). *Cave:* auch erhöht bei M. Addison, Diabetes mellitus I, systemischem Lupus erythematodes
- **TRAK:** TSH-Rezeptor-Autoantikörper (früher TSI oder LATS) *erhöht* bei M. Basedow (80–90 %)
- **Antikörper gegen SD-Hormon T_3, T_4:** mögliche Störfaktoren bei der T_3-, T_4-Bestimmung.

Tumormarker
- **Thyreoglobulin im Serum (T_g):** Einsatz als Tumormarker nach totaler Thyreoidektomie, Radiojodther. bzw. perkutaner Bestrahlung eines differenzierten SD-Ca. Nach erfolgreicher Behandlung sollte im Serum kein T_g mehr nachweisbar sein. T_g > 4 ng/ml: verbliebener benigner oder maligner SD-Rest, Lokalrediziv, Metastasen?
- **Calcitonin im Serum:** Zur Diagnose und Verlaufskontrolle beim medullären SD-Karzinom, hierbei häufig auch CEA (Carcinoembryonales Antigen) erhöht
  - Normal: Calcitonin < 1,5 ng/l (43,9 pmol/l)
  - Leicht bis mäßig erhöhte Werte auch paraneoplastisch beim kleinzelligen Bronchial-Karzinom, bei Abbaustörungen im Rahmen einer Niereninsuffizienz
  - Einsatz auch zum Familienscreening bei MEN (☞ 12.4.1).

Apparative Diagnostik
Sonographie
- **Volumenbestimmung der SD-Lappen:** Normales Gesamtvolumen: 15–18jährige: 15 ml, Erwachsene: F 18 ml, M 25 ml
- **DD:** solide Knoten, Zysten.

SD-Szintigraphie (☞ 6.5.2)
- **Lage, Form** und **Größe** der SD, **ektopes Schilddrüsengewebe**
- **Metastasen** differenzierter SD-Karzinome (^{131}Jod-Ganzkörperszintigraphie)
- **Knoten** in der SD mit vermehrter oder verminderter Nuklidanreicherung („warmer" oder „kalter" Knoten).

Szintigraphischer Befund		DD	Weitere Abklärung
Kalter Knoten	Areal ohne Nuklidanreicherung	Zyste, regressiv umgewandelter Kolloidknoten, Malignom	Histologie (evtl. Feinnadelbiopsie, besser operative Entfernung)
Warmer Knoten	Anreicherung wie übriges SD-Gewebe	SD-Adenom, selten Malignom	Suppressionsszinti
Heißer Knoten = fokale Autonomie = autonomes Adenom	Intensive umschriebene Mehranreicherung bei geringer Anreicherung in der Restschilddrüse	Autonomes SD-Adenom, unterliegt nicht mehr der hypophysären Kontrolle und produziert vermehrt SD-Hormone	Hormonstatus, TRH-Test, Suppressionsszinti
Disseminierte Autonomie	Diffuse Mehranreicherung	Häufig bei M. Basedow	Suppressionsszinti, AK-Bestimmung, Sono, Hormonstatus

Suppressionsszintigraphie (☞ 6.5.2)
Ind.: Nachweis einer fokalen oder disseminierten, funktionellen Autonomie. Nur nicht supprimierbare, autonome Bezirke speichern Tc. Funktionelle Autonomie bei Tc-Uptake > 1,5 %.

Aspirationszytologie (Feinnadelpunktion)
Ind.: V.a. Thyreoiditis, Malignität. *Cave:* Negatives Ergebnis schließt Ca nicht aus → Bei klinischem Verdacht (☞ 12.1.9) immer operative Abklärung anstreben.

Additive Untersuchungen
Rö-Thorax (a.p. und seitlich): Weichteilschatten der SD, Verlagerung, Einengung der Trachea? **Tracheazielaufnahme:** insbes. bei V.a. Tracheomalazie unter Durchleuchtung mit Valsalva-Manöver.
CT/MRT (Hals und Thorax): Größenbestimmung retrosternaler, retrotrachealer und intrathorakaler SD-Anteile, Infiltration benachbarter Strukturen bei Malignomen, Nachweis von Metastasen. *Cave:* keine jodhaltigen KM (Auslösung einer thyreotoxischen Krise ☞ 12.1.6; Blockierung der Radiojodanreicherung! ☞ 12.1.9).

12.1.4 Perioperatives Management

Indikation zur SD-Operation
- Mechanische Probleme (Trachea-, Ösophaguseinengung)
- Hyperthyreose (SD-Autonomie oder Immunthyreopathie)
- Malignitätsverdacht, Karzinomtherapie.

Präoperative Maßnahmen
- **SD-Diagnostik** (☞ 12.1.3) und allg. OP-Vorbereitung (☞ 3.1.3–3.1.6)
- **Aufklärung** über Komplikationen (☞ unten und 3.1.2); ggf. Eigenblutspende
- **HNO-Konsil** (Recurrensfunktion)
- Bei Hyperthyreose **thyreostatische Vorbehandlung** (☞ 12.1.6)
- **Blutkonserven:** bei unkomplizierten Strumen keine, bei großen, insbes. retrosternalen/intrathorakalen Strumen und Rezidiveingriffen 2 Konserven.
- **Rasur:** Unterkieferrand bis Mamillenhöhe, bei geplanter Sternotomie gesamter ventraler Thorax
- **Einzeichnen des Schnitts**: *Kocher-Kragenschnitt* horizontal (☞ Abb. 3.2), lateral leicht nach kranial gebogen, etwa 2 cm über dem Jugulum. Vorbestehende Hautfalten möglichst ausnützen. Bei asymmetrischer Struma mit starker Vorwölbung auf dieser Seite den Schnitt mehr ansteigend führen (symmetrischer Schnittverlauf postop.). Einzeichnen immer beim **wachen, sitzenden** Pat.
- **Lagerung:** Rückenlage, Oberkörper und Beine angehoben, Kopf rekliniert und in ringförmigem Polster gelagert.

OP-Technik
- Kocher-Kragenschnitt, Durchtrennung von Haut, Subkutis und Platysma
- Längsspalten der geraden Halsmuskeln, quere Durchtrennung nur in Ausnahmefällen bei sehr großer Struma oder Rezidiveingriffen erforderlich
- Abschieben der muskulären SD-Kapsel (M. sternohyoideus)
- Darstellung beider SD-Lappen, Festlegen des Resektionsausmaßes.

Hemithyreoidektomie
- Durchtrennung der oberen Polgefäße
- Darstellung des *N. recurrens* sowie der *Epithelkörperchen*
- Durchtrennung der A. thyroidea inf., der Kocher-Vene und der unteren Polgefäße zwischen Ligaturen, danach Ablösen des SD-Lappens von der Trachea unter Schonung von N. recurrens und Epithelkörperchen
- Mitnahme von Isthmus und Lobus pyramidalis
- Scharfes Absetzen des SD-Lappens, fortlaufende Kapselnaht zur Blutstillung

- Einlage einer 10er Redondrainage in das SD-Bett
- Aufheben der Reklination des Kopfes, schichtweiser Wundverschluß.

Subtotale Resektion
- Analoges Vorgehen wie bei der Hemithyreoidektomie, Darstellung von N. recurrens und Epithelkörperchen
- Resektionsausmaß durch Markieren des Absetzungsrandes mit 4–6 Klemmen an der SD-Kapsel festlegen und scharfe Resektion. *Cave:* hintere SD-Kapsel erhalten, da sonst evtl. Mitnahme der Epithelkörperchen oder Verletzung des N. recurrens
- Stumpfes Auslösen evtl. verbliebener Knoten aus dem SD-Parenchym
- Blutstillung im Parenchym, dann fortlaufende Kapselnaht, Redon-Drainage.

Enukleation
- Nur bei gut abgrenzbaren, kleinen, knotigen Veränderungen oder Zysten ohne Autonomie- oder Malignomverdacht indiziert, auf die Darstellung des N. recurrens bzw. der Polgefäße kann bei gut zugänglichem Knoten verzichtet werden
- Mobilisation des SD-Lappens wie oben, dann Spalten der SD-Kapsel über dem Knoten
- Fassen des Knotens und Ausschälen mit einer gebogenen Klemme
- Blutstillende Kapselnaht, Wundverschluß.

Operation bei Rezidivstruma
- Aufgrund von Verwachsungen erhöhtes Risiko einer Rekurrensparese (10–20 %) → OP-Ind. eng stellen, exakte intraop. Darstellung des Nervenverlaufs obligat
- Bei vorbestehender einseitiger Rekurrensparese Hemithyreoidektomie auf der betroffenen Seite bzw. auf der Seite des Hauptbefundes, auf der kontralateralen Seite evtl. nur Enukleation von Knoten; subtotale Resektion nur bei absolut sicherer Identifizierung des N. recurrens.

OP ▷ Postoperative Nachbehandlung
- Trinken am OP-Abend, vom nächsten Morgen an normale Kost
- Redondrainagen: am 2. postop. Tag ziehen
- Hautfaden: am 5.–7. postop. Tag ziehen
- Regelmäßige Kalzium-Kontrollen: mindestens am 1., 3. und 5. postop. Tag
- HNO-ärztliche Stimmbandfunktionsprüfung vor Entlassung obligat
- **Rezidivprophylaxe:** bei konsequenter Durchführung Rezidivrisiko 5–10 %
  - *Bei großem SD-Rest* (> 10 g) zunächst keine Hormonsubstitution; nach 6 Wochen Schilddrüsenhormonkontrolle, bei Euthyreose: Jodidbehandlung (200 μg Jodid/d), bei latenter oder manifester Hypothyreose: 50–150 μg L-Thyroxin und 200 μg Jodid/d oral. Kontrolle der SD-Funktion nach 6–12 Mon. und Anpassung der Therapie. Weitere Kontrollen alle 1–2 Jahre
  - *Bei kleinem SD-Rest* (< 10 g): nach Erhalt der Histologie und Malignomausschluß sofortiger Beginn einer Substitutionstherapie mit 75–150 μg L-Thyroxin/d oral, ggf. zusätzliche Gabe von Jodid (200 μg/d) oral. Kontrolle der SD-Hormone nach 4–6 Wochen, ggf. Anpassung der Therapie, weitere Kontrollen nach 6–12 Monaten, dann 1–2jährlich
  - Zielwert für optimale Rezidivprophylaxe: TSH_{basal} niedrig normal
- Kontrollszinti nach 4–6 Wo.

Postoperative Komplikationen

Nachblutung

Bei Basedow-Hyperthyreose (5 %) Risiko erhöht; tritt meist nach der Extubation bzw. in den ersten 24 Stunden postop. auf, bei starker Halsschwellung, insbes. Atemnot durch Trachealkompression operative Revision erforderlich.

Rekurrensläsion (häufig durch Druck oder Zug bei Luxation der SD)

- *Einseitig:* Heiserkeit, meist keine respiratorischen Probleme → logopädische Therapie, laryngoskopische Kontrolle nach 8 Wo., 50 % reversibel
- *Doppelseitig:* schwere respiratorische Insuffizienz, wird häufig erst in der ersten postop. Nacht manifest (Stimmband-Ödem). **Therapie:** Überwachung; konservativer Versuch mit leichter Sedierung, O_2-Gabe, Glukokortikoidgabe (z.B. Fortecortin® 100 mg i.v.); bei mangelndem Erfolg Reintubation (unter Tracheotomiebereitschaft) für 3 Tage, danach Extubationsversuch → bei fortbestehender respiratorischer Insuffizienz Tracheotomie, später ggf. Lateralfixation der Stimmbänder oder Laserresektion des Processus vocalis
- *Läsion des N. laryngeus sup.:* Verlust des Stimmvolumens und leichtes Absinken der Stimmlage.

Hypoparathyreoidismus

- Nebenschilddrüseninsuffizienz durch Devaskularisation bzw. Entfernen der Epithelkörperchen bei der SD-OP, meist reversibel, dauerhaft bei Ersteingriff in 0,1–2 %, bei Rezidiv-Op in 1–3 %
- **Klinik:** Kribbelparästhesien, Pfötchenstellung der Finger, positives Chvostekzeichen, Hyperreflexie; Serumkalzium erniedrigt
- **Ther.:** Initial Kalziumgabe i.v., später oral; regelmäßige Kontrolle des Serumkalziums. Bei Langzeittherapie zusätzlich Vit. D_3 (Cholecalciferol) und/oder AT 10 (Dihydrotachysterol) oral (☞ 12.2.2).

Thyreotoxische Krise

bei konsequenter präoperativer thyreostatischer Therapie und OP in Euthyreose selten (Therapie ☞ 12.1.6).

12.1.5 Struma   ICD: E 01.X

Ätiol. (nach Häufigkeit): Jodmangel, Malignome, Thyreoiditis.

Struma-Größenklassifikation nach WHO	
Stadium I	Solitärer SD-Knoten oder tastbare Struma nur bei Reklination des Kopfes sichtbar
Stadium II	Struma auch bei normaler Kopfhaltung sichtbar
Stadium III	Sehr große Struma, auch auf Distanz sichtbar, Lokalsymptome (Einflußstauung, Trachealeinengung, retrosternale Anteile)

Klinische Einteilung

- **Morphologisch:** Struma diffusa, nodosa (uni-, multinodosa), mit retrosternalen/intrathorakalen Anteilen
- **Funktionell:** euthyreote, hyperthyreote, hypothyreote Struma.

Euthyreote Struma

Häufigste Form der SD-Erkrankungen (90 %), M : F = 1 : 4.

Ätiol.: alimentärer Jodmangel (häufigste Ursache); endokrine Umstellung wie Pubertät, Gravidität, Klimakterium, strumigene Substanzen (☞ 12.1.3).
Klinik: Halsschwellung, bei massivem Befund evtl. Schluckstörungen oder Atemhindernis (☞ 12.1.2), **Diagnostik** (☞ 12.1.3), **Differentialdiagnose** (☞ 12.1.2)

Konservative Therapie

Ind.: mäßige Struma diffusa, insbes. bei jüngeren Patienten, mäßige Struma nodosa ohne funktionelle Autonomie bzw. Malignitätsverdacht.
- **Therapie der Wahl:** *Suppressionstherapie* mit T_4-Präparaten (z.B. L-Thyroxin-Henning®, Euthyrox®) über etwa 1 Jahr: initial für 8–14 Tage 50 µg tgl. oral, dann weiter 100 µg tgl. (1,5–2,0 µg/kg KG)
  - Regelmäßige Kontrolle der SD-Hormone und Dosisanpassung (Ziel: TSH supprimiert < 0,1 mU/l, T_4 normal), regelmäßige klinische (Gewicht, Allgemeinbefinden, Palpation), ggf. sonographische Kontrolle
  - Wenn Therapie erfolgreich, Verkleinerung um 20–30 % des Ausgangsvolumens möglich, maximaler Therapieeffekt in den ersten 6–12 Mon. nach Therapiebeginn, danach nur noch selten SD-Verkleinerung
  - Nach Abschluß der Therapie Rezidivprophylaxe mit Jodid (siehe dort) mit 150–200 µg Jodid/Tag
  - **KI:** Keine L-Thyroxingabe bei frischem Herzinfarkt, unbehandelten Herzrhythmusstörungen bzw. Herzinsuffizienz, Angina pectoris, unbehandelter Nebenniereninsuffizienz.

> *Hyperthyreosis factitia (ICD: E 05.4) bei zu hoher Dosierung, Insulinwirkung vermindert, Antikoagulantienwirkung verstärkt.*
> *Bei älteren Patienten mit lange bestehener Struma nimmt der Anteil autonomer SD-Anteile zu → Gefahr der Jod-induzierten Hyperthyreose.*

- **Alternativ:** *Jodid-Therapie* 300–500 µg Jodid (z.B. Jodetten®) oral tgl. zum Ausgleich des intrathyreoidalen Joddefizits für 9–12 Mon., maximal 2 Jahre, danach Dauerprophylaxe mit 150–200 µg Jodid/Tag, regelmäßige Hormon- und klinische/sonographische Kontrolle wie oben (**KI:** Struma mit Autonomie)
- **Alternativ:** *Radiojodtherapie.* **Ind.:** Kontraindikationen zur Operation, evtl. große Rezidivstruma; bei Erfolg Volumenreduktion um 30 % zu erwarten. **KI:** Gravidität, Laktation, Malignomverdacht.

OP Operative Therapie

Ind.: Wachstum unter Supressionsbehandlung, dystopes SD-Gewebe, mechanische/kosmetische Gründe, Malignomverdacht.

Operationstechnik (☞ 12.1.4)
- Hemithyreoidektomie auf der Seite mit stärker ausgeprägten Parenchymveränderungen und kontralaterale subtotale Resektion
- Bei Knotenstruma befund-/funktionsorientierte Resektion: Entfernung aller knotigen SD-Anteile, Hemithyreoidektomie im allgemeinen auf der stärker knotig veränderten Seite bzw. dort, wo szintigraphisch kalte oder sonographisch echoarme Areale nachgewiesen wurden.

12.1.6 Hyperthyreose   ICD: E 05.X

Häufig: immunogen (M. Basedow) oder durch fokale oder disseminierte Autonomie. Selten: passagere Hyperthyreose bei Thyreoiditis, iatrogen (Hyperthyreosis factitia ☞ 12.1.5, SD-Malignom, TSH-produzierende Hypophysentumoren).

Klinik: Gewichtsabnahme, Diarrhoen, Wärmeintoleranz, Schweißausbrüche, Haarausfall, Affektlabilität, psychomotorische Unruhe, Angst, Schlafstörungen, Adynamie bei thyreotoxischer Myopathie, lokale Beschwerden (Schluckstörungen, Dyspnoe) bei großer Struma mit Kompressionserscheinungen.

Befund: Struma (in 70–90 %), auskultatorisch evtl. Schwirren über der SD bei starker Vaskularisation, Tachykardie, Rhythmusstörungen, große RR-Amplitude, evtl. subfebrile Temperaturen; bei M. Basedow häufig endokrine Orbitopathie (☞ 12.1.2), prätibiales Myxödem. *Cave:* Im Alter oft oligosymptomatisch → oft verkannt als „Altersdepression" oder Herzinsuffizienz.

DD: Psychose, Diabetes mellitus, Phäochromozytom, vegetative Dystonie.

M. Basedow   ICD: E 05.0

Autoimmunhyperthyreose durch Antikörper, die am TSH-Rezeptor der SD-Zelle stimulierend wirken (TRAK ☞ 12.1.3). Genetische Prädisposition, M:F=1:5.

Klinik
- Klinische Zeichen der **Hyperthyreose** (☞ oben), Struma
- **Endokrine Orbitopathie** in 60 % (☞ 12.1.2).

Diagnostik
- T_3, T_4, TSH ↑; **TRAK** ↑, anti-TPO (= MAK) oft ↑ (☞ 12.1.3); *Sono:* diffuse Echoarmut; *Szinti:* diffuse Struma; bei Nachweis fokaler Autonomien M. Basedow nahezu ausgeschlossen; *Ophthalmologischer Ausschluß anderer Augenerkrankungen* bei endokriner Orbitopathie.

Therapie
- Aufklärung des Pat. über Gefahr der thyreotoxischen Krise bei Jodbelastung (KM-Untersuchung)
- Primär **konservativ** (in 40 % dauerhafte Spontanremission innerhalb eines Jahres; übrige Fälle: oft jahrelanger schubweiser Verlauf mit Hyperthyreoserezidiven)
- **Thyreostatische Therapie**
  - Intial 10–20 mg/d p.o. Thiamazol (z.B. Favistan®) ; alternativ Carbimazol (z.B. Neo-Thyreostat®) 15–60 mg/d p.o. über ca. 4 Wo., ggf. zusätzlich β-Blocker (Propranolol, z.B. Dociton® 3 x 20–40 mg/d p.o.). Nach 4 Wo. Hormonkontrolle
  - Bei Euthyreose *Erhaltungsdosis:* 2,5–10 mg Thiamazol oder 2,5–15 mg Carbimazol/d p.o., Ausschleichen der β-Blocker. Bei Struma zusätzlich 50–100 μg L-Thyroxin/d p.o.
  - Hormonkontrollen, BB, Leberwerte alle 6–12 Wochen (dosisabhängige NW der Thyreostatika: Agranulozytose, Thrombopenie, Cholestase); sonographische Verlaufskontrolle (Volumenab- oder -zunahme ?). TRAK-Abfall spricht für Remission, prognostische Bedeutung umstritten
  - Behandlungsdauer etwa 12–18 Mon., nach Remission Kontrolle halbjährlich.

Operativ

- **Ind.:** Struma mit lokalen Symptomen, Malignomverdacht, mangelnde Kooperation des Pat., chron. rezidivierende Hyperthyreose-Schübe
- **Präop. Vorbereitung:** thyreostatische Ther., evtl. β-Blockade für etwa 3 Wochen
- **OP-Verfahren:** weitgehende Reduktion des SD-Gewebes unter Belassen eines nur sehr kleinen SD-Restes (4–8 g), meist Hemithyreoidektomie und kontralaterale subtotale SD-Resektion, auf der subtotal resezierten Seite Ligatur der oberen Polgefäße zur Drosselung der Hormonproduktion des Restgewebes
- **Postop. Ther.:** Thyreostatika absetzen, β-Blocker über 3–4 Tage ausschleichen, auf Zeichen der thyreotoxischen Krise achten (☞ unten).

Radiojodtherapie

- **Ind.:** Versagen der medikamentösen Therapie und Inoperabilität, Rezidiv nach OP
- Thyreostatische Vorbehandlung, Beginn nach Erreichen einer Euthyreose
- Thyreostatika möglichst absetzen, Gabe von ^{131}J p.o. *Cave:* Wegen Strahlung Isolation erforderlich (Vorschrift in der BRD, nicht in anderen EU-Staaten)
- Therapieerfolg erst langsam einsetzend (bis zu 6 Monate), Hypothyreoserate nach 1 Jahr 5–20 %, nach 10 Jahren 50–80 %.

SD-Autonomie (fokal, disseminiert)

Autonomes Adenom (Syn.: fokale Autonomie) im normalen SD-Parenchym. Solitär in 30 % (unifokale Autonomie), multipel in 50 % (multifokale Autonomie); selten diffus (disseminierte Autonomie). Häufig Entwicklung in langjährig bestehenden Knotenstrumen, häufigste Ursache der Hyperthyreose im höheren Lebensalter.

Klinik: Struma uni-/multinodosa, lokale Symptome, klinische Zeichen der Hyperthyreose, insbes. nach Jodexposition. Stets *ohne* endokrine Orbitopathie.

Diagnostik

- T_3, T_4, **TSH, TRH-Test** latente oder manifeste Hyperthyreose? (☞ 12.1.3)
- **Sono:** in 75 % echoarme Knoten, z.T. zystische Anteile
- **SD-Szintigraphie,** ggf. Suppressionsszintigraphie: umschriebene Mehranreicherung
- **TRAK, anti-TPO** (= MAK) zur Abgrenzung von M. Basedow.

Therapie

- Bei Euthyreose und kleinem autonomem Adenom (< 3 cm) sowie fehlenden mechanischen Problemen nur Verlaufskontrolle (Hormonbestimmung, Sono). Beratung: Vermeidung einer höhergradigen Jodexposition
- Bei Hyperthyreose oder mechanischen Problemen: *Thyreostatische Therapie* (oben M. Basedow) bis zur Euthyreose vor definitiver chirurgischer oder Radiojodtherapie, ggf. in Kombination mit β-Blockern
- **Operative Therapie:** Meist Hemithyreoidektomie auf der Seite des Hauptbefundes, bei kontralateralen Befunden dort subtotale SD-Resektion unter Belassen normaler Parenchymanteile; Enukleation nicht empfehlenswert, da danach häufig Autonomierezidive
- **Radiojodtherapie** (☞ oben M. Basedow): Ind. fehlende Operabilität, Strumarezidiv nach SD-OP ohne Malignomverdacht

Thyreotoxische Krise/Koma ICD: E 05.5

Lebensbedrohliche Exazerbation einer unbehandelten Hyperthyreose mit hoher Letalität (20–30 %) bei Immunthyreopathie und SD-Autonomie. Auslösende Faktoren: Jodexposition (z.B. KM-Gabe), schwere Allgemeinerkrankungen, z.B. Sepsis, Operationen, insbesondere SD-Operationen in hyperthyreoter Stoffwechsellage (M. Basedow).

Klinik
Tachykardie > 150/Min, Tachyarrhythmien, Hyperthermie (bis 41 °C), Adynamie oder hochgradige Unruhe, Erbrechen, Durchfälle, Myopathie, Bulbärparalyse (Stadium I); später Desorientiertheit, Halluzinationen, Somnolenz (Stadium II), Koma (Stadium III).
DD: Durchgangssyndrom, Alkoholdelir, Psychosen, diabetisches Koma, hypoglykämischer Schock, Phäochromozytom, Addison-Krise, Myasthenie.

Therapie
- **Intensivüberwachung!**
- **Thyreostatika:** Thiamazol (z.B. Favistan®) initial 80 mg i.v., dann Fortsetzen mit 3–4x tgl. 40 mg i.v.
- Bei **nicht jodinduzierten** Hyperthyreosen 1 g Jodid oral über Magensonde oder i.v. tgl., frühestens 2 Stunden nach der ersten Thiamazoldosis; bei **jodinduzierter** Hyperthyreose 1000–1500 mg Lithiumchlorid (*Cave:* starke NW: Durchfälle, Rhythmusstörungen, Diabetes insipidus)
- **β-Blocker (bei RR ↑ und Tachykardie):** z.B. Pindolol (Visken®) 0,1 mg/h i.v. unter Monitor- und RR-Kontrolle
- **Glukokortikoide:** z.B. Prednisolon tgl. 250 mg i.v.
- **Sedierung:** z.B. Diazepam (Valium®) bei Bedarf
- **Symptomatisch:** Ausgleich des Flüssigkeitshaushaltes (im allgemeinen starke Exsikkose), Senkung der Körpertemperatur unter 39 °C (Wadenwickel, Eisbeutel), Kalorienzufuhr > 3000 kcal/d
- **Plasmapherese** zur Elimination zirkulierender SD-Hormone, wenn keine Besserung nach 1–2 Tagen, alternativ Hämoperfusion über Aktivkohle
- **SD-Operation:** wenn nach 2–4 Tagen thyreostatischer Therapie keine Besserung → frühzeitig SD-Resektion trotz Hyperthyreose.

12.1.7 Hypothyreose ICD: E 03.X

*Meist **primäre Hypothyreose** kongenital (Inzidenz: 1 : 3000), im Erwachsenenalter Jodmangel, Z.n. SD-Resektion oder Radiojodtherapie, Thyreostatika, Lithium, nach Thyreoiditis, Jodexzeß. Seltener **sekundäre Hypothyreose:** durch TSH-Mangel.*

Klinik
- Antriebsarmut, Konzentrations- und Gedächtnisschwäche, rasche Ermüdbarkeit, Kälteempfindlichkeit, Gewichtszunahme (Myxödem), Obstipation, Oligo-/Amenorrhoe, depressive Stimmungslage, Stimmveränderungen (Stimme rauh, heiser)
- trockene, blasse, kühle Haut; rauhes, struppiges Haar; Ödeme der Augenlider, arterielle Hypotension, Bradykardie, Kardiomegalie, Herzinsuffizienz („Myxödemherz"), Verlangsamung der Muskeleigenreflexe, langsame, verwaschene Sprache, SD verkleinert (Z.n. Thyreoiditis?) oder vergrößert (Jodmangel?).

12.1 Schilddrüse (SD)

> 💣 *Gerade im Alter oft oligosymptomatischer Verlauf → Fehldeutung als „Altersdepression" oder Herzinsuffizienz!*

- Myxödem: ödematöse, teigige Infiltration der Haut (v.a. Gesicht und Extremitäten). DD zum kardialen Ödem: auf Druck bleiben keine Dellen zurück.

Diagnostik
- T_3, T_4 ↓, TSH ↑ (wenn TSH nicht erhöht → Hypophysendiagnostik); SD-Antikörper: bei Hashimoto-Thyreoiditis anti-TPO ↑ (=MAK), TAK ↑; BB (Leukopenie, Thrombopenie, Anämie bei 40 %), GOT, LDH und CK im Serum erhöht bei begleitender Myopathie, Cholesterin (insbesondere LDL-Cholesterin), Triglyzeride im Serum erhöht
- SD-Sono, SD-Szinti (verminderte oder fehlende Nuklidspeicherung), ggf. Feinnadelbiopsie bei V.a. Thyreoiditis.

Therapie
- Substitution lebenslang mit L-Thyroxin (z.B. Euthyrox®) 1x tägl. morgens nüchtern (bessere Resorption!); einschleichend dosieren: 25–50 µg/d p.o. über 2–3 Wo., dann 2–3wöchentlich steigern bis auf Erhaltungsdosis von 2 µg/kg KG/d, im allgemeinen 100–200 µg L-Thyroxin/d.

> 💣 *Beim älteren, insbesondere kardial vorgeschädigten Patienten niedrigere Initialdosis (12,5–25 µg), Steigerung 4wöchentlich um 12,5–25 µg (Zunahme des myokardialen O_2-Verbrauchs unter SD-Hormontherapie ohne Zunahme der Koronardurchblutung), beim Auftreten von Angina pectoris keine Dosissteigerung mehr → höchste tolerierte Dosis als Dauermedikation geben.*

- *Therapiekontrolle:* T_3, T_4, TSH-Bestimmung anfangs alle 2 Wo., weiter in 3–6monatigen Abständen; Ziel: TSH im Normbereich; *Cave:* bei gleichzeitig bestehender Nebenniereninsuffizienz: Glukokortikoidsubstitution (unter SD-Hormongabe ansteigender Kortisolbedarf)!

Myxödem – Koma   ICD: E 03.5
Lebensbedrohlicher Zustand, meist als Folge einer lange bestehenden, unbehandelten Hypothyreose. Ursachen der akuten Verschlechterung: Infekte, Operationen, schwere Allgemeinerkrankungen, Kälte, Sedativa.

Klinik
Somnolenz bis Koma, Hypothermie (32–35 °C), arterielle Hypotonie, Bradykardie, Hypoventilation mit Hyperkapnie, respiratorische Azidose, Hyponatriämie, Hypoglykämie, häufig Perikard- und Pleuraergüsse.
DD: Zerebrales Koma, Addison-Krise, Coma diabeticum, hypoglykämischer Schock (☞ 4.7.5).

Therapie
- Intensivüberwachung (Mortalität 50 %)
- *Symptomatisch:* Ausgleich der Flüssigkeits- und Elektrolytbilanz sowie des Säure-Basenstatus, evtl. Intubation und maschinelle Beatmung, Digitalisierung, Herzschrittmacher, langsame Anhebung der Körpertemperatur (max. 1 °C pro Stunde) *Kausal:* 1. Tag: 500 µg Levothyroxin, dann tgl. 100 µg i.v. für 10 Tage (*Cave:* KHK, Herzinsuffizienz); Glukokortikoide i.v. (z.B. Solu-Decortin® 100 mg/d).

12.1.8 Entzündliche Schilddrüsenerkrankungen   ICD: E 06.X

Heterogene Krankheitsgruppe, die nur sehr selten eine operative Therapie erfordert.

Klinik: Lokal: Schmerzen, Druckempfindlichkeit, Schwellung, Schluckbeschwerden, Schwellung zervikaler Lk, Fieber.
Diagn.: *Internistisches Konsil.* BSG ↑, CRP ↑, BB (Leukozytose); T_3, T_4, TSH (im allgemeinen Euthyreose); SD-Sono (Einschmelzung?), SD-Szinti: im betroffenen Areal keine Nuklidanreicherung, Feinnadelpunktion (Erregernachweis/Histologie); Autoantikörper (Thyreoiditis de Quervain/Hashimoto?) ☞ 12.1.3.
Ther.: bei bakterieller Thyreoiditis Antibiose (möglichst nach Antibiogramm); lokale Kühlung, Bettruhe, Antiphlogistika (z.B. Diclofenac (Voltaren®) oder Indometacin, z.B. Amuno®) ggf. Kortikosteroide. Ruhigstellung der SD mit 50–150 µg L-Thyroxin pro Tag p.o., im Spätstadium häufig substitutionspflichtige Hypothyreose.
Operativ bei Einschmelzung: Inzision, Drainage, um einen Einbruch in Mediastinum, Trachea oder Ösophagus zu verhindern; bei rezid. Entzündungen, Malignomverdacht, lokalen KO.

Sonderform: *Eisenharte Riedel-Struma:* meist doppelseitige Struma mit histologisch invasiv-sklerosierender Thyreoiditis, die die SD-Kapsel überschreitet und auch auf die umgebende Muskulatur sowie die Halsgefäße übergreift. **Ther.:** bei mechanischen **KO** ausgedehnte Strumaresektion unter Mitnahme möglichst viel sklerosierten Gewebes.

12.1.9 Schilddrüsenkarzinome   ICD: C 73

0,1 % aller SD-Erkrankungen, M : F = 1 : 3. Risiko erhöht nach externer Bestrahlung der Halsregion, nicht nach Radiojodtherapie.

Einteilung der Schilddrüsenkarzinome					
Einteilung		Metastasierung	Prognosefaktoren	bilaterales Vorkommen	5JÜR
Differenzierte Ca	papillär (40–50 %)	lymphogen → regionale Lk	Mikrokarzinom < 10 mm, gekapselt, intra-/extrathyreoidal	bis 80 %	80–90 %
	follikulär (20–40 %)	hämatogen → Lunge, Skelett, Gehirn	gekapselt (mikroangioinvasiv), invasiv	selten	60–75 %
Ca der calcitoninbildenden C-Zellen	medullär (5–10 %)	lymphogen und hämatogen → regionale Lk	Lk-Metastasen	bis 75 %	50 %
Undifferenziertes Ca	anaplastisch (10–25 %)	lymphogen, hämatogen, kontinuierliches Wachstum → regionale Lk, Lunge, Skelett	Tumorausdehnung (organbegrenzt, organüberschreitend)	bis 80 %	0–5 %

Klinik
- **Im Frühstadium:** Strumaknoten ohne lokale Symptomatik
- **Spätsymptome:** Struma von derber, harter Konsistenz mit schlechter Verschieblichkeit, evtl. zervikale oder supraklavikuläre Lk. Hinweise auf infiltratives Wachstum: *Horner-Syndrom* (Ptosis, Miosis, Enophthalmus) bei Beteiligung zentraler Sympathikusbahnen, Rekurrensparese; Schluckstörungen, Dyspnoe bei Infiltration von Ösophagus oder Trachea.

Die differenzierten SD-Karzinome haben nur eine geringe Wachstumstendenz → Auch in länger bestehenden Knoten mit nur geringer Größenzunahme ist ein Karzinom möglich!

Diagnostik

- Sono, Feinnadelpunktion (*Cave:* eine benigne Zytologie schließt ein Karzinom nicht aus → im Zweifelsfall immer operative Abklärung)
- SD-Szinti: kalter Knoten?
- Tumormarker: *Calcitonin* für das medulläre SD-Karzinom, *Thyreoglobulin* für differenzierte Ca zur Verlaufskontrolle (☞ Kap. 31)
- Pentagastrin-Test bei V.a. medulläres SD-Ca (☞ 18.2.2)
- Medulläre SD-Ca im Rahmen eines MEN II-Syndroms (☞ 12.4.1) → Phäochromozytom, Nebenschilddrüsenhyperplasie ausschließen.

Therapie

- **Differenziertes SD-Ca (papillär, follikulär):** totale Thyreoidektomie und regionale Lymphadenektomie (paratracheale, parajuguläre Lk), bei ausgedehnter Lk-Metastasierung auch systematische laterale Lymphadenektomie. *Ausnahme:* kleines, papilläres SD-Ca (< 1,5 cm) beim Patienten unter 40 Jahre: Hemithyreoidektomie (☞ 12.1.4) mit Isthmusresektion und regionale Lymphadenektomie ausreichend
  - Bei überraschendem Ca-Nachweis in SD-OP-Präparat Komplettierung zur Restthyreoidektomie und Lymphadenektomie mögl. innerhalb der ersten 6–8 Tage
  - 6 Wo. postop. ^{131}J-Szinti (Restschilddrüsengewebe?), ggf. ablative Radiojodtherapie; Ganzkörper-Szinti (Metastasen?), ggf. Radiojodtherapie bei Metastasen
- **Medulläres (C-Zell)-Ca:** grundsätzlich totale Thyreoidektomie und modifizierte neck-dissection beidseits, da keine Möglichkeit der Radiojodbehandlung
- **Anaplastisches (undifferenziertes) Ca:** Bei Diagnosestellung meist fortgeschrittenes Tumorwachstum mit Infiltration der Nachbarorgane, sehr schlechte Prognose. Totale Thyreoidektomie mit Versuch der vollständigen Tumorentfernung, ggf. palliative Tumorverkleinerung. Postop. perkutane Hochvolt-Bestrahlung; Radiojodbehandlung nicht möglich.

Nachsorge, Nachbehandlung

Nach totaler Thyreoidektomie bei Malignom: keine Schilddrüsenhormonsubstitution direkt postop., da sonst bei nuklearmedizinischer Nachkontrolle bzw. Radiojodtherapie (nach etwa 4 Wochen) Blockade!

- Nach Abschluß der postop. nuklearmedizinischen Diagnostik/Therapie *Substitution* mit L-Thyroxin von etwa 250 µg/d. Ziel: beim *papillären* und *follikulären* Ca vollständige Suppression von TSH, um das Wachstum TSH-abhängiger Metastasen einzudämmen, beim medullären Ca keine vollständige TSH-Suppression erforderlich
- Beim *papillären* und *follikulären* SD-Ca: Thyreoglobulin alle 6 Monate als Tumormarker zur Verlaufskontrolle, Anstieg deutet auf Rezidiv- oder Metastasenwachstum hin; beim *medullären* SD-Ca: Calcitonin und CEA als Tumormarker halbjährlich; anfangs vierteljährliche, dann halbjährliche Halssonographie, ^{131}Jod-Szintigraphie zur Verlaufskontrolle beim differenzierten Ca, Rö.-Thorax jährlich.

12.2 Nebenschilddrüse

12.2.1 Checkliste Anatomie

Syn.: Epithelkörperchen, Glandulae parathyreoideae. 4, selten auch 3 oder 5, linsenförmige Drüsen jeweils paarig an den Hinterflächen der SD-Pole innerhalb der äußeren SD-Kapsel gelegen; Lagevariationen häufig. Produktionsort von Parathormon (PTH).
- Arterielle Versorgung aus Ästen der A. thyroidea inferior
- Venöser Abstrom über obere und mittlere SD-Venen.

12.2.2 Perioperative Maßnahmen

Ind. zur Parathyreoidektomie
- Jeder primäre und teritäre Hyperparathyreoidismus
- Versagen der konservativen Therapie beim sekundären HPT
- Beim akuten Hyperparathyreoidismus mit drohender hyperkalzämischer Krise.

Präoperative Maßnahmen
- **Labor:** übliche Parameter; dazu Ca^{2+} und Phosphat in Serum und Urin, AP, Parathormon
- **Röntgen:** Hände a.p. (☞ 6.1.1), Rö.-Thorax in 2 Ebenen
- **Lokalisationsdiagnostik:** Sono Hals; weiterführende bildgebende Verfahren (CT, MRT, Thallium-Technetium-Szinti) nur bei Rezidiveingriffen
- **HNO-Konsil:** präop. Stimmbandfunktionsprüfung obligat (Rekurrens-Funktion)
- **Vorbehandlung:** Bei hohem Serum-Kalzium forcierte Diurese, bei hyperkalzämischer Krise evtl. Dialyse
- **Blutkonserven:** beim Ersteingriff: keine, bei Rezidiveingriffen und evtl. erforderlicher Sternotomie: 3; evtl. Eigenblutspende
- **Aufklärung:** Hinweis auf mögliche Schwierigkeiten des Auffindens der NSD, evtl. Reeingriff erforderlich, Rekurrensläsion (☞ 12.1.4), vorübergehende oder bleibende NSD-Unterfunktion mit der Notwendigkeit der Kalzium-Substitution, evtl. notwendige Hemithyreoidektomie oder Sternotomie
- **Rasur, allgemeine Vorbereitung:** wie Schilddrüsen-OP (☞ 12.1.4).

OP-Technik
Durchführung
- Kocher-Kragenschnitt (☞ 12.1.4, Abb. 3.2)
- Freilegung und Mobilisation beider SD-Lappen wie bei Schilddrüsen-OP (☞ 12.1.4)
- Darstellen des N. recurrens sowie der A. thyroidea inferior (*Leitstrukturen*)
- Falls weitere Mobilisation erforderlich: Durchtrennen der Polgefäße
- Aufsuchen der Nebenschilddrüsen; ggf. auch auf der zweiten Seite
- Spezielles Vorgehen bei primärem HPT ☞ 12.2.3, bei sekundärem HPT ☞ 12.2.4
- Beidseitige Einlage einer 10er Redondrainage, Wundverschluß
- Bei totaler oder subtotaler Parathyreoidektomie: **Kryokonservierung** (NSD-Gewebe in Nährmedium) über Jahre hinweg möglich → Reimplantation in Unterarm bei postop. Hypoparathyreoidismus (s.u.).

Operationsziele/Operationsverfahren

	Ziel	Bevorzugte OP	Alternative OP-Methode
pHPT	vollständige Entfernung des überfunktionierenden und Belassen des normalen NSD-Gewebes	**solitäres NSD-Adenom**	+
		Entfernung des Adenoms, Darstellung mindestens einer weiteren NSD ipsilateral	zusätzlich Entfernung einer weiteren NSD, Darstellung aller 4 NSD
		Hyperplasie/multiple Adenome	
		Darstellung aller Nebenschilddrüsen, subtotale Parathyreoidektomie	totale Parathyreoidektomie, heterotrope Autotransplantation
sHPT, tHT	weitgehende Reduktion des hormonproduzierenden Gewebes, Erhalt eines funktionell ausreichenden NSD-Restes	subtotale Parathyreoidektomie, Erhalt des am wenigsten veränderten Epithelkörperchens	totale Parathyreoidektomie, heterotope Autotransplantation
		Kryokonservierung von NSD-Gewebe zur Retransplantation für d. Fall eines postop. auftretenden Hypoparathyreoidismus	
NSD-Malignom	Tumorexstirpation	Tumorentfernung, ipsilaterale Hemithyreoidektomie, ggf. mitsamt infiltrierter Weichteile und systematische Lymphadenektomie	bei postop. Diagnose entsprechende Nach-OP

Autotransplantation von NSD-Gewebe
- Gewebe der am geringsten veränderten NSD von der Größe einer normalen NSD (50 mg) wird in 1 x 1 mm große Würfel zerteilt und in eine bluttrockene Tasche des M. brachioradialis (beim Dialysepatienten am Shunt-freien Unterarm) implantiert
- Markierung der Muskeltasche mit nicht-resorbierbarem Faden, um das Wiederauffinden (HPT-Rezidiv) zu erleichtern.

Postoperative Nachbehandlung
- Kostaufbau, Drainage- und Fadenentfernung wie nach Schilddrüsen-OP (☞ 12.1.4)
- HNO-Kontrolle obligat vor Entlassung (Rekurrensfunktion)
- PTH-Bestimmung vor Entlassung: nach erfolgreicher OP rasche Normalisierung
- Ca^{2+} im Serum am OP-Abend, mindestens 1x tgl. in den ersten postop. Tagen, Normalisierung im allgemeinen nach 2–4 Tagen; bei Hypokalzämie individuell häufiger. *Cave:* bei Patienten mit ossärem Sy. häufig anfangs starke Hypokalzämie durch überstürzte Remineralisation des Knochens
- Kalziumkontrolle 1–2x/d. Bei Hypokalzämie Kalzium-Substitution i.v. u./o. oral
- Bei *Hypomagnesämie* (vermehrter Rückstrom vom Magnesium in die Muskulatur): Magnesium-Substitution (z.B. 3 x 1 Magnesium Verla®/d p.o.) ⇒ Verringerung der Hypokalzämie-Symptomatik.

Komplikationen nach Parathyreoidektomie
- *Nachblutung* (☞ 3.3.2, 12.1.4)
- *Rekurrensläsion* (☞ 12.1.4)
- *Hypoparathyreoidismus:* Substitution von Kalzium (3 x 1 g/d i.v. oder p.o.), beim permanenten Hypoparathyreoidismus (mehr als 4–6 Wochen postop.): Autotransplantation von kryokonserviertem NSD-Gewebe (☞ oben); oder Dauersubstitution

mit Kalzium (Calcium forte Brausetabletten® 1 x 1/d) und Vitamin-D₃ oral (z.B. Vigantoletten 500® 1 x 1/d) und/oder 0,5 mg Dihydrotachysterol p.o. tgl (AT 10 Bayer®). Engmaschige Ca^{2+}-Kontrolle und ggf. Dosisanpassung
- *Fortbestehender Hyperparathyreoidismus* (PTH-Bestimmung): frühzeitige Re-OP nach intensivierter Lokalisationsdiagnostik (☞ 12.2.2) innerhalb von 1–2 Wo.

12.2.3 Primärer Hyperparathyreoidismus (pHPT) ICD: E 21.0

Fehlregulation des NSD-Gewebes mit erhöhter PTH-Produktion. M : F = 1 : 3. V.a. 50–60 Lj. Ätiol.: 80 % solitäre, 2 % multiple Adenome, 15 % Hyperplasie aller Epithelkörperchen, 2 % durch NSD-Ca, selten paraneoplastisch beim Bronchial- oder Nierenzell-Ca. Familiäre Häufung, insbes. im Rahmen des MEN-Sy. (☞ 12.4.1).

Klinik: („Stein-, Bein- und Magenpein")
- *Renal:* Nephrolithiasis, Nephrokalzinose
- *Gastrointestinal:* Übelkeit, Erbrechen, rezidivierende Ulcera ventriculi und duodeni, rezidivierende Pankreatitiden
- *Ossär:* Osteolysen, Markfibrose (Osteodystrophia fibrosa generalisata)
- *Hyperkalzämiesyndrom:* Polyurie, Polydipsie, Muskelschwäche, rasche Ermüdbarkeit, psychische Veränderungen.

Diagnostik
- **Labor:** Ca^{2+} im Serum ↑, $(PO_4)^{3-}$ ↓ (Albumin mitbestimmen, Hypalbuminämie kann eine Hyperkalzämie maskieren!). *AP* erhöht bei Osteodystrophie, *PTH* im Serum ↑ oder normal. *Kreatinin, Harnstoff* normal (☞ Normwerte 31.)
- **Rö:** Hände a.p. (subperiostale Resorptionszonen an den Phalangen, Akroosteolysen); Abdomenübersicht (Nierensteine, Organverkalkungen), evtl. i.v. Pyelogramm (Nephrolithiasis)
- **Lokalisationsdiagn.:** Sono der Halsregion: Vergrößerung einer oder mehrerer NSD, hohe Trefferquote (80–90 %). CT Hals/Mediastinum nativ und mit KM; Thallium-Technetium-Szinti, MRT von Hals/Thorax, ggf. Arteriographie des Truncus thyreocervicalis und seiner Äste, selektive Blutentnahme aus den SD- und Halsvenen zur Parathormonbestimmung. Keines der genannten Lokalisationsverfahren ersetzt die sorgfältige Halsexploration durch einen erfahrenen Operateur.

DD: Malignome (insbesondere Bronchial-Ca, Hypernephrom, Mamma-Ca) mit und ohne Knochenmetastasen, Sarkoidose, Vitamin-D-Intoxikation, übermäßige Kalzium-Zufuhr, Thyreotoxikose, M. Addison, Thiazidtherapie, Immobilisation, Osteoporose.

Therapie
Immer *operativ* zur vollständigen Entfernung des überfunktionierenden NSD-Gewebes, besonders dringlich bei drohendem Hyperkalzämie-Sy.

OP-Technik
- Darstellen der NSD (☞ 12.2.2)
- Nach *Auffinden eines Adenoms* (deutlich vergrößerte NSD) → Entfernung in toto und Schnellschnitt-Diagnostik, bis zur histologischen Bestätigung weitere Präparation mindestens einer weiteren NSD
- Bei *eindeutigem Adenomnachweis:* Abschluß der OP, ggf. auch ohne Darstellung der restlichen NSD; alternativ zusätzlich Einsenden eines unveränderten Epithelkörperchens zum histologischen Vergleich

- Finden sich *4 normalgroße NSD*, aber kein Adenom: histologische Schnellschnitt-Überprüfung einer NSD (Ausschluß einer diffusen Hyperplasie), dann Suche nach Adenom in überzähliger NSD
  - im Thymusbereich
  - retrotracheal und retropharyngeal beidseitig
- Finden sich *nur 3 (oder weniger), nicht vergrößerte NSD* auch nach zervikaler Thymektomie bzw. retrotracheal/retropharyngeal → Hemithyreoidektomie auf der Seite des fehlenden Epithelkörperchens (okkultes intrathyreoidales NSD-Adenom?)
- Bei fehlendem histologischen Nachweis: Ausschöpfen der Lokalisationsdiagnostik und Re-OP innerhalb von 2 Wo., evtl. mit Sternotomie.

12.2.4 Sekundärer Hyperparathyreoidismus (sHPT) ICD: E 21.1

Reaktiver HPT mit Hyperplasie aller 4 NSD bei Hypokalzämie, z.B. bei Niereninsuffizienz, Malabsorption, Vitamin-D-Mangel.

Klinik/Befunde: Knochenschmerzen, Muskelschwäche, extraossäre Verkalkungen, insbes. der periartikulären Weichteile und Gefäße, Juckreiz.

Diagnostik
- **Labor:** Serum-Ca^{2+} ↓, *PTH* reaktiv ↑ auf das 10–20fache der Norm (☞ 31.), *AP* ↑↑ (> 500 U/ml), *Kreatinin* ↑, *Harnstoff* ↑, *Phosphat* ↑ bei renaler Genese, normal bei Malabsorption
- **Rö:** Hände a.p. (Akroosteolysen? ☞ 6.1.1)
- **Sono Hals:** eine oder mehrere NSD vergrößert?
- **Knochenbiopsie** (Beckenkamm): DD zwischen Ostitis fibrosa generalisata durch HPT bzw. renal bedingter Osteomalazie (hier Parathyreoidektomie nutzlos).

Therapie
- Wenn möglich, *konservativ:* Behandlung des Grundleidens, bei renaler Genese Normalisierung des Serumphosphatspiegels, Gabe von Kalzium und Vitamin D (☞ 12.2.2)
- Bei Versagen der konservativen Therapie und Fortschreiten der Symptome (insbesondere Juckreiz, Knochenveränderungen, > 12 Monate persistierende Hyperkalzämie nach Nierentransplantation) *operativ* (☞ 12.2.2): Entfernung aller 4 NSD, Autotransplantation von NSD-Gewebe (☞ 12.2.2).

OP-Technik:
- Auffinden von 4 NSD obligat, bei Nichtauffinden einer NSD zervikale Thymektomie, ggf. Hemithyreoidektomie (☞ 12.1.4)
- Exstirpation von 3 1/2–3 3/4 der NSD, Belassen eines Teils der NSD mit den geringsten Veränderungen (*Cave:* Beeinträchtigung der Blutversorgung!) oder totale Parathyreoidektomie. Ist die Blutversorgung des zu belassenen NSD-Restes unzureichend oder wird eine totale Parathyreoidektomie durchgeführt: Autotransplantation von NSD-Gewebe (☞ 12.2.2).

12.2.5 Tertiärer Hyperparathyreoidismus (tHPT) ICD: E 21.2

Entstehung aus einem sHPT durch ständige Stimulation der NSD → autonome, adenomatöse Wucherung einer/mehrerer NSD mit Ausbildung eines autonomen HPT.

Klinik, Diagn. und Ther.: Wie bei primärem HPT (☞ 12.2.3).

12.3 Nebenniere (NN)

12.3.1 Checkliste Anatomie/Physiologie

- *Arterielle* Versorgung: Aa. suprarenales sup. (aus A. phrenica inf.), med. (Aorta), inf. (A. renalis)
- *Venöser* Abfluß: li V. suprarenalis → li V. renalis, re V. suprarenalis → V. cava inf.
- *Lymphabstrom:* entlang Aorta abdominalis, V. cava inf., Truncus coeliacus
- *Feinbau:* Gliederung in Nebennieren*rinde* und Nebennieren*mark*

Nebennierenhormone und Krankheitsbilder bei Funktionsstörungen			
Synthese-ort	NN-Normal	Überfunktion	Unterfunktion
NNM	Adrenalin, Noradrenalin	Phäochromozytom	symptomlos
NNR	**Mineralokortikoide:** Aldosteron	Conn-Syndrom	M. Addison (primär) Sheehan-Syndrom (sekundär)
NNR	**Glukokortikoide:** Kortisol	Cushing-Syndrom	
NNR	**Androgene, Östrogene**	Adrenogenitales Syndrom (AGS)	

- Die Bildung von **Glukokortikoiden und Sexualhormonen** in der NNR unterliegt einer zirkadianen Rhythmik.

12.3.2 Diagnostik der Nebennierenerkrankungen

Nebennierenrinden-Erkrankungen
Labor
- **Kortisol:** im Tagesprofil (☞ 31.C13)
- **ACTH:** *normal:* morgens 9 Uhr < 18 pmol/l (= 80 ng/l). Beim zentralen M. Cushing ↑, paraneoplastisch ↑, ↓ beim NN-Adenom
- **Aldosteron:** (☞ 31.)
- 24-h-Sammelurin: **Freies Kortisol** *normal* 50–280 nmol/24h (20–100 µg/24h) erhöht beim Cushing-Sy., vermindert bei M. Addison.

Klinische Tests
- **Dexamethason-Kurztest:** Screening-Test bei erhöhtem Kortisol: Kortisol i.P. um 8 Uhr, 1–2 mg Dexamethason (Fortecortin®) oral um 23 Uhr. Am nächsten Morgen um 8 Uhr erneute Plasmakortisolbestimmung; *normal:* Suppression unter 80 nmol/l (30 µg/l); normale Suppression schließt Cushing-Syndrom aus

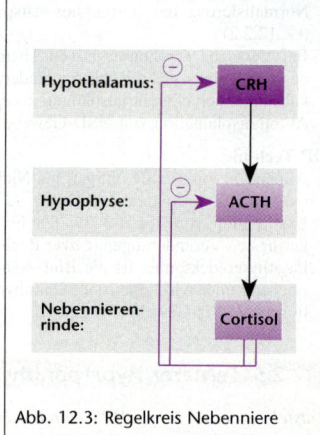

Abb. 12.3: Regelkreis Nebenniere

- **Dexamethason-Langzeittest:** zur weiteren DD zwischen zentral und adrenal bedingtem Cushing-Syndrom bzw. ektoper ACTH-Produktion:
  - Tag 1 und 2: Plasmakortisolbestimmung um 8 Uhr
  - Tag 3 und 4: 4x tgl. 0,5 mg Dexamethason (Fortecortin®) oral, ab 6 Uhr alle 6 h
  - Tag 5 und 6: 4 x 2 mg Dexamethason oral
  - Tag 7: Plasmakortisolbestimmung.
  Normal: fast vollständige Suppression des Plasmakortisols. *Zentraler M. Cushing:* schwache Suppression (Regelkreis spricht bei starker Stimulation noch an). *Adrenales Cushing-Sy./ektope ACTH-Produktion:* keine Suppression des Plasmakortisols (autonome, vom Regelkreis unabhängige Kortisol- bzw. ACTH-Produktion)
- **ACTH-Kurztest:** Plasmakortisol bestimmen, Gabe von ACTH (Synacthen®) 25 IE i.v., Plasmakortisol nach 30 und 60 Min., *normal:* Anstieg um > 200 nmol/l (70 µg/l), NNR-Insuffizienz ausgeschlossen; verminderter Anstieg bei NNR-Insuffizienz, fehlender Anstieg bei primärer NNR-Insuffizienz (M. Addison).

Apparative Diagnostik

- **Sonographie:** Suchmethode bei V.a. NN-Tumor, Treffsicherheit 60–80 % bei Adenom > 2 cm
- **Computertomographie (Schädel/Abdomen):** Nachweis von Hypophysentumoren, gute Treffsicherheit beim Tumornachweis in NN (90 % bei Tumorgröße > 0,5 cm); erlaubt bei geringen Schichtabständen (< 7 mm) DD NN-Adenom und bilaterale NNR-Hyperplasie (in 80 %)
- **MRT Schädel/Abdomen:** Lokalisation/Nachweis von NN- oder Hypophysentumoren, ergänzend zum CT
- **Szintigraphie mit ^{131}J-6β-Jodomethylnorcholesterol (NP-59):** Nachweis von NNR-Adenomen und NNR-Hyperplasien
- **Venographie und selektive Blutentnahme** in verschiedenen Etagen der V. cava inf. und ihren Zuflüssen sowie aus den NN-Venen zur Hormonbestimmung
- **Arteriographie:** nur zur präop. Abklärung der art. Gefäßversorgung großer NN-Tumoren.

Nebennierenmark-Erkrankungen

Labor

Verfälschung der Katecholaminbestimmung durch: Reserpin, Tetrazykline, Erythromycin, Sympathomimetika, Phenothiazine (4 d vor Untersuchung absetzen); 48 Stunden vorher Verzicht auf Bananen, Vanille, Zitrusfrüchte, Nüsse, Kaffee, Tee.

- **Plasmakatecholamine:** *normal:* Adrenalin 150–1500 ng/l, erhöht bei Phäochromozytom, bei grenzwertigen Befunden Clonidintest
- **Katecholamine, Metanephrine und Vanillinmandelsäure** im angesäuerten 24h-Urin: erhöhte Werte bei Phäochromozytom (v.a. nach einem Anfall).

Klinische Tests

- **Clonidintest:** vor und 3h nach oraler Gabe von 300 µg Clonidin (Catapresan®); Bestimmung der Plasmakatecholamine; *normal:* Noradrenalin ↓↓, Adrenalin ↓; beim Phäochromozytom kein Abfall, evtl. Anstieg der Katecholamine.

Apparative Diagnostik

- ☞ NNR-Erkrankungen
- **Szintigraphie mit ^{131}J-Metajodbenzylguanidin (^{131}J-MIBG):** zum Nachweis von Phäochromozytomen, Metastasen von Phäochromoblastomen, Paragangliomen.

12.3.3 Perioperative Maßnahmen

Indikationen zur Adrenalektomie
- *Absolut:* Phäochromozytom, Conn-Adenom, adrenale Form des Cushing-Sy., malignomverdächtige NN-Tumoren
- *Relativ:* ektopes ACTH-Sy. (☞ 12.3.6), beim sekundären Cushing-Sy. nach erfolgloser Hypophysenrevision, zufällig entdeckte NN-Tumoren ohne endokrine Aktivität oder Malignitätsverdacht (sog. Inzidentalome).

▷OP Präoperative Maßnahmen
- **Blutkonservenanforderung:** 4 (Verletzungsgefahr der V. cava inf.)
- **Aufklärung:** Hinweis auf postop. Substitutionstherapie bei beidseitiger Adrenalektomie; Blutung, Milzverletzung/Splenektomie bei linksseitiger Adrenalektomie
- **Allgemeine Vorbereitung** ☞ 3.1.

OP OP-Technik – Adrenalektomie
- **Operationszugang:** *extraperitonealer lumbaler Zugang (*bei einseitiger Adrenalektomie), *quere* oder *mediane Oberbauchlaparotomie* bei beidseitiger Adrenalektomie, Karzinomen oder karzinomverdächtigen NN-Tumoren
- Darstellung der NN mit umgebendem Fettkörper, Durchtrennen der NN-Gefäße zwischen Ligaturen (*Cave:* rechts Verletzung der V. cava inferior, NN-Venen münden direkt in diese ein; links Milzverletzung)
- Beim *Phäochromozytom:* keine Manipulation am Tumor vor Gefäßligatur (Auslösung einer hypertonen Krise möglich)
- Exstirpation der NN, Revision des gesamten Abdomens: extraadrenaler Tumor?
- Einlage einer Zieldrainage in die Nebennierenloge
- Schichtweiser Wundverschluß.

OP▷ Postoperative Nachbehandlung

Allgemein
- Parenterale Ernährung für 3–5 Tage (☞ 7.5.3).
- Drainage: am 1. postop. Tag kürzen, am 2. Tag entfernen
- Fadenentfernung: 10. Tag, bei Cushing-Sy. 14. Tag (verzögerte Wundheilung).

Kontrollen
- Kreislaufüberwachung (RR, Puls, ZVD, Ausscheidung)
- Täglich Elektrolyte im Serum.

Gluko- und Mineralokortikoidsubstitution
- Nach *beidseitiger Adrenalektomie* bzw. nach einseitiger Adrenalektomie mit Suppression der kontralateralen NN: 100–200 mg Hydrocortison® über 8 h/d für 2 Tage, dann tgl. Reduktion um 10–20 mg bis zur normalen Substitutionsdosis von 25–30 mg/d; nach Kostaufbau auf orale Gabe umstellen. *Cave:* Auslösung einer Addison-Krise bei zu rascher Reduktion (☞ 12.3.7). Bei beidseitiger Adrenalektomie zusätzlich 0,1 mg Fludrocortison (Astonin H®) tgl.
- Bei postop. Infekten/anhaltender Hypotonie nach NN-OP: Anhebung der Hydrocortison-Dosis auf 200–300 mg/d
- *Langzeiteinstellung:* nach beidseitiger Adrenalektomie lebenslange Substitution von Gluko- und Mineralokortikoiden erforderlich. Dosisanpassung nach Klinik und Kortisolspiegel; nach einseitiger Adrenalektomie kann die Substitution evtl. reduziert oder abgesetzt werden

- Aufklärung des Patienten über Notwendigkeit der Kortikoidsubstitution und der Dosiserhöhung bei Infekten; Kortikoidausweis ausstellen.

Postoperative Komplikationen
- *Addison-Krise:* nach beidseitiger Adrenalektomie bzw. nach zu rascher Reduktion der Kortikoidsubstitution bei supprimierter Rest-NN (Vorgehen ☞ 12.3.8)
- *Nachblutung*
- *Wundheilungsstörungen,* gehäuft nach Cushing-Syndrom.

12.3.4 Phäochromozytom   ICD: C 74.1, 72.8

Seltener Tumor des NNM (auch im Rahmen des MEN II-Sy. ☞ 12.4.1), der autonom große Mengen an Adrenalin und Noradrenalin ausschüttet; Inzidenz: 0,1 - 1 % aller Hypertoniker. „10 %-Tumor": in jeweils ca. 10 % bilaterales Auftreten, maligne Entartung (= Phäochromoblastom), extraadrenale Lokalisation (= sympathische Ganglien), multiples Vorkommen, familiäre Häufung, Manifestation bei Kindern.

Klinik
- **Leitsymptom:** Art. Hypertonie (permanent oder anfallsartig) bis 300 mmHg systolisch, Kopfschmerzen, Tachykardie, Schweißausbruch, Blässe; Auslösung durch lokale Druckerhöhung möglich (Defäkation, Palpation des Abdomens)
- Sonstige Symptome: Gewichtsverlust, Nervosität, Übelkeit, Erbrechen, Fieber, im Anfall evtl. Abdominal- oder Flankenschmerzen.

Diagnostik (☞ 12.3.2)
Labor
- Katecholamine i.P. und i.U. im Hochdruckanfall ↑
- Mehrfache Calcitoninkontrolle (Ausschluß MEN-Sy.; ☞ 12.4.1)
- BZ ↑, freie Fettsäuren ↑
- Clonidintest und apparative Diagnostik ☞ 12.3.2.

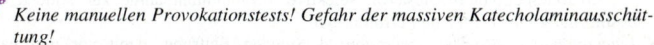
Keine manuellen Provokationstests! Gefahr der massiven Katecholaminausschüttung!

DD: Art. Hypertonie: essentiell, renal, renovaskulär, endokrine Ursachen wie Cushing-Sy. (☞ 12.3.6), primärer Hyperaldosteronismus (☞ 12.3.5); Hyperthyreose, Karzinoid.

Therapie
- **Im Anfall:** α-Blockade durch Phentolamin (Regitin®) 5–10 mg i.v.; bei Tachykardie > 140/min evtl. zusätzlich β-Blockade: Propranolol (Dociton®) 1 mg langsam i.v.
- **Bei Inoperabilität, metastasierendem Phäochromoblastom:** Phenoxybenzamin 2 x 5 mg/d p.o. (z.B. Dibenzyran®, alle 4–7 Tage steigern bis Beschwerdefreiheit, max. 3 x 20 mg)
- **Operation**
  - *Vorbereitung:* präop. über 2–3 Wochen α-Blockade in steigender Dosierung bis zur orthostatischen Hypotension: Phenoxybenzamin (Dibenzyran®) anfangs 20–40 mg/d p.o., täglich um 10–20 mg steigern, bis auf maximal 200–300 mg/d; bei persistierender Ruhetachykardie/Arrhythmie evtl. zusätzlich β-Blockade mit Propranolol (Dociton®) 15–45 mg/d p.o.
  - *Technik:* einseitige Adrenalektomie bzw. Exstirpation des betroffenen Paraganglions, bilaterale Adrenalektomie bei beidseitigem Befund, bei Metastasierung Resektion des Primärtumors und, wenn möglich, auch der Metastasen

– *Bei intraoperativen RR-Krisen:* α-Blocker i.v., ggf. β-Blocker i.v., bei Hypotonie Adrenalin i.v. *Cave:* intraop. Tumorpalpation kann RR-Krise auslösen.

Nachsorge: Postop. mindestens stündliche RR-Kontrolle, besser kontinuierliches Monitoring, Flüssigkeitsbilanzierung, engmaschige ZVD-Kontrolle für 1–2 Tage. RR-Normalisierung i.d.R. unmittelbar postop., nach 6 Wochen Katecholaminbestimmung, Anstieg spricht für Rezidiv. Kontrollen und Familienscreening auf Calcitonin/medulläres SD-Karzinom im Rahmen eines MEN-Syndroms (☞ 12.4.1).

Prognose: Nach Phäochromozytomexstirpation vollständige Heilung (Ausnahme: irreversible, hypertoniebedingte Sekundärveränderungen, Metastasen); bei Phäochromoblastom: Überlebenszeit 1–5 Jahre.

12.3.5 Primärer Hyperaldosteronismus (M. Conn) ICD: E 26.0

Gesteigerte autonome Aldosteronproduktion durch die NNR; 80 % solitäres oder multiples NNR-Adenom, 20 % bilaterale NNR-Hyperplasie, selten (< 1 %) NNR-Ca M : F = 1 : 2, Altersgipfel 30. – 50. Lj.

Klinik
- **Leitsymptome:** art. Hypertonie (Na^+- und Wasser-Retention); Hypokaliämie (renale K^+-Verluste)
- **Sonstige Symptome:** Polyurie, Polydipsie, Müdigkeit, Kopfschmerzen, Obstipation, Parästhesien, intermittierende Lähmungen.

Diagnostik
- *Labor:* Na^+ ↑, K^+ ↓ (*Cave:* Kaliumspiegel mehrfach bestimmen, Diuretika 3 Wochen, Spironolacton 6 Wo. vor Untersuchung absetzen)
- *Plasmaaldosteron, Plasmarenin:* beim primären Hyperaldosteronismus Aldosteron ↑, Renin ↓, Verhältnis von Aldosteron zu Plasmareninaktivität > 400; beim sekundären Hyperaldosteronismus Aldosteron ↑, Renin ↑
- *Lokalisationsdiagnostik:* Sono, CT, NMR; spezifisch: Nebennierenszintigraphie mit ^{131}J-6β-Jodomethylnorcholesterol; selektive Venenblutentnahme zur Aldosteronbestimmung nur noch selten erforderlich
- *Lageabhängige Aldosteronsekretion:* 4 Stunden Bettruhe, dann vor und nach 4stündigem Umhergehen Aldosteronbestimmung (bei bilateraler Hyperplasie erhöht, bei NNR-Adenom erniedrigt).

DD: Andere Ursachen der art. Hypertonie (☞ 4.3), zusätzlich Erkrankungen, mit sekundärem Hyperaldosteronismus: a.v.-Aneurysmen der Nieren, renin-produzierende Nierentumoren, einseitige Hydronephrose, Nierenzysten, maligne Hypertonie.

Therapie
- **Bei NNR-Adenom:** im allgemeinen einseitige Adrenalektomie (☞ 12.3.3), beidseitig bei bilateralen Adenomen; **OP-Vorbereitung:** Spironolacton (z.B. Aldactone®) 300–600 mg/d p.o. und Kaliumsubstitution (z.B. Kalinor®) 50–200 mval/d p.o. für 1–2 Wochen. Elektrolytkontrollen; OP erst bei ausgeglichenem Elektrolyt- und Flüssigkeitshaushalt
  Nachsorge: Meist keine postop. Substitution von Kortikoiden erforderlich, evtl. K^+-Substitution oder Spironolacton (200–400 mg/d). Besserung der Hypokaliämie und der Hypertonie im allgemeinen innerhalb einiger Tage postop. Bis Normalisierung täglich zweimalige Elektrolytkontrolle
- **Bei beidseitiger NNR-Hyperplasie:** Dauerbehandlung mit hohen Spironolacton-Dosen, keine Operation.

12.3.6 Cushing-Syndrom ICD: E 24.X

Folge eines erhöhten Glukokortikoidspiegels; M : F = 1 : 4; Altersgipfel 30.–50. Lj.

Ätiologie
- *Exogen:* (am häufigsten) durch Steroidmedikation
- *Endogen:*
  - **Primäres**, adrenales Cushing-Syndrom mit NNR-Autonomie bei NNR-Adenom, -Karzinom oder bilateraler NNR-Hyperplasie (20 %)
  - **Sekundäres**, ACTH-induziertes Cushing-Syndrom (80 %), z.B. bei hypothalamisch-hypophysärer Dysfunktion und HVL-Adenomen mit ACTH-Sekretion (= *Morbus Cushing* im engeren Sinne) oder durch ektope, paraneoplastische ACTH-Sekretion bei Bronchialkarzinom, Pankreastumoren etc.

Klinik
- Adynamie, Müdigkeit, psychische Störungen (z.B. depressives Sy.)
- Neigung zu Akne, Furunkulose, Ulzera, Wundheilungsstörungen
- Amenorrhoe, Hirsutismus, Libido- und Potenzstörungen
- „Cushing-Habitus": Fettverteilungsstörung mit Vollmondgesicht, Stiernacken, Stammfettsucht, Striae rubrae
- Diab. mell., Hypercholesterinämie
- Art. Hypertonie (85 %), Hypokaliämie (5 %).

Diagnostik (☞ 12.3.2)
- *Plasmakortisoltagesprofil:* Kortisolspiegel ↑, zirkadiane Rhythmik aufgehoben
- *Freies Kortisol im 24h-Urin* ↑
- *Plasma-ACTH:* ↓ bei adrenalem Cushing-Sy. → Lokalisationsdiagnostik
- *Dexamethason-Test:* zunächst Kurztest, bei pathologischem Ergebnis Langzeittest zur Differenzierung zwischen zentralem/adrenalem Cushing-Sy.
- *BZ-Tagesprofil*
- *Lokalisationsdiagnostik:* Sono der NN, Rö Schädel mit Sella-Spezialaufnahme, CT und MRT Schädel (Hypophysenadenom?); CT/MRT der NN (bilaterale Hyperplasie/Adenom?), ggf. weitere Diagnostik zur Lokalisation eines extraadrenalen Tumors mit autonomer ACTH-Produktion (Endoskopie, CT/MRT Abdomen).

DD: Exogene Fettsucht, art. Hypertonie anderer Genese (☞ 4.3).

Therapie
OP-Vorbereitung: perioperative Antibiotikaprophylaxe, Insulin nach BZ, Kaliumsubstitution; bei *metastasierenden Formen* adrenaler/extraadrenaler Karzinome mit Cushing-Syndrom sowie zur kurzfristigen OP-Vorbereitung bei besonders hoher Kortisolproduktion: medikamentöse Vorbehandlung mit Aminoglutethimid (z.B. Orimeten® 6x1/d) und Metyrapon (Hemmung der Kortisolsynthese).

- **Hypophysär/hypothalamisches Cushing-Sy.:** *Neurochirurgische* Tumorexstirpation (transsphenoidale Hypophysenrevision, Mikro- bzw. Makroadenomexstirpation, selten partielle oder totale Hypophysenresektion); beidseitig totale Adrenalektomie nur bei erfolgloser Hypophysenrevision
- **Adrenales Cushing-Sy.:** Beim unilateralen NNR-Adenom/-Karzinom *unilaterale Adrenalektomie*. Bei bilateraler NNR-Hyperplasie oder bilateralem NNR-Adenom/-Karzinom *bilaterale Adrenalektomie*
- **Ektoper ACTH-produzierender Tumor:** Tumorexstirpation; bei nicht möglicher Exstirpation *bilaterale Adrenalektomie*.

OP-Technik ☞ 12.1.3

Nachbeh.: alle durch den Hyperkortisolismus bedingten Veränderungen bilden sich in 3–4 Wochen postop. zurück. Nach einseitiger Adrenalektomie am 1. postop. Tag 300 mg Hydrocortison (kontralat. NNR stets supprimiert), dann langsam ausschleichen (☞ 12.3.3). Nach bilateraler Adrenalektomie lebenslange Substitution von NNR-Hormonen, in 10 – 20 % nach Jahren Entwicklung eines Hypophysentumors (Indikation sorgfältig abwägen).

12.3.7 Adrenogenitales Syndrom (AGS) ICD: E 25.X

Angeborener Enzymdefekt der Glukokortikoid- und/oder Mineralokortikoidsynthese (in 90 % der 21-Hydroxylase). Niedriger Plasmakortikoidspiegel → gesteigerte ACTH-Ausschüttung → NNR-Stimulation, Androgenüberschuß. Selten erworbenes AGS durch NNR-Tumore.

Klinik
- Bei *Mädchen/Frauen:* Haarausfall, Hirsutismus, Klitorishyperplasie, Amenorrhoe. Bei *Jungen/Männern:* Pseudopubertas praecox, Hodenatrophie, Infertilität, Impotenz, bilaterale Gynäkomastie (Überproduktion von Östrogenen)
- Bei erworbenem AGS meist kombinierte Symptomatik, da mehrere Hormone gebildet werden.

Diagnostik: Bei Mädchen/Frauen *Testosteron* im Plasma ↑, bei Jungen zusätzlich LH (luteinisierendes Hormon) und FSH (follikelstimulierendes Hormon) supprimiert; außerdem erhöht: Dehydroepiandrosteron (DHEAS), Kortisol, 17-Ketosteroide im 24 h-Urin. Bei V.a. Androgen-produzierenden Tumor (NNR, Ovar, Testes): Lokalisationsdiagnostik (☞ 12.3.2).

DD: Cushing-Sy. (☞ 12.3.6), Stein-Leventhal-Sy. (polyzystische Ovarien), Akromegalie, Anabolikaabusus, Androgen-produzierende Tumoren (Ovar, Testes, NNR).

Therapie
- *Konservativ:* möglichst frühzeitige Kortisolsubstitution
- *Operativ:* plastische Korrektur von Genitalfehlbildungen, Exstirpation hormonproduzierender Tumoren. ***Cave:*** Die Adrenalektomie ist beim AGS *kontraindiziert!*

12.3.8 Addison-Krise   ICD: E 27.4

 Addison-Krise
Akute, lebensbedrohliche Exazerbation einer NNR-Insuffizienz, OP-Komplikation nach Adrenalektomie

Klinik: Zeichen der NNR-Insuffizienz (z.B. Adynamie, Schwindel, Übelkeit, K^+ ↑, muskuläre Erregbarkeit ↑), zusätzlich Schock, RR-Abfall, Exsikkose, Oligurie, evtl. Pseudoperitonitis, Durchfälle, Erbrechen, Hypoglykämie, anfangs Hypothermie, später Exsikkose-Fieber, Delirium, Koma.

Therapie: sofortige Einleitung ist lebensrettend
- Blutabnahme zur Diagnosesicherung (Aldosteron, Kortisol, Elektrolyte, BZ)
- Initial 50 ml 40 %ige Glucose i.v.; danach mehrere Liter NaCl 0,9 % und Glucose 5 % im Wechsel bis Flüssigkeitshaushalt ausgeglichen (Klinik, ZVD). *Cave:* K^+-haltige Infusionslösungen meiden!
- Hydrocortison 100–200 mg i.v., dann Dauerinfusion von 20 mg/h über 6 h, dann weiter 10 mg/h bis zur klinischen Besserung
- Bei anhaltendem Schock trotz Volumensubstitution: 0,5 – 1,0 mg Aldosteron i.v. (Aldocorten®) alle 6 h, evtl. Katecholamine (Dobutamin, Dopamin)
- Vollheparinisierung zur Thromboseprophylaxe
- Bei Infekt Antibiose.

12.4 Tumoren des APUD-Systems (Apudome)

*Gewebe des APUD-Zellsystems bilden Peptidhormone (**A**mine **p**recursor **u**ptake and **d**ecarboxylation cells). Selten!*

Übersicht – hormonproduzierende Tumoren des APUD-Zellsystems				
Apudom	**Zelltyp**	**Hormon**	**Leitsymptome**	**Lokalisation**
Gastrinom	G-Zelle (Magen)	Gastrin	peptische Ulzera (Zollinger-Ellison-Sy.), Diarrhoe	Pankreas, Duodenum, Magen
Glukagonom	A-Zellen (Pankreas)	Glukagon	Diab. mell., Hautsymptome	Pankreas
Insulinom	B-Zellen (Pankreas)	Insulin	neurovegetative Beschwerden, Hypoglykämie	Pankreas, Duodenum, Milzhilus, Mesenterium
Karzinoid	enterochromaffine Zellen (Darm)	Serotonin, Kallikrein	Diarrhoen, Flush-Syndrom	terminales Ileum, Appendix, Pankreas, Bronchialsystem
Vipom (= **Diarrhöogener Tumor, PP-om**)	PP-Zellen (Pankreas)	Pankreatisches Polypeptid, vasoaktives, intestinales Polypeptid	Diarrhoe, Achlorhydrie, Hypokaliämie (Verner Morrison-Sy.= WDHH-Sy.)	Pankreas, Neuroblastome, Ganglioneurome

12.4.1 Multiple endokrine Neoplasien (MEN)

Syn.: Multiple endokrine Adenomatose (MEA); simultanes Auftreten mehrerer endokriner Tumoren des APUD-Systems, familiäre Häufung.

- **MEN I** (= Wermer-Sy.): NSD-Adenome (Hyperparathyreoidismus), Gastrinom, Insulinom, Vipom, Glukagonom, Hypophysenadenom, Somatostatinom
- **MEN II** (= Sipple-Sy.): C-Zell-Ca der SD, Phäochromozytom, NSD-Hyperplasie

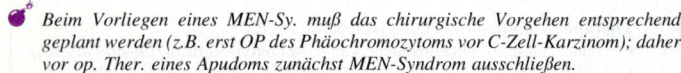

Beim Vorliegen eines MEN-Sy. muß das chirurgische Vorgehen entsprechend geplant werden (z.B. erst OP des Phäochromozytoms vor C-Zell-Karzinom); daher vor op. Ther. eines Apudoms zunächst MEN-Syndrom ausschließen.

12.4.2 Insulinom   ICD: E 25.4

Häufigstes Apudom, Altersgipfel 40–50 Jahre, F > M; in 90 % solitär, in 10 % maligne. Über 98 % intrapankreatisch, Tumoren meist < 2 cm.

Klinik: Hypoglykämie, vegetative (z.B. Heißhunger, Schweißausbrüche), neurologische Symptome (z.B. Sprachstörungen, Bewußtseinsstörungen, Krampfanfälle); typischerweise morgens im Nüchternzustand, nach körperlicher Anstrengung oder übergangenen Mahlzeiten.

Diagnostik: *Hungerversuch* (unter stationärer Überwachung!): Nahrungskarenz über 36 h mit Bestimmungen von BZ, Plasmainsulin und C-Peptid alle 6 h bzw. öfter bei Hypoglykämie-Symptomen. Normal Abfall des Insulin-/Glukosequotienten (0,2–0,6), beim Insulinompat. jedoch > 0,6. Bei hypoglykämischem Anfall sofortige Gabe von Glukose i.v., um neurologische Schäden zu vermeiden. Bestimmung von *C-Peptid* (= Maß für die endogene Insulinproduktion): Ausschluß einer *Hypoglycaemia factitia* durch exogene Insulinzufuhr. Beweisend für ein Insulinom: BZ < 45 mg/dl, Insulin >10 µU/ml, C-Peptid > 1,5 ng/ml.

Lokalisationsdiagnostik

Sonographie: Nachweisgrenze 0,7 cm, Endosono; *CT mit KM:* untere Nachweisgrenze Tumorgröße von 1 cm; *Selektive Angiographie* (Zöliako-Mesenterikographie): Nachweisgrenze 0,5 cm; *Selektive Insulinbestimmung bei perkutaner, transhepatischer Portographie:* Blutentnahme aus Milzvene, Pfortader und ihren Seitenästen; **Ind.:** erfolglose Vorop. oder fehlender Nachweis in Sono, CT oder Angiographie.

DD: Hypoglykämien anderer Genese (schwere Leberfunktionsstörungen, NN-Insuff., schwere Hypothyreose), Hypoglycaemia factitia, Anfallsleiden, Frühstadien eines Diab. mell.

Therapie

Präop. Vorbereitung: Glukoseinfusion, Gabe von Diazoxid (Proglicem® 3 x 1/d p.o.), um Hypoglykämie zu vermeiden.

OP-Technik: quere Oberbauch- oder mediane Laparotomie (☞ Abb. 3.2), vollständige Pankreasfreilegung, evtl. intraoperative Sono und/oder selektive Blutentnahme aus dem venösen Abstromgebiet des Pankreas, Insulinbestimmung mit Schnell-Radioimmunoassay

- Enukleation und/oder partielle Pankreasresektion (☞ 23.5)
- Malignes Insulinom: partielle Duodenopankreatektomie (Kopfbereich) oder Pankreaslinksresektion (Corpus, Schwanz ☞ 23.5.2/3) mit Lymphadenektomie, palliative Metastasenresektion zur symptomatischen Besserung indiziert
- Inoperabler Patient/metastasierendes Insulinom: Therapie mit Diazoxid (Proglicem®) oral, Chemotherapie mit Streptozotozin und 5-Fluorouracil
- Nachbehandlung und **KO** wie bei Pankreas-OP (☞ 23.5.2/3).

12.4.3 Gastrinom   ICD: E 25.4

Syn.: Zollinger-Ellison-Sy., > 50 % multiples Vorkommen (60 % im Pankreas, 20 % im Duodenum), meist maligne (65 %), zur Hälfte bei Diagnosestellung bereits metastasiert. Größe ca. 1 cm. In 20 % Vorkommen im Rahmen eines MEN I-Syndroms (☞ 12.4.1).

Klinik: Therapieresistente, rezidivierende Magen-, Duodenal- und Jejunalulzera, Diarrhoe, Steatorrhoe.

Diagnostik

- *Magensaftanalyse:* basale Säuresekretion (BAO) > 15 mmol/h bzw. > 5 mmol/h beim voroperierten Magen (Zustand nach SPV, B I, B II), Verhältnis von Basalsekretion zu stimulierter Sekretion nach Pentagastringabe (6 μg/kg Gastrodiagnost® s.c.) > 0,6
- *Gastrinspiegel* basal i.S. (morgens an 3 Tagen); beweisend: > 240 pmol/l (= 500 ng/l). Nach Stimulation mit 75 KE (klinische Einheiten) Sekretin (Sekretolin®), Blutentnahme nach 0, 5, 10, 15 Min. zur Gastrinbestimmung → beim Gesunden Gastrin ↓, Anstieg des Serumgastrins um mehr als das Doppelte des Ausgangswertes beweisend für ein Gastrinom.

Lokalisationsdiagnostik

- Sono (auch zum Metastasennachweis, v.a. der Leber); CT; selektive Blutentnahme zur Gastrinbestimmung (perkutane, transhepatische Portographie) aus Ästen der Milzvene, Pfortader; Mesenterikozöliakographie.

DD: perniziöse Anämie, chron. Niereninsuffizienz, Hyperparathyreoidismus, banales Ulkusleiden, Magenausgangsstenose, Antrumrest am Duodenalstumpf nach Billroth II-OP („excluded antrum"), antrale G-Zell-Hyperplasie.

Therapie

- Sofort nach Diagnosestellung **medikamentöse Säureblockade**, am ehesten mit Omeprazol (Antra®, 20–40 mg oral tgl.), alternativ H_2-Blocker, z.B. Ranitidin (Zantic®, 300 mg oral tgl. zur Nacht), auch als symptomatische Therapie beim metastasierenden oder multilokulären Gastrinom bzw. beim inoperablen Patienten
- **Operativ:** quere Oberbauchlaparotomie oder mediane Laparotomie, Exploration von Pankreas, Duodenum (Palpation, intraoperative Sono); bei solitären extra- und

intrapankreatischen Tumoren *Exstirpation, Enukleation* oder *Pankreasteilresektion*. Indikation zur *Gastrektomie* bei Versagen der konservativen Therapie
- Beim metastasierendem Gastrinom: **Chemotherapie** mit Streptozotozin und 5-FU.
- Nachbehandlung, **KO** (☞ 18.3.2, ☞ 23.5.3).

12.4.4 VIPom (Verner-Morrison-Sy.), PP-om   ICD: E 25.4

Produktion von VIP (vasoaktives, intestinales Polypeptid) und PP (pankreatisches Polypeptid), in 85 % solitäre Pankreastumoren, in 20 % diffuse Inselzellhyperplasie. 50 % sind maligne und zum Zeitpunkt der Diagnosestellung bereits metastasiert; in 15 % extrapankreatische Manifestation (Nebenniere, Lunge). Beide Hormone steigern die intestinale und Pankreassekretion, hemmen die Magensäureproduktion.

Klinik: Profuse **w**ässrige **D**urchfälle mit nachfolgender **H**ypokaliämie, **H**ypo- oder **A**chlorhydrie (WDHA-, WDHH-Sy., pankreatische Cholera), Hypokaliämie → Adynamie, Übelkeit, Erbrechen, metabolische Azidose, Dehydratation, Hyperglykämie, Hyperkalzämie, Flush-Anfälle (20 %). **Diagn.:** VIP-, PP-Bestimmung im Serum, K^+, Cl^-, Ca^{2+}, BZ, BGA. **Lokalisationsdiagn.:** Sono, CT; Zöliako-Mesenterikographie; selektive Venen-Blutentnahme zur VIP-, PP-Bestimmung mit perkutaner, transhepatischer Portographie.

Therapie
- *Operativ:* Wie beim Gastrinom; bei multiplen Vipomen oder diffuser Inselzellhyperplasie Pankreaslinksresektion oder totale Duodenopankreatektomie; Exstirpation von Metastasen
- Bei Inoperabilität oder diffuser Metastasierung: *Chemotherapie* mit Streptozotozin oder Steroiden, Therapie der Diarrhoen mit Octreotid (Sandostatin®), 3x 0,1–0,2 mg/d s.c., einschleichend dosieren.

12.4.5 Glukagonom   ICD: E 25.4

Sehr selten, häufig klinisch stumm, meist solitär vorkommend, 3–10 cm groß, immer intrapankreatisch gelegen. Produziert Glukagon.

Klinik: Erythema necrolyticans migrans (erythematöse, kokardenförmige Hautveränderungen mit zentraler Blasenbildung), milder Diab. mell., Glossitis, Anämie, häufig thromboembolische Komplikationen.

Diagn.: Glukagon im Serum, BB (Anämie), BZ, Sono, CT, Zöliako-Mesenterikographie. **DD:** Diab. mell., perniziöse Anämie.

Therapie
- *Operativ:* wie beim Gastrinom (☞ 12.4.3)
- Bei Inoperabilität: Chemotherapie mit Streptozotozin und 5-FU
- Ther. der Hautveränderungen mit Octreotid (Sandostatin®), 3x 0,1–0,2 mg/d s.c., einschleichend dosieren.

12.4.6 Karzinoid   ICD: E 34.0

Sekretion von Serotonin und Kallikrein. Haupterkrankungsalter 40–70 Jahre, Lokalisation: Appendix (45 %), Dünndarm (30 %), Rektum (10 %), extraintestinal (10 % meist im Bronchialsystem). Solitäre Karzinoide der Appendix meist gutartig; Symptome im allgemeinen erst bei fortgeschrittener Lebermetastasierung.

Klinik: Lokales Tumorwachstum i.d.R. symptomlos; Karzinoidsymptomatik tritt erst bei Lebermetastasierung auf, wenn Serotonin in den großen Kreislauf gelangt: Anfallsartige Flushsymptomatik mit fleckförmiger Rötung des Gesichtes und Körperstammes, abdominelle Koliken, asthmatische Beschwerden, Diarrhoe (→ Hypotension, Gewicht ↓), Gelenkbeschwerden. Auslöser sind Druck auf die Leber sowie Genuß von Käse oder Alkohol.

Diagnostik

- Serotoninbestimmung im Serum, besonders während der Flush-Symptomatik
- 5-Hydroxyindolessigsäure im 24h-Urin↑ (Serotoninabbauprodukt), beweisend: > 15 mg tgl., *Voraussetzung:* Meiden serotoninhaltiger Nahrungsmittel wie Nüsse, Bananen, Ananas; Phenothiazine absetzen.

Lokalisationsdiagnostik: Sono, CT, Octreotidszintigraphie; Rö der Magen-Darm-Passage, Dünndarmuntersuchung nach Sellink, Koloskopie, Gastroskopie, Bronchoskopie.

Therapie

- *Operativ:* mediane Laparotomie, Exploration des Abdomens, Entfernung des Primärtumors und regionale Lymphadenektomie (je nach Lokalisation Ileozökalresektion, Hemikolektomie, Dünndarmsegmentresektion); bei ausgedehnter Metastasierung Primärtumorexstirpation sowie Metastasenexstirpation, wenn möglich (Verkleinerung der Tumormasse mildert die Symptomatik). Karzinoide der Appendix: < 1 cm, basisfern → Appendektomie ausreichend
- *Symptomatisch:* Chlorpromazin, Methysergid gegen Durchfälle, 20–40 mg Prednisolon tgl. oral gegen Flush-Symptomatik; Octreotid (= Sandostatin®) mindert sämtliche Symptome; Dosierung: 3x 0,1–0,2 mg s.c. tgl., einschleichend dosieren
- Nachbehandlung, KO (☞ Kap. 19).

Frank Michael Hasse

13

Chirurgie der Haut und der Hautanhangsgebilde

13.1	**Operationstechniken**	332
13.1.1	Schnittführung	332
13.1.2	Hautplastiken	333
13.1.3	Hauttransplantation	334
13.1.4	Hautexpansion	338
13.1.5	Defektdeckung durch Lappenplastiken	339
13.2	**Chirurgie der Haut**	340
13.2.1	Pigmentveränderungen	340
13.2.2	Hämangiome ICD: D 18.0	341
13.2.3	Fettgeschwülste (Lipome) ICD: D 17.X	342
13.2.4	Follikuläre, epidermale und Talgzysten ICD: L 72.X	342
13.2.5	Warzen (ICD: B 07) und Hühneraugen (ICD: L 84)	342
13.2.6	Basaliom ICD: C 44.X	343
13.2.7	Spinaliom (spinozelluläres Karzinom) ICD: C 44.X	344
13.2.8	Malignes Melanom ICD: C 43.X	345
13.3	**Septische Chirurgie der Haut**	348
13.3.1	Fremdkörperentfernung	348
13.3.2	Furunkel, Karbunkel ICD: L 02.X	348
13.3.3	Abszeß ICD: L 02.X	349
13.3.4	Dekubitus ICD: L 89	350
13.3.5	Pilonidalsinus (Steißbeinfistel) ICD: L 05.X	350
13.3.6	Ulcus cruris (☞ 15.7.4) ICD: I 83.0	351
13.3.7	Diabetisches Fußsyndrom (DFS)	352
13.4	**Chirurgie der Hautanhangsgebilde**	354
13.4.1	Paronychie, Panaritium ICD: L 03.0	354
13.4.2	Ungius incarnatus („Eingewachsener Zehennagel") ICD: L 60.0	355

13.1 Operationstechniken

13.1.1 Schnittführung

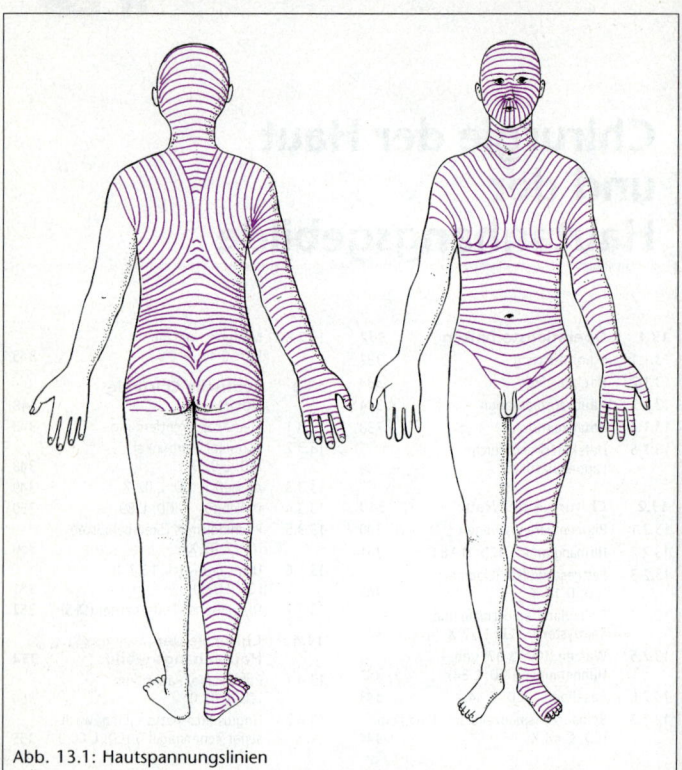

Abb. 13.1: Hautspannungslinien

Allgemeine Prinzipien
- *Schnitt quer zur Muskelrichtung im Verlauf der RSTL („Relaxed skin tension lines").* Bei Inzision im rechten Winkel zum darunter liegenden Muskel bessere Wundheilung. Bei Inzision parallel zur Muskelfaser dehnt und zieht der Muskel die Narbe. Mögliche Folge: z.T. verstärkte Narbenbildung (hypertrophe Narbe).
- Langer-Hautlinien liegen parallel zur Muskelfaser und sind deshalb bis auf einige Ausnahmen nicht mehr praxisrelevant
- *Spannungsfreie Wundadaptation,* um Zugwirkung auf die Narbe zu verhindern. Unterminierung ergibt Mobilitätsgewinn
  - **Gesicht:** unmittelbar unter der Dermis. *Cave:* Schädigung von Ästen des N. facialis. Blutversorgung ist sehr gut (50mal mehr Kapillaren als Bauchhaut).

- **Kopfhaut:** Schicht zwischen Galea aponeurotica und Periost. Längengewinn durch multiple Entlastungsschnitte in der Galea
- **Extremitäten und Stamm:** *Cave:* Je größer die unterminierte Fläche, umso eher besteht die Gefahr eines Hämatoms. Gute Blutstillung!
• Die Narbe soll beweglich sein. *Cave:* Eine Narbe schrumpft in der Länge und wird nach Ausreifung steif. Deshalb Narben, die ein Gelenk überbrücken, in der Gelenkachse legen, d.h. im Gelenkbereich quer zu den Hautlinien schneiden.

13.1.2 Hautplastiken

Z-Plastik

Häufigste angewendete Technik in der Oberflächenchirurgie. Längengewinn in Richtung des gemeinsamen Schenkels des Z. Der gemeinsame Z-Schenkel ändert die Richtung (Abb. 13.3).

Ind.: scharf begrenzte Kontrakturen. Gesichtsnarben.
KI: Flächig vernarbtes, kontraktiertes Gewebe (z.B. Verbrennungsplatten).

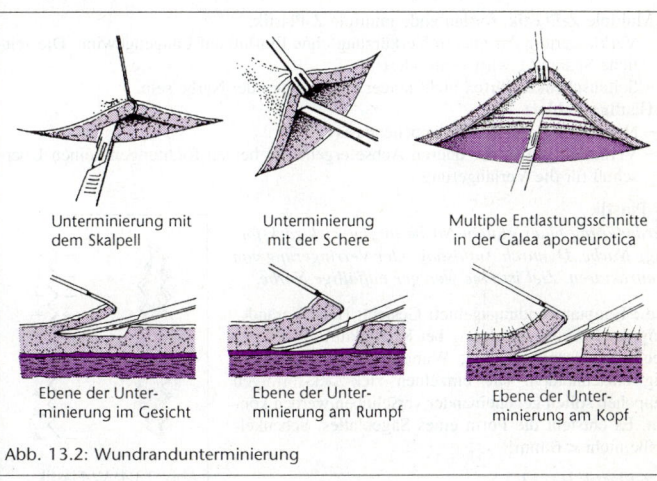

Abb. 13.2: Wundrandunterminierung

Technik

• Gemeinsamer Schenkel liegt im Kontrakturverlauf
• Winkelgröße 60°. Ist die Querspannung zu groß, können Läppchen nicht in Austauschposition gebracht werden!
• Unterminierung der Lappen und der umgebenden Haut (☞ 13.1.1)
  - Bei guter Schnittführung springen die Läppchen von selbst in ihre neue Position
• Gesichtsnarben: nur durch erfahrenen Chirurgen
  - *Ziel:* Planung so anlegen, daß der quere Schenkel der fertigen Plastik in einer vorbestimmten Hautfalte (z.B. Nasoabialfalte) zu liegen kommt
  - Lange Gesichtsnarben durch mehrere Z-Plastiken auflösen

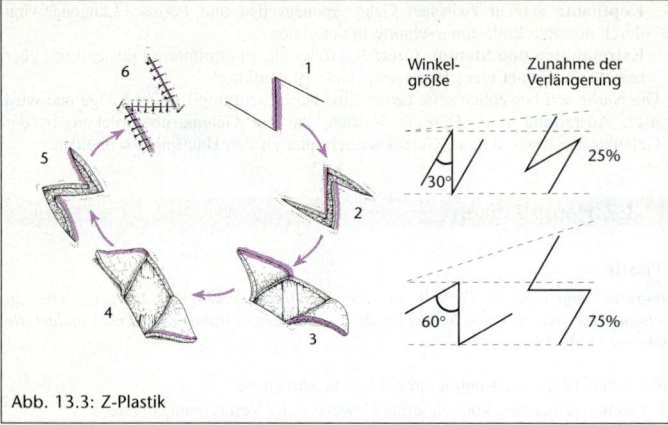

Abb. 13.3: Z-Plastik

- Multiple Z-Plastik, fortlaufende multiple Z-Plastik:
  - Verkleinerung der queren Verkürzung ohne Einfluß auf Längengewinn. Die seitliche Spannung wird vermindert
  - Seitenschenkel dürfen nicht länger als die Basis der Narbe sein
- Häufige **Fehler:**
  - Narben im Bereich der Läppchenbasis
  - Vernarbungen in der queren Achse ergeben in beiden Richtungen keinen Überschuß für die Verlängerung.

W-Plastik

Veränderung einer glatten Narbe in eine zick-zack-förmige Narbe. Dadurch Auflösung oder Verringerung von Kontrakturen. Ziel ist eine weniger auffällige Narbe.

Ind.: Hauptanwendungsgebiet: Gesicht, Hals. Veränderung der Narbenzugrichtung bei Kontrakturen.
Technik: Narbenexzision, Wundränder zick-zack-förmig einschneiden. Die einzelnen zick-zack-förmigen Läppchen sollen gegeneinander verschoben werden können. Es entsteht die Form eines Sägeblattes. Schenkelgröße nicht < 6 mm!

V-Y-Plastik (☞ 13.1.5)

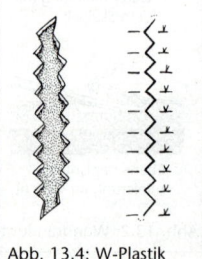

Abb. 13.4: W-Plastik

13.1.3 Hauttransplantation

Abdeckung bzw. Ersatz zerstörter Oberflächenstrukturen durch autologe, körpereigene Haut (Vollhaut, Spalthaut). Anwendung homologer (Leichenhaut) und heteroloser (Schweinehaut) Transplantate z.Z. nur bei ausgedehnten Verbrennungen (☞ 29.1.2).

Vollhauttransplantate (0,8–1,1 mm); *Spalthauttransplantate* zur Deckung *großer* Defekte: dünn (0,25–0,4 mm); mitteldick (0,4–0,55 mm); dick (0,55–0,75 mm).

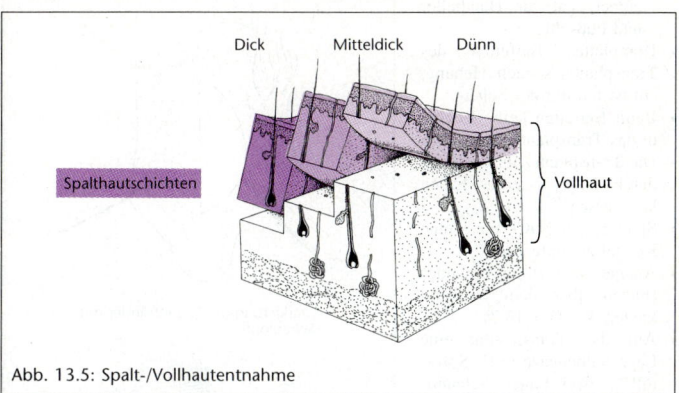

Abb. 13.5: Spalt-/Vollhautentnahme

Prinzipien der Hauttransplantation

- Transplantatbett muß ausreichend vaskularisiert sein (z.B. Muskel, Periost, etc.), damit Kapillaren in das Transplantat einsprossen können
- Je dünner das Transplantat, umso besser heilt es ein (geringere Dichte der Kapillarenden bei dicken Transplantaten)
- Das Transplantat muß engen Kontakt mit dem Wundgrund haben. Hämatom und Serom heben es ab. Blutstillung!
- Scherkräfte vermeiden. Ebene Fläche schaffen, keine Höhlungen überbrücken
- Transplantatentnahme i.d.R. in Lokalanästhesie.

Kontraindikationen

- Infektionen des Transplantatbettes
- Entblößte Sehne ohne Peritendineum, freiliegende Knochen und Gelenkknorpel: Lappenplastik (☞ 13.1.5)
- Freiliegende kortikale Tabula externa des Schädels: Tabula externa entfernen, um gutes Transplantat zu schaffen. Alternativ Lappenplastik (☞ 13.1.5).

Vollhauttransplantation

Ind.: Kleiner Defekt (Spenderregion muß direkt verschlossen werden).
KI: Granulierende Wundflächen.

OP Operative Technik

- Hauttransplantat muß exakt in den Defekt passen. Schablone anfertigen; entsprechend entnehmen
- Spenderregionen
  - Postaurikuläre Region – Rückseite Ohrmuschel und unbehaarte Mastoidregion, für Transplantation im Gesicht
  - Oberlid für Defekt am anderen Lid, Mamillenrekonstruktion
  - Supraklavikuläre Region
  - Beugeseite der Gelenke
  - Leistenregion – geeignet für lange schmale Transplantate

- Oberschenkel- und Bauchregion – für Gesicht ungeeignet, gut für Handteller und Fußsohle
- Komplettes Entfetten des Transplantates nach Hebung, am besten mit der Schere
- Beim Entfetten keine Löcher in das Transplantat schneiden
- Das Transplantat auflegen und durch Naht fixieren. Fäden lang lassen
- Spülung mit NaCl, um kleine Koagel zu entfernen
- Anlage eines Bolusverbandes (Fäden über dem Verband knoten, ☞ Abb. 13.7)
- Auf das Transplantat eine Lage Salbengaze (z.B. Sofratüll®), zwei Lagen Schaumstoff (je 3 cm dick) legen
- Bolusverband am 7. postop. Tag entfernen.

KO: Infektion (stinkender Geruch: Bolusverband früher entfernen).

Vorgehen bei infiziertem, nicht angegangenem Transplantat:
- Transplantatreste entfernen, Wunde säubern, spülen (NaCl, H_2O_2)
- Offene Behandlung (feuchte Verbände)
- Bei Granulationstendenz Epigard®-Abdeckung (alle 2–3 Tage wechseln).

Granulationsgrund nicht nur optisch beurteilen! Keimspektrum durch bakteriologische Untersuchung (Abstrich) eruieren.

Spalthauttransplantation
Indikation
- Sofortdeckung nach Ausschneidung von bösartigen Tumoren
- Vorübergehende Deckung zur raschen Wundheilung
- Deckung von verbrannten Arealen
- Bedeckung von Stielen bei Lappenplastiken.

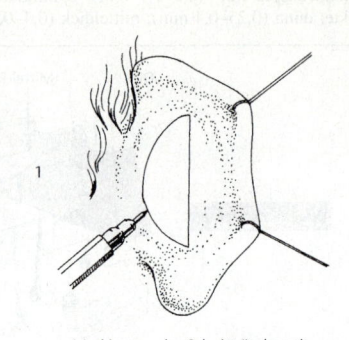

Markierung der Schnittränder mit Schablone

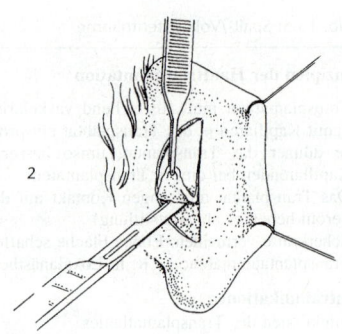

Ausschneiden unter Sicht

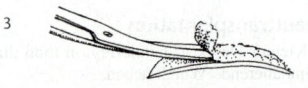

Entfernen des Fettes vom Transplantat

Abb. 13.6: Entnahme Vollhauttransplantat retroaurikulär

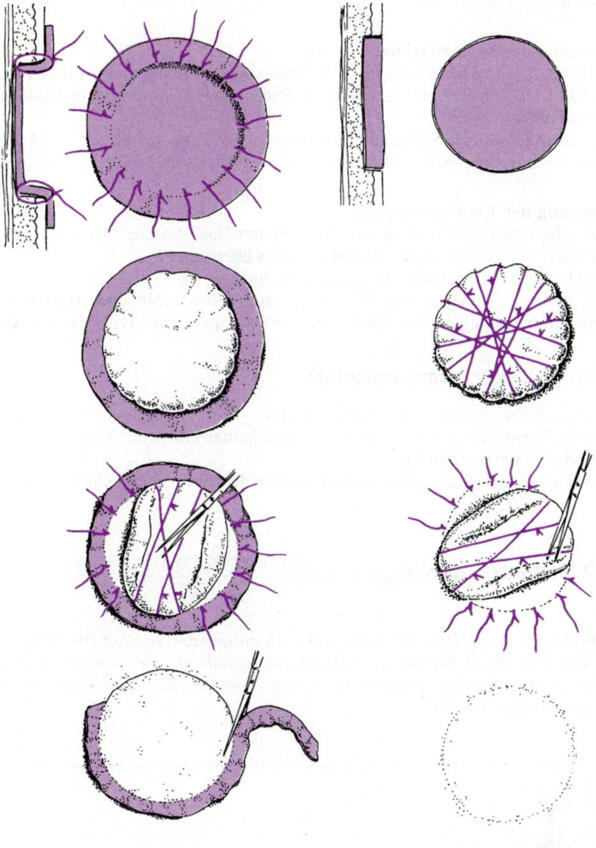

| Spalthauttransplantat | Voll- oder Spalthaut-
transplantat |

Abb. 13.7: Bolusverband. Das Spalthauttransplantat kann über den Wundrand reichen, ein Vollhauttransplantat muß exakt mit dem Wundrand abschließen.

Operative Technik
- Spenderregion: Ganze glatte Oberfläche des Rumpfes, Oberschenkel, Oberarm, Unterarm, Unterschenkel
- Instrumente: Humby-Messer, Trommel-, elektrisches Dermatom (meist verwendet)
- Haut mit Paraffinöl bestreichen und spannen

- Dermatom einstellen: i.d.R. Transplantatdicke 0,2–0,35 mm
- Beim Schneiden soll das Elektrische Dermatom in einem Zug über die zu schneidende Haut gleiten.

Versorgung der Spenderregion:
- Verband: 3–4 Lagen Salbengaze (z.B. Braunolind®), Kompressen, Pflasterverband
- Verband bis zur Heilung belassen; zu frühes Entfernen verursacht Blutung und Schmerzen
- Heildauer bei dünner Spalthauttransplantation 7–9 Tage, bei dicker 10–14 Tage
- Reepithelialisation, in 1–2 Monaten erneute Abnahme möglich.

Versorgung der Empfängerregion
- Transplantatbett muß trocken sein, Spülung mit NaCl-Lösung, Abtupfen
- Auflegen des Transplantates (Ränder können überlappen)
- Bei kleinen Transplantaten Bolusdruckverband
- Bei größeren Transplantaten Fixierung durch Einzelnähte oder Hautklammern, Verband und Ruhigstellung durch gefensterten Gipsverband (z.B. Extremitäten).

Meshgraft (Maschentransplantat)

Methode zur Vergrößerung des Transplantates.
- Prinzip: Transplantat wird instrumentell zerschnitten und in ein Netz mit regelmäßigen Maschen umgewandelt
- Verwendung des Meshgraftes hauptsächlich in der Verbrennungschirurgie (☞ 29.1).

13.1.4 Hautexpansion

An Defekt grenzende Haut wird mit einem Hautexpander gedehnt (☞ 14.6.6). Dies sind über ein Ventil auffüllbare Silikonmembranballons, die subkutan implantiert werden. Nach ausreichender Aufdehnung der gesunden Haut kann diese zur Defektdeckung verwandt werden.

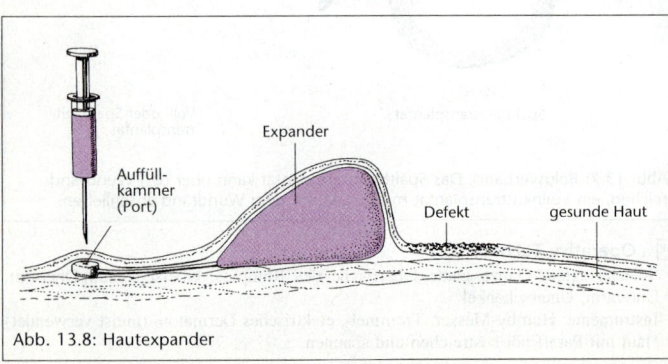

Abb. 13.8: Hautexpander

13.1.5 Defektdeckung durch Lappenplastiken

Hautlappenplastik

Ein Hautlappen besteht aus Haut und einer Subkutanschicht. Er wird in einen Primärdefekt verlagert. Der Hebedefekt kann direkt verschlossen oder transplantiert werden.

Random-pattern-Lappen: Willkürlich gebildete Lappen mit unregelmäßigem Muster arteriovenöser Versorgung. Längen-Breiten-Verhältnis je nach Körperregion: untere Extremität 1 : 1, obere Extremität und Stamm 2 : 1; Gesicht 5 : 1.
Beispiel V-Y-Plastik: Ein subkutan gestielter, V-förmiger Hautlappen wird in einen Defekt geschoben. Der Defekt wird verschlossen. Der Hebedefekt wird mit einfachen Nähten verschlossen. Aus dem V entsteht ein Y (☞ Abb. 13.9).

Axial-pattern-Lappen: Lappen besitzt mindestens eine identifizierbare Arterie und Vene entlang der Lappenausdehnung. Die Länge des Lappens ist durch seine Blutversorgung vorgegeben. Sie ist viel länger als die willkürlich gebildeten Lappen.
Beispiele: Temporallappen mit A. temporalis superficialis; Leistenlappen mit der A. circumflexa superficialis.

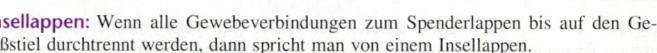

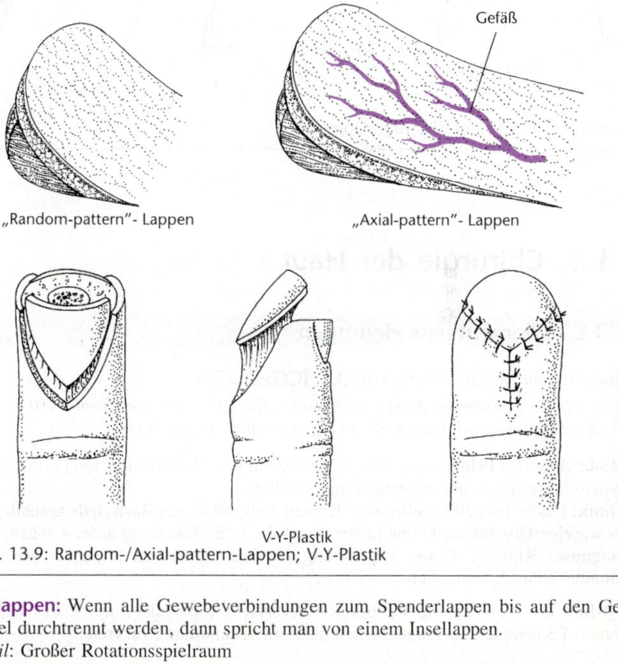

Abb. 13.9: Random-/Axial-pattern-Lappen; V-Y-Plastik

Insellappen: Wenn alle Gewebeverbindungen zum Spenderlappen bis auf den Gefäßstiel durchtrennt werden, dann spricht man von einem Insellappen.
Vorteil: Großer Rotationsspielraum
Beispiel: Stirnlappen für Nasenrekonstruktionen
- **Rotationslappen**: Das Gewebe wird in den Primärdefekt gedreht
- **Schwenklappen**: Das Gewebe wird lateral in den Defekt geschoben

- Bei beiden Lappentypen ist eine große Variationsbreite möglich. Breites Feld für Improvisationen. Keine typischen klinischen Beispiele.

Sekundärdefekt kann primär verschlossen oder mit Spalthaut (☞ 13.1.3) gedeckt werden.

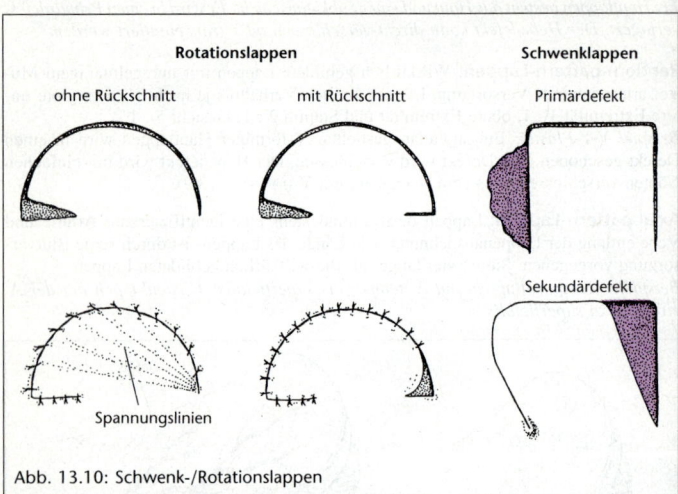

Abb. 13.10: Schwenk-/Rotationslappen

13.2 Chirurgie der Haut

13.2.1 Pigmentveränderungen

Naevuszellnaevus (Muttermal)   ICD: D 22.X

Syn.: Pigmentzellnaevus, Naevozytennaevus. Gutartige Hautgeschwulst (Hamartom) mit Anreicherung von Naevuszellen (Pigmentzellen) in der Haut.

Ätiol.: Gutartige Fehlbildung der epidermisständigen Melanozyten. Drei histologische Typen: intradermal, intraepidermal und kombiniert.
Klinik: Flache bis halbkugelförmige Knoten, teils mit breiter Basis, teils gestielt; glatte bis warzige Oberfläche. Größe in der Regel ca. 1 cm. Entartung äußerst selten.
Diagnose: Klinisch. *Cave:* Abgrenzung zu Frühformen des Malignen Melanoms mitunter klinisch unmöglich.

OP-Ind.: Bei Veränderung im Bereich der Naevi (Spiegelei-Form!). Suspekt sind immer: Pigmentveränderungen, Blutungen, roter Randsaum, Juckreiz.

OP-Technik: Exzision (☞ 13.1.1)

 Zu oberflächliche Resektion kann zu Rezidiven in der Narbe führen.

Angeborener Pigmentnaevus, Tierfellnaevus   ICD: Q 82.5

Tierfellnaevi = behaarte Naevi. Entartungsrisiko unklar (Literatur: 0–40 %). Auf seltene assoziierte Erkrankungen achten: Neurofibromatose, Diastematomyelie (Lükken im Rückenmark), Melanophakomatose.

- Deckung durch Hautexpansion (☞ 13.1.4)
- Exzision (auf Wunsch) im Gesunden zur Sicherung der Diagnose
- Serienexzision bei Tierfellnaevi in mehreren Sitzungen.

 Für Hauttransplantation: meist nur oberflächliche Resektionen. Selten maligne Entartung zurückgelassener Naevuszellen unter einem Transplantat.

13.2.2 Hämangiome   ICD: D 18.0

Proliferierendes Gefäßgewebe mesenchymalen Ursprungs, gutartig, Wucherung von Blutgefäßen nicht nur in der Haut und Schleimhaut, sondern auch in inneren Organen. Häufigster benigner Tumor bei Kindern.

Kapilläre Hämangiome

Portweinhämatom, Hämangioma simplex, Naevus flammeus.

Klinik: Flach, unscharf begrenzt, meist angeboren. Häufig im Gesichts-/Nackenbereich, Ausbreitungsgebiete der Hautnerven, z.B. Trigeminus. *Besonderheit:* Zusammenhang mit anderen Mißbildungssyndromen (Sturge-Weber-Sy., Klippel-Trenaunay-Sy.): auf Krampfanfälle, Fehlbildung des Auges, Knochenverriesung, arteriovenöse Anastomosen, Varizenbildung achten.

Therapie
- Selektive Photothermolyse (SPTL) mit einem gepulsten Farbstofflaser
- Serienexzision oder Hautexpansion bei großflächigen Befunden (☞ 13.1.4)
- Hauttransplantation nach Exzision (☞ 13.1.3)
- Verdecken der Feuermäler durch Schminken; (Covermark® = wasserfestes Präparat).

Kavernöse Hämangiome

Sog. Blutschwamm; plane, tuberöse Hämangiome. 90 % aller Hämangiome bei Kindern; Rückbildung bis zum 5. Lebensjahr in 80–90 %. Verzweigt sich im Haut- und Subkutangewebe, kann Muskulatur und Knochen erfassen.

Therapie
- 5. Lj. abwarten, da spontane Rückbildung möglich. Eltern beruhigen. *Cave:* Vorher jedoch Möglichkeit einer Lasertherapie abklären (dermatologisches Konsil)
- Kompressionsverbände an den Extremitäten können Rückbildungen beschleunigen.

OP-Ind.:
- Bei Druckschädigung, z.B. Verdrängung des Augapfels aus der Orbita, Verlegung des Naseneinganges
- Blutungsneigung; Entwicklung von Gerinnungsstörungen (Blutplättchen und Thrombin schlagen sich an den Gefäßwänden des Hämangioms nieder = Kasabach-Merritt-Sy.)
- Veränderungen, die erst nach dem 2. Lj. auftreten, bilden sich kaum zurück.

OP-Technik

- Exzision, Rekonstruktion mit Verschiebelappen, Spalthauttransplantation
- Evtl. Unterbindung großer zuführender Gefäße
- Intraarterielle Embolisation
- Bestrahlung wegen der Spätfolgen vermeiden.

KO: Starke Nachblutung (präoperative Eigenblutspende abklären); Infektion.

13.2.3 Fettgeschwülste (Lipome)   ICD: D 17.X

Gutartige Tumoren aus Fettgewebe; Entartung extrem selten.

Klinik: Schmerzlose subkutane Knoten meistens 2–4 cm groß, weich, frei beweglich ohne Verbindung zur Haut, häufig multiples Vorkommen. *Sonderform:* Symmetrische Lipomatose (Madelung-Fetthals) kommt fast nur bei Alkoholikern vor.

Ther.: Exzision über Hautschnitt.

13.2.4 Follikuläre, epidermale und Talgzysten   ICD: L 72.X

Prallelastische, gegen die Unterlage verschiebliche, mit der Haut verbackene, talg- und horngefüllte Zysten. Syn.: Atherom, Grützbeutel, Haartalgzysten.

Klinik: Schmerzlose subkutane Knoten, bei Entzündung schmerzhaft. Häufig Ausführungsgang, aus dem sich auf Druck ranziger Talg entleert.

DD: Melanommetastasen, subkutane Zystizerkose.

Therapie

Nichtinfiziertes Atherom, epidermale Zysten: Exzision in toto; unbedingt Kapsel- und Zystenwand in toto entfernen, sonst Rezidivgefahr.

Tip: Lokalanästhesie bei nichtinfiziertem Atherom so setzen, daß die Hauptmenge zwischen Atheromkapsel und Subkutangewebe liegt. Stumpfes Ausschälen ist dann einfacher!

Infiziertes Atherom: **Keine** Lokalanästhesie! Bei Lymphangitis (☞ 21.3.4): systemische Antibiose (3 x 2 Kps. Augmentan®); nach Vereisung (Chloräthylspray) mit dem Elektrokauter oder dem Skalpell Zyste eröffnen und Abfluß schaffen; **nicht** mit Gewalt ausdrücken! Op. Entfernung erfolgt nach Abklingen der Entzündungszeichen.

13.2.5 Warzen (ICD: B 07) und Hühneraugen (ICD: L 84)

Sammelbegriff; Veränderungen durch Viren (Humanpapillomaviren, Papova-Viren). Die zweite Gruppe bilden die nichtinfektiösen oder degenerativen Warzen (seborrhoische Warze).

Chirurgie der Haut

Viral bedingte Warzen			
Art	Klinik	DD	Therapie
Verrucae vulgares	Flach, halbkugelig, zerklüftet; **Vork.:** Streckseiten der Hände und Finger, Nagelrand, auf Fußsohlen und Handtellern	*Schwiele an der Fußsohle:* bildet sich ebenfalls an den Druckstellen. *Unterschied:* Schwiele zeigt bei mechanischem Druck keinen Punktschmerz und keine Pfropfbildung. Warze ist schmerzhaft, Pfropf (in die Tiefe reichend) ist zu fühlen	• Aufweichen der Warze mit 10–20 % Salizylspiritus; nachfolgend Entfernung mit dem scharfen Löffel. Prozedur je nach Befund mehrmals wiederholen • Vereisung mit Chloräthyl und anschließende Entfernung mit dem scharfen Löffel • Entfernung mit dem Elektrokauter in Lokalanästhesie
Verrucae planae (juveniles)	Flache Papeln; nur bei jungen Menschen (v.a. Mädchen) im Gesicht und Handrücken		
Plantarwarzen	Einzeln flach oder mosaikartig aneinandergelagert; **Vork.:** an Druckstellen (schmerzhaft)		
Filiforme Warzen	Gestielt, meist im Gesicht älterer Menschen		
Condylomata acuminata (Feigwarzen, spitze Kondylome)	Anfangs warzenförmige kleine Papeln; später Ausbildung von Lappen, hahnenkamm- und blumenkohlähnlich; weißgelblich bis rot-weißlich. **Vork.:** Geschlechtsteile, After. Übertragung beim Geschlechtsverkehr möglich. Häufig übelriechend durch bakterielle Übersiedelung	• Riesenkondylome von Buschke und Löwenstein, ulzerierend, Umwandlung in Plattenepithel-Ca • Condylomata lata, Syphilis II, *hochinfektiös!*, breite Papeln • Mariesken • Plattenepithel-Ca • M. Paget	Vor **Ther.:** mikroskopischer (Treponemen) und serologischer Ausschluß einer Lues Histologie wegen Ähnlichkeit zu Ca erforderlich. *Kleine Kondylome:* Podophyllinlösung (Condylox®, 3x/Wo. auftragen, Ther.-Dauer 4 Wo.); OP *Große Kondylome:* Operative Exzision
Nicht-viral bedingte Warzen			
Seborrhoische Warze (Verruca senilis)	Breitbasig aufsitzende ovale Papeln; bräunlich; **Vork.:** Stamm, Gesicht, insbes. Schläfengegend, Entwicklungsbeginn 40.–50. Lj. bis zum 70. Lj. zunehmend	Lentigo maligna, malignes Melanom, M. Bowen, Basaliom	Histologische Abklärung bei diagn. Zweifeln! Im Gegensatz zu den genannten DD lassen sich seborrhoische Warzen abkratzen! (Kürette, scharfer Löffel); Alternativ: Abschleifung

13.2.6 Basaliom   ICD: C 44.X

Häufigster bösartiger Hauttumor bei Weißhäutigen. Meist an lichtexponierter Haut; keine Metastasierung. Durch infiltratives Wachstum tödlicher Verlauf möglich.

Zwei Hauptformen:
- **Tiefe, krakenähnliche Basaliome** mit Tendenz zur Ulzeration (Ulcus rodens, Ulcus terebrans)
- **Oberflächliche Basaliome**, die sich ringförmig ausbreiten und endophytische Ausläufer besitzen (sog. multizentrische Basaliome).

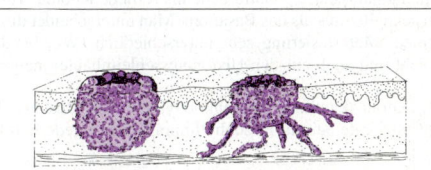

isolierte, knotige Form   endophytisch wachsende Form

Abb. 13.11: Wuchsformen des Basalioms

Klinik

- *Knötchenförmiger Typ:* Einzelner umschriebener Knoten, zentrales Ulkus, wulstiger rollenartiger Rand (Ulcus rodens). Häufig an exponierten Stellen wie Gesicht, Vorderseite Brustwand. Tumoren wachsen langsam in der Hautebene, können sich aber auch im Knorpelgewebe ausbreiten
- *Infiltrativer Typ* (inkl. skleridiformer Typ): Wächst wie die Wurzel einer Pflanze unter der Haut. Tumornester über einen weiten Raum verstreut. Bricht in tiefere Strukturen ein.

DD: Basaliome zeigen eine große Variationsbreite in der Erscheinungsform!
- Knötchenförmiger Typ: Fibroepitheliom, senile Talgdrüsenhyperplasie, Histiozytom
- Infiltrativer Typ (Rumpfhautbasaliom): Morbus Paget, Morbus Bowen, Keratose, Psoriasis
- Pigmentiertes Basaliom: *Verrucae* (☞ 13.2.6), malignes Melanom (☞ 13.2.8)
- Entzündliches Basaliom (*Ulcus rodens,* Perlsaum!): Lues III, chron. Pyodermie.

Therapie

- Exzision im Gesunden: umschriebene Tumoren meist mit einem Sicherheitsabstand mit 2–3 mm. Skleridiforme Basaliome haben keinen definierten Rand. Hier Sicherheitsabstand 1–1,5 cm. Immer (!) histologische Untersuchung der Ränder
- Oberflächliche Basaliome: Kürretage mit anschließender Verkochung der Wunde mit dem Elektrokauter
- Radiotherapie: Röntgenweichstrahlentherapie, Bestrahlung mit Isotopen
  KO: Überdosis mit Hautläsionen, die als Pseudorezidiv gewertet werden
- Bei ausgedehnten Befunden: Exzision und Defektdeckung mit Lappenplastiken. Tumorrezidive in der Exzisionsnarbe bis 7 %!

13.2.7 Spinaliom (spinozelluläres Karzinom)　ICD: C 44.X

Verhorntes Plattenepithel der Haut. 75 % der Tumoren entstehen im Kopf-Halsbereich. Unterlippe ist der häufigste Entstehungsort.

Klinik

„Uncharakteristisch" hautfarbene bis rötliche Knoten. Tendenz zur Ulzeration. Breitet sich schneller aus als das Basaliom. Man unterscheidet differenzierte und anaplastische Formen. Metastasierung sehr unterschiedlich (Wo. bis Jahre). *Plattenepithel-Ca* im Gesicht und auch auf den Übergangsschleimhäuten neigen zu Metastasen!

DD: Keratoakanthom, Riesenkondylome von Buschke Löwenstein. ***Cave:*** Erhöhte Entartungsrate bei mit Podophyllinpräparaten wiederholt behandelten, spitzen Kondylomen.

Therapie

- Exzision im Gesunden, „so schnell wie möglich". Sicherheitsabstand 1–1,5 cm.
- Kontrolle der Lk-Stationen bei anaplastischen Tumoren, Lymphadenektomie. Prophylaktische Lk-Entfernung bei allen Tumoren > 2 cm.

13.2.8 Malignes Melanom   ICD: C 43.X

Entscheidend für den Krankheitsverlauf ist der frühzeitige Einbruch in die Lymph- und Blutgefäße. Ausgangspunkt: epidermaler Melanozyt.

Leitsymptome: Kein einheitliches Bild. Maligne Melanome entwickeln sich häufig unscheinbar und unbemerkt: rötliche, bräunliche Knoten ohne weitere Beschwerden. Verdächtig sind alle Pigmentnaevi, die sich verändern (Größe, Farbe, Pigmenthöfe, roter Rand, Juckreiz, Blutung).
Cave: amelanotisches Melanom: rötliche bis unauffällige Knoten.

Melanomtypen	Klinik	DD
Superficial Spreading Melanoma (SSM)	Anteil 40–70 %; keine eindeutige Prädilektionsstelle; unregelmäßige Form und Pigmentierung, beetartige, leichte Verdickung, Stufe am Rand; langsames und horizontales Wachstum vor Tiefeninvasion	Naevoide Lentigines, Naevi, dysplastische Naevi, Basalzellpapillom, Angiokeratom
Noduläres Melanom (NM)	Anteil 15–35 %; eindeutige Prädilektionsstelle; schwer erkennbar; frühzeitig endo- und exophytisch senkrecht zur Hautoberfläche wachsend	Naevuszellnaevus, Basalzellpapillom, Histiozytom, eruptive Angiome
Lentigo Maligna Melanom (LMM)	Anteil 4–13 %; nach monate- bis jahrelangem Verlauf invasives Tumorwachstum, Knotenbildung oder Ulzeration. Überwiegend im Gesicht älterer Leute (90 %)	Solare Lentigines, flache Basalzellpapillome
Akrolentiginoses Melanom (ALM)	Anteil 2–9 %; steht dem SSM nahe; an Handteller, Fußsohlen, Nagelbett; unregelmäßige Form und Pigmentierung; Verstreichen des Hautleistenmusters	Einblutung, plantare Mosaikwarzen
Melanome der Übergangshaut	Mund und Genitale, sehr selten, werden erst spät entdeckt; zunächst makulös, unregelmäßig geformt, ungleichmäßig pigmentiert	Pigmentstörungen („Lippen-pigmentflächen") bzw. orale und genitale Pigment-störungen; im Mund Amalgam-pigmentierungen, Peutz-Jeghers-Syndrom
Nicht klassifizierbare Melanome (UCM)	Melanome, die in die oben genannten Gruppen nicht eingeordnet werden können	
Okkultes Primär-Melanom	In 5 % der Fälle von Melanommetastasen kein Primärtumornachweis	

TMN-Klassifikation und Stadieneinteilung	
pT	**Primärtumor**
pT1	Tumordicke ≤ 0,75 mm	fehlende Angabe zur Tumordicke: Invasionslevel II
pT2	Tumordicke 0,76 -1,5 mm	fehlende Angabe zur Tumordicke: Invasionslevel III
pT3	Tumordicke 1,51–4,0 mm	fehlende Angabe zur Tumordicke: Invasionslevel IV
pT4	Tumordicke > 4,0 mm	fehlende Angabe der Tumordicke: Invasionslevel V
pTa	Satelliten-Metastasen innerhalb von 2 cm vom Primärtumor (bzw. Lokalrezidiv nach Entfernung mit Sicherheitsabstand)	
pTb	In-transit-Metastasen vor der regionären Lymphknoten-Station	
N	**Regionäre Metastasen (regionäre Lymphknoten)**
N1	Metastasen ≤ 3 cm in reg. Lk	
N2	Metastasen > 3 cm in reg. Lk	
M	**Fernmetastasen**
M1(a)	Befall von Haut, Subkutis oder Lk jenseits der regionären Lk	
M1(b)	Viszerale Metastasen (M1b schließt ggf. M1a ein)	

Klinische Stadieneinteilung				10-JÜR
Stadium Ia	pT1 (≤ 0,75 mm)	N0	M0	97 %
Stadium Ib	pT2 (0,76–1,5 mm)	N0	M0	90 %
Stadium IIa	pT3 (1,51–4 mm)	N0	M0	67 %
Stadium IIb	pT3 (> 4 mm)	N0	M0	43 %
Stadium IIIa	pTa, pTb	N0	M0	28 %
Stadium IIIb	jedes pT	N1, N2	M0	19 %
Stadium IV	jedes pT	jedes N	M1	3 %

Krankheiten mit Melanomgefährdung
- Xeroderma-pigmentosum: seltene Erbkrankheit (DNA-Defekt, Ausbildung von Spinaliomen auf belichteter Haut)
- Dysplastische Naevi: charakteristisch mit zentraler Aufwölbung oder Stufe am Rand. Unregelmäßigkeiten im Umriß und in der Pigmentierung
- Kongenitaler Pigmentnaevus und Tierfellnaevus
- Melanophakomatose: seltene Erkrankung mit Mißbildung des Nervensystems.

Diagnostik

ABCD-Regel (dringender Verdacht bei Vorliegen von drei Kriterien):
Asymmetrie
Begrenzung unregelmäßig
Colorit innerhalb der Läsion
Durchmesser > 5 mm

Präoperative Diagnostik
- Anamnese: hereditäre Belastung, Beginn und Wachstumstendenz der Hauteffloreszenz (ABCD-Regel)
- Inspektion einschließlich der Schleimhäute, Lymphknotenstatus
- Auflichtmikroskopie (Dermatologisches Konsil)
- Hochauflösende Ultraschalldiagnostik (20–30 MHz-Sonden), i.d.R. dermatologisches Konsil.

Diagnosesicherung
- Histologisch nach vollständiger Exzision
- Nicht obligatorisch: Immunhistologische Diagn. (AMB-45, Protein S 100, NKJ-C3).

Ausbreitungsdiagnostik
- Lk-Sonographie der drainierenden Regionen
- Rö-Thorax ⊥
- Oberbauchsono und/oder CT-Abdomen
- Lymphflußszinti (99^m-Technetium) beim Melanom des Rumpfes, wenn elektive Lymphadenektomie erwogen wird.

Therapie

Therapie der primären Melanome (Stadium Ia–IIb)
Exzision des Primärtumors
- Stadium Ia: Sicherheitsabstand 1cm
- Stadium Ib, IIa, IIb: Sicherheitsabstand 3 cm.

Operationstechnik
- Einzeitige Totalexzision mit o.g. Sicherheitsabstand
- Intraoperative Schnellschnittuntersuchung: Sinnvoll bei **DD:** Verruca seborrhoica, Hämangiom, Histiozytom; nicht sinnvoll bei dysplastischem Naevuszellnaevus, blauem Naevuszellnaevus, Spitz-Naevus
- Zweizeitiges Vorgehen (Nachexzision innerhalb 4 Wochen) bei zu geringem Sicherheitsabstand

Elektive Lymphadenektomie
Radikale Exzision der regionären Lk ohne klinischen Nachweis einer Metastasierung.

Ind.: Nur beim primären Melanom mit einer Dicke von 1,5–4 mm.

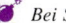 *Bei Stammelanomen präoperativ Lymphabflußszintigraphie!*

Therapie bei regionärer Metastasierung (Stadium IIIa–IIIb)
- Lokalrezidive: erneute, weite Exzision (3 cm Sicherheitsabstand) und elektive Lymphadenektomie
- Satelliten- und/oder In-transit-Metastasen (Stadium IIIa): Operative Entfernung (Exzision, alternativ Laser oder Kryotherapie) und elektive Lymphadenektomie
- Regionäre Lk-Metastasierung (Stadium IIIb): Radikale Lymphadenektomie (Inguinale Lk-Dissektion mit Erweiterung nach iliakal, axilläre Lymphadenektomie, Neck Dissektion).

Therapie bei Fernmetastasierung (Stadium IV)
Besitzt nur palliativen Charakter.
- Isolierter Organbefall (Lunge, Leber, ZNS): Lebensverlängerung durch operative Exzision bewiesen
- Bei der Ausschöpfung aller Therapiemöglichkeiten (Chemo-, Strahlentherapie etc.) Lebensqualität des Patienten miteinbeziehen.

Strahlentherapie
Ausschließlich Strahlentherapie von Primärtumoren nur im Einzelfall bei lokaler Inoperabilität. Strahlendosis für schnelle Elektronen 50–80 Gray.
- Bei inoperablen Lk-Metastasen kommt eine perkutane Bestrahlung mit Neutronen bzw. Elektronen in Betracht
- Bei umschriebenen In-Transit-Metastasen kann eine Kombination von Hyperthermie und ionisierter Bestrahlung erwogen werden.

Chemotherapie
- Ind. zur Chemotherapie bei Vorliegen von Regional- oder Fernmetastasen
- Keine signifikante Erhöhung der Überlebenszeit oder Minderung der Rezidivrate
- Remissionen bis zu 25 %, DTIC-Schema (Dacarbazin)
- *Interferon:* Ansprechquote 11–15 %
- *Antiöstrogen:* Tamoxifen®, Ansprechquote ca. 9 %
- *Regionale Chemotherapie:* Hypertherme regionale Chemotherapie bei Lokalisation des Melanoms an den Extremitäten (akrolentiginöse Melanome eingeschlossen) und einer Tumordicke von > 2 mm sowie bei Lokalrezidiven (z.B. Melphalan®).

Prognose
- 90 % aller Melanome kommen als *Primärtumoren* zur Erstuntersuchung. 10-JÜR 75–80 %, abhängig von:
  - Vertikale Tumordicke
  - Invasionslevel
  - Histolog. Typ. Ungünstig: primär noduläre Melanome
  - Geschlecht (schlechter für Männer)
  - Tumorlokalisation (ungünstig für oberen Stamm, Oberarme, Hals und behaarter Kopf)
- Metastasierungswege: primär lymphogen und primär hämatogen. 70 % aller Erstmetastasierungen beschränken sich auf das *regionäre Lymphabflußgebiet*
- Regionäre Metastasierung (10-JÜR 15–40 %)
- Fernmetastasierung: Infauste Prognose, mittlere Überlebenszeit 4–6 Monate.

13.3 Septische Chirurgie der Haut

13.3.1 Fremdkörperentfernung

- Sichtbare Fremdkörper in LA in der Ambulanz entfernen
- Tiefergelegene Fremdkörper, die Beschwerden verursachen, im OP-Saal entfernen. Bei Metallsplittern ist ein *Bildwandler* erforderlich
- Markierung der Lage des Fremdkörpers mit Injektionskanülen in Infiltrationsanästhesie in zwei Ebenen
- Auffinden durch Tasten mit der Pinzette
- Bei Fremdkörpern an Händen und Füßen Blutsperre anlegen
- Ggf. Inzision zur Freilegung des Fremdkörpers und Extraktion
- Bei subungualen Splittern keilförmige Exzision des Nagels mit der spitzen, geraden Schere, dann Fremdkörper mit der Splitterpinzette entfernen
- I.d.R. **offene Wundbehandlung**, da Fremdkörper meist infiziert
- Tetanusschutz überprüfen (☞ 10.3.1). *Cave:* eingedrungene Tetanuserreger können jahrelang in inaktiver Form im Gewebe liegen bleiben (z.B. alte Holzsplitter!). Bei erneuter OP können sie aktiviert werden. Vor Entfernung Tetanusimpfung!
- *Spezialfall Angelhaken:* Infiltration über der Hakenspitze. Durchstoßen der Spitze bis der Widerhaken erscheint. Abknipsen desselben mit der Zange. Zurückziehen des stumpfen Endes
- Nach Möglichkeit vor Manipulationen erst Klarheit über den Fremdkörper verschaffen (Anamnese, Vergleichsstücke, Rö).

13.3.2 Furunkel, Karbunkel   ICD: L 02.X

Infektion von Haarbalg und Talgdrüse. Rötung, Schwellung und Schmerzen (= Follikulitis); Fortschreiten mit eitriger Einschmelzung (= Furunkel), Konfluieren (= Karbunkel). Häufigster Erreger: Staphylococcus aureus.

Erysipel, Phlegmone ☞ 10.3

Diagn.: *BZ-Bestimmung* zum Ausschluß eines Diabetes! *Differentialblutbild* zum Ausschluß einer Leukämie. Bei gehäuften Rezidiven an HIV-Infektion denken!

Therapie

- *Furunkel:* Primär konservativ; Rotlicht, feuchte Verbände, bei „Reifung" (gelb), mit der Pinzette öffnen, danach Ausheilung.
- *Cave:* Keine Zugsalbe (z.B. Ichthyol®); aus einem Infiltrat entsteht sonst ein inzisionspflichtiger Abszeß. Nicht ausdrücken! Bei drohender Phlegmone Herdausschneidung
- *Gesichts- und Oberlippenfurunkel:* Wie Furunkel. Zusätzlich: Penizillinase-resistente Penicilline 2 x 3 g i.m./i.v. Kauverbot, Sprechverbot. *Cave:* Erregerausbreitung über V. angularis und V. ophthalmica in den Sinus cavernosus (septische Thrombose!)
- *Furunkulose* (generalisierte Furunkelbildung): Immer hochgradige Abwehrschwäche gegen Staphylokokken vorhanden. 2–3 x tägl. Vollbäder mit Hexachlorophen, Penicillin 1 x 5 Mega i.v./d; aseptische Verbände
- *Karbunkel-Frühinfiltrat:* konservativ (s.o. unter Furunkel). Diabeteseinstellung! Penicillin 1 x 4–5 Mega i.m./d. *Bei fortschreitendem Befund:* Hautinzision, Nekroseabtragung bis zur Faszie
- *OP-Ind.* bei Abszeßbildung oder zunehmendem entzündlichem Infiltrat.

13.3.3 Abszeß   ICD: L 02.X

Eitrige Einschmelzung eines geschlossenen Staphylokokkeninfektionsherdes, der durch eine bindegewebige Membran umschlossen ist. Lokalisierter Gewebeuntergang mit Eiterbildung im Gegensatz zu flächenhaften, alle Gewebe zerstörenden Prozessen (Phlegmone ☞ *10.3.5).*

Klinik: Rötung, Schwellung, Schmerz, Fluktuation, evtl. Fieber.

Diagn.: Klinik! Punktion, Sono. Labor: Leukozytose, BSG. *Cave:* bei gehäuften Rezidiven: Leukämie (Differential-Blutbild), Diabetes mellitus (BZ), HIV ausschließen (Serologie)

DD: *Malignome* (Schwellung und Fluktuation bei zentraler Erweichung möglich, Fehlen von Hyperthermie und Schmerzen). Leukämische Infiltrate. Selten *„Kalter Abszeß bei Tuberkulose"*, meist zervikal und inguinal, ebenfalls kein Druckschmerz, keine Überwärmung, keine Rötung.

Therapie

- *Konservativ:* bei entzündlichen Infiltraten *ohne* eitrige Einschmelzung: Ruhigstellung, feuchtkalte Umschläge, antibiotische Salbenverbände (Fucidine®, Nebacetin®). *Cave:* bei Lymphangitis (☞ 21.3.4) systemische Antibiose
- *Operativ:*
  - *Kleine Abszesse:* Feldblock mit Infiltration im sicher nicht entzündlichen Gebiet um den Abszeß herum. Stichinzision mit Skalpellklinge (Nr. 11)
  - *Größere Abszesse:* Infiltrationsanästhesie der Haut über der Fluktuation; wenn möglich: Vollnarkose! Kreuzförmige Inzision; anschließend Resektion der Ecken oder ovuläre Exzision des Abszeßdaches. *Cave:* keine Infiltrationsanästhesie in entzündlich verändertes Gewebe (Ausnahme **nur** direkt über Fluktuation im Bereich der geplanten Inzision). Gefahr der Ausbildung einer Phlegmone! Drainage durch Gummilasche bei tieferen Höhlen
- *Nachbeh.:* Salbenverband (Fucidine®). An den Extremitäten Schienenverband, tägl. Verbandswechsel, Reinigungsbäder (Braunol®, Kamillosan®).

13.3.4 Dekubitus ICD: L 89

Nekrose der Haut infolge einer Druckbelastung. Entscheidend ist nicht so sehr die Stärke des Drucks, sondern die Dauer. V.a. Patienten mit schweren Grundkrankheiten und ältere Menschen.

Häufige Lokalisation
- Os sacrum
- Kalkaneus
- Tuber ossis ischii
- Trochanter major
- Schulterblatt

Stadieneinteilung
- **Stadium I:** Umschriebene Hautrötung, die sich nicht wegdrücken läßt, Haut äußerlich noch intakt
- **Stadium II:** Hautdefekt, Subkutangewebe liegt frei
- **Stadium III:** Defekt bis zum Periost, Kutis, Subkutangewebe, Sehnen, Muskeln sind angegriffen
- **Stadium IV:** Knochen ist beteiligt, ulzeriert.

Konservative Therapie und Prophylaxe (Stadium I und II)
Allgemeine Maßnahmen
- Druckentlastung, häufiges Umlagern (alle 2–3 Stunden), bei Sakraldekubitus: wechselnde Schräglage 30° (nicht ganz auf die Seite legen, wegen der Gefahr von Ulzerationen im Bereich der Trochanteren)
- Hilfsmittel einsetzen: Schaffell, Fersenkappen, Gelkissen, Schaumstoffmatratzen (Aussparungen für gefährdete Hautbezirke schaffen), Spezialbetten z.B. Clinitron® (Mikroglaskugelbett), Medicus® (Luftkissenbett)
- Spezialbetten machen Mobilisation und Lagerung des Patienten nicht überflüssig!
- **Hautpflege:** Haut trocken halten, Feuchtigkeit macht Haut für mechanische Noxen anfälliger; Scher- und Reibungskräfte werden verstärkt. Föhnen, Lufttrocknung.

Lokaltherapie
- Nekrosen entfernen; eitrige, fibrinöse Beläge beseitigen (Enzyme, z.B. Varidase®, Iruxol®), Desinfektion (Betaisodona®)
- Haut zwar trocken halten, Wunden aber nicht austrocknen lassen
- Wunde abdecken mit Salbenkompressen (Branolind®, Tegasorb®).

OP Operative Therapie (Stadium III und IV)
Radikale Exzision des Dekubitalgeschwürs, wenn notwendig Knochenresektion, Defektdeckung mit gesundem durchbluteten Gewebe. Methode der Wahl sind Muskulokutane Lappen.

13.3.5 Pilonidalsinus (Steißbeinfistel) ICD: L 05.X

Fistelbildung über dem Steißbein. Ätiologie nicht geklärt. Entweder Rest des rudimentären, primitiven Rückenmarkkanals oder durch Einziehung behaarter Haut entstanden.

Klinik: Bevorzugt Männer, Altersgipfel um 25. Lebensjahr. *Chron. Form:* Juckreiz, Fistelsekretion. *Akute Form:* Schmerzen, Rötung, Schwellung, Fluktuation durch eitrige Einschmelzung.
Diagnose: Lokalisation und Blickdiagnose.
DD: Präsakrales Teratom mit Fistel, Spina bifida.

Therapie

Akute Infektion: Abszeßentlastung. Nach Rückgang der Entzündungszeichen: *kurative Operation,* radikale Ausschneidung der zuvor mit Methylenblau angefärbten Fistelgänge, spitzovalär umschneiden. Entfernung des gesamten die Fistelgänge umfassenden Subkutangewebes bis auf die Steißbeinfaszie. *Cave:* Bis auf die Steißbeinspitze präparieren und diese umfahren! Vollnarkose; Bauchlage.

Nachbehandlung: Wunde offen und sekundär granulieren lassen. Heilungsprozeß 6–8 Wo. Primärverschluß nur bei elektiven und nicht entzündlichen Befunden. Bei Infektion und subkutaner Flüssigkeitsansammlung Eröffnung der Wunde und Sekundärgranulation abwarten. Alternativ bei guter Granulation Sekundärverschluß durch Lappenplastik (☞ 13.1.5).

13.3.6 Ulcus cruris (☞ 15.7.4)   ICD: I 83.0

Ätiologie: Unter dem Ulkus *insuffiziente Perforansvenen* der Cockettschen Gruppe; Strömungsumkehr bei Muskelkontraktion in das oberflächliche Venensystem; dadurch Druckerhöhung mit Ödembildung und anschließender Sklerosierung („hypoxämische Hyperämie"). Folge ist Gewebeuntergang und Ulkusbildung.
- *Venöses Ulcus cruris:* Tiefe Venen normal, chronisch venöse Insuffizienz der oberflächlichen Venen; Hauptursache zusätzlich bestehende insuffiziente Perforansvenen
- *Ulcus cruris postthromboticum:* Schädigung der tiefen Venen ist nicht ursächlich, sondern erst die Ausbildung insuffizienter Perforansvenen.

Diagnostik

Ziel ist es, die Ulkusursache zu finden (venös, postthrombotisch, zusätzliche arterielle Komponente). *Cave:* Bei über Wochen bestehendem Ulkus trotz ausreichender Therapie immer Probeexzision aus dem Rand, um zerfallendes Neoplasma auszuschließen.
Klinische Untersuchung, Dopplersono, Duplexsono, Phlebographie, Angiographie (☞ 6.2, 15.2).

Konservative Therapie

- Allgemein konservative Maßnahmen: *Desinfizierende Bäder,* Kaliumpermanganat, Betaisodona®. Keine antibiotischen Lösungen und Salben.
  Granulationsförderung durch Vielzahl von Substanzen möglich (Streuzucker, 10 % NaCl, Okklusivverband)
- Kompressionsbehandlung
  – Einzig sinnvolle, kausale, konservative Behandlungsmethode durch Verhinderung der Strömungsumkehr in die Perforantes. *Cave:* arterielle Verschlußkrankheit ausschließen (☞ 15.6)
  – Kompressionsverbände (Kurzzugbinden!); am Fuß beginnen; zusätzlich eine das Ulkus überragende *Schaumgummipelotte* unter den Kompressionsverband zur Druckerhöhung anlegen. Nach Abheilung des Ulcus cruris ist die Fortführung der Kompressionstherapie mit einem *Kompressionsstrumpf* nach Maß (meist Kompressionsklasse II) erforderlich, um Rezidive zu verhindern.

Operative Therapie

Einzig kausaler operativer Therapieansatz ist die Unterbindung bzw. Beseitigung der insuffizienten Perforansvenen.
- Chirurgische Freilegung und Ligatur der Vv. perforantes. Je nach Befund, z.B. Stammvarikosis, zusätzlich Venenstripping (☞ 15.7.3)
- Endoskopische **S**ubfasziale **D**iszision der **P**erforansvenen (ESDP) mit Spezialinstrumenten. Zusätzlich wird eine paratibiale Fasziotomie der Unterschenkelfaszie zur Optimierung des Operationsergebnisses diskutiert
- Hautplastiken (☞ 13.1.5) und Hauttransplantation (☞ 13.1.3) bei instabilen Narben im Ulkusgebiet.

13.3.7 Diabetisches Fußsyndrom (DFS)

Ätiol.: nicht traumatisch bedingte Komplikation beim Diabetiker. Ulkusentstehung durch Hautatrophie, Fehlbelastung (Krallenzehendeformität durch Fußmuskelfibrose) und verminderte Sensibilität.

Einteilung nach Arlt:
- Typ A: arterielle Verschlußkrankheit (AVK)
- Typ B: diabetische Polyneuropathie (PNP)
- Typ C: Mischform, sog. Neuro-Angiopathie.

Klinik: Gangrän (meist durch AVK), Mal perforans (durch PNP). Atrophische Haut und Sensibilitätsverminderung (durch PNP). Ulkus. Sekundär bakterielle Besiedlung des Ulkus (infiziertes Mal perforans).

Diagn.: In erster Linie Differenzierung der PNP- und AVK-Ursachen, dann Therapieplanung.

Differenzierung der Ätiologie des des diabetischen Fußes			
Befunde	Diagnostik	AVK	Neuropathie
Ruheschmerz	Anamnese	vorhanden	Schmerzlosigkeit
Belastungsschmerz	Anamnese	vorhanden (Claudicatio intermittens)	Schmerzlosigkeit
Fußpulse	Palpation, Doppler, Duplexdoppler	abgeschwächt bis nicht vorhanden	vorhanden (Normalbefund)
Hauttemperatur	Palpation, Messung	abgeschwächt	normal
Vibrationsempfinden	Stimmgabel (C 128) nach Rydel-Seifer	normal	vermindert bis aufgehoben
Sensomotorik	neurolog. Untersuchung	normal	vermindert bis aufgehoben
Defekt	Untersuchung	art. Gangrän (Akren)	Mal perforans
Defektlokalisation	Untersuchung	Endstrombahn	Druckstellen (z.B. Mittelfußköpfchen)
Knochen	Röntgen in zwei Ebenen	normal	Destruktion, Osteolysen

Mindestuntersuchungsprogramm

- Anamnese, Inspektion, Untersuchung (DD PNP, AVK)
- Kapillardurchblutung, Pulsdiagnostik (Palpation, Doppleruntersuchung mit Druckmessung)
- Neurologische Untersuchung (Reflexstatus, Vibrationsempfinden: Stimmgabel C 128 nach Rydel-Seifer)
- Fuß in zwei Ebenen. *Cave:* Osteolyseherde sind typisch bei PNP, nicht mit Osteomyelitis gleichzusetzen
- Bakteriologische Untersuchung (Abstrich)
- Untersuchung des Schuhwerks (Druckstellen?).

Therapie

- *Beim DFS mit und ohne AVK ist eine medikamentöse Therapie mit z.B.Trental(R), Dusodril (R), Prostavasin (R), Vitaminpräparaten, Thioctsäure ineffektiv. Anwendung ist teuer und verzögert die Anwendung effektiver Therapien*
- *Immer integrales Therapiekonzept (Zusammenarbeit von Chirurg, Internist, orthopädischem Schuhmacher). Alleinige lokale Wundbehandlung beim DFS bringt keine Abheilung der Läsionen.*

Allgemeine Maßnahmen

- Normoglykämie anstreben (☞ 4.7)
- Druckentlastung (Sohleneinlagen, entlastendes Schuhwerk, Orthesen, evtl. Rollstuhl)
- Prophylaxe: Schulung über Fußpflege, Beseitigung von Nagelproblemen (Mykosen, Ungus incarnatus, ☞ 13.4.2), Abtragung von Hyperkeratosen
- Antibiose (☞ 10.4). Grundsätzlich: immer nach Antibiogramm. Bei ausgeprägter Entzündung:
  - *Soforttherapie* parenteral (120 mg Gentamycin über 3 Tage + Cepaholasporin oder Breitbandpenicillin über 7 Tage
  - Dann *Anschlußbehandlung* nach Antibiogramm (Dauer bis zum Verschwinden von Infektionszeichen)
  - Bei Knochenbefall *Langzeitbehandlung* (Ciprofloxazin, Clindamycin, Lincomycin, Penizillin, 1/2–1 Jahr)
- Wundbehandlung:
  - Granulationsförderndes Milieu schaffen (Nekrosenentfernung, s.u.)
  - Infektion therapieren: geringe therapeutische Agressivität zugunsten der frischen Granulation, d.h. Spülung nur mit Ringer®-Lösung (evtl. Dauerspülung). *Cave:* nicht mit NaCl spülen (gewebetoxisch).

Operative Therapie

- Akutmaßnahmen: nekrotisches Gewebe und überschießenden randständigem Kallus entfernen; dann konservative Behandlung
- Lokale chirurgische Sanierung. Ziel: Beseitigung des inneren Druckes (Entfernen der Mittelfußköpfchen von dorsal
- Amputation bei schwerer Osteomyelitis, nach Versagen der kons. Therapie in Verbindung mit der lokalen chirurgischen Sanierung.

13.4 Chirurgie der Hautanhangsgebilde

13.4.1 Paronychie, Panaritium ICD: L 03.0

Eitrige Entzündung der Finger zumeist auf dem Boden von Bagatellverletzungen. Erreger: in der Regel Staphylokokken, evtl. in Mischkultur mit gramnegativen Stäbchen.

Klinik: Rötung, Schmerzen besonders auf Druck, Fluktuation, Schwellung, evtl. Lymphangitis (☞ 21.3.4). Präoperative, heftige Schmerzen sprechen für ein Kragenknopfpanaritium!

Diagnostik
- Ausschluß von Diabetes, Leukämie, Durchblutungsstörungen. Bei chronisch rezidivierender Nagelwallinfektion Ausschluß von Mykosen
- Rö zum Ausschluß einer Knochenbeteiligung (Panaritium ossale)
- Nach Inzision Abstrich
- *Cave:* Beteiligung der Sehnenscheiden ausschließen! Schmerzen bei passiver Streckung. Zeichen der *Sehnenscheidenphlegmone:*
  - Leichte Beugestellung der betroffenen Finger-/Handabschnitte
  - Extreme Druck- und Klopfempfindlichkeit
  - Ansonsten Versorgung durch Handchirurgen (immer in Fachabteilung überweisen!).

Panaritium	Therapie
Paronychie (paraunguales Panaritium)	OP-Technik (in Oberstscher Leitungsanästhesie): Eröffnung am Nagelrand; Einlegen einer kleinen Gummilasche; seitliche Keilexzision parallel zum seitlichen Nagelrand (bei rezidivierender seitlicher Paronchie). *Cave:* bei Paronychie der prox. Nagelmatrix: Entfernung von darüberliegenden Nagelanteilen (= ungestörter Sekretfluß). Distalen Restnagel als Schiene für den nachwachsenden Nagel belassen. Matrix durch OP nicht schädigen!
Panaritium subunguale - **distal:** Stichverletzung unter dem freien Nagelrand - **proximal:** Ausbreitung einer Paronchie	- distale Keilexzision - Türflügelartige Inzision und Abheben des prox. Nagelwalles vom Nagel (Infektausräumung); Entfernung des prox. Nagels.
Panaritium cutaneum Eiteransammlung unter dem Epithel innerhalb der Kutis	Tangentiale Blasenabtragung. *Cave:* Immer den Wundgrund auf einen Fistelgang aus der Tiefe sondieren (→ Kragenknopfpanaritium)
Panaritium subcutaneum	Inzision. Durchgehende Inzisionen (Fischmaulschnitt) vermeiden; bei Eiterungen über dem Mittel- und Grundgelenk schräge Schnittführung, evtl. W-förmig erweitern
Kragenknopfpanaritium	Wetzsteinförmige Exzision nach tangentialer Blasenabtragung des oberflächlichen kutanen Panaritiums

Postop. Nachsorge
- Ruhigstellung: Unterarmschiene in Funktionsstellung (☞ 2.7.3) für 3–5 Tage, bis Entzündungszeichen sich zurückgebildet haben
- Tägl. Handbäder, tägl. Verbandswechsel und Inspektion durch behandelnden Arzt!

Sonderformen

Panaritium ossale und articulare (Osteitis ☞ 10.1)

Panaritium mit Einbeziehung des Knochens und/oder zusätzlich des Fingerendgelenkes (Panaritium articulare).

Behandlungsprinzipien: **P. ossale:** Entlastungsschnitt, Eiterabfluß schaffen, Drainage, Einlage von Refobacin (PMNA)-Ketten, Ruhigstellung. Nekrosektomie, evtl. Sequesterentfernung im Endgelenksbereich. **P. articulare:** Entlastungsschnitt und Eröffnung des Gelenkes (Gelenkempyem!). Prognose schlecht: Gelenkfunktion kann meist nicht erhalten werden, spätere Gelenkarthrodese notwendig.

Panaritium tendineum

Panaritium mit Einbeziehung der Sehnenscheide (= Phlegmone!). Ernste **KO:** rasche Ausbreitung in andere Sehnenscheiden (V-Phlegmone, Palmarphlegmone); rasche Ödementwicklung mit Drucksteigerung und folgender Sehnennekrose.

Behandlungsprinzipien: sofortige op. Entlastung, Saug-Spüldrainage der Sehnenlager, offene Behandlung, Erhalt der Sehne **nur,** wenn die Sehnenoberfläche spiegelnd und das Exsudat serös ist. Entfernung der Sehne unter Erhalt der Ringbänder, wenn Sehne aufgequollen und grün verfärbt ist. Einlage von PMA-Ketten, später Silikonstab als Platzhalter und Sehnensekundärrekonstruktion.

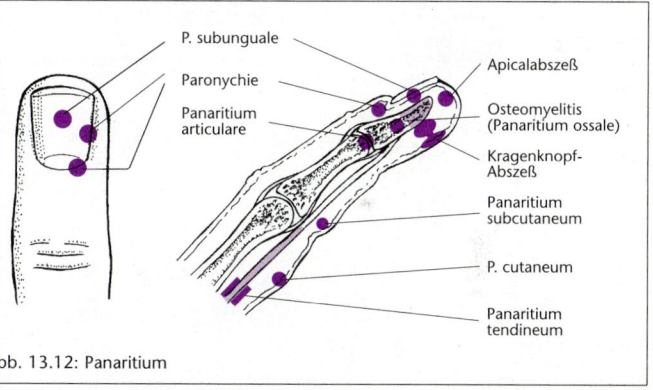

Abb. 13.12: Panaritium

3.4.2 Unguis incarnatus („Eingewachsener Zehennagel") ICD: L 60.0

Ätiol.: Druck des seitlichen Nagelwalles gegen den scharfen Nagelrand. Wucherung der Weichteile über dem Nagel durch chron. Entzündung. Am häufigsten betroffen ist die Großzehe (enges Schuhwerk, falsche Nagelpflege – seitlicher Nagelrand wird zu kurz geschnitten).

Konservative Therapie

- Herunterziehen des überwuchernden Nagelwalles mit einem Leukoplastpflaster (alle 2 Tage erneuern)
- Enges Schuhwerk vermeiden
- Unterschieben eines Plastikschienchens in LA für 3–4 Wochen
- Bei zusätzlichen Entzündungen Fußbäder (Kamillosan®).

OP Operative Therapie
- Indikation großzügig stellen, da konservative Therapie häufig zu Rezidiven führt
- Absolute Indikation bei Eiterungen (Paronychie)
- *Cave:* Operation bei peripheren Angiopathien vermeiden
- *Technik: laterale Keilexzision* von Nagelrand und Nagelbett mit Ausrottung der lateralen Nagelmatrix (Emmet-Plastik)
- *Cave:* Nagelmatrix reicht meist weit nach proximal. Reste führen zu Rezidiven! Immer in Blutsperre operieren (Gummischlauch).

OP Postoperative Behandlung
Offenlassen der Wunde, Wundpflege mit Salbenstreifen.

Frank Michael Hasse
Kay Goerke

14

Mammachirurgie

14.1	Checkliste Anatomie	358
14.2	**Leitsymptome und ihre Differentialdiagnose**	**358**
14.2.1	Knoten ICD: N 63	358
14.2.2	Mamillensekretion ICD: N 64.5	359
14.2.3	Hautveränderungen	359
14.2.4	Schmerzen	359
14.2.5	Axilläre Tumoren	360
14.3	**Diagnostische Methoden**	**360**
14.3.1	Anamneseerhebung	360
14.3.2	Klinische Untersuchung	360
14.3.3	Bildgebende Verfahren	361
14.3.4	Biopsie und Zytologie	363
14.4	**Perioperatives Management**	**363**
14.4.1	Präoperative Maßnahmen	363
14.4.2	Operation	364
14.4.3	Postoperative Behandlung	365
14.5	**Gutartige Veränderungen der Brust**	**365**
14.5.1	Zysten ICD: N 60.X	365
14.5.2	Fibroadenome ICD: D 24	365

14.5.3	Andere benigne Tumoren ICD: D 24	366
14.5.4	Mastopathie ICD: N 60.X	366
14.6	**Mammakarzinom**	**367**
14.6.1	TNM-Klassifikation des Mamma-Ca	368
14.6.2	Richtlinien zum Therapieentscheid	369
14.6.3	Operative Therapie der Tumoren-in-situ (TIS)	370
14.6.4	OP-Verfahren beim Mammakarzinom	371
14.6.5	Postoperative Behandlung	372
14.6.6	Brustwiederaufbaumethoden	373
14.6.7	Hormon-, Chemo-, Strahlentherapie	375
14.7	**Erworbene und angeborene Entwicklungsstörungen der Brust**	**376**
14.7.1	Mammahypertrophie, -hyperplasie, Makromastie ICD: N 62	376
14.7.2	Gynäkomastie ICD: N 62	377
14.7.3	Mammahypoplasie ICD: Q 83.8	377
14.8	**Entzündungen (Mastitis, Mammaabszeß)**	**378**

14.1 Checkliste Anatomie

Brustdrüse
*Organ der Subkutis, liegt der Faszie des M. pectoralis major auf und ist auf dieser verschieblich. Die Brustdrüse besteht aus 15–20 verzweigten tubulären Einzeldrüsen und besitzt in der Regel oben außen einen Ausläufer („axillary tail"). Dünne Bindegewebsstränge (Coopersche Bänder) ziehen von der Muskelfaszie durch den Brustdrüsenkörper bis in die Dermis (Leitstrukturen bei subkutaner Mastektomie ☞ 14.6.4). Klinische Einteilung der Brust in **vier Quadranten**: oben außen, oben innen, unten außen, unten innen (☞ auch Abb. 14.3).*

- **Arterielle Blutversorgung:** Äste aus der A. thoracica interna, der A. thoracica lateralis sowie Zweige aus den Aa. intercostales.
- **Venöser Abfluß:** über die Vv. thoracicae internae und laterales, Bauchwand- und Interkostalvenen.
- Der **regionäre Lymphabfluß** erfolgt (☞ 14.4):
  - in die *ipsilateralen* Lk an der A. mammria interna entlang des Sternumrandes.
  - in die *axillären* Lk, die in drei Ebenen (Level) unterteilt werden:
  Level I (untere Axilla): lateral vom lateralen Randes des M. pectoralis minor.
  Level II (mittlere Axilla): zwischen dem medialen und lateralen Rand des M. pectoralis minor, sowie die interpektoralen Lk.
  Level III (apikale Axilla): medial des medialen Randes des M. pectoralis minor einschließlich der als subklavikulär, infraklavikulär oder apikal bezeichneten Lk.

14.2 Leitsymptome und ihre Differentialdiagnose

14.2.1 Knoten   ICD: N 63

> ⚠ Jeder palpable Knoten der Mamma muß histologisch abgeklärt werden, auch Tastbefunde ohne Korrelat in der bildgebenden Diagnostik!

Bei der Anamnese ist neben dem Zeitpunkt des ersten Auftretens insbesondere zu fragen nach *Mamillensekretion* (Ca?), *Risikofaktoren* für Mamma-Ca (familiäre Brustkrebsbelastung, Östrogenmedikation, Krebserkrankungen), *Schmerzhaftigkeit* (Entzündung?). *Cave:* Anamnestische Angaben bezüglich des Auftretens des Knotens sind oft ungenau, bedingt durch ein Kausalitätsbedürfnis der Patientin (z.B. vor vier Wochen gestoßen ...)

Differentialdiagnose des Mamma-Knotens
- Fester, nicht druckdolenter, solitärer Knoten, häufig unregelmäßig begrenzt: V.a. **Mamma-Ca** (☞ 14.6). Altersgipfel 40–70 Jahre, in 55 % im oberen äußeren Quadranten
- Stark druckschmerzhafter Knoten mit Entzündungszeichen (Rötung, Überwärmung), Temperaturerhöhung, axilläre Temperaturdifferenz re-li: V.a. **Mastitis** (☞ 14.8), meist als *Mastits puerperalis* im Wochenbett, bei Fluktuation **Abszeß**
- Glatt begrenzter Knoten mit mäßiger Druckschmerzhaftigkeit, z.T. eindrückbar oder fluktuierend, Altersgipfel 45–55 Jahre: V.a. **Zyste** (☞ 14.5.1)

14.2 Leitsymptome und ihre Differentialdiagnose

- Diffuse Verdichtung des Drüsenparenchyms evtl. mit zyklusabhängigen, meist prämenstruell auftretenden Schmerzen, oft in beiden Mammae, gelegentlich mit Mamillensekretion: V.a. **Mastopathie** (☞ 14.5.4)
- Wenig druckdolenter Knoten, häufig multiple, dicht beieinander liegende Befunde mit glatter Oberfläche aber gelappter Struktur, manchmal gummiartig eindrückbar, Altersgipfel 15–30 und 40–55 Jahre: V.a. **Fibroadenom** (☞ 14.5.2)
- Subkutaner, weicher bis mittelderber Knoten, nicht druckdolent: **Lipom, Chondrom, Myxom, Fibrom und Atherom** (☞ 14.5.3)
- Mäßig bis stark druckdolenter, flächiger Knoten mit livider Hautverfärbung, ggf. mit Trauma in der Anamnese: **Hämatom**
- Spannungsgefühl beider Mammae, oft mit Überwärmung: **Milcheinschuß post partum.**

14.2.2 Mamillensekretion   ICD: N 64.5

Immer diagnostisch abklären!

- Beidseitiger klarer oder milchiger Ausfluß (= Galaktorrhoe): V.a. **Hyperprolaktinämie.** Häufige Gründe: Medikamente (Psychopharmaka), Hypophysenadenom, idiopathisch, Hypothyreose
- Einseitiger oder beidseitiger milchiger Ausfluß: V.a. **Mastopathie** (☞ 14.5.4)
- Blutiger und blutig-seröser Ausfluß: V.a. **Milchgangspapillom** (☞ 14.5.3) oder **Karzinom** (☞ 14.6)
- Gelblich-eitrige Sekretion: V.a. **Mastitis/Abszeß** (☞ 14.8), gelegentlich bei Duktektasien oder Fibroadenomen, Karzinomen.

14.2.3 Hautveränderungen

Zur genauen Beurteilung der Hautveränderungen muß die Brust gegenüber der Unterlage (M. pectoralis major) bewegt werden, am einfachsten durch langsames Heben und Senken der Arme.
- Einziehungen der Haut oder Vorwölbungen: V.a. **Tumor**, evtl. **Narbe**
- Ekzeme im Bereich der Mamille und der Areola: V.a. **M. Paget** (☞ 14.6)
- Feinhöckerige Hautveränderungen (Orangenhaut, peau d'orange): V.a. **Mamma-Ca** (☞ 14.6)
- Mamillenretraktion (neu aufgetreten): V.a. **Mamma-Ca** (☞ 14.6)
- Umschriebene Rötung mit Überwärmung und Druckschmerzhaftigkeit: V.a. **Mastitis/Abszeß** (☞ 14.8). **DD:** inflammatorisches Mamma-Ca (☞ 14.6).

14.2.4 Schmerzen

- Spannungsgefühl beider Mammae, zyklusabhängig, meist prämenstruell: **Mastodynie,** V.a. **Mastopathie,** V.a. **Corpus-luteum-Insuffizienz.** DD: Gravidität
- Umschriebene Dolenz mit Überwärmung und Rötung: V.a. **Mastitis** (☞ 14.8). **DD:** inflammatorisches Ca
- Druckdolenter Knoten, gut abgrenzbar: V.a. **Zyste, Fibroadenom** (☞ 14.5.1 und 14.5.2).

14.2.5 Axilläre Tumoren

Supraklavikuläre und zervikale Lymphknoten mituntersuchen!

- Nicht druckdolente, vergrößerte, meist derbe oder steinharte Lk: V.a. **Mamma-Ca-Metastasen** (☞ 14.6.7). **DD:** M. Hodgkin, Lymphosarkom, akute lymphatische Leukämie
- Druckdolente vergrößerte Lk: reaktiv bei **Mastitis**, Entzündungen im Bereich der oberen Extremitäten. **DD:** Toxoplasmose, Mononukleose, Lupus erythematodes disseminatus
- Mäßig druckdolenter, mittelderber unregelmäßiger Knoten: V.a. **akzessorischen Drüsenkörper**. Fällt meist post partum bei Beginn der Laktation auf
- Druckdolenter, subkutan liegender Knoten: V.a. **Schweißdrüsenabszeß** (☞ 13.3.3).

14.3 Diagnostische Methoden

14.3.1 Anamneseerhebung

Besonders fragen nach:
- Schmerzen in der Brust, vermehrtem Druckgefühl, Überwärmung, Größenzu- oder -abnahme der Brust, Flüssigkeitsabsonderung aus der Brustwarze
- Vorbestehende Mammaerkrankungen und Operationen (hierzu zählen auch Inzisionen bei Abszessen und Mastitis puerperalis)
- Familienanamnese, insbesondere Mamma-Ca
- Graviditäten und ausgetragene Schwangerschaften, Stillzeiten
- Zyklusanamnese, Menarche und Menopause
- Gynäkologische OPs (Adnexektomie), Bestrahlung im Genitalbereich (Rö-Kastration)
- Medikamenteneinnahme (Hormone, Schilddrüsenmedikation)
- Mammographie.

14.3.2 Klinische Untersuchung

Inspektion

Im Stehen oder Sitzen, zusätzlich in Rückenlage und bei vornübergeneigtem Oberkörper. Arme zuerst hängend, dann zur besseren Beurteilung der Haut eine passive Bewegung der Brust durch Heben und Senken der Arme (Fixierung der Brust auf der Pektoralisfaszie?)
- Vergleich beider Brüste: Symmetrie bezüglich Form, Größe, Mamillen (beide Mammae sind nur selten gleich groß)
- Narben? Rötung (umschrieben, generalisiert)
- Vorwölbungen durch Lymphödem der Haut über einem Malignom, Hämatome, Ekzeme
- Mamille: ver- oder eingezogen, Sekretion (Betrachtung der Kleidung), Sekretkruste
- Inframammärfalte nicht vergessen!
- Axilla, Fossa supraclavicularis: Verdickung, Vorwölbung (LK-Vergrößerung)
- Arm: Schwellung (Lymphödem, Venenthrombose), venöser Kollateralkreislauf.

Palpation

Zunächst bei stehender, dann bei liegender Pat. mit hinter dem Kopf verschränkten Armen. Die Palpation selbst erfolgt zum einen bimanuell, zum anderen mit einer Hand gegen die Brustwand
- Verschieblichkeit des Tumors gegenüber dem restlichen Parenchym, gegenüber der Haut und gegenüber der Unterlage
- Oberflächenstruktur und Form, Lokalisation des Befundes, am besten in Uhrzeit (1–12 Uhr) und in cm-Entfernung vor der Mamille dokumentieren, bei sehr großen Prozessen Angabe des Quadranten
- Um eine Sekretion von Mamillensekret zu provozieren, wird die Brust von radiär nach zentral in jedem Quadranten mit mäßigem Druck ausgestrichen, danach der Retromamillarraum extra leergedrückt. Evtl. auftretendes Sekret sollte immer zytologisch, bei V.a. Mastitis auch mikrobiologisch untersucht werden.

14.3.3 Bildgebende Verfahren

Mammographie

Standardaufnahme der Mamma bei aufrechter Pat. im kranio-kaudalen und medio-lat. Strahlengang. Bei path. Befunden ggf. besondere Zielaufnahmen oder axilläre Aufnahmen. Am günstigsten in der ersten Zyklushälfte, da sonst durch prämenstruelle Gewebeverdichtung schlechter beurteilbar.

Indikation

- Reduzierung unnötiger Probeexzisionen z.B. bei einer Zyste
- Präop. Durchführung der Mammographie zur genauen Lokalisation des (palpablen) Befundes; kann noch nicht tastbare weitere Befunde aufdecken (in 1–5 % kontralaterales Auftreten eines Mamma-Ca!).
- Brustkrebsfrüherkennung: Entdeckung von klinisch unauffälligen Karzinomen. Eindeutiger Überlebensvorteil durch konsequente Mammavorsorgeuntersuchung erwiesen. Empfehlung: ab dem 30 Lj. einmalige Basismammographie, ab dem 40. Lj. 2-jährliche Kontrollen. Bei Risikofaktoren: jährliche Kontrolle.

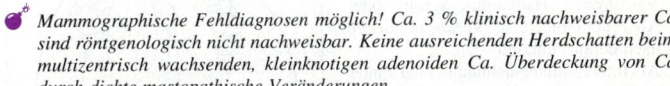

Mammographische Fehldiagnosen möglich! Ca. 3 % klinisch nachweisbarer Ca sind röntgenologisch nicht nachweisbar. Keine ausreichenden Herdschatten beim multizentrisch wachsenden, kleinknotigen adenoiden Ca. Überdeckung von Ca durch dichte mastopathische Veränderungen.

Differentialdiagnosen in der Mammographie

- **Mastopathie:** klein- bis grobknotige, multiple Verschattungen, gelappt oder konfluierend
- **Zysten und Fibroadenome:** glatte Randkonturen, homogene Verdichtung (*Cave:* Gallert-Ca oder medulläres Karzinom kann auch eine glatte Begrenzung hervorrufen; Indikation zur Punktion oder PE gegeben!).

> **Malignitätskriterien in der Mammographie**
> **Mikroverkalkungen:** wichtigstes Kriterium bei *duktalen Karzinomen*. Größe ca. 0,1 mm (Lupenbetrachtung!); amorph und bizarr geformt, herdförmige Anordnung. **DD:** gutartige Verkalkung meist grobscholliger, schwierig zu unterscheiden! OP-Indikation zur Abklärung großzügig stellen.
> **Radiäre Ausläufer ("Krebsfüßchen"):** Unterschiedlich konturierte Verdichtungsherde. Pathognomonisch für szirrhös wachsende Karzinome sind faserige, das normale Bindegewebe durchbrechende Fein- und breite Stränge, meist radiär angeordnet (klinisch Retraktion von Haut und/oder Mamille!). **Kutane Verdickung:** Lymphangiosis carcinomatosa beim inflammatorischen Mamma-Ca (☞ 14.6). **DD:** (akute) Mastitis.

Galaktographie

Bei path. Milchgangsekretion (insbes. braun oder blutig) wird der betroffene Milchgang nach Abnahme eines zytologischen Abstriches von der Mamille aus vorsichtig sondiert und dilatiert (Spezialkatheter). Anschließend werden über eine flexible Kanüle 0,2–0,5 ml wasserlösliches Kontrastmittel (z.B. Angiographin®) injiziert und danach eine Röntgenkontrolle in 2 Ebenen angefertigt.

Zu erkennen sind: Duktektasien, Milchgangsaussparungen, Milchgangsabbrüche, Kompression des Milchganges von außen. **Ind.:** Obligatorisch bei allen einseitigen Galaktorrhoen; blutig tingierte Absonderung aus der Mamille.

Sonographie

Durchführung mit Linear-Scanner oder Curved Array Scanner und 5 oder 7,5 MHz-Schallkopf.

Indikationen
- KI für die Mammographie, z.B. Schwangerschaft
- Fehlende, mammographische Erfaßbarkeit eines Befundes: z.B. exzentrisch gelegene, axilläre oder supra- bzw. infraklavikuläre Befunde (V.a. Lokalrezidive nach Mastektomie); kleiner Tumor; thoraxwandnaher Prozeß
- Eingeschränkte Beurteilbarkeit durch Mammographie
  - Rö-dichte Mamma bei jungen Patientinnen, starke mastopathische Veränderungen
  - Zustand nach prothetischem Brustaufbau (Silikonprothesen)
- V.a. Zysten, Hämatom-, Serom- oder Abszeßbildungen; *Verlaufskontrolle* nach deren Punktion
- Als Intervalluntersuchung bei bekannter zystischer Mastopathie (zwischen den konsequent zusätzlich einzuhaltenden Mammographieterminen!)
- Sonographiegesteuerte Punktionen.

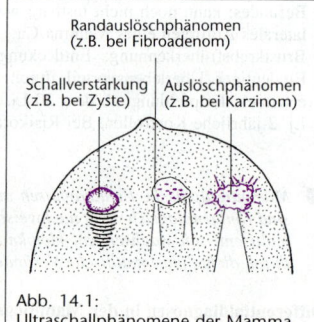

Abb. 14.1: Ultraschallphänomene der Mamma

MRT und CT

- *MRT:* Noch keine Routine (Kosten, Verfügbarkeit: Spezial-Mammaspule erforderlich). Z.Zt. die Untersuchung mit der höchsten Sensitivität und Spezifität zur Entdeckung von kleinen Mamma-Ca. **Ind.:** Diskrepanz zwischen radiologischem, sonographischem oder klinischem Befund; Klärung einer Multizentrizität
- *CT:* Generell nicht zu empfehlen (Kosten, Verfügbarkeit, Zeitaufwand). Zu große Schichtdicken lassen kleine Befunde evtl. nicht erkennen.

14.3.4 Biopsie und Zytologie

Biopsie: Bei *palpablen Knoten* intraop. Schnellschnittuntersuchung; bei malignem Ergebnis Weiterführung der OP.
Zyste (durch Ultraschall gesichert): durch Punktion entleeren, Material zur bakteriologischen und zytologischen Untersuchung.

Tumor nie punktieren, wenn Malignitätskriterien (☞ 14.3.3) in der Mammographie vorliegen. Kunstfehler! Ausnahme: histolog. Sicherung eines inoperablen Tumors vor Chemotherapie oder primärer Radiatio.

Zytologie: Gibt Hinweise auf ein Malignom, kann aber invasiven Prozeß nie beweisen. Hierzu ist eine Histologie notwendig. Die Rate von falsch negativ zytologischen Befunden (ca. 10 %) ist i.d.R. auf unzureichende Materialentnahme zurückzuführen.

14.4 Perioperatives Management

14.4.1 Präoperative Maßnahmen

... auf Station (allg. Maßnahmen ☞ 3.1)

- *Aufklärung:* Chirurgische Vorgehensweise und evtl. notwendige Mastektomie (je nach intraop. Schnellschnittergebnis). Gefahr des Armlymphödems nach axillärer Lymphadenektomie; Schnittführung
- *Blutkonservenanforderung:* ggf. 3 Konserven für Mammareduktionsplastik (je nach klinikinternem usus). **Cave:** Reduktionsplastik ist ein elektiver Eingriff. Immer Eigenblutspende veranlassen!
- *Rasur:* Achselbehaarung entfernen (möglichst direkt präop.)
- *Thromboseprophylaxe* (☞ 3.1.8, 30.6), Beginn bis zu 2 Std. vor OP.

... im OP

- **Lagerung:** Rückenlage (☞ 3.2, Abb. 3.1), Erhöhung des Thoraxbereiches um ca. 3–5 cm. Beide Arme in ganzer Länge auf gepolsterter Schiene abduzieren (Winkel jedoch < 90°. **Cave:** Plexuslähmung bei Überstreckung)
- *Alternativ:* Hochlagerung des Armes auf der zu operierenden Seite an einem geeignetem Narkosebogen (im Sinne eines einseitig offenen Winkelstabes; Horizontalschienenstück mit gepolsterter Armschale). **Cave:** Überstreckung des Armes vermeiden, Schulter der Pat. nicht anheben. *Vorteil:* bessere Exposition der Axilla.
- Perioperative Antibiotika-Prophylaxe

14.4.2 Operation

Schnittführung: Bei jeder Brust-OP kosmetische Gesichtspunkte berücksichtigen.
- **Günstig:** *Paraareolarschnitt, Submammärschnitt* (besonders bei thoraxwandnahen Prozessen). *Axilläre Inzision* in der vorderen Axillarfalte für Befunde im oberen äußeren Quadranten (wenn Zugang bei Paraareolarschnitt nicht mögl.)
- **Ungünstig:** *Radiärschnitte,* wenn möglich, vermeiden, ggf. nur noch im Bereich des oberen äußeren Quadranten verwenden.

Probeexzision: *Jeder palpable Knoten, auch der mammographisch nicht nachgewiesene, muß histologisch abgeklärt werden.* Verdächtigen Befund *in toto* exstirpieren.
- Abklären, ob *präop. Markierung* durch Radiologen (Nadel, Farbstoff) erforderlich ist (z.B. mammographisch nachgewiesener aber nicht tastbarer Befund)
- Wenn möglich, vor Schnellschnittuntersuchung OP-Präparat röntgen, mit den Mammographiebildern vergleichen!
- Resektionsgrenzen des OP-Präparats mit verschiedenen Fäden markieren (z. B. 12 Uhr, 3 Uhr etc.) zur genauen Lokalisation des nachzuresizierenden Bereiches bei unvollständiger Resektion
- Redon-Drainagen submamillär oder axillär ausleiten (= unauffällige Narbenbildung)
- Bei CA-Nachweis (SS) sofort endgültige OP anschließen (präop. Aufklärung!).
- Gewebe zur Rezeptorbestimmung auf Eis asservieren.

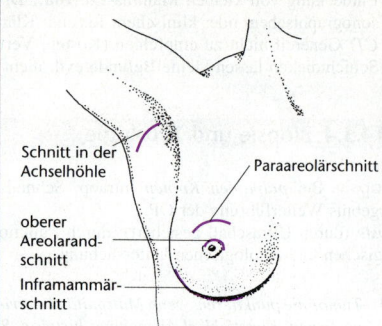

Schnittführungen zur PE

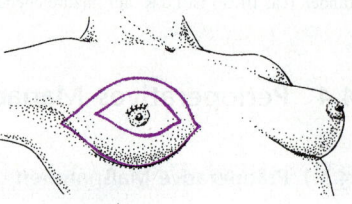

Schnittführungen zur Mastektomie

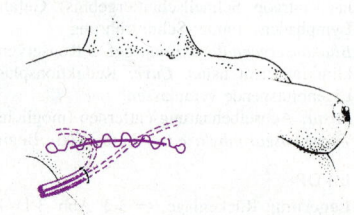

Zustand nach der Hautnaht mit Redondrainage

Abb. 14.2:

14.4.3 Postoperative Behandlung

- Thromboseprophylaxe (☞ 3.1.8, 30.6, 3.3.3)
- Kostaufbau: bei kleinen OPs üblicher Kostaufbau (☞ 3.3.3), bei großen Lappenplastiken erst am ersten postoperativen Tag Tee (*Cave:* Nachblutung)
- Arm der operierten Seite in Abduktion auf ein Kissen erhöht lagern
- Schultergelenk ab dem ersten postop. Tag aktiv und passiv bewegen (KG), sonst Gefahr der Einsteifung
- Ab 2. postop. Tag täglicher Verbandswechsel. Redon-Drainage ziehen, wenn seröses Fördervolumen < 30 ml/d (i.d.R. am 3.–4. postop. Tag)
- Fädenentfernung: Bei Einzelfäden 10.–12. Tag, wenn Wunde unter Spannung 14.–16. Tag.

14.5 Gutartige Veränderungen der Brust

14.5.1 Zysten   ICD: N 60.X

Meist intramammäre Sekretionszysten im Rahmen einer fibrös-zystischen Mastopathie (☞ 14.5.4). Altersgipfel: Perimenopause (45–55 Jahre). Zu unterscheiden sind Mikrozysten (1–2 mm Durchmesser) und Makrozysten. Durch Einblutung ist das Sekret häufig blau-grünlich verfärbt.

Diagn.: Mammographie, Sonographie.

Ther.: Bei *Malignitätsverdacht* Exstirpation (☞ 14.4.2). Bei *nicht malignitätsverdächtigem Befund:* Punktion der Zysten unter Ultraschallkontrolle, zytologische Untersuchung des Sekrets, Pneumozystographie im gleichem Untersuchungsgang wie Mammographie. *Vorteil:* bessere Beurteilbarkeit der Zystenwand (Merke! Maligner Befund in einer Zyste gilt als Rarität). Kontrolle (Mammographie) nach ca. 6 Mon.

Sonderform: Juvenile Zysten bei Frauen < 20 Jahre **nie** punktieren, da extrem große Gefahr der Entzündung. Regelmäßig (alle 3–6 Monate) sonographisch kontrollieren. Spontanremissionsrate > 90 %).

14.5.2 Fibroadenome   ICD: D 24

Häufigste gutartige Neubildung der Mamma vor der Menopause (ca. 30 % aller Frauen). Altersgipfel: 20 bis 24 Jahre, danach Plateau bis 44 Jahre. Meist solitäre Knoten, in 10 % multipel, in 5 % bilateral. Mittlere Größe 1–2 cm, 60 % 5 cm. Kein erhöhes Risiko für ein Mamma-Ca. In der Gravidität häufig Größenzunahme. Orale Kontrazeptiva senken die Rate an Fibroadenomen bei langandauernder Einnahme.

Sonderform: Cystosarkoma phylloides (= proliferierendes Fibroadenoma phylloides), ca. 3 % aller Fibroadenome. Benigner Tumor auf dem Boden eines Fibroadenoms, im Extremfall bis 3 kg Gewicht, oft mit zungenförmigen Ausläufern ins umgebende Drüsenparenchym. Bei unvollständiger Exzision sehr hohe Rezidivneigung. *Cave:* Maligne Entartung möglich.

Therapie: Exstirpation.

14.5.3 Andere benigne Tumoren ICD: D 24

Lipome: Intramammäre Fettgewebswucherung, meist abgekapselt. Nach Trauma können Fettgewebsnekrosen mit Ausbildung von Ölzysten oder sekundären Verkalkungen vorkommen.

Hamartome (= Adenolipom, Mastom): *Lokalisierte Proliferation von Mantel-, Stütz- und Fettgewebe der Brust („Mamma in der Mamma").* Klinisch Ausbildung eines gut abgrenzbaren, mit Pseudokapsel umgebenen, intraop. meist stumpf herauszulösenden Tumors.

Milchgangspapillome: *Einzelne (= solitäres Papillom) oder multipel (= Milchgangspapillomatose) vorkommende Epithelproliferation der Duktuszellen.* Papillome kommen meist bei fibrös-zystischer Mastopathie vor. Erhöhtes Entartungsrisiko bei der multiplen und diffusen Papillomatose.
Klinik: Blutige oder seröse Milchgangsekretion.
Diagnostik: Galaktographie, Zytologie.
Therapie: Bei auffälliger Zytologie und/oder Galaktographie Duktektomie oder Keilresektion des Mammaparenchyms. Prä- oder intraoperative Darstellung des Gangsystems mit Methylenblau. Bei diffuser Papillomatose subkutane Mastektomie evtl. bei unauffälliger Zytologie und auf Wunsch der Pat. abwartendes Vorgehen mit kurzfristigen galaktographischen und mammographischen Kontrollen.

14.5.4 Mastopathie ICD: N 60.X

Syn.: Mastopathia cystica fibrosa, Dysplasie der Mamma. Umbaureaktion der Mamma (Altersgipfel 46–52 Jahre). Fibrosierungen, intraduktale Epithelproliferationen, Gangektasien und Zystenbildung durch Progesteronmangel und relativen Östrogenüberschuß. Häufigste gutartige Erkrankung der Mamma (bei 40–50 % aller Frauen).

- **Mastopathie Grad I:** *Keine* Epithelproliferation, ca. 70 % aller Mastopathien, minimal erhöhtes Karzinomrisiko
- **Mastopathie Grad II:** *Epithelproliferation ohne Atypien*, ca. 20 % aller Mastopathien. Intraduktale, epitheliale und myoepitheliale Zellproliferation ohne Dysplasien und Atypien, gering erhöhtes Karzinomrisiko
- **Mastopathie Grad III:** *Epithelproliferationen mit Atypien*, Frequenz ca. 10 %. Epithelproliferationen mit eindeutigen Atypien, Erhöhung des Karzinomrisikos etwa um Faktor 3 (Präkanzerose)
  - **Mastopathie Grad IIIa:** Dysplasie mit mäßiger Atypie
  - **Mastopathie Grad IIIb:** Dysplasie mit gehäufter Atypie (Carcinoma in situ).

Klinik: Spannungs- und Druckschmerz, gehäuft vor Einsetzen der Monatsblutung.
Diagnostik: Palpatorisch unregelmäßige Verdichtung und Verhärtung. Mammographie (☞ 14.3.3), PE und Gewebeuntersuchung.
Therapie: Bei Mastopathie Grad I oder II symptomatische Therapie. Bei Knotenbildung nach histologischer Sicherung antigonadotrope Steroide (Danazol = Winobanin® 2 x 100–200 mg/d). Bei Mastopathie Grad III mit zusätzlichen Risikofaktoren (pos. Familienanamnese, Alter der Pat., Karzinophobie) evtl. subkutane Mastektomie (Erhalt der Mamille, ggf. mit gleichzeitigem Brustaufbau durch subkutane oder subpektorale Prothese).

14.6 Mammakarzinom

ICD: C 50.X

Häufigster maligner Tumor der Frau (24 % aller Malignome). Altersgipfel: 40. Lj. und Postmenopause. 75 % invasiv duktales Ca, 10 % lobuläres Ca.

Sonderformen
M. Paget oder *Paget-Karzinom:* Intraduktales Ca mit Ausbreitung intraepidermal über Mamille und Areola. Leitsymptom: Ekzem der Mamille/Areola, blutige Sekretion.
Inflammatorisches Karzinom: Ausgedehnte Ausbreitung des Ca in Lymphspalten mit Entzündungszeichen. Infauste Prognose, Überlebenszeit 1–2 Jahre.

Klinik
Frühzeichen: tastbare Knoten (klein, noch frei beweglich). **Spätzeichen:** Warzenveränderungen (Einziehung, Nässen), Peau d'orange (= Ödem), Hautdurchbruch. *Zeichen der Inkurabilität:* Cancer en cuirasse (= den Brustkorb panzerförmig umgebendes Ca mit Infiltration der Haut), Fixation der Brust auf der Thoraxwand, ausgedehnte axilläre Lymphdrüsenpakete. *Zeichen von Fernmetastasen:* Knochenschmerzen (Rippen, Wirbelsäule, Becken, Schädelkalotte, Femur), Leberkapselschmerz bei diffuser Lebermetastasierung, Dyspnoe bei Pleura-bzw. Lungenmetastasen.

Diagnostik
Inspektion, Palpation, Mammographie, evtl. Sonographie. Bei V.a. Metastasen: Wirbelsäulenklopfschmerz und -beweglichkeit, Klopfschmerz über Femur, Humerus und Schädelkalotte, Sensibilität und Motorik der Extremitäten prüfen (V.a. Hirnmetastasen), motorische Ausfälle an den Extremitäten, Hirnnervenausfälle, Leberpalpation, gynäkologische Untersuchung.
Labordiagnostik: Bestimmung des Menopausenstatus, (anamnestisch, bei Unklarheit [z.B. bei Perimenopause, Z.n. Hysterektomie] dort Bestimmung von FSH, LH und Östradiol) BSG, BB, CEA, Ca 15-3, AP, LDH, GOT, GPT, γ-GT.

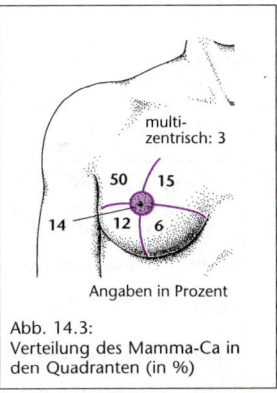

Abb. 14.3:
Verteilung des Mamma-Ca in den Quadranten (in %)

Histologisches Grading (G)
- G_X nicht beurteilbar
- G_1 Gut differenzierter Tumor
- G_2 Mäßig differenzierter Tumor
- G_3 Schlecht differenzierter Tumor.

Staging
Zur *Staginguntersuchung* vor Therapiebeginn (aber erst nach Diagnosesicherung): Rö-Thorax, Mammographie der Gegenseite, Leber-US, Skelettszintigraphie, Gynäkologische Untersuchung inkl. Ultraschall, Schädel-CT bei V.a. Hirnmetastasen.
Intraoperatives Staging: klinische Beurteilung der Primärtumorausbreitung sowie metastasenverdächtiger Lk dokumentieren. Histologische Absicherung ist obligat!

Metastasen
Da das Mamma-Ca verhältnismäßig früh metastasiert, besteht bei vielen Frauen zum Zeitpunkt der Diagnosestellung bereits eine systemische Erkrankung.

Metastasen: **Axilläre Lk** > 50 %, **Knochen** (Rippen, Becken, LWS, Schädel, Femur, BWS) 25 %, **Pulmo** 15 %, **Pleura** 12 %, **supraklavikuläre Lk** 10 %, **Leber** 8 %, **ZNS** 5 %, **Ovar** 3 %.

14.6.1 TNM-Klassifikation des Mamma-Ca

		Klinische Klassifikation*	Postoperative Klassifikation*	
T	T0	Kein Anhalt für Primärtumor		
	Tis	Carcinoma in situ (duktal oder lobulär) M. Paget der Mammille ohne weiteren Tumor		
	T1	Tumor maximal 2 cm		
	T1a	Keine Fixierung an Pectoralisfaszie oder Muskel	pT1a	bis 0,5 cm
	T1b	Mit Fixierung an Pectoralisfaszie oder Muskel	pT1b	bis 1,0 cm
			pT1c	bis 2 cm
	T2	Tumor maximal 5 cm		
	T2a	Ohne Fixierung an Pectoralisfaszie oder Muskel		
	T2b	Mit Fixierung an Pectoralisfaszie oder Muskel		
	T3	Tumor größer als 5 cm		
	T3a	Ohne Fixierung an Pectoralisfaszie oder Muskel		
	T3b	Mit Fixierung an Pectoralisfaszie oder Muskel		
	T4	Jeder Tumor mit direkter Infiltration von Brustwand oder Haut (Brustwand → Rippen), Intercostalmuskulatur, M. serratus ant., aber nicht M. pectoralis)		
	T4a	Mit Fixierung an der Brustwand		
	T4b	Mit Hautödem (Apfelsinenhaut), Ulzeration oder Hautmetastase der ipsilateralen Brust		
	T4c	a und b gemeinsam		
	T4d	Inflammatorisches Karzinom		
	Tx	Primärtumor kann nicht beurteilt werden		
N	N0	Keine palpablen homolateralen axillären Lk	pN0	Keine regionären Lymphknotenmetastasen
	N1	Bewegliche homolaterale axilläre Lk		
	N1a	Lk klinisch unverdächtig	pN1a	Lk mit Mikrometastasen bis 0,2 cm
	N1b	Lk klinisch verdächtig	pN1b	Lk mit Makrometastasen
			pN1b (a) pN1b (b) pN1b (c) pN1b (d)	Metastase 0,2-2 cm in 1-3 Lk Metastase 0,2-2 cm in > 3 Lk Kapseldurchbruch bei Lk bis 2 cm Lk-Metastase ab 2 cm
	N2	Homolaterale, verbackene, axilläre Lk	pN2	Homolaterale axilläre Lk mit Fixierung an andere Struktur
	N3	Homolaterale, verdächtige Lk supraklavikulär, infraklavikulär oder Lymphödem des Armes	pN3	Homolaterale supra- oder infraklavikuläre Lk
	NX	Regionäre Lk sind nicht zu beurteilen		
M	M0	Keine Fernmetastasen		
	M1	Fernmetastasen vorhanden, Zusatzangaben: Lunge (PUL), Knochen (OSS), Leber (HEP) Hirn (BRA), Lymphknoten (LYM), Knochenmark (MAR) Pleura (PLE), Peritoneum (PER), Haut (SKI) Andere (OTH)		
	MX	Fernmetastasen nicht beurteilbar		

* Die klinische Klassifikation beruht auf der klinischen Untersuchung, der Mammographie sowie der mammographischen Ausmessung der Tumorgröße. Die postoperative histomorphologische Einteilung erfolgt nach der **pTNM** Klassifikation. Rezidive werden durch den Buchstaben R kenntlich gemacht (z.B. RT1a).

14.6.2 Richtlinien zum Therapieentscheid

Immer der Heilungschance Vorrang vor der Brusterhaltung einräumen.

> **Grundregel**
> *Tumorgröße über 2 cm:* Einfache Mastektomie mit Axilladissektion oder modifizierte (radikale) Mastektomie (☞ 14.6.4).
> *Tumorgröße unter 2 cm:* Quadrantenektomie (partielle Mastektomie) mit Axilladissektion. Obligate Radiatio des Restbrustdrüsengewebes (☞ 14.6.6).

Brusterhaltende Therapie
Kontraindikationen:
- Wunsch der Patientin
- Tumorgröße über 2 cm, bei großer Brust KI evtl. erst ab über 3 cm
- Multizentrische Karzinome, multifokale Karzinome
- Ausgedehnte Lymphangiosis carcinomatosa
- Hoher Malignitätsgrad, hoher Tumorzelldissoziationsgrad
- Tumor mit Hautinfiltration, Tumor am Muskel fixiert
- Ausgedehnte Blutgefäßeinbrüche
- Inkomplette Tumorresektion auch im Nachresektat.

Relative Kontraindikationen:
- Verstreuter Mikrokalk i.d. Mammographie (*Cave:* Mikrokalk liegt meist außerh. des eigentlichen Tumors. Bei Punktion beachten!). Ther.: Immer weiträumige Exzision
- Vorliegen eines Zweittumors. Bei multizentrischem Befall einer Brust immer Mastektomie, da noch mit anderen, nicht entdeckten Tumoren zu rechnen ist
- Schwangerschaft. Hoher Östrogenspiegel, kann Mamma-Ca zu verstärktem Wachstum anregen. Erschwerung der Befundbeurteilung durch Schwangerschaftsveränderung der Brust. Mastektomie anraten.

Adjuvante (postop.) Therapie

Behandlung nicht nachgewiesener, aber vermuteter Mikrometastasen oder Tumorzellen in Lymph- oder Blutbahn (nodal negativ).

Lk-Status	Rezeptor-Status	Prämenopause	Postmenopause
Lk frei	ER/PR pos.	Ovarektomie (?) GnRH-Analoga (?)	Tamoxifen oder keine Therapie
	ER/PR neg.	Zytostatika	Zytostatika
Lk befallen	ER/PR pos.	Zytostatika	Tamoxifen
	ER/PR neg.	Zytostatika	Zytostatika (?)
(ER = Östrogenrezeptor, PR = Progesteronrezeptor)			

Etablierte Prognosefaktoren:
Lk-Status, Rezeptorstatus, Tumorsitz und -größe, Histologie.

Therapie des metastasierten Mamma-Karzinoms

Prognosekriterien (nach Possinger)			Punkte
Häufig wird ein „High-Risk"-Kollektiv von einem „Low-Risk"-Kollektiv unterschieden, insbesondere bei der Ordination einer belastenden Chemotherapie.	Metastasenlokalisation	Lunge (einzelne Knoten)	3
		Lunge (diffus)	5
		Lunge (Lymphangiosis)	6
		Leber	6
		Knochenmark	4
		Knochen	1
		Haut, Pleura, Weichteile	1
	Rezeptorstatus	positiv	1
		unbekannt	2
		negativ	3
	Krankheitsfreies Intervall	< 2 Jahre	3
		> 2 Jahre	1
Low-Risk: < 7 Punkte		**High-Risk: ≥ 7 Punkte**	

Stufenschema zur Therapie			
Low Risk		**High Risk**	
Prämenopause	Postmenopause	Prämenopause	Postmenopause
Ovarektomie oder GnRH	Tamoxifen	Zytostase	Zytostase
↓	↓	↓	↓
Tamoxifen	MPA* 1000 mg	MPA* 1000 mg	MPA* 1000 mg
↓	↓	↓	↓
MPA* 1000 mg	Aromatasehemmer	Aromatasehemmer	Aromatasehemmer
↓	↓		
Zytostase	Zytostase		
*MPA = Medroxyprogesteron-Acetat			

14.6.3 Operative Therapie der Tumoren-in-situ (TIS)

Carcinoma lobulare in situ (Clis) ICD: D 05.0

Hypoplastischer, präkanzeröser Zustand; tritt zu 60 % multipel in beiden Brustdrüsen auf. 14-fach erhöhtes Mammakarzinomrisiko.
Ther.: Therapieempfehlungen nicht einheitlich! Z.B. subkutane Mastektomie und großzügige PE auf der Gegenseite (bei Befall oder unklarem Befund ebenfalls subkutane Mastektomie).

Duktales Carcinoma in situ (DCIS) ICD: D 05.1

Echtes präinvasives Karzinom! Kontinuierlich wachsend, oft bilateral, Lk-Metastasen bis zu 5 %; 57-fach erhöhtes Mammakarzinomrisiko.
Ther. (☞ auch 14.6.4):
- **Unter 25 mm:** Quadrantektomie, Axilladissektion zumindest Level I, postop. Radiatio; alternativ subkutane Mastektomie mit Axilladissketion Level I
- **Über 25 mm:** z.B. modifizierte Ablatio mammae mit Axilladissektion Level I. Alternative: Subkutane Mastektomie, je nach Schnellschnitt Entfernung der Mamille. Axilladissektion Level I.

14.6.4 OP-Verfahren beim Mammakarzinom

Die einfache Mastektomie scheint sich bei operablem Mamma-Ca gegenüber der modifizierten (radikalen) Mastektomie durchzusetzen.

Mastektomie

(Einfache) Mastektomie = Amputatio mammae simplex

En-bloc-Entfernung des gesamten Brustdrüsenkörpers einschließlich der bedeckenden Haut und der Mamille. Erhalt der Brustmuskeln.

Vorgehen: elliptisches Umschneiden der Brustdrüse (Stewart-Schnitt ☞ Abb. 14.2). Nach Mastektomie entsteht eine schräge, nach axillär ansteigende Narbe, mediale Grenze nicht zu weit medial (hier Neigung zu Keloiden). Spannungsfreier Wundverschluß. Von diesem Zugang aus kann die axilläre Lymphadenektomie ohne Zusatzschnitt durchgeführt werden.

Modifizierte (radikale) Mastektomie (OP nach Patey)

Komplette Entfernung des Drüsenkörpers unter Mitnahme der darüberliegenden Haut, der Mamille und der Pektoralisfaszie (= Unterschied zur einfachen Mastektomie) sowie axilläre Lymphadenektomie. Indiziert bei Infiltration bzw. Berührung der Brustwandfaszie durch den Tumor. **Vorgehen:** wie bei einfacher Mastektomie.

Subkutane Mastektomie

Entfernung des Brustdrüsenkörpers von einem submamillären, kosmetisch günstiger von einem paraareolaren Schnitt aus (☞ Abb. 14.2).
Cave: Auch bei subtiler Technik gelingt keine vollständige Entfernung! Im Bereich der Mamille bleiben kleine rudimentäre Gangreste erhalten. Immer intraoperativen retromamillären Schnellschnitt. Wenn positiv, dann Entfernung der Mamille. Rekonstruktion der Brust durch Einlage einer Silikonprothese submuskulär (M. pectoralis).

Brusterhaltende Operationen

I.d.R. nur bei kleinen Tumoren (< 2 cm) mit obligater postop. Radiatio. Kosmetische Ergebnisse bei kleiner Brust oft unbefriedigend.

Kurative Quadrantenresektion (Mammasegmentresektion)

Tumorexstirpation mit Sicherheitssaum oder Lumpektomie: Der Tumor wird großzügig mit umliegendem Gewebe und darüberliegendem Hautareal entfernt.

OP-Prinzip: durch Paraareolar- oder Inframammärschnitt Exzision des den Tumor umfassenden Drüsensegmentes. Readaptation des Drüsenkörpers. Obligat: axilläre Lymphadenektomie über einen gesonderten Hautschnitt in der Axilla (☞ Abb. 14.2), postop. Radiatio. Tumorfreier Randsaum mindestens 0,5 cm in allen Ebenen.

Axilläre Lymphadenektomie (Axilladissektion, -ausräumung)

Bei allen operablen Stadien obligat (Staging!): Entfernung der Lymphknoten Level I und II. Level-III-Lymphadenektomie umstritten (zwangsläufig Lymphödem), da keine therapeutische Konsequenz (Bei Lk-Befall systemische Therapie obligat).

- Kraniale Präparationsgrenze: Unterrand der V. axillaris (die obere Zirkumferenz der Vene soll unberührt bleiben. Grund: Schonung eines Teils der vom Arm kommenden Lymphbahnen)

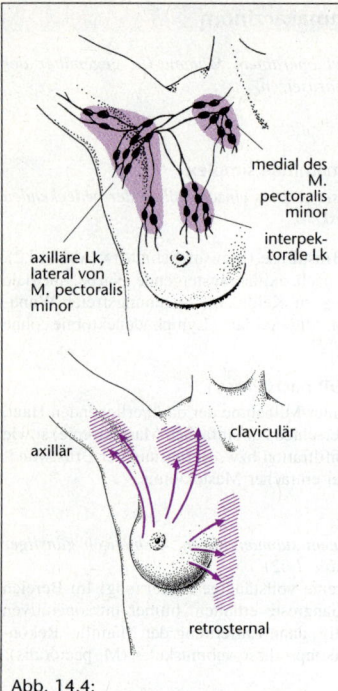

Abb. 14.4:
Lk-Stationen und Lymphabflußgebiete der Mamma

- Mediale Grenze: medialer Rand des M. pectoralis major
- Laterale Grenze: M. latissimus dorsi
- Kaudale Grenze: in Höhe einer durch die Mamille verlaufenden Transversallinie.

Darzustellen und zu schonen sind:
Nn. thoracicus longus und thoracodorsalis, A. und V. thoracodorsalis (wichtig für spätere Brust-Rekonstruktion, ☞ 14.6.5).

Palliative Verfahren
- Tumorexstirp. mit Sicherheitsraum
- Lumpektomie: Tumor wird großzügig mit umliegendem Gewebe und darüberliegendem Hautareal entfernt
- Radiother.: Bei technisch primär nicht operablem und bei inflammatorischem Mamma-Ca.
- Chemotherapie: (wie Radiatio)

Indikation
Metastasierende Karzinome: Eingriff auf Tumorektomie beschränken; er soll einer Exulzeration und Infektion vorbeugen. Axilladissektion hier nicht unbedingt nötig, da die Prognose von der Fernmetastasierung bestimmt wird.

14.6.5 Postoperative Behandlung

Postop. Hormon-, Chemo- und Strahlentherapie ☞ 14.6.7
Allgemeine postop. Maßnahmen nach Brusteingriffen ☞ 14.4.3

Bei Ablatio mammae mit Axillaausräumung Pat. über Lymphödem- und Infektionsprophylaxe aufkären:
- Stauung meiden (enge Kleidung, RR-Messung)
- Keine Injektionen, Punktionen am betroffenen Arm
- Verletzungen vermeiden (Handschuhe bei Gartenarbeit, Vorsicht beim Umgang mit Haustieren)
- Hitze meiden (Sonnenbad, Sauna, Thermalbad)
- Gleichförmige (Handarbeit) und ruckartige Bewegungen des Armes vermeiden.

14.6.6 Brustwiederaufbaumethoden

Zeitpunkt: Im Rahmen der Ablatio oder 6 Monate nach Amputatio (erst nach dieser Zeit ist Wundheilung im OP-Gebiet abgeschlossen). Bei Z. n. Radiatio 12 Monate danach. Bei Z. n. Chemotherapie ist der Allgemeinzustand der Patientin entscheidend.

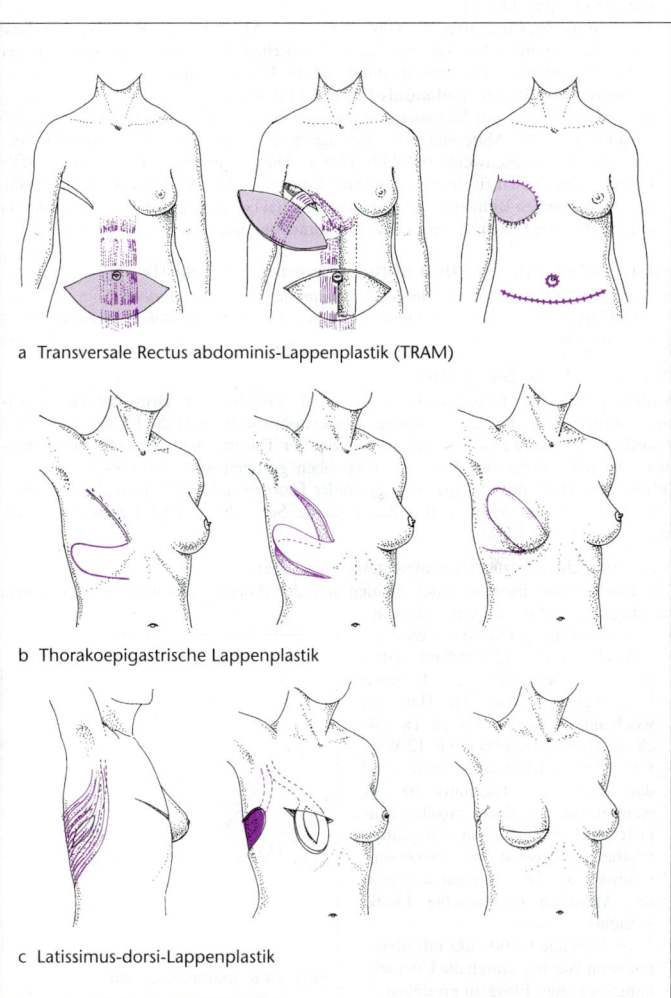

a Transversale Rectus abdominis-Lappenplastik (TRAM)

b Thorakoepigastrische Lappenplastik

c Latissimus-dorsi-Lappenplastik

Abb. 14.5: Mamma-Aufbauplastik

Schwenklappenplastiken

Prinzip: Mit Körpergewebe, zum Teil inkl. Muskulatur, wird der durch die Mammaamputation entstandene Defekt aufgefüllt. Kann genügend Gewebe verlagert werden, erübrigt sich die Einlage einer Prothese.

- **Thorakoepigastrischer Lappen:** Er besteht aus Haut und Fettgewebe (= kutaner Lappen ☞ Abb. 14.5 b).
- **Latissimus-dorsi-Lappen** (☞ Abb. 14.5 c): Ein Abschnitt des M. latissimus dorsi (oder der gesamte Muskel) mit dem darüberliegenden Hautareal (myokutaner Lappen) wird unter dem Arm hindurch auf die Brust verlagert
- **Transversaler Rectus-abdominis-Lappen (TRAM):**
  Aufwendigste der drei Methoden. Der gerade Bauchmuskel (M. rectus abdominis) wird nach distaler Abtrennung mit dem darüberliegenden Hautareal in den Mastektomiedefekt eingeschwenkt (☞ Abb. 14.5 a). Durch Verschluß der Entnahmestelle kommt es zusätzlich zu einer Straffung der Bauchhaut. Der Nabel wird neu eingenäht. Die versorgenden Blutgefäße kommen von medial (= Lappenbasis). Der Hebedefekt wird primär und nach ausreichender Wundrandmobilisation verschlossen.

Hautmantelrekonstruktion ohne Schwenklappenplastik

Ist auf der operierten Seite ausreichend stabile Haut vorhanden, kann auf eine Schwenklappenplastik verzichtet und eine weniger aufwendige Rekonstruktion durchgeführt werden.

Oberbauch-Verschiebeplastik

Mobilisierung eines Hautmantels für die wiederaufzubauende Brust aus dem Oberbauchbereich. Von der alten eröffneten Mastektomienarbe wird die für die neue Brust erforderliche Haut durch Unterminierung von der Thorax- bzw. Bauchfaszie abgehoben. Die unten liegende Haut wird nach oben gezogen und im Bereich der neuen Inframammarfalte mit kräftigen Nähten an der Thoraxwand fixiert. Dann Einlage einer Prothese. Evtl. auf Wunsch der Pat. gesunde Seite durch eine Reduktionsplastik angleichen (☞ 14.7.1).

Hautexpander (Expanderprothese ☞ Abb.14.6):

Die Implantation kann in einer Sitzung mit der Ablatio mammae oder zu einem beliebigen späteren Zeitpunkt erfolgen

- Erste Auffüllung über das Ventil ca. 2 Wochen postop. (50–100 ml sterile, 0,9 %ige NaCl-Lösung). Je nach Dehnungseigenschaft der Haut 2x wöchentlich 100 ml bis zu 1x wöchentlich 50 ml (Zeitraum 6–12 Wo.)
- Entweder der Expander verbleibt und das Ventil kann fakultativ entfernt werden, oder in einem zweiten Eingriff wird er gegen eine endgültige Prothese ausgetauscht. Prothesenwechsel: 2–3 Monate nach dem letzten Auffüllen (gewünschte Größe erreicht)
- Man expandiert 100–200 ml zuviel, um beim Wechsel durch die Überdehnung eine gute Ptose zu erreichen

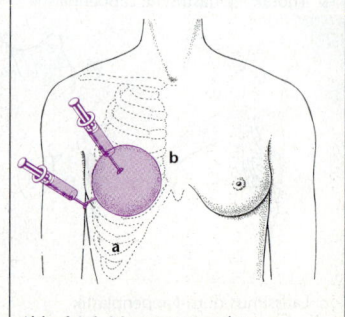

Abb. 14.6: Mammaexpander

Rekonstruktion der Brustwarze und des Warzenhofs

Zeitpunkt: 2 bis 3 Monate nach Rekonstruktion der Brust, da diese dann erst ihre endgültige Form besitzt.

Methoden der Warzenhofrekonstruktion: Tätowierung, Hauttransplantationen (Oberlidhaut, Oberschenkelinnenseite, große Labie).

Methoden der Brustwarzenrekonstruktion
- Halbierung der kontralateralen Brustwarze und Transplantation
- Rekonstruktion aus kleiner Schamlippe oder aus einem Ohrstückchen
- Lokale Lappenplastik.

14.6.7 Hormon-, Chemo-, Strahlentherapie

Hormon-, Strahlen- und Chemotherapie haben sich als wirksame Zusatzbehandlungen erwiesen. Kontroverse Ansichten über bestmögliche Kombination dieser Therapieformen bestehen noch heute.

Durchführung: Chemo- und Hormonther. durch Internisten, Onkologen o. Gynäkologen, Radiatio durch Strahlentherapeuten. Aufgabe des Stationsarztes ist es, vor der Entlassung der operierten Pat. die Ind. zu einer Chemother. (internistisch-onkologisches Konsil!) oder Radiatio (Konsil Strahlenklinik!) abzuklären. Die weitere postop. Ther.-Planung muß noch während des stationären Aufenthaltes eingeleitet bzw. abgeschlossen sein!

Strahlentherapie nach OP
- Obligat bei brusterhaltenden Operationen zur Eliminierung von:
  - Tumorgewebe an den Resektionsgrenzen
  - Multizentrische Herde.
- Die Axilla wird *nicht* bestrahlt; Ausnahme: Tumorinfiltration der axillären Lk in das axilläre Fettgewebe.
- Adjuvante Therapie bei Ablatio mammae
- Palliative Therapie bei Metastasen.

 Radiatio ohne histologische Sicherung, ggf. durch Stanzbiobsie, ist obsolet! (Histopathologisches Staging ist nicht mehr aussagekräftig, Hormonrezeptorstatusveränderung!)

Radiatio ohne Operation

Inflammatorisches und diffuses Ca gelten als KI für eine OP (Wundheilungsstörung!). Hier: Radiatio der Brust mit oder ohne regionäre Abflußgebiete und/oder Kombination von Radiatio und Chemotherapie. OP-Ind. nach Therapie erneut überprüfen.

14.7 Erworbene und angeborene Entwicklungsstörungen der Brust

14.7.1 Mammahypertrophie, -hyperplasie, Makromastie
ICD: N 62

*Uni- oder bilaterale Hypertrophie des Drüsenkörpers über die normale Größe der Mamma: 150 bis 400 ml (g), am Ende der Gravidität bis 600 ml (g), während der Laktation über 600 bis 800 ml (g) hinaus: Die häufigste Form ist die **Pubertätsmakromastie** (81 %), die vor oder nach der Menarche im Alter von 11–18 Jahren auftritt (Gewicht von 1–7 kg Drüsenparenchym, Fett- und Bindegewebe). Bei der **Graviditätsmakromastie** (11 %) entwickelt sich meist im 2.–5. Monat im Zeitraum von 6–12 Wochen eine Hyperplasie bis zu 9 kg Mammagewicht.*

Klinik: statische Beschwerden: WS-Überbelastung, Skoliose, Rückenschmerzen, Plexus brachialis-Irritationen, Hautulzeration und -erkrankungen in der Inframammaregion; psychische Belastung.

Therapie: Mammareduktionsplastik. Je nach Brustgröße evtl. mit freier Mamillentransplantation.

Mammareduktionsplastik

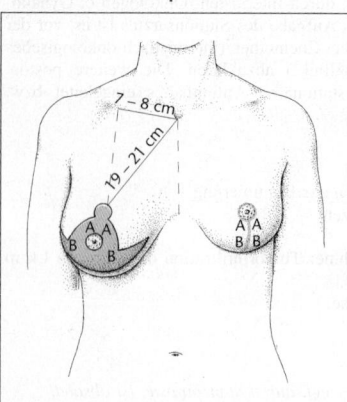

Abb. 14.7:
Prinzip der Mammareduktionsplastik:
Nach Einzeichnen des Resektionsmusters erfolgt die operative Verkleinerung

OP-Prinzip: Entfernung von überschüssigem Brustgewebe und Straffung des Hautmantels entsprechend der neuen Brustgröße. Präoperativ wird die neue Mamillenposition festgelegt (Einzeichnung mit Hilfe einer Schablone). Deepithialisierung des perimamillären Areals (Korium und Mamille verbleiben auf dem Drüsenkörper). Teilmobilisierung der Brust von der Thoraxfaszie, Keilexzision des unteren Hautdrüsenabschnittes (= Resektat). Raffung des Restdrüsenkörpers durch Vernähung in Längs- und Querrichtung (charakteristisches Narbenmuster des umgedrehten T: ☞ Abb. 14.7)

Postop. KO: Wundheilungsstörung, Mamillenverlust, Sensibilitätsverlust der Mamille, Beeinträchtigung bzw. Verlust der Stillfähigkeit.

Beachte: präop. Kostenübernahme abklären. Ob eine ästhetische oder medizinische OP-Indikation vorliegt, muß von Fall zu Fall entschieden werden. Ein zu erwartendes Resektat von über 400 g je Seite stellt meistens eine medizinische Indikation dar und wird von der Krankenkasse finanziert.

14.7.2 Gynäkomastie ICD: N 62

Größenzunahme der männlichen Brust durch Hypertrophie von Drüsengewebe und Fettgewebe. **Ätiol.:** *Überwiegen von Östrogenen gegenüber den Testosteronkonzentrationen.*
- *Endokrinopathien:* Klinefelter-Sy., testikuläre Feminisierung, Kastration, Hypothyreose, Hodenatrophie, Zustand nach Orchitiden, Hodentumoren wie Leydig-Zell-Tumoren, Chorion-Karzinome, Hypophysen- und Nebennierenrinden-Tumoren.
- *Medikamente:* Langzeiteinnahme von Spironolacton, Digitalis, L-Methyldopa, Phenothiazinen, Reserpin, Hormontherapie bei Prostata-Ca
- *Andere Ursachen:* Leberzirrhose, Hungerdystrophie, Lipophile Dystrophie.

Diagnostik: Palpation von Mamma und Testes! Medikamenten-Anamnese, Rö. von Sella und Thorax, evtl. Kerngeschlechtsbestimmung, Hormonanalyse, (HCG im Urin = Schwangerschaftstest, Östrogene, Testosteron, Prolaktin), Leberfunktionsanalysen.
DD: Lipome, Angiome, Fibrome, evtl. retroglandulär und retromuskulär gelegen.
Therapie: Drüsenkörperexstirpation (subkutane Mastektomie) durch infra- oder perimamillären Schnitt (☞ 14.2).

 Gynäkomastie des Pubertierenden (Alter zwischen 10 und 15 Jahren) mit ein- oder beidseitiger bis kirschgroßer Knotenbildung ist physiologisch. Sie bildet sich i.d.R. nach einigen Monaten spontan zurück. Besteht sie länger als 6–12 Monate, sollte nach Ausschluß der hormonellen Dysfunktion operiert werden.

14.7.3 Mammahypoplasie ICD: Q 83.8

Rudimentär angelegter Brustdrüsenkörper als Normvariante oder bilaterale Mammahypoplasie bei: Turner-Syndrom, Pseudohermaphroditismus femininus, Adrenogenitalem Syndrom, Anorexia nervosa.

Therapie: Nach Ursachenklärung (endokrin) und ggf. deren Therapie *Mammaaugmentation* durch subkutane Implantation einer doppellumigen Mammaprothese.

Ind.: Ästhetisch (keine Finanzierung durch Krankenkasse), psychisch (Minderwertigkeitsgefühl, gestörte Identitätsfindung, Depressionen, Beziehungsprobleme).

 Auf die Brust projizierte psychische Probleme lassen sich durch Brustvergrößerung oft nicht beheben! (Abklären, ob es nur der Partner ist, der die OP wünscht, und nicht die Patientin selbst → Beratungsgespräch).

Brustaugmentation

Zwei Implantationsorte möglich:
- Präpektoral = zwischen Drüse und Muskel
- Subpektoral = zwischen Muskel und Rippen (Vorteil: Kapselfibrose seltener, besseres kosmetisches Ergebnis)

Zugangswege: Achselhöhle, untere Umschlagsfalte, im Warzenhof.

14.8 Entzündungen (Mastitis, Mammaabszeß)

ICD: N 61

Häufig junge Frauen (60 % < 30 J.); 2. Altersgipfel 50–60 J., in 70 % Mastitis puerperalis. Mastitis non puerpalis: Entwicklung meist auf dem Boden einer Hyperprolaktinämie mit vorausgehender Mastodynie (Spannungsgefühl während der zweiten Zyklushälfte) und Galaktorrhoe.

Erreger: 40 % Staphylococcus aureus (bei Mastitis puerperalis 95 %), 40 % Koagulase-negative Staphylokokken, 10 % Anaerobier, 10 % Sonstige.

Klinik
- Umschriebene Schmerzen, Rötung, Überwärmung
- Fieber, häufig mit Schüttelfrost
- Axilläre Temperaturdifferenz rechts-links
- Axilläre schmerzhafte Lymphknotenschwellung
- Bei Abszeß: Fluktuation (in 50 % der Mastitiden).

Therapie
Ohne Abszeß
- Abstillen
- Prolaktinhemmer, z.B. 5 mg Bromocripitin (2x1 Tbl. Pravidel®, *Cave:* Hypotonie)
- Lokale Therapie mit Kühlung, Hochbinden (straffer BH)
- i.v.-Antibiotika-Ther. mit Flucoxacillin (Staphylex® 3 x 1 g), Cephalosporinen (z.B. Zinacef® 3 x 1,5 g; Claforan® 2–3 x 2 g)
- Antiphlogistische Therapie mit Diclofenac (z.B. Voltaren® 3x50–3x100 mg p.o. oder supp.); Bromelaine (z.B. Traumanase forte® 3x2 Drg./Tag).

Bei Abszeßbildung
- Lokale Therapie zur Abszeßreifung mit Rotlicht (2x täglich 10 bis 15 Min.) und Zugsalbe (z.B. Ichtholan® 20 %)
- Inzision, häufig mit notwendiger Gegeninzision, in Narkose
- Gründliche chirurgische Nekroseabtragung
- Offenhalten der Wundhöhle durch Einlegen einer Drainage oder Lasche
- Lokale Therapie: Spülen mit H_2O_2 (3 %), Rivanol® (0,5 %), Einlegen von Leukase-Kegeln, Betaisodonna® (*Cave:* Hyperthyreose, autonomes Schilddrüsenadenom)
- Zur Granulationsanregung nach Säuberung lokale Therapie mit z.B. Oxoferin®, Primamed®, Granulogel®, Fibrolan®.

Bei chronischen Fistelungen
- Exzision des gesamten Fistel-Gangsystems nach Darstellung mit Indigocarmin- oder Methylenblau-Lösung
- Durch den großen Defekt sind häufig nur mangelhafte kosmetische Ergebnisse zu erzielen – häufig psychische Probleme.

Komplikationen
- Chron. rezid. Formen in ca. 30 % der Fälle, Ther. mit 5 mg Bromocripitin (z.B. Pravidel® 2x1 Tbl.) und/oder Beseitigung der Ursachen der Hyperprolaktinämie
- Nach Abszeßspaltung Narbenbildung mit Deformität der Brust
- Bei Vernarbungen ist die Beurteilbarkeit der Mammographie-Kontrollen erschwert, da Mikroverkalkungen des Mammaparenchyms und narbige Verschattungen ein neu entstandenes Karzinom verdecken können.

Achim Mumme
Johannes Frömke

15

Gefäßchirurgie

15.1	**Leitsymptome und Differentialdiagnose**	380
15.2	**Angiologisch-gefäßchirurgische Diagnostik**	381
15.2.1	Klinische Tests	381
15.2.2	Ultraschall-Diagnostik	382
15.2.3	Radiologische Diagnostik	383
15.3	**Arterienverletzungen**	383
15.4	**Arteriovenöse Fisteln**	384
15.5	**Akuter Arterienverschluß (akutes Ischämiesyndrom)**	385
15.5.1	Periphere arterielle Embolie ICD: I 74.X	385
15.5.2	Periphere arterielle Thrombose ICD: I 74.X	386
15.5.3	Viszeralarterienverschlüsse ICD: K 55.X	387
15.6	**Arterielle Verschlußkrankheit (AVK)**	388
15.6.1	AVK der unteren Extremitäten ICD: I 70.2	388
15.6.2	Nierenarterienstenose erworben ICD: I 70.1; angeboren ICD: Q 27.1	391
15.6.3	Vertebro-basiläre Insuffizienz (VBI) ICD: I 65.X	392
15.6.4	Carotisstenose ICD: I 65.X	393
15.6.5	Bauchaortenaneurysma (BAA) ICD: I 71.X	394
15.6.6	Angina abdominalis ☞ 15.5.3	395
15.7	**Venenerkrankungen**	395
15.7.1	Phlebothrombose der unteren Extremität ICD: I 80.X	395
15.7.2	Seltenere Thromboselokalisationen ICD: I 80.8	397
15.7.3	Varikosis ICD: I 83.X	397
15.8	**Dialyse-Shunts**	399

15.1 Leitsymptome und Differentialdiagnose

Beinschmerz
- **Phlebothrombose** (☞ 15.7.1): Schweregefühl und Schmerzen in Wade und Fuß, bei Beckenbeteiligung auch in der Leiste, meist einseitig. Schmerzverstärkung beim Auftreten, Linderung bei Hochlagerung
- **Thrombophlebitis:** lokalisierter Schmerz über oberflächlichen Venen, tastbarer Strang, Rötung und Überwärmung, ggf. auch systemische Entzündungszeichen. Ther.: Low-dose-Heparinisierung, kühlende Umschläge (Alkohol), Antiphlogistika (z.B. Voltaren® 3 x 50 mg/d p.o.), keine Immobilisierung
- **Periphere AVK** (☞ 15.6.1): Schmerzlokalisation abhängig von Verschlußtyp. Claudicatio intermittens meist in Wade, Ruheschmerzen im Fuß („letzte Wiese")
- **Polyneuropathie:** meist symmetrische, strumpfförmige Parästhesien, manchmal auch Hyperalgesien
- **Rheumatoide Arthritis:** gelenknahe Schmerzsymptomatik, Anlaufschmerz, BSG beschleunigt, Rheumafaktor pos. in 80 %
- **Gicht:** anfallartiges Auftreten mit schmerzhafter Rötung und Schwellung meist des Großzehengrundgelenks (Podagra), Hyperurikämie (> 5 mg/dl)
- **Muskelfaserriß** (☞ 24.3.1)
- **Claudicatio spinalis:** bei engem Spinalkanal bzw. medianer Diskushernie, ziehender Schmerz 5 Min., ganzes Bein von proximal nach distal betroffen
- **Arthrose:** gelenksnahe Schmerzsymptomatik, meist mit einer schmerzhaften Bewegungseinschränkung einhergehend. Röntgenologische Abklärung.

Beinschwellung
Systemische Erkrankungen verursachen beidseitige Beinschwellungen. Bei einseitiger Beinschwellung immer Verdacht auf Phlebothrombose und/oder Malignom.

- **Phlebothrombose** (☞ 15.7.1): schmerzhafte Schwellung primär im Wadenbereich
- **Varikosis** (☞ 15.7.3): abendliche Schwellung vor allem der Knöchelregion bei CVI; Schweregefühl in den Beinen
- **Lymphödem:** z.B. durch Malignom, Narben, Quetschungen, posttraumatisch, nach arteriellen Gefäßrekonstruktionen
- **Sudecksche Dystrophie** (☞ 24.2.6)
- **Rechtsherzinsuff., Niereninsuff.:** beidseitiges weiches Unterschenkelödem, internistisch abklären
- **Trauma:** einseitige Schwellung bei Fraktur, Prellung, Muskelriß.

Beinulkus, Nekrose
Trophische Störungen an den unteren Extremitäten besonders häufig bei diabetischer Stoffwechsellage. Schlecht heilende Ulzera nach Bagatelltraumen oder Druckstellen deuten ebenso wie akrale Nekrosen (Gangrän) auf art. Durchblutungsstörungen hin.

- **Ulcus cruris venosum** (☞ 13.3.6): aufgrund venöser Abflußstörungen, meist am Innenknöchel. Ursache: postthrombotisches Syndrom (ca. 70 %) oder CVI (ca. 30 %)
- **Fußsohlenulkus** (Mal perforans): Ursache meist nicht bemerkte Verletzung bei diabetischer Polyneuropathie. Rö-Kontrolle zum Ausschluß einer Knochenbeteiligung (Osteitis ☞ 10.1.2)
- **Gangrän:** Entwicklung bei AVK IV°, Zehen oder Ferse bevorzugt betroffen. Superinfektion (meist Mischflora mit Staph. aureus) verursacht Phlegmone (☞ 10.3.5).

15.2 Angiologisch-gefäßchirurgische Diagnostik

15.2.1 Klinische Tests

Arterien

Palpation: Untersuchung an der oberen Extremität bei herabhängenden und bei erhobenen Armen zum Ausschluß von Kompressionssyndrom der oberen Thoraxpertur (Thoracic-outlet-Syndrom, ☞ 28.4.3).
- Pulsabschwächung bei vorgeschalteter Stenose
- Pulsverlust bei vorgeschaltetem Verschluß
- Schwirren bei arterio-venöser Fistel
- Pulsverbreiterung bei Aneurysma.

Auskultation: *Strömungsgeräusch* über mittel- bis hochgradigen Stenosen (meist A. carotis oder A. femoralis). *Maschinengeräusch* bei AV-Fistel.

Gehtest: Unter standardisierten Bedingungen (Laufband, 4 km/h und 2,5 % Steigung oder mit einem Metronom) beschwerdefreie Gehstrecke und Schmerzlokalisation ermitteln.

Lagerungsprobe nach Ratschow
Der liegende Pat. hebt beide Beine senkrecht nach oben und kreist mit den Füßen.
Hinweise auf AVK:
- Schmerzen vor Ablauf von 10 Min.
- Starkes, rasches Abblassen der Füße
- Nach Aufsitzen reaktive Hyperämie an den hängenden Beinen erst nach > 5 Sek.
- Venenfüllung nach Aufsitzen erst nach > 10 Sek.

Faustschlußprobe
Mit erhobenen Armen führt der Pat. 5–10 kräftige Faustschlüsse aus.
- Gefäßgesunde Handinnenflächen röten sich sofort nach Beendigung der Übung
- Durchblutungsstörung: Hand bleibt blaß oder verzögert einsetzende Rötung.

Venen

Trendelenburg-Test
- Untersuchung des oberflächlichen Venensystems (Perforansinsuffizienz? Stammninsuffizienz V. saphena magna?): Bein hochlagern, Varizen zweimal ausstreichen, V. saphena magna kurz vor ihrer Einmündung ins tiefe Venensystem am prox. Oberschenkel komprimieren, Druck < art. RR (digital oder Stauschlauch)
- Unter Beibehaltung der Stauung aufstehen: rasche Varizenfüllung (< 20 Sek.) = Perforansinsuff.
- Nach 30 Sek. Kompression lösen: Venenfüllung nach distal = Klappeninsuff. der V. saphena magna.

Perthes-Test
Untersuchung des tiefen Venensystems (Durchgängigkeit?): Kompression des oberflächlichen Venensystems mit einer Staubinde unterhalb des Knies. Entleerung der Varizen durch Umhergehen bei intakten Vv. perforantes und tiefen Venen.

15.2.2 Ultraschall-Diagnostik

Dopplersonographie: Bei arteriellen und venösen Verschlußprozessen wichtigste Untersuchungsmethode. Sie dient zur Festlegung der Ind. zur Angiographie, zur Verlaufskontrolle der AVK und vor Varizenoperationen zur OP-Planung.

Verschlußdruckmessung

Blutdruckmanschette am Unterschenkel unterhalb der Wade anlegen. Systolische Blutdruckwerte (8 MHz-Sonde) über A. tibialis und A. dorsalis ped. bestimmen. Simultan RR-Bestimmung an den Armen. Quotient zwischen Knöcheldruck und Oberarmdruck: 0,9–0,75 = leichte; 0,75–0,5 = mittelschwere; < 0,5 = schwere Ischämie.

Direktionale Dopplersonographie der Arterien: Ableitung der Strömungskurven durch direkte Beschallung (4 MHz-Sonde, an den Knöchel- oder Handgelenkarterien 8 MHz-Sonde).
- **Stenosen:** Strömungsbeschleunigung und Turbulenzen im stenosierten Bereich. Distal von Stenosen Strömungsgeschwindigkeit und Abflachung der Strömungskurven
- **Arteriovenöse Fisteln:** Hyperzirkulation mit sehr hohem diastolischem Fluß.

Direktionale Dopplersonographie der Beinvenen

4 MHz-Sonde (8 MHz-Sonde für Unterschenkelvenen und oberflächliche Venen). Flußrichtung erlaubt Aussagen zur Klappenfunktion: Reflux bei Valsalva-Manöver oder bei Provokationstests mit Kompression → Klappeninsuffizienz. Atemabhängige Modulation der Strömungskurve und Strömungsstillstand beim Valsalva-Manöver: unbehinderter venöser Abfluß. Geringe Aussagekraft in der Unterschenkeletage.

Duplexsonographie

Kombination des bildgebenden Ultraschalls mit der (farbcodierten) Dopplersonographie erlaubt neben hämodynamischen Messungen die morphologische Beurteilung des Gefäßinneren, der Gefäßwand und des perivasalen Gewebes. Besondere Vorteile bei der Beurteilung tiefer Venenthrombosen und der Morphologie arteriosklerotischer Plaques (glatt oder exulzeriert).

Indikation und Beurteilung
- Abklärung unsicherer Befunde der Dopplersonographie der *Carotiden* (Interna-Verschluß? Exulzerierte Plaques bei gering- oder mittelgradiger symptomatischer Carotisstenose? Aneurysma? Glomustumor?)
- *Tiefe Beinvenenthrombose*: umspülte Thromben, Gefäßwanddicke (frische Thrombose auf dem Boden eines postthrombotischen Syndroms?), Thrombenalter (frische Thromben = homogenes Reflexmuster, Dichte wie Blut; ältere Thromben = inhomogenes Reflexmuster, heller wegen höherer Dichte)
- *Aneurysmen, AV-Fisteln* (Farbkodierung erleichtert Auffinden der Fistelöffnung)
- Verlaufskontrolle nach *Gefäßrekonstruktion*. Biphasische Strömungskurve gilt als sicherer Nachweis der Bypass-Durchgängigkeit.

15.2.3 Radiologische Diagnostik

Angiographie: Technik ☞ 6.2.9
Ind.: Nachweis therapiebedürftiger Durchblutungsstörungen bei den nichtinvasiven Untersuchungen. OP-Planung.
- *Intraarterielle Angiographie:* periphere Verschlußprozesse jenseits des Leistenbandes und an den supraaortalen Gefäßen. Spezielle Fragestellung an den Viszeralarterien (z.B. Nierenarterienstenose, Tr. coeliacus-Stenose), Aortendissektion
- *Intravenöse Angiographie:* bei Anwendung der Digitalen Subtraktionsangiographie (DSA) KM-Gabe i.v. möglich. Bildqualität ausreichend bei AVK vom Beckentyp und zur Therapieplanung bei Bauchaortenaneurysma.

Phlebographie: Technik ☞ 6.2.9
Verfahren mit der größten Aussagekraft bei der Beurteilung des Venensystems.
Ind.: V.a. tiefe Venenthrombose. Suche nach Emboliequellen bei Lungenembolie.
Beurteilung
- *Thrombose: Radiergummiphänomen* (völlige Auslöschung eines Venenabschnittes), *Bleistiftphänomen* (scharfer Saum zwischen Venenwand und Thrombus), *Kuppelphänomen* (bogenförmige Aussparung am Thrombusende). Kräftige Kollateralvenen = ältere Thrombose
- *Stamminsuff.* der V. saphena magna und parva: retrograde Füllung von der Mündungsklappe (Leiste bzw. Kniekehle) her
- *Postthrombotisches Syndrom:* Verschluß von Venensegmenten mit „wirrer" Kollateralisation, unregelmäßige Wandkonturen, Thrombusriefen im Gefäßlumen, atypisches Abflußverhalten des KM.

15.3 Arterienverletzungen

(ICD je nach Lokalisation, z.B. an Extremitäten S X5.X)
Direkte Verletzung durch scharfe o. stumpfe Gewalteinwirkung. Indirekte Verletzung: Überdehnungsriß, Dezelerationstrauma (Aorta thoracica) u. reaktiver Arteriospasmus.

Klinik: Pulsierende Blutung b. direkten Verletzungen. Bei indir. Verletzungen Hämatombildung o. periphere Ischämie. Bei größerem Blutverlust hypovolämischer Schock.

Diagnose
- **Extremitäten:** *Pulsstatus* und *dopplersonographische* Bestimmung der Verschlußdrücke (☞ 15.2.2)
- Zur Wundinspektion ggf. prox. der Verletzung Kompression mit Blutdruckmanschette. Begleitverletzungen dokumentieren (Nerven, Venen)
- **Abdomen und Thorax:** Sonographie bzw. *CT* (freie Flüssigkeit, Hämatom)
- **Rö-Thorax**: Mediastinalverbreiterung li bei gedeckter Ruptur der Aorta thoracica. Hämato-(pneumo-)thorax bei intrapleuraler Blutung
- **Angiographie:** Zur Verschlußlokalisation und Therapieplanung bei Ischämie oder Pulslosigkeit bei geschlossenen Verletzungen.

KO: Sekundärschäden: akute Thrombose, Ischämie, Kompartment-Sy., Tourniquet-Sy., Hämatom, Infektion, Aneurysma spurium, AV-Fistel.

 Wiederherstellung der Durchblutung vor weiteren op. Maßnahmen wie z.B. Osteosynthesen! Max. tolerierbare Ischämiedauer an den Extremitäten 6 h.

Therapie: Erstversorgung mit manueller Kompression der Wunde oder Druckverband. *Cave:* Abbindung nur im äußersten Notfall! Keine Klemmen auf Gefäßstümpfe!
- Ggf. Schocktherapie (☞ 7.2)
- Gefäßligatur nur bei kleinkalibrigen Gefäßen und ausreichender Kollateralisierung
- Gefäßchirurg. Konsil oder Verlegung in Gefäßchirurgie (telefonische Rücksprache)
- Bei vitaler Gefährdung schnellstmögliche OP-Vorbereitung zur Primärversorgung.

OP-Technik
- Glatte Stich- oder Schnittverletzung großer Gefäße werden mit direkter Naht versorgt
- Bei Substanzdefekten spannungsfreie End-zu-End-Anastomose oder Interposition eines autologen Venenbypass
- Ruptur der Aorta thoracica: direkte Naht oder Interponat mit Dacron-Prothese
- Bei Entwicklung eines Kompartment-Syndroms im Anschluß an die Revaskularisation Fasziotomie (☞ 24.2.6).

Postoperative Behandlung
- Vollheparinisierung (☞ 30.6.1)
- Orale Antikoagulation ab 2.–3. postop. Tag (☞ 30.6.2)
- Antibiose (z.B. Zinacef® 3 x 750mg i.v.).

15.4 Arteriovenöse Fisteln

(ICD bei traumatischen AV-Fisteln je nach Lokalisation, ☞ 15.3; sonstige erworbene AV-Fisteln: I 77.0; angeborene AV-Fisteln: Q 27.3 bzw. Q 28.X)
Meist traumatische AV-Fisteln (Stich- oder Schußverletzungen). Selten nichttraumatisch erworbene (Aneurysma-KO, entzündliche, gefäßreiche Tumoren) und angeborene AV-Fisteln (D. arteriosus Botalli persistens; F.P.-Weber-Sy.; Klippel-Trenaunay-Sy. bevorzugt an Händen und Füßen).

Klinik: Pulsierende Venenerweiterung, Tachykardie, belastungsabhängige Dyspnoe, trophische Läsionen im Fistelbereich. Bei angeborenen AV-Fisteln zyanotische Schwellung mit langjähriger Entwicklung, Hautüberwärmung, tastbares Schwirren. *Spätfolgen:* periphere Minderdurchblutung, zentrale Gefäßektasien, Herzdilatation und -insuffizienz (chron. Volumenbelastung).

Diagnose: Auskultatorisch pulssynchrones Maschinengeräusch. Rö-Thorax (Herzgröße?). Dopplersonographie (☞ 15.2.2), besser Farb-Duplex-Sonographie. Zur Sicherung der Diagnose und Therapieplanung Angiographie (☞ 15.2.3). **DD:** Op. angelegter Shunt bei Dialysepflicht.

Therapie
- **Angeborene AV-Fisteln:** superselektive Embolisation (interventionell-radiologisches Verfahren zur Blockierung dünnlumiger Gefäße mit feinen Partikeln, z.B. Mikrosphären), Arterienligaturen nur in Ausnahmefällen, hohes Rezidivrisiko
- **Erworbene AV-Fisteln:** OP-Indikation generell gegeben. *Viererligatur* (Vene und Arterie prox. und distal der Fistel) nur bei kleineren Gefäßen distal von Ellenbogen und Kniegelenk. Größere Gefäße: *Durchtrennung* der Fistel, direkte Naht von Vene und Arterie, ggf. *Resektion* eines aneurysmatischen Arteriensegments, Interposition von V. saphena magna, direkte Naht der Vene. Bei präparatorischen Schwierigkeiten auch *transvenöser Verschluß* der Fistel (Venotomie in Höhe der Fisteleinmündung und Übernähung der Fistelöffnung) möglich.

15.5 Akuter Arterienverschluß (akutes Ischämiesyndrom)

Die akute Ischämie wird am häufigsten embolisch, *am zweithäufigsten lokal thrombotisch verursacht. Weitere Ursachen: Trauma, Aneurysma dissecans oder Gefäßspastik. Bei kompletter Ischämie treten nach Ablauf von 6 Stunden irreversible Schäden auf.*

Für alle Formen des akuten arteriellen Verschlusses gilt der **Merksatz: 6 x P!**

Pain (Schmerz)	**P**araesthesia (Mißempfindung)
Paleness (Blässe)	**P**aralysis (Lähmung)
Pulselessness (Pulslosigkeit)	**P**rostration (Schock)

15.5.1 Periphere arterielle Embolie ICD: I 74.X

Ca. 90 % aller Embolien sind kardial bedingt (Vorhofflimmern, Herzinfarkt, Mitralvitium, Endokarditis). Multifokales Auftreten (Nierenarterien, Mesenterialarterien, Carotis) möglich. Selten paradoxe Embolie aus venöser Strombahn (Voraussetzung: Vorhofseptumdefekt). Als Traumafolge Luft- oder Fettembolie möglich.

Klinik: 6 x P (☞ oben)! Plötzlich einsetzender Schmerz in der betroffenen Extremität ohne vorhergehende Claudicatio intermittens. Zeitpunkt der Erstmanifestation kann oftmals genau angegeben werden. **KO:** Schock, Kreislaufversagen, Gangrän (Spätfolge).

Diagnose
- Typische Anamnese (Herzrhythmusstörungen, plötzliches Auftreten)
- Klinische Untersuchung: Pulslosigkeit, Hauttemperaturdifferenz, Blässe, evtl. neurologische Ausfälle, Parästhesie
- Inkomplette Ischämie durch das Fehlen neurologischer Ausfallserscheinungen (Mißempfindung, Lähmung) gekennzeichnet
- Zusätzliche Untersuchungen (*OP-Beginn durch Diagnostik nicht verzögern!*): Verschlußdrücke (Dopplersono, ☞ 15.2.2), Angiographie nur in Zweifelsfällen.

DD: Arterielle Thrombose (☞ 15.5.2), akute Phlebothrombose (☞ 15.7.1), Gefäßspastik, Wurzelreizsyndrom.

Therapie

Sofortmaßnahmen bei akutem arteriellen Gefäßverschluß
- 5000–10 000 IE Heparin i.v.
- Schmerzbekämpfung, z.B. 75–100 mg Pethidin (Dolantin®) i.v.
- Tieflagerung der Extremität und Wattepolsterung (Dekubitusgefahr!)
- Sofortige Klinikeinweisung, absolute OP-Ind. bei kompletter Ischämie
- *Cave:* Keine i.m. oder i.a. Injektionen (KI für Fibrinolyse)!
  Keine Vasodilatatoren (Steal-Effekt)!
- Keine Plamaexpander wie HAES bei akutem arteriellen Gefäßverschluß! Oftmals liegt eine kardiale Begleiterkrankung mit Herzinsuffizienz vor → **KI** für Plasmaexpander, Gefahr des Lungenödems.

- **Konservative Therapie:** Fibrinolyse peripherer Embolien (Arm: unterhalb der A. cubitalis, Bein: unterhalb der A. poplitea) möglich bei inkompletter Ischämie.

OP-Technik

- *Arm:* Inzision kubital in LA, Darstellung der A. cubitalis mit der Aufteilung in A. radialis und ulnaris. Querarteriotomie prox. der Aufteilung und selektives Eingehen mit dem Ballonkatheter in beide Arterien. Nach Thrombektomie Instillation von Heparin-Kochsalzlösung. Proximal identisches Vorgehen. Naht fortlaufend
- *Bein:* Inzision femoral in LA, Darstellung der Femoralisgabel. Querarteriotomie prox. des Profundaabganges, Embolektomie mit dem Fogarty-Katheter distal, prox. und aus der A. profunda femoris. Anschließend jeweils Instillation von Heparin-Kochsalzlösung. Evtl. abschließende Angiographiekontrolle. Naht fortlaufend. Evtl. poplitealer Zugang bei peripheren Verschlüssen
- Evtl. TEA (☞ 15.6.1)
- Evtl. intraop. Fibrinolyse (z.B. 30 000–100 000 IE Streptokinase in 30 Min.) nach inkompletter Embolektomie zur Beseitigung von Restthromben aus der Peripherie.

Postoperative Behandlung

- Vollheparinisierung (☞ 30.6.1) bis ca. 7. postop. Tag
- Orale Antikoagulation (☞ 30.6.2) überschneidend ab 2.–3. postop. Tag
- Leicht erhöhte Lagerung der embolektomierten Extremität
- KG und Mobilisierung ab 2.–4. postop. Tag
- *Cave:* Entwicklung eines Kompartment-Sy. (☞ 24.2.6) möglich
- Ermittlung der Emboliequelle: Echokardiographie, Abdomensonographie (Aneurysma?) und Behandlung des Grundleidens.

15.5.2 Periphere arterielle Thrombose   ICD: I 74.X

Erhöhtes Thromboserisiko in arteriosklerotisch, aneurysmatisch und traumatisch veränderten Gefäßen. Bei eingetretener akuter Ischämie sind die Behandlungsergebnisse mit Amputationsraten bis zu 40 % schlechter als bei der art. Embolie (ca. 5 %).

Klinik: 6 x P (☞ 15.5)! Akut einsetzender Schmerz nach vorhergehender Claudicatio intermittens. Bei thrombosierten art. Aneurysmen kann Claudicatio fehlen.

Diagnose: Klinischer Untersuchungsbefund ☞ 15.5.1. Zusätzliche Untersuchungen: dopplersonographische Bestimmung der Verschlußdrücke (☞ 15.2.2), Angiographie (☞ 15.2.3), bei Thrombose in der Leistenregion auch i.v.-DSA ausreichend.

Therapie: Bei inkompletter Ischämie (= keine neurologischen Defizite) konservativ:
- Vollheparinisierung (☞ 30.6.1), ggf. Fibrinolyse
- Alternativ intraarterielle Katheterlyse
- Verbesserung der Rheologie (z.B. HAES 6 %® 500 ml/d i.v. über 8–10 d).

Operative Therapie

- Nur bei kompletter Ischämie (= neurologische Defizite: Mißempfindungen oder Lähmungen) sofortige OP (Rekonstruktion)
- Bei fehlenden Möglichkeiten zum Bypassanschluß Thrombektomieversuch nach Fogarty als ultima ratio, ggf. ergänzt durch intraop. Fibrinolyse mit 30 000–100 000 IE Streptokinase in 30 Min.
- Thrombosiertes Aneurysma: Resektion und Bypass
- Sekundär bei ungenügender Perfusion Gefäßrekonstruktion, z.B. TEA, Bypass, Patch (☞ 15.6.1).

Postoperative Behandlung: Wie arterielle Embolie (☞ 15.5.1).

15.5.3 Viszeralarterienverschlüsse ICD: K 55.X

*Meist akut nach arterieller Embolie oder Thrombose (☞ 15.5.1, 15.5.2). Chronische Verlaufsformen mit typischer **Angina abdominalis** treten bei arteriosklerotischen Verschlußprozessen auf.*

Klinik
- Anamnese (Rhythmusstörungen?, Mitralvitium?)
- *Akuter Verschluß der A. mesenterca sup.* (Mesenterialinfarkt): diffuser Abdominalschmerz, Meteorismus, zunehmende Abwehrspannung, Erbrechen, Meläna, blutiger Stuhl, Ileus, evtl. Schock
- *Chronischer Verschluß* (selten): Angina abdominalis mit postprandial auftretenden kolikartigen Bauchschmerzen, die 30 bis 120 Min. andauern. Gewichtsverlust, Inappetenz infolge der reproduzierbaren Schmerzsymptomatik.

Diagnose
- Auskultatorisch Strömungsgeräusch, Hyperperistaltik
- Duplexsonographie (☞ 15.5.2)
- Rö-Abdomenübersicht (Dickdarmspiegel?)
- Labor (Laktatazidose, Leukozytose)
- Selektive Angiographie (Coeliakographie und Mesenterikographie) bei chron. Verschluß.

Therapie

> **Vorgehen bei akutem Verschluß der A. mesenterica sup.**
> Notfall! Sofortige Laparotomie und Inspektion des Dünndarmes. Bei Pulslosigkeit der A. mesenterica superior Ind. zur Thrombektomie, wenn Dünndarm noch nicht vollständig infarziert und das Ereignis weniger als 6 Stunden zurückliegt. **OP-Technik:** Aortennahes Freilegen der Arterie in der Mesenterialwurzel, Längsarteriotomie, Thrombenentfernung mit Fogarty-Katheter, Instillation von Heparin-Kochsalzlösung, Verschluß der Arteriotomie mit einem Venenpatch, Resektion der avitalen Darmabschnitte und End-zu-End-Anastomose (☞ 19.6.1, 19.7.1), evtl. „Second-look-Operation" zur Überprüfung des Revaskularisationsergebnisses.

Chron. Verschluß
OP-Ind. nur bei symptomatischen Verschlüssen oder Stenosen der A. mesenterica sup. und des Tr. coeliacus, Verschluß der A. mesenterica inf. nur bei kombinierten Verschlußprozessen.

OP-Technik: Aorta-Mesenterica sup.-Bypass oder Aorta-Hepatica-Bypass mit autologer V. saphena magna.

Postoperative Behandlung: Wie nach peripherer art. Embolie (☞ 15.5.1), Kostaufbau wie nach Darmeingriff (☞ 19.6.1, 19.7.1).

Prognose: Letalität von 60–90 % bei akutem Viszeralarterienverschluß, abhängig vom Zeitpunkt der Diagnosestellung.

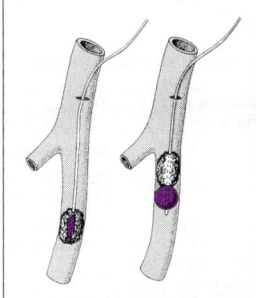

Abb. 15.1: Thrombektomie mit Fogarty-Katheter

15.6 Arterielle Verschlußkrankheit (AVK)

15.6.1 AVK der unteren Extremitäten   ICD: I 70.2

Risikofaktoren: Nikotinabusus, Hypertonie, Hyperlipidämie, Diabetes mellitus, Adipositas und Hyperurikämie. Meist multilokuläres Auftreten (Koronargefäße, hirnversorgende Gefäße und Nierenarterien).

Klinik

Verschluß-lokalisation	Pulse			Schmerz-lokalisation
	A. femoralis	A. poplitea	Fuß	
Beckentyp	–	–	–	gluteal, Waden
Oberschenkeltyp	+	–	–	Waden
Unterschenkeltyp	+	+	–	Fuß
Peripherer Typ	+	+	+	Zehen

Claudicatio intermittens (☞ unten Tabelle „Therapie").
Begleiterkr. können das klinische Bild beeinflussen (z.B. bei Herzinsuff., Zunahme der Ischämie, bei diab. Neuropathie fehlen evtl. Schmerzen). Belastungsabhängige Schmerzsymptomatik i.d.R. eine Etage tiefer als der Verschlußprozeß selbst.

Diagnostik: Inspektion (trophische Störungen der Haut, Fußnägel, Wundheilungsstörungen?), Pulstastbefund mit Seitenvergleich, Ratschow-Test (☞ 15.2.1), Gefäßauskultation (Stenosegeräusch?)
- Dopplersonographische Messung der Verschlußdrücke an A. dorsalis pedis, A. tibialis posterior und A. poplitea (☞ 15.2.2)
- Gehtest (z.B. Laufband mit 4 km/h, 2,5 % Steigung), Duplexsonographie
- Ultraschalluntersuchung (abdominal, iliakal, femoral und popliteal) zum Aneurysmaausschluß
- Angiographie zur Ther.-Planung (Beckenetage mit i.v.-DSA ausreichend darstellbar, Ober- und Unterschenkeletage i.a.-DSA oder besser konventionelle Verschiebeangiographie)
- **Rö:** Ausschluß einer Osteomyelitis im Stadium IV, Wundabstrich bei Gangrän.

Therapie der peripheren AVK

Stadium nach Fontaine	Klinik	Therapie
I	Asymptomatisch	keine Therapie
IIA	Claudicatio intermittens, beschwerdefreie Gehstrecke > 200 m	kons. Therapie
IIB	Claudicatio intermittens, beschwerdefreie Gehstrecke < 200 m	kons. Therapie, wenn erfolglos = Revaskularisation
III	Ruheschmerz	Revaskularisation
IV	Nekrose	Revaskularisation, Nekrosektomie, ggf. Amputation

Zur Sekundärprävention bei allen Stadien der AVK ASS 100 mg/d p.o.

Konservative Therapie

Grundsätzlich Beseitigung der Risikofaktoren anstreben.

- *Gehtraining:* zur Förderung der Kollateralisation. Mehrmals täglich definierte Gehstrecke bei konstantem Tempo (evtl. Metronom) bis zum Einsetzen der Claudicatio-Schmerzen zurücklegen, nach Erholungspause Wiederholung der Übung. Erfolg der Behandlung oft erst nach 3–6 Monaten zu bewerten. **KI:** Stadium III–IV.
- *Rheologische Behandlung*
  - Aderlaß (bis 500 ml) und isovolämische Hämodilution (Substitution der entnommenen Blutmenge mit HAES 10 %® oder Rheomacrodex 10 %®) bei erhöhtem Hkt. (> 45 %). Ziel: Hkt. 33–38 %, bei KHK (EKG) 38–40 %. *Cave:* Hb nicht < 12 g/dl, Hkt nicht < 30 % (schlechte O_2-Versorgung)
  - Rheologisch wirksame Medikamente, wie z.B. Trental 600® (3x 1 Drg. p.o.), Bufedil® (oral oder als Infusionszusatz) im Stadium II einsetzbar, langfristige Wirksamkeit umstritten
  - Im Stadium III und IV Prostaglandine, z.B. Prostaglandin E_1 (Prostavasin®). Dosis: 3 Amp. (60 µg) in 250 ml NaCl 0,9 % mit 125 ml/h 1x tgl. i.v. für 14–21 Tage. *Cave:* bei Herzinsuffizienz Lungenödem möglich! I.a. Infusion (über A. femoralis und Verwendung eines Perfusors) mit geringer Dosis (20 µg Prostavasin® auf 50 ml NaCl 0,9 % in 60 Min.) möglich. Dabei kaum systemische Nebenwirkungen, lokal aber Rötung und Schmerzen im behandelten Bein
- PDA (☞ 2.3.3): Schmerzbekämpfung, gleichzeitig sympathikolytische Wirkung
- Infektionsbekämpfung im Stadium IV durch Antibiotika (z.B. Claforan® 3 x 2 g i.v.). Antibiotika können auch intraarteriell (mit Perfusor) infundiert werden. Kombination mit Gyrasehemmer (z.B. Tarivid® 2 x 1 Tbl.) sinnvoll. Nach Antibiogramm evtl. Umstellung.

Interventionelle Therapie

- *Perkutane Transluminale Angioplasie (PTA).* Stenoseaufweitung durch Ballonkatheter unter DSA-Kontrolle. Bei kurzstreckigen Verschlüssen und Stenosen in Becken- und Oberschenkeletage im Stadium III und IV. Stadium II nur nach erfolgloser kons. Ther. Bei Rezidivstenosen auch Implantation eines Stent (endoluminal expandierbare Prothese) möglich. **Durchführung:** Die Stenose wird durch einen mit NaCl-Lösung und KM-gefüllten Ballon-Katheter aufgedehnt. Evtl. zusätzliche Stent-Implantation. Immer OP-Bereitschaft; 2 Ery-Konzentrate bereitstellen. Danach Druckverband und Bettruhe über 24 h. Erfolgskontrolle mit Pulsstatus,

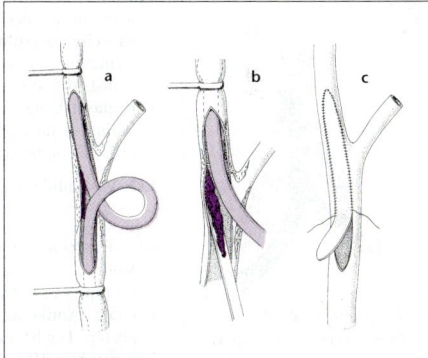

Ausschälplastik:
a Einlage eines verschlußüberbrückenden Shunts
b Ausschälen stenosierenden Materials
c Erweiterungsplastik durch Patch

Abb. 15.2

doppler- und ggf. duplexsonographischer Untersuchung
- *CT-gesteuerte lumbale Sympathikolyse:* **Ind.:** adjuvant zu rekonstruktiven Maßnahmen oder im Stadium III und IV bei inoperablen Pat. Unter CT-Kontrolle werden die Ganglien zwischen LWK 2 und LWK 4 durch Alkoholinjektion verödet (entspricht einer lumbalen Sympathektomie).

Offenheitsrate nach 5 Jahren		
Bypassetage	autol. V. saphena	Kunststoff
Becken	–	80–90 %
Oberschenkel	60–75 %	40–60 %
Unterschenkel	50–70 %	10–35 %

OP Operative Therapie

Verschlußlokalisation	Operative Therapie (Bypass)
infrarenale Aorta	offene TEA, aorto-biiliacal, aorto-bifemoral
A. iliaca - beidseitig - kurzstreckig	aorto-femoral, femoro-femoral, axillo-femoral aorto-bifemoral, axillo-bifemoral konservative oder interventionelle Ther.
A. femoralis superficialis mit Profundaabgangsstenose - langstreckig	Erweiterungsplastik (Profundaplastik) femoro-popliteal
A. poplitea	femoro-krural

- **Thrombendarteriektomie (TEA, Ausschälplastik):** Längsateriotomie außerhalb des Stenosebereiches, Lösen der Gefäßintima und des stenosierenden Materials mit dem Ringstripper (halbgeschlossen) oder direkte Freilegung und Ausschälung (offen). Gefäßverschluß durch einfache Naht oder Patch

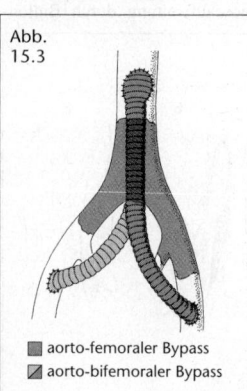

Abb. 15.3

■ aorto-femoraler Bypass
▨ aorto-bifemoraler Bypass

- **Interponat:** Resektion des veränderten Gefäßabschnittes und End-zu-End-Anastomose mit Kunststoff- oder Veneninterponat
- **Erweiterungsplastik:** Längseröffnung des stenosierten Gefäßabschnittes und Einnähen eines Kunststoff- oder Venenflickens
- **Bypass:** Umgehung der Stenose oder des Verschlusses durch Kunststoff- oder Venenbypass (z.B. V. saphena).

KO: Verschlußrezidiv, Nachblutung, Infektion, Impotenz.

OP Postoperative Behandlung
- Vollheparinisierung (☞ 30.6.1) bis ca. 10. postop. Tag fortführen
- Orale Antikoagulantien (☞ 30.6.2) ab 2.–3. postop. Tag bei nicht autologem Bypassmaterial, sonst ASS 100 mg/d p.o.
- KG und Mobilisation ab 2.–4. postop. Tag.

Amputation

Ind.: Fehlen gefäßchirurgischer Rekonstruktionsmöglichkeiten, ausgedehnte Nekrose, konservativ nicht beherrschbare Infektion.

- Amputationshöhe sollte möglichst weit peripher gewählt werden (Angiographie)
- Beckenetage frei bis einschließlich einer gut perfundierten A. profunda femoris → *Unterschenkelamputation*
- Beckenetage frei bis einschließlich einer ausreichend perfundierten A. profunda femoris → *Kniegelenksexartikulation*
- Verschluß der Beckenetage → *Oberschenkelamputation*, bei ausgeprägter Ischämie *Hüftgelenksexartikulation*.

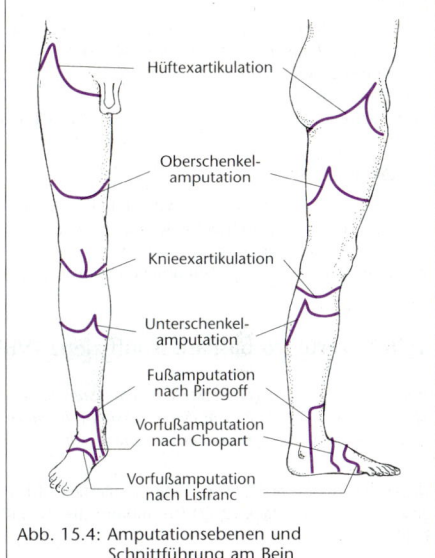

Abb. 15.4: Amputationsebenen und Schnittführung am Bein

Postoperative Behandlung

- Analgesie (☞ 30.5), bei Phantomschmerz ggf. Tegretal® (einschleichend bis 800 mg/d); transkutane, elektrische Nervenstimulation (TENS)
- Ab 2.–3. postop. Tag Stumpf konisch wickeln und KG
- Kontraktionsprophylaxe: flache Lagerung, ggf. Sandsack auf Stumpf
- Nach Wundheilung AHB und prothetische Versorgung einleiten.

15.6.2 Nierenarterienstenose erworben ICD: I 70.1; angeboren ICD: Q 27.1

Ätiol.: Arteriosklerose *(aortennah)*, Fibrodysplasie *(peripher)*. Selten embolische Verschlüsse der Nierenarterien. Bevorzugt bei Frauen zwischen 30 und 40 Jahren.

Klinik: Meist kurzfristig entstandener, schwer einstellbarer Hypertonus mit hohem diastolischen Druck.

Diagnostik

- *Auskultation:* paraumbilikales Stenosegeräusch in ca. 40 %
- *i.v.-Pyelogramm:* einseitig verkleinerte Niere mit glatter Kontur und verspäteter, aber konzentrierter Ausscheidung
- *Doppler, Duplex:* Strömungsprofil der A. renalis
- *Nierenausscheidungsszintigramm:* Seitenunterschied
- *Captopriltest:* RR messen, Blutentnahme (basales Renin im Serum); danach 25 mg Captopril® p.o. Bei deutlichem RR-Abfall und Renininanstieg V.a. relevante Stenose
- *Angiographie:* definitive Abklärung mit der selektiven Angiographie.

Therapie

- Nachweis einer hämodynamisch relevanten Stenose ist Ind. zur Revaskularisation
- *Perkutane Transluminale Angioplasie (☞ 15.6.1):* Verfahren der Wahl. **KI:** begleitende Aneurysmen, Aortendissektion, große, ablösbare Plaques am Nierenarterienostium
- Rekonstruktions-OP bei Kontraindikation zur PTA oder fehlgeschlagener PTA.

OP-Technik

Aorto-renaler Dacron-Bypass, evtl. mit Resektion des stenosierten Abschnittes. Alternativ Thrombendarteriektomie und Erweiterungsplastik (Venen- oder Dacron-Patch) bei aortennaher Nierenarterienstenose.
Prognose: Letalität 5–8 %. Blutdrucknormalisierung postoperativ: 70–80 %.

15.6.3 Vertebro-basiläre Insuffizienz (VBI)   ICD: I 65.X

Ätiol.: Arteriosklerose (häufigste Ursache; Stenose meist am Abgang der A. vertebralis), fibromuskuläre Dysplasie, Kompression (knöchern, muskulär), Trauma, spontane Dissektion, Takayasu-Erkrankung (unspezifische Arteriitis).

Klinik: Schwindel (50–70 %), Gangunsicherheit (40 %), Tinnitus (20 %), Sehstörungen (15 %), Drop attack (2–10 %), motorische Ausfälle (4 %), sensorische Ausfälle (4 %).

Diagnostik

- Anamnese
- Doppler-, Duplexsonographie (☞ 15.2.2)
- Angiographie (arteriosklerotische Plaques, dysplastische Gefäßwandveränderungen, Dissektionsmembran, Kompressionsphänomene, ☞ 15.2.3).

OP-Indikation

Strenge Indikationsstellung infolge meist guter Kollateralisation.
- Symptomatische Stenose > 75 % (bei gleichzeitiger Hypoplasie, Verschluß oder Fehlen der gegenseitigen Arterie)
- Symptomatische Stenose bei Verschluß der Carotisstrombahn.

OP-Technik

Stenose im abgangsnahen Anteil der A. vertebralis wird korrigiert durch *vertebrocarotidale Transposition* (in über 80 %): End-zu-Seit-Anastomose zwischen A. vertebralis und A. carotis communis über supraklavikulären Zugang; alternativ: *Vertebralis-TEA mit Patchplastik.*

KO: Mögliche Verletzung von: N. sympathicus (Horner-Sy.) 15 %, Ductus thoracicus (Lymphozele) 4 %, N. vagus (Heiserkeit) 2 %, evtl. N. phrenicus.

Prognose

OP-Letalität bei Eingriffen an der proximalen A. vertebralis < 1 %. Die 5-JÜR (alle OP-Verfahren) ca. 90 %; die 10-JÜR > 80 %.

15.6.4 Carotisstenose ICD: I 65.X

Anteil der Karotiden an der Hirndurchblutung: 85 %.

Klinik: Halbseitenausfälle (Hemiparese), Sprachstörungen (Aphasie) und einseitige Sehstörungen (Amaurosis fugax) sind oft Vorboten eines manifesten Hirninsults.
Spontanverlauf: Abhängig vom Stenosegrad, ohne Therapie Insultrate pro Jahr 5 % bei symptomatischer, 2 % bei asymptomatischer Stenose.

Stadieneinteilung der zerebrovaskulären Insuffizienz

Stadium I	asymptomatische Stenose, evtl. **Carotisgeräusch**
Stadium IIa	**zerebrale oder okuläre TIA** (Transitorisch Ischämische Attacke), innerhalb von 24 Stunden reversibel
Stadium IIb	**PRIND** (Prolongiertes Reversibles Ischämisches Neurologisches Defizit), Symptomrückbildung innerhalb 1 Woche
Stadium III	**progredienter Infarkt** mit neurologisch instabilem Zustand, teilweise reversibel
Stadium IV	**vollständiger, abgelaufener Infarkt;** nicht mehr reversibler Hirninsult (6 Wochen nach Symptombeginn)

Diagnostik: Auskultation: Stenosegeräusch; Dopplersonographie; Duplexsonographie; Angiographie (DSA): Lokalisation und Bestimmung des Stenosegrades, Schlingen- (Coiling) oder Knickbildung (Kinking); Schädel-CT: Alter des Infarkts, Abgrenzung zwischen ischämischem und hämorrhagischem Infarkt, evtl MRT.

Therapie
- **Konservativ** oder bei symptomatischer Stenose < 70 % ohne Progredienz und asymptomatische, mittel- bis höhergradige Stenose: niedrig dosierte Gabe von Acetylsalicylsäure (100 mg/d)
- **Operativ** bei symptomatischer Stenose oder asymptomatischer Stenose > 75 % und bei Progredienz (Stenosezunahme im Doppler-/Duplexbefund während Verlaufskontrollen).

OP-Technik

Carotis-Thrombendarteriektomie (Carotis-TEA): Inzision am Vorderrand des M. sternocleidomastoideus, Darstellen der Carotisgabelung, Heparingabe (100 IE/kg KG) und Hämodilution. Bei eingelegtem intraluminalem Shunt erfolgt die Thrombendarteriektomie. Patchplastik. Antagonisieren des Heparins durch Protamin, Wundnaht. Während der OP wird als Parameter für die Hirndurchblutung der arterielle Systemblutdruck fortlaufend registriert.

KO: Intraop. Apoplex, Verletzung von: N. hypoglossus (Abweichen der Zunge zur operierten Seite), N. vagus (Heiserkeit, Schluckstörung, Magenentleerungsstörung), N. accessorius (Schulterschiefstand). Periop. Insultrate (permanent/passager): 2–3 %, Letalität: < 1 %.

Postop. Therapie: ASS 100 Tbl. 1 x tgl.

Prognose bei hochgradiger Stenose: 2-Jahres-Insultrisiko (ipsilateral): 26 % unter kons. Therapie, 9 % unter op. Therapie.

15.6.5 Bauchaortenaneurysma (BAA)   ICD: I 71.X

Aneurysmatische Erweiterung der abdominalen Aorta. Lokalisation: infrarenal (in 95 %), selten suprarenal. Meist arteriosklerotisch-degenerativ bedingt aufgrund arterieller Hypertonie. Häufig mit schweren Begleiterkrankungen kombiniert (KHK, Hypertonie, AVK etc). Rupturrisiko bei Aortendurchmesser < 5 cm unter 10 %, bei > 6 cm über 60 %.

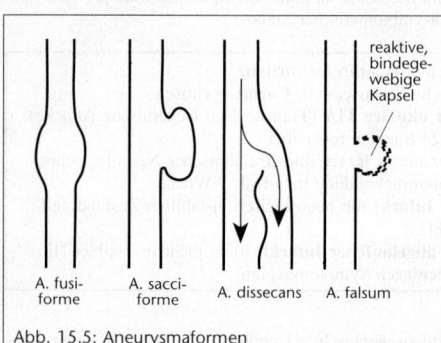

Abb. 15.5: Aneurysmaformen

Klinik
- Meist asymptomatisch
- Oft Zufallsbefund bei *Rückenschmerzen:* direkter Druck auf die Wirbelkörper und Nerven, DD: vertebragene Ursachen
- Gelegentlich *Flankenschmerzen;* DD: Nieren- oder Ureterkolik
- Eher selten diffuse Mittelbauchschmerzsymptomatik.

Rupturstadium (ohne weitere Diagnostik unverzügliche Operation!)
- Plötzlich einsetzender Rücken- oder Flankenschmerz
- Bewußtseinsverlust (passagere Schocksymptomatik bei retroperitoneal gedeckter Ruptur m. Blutverlust v. ca. 1–1,5 l in den Retroperitonealraum)
- Wiedererlangen des Bewußtseins (infolge Tamponade im Retroperitonealraum kommt es zum Sistieren der Blutung), weiter anhaltende Schmerzsymptomatik (Hb oft im Akutstadium *nicht signifikant* erniedrigt)
- Selten: Ruptur in die freie Bauchhöhle mit rasch eintretendem Verblutungstod.

Diagnostik
- *Palpation:* Pulsierender Tumor im Abdomen
- *Sonographie:* vergrößerter Aortendurchmesser, Dissektion? Thrombosierung?
- *Angiographie:* Nachweis einer Aortenerweiterung, evtl. zusätzliches Aneurysma der Iliakalarterien. Nierenarterien mitbetroffen? *Cave:* infolge Teilthrombose des aneurysmatischen Anteils kann im Angiogramm ein fälschlich normales Gefäßlumen vorgetäuscht werden = Kombination vom Sono- und Angiographie notwendig
- *CT* in aller Regel nicht erforderlich.

OP-Indikation: Aortendurchmesser > 4 cm (bis 70 Jahre) bzw. > 5 cm (über 70 Jahre). Symptomatischer Patient mit Aneurysmanachweis (unabhängig vom Alter und Querdurchmesser), insbesondere bei drohender Ruptur; z.B. schnelle Zunahme des Durchmessers (> 0,5 cm in drei Monaten).

▷OP Präop. Vorbereitung
- Blutkonserven kreuzen und bereitstellen (mind. 2 EK)
- Dopplersonographischer Ausschluß supraaortaler Stenosen.

OP OP-Technik
Infrarenaler Aortenersatz: Mediane Laparotomie, Eröffnen des Retroperitoneums, Darstellen der infrarenalen Aorta mit dem Aneurysmahals (Leitstruktur: über der Aorta quer verlaufende linke Nierenvene), Klemmen der infrarenalen Aorta und biiliacal, Längseröffnung des Aneurysmas, Einsetzen eines Dacron-Interponats. Proximal und distal intraluminale End-zu-End-Anastomose. Bei ausgedehntem aneurysmatischem Befund (Beckenarterienbefall) oder zusätzlicher AVK im Iliakalbereich: Implantation einer aorto-biiliakalen (bzw. bifemoralen) Bifurkationsprothese (Y-Prothese).

KO: Gangrän des linken Hemikolon, Multiorganversagen bei rupturierter BAA, Ejakulationsstörungen.

Prognose: 5-JÜR: 70 %, 10-JÜR: 40 %.

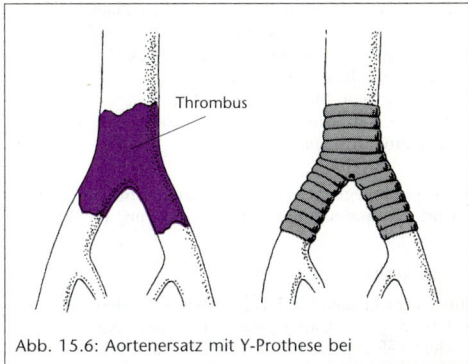

Abb. 15.6: Aortenersatz mit Y-Prothese bei

15.6.6 Angina abdominalis ☞ 15.5.3

15.7 Venenerkrankungen

15.7.1 Phlebothrombose der unteren Extremität ICD: I 80.X

Ätiol.: Immobilisation, Kompression (Tumorerkr.!), Hyperkoagulabilität (paraneoplastisch, Ovulationshemmer und Nikotin), in 50 % der Fälle Ursache unklar.

Klinik: Schmerzhafte Schwellung (Umfangsdifferenz messen!), Glanzhaut, leichte Zyanose, Schmerzen in Wade und Fuß beim Auftreten. Bei Beckenvenenthrombosen Schmerzen in der Leistengegend. Evtl. Zeichen der Lungenembolie (Dyspnoe, Zyanose, thorakaler Schmerz ☞ 4.4.5). Subfebrile Temperatur.

Diagnose
- Klinische Zeichen: Pratt-Zeichen (tiefe Palpation der Kniekehle schmerzhaft), Homans-Zeichen (Schmerzen bei Dorsalflexion des Fußes), Payr-Fußsohlenschmerz und Tschmarke-Wadendruckschmerz
- Duplexsonographie und Dopplersonographie (☞ 15.2.2) zum Ausschluß von Verschlußprozessen in der ileo-femoralen Achse
- Phlebographie (☞ 15.2.3) zur Beurteilung der Verschlußmorphologie (flottierender Thrombus), Länge, Lokalisation und Verschlußalter sowie Therapieplanung bei rekanalisierenden Behandlungsverfahren

- Bei Beckenvenenthrombose zusätzlich Phlebographie des kontralateralen Beines zum Ausschluß einer V. cava inferior-Thrombose
- Sonographie des Abdomens und der Beckenregion zum Ausschluß komprimierender Prozesse (z.B. Lk-Metastasen)
- CT-Abdomen: Malignomausschluß
- Vor der Antikoagulation Blutentnahme zum Ausschluß eines AT III-, Protein C- oder Protein S-Mangels.

Therapie: Wegen Gefahr der Lungenembolie Therapiebeginn schon bei Verdacht! Erstmaßnahme: Vollheparinisierung (☞ 30.6.1), strenge Bettruhe.

Konservative Therapie

Ind.: Verschlußalter > 7 Tage, Alter > 70 Jahre, Malignom oder schlechter AZ
- Überlappende Antikoagulation mit Marcumar® (für 6 Monate), strenge Bettruhe und Hochlagerung des Beines (für 7 d). Langfristig Kompressionsstrumpf der Klasse II
- Bei KI gegen Antikoagulation low-dose-Heparinisierung s.c. für 3–6 Monate
- Bei frischen Mehretagenthrombosen im Ober- und Unterschenkelbereich *fibrinolytische Behandlung* (☞ 30.6.4)
- Isolierte Unterschenkelvenenthrombosen können ambulant behandelt werden. Kompressionsverband und low-dose-Heparinisierung s.c. für 3 Monate. Tgl. Befundkontrollen in der ersten Woche.

[OP] Operative Therapie

- Thrombektomie bei frischen Beckenvenenthrombosen (hohes Embolierisiko!), Phlegmasia coerulea dolens (Gefährdung der arteriellen Durchblutung) und nach frustran verlaufener bzw. KI zur Fibrinolyse
- Anlage einer AV-Fistel im Leistenniveau bei Thrombektomie älterer Verschlußprozesse (Endothelläsionen).

KI: Bei septischer Thrombose oder finalem Tumorleiden keine Lyse oder OP.

OP-Technik

- **Beckenetage:** Anti-Trendelenburg-Lagerung (30° Oberkörper hoch), Verwendung eines Cell-Savers (☞ 2.2.1) zur Autotransfusion (Blutverlust 1000–1500 ml), Längseröffnung der V. femoralis communis in Höhe der Saphenaeinmündung nach systemischer Gabe von 5000 IE Heparin. PEEP-Beatmung mit inspiratorischem Atemstillstand während der Thrombektomiemanöver. Einbringen eines Fogarty-Katheters in die V. cava, der geblockt in die Iliakamündung zurückgezogen wird. Anschließend Thrombektomie mit einem zweiten Katheter. Kontrolle phlebographisch oder angioskopisch.
- **Ober-/Unterschenkeletage:** Thrombektomie mittels Wadenkompression und Auswickeln der Extremität mit einer Esmarch-Binde von distal nach proximal. Nur bei Erfolglosigkeit Verwendung eines Fogarty-Katheters.

KO: Lungenembolie, postthrombotisches Syndrom.

[OP] Postoperative Behandlung

Fortführung der Vollheparinisierung und überlappend ab 3. postop.Tag orale Antikoagulation (☞ 30.6.2) für 6 Monate. Mobilisation nach Kontrollphlebographie am 2. postop. Tag. Kompressionsstrumpf der Klasse II für zunächst 6 Monate, dann funktionelle Venenuntersuchung. Bei Anzeichen eines postthrombotischen Syndroms langfristige Fortsetzung der Kompressionsbehandlung.

15.7.2 Seltenere Thromboselokalisationen   ICD: I 80.8

Thrombose der oberen Extremität
Ätiol.: Tumorkompression, ZVK, Schultergürtelkompression (Halsrippe, überschießender Kallus nach Klavikulafraktur), Überanstrengung (Paget-Schroetter-Sy.).
Klinik: Livide Armschwellung, Spannungsgefühl, Achseldruckschmerz.
Diagnose: Sonographie (☞ 15.2.2), Phlebographie (☞ 15.2.3)
KO: selten Ausbildung eines postthrombotischen Syndroms.
Therapie: *konservative Behandlung* mit Hochlagerung, Vollheparinisierung (☞ 30.6.1) und Antikoagulation (Marcumar®, ☞ 30.6.2) für 3 Monate. *Operative Therapie* (Thrombektomie) nur bei Phlegmasia coerulea dolens und zur Dekompression (Resektion einer Halsrippe). Evtl. lokale Fibrinolyse.

Thrombose der oberen Hohlvene
Entstehung meist infolge eines Malignoms. Klinisch eindrucksvoller Befund mit oberer Einflußstauung. **DD:** Dekompensierte Rechtsherzinsuffizienz, Verlegung der Lungenstrombahn.
Diagnose: Sonographie (☞ 15.2.2), Angiographie (☞ 15.2.3)
Therapie: operative Beseitigung der Kompressionsursache. Prothetischer Ersatz der oberen Hohlvene (PTFE-Prothese).

15.7.3 Varikosis   ICD: I 83.X

Bei 55 % der Männer und Frauen im mittleren Lebensalter. Meist primäre = idiopathische Varikosis (Krampfadern). Die sekundäre Varikosis setzt ein Abflußhindernis voraus (z.B. postthrombotisches Syndrom, Tumorkompression).

Klinik: Oftmals nur kosmetisch störend. Beschwerden v.a. nach längerem Stehen: Schwellneigung und Schmerzen in den Beinen, Schweregefühl, nächtliche Wadenkrämpfe, Stauungsdermatitis, Varikophlebitis, Varizenblutung, Ulcus cruris.

Varikosis-Formen
- **Stammvarikosis** (Klappeninsuff. von V. saphena magna und parva)
- **Perforansvarikosis** (Klappeninsuff. der Perforansvenen, Seitenastvarizen)
- **Retikuläre und Besenreiservarikosis** (hämodynamisch unbedeutend, im Hautniveau)

Einteilung der Stammvarikosis nach Hach
- **Stadium I:** Mündungsklappeninsuffizienz
- **Stadium II:** Insuff. der V. saphena magna bis zum Kniegelenk
- **Stadium III:** Insuff. bis unterhalb des Kniegelenks
- **Stadium IV:** Insuff. bis zum oberen Sprunggelenk

Diagnose
- Klinische Untersuchung am stehenden Patienten
- Klinische Tests (☞ 15.2.1): Trendelenburg-, Perthes-Test
- Dopplersonographie (☞ 15.2.2)
- Zur OP-Planung sonographisch Ausschluß eines postthrombotischen Syndroms (freie Durchgängigkeit des tiefen Venensystems, Ausschluß einer Klappeninsuffizienz im tiefen Venensystem). Dann wird die V. saphena magna von proximal nach distal untersucht (bei Provokationstests Reflux nachweisbar?). Bei Klappeninsuff.

Lokalisation des prox. und dist. Insuffizienzpunktes angeben. Untersuchung der V. saphena parva erfolgt in gleicher Weise. Abschließend Kennzeichnung der Perforansinsuffizienzpunkte. Eine zusätzliche phlebographische Untersuchung ist nur bei unsicheren Befunden erforderlich.
- Phlebographie (☞ 15.2.3).

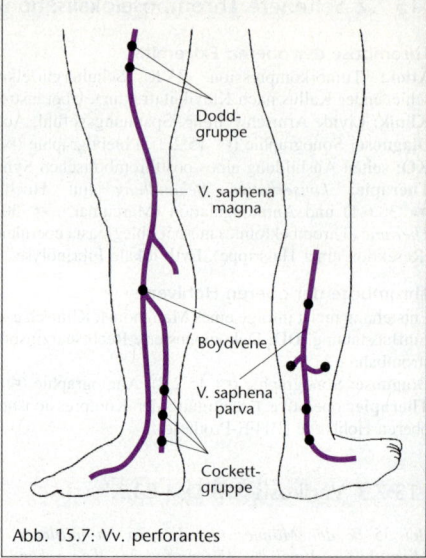

Abb. 15.7: Vv. perforantes

Konservative Therapie
Mit Kompressionsstrumpf der Kompressionsklasse II, Sklerosierungsbehandlung bei retikulären Varizen, Besenreisern und bei Seitenastvarikosis möglich.

Technik: Am flach gelagerten Bein (keine Stauung!) Punktion der varikösen Venen, 1 ml Luft vorspritzen (Airblock-Technik), dann Injektion von Sklerosierungsmittel (z.B. Aethoxysklerol® 0,5–2 %, Konzentration abhängig von Varizengröße) und sofortige Kompression der Einstichstelle. Kompressionsverband oder Kompressionsstrumpf der Klasse II für 1–2 Wochen. **KO:** Nekrosen bei Para-Injektion, Pigmentierung, Rezidive. **KI:** pAVK, postthrombotisches Syndrom, Herzinsuffizienz, eingeschränkte Beinbeweglichkeit, Dermatosen.

Operative Therapie
Bei Stammvarikosis und Varikosis vom Perforanstyp. **Ind.:** Varizenblutung (Primärbehandlung mit Kompression!); Varikophlebitis (nach dem Abklingen); Stauungsdermatitis; Infiltrate, Indurationen, Stauungen; Ulcera cruris (möglichst nach Verschluß); aus kosmetischen Gründen.

Stadium **I**:	Crossektomie
Stadium **II**:	Crossektomie und Saphenektomie im Oberschenkel
Stadium **III** und **IV**:	Crossektomie und Saphenektomie.

KI: Arterielle Durchblutungsstörungen; postthrombotisches Syndrom (sekundäre Varikosis); Lymphödem (Verschlimmerung durch Narben); akute und chronische entzündliche Veränderungen.

▷OP Präoperative Vorbereitung
- Bei Phlebothrombose in Anamnese oder Rezidiv-OP Phlebographie obligat, sonst direktionale Dopplersonographie (☞ 15.2.2) ausreichend
- Am Abend vor OP nach Rasur (bis in Leiste) Varizen und insuffiziente Perforansvenen anzeichnen (z.B. Edding®-Stift).

OP-Technik
Intakte Abschnitte der Stammvenen sollten erhalten bleiben (Transplantate für Herz- und Gefäßchirurgie).

Vorgehen: Inzision in der Leistenfalte, Darstellung der Einmündung V. saphena magna in femoralis. Absetzen sämtlicher Seitenäste und der V. saphena 1–2 cm oberhalb der Einmündung (Crossektomie). Absetzen und Durchstechungsligatur der V. saphena ohne Einengung der V. femoralis. Zur Saphenektomie weitere Inzision unterhalb des distalen Insuffizienzpunktes. Anterogrades oder retrogrades Eingehen mit der Strippersonde (Babcock). Seitenäste werden über multiple Minimalinzisionen aufgesucht, mit Klemmchen gefaßt und exstirpiert. Insuffiziente Perforansvenen werden ligiert, können aber auch durch Dissektion (Kompression!) beseitigt werden.
KO: Parästhesien, Wundheilungsstörungen.

Postop. Behandlung
Konsequentes Wickeln mit elastischen Kurzzugbinden bzw. Kompressionsstrumpf (Kompressionsklasse II) für mindestens 3 Monate.

15.7.4 Ulcus cruris venosum (☞ 13.3.6)

15.8 Dialyse-Shunts

Dauerhafter, großlumiger (ca. 200 ml/min) Gefäßzugang zur Hämodialyse. Bei Kurzzeitdialyse (ANV, Intoxikation, Leberversagen) ist der Shaldon-Katheter üblich. Zur chronisch intermittierenden Dialyse (terminale Niereninsuffizienz) AV- oder Prothesenshunt erforderlich.

Grundsätzliches bei der Shuntwahl
- Erstanlage so distal wie möglich
- Autologe Vene so oft wie möglich (Unterarm, Oberarm)
- Prothesenshunt (Unterarm: als Schleife; Oberarm: gradlinig)
- Infraklavikulärer Prothesenshunt (Schleife zwischen A. und V. subclavia) bei mangelnder Anschlußmöglichkeit am Arm
- Möglichst keine Prothesenshunts am Oberschenkel.

Operationsverfahren
Cimino-Shunt
Voraussetzung: gut tastbare A. radialis, kräftige V. cephalica nach Anstauung. In LA oder Plexusanästhesie S-förmiger Hautschnitt am distalen, radialseitigen Unterarm (kontralateral zur Gebrauchshand). Präparation der Vene auf mindestens 5 cm. Distale Ligatur der Vene. *Spitzwinklige End-zu-Seit-Anastomose.* Keine End-zu-End- (bei Shuntverschluß Arterie weit nach proximal thrombosiert) und keine Seit-zu-Seit- (Dilatation der Handrückenvenen) Anastomosen am distalen Unterarm!

Prothesen-Shunt
Ind.: bei ungünstigen Venenverhältnissen (Kaliber unter 3 mm, Vorpunktionen, Phlebitis) an beiden Unterarmen und ungenügender V. cephalica am Oberarm.
Technik: in Plexus- oder Allgemeinanästhesie Querschnitt unterhalb der Ellenbeuge. Darstellen einer geeigneten Vene (V. cephalica, V. basilica oder tiefe Begleitvene) und der A. brachialis. End-zu-Seit-Anastomose der Arterie mit der Prothese (Goretex® oder Impra®), Durchziehen der Prothese zur Ellenbeuge u. End-zu-Seit-Anastomose m. d. Vene.

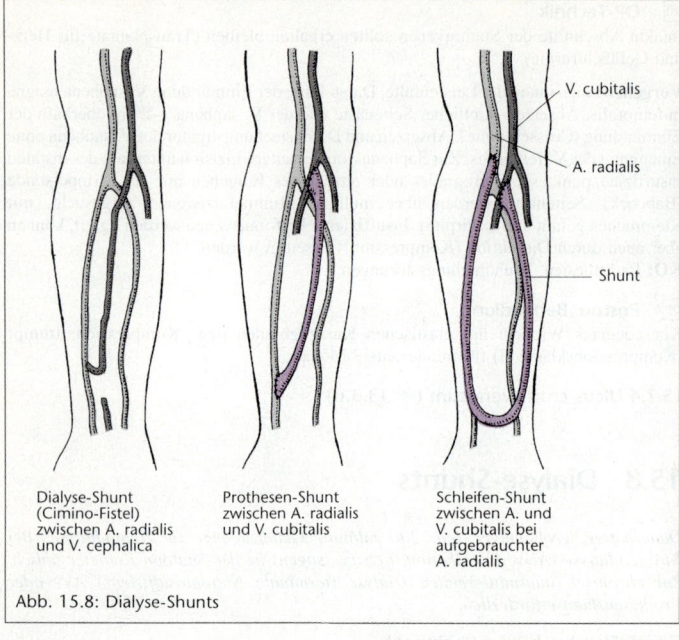

Dialyse-Shunt
(Cimino-Fistel)
zwischen A. radialis
und V. cephalica

Prothesen-Shunt
zwischen A. radialis
und V. cubitalis

Schleifen-Shunt
zwischen A. und
V. cubitalis bei
aufgebrauchter
A. radialis

Abb. 15.8: Dialyse-Shunts

Postoperative Behandlung
- Shuntdurchgängigkeit mehrmals täglich prüfen (Schwirren, Auskultation), Pat. zur Shuntkontrolle anleiten
- Erste Shuntpunktion:
  - Venenshunt ca. 2 Wochen nach OP
  - Prothesenshunt ca. 3 Wochen nach OP (Einheilungsphase).

Komplikationen
- **Shuntinsuffizienz (Shuntthrombose):** zu kleines Venenkaliber (< 3 mm) oder arterielles Zustromhindernis als Ursache der Frühinsuffizienz. **Ther.:** meist Revision und Neuanlage erforderlich, ggf. Verwendung einer Gefäßprothese bei zu kleiner Vene. Spätthrombosen durch punktionsbedingten Verschleiß
- **Infektion (Risiko einer Arrosionsblutung!):** Begünstigung durch Urämie. **Ther.:** bei Cimino-Fistel primär kons. (Antibiotika), bei Versagen Revision. Explantation evtl. verwendeter Kunststoffe, offene septische Wundbehandlung
- **Aneurysma:** Wandschwäche infolge häufiger Punktionen bei chronischer Dialyse. **Ther.:** Resektion mit Neuanastomose (Anastomoseaneurysma) oder Interponat (längerstreckige aneurysmatische Veränderung)
- **Steal-Phänomen:** Durchblutungsstörung (Kältegefühl, Fingersteife, Sensibilitätsverlust) der Hand infolge zu weiter arterieller Anastomose (häufiger bei Prothesenshunt). **Ther.:** Einengen der Prothese (Shunt-Banding) oder Neuanastomose.

Johannes Frömke
Frank Michael Hasse
Doerte Zoerner

16

Herz- und Thoraxchirurgie

16.1	Checkliste Anatomie	402
16.2	**Leitsymptome und Differentialdiagnosen**	**404**
16.2.1	Atemnot (Dyspnoe) ICD: R 06.0	404
16.2.2	Stridor ICD: R 06.1	405
16.2.3	Husten ICD: R 05	405
16.2.4	Auswurf (Sputum) ICD: R 09.3	405
16.2.5	Hämoptyse ICD: R 04.2	405
16.2.6	Singultus (Schluckauf) ICD: R 06.6	406
16.2.7	Horner-Syndrom	406
16.2.8	Thoraxschmerz	407
16.2.9	Zyanose ICD: R 23.0	407
16.3	**Kardiopulmonale Diagnostik**	**408**
16.3.1	Funktionelle Diagnostik	408
16.3.2	Bildgebende Verfahren	411
16.3.3	Endoskopische und operative Diagnostik	413
16.4	**Perioperatives Management in der Thoraxchirurgie**	**413**
16.4.1	Präoperative Vorbereitung	413
16.4.2	Operationstechniken	414
16.4.3	Postoperative Versorgung	415
16.5	**Lungenerkrankungen**	**416**
16.5.1	Bakterielle und parasitäre Lungenerkrankungen	416
16.5.2	Bronchiektasen	417
16.5.3	Gutartige Lungentumoren ICD: D 14.3	418
16.5.4	Bronchialkarzinom ICD: C 34.X	418
16.5.5	Sonstige bösartige Lungentumoren ICD: C 34.X	420
16.5.6	Lungenmetastasen	420
16.6	**Pleuraerkrankungen**	**421**
16.6.1	Pleuratumoren	421
16.6.2	Pneumothorax	422
16.6.3	Pleuraerguß, Pleuraempyem	422
16.7	**Mediastinalerkrankungen**	**423**
16.7.1	Mediastinaltumoren ICD: C 38.X	423
16.7.2	Mediastinitis ICD: J 98.5	426
16.7.3	Mediastinalemphysem ICD: J 98.2	426
16.8	**Perioperatives Management in der Herzchirurgie**	**426**
16.8.1	Präoperative Maßnahmen	426
16.8.2	Operatives Management	427
16.8.3	Postoperative Behandlung	428
16.9	**Koronare Herzkrankheit (KHK)**	**430**
16.9.1	Interventionelle Therapie	430
16.9.2	Chirurgische Therapie	431
16.10	**Herzklappenerkrankungen**	**432**
16.10.1	Aortenklappe	432
16.10.2	Mitralklappe	434
16.10.3	Nachsorge bei Klappenpatienten	435
16.11	**Kardiomyopathie**	**436**
16.12	**Herzschrittmacher**	**437**
16.13	**Chirurgie der Aorta**	**439**
16.13.1	Aortenaneurysma und -dissektion ICD: I 71.X	439
16.13.2	Aortenisthmusstenose ICD: Q 25.1	442

16.1 Checkliste Anatomie

Atmungsorgane und Mediastinum

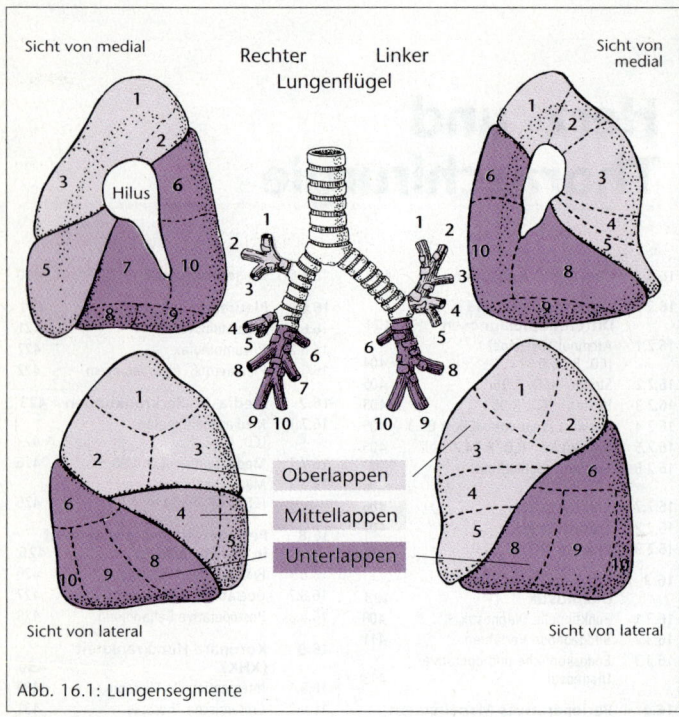

Abb. 16.1: Lungensegmente

Trachea, Bronchialbaum
10–12 cm lang. Bifurkation in Höhe 5. BWK. Li Hauptbronchus zweigt in einem stärkeren Winkel ab als der re. *Cave:* Fremdkörperaspiration meist im re Hauptbronchus. Weitere Aufteilung in Lappen- und Segmentbronchien entspricht der Lungenlappen- bzw. -segmenteinteilung (☞ unten).

Lymphabfluß
- Intrapulmonale Lk
- Hilus-Lk
- Bifurkations-Lk
- Paratracheale Lk
- Tiefe Hals-Lk

Mediastinum
(☞ auch Abb. 16.5) *Cave:* Fortleitung von entzündlichen Halsprozessen möglich!

> - **Vorderes M.:** oben: Thymus, Struma thoracica, unten: Herz, Phrenicus
> - **Mittleres M.:** oben: Aortenbogen, V. cava sup., Bronchialaufzweigung, Hilus-Lk, unten: Herz, V. cava inf., Bronchialaufzweigung, Hilus-Lk
> - **Hinteres M.:** oben: Grenzstrang, Ösophagus, unten: Grenzstrang, Ösophagus, Aorta descendens, Ductus thoracicus, V. azygos und V. hemiazygos.

Herz und herznahe Gefäße
- **Re Koronarart.:** versorgt größten Teil des re Herzens, Teil des Septum, geringe Teile des li Ventrikels
- **Li Koronarart.:** versorgt Hauptteile des li Ventrikels und des Septum; kleine Anteile des re Ventrikels.
- **Thorakale Aorta** (☞ Abb. 16.9)
- **Ductus arteriosus Botalli:** embryonale Strombahn zwischen Pulmonalarterie und Aorta. Offener Ductus Botalli = Links-Rechts-Shunt.

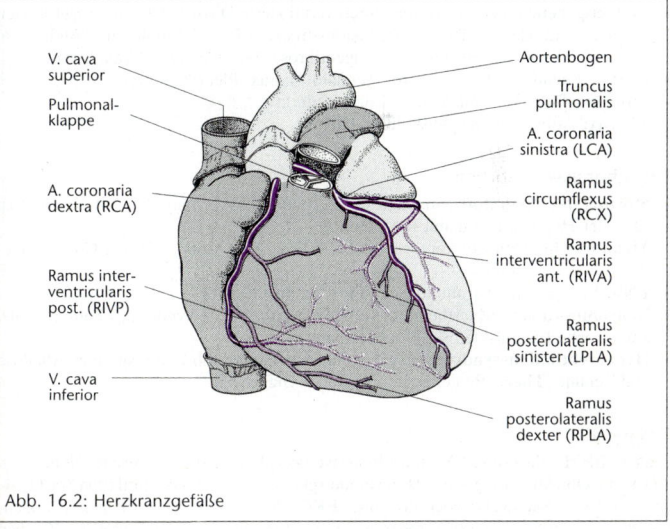

Abb. 16.2: Herzkranzgefäße

16.2 Leitsymptome und Differentialdiagnosen

16.2.1 Atemnot (Dyspnoe) ICD: R 06.0

Subjektives Empfinden, die Atemtätigkeit steigern zu müssen.
Nach **WHO** sind durch die Anamnese vier Schweregrade zu unterscheiden:

Grad 1	Haben Sie Atemnot bei schnellem Gehen in der Ebene, Bergaufgehen oder beim Treppensteigen?
Grad 2	Haben Sie Atemnot beim normalen Gehen in der Ebene mit Altersgenossen?
Grad 3	Müssen Sie anhalten, um Luft zu holen, wenn Sie in der Ebene Ihr eigenes Tempo gehen?
Grad 4	Haben Sie Atemnot in Ruhe?

Zur **DD** sind zusätzlich zu erfragen: Atemnot anfallsweise? Nachts/tagsüber? Saisonal unterschiedlich ausgeprägt?

Intrathorakale Ursachen

- **Herz:** häufige Ursache, ausführliche DD und diagnostisches Vorgehen bei kardial bedingter Dyspnoe ☞ 4.2.6, Ther. des akuten Lungenödems ☞ 4.2.5
- **Bronchien:** V.a. Obstruktion (Asthma bronchiale, chron.-obstruktive Bronchitis)
- **Lungenparenchym:** Hypoxämie durch verminderte Diffusionsfläche, vergrößerten Totraum und/oder verlängerte Diffusionsstrecke z.B. bei Emphysem, Atelektase, Lungenteilresektion, Pneumonie, Lungenfibrose, *Wegenerscher* Granulomatose
- **Pleura:** Pneumo-, Hydro-, Fibro-, Hämato-Thorax, Pleuratumoren
- **Lungengefäße:** Lungenembolie, Lungeninfarkt
- **Thorax:** Adipositas, Kyphoskoliose, Trauma.

Extrathorakale Ursachen

- **Störung des Sauerstofftransportes,** z.B. Anämie, Vergiftung (CO, HCN), führt zu zentraler Hypoxie und damit zu Atemnot
- **Metabolische Azidose:** kompensatorische Hyperventilation, z.B. bei Coma diabeticum, Urämie, Schock
- **ZNS:** Enzephalitis, Hirntumor, ischämischer Insult
- **Neuromuskulär:** Myasthenia gravis, *Guillain-Barré*-Syndrom, Poliomyelitis, amyotrophe Lateralsklerose, Phrenikusparese
- **Hyperventilationssyndrom:** psychogenes Überatmen führt zu respirator. Alkalose und Tetanie. **Ther.:** Beutelrückatmung oder Giebelrohr.

Diagnostik

Fieber? BB (Leukozytose? Anämie? Reaktive Polyglobulie bei chronischer Hypoxie?), BGA zur Objektivierung einer Hypoxämie (pO_2 ↓) bzw. Hyperventilation (pCO_2 ↓, pO_2 ↑) bzw. Nachweis einer Azidose. EKG; Rö-Thorax in 2 Ebenen (Lungenemphysem, -fibrose; Herzvergrößerung, vitiumtypische Herzkonfiguration, Zeichen der Druckerhöhung im kleinen Kreislauf, interstitielles/alveoläres Lungenödem, Pleuraerguß; Infiltrat). Weitere Diagnostik nach Verdacht: Lufu (zum Nachweis einer Obstruktion/Restriktion), Diffusionskapazität (DL_{CO}), Echo, Bronchoskopie, CT-Thorax.

16.2.2 Stridor   ICD: R 06.1

- *Inspiratorischer Stridor* vorwiegend bei extrathorakaler Stenose: Struma mit Tracheomalazie (Säbelscheidentrachea), Stimmbandlähmung, andere Erkrankungen von Kehlkopf und Trachea. Häufig auch bei Linksherzinsuff.
- *Gemischt in- und exspiratorischer Stridor:* Trachealobstruktion z.B. durch Fremdkörper; schwere Atemwegsobstruktion
- *Exspiratorischer Stridor* durch bronchiale Obstruktion: bei Asthma bronchiale, fortgeschrittenem Lungenemphysem, Bronchiolitis (v.a. Kinder < 2 Jahren).

Diagn.: Lufu (☞ 16.3.1), inspiratorische Sekundenkapazität (FIV_1) kleiner als exspiratorische (FEV_1), normal umgekehrt. Tracheal-Rö-Serie mit Saug-Preßversuch (Tracheomalazie bei Tracheaverengung > 50 %), Laryngoskopie, Bronchoskopie.

16.2.3 Husten   ICD: R 05

Kann Atemnot (z.B. bei hyperreagiblem Bronchialsystem), Schlafstörungen, Herzrhythmusstörungen (durch Druckerhöhung im kleinen Kreislauf), Kopfschmerzen, Synkopen (durch transiente Hypoxämie) und Rippenbrüche verursachen.
- *DD des akuten Hustens:* akute Bronchitis, Pneumonie (Fieber), Pneumothorax (Atemnot, pleuritischer Schmerz), Fremdkörperaspiration (Anamnese, Röntgenbild), Lungenembolie
- *DD des chron. Hustens:* chron. Bronchitis (Raucher, Auswurf, Obstruktion), Bronchialkarzinom (Raucher, Gewichtsverlust, Reizhusten, Bronchiektasen (maulvolles, übelriechendes Sputum, v.a. morgens), Tbc (Gewichtsverlust, Nachtschweiß), Asthma, Sarkoidose, chron. Schnupfen (Auswurf aus der Kehle!). Häufig Erstsymptom einer Atemwegsobstruktion. Trockener Husten häufige **NW** von ACE-Hemmern (ca. 10 %)!
- *DD des anfallsweise auftretenden Hustens:* Asthma bronchiale, chron. Bronchitis, exogen-allergische Alveolitis.

16.2.4 Auswurf (Sputum)   ICD: R 09.3

Diagn.: Mikrobiologische Sputumdiagnotik (☞ 2.4.2)
- *DD des purulenten, gelb-grünen Sputums:* Infektexazerbation einer chronischen Bronchitis, Bronchiektasen, Lungenabszeß, Lungenkavernen
- *DD des blutig-eitrigen, „himbeergeleeartigen" Sputums:* virale Pneumonie mit Superinfektion, eitrige Bronchiolitis, Karzinom, Karzinoid
- *Hellgelbes (safranfarbenes) Sputum* spricht für Lösungsstadium einer Pneumonie
- *Schaumig-rötliches Sputum:* akutes Lungenödem meist bei dekompensierter Linksherzinsuff., aber auch toxisch oder durch Überwässerung bei Niereninsuff.

16.2.5 Hämoptyse   ICD: R 04.2

Aushusten von hellrotem, schaumigem Blut aus Rachen, Tracheobronchialbaum oder Alveolarraum. Hämoptoe: massive Hämoptyse. Abzugrenzen von Hämatemesis (Erbrechen von dunkelrotem, klumpigem Blut) aus dem Verdauungstrakt durch Ausschluß einer Blutungsquelle in Magen und Ösophagus mittels Gastroskopie.

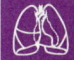

Häufige Ursachen

- Tumor: meist Bronchial-Ca, Bronchus-Adenom (selten), Karzinoid
- Tbc, Bronchitis, Pneumonie, Bronchiektasen, Lungenabszeß
- Lungeninfarkt, Stauungslunge, Mitralstenose
- Hämorrhagische Diathese.

Seltene Ursachen

- Iatrogen: Antikoagulantien, Lyse-Ther., Punktion, Biopsie
- Gefäßerkrankungen: arterio-venöse Fistel, M. Osler (hereditäre, hämorrhagische Teleangiektasien), thorakales Aortenaneurysma
- Restriktive Lungenerkrankungen: Schrumpfungsbedingte Parenchymrisse führen zu Pneumothorax und Hämoptyse
- Systemerkrankungen: *Goodpasture-Syndrom* (akutes pulmorenales Sy., in 80 % Männer < 30 LJ., mit Glomerulonephritis), Panarteriitis nodosa (Männer mit peripheren Gefäßverschlüssen und Eosinophilie), Wegenersche Granulomatose, idiopathische Lungenhämosiderose, SLE
- Ösophago-bronchiale Fistel, Fremdkörperaspiration, Mukoviszidose, Aspergillom, Lungenamyloidose, Lungenendometriose, Lungensequester
- Blutungen im HNO-Bereich (z.B. Zylindrom, Pharynx-/Hypopharynx-Ca).

16.2.6 Singultus (Schluckauf)   ICD: R 06.6

Ursachen

- *Zentralnervös:* zerebrovaskulär, Enzephalitis, Lues, Tumoren
- *Erkrankungen der Thoraxorgane:* diaphragmale Hernie, KHK, Refluxösophagitis, Mediastinitis, Pneumonie, Sarkoidose, Ösophaguserkrankungen
- *Erkrankungen des Bauchraumes:* Ulkusleiden und Magentumoren, Zustand nach Laparotomie, Pankreatitis, subphrenischer Abszeß
- *Andere Erkrankungen:* Psychische Störungen, Alkoholismus, Urämie. *Cave:* Jeder Singultus, der innerhalb einer Woche nach Therapie wieder auftritt, muß abgeklärt werden.

Therapie

- *Medikamentöse Therapie:* 3 x 10 mg/d Metoclopramid (Paspertin®) über 4 Tage p.o.; oder 3 x 10–20 mg/d Nifedipin (Adalat®) über 7 Tage p.o. und bzw. oder 2 x 70 mg/d Triflupromazin (Psyquil®) Supp.
- *Myoklonie-Therapie:* 4 x 25 mg/d Valproat (Ergenyl®) über 7 Tage.

16.2.7 Horner-Syndrom

Enophthalmus, Ptosis, Miosis durch Lähmung (Irritation) des Halssympathikus.

Differentialdiagnose

- Pancoast-Tumor: Lungenoberlappen-Ca. mit Einbruch in den Plexus cervicalis
- Maligne Struma (☞ 12.1.9)
- Mediastinalprozesse (☞ 16.7)
- Halsrippe
- Syringomyelie.

16.2.8 Thoraxschmerz

- Akute Dissektion der Aorta ascendens: brennende Schmerzen retrosternal und in den Halsweichteilen
- Akute Dissektion der thorakalen Aorta descendens: stechende Schmerzen zwischen den Schulterblättern, zur LWS absteigend
- Refluxösophagitis (☞ 17.6.1)
- Angina pectoris (☞ 4.2.2, 16.9)
- Spontanpneumonthorax (☞ 4.2.2, 16.6.2).

16.2.9 Zyanose   ICD: R 23.0

Blaurote Färbung bes. der Lippen und Akren (z.B. Fingernägel). Tritt auf, wenn Konzentration des reduzierten Hb > 50 g/l. Bei Anämie daher schwer beurteilbar.

- *Zentrale Zyanose:* O_2-Sättigung des arteriellen Blutes vermindert (blaue Zunge)
- *Periphere Zyanose (= Akrozyanose):* verstärkte „Ausschöpfung" = vergrößerte arterio-venöse O_2-Differenz des Blutes (Zunge bleibt rot), z.B. bei Herzinsuff. (durch periphere Hypoperfusion).

Differentialdiagnose

- *Lungenerkrankungen* (häufiger zentrale Zyanose): Ventilationsstörung (z.B. Lungenemphysem, Asthma bronchiale, Pneumothorax); Diffusionsstörungen (z.B. Pneumonie, Lungengerüsterkrankungen); intrapulmonale arterio-venöse Shunts (z.B. bei Obstruktion, Gefävarianten). Störungen des Atemantriebs (z.B. *Pickwick-Sy.*).
- *Herzerkrankungen:* periphere Ausschöpfungszyanose bei Herzinsuff. Zentrale Zyanose bei Vermischung von venösem und arteriellem Blut durch Rechts-links-Shunt (z.B. bei *Fallot*-Anomalie, Pulmonalstenose mit Vorhofseptumdefekt, *Eisenmenger*-Komplex, Transposition der großen Gefäße, *Ebstein*-Anomalie mit Vorhofseptumdefekt), meist Spätsymptom.
- **Andere Ursachen:** Methämoglobinämie, z.B. durch Nitrosegase, Nitrite, G6PD-Mangel, Hämoglobinopathien, vegetative Dystonie (kühle, schwitzende, bläuliche Haut durch Dilatation der Venolen bei enggestellten Arteriolen), Polyglobulie, Kryoglobulinämie, Kälteagglutinin-Krankheit.

Diagnostik

- Anamnese: kardiale und pulmonale Vorerkrankungen
- Klinik: Uhrglasnägel und Trommelschlegelfinger sprechen für chron. Hypoxämie, „maulvoller" Auswurf für Bronchiektasen. Emphysem-Thorax?
- Auskultation: Lunge (Spastik, Pneumonie, Emphysem), Herz
- Labor: BGA, BSG, CRP (bei Infekt ↑), BB (Polyglobulie bei chron. Hypoxie)
- EKG: Rechtsherzbelastung, Hypertrophie, Rhythmusstörungen
- Lungenfunktionsdiagnostik (☞ 16.3.1)
- Rö-Thorax: Lungenstauung?, Pleuraerguß? Herzgröße? Hinweis für Herzvitium?
- Evtl. Echokardiographie, Linksherzkatheter, Thorax-CT.

16.2.10 Angina pectoris (☞ 4.2.4)

16.3 Kardiopulmonale Diagnostik

16.3.1 Funktionelle Diagnostik

Lungenfunktionsdiagnostik (Lufu)
Die Lungenvolumina hängen von Lebensalter, Größe, Körpergewicht und Geschlecht ab. Gebräuchlich sind die Normwerte der Europäischen Gesellschaft für Kohle und Stahl (EGKS).
Ind.: Funktionelle und ätiologische DD von Lungen- und Atemwegs-Erkrankungen, Allergiediagnostik (Expositions-, Provokationstests), präop. Beurteilung, Therapiekontrolle, Begutachtung. **KI:** akut entzündliche Lungenerkrankungen.

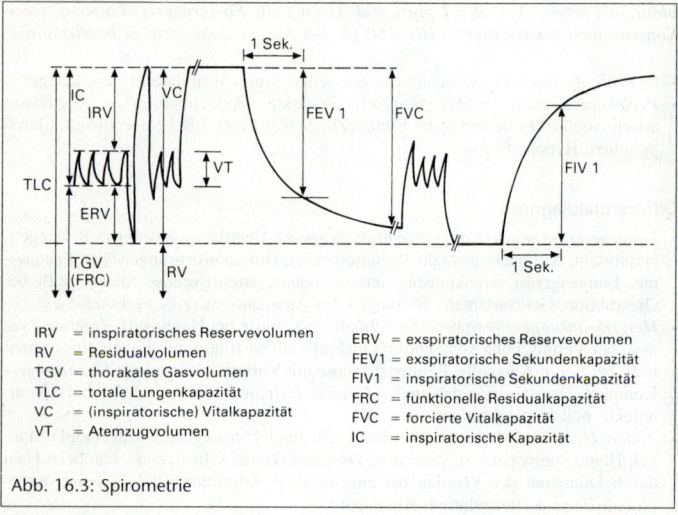

IRV = inspiratorisches Reservevolumen
RV = Residualvolumen
TGV = thorakales Gasvolumen
TLC = totale Lungenkapazität
VC = (inspiratorische) Vitalkapazität
VT = Atemzugvolumen
ERV = exspiratorisches Reservevolumen
FEV1 = exspiratorische Sekundenkapazität
FIV1 = inspiratorische Sekundenkapazität
FRC = funktionelle Residualkapazität
FVC = forcierte Vitalkapazität
IC = inspiratorische Kapazität

Abb. 16.3: Spirometrie

Statische Volumina
- *Vitalkapazität (VC):* maximal ventilierbares Lungenvolumen, typische Werte: M > 4,0 l; F > 3,0 l
- *Residualvolumen (RV):* nicht ventilierbares Volumen, das nach max. Exspiration in der Lunge verbleibt, typische Werte 1–2 l
- *Totalkapazität (TC):* Summe aus VC + RV, typische Werte **M** 6–7 l, **F** 5–6 l.

Dynamische Volumina
- *Forciertes exspiratorisches bzw. inspiratorisches Volumen* in 1 Sek. (FEV_1/ FIV_1)
- *Tiffeneauwert:* FEV_1/VC x 100; normal ≈ 70 %.
  FEV_1, FIV_1 und Tiffeneauwert sind Obstruktionsparameter bei *forcierter Atmung*.
  Bronchospasmolysetest: Ist der erhöhte Atemwegswiderstand durch Gabe eines β-Mimetikums (z.B. 2 Hub Berotec®) reversibel?

- *Resistance (Raw):* körperplethysmographisch bestimmter Atemwegswiderstand; Obstruktionsparameter bei *Ruheatmung*, spezifischer als FEV1 und Tiffeneauwert. Normalwert < 2,5 cm H$_2$O/l/Sek.
- *Diffusionskapazität (DL$_{CO}$):* empfindlichster Parameter für verlängerte Diffusionsstrecke, z.B. bei interstitiellen Lungenerkrankungen. Normal 100 %.

	Obstruktion	Restriktion	Emphysem
VC	↓	↓	↓
RV	↔ (↑)	↓	↑
FEV$_1$	↓	(↓)	↓
FEV$_1$/VC	↓	↔↑	↓
Resistance	↑	↔	↔ (↑)

Blutgasanalyse (BGA)

Bestimmung von *Sauerstoffpartialdruck (p_aO_2), Kohlendioxidpartialdruck (p_aCO_2) und der Pufferkapazität im arteriellen, bzw. arterialisiert-kapillären Blut.* Die Referenzwerte für p_aO_2 sind vom Lebensalter und dem Broca-Index *(Körpergröße–100)* abhängig *(20. LJ: > 85 mmHg, 70. LJ: > 70 mmHg).*

- Erkrankung des Lungenparenchyms: respiratorischer Gasaustausch beeinträchtigt: Arterielle Hypoxämie ohne Hyperkapnie (respir. *Partialinsuff.*)
- Störung des Atemantriebs oder der Atemmechanik: aufgrund alveolärer Hypoventilation zusätzlich: Hyperkapnie (respir. *Globalinsuff.*). Kommt es durch O$_2$-Gabe zu einer adäquaten Erhöhung des pO$_2$, liegt am ehesten eine Diffusionsstörung, andernfalls ein pulmonaler Shunt vor.

BGA	pO$_2$ (95 +/- 5 mmHg)	pCO$_2$ (40 +/- 2 mmHg)	Sauerstoffsättigung (97 +/- 2%)
Respir. Partialinsuff.	↓	↓/n	↓
Respir. Globalinsuff.	↓	↑	↓
Säure-Basenstatus ☞ 4.1.2			

Belastungs-EKG (Ergometrie)

Ind.: Beurteilung des Ausmaßes bei V.a. oder gesicherter KHK (EKG-Kriterien und Klinik); Beurteilung der Belastbarkeit, z.B. nach Herzinfarkt, Herz-OP; Herzrhythmusstörungen (z.B. belastungsabhängige Extrasystolen, vagotone Sinusbradykardie); Kontrolle der Wirksamkeit, z.B. von antihypertensiven, antianginösen Medikamenten unter Belastung.

KI: Myokarditis, Endokarditis, Perikarditis; V.a. akuten Herzinfarkt, manifeste Herzinsuff.; instabile Angina pectoris, V.a. Hauptstammstenose, dekompensierte Hypertonie; Lungenembolie, Cor pulmonale, floride pulmonale Erkr.; Aortenstenose (Druckgradient an Klappe > 50 mmHg), Aortenaneurysma; komplexe brady- oder tachykarde Rhythmusstörungen; hochgradige Anämie, Fieber und alle Erkr. im floriden, nicht kompensierten Stadium.

Durchführung
- Absetzen von β-Blockern je nach entsprechender Halbwertszeit (*Cave:* Rebound-Hypertonie, Herzinfarkt!). Digoxin 8 Tage, Digitoxin 14 Tage vor Ergometrie falls möglich absetzen, sonst Hinweis auf Medikamenteneinnahme)
- Durch körperliche Belastung (Fahrrad) wird die Herzfrequenz auf 80–90 % der altersabhängigen max. Herzfrequenz (**Faustregel:** 220 – Alter) gesteigert.

Beurteilung von EKG, Frequenz-, Rhythmus- und RR-Profil. Medikamente, Trainingszustand und respirator. Verfassung des Pat. beeinflussen das Ergebnis.

Ergometrie wird abgebrochen bei Angina pectoris, Erschöpfung, stark progredienter Dyspnoe, Erreichen der max. Herzfrequenz, Schwindel, Kopfschmerz, Zyanose, horizontalen oder deszendierenden ST-Streckenveränderungen > 0,2 mV, neu aufgetretenem LSB, neu aufgetretenem Vorhofflattern; ausgeprägten brady- oder tachykarden Herzrhythmusstörungen (z.B. Salven); RR-Anstieg > 250/130 mmHg, RR-Abfall, inadäquatem RR-Verhalten.

Pulmonalis-Katheter (Swan-Ganz-Katheter)
Dieser Rechtsherzkatheter ermöglicht die Bestimmung folgender Parameter:
- Zentraler Venendruck (ZVD), rechter Vorhof- und Ventrikeldruck
- Pulmonalarteriendruck
- Pulmonaler kapillärer Verschlußdruck (PCWP = **p**ulmonary **c**apillary **w**edge **p**ressure): entspricht dem Druck im linken Vorhof
- Herzzeitvolumen (Thermodilutionsmethode durch Injektion eines definierten Bolus kalter Kochsalzlösung) und Herzindex (CI = **C**ardiac **I**ndex)
- Berechnung des peripheren Gesamtwiderstandes SVR:

$$\text{SVR } [\text{dyn} \cdot \text{s} \cdot \text{cm}^{-5}] = \frac{\text{art. Mitteldruck (AP)} - \text{ZVD (CVP bzw. RAP)}}{\text{Herzminutenvolumen (CO)}} \cdot 80$$

Ind.: DD von Hypovolämie, pumonalem Hochdruck, Sepsis, kardiogenem Schock. Therapiesteuerung bei Volumensubstitution, Katecholamingabe (Dobutamin, Dopamin, Adrenalin, Noradrenalin), medikamentöser Vasodilatation.

Durchführung
- Zugangswege wie bei ZVK jedoch über Einführungsbesteck und Schleuse. Bei Zugang über V. basilica li Seite geeigneter
- Vor Punktion Pat. an EKG-Monitor anschließen, Braunüle legen (als Zugang für Notfall). Prüfung der elektrischen Zuleitung, Füllung des distalen und proximalen Lumens mit NaCl-Lösung. Prüfung des Ballons mit Luft auf Dichtigkeit
- Punktion der Vene wie beim ZVK. Vorschieben des Katheters durch eingeführte Schleuse unter kontinuierlicher Druckkurvenkontrolle am Monitor. Das charakteristische Aussehen der jeweiligen Druckkurven erlaubt die genaue Lokalisation der Katheterspitze. Registrierung der Druckkurven
- Nach Erreichen der A. pulmonalis vorsichtig den Ballon aufblasen und den Katheter langsam so weit vorschieben, bis gerade die typische Form der Pulmonalkapillarposition (*wedge-position*) erscheint; max. mit 1 ml blocken

- Jetzt Ballon sofort entblocken, die typische Pulmonalisdruckkurve muß erscheinen. *Cave:* Katheter nie für längere Zeit in der wedge-position geblockt lassen (Gefahr des Lungeninfarktes)!
- Kontinuierliches Monitoring: Vermeiden einer *wedge-position*-Fehllage
- Richtige Lage durch mehrmaliges vorsichtiges Füllen und Entlasten des Ballons überprüfen. Katheter ggf. mit Naht fixieren, Einstichstelle mit sterilem Verband abdecken
- **Immer** Rö-Thorax zur Lagekontrolle und Ausschluß eines Pneumothorax.

KO: Herzrhythmusstörung, Ballonruptur, Luftembolie, Verknotung, Lungeninfarkt, Pulmonalarterienperforation (Hämoptyse), Kathetersepsis.

Messung des Herzzeitvolumens (HZV)
Thermodilutionsprinzip (Injektion von 10 ml, ca. 4 °C kalter NaCl-Lösung in das proximale Lumen des Swan-Ganz-Katheters und Bestimmung der Temperaturerniedrigung in der A. pulmonalis), Herzindex = cardiac index = CI = HZV / Körperoberfläche in m^2.

Fehlerquellen
- *Gedämpfte Kurve:* Luft oder Verstopfung im System, Katheter liegt an der Pulmonalarterienwand an, unzureichende Kalibrierung. Gegenmaßnahmen: System überprüfen, zunächst Blut aspirieren, erst danach mit NaCl 0,9 % durchspülen
- *Keine wedge-Kurve zu erhalten:* unkorrekte Katheterlage, Ballonruptur, Luft im System. Gegenmaßnahmen: System prüfen, Lagekontrolle (Pulmonalisdruckkurve vor dem Aufblasen vorhanden? Durchleuchtung), passives Entleeren des Ballons, Wiederaufblasen mit angegebenem Volumen. Ist kein Widerstand spürbar sofort stoppen = Ballonruptur
- *Fortlaufende wedge-Kurven:* Ballon nicht entleert, Katheter zu tief (blockiert Blutfluß in nicht aufgeblasenem Zustand). Gegenmaßnahmen: passives Ablassen des Ballons, sofortige Lagekontrolle
- *Herzrhythmusstörungen:* Katheterspitze im re Ventrikel, Knotung im Ventrikel. Gegenmaßnahmen: Katheter zurückziehen, Lagekontrolle, Replazierung des im re Vorhof aufgeblasenen Katheters in die Pulmonalarterie, Reanimationsbereitschaft
- *Irreguläre Kurven:* heftige Bewegungen der Katheterspitze durch hämodynamische Instabilität, Turbulenzen, Patientenbewegungen, Arztbewegungen, respiratorische Schwankungen. Gegenmaßnahmen: Lagekontrolle und Replazierung, Katheterende während der Messung nicht in der Hand halten, Vermeiden von Pat.-Bewegungen.

16.3.2 Bildgebende Verfahren

- **Rö-Thorax** (☞ 6.1.2)
- **Durchleuchtung:** Beurteilung der Zwerchfellbeweglichkeit und Hilusstrukturen. Abgrenzung von pleuralen Rundherden (**DD:** Tbc, Bronchial-Ca, Rippenprozesse). *Cave:* Hohe Strahlenbelastung. Strenge Indikationsstellung
- **CT:** Gute Beurteilung von Mediastinum, Herz, Lunge und Thoraxwand (überlagerungsfreie Darstellung aller Organe, gute Tumordarstellung). Staging beim Bronchial-Ca. Mit KM: Unterscheidung zwischen zentralen Gefäßen und Lk.
- **MRT:** Indikationsbereiche und Anwendung analog CT. Sehr gut geeignet bei Gefäßprozessen (Aneurysma!).

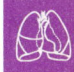

- **Sono:** Diagn. und gezielte Punktion von Ergüssen (Ergußnachweis 30 ml) und thoraxwandnahen Prozessen (Notfalldiagn., Perikarderguß mit Ultraschallpunktion)
- **Echokardiographie**
  - Eindimensionale Echokardiographie, M-mode (time motion): Struktur und Bewegung der Herzklappen, Perikarderguß, Diameter der Herzhöhlen und des Myokards
  - Zweidimensionale Echokardiographie, 2-D (cross-sectional echocardiography) ermöglicht die Darstellung des Herzquerschnittes. Bessere Beurteilung von Thromben, Vitien und Klappenersatz als in M-mode
  - Doppler-Echokardiographie in gepulstem (pw-) oder continious wave (cw-) Verfahren: bessere Beurteilung und Darstellung des Blutflusses bei Klappenvitien, nach Klappenersatz, bei intrakardialen Shunts (z.B. ASD)
- **Transösophageale Echokardiographie (TEE):** Schallkopf befindet sich dorsal des linken Vorhofes im Ösophagus. **Ind.:** Endokarditis (Mitral- und Aortenklappe), Beurteilung der thorakalen Aorta (Aneurysma!), Vorhofthromben
- **Tomographie:** Bessere Beurteilung kleiner Lungenrundherde, hohe Auflösung bis 6 mm. Indikation insbesondere bei Prozessen im Hilusbereich (Lk), Beurteilung von Zysten und Kavernen (Flüssigkeitsspiegel, Bronchusanschluß)
- **Bronchographie:** Darstellung des Bronchialbaumes durch endobronchiale KM-Gabe.

Angiographie

- *Pulmonalisangiographie:* Nachweis von Lungenembolien, Lungensequestern und unklaren Blutungsquellen (Hämoptoe!) und deren Ther. durch Katheterembolisation möglich; Tumorinfiltration bei zentralen Prozessen
- *Koronarangiographie:* Selektive Rö-KM der Koronararterien mittels spezieller Angiographiekatheter zur Darstellung morphologischer Veränderungen bei KHK
- *Ventrikulographie:* KM-Füllung einer Herzkammer; Beurteilung der Größe, der Auswurfleistung, der Klappenfunktion. Während der Ventrikulographie können die jeweiligen Drucke und Sauerstoffsättigungen bestimmt werden.

Szintigraphie (☞ 6.5.3)

- *Perfusionsszintigraphie:* bei V.a. Lungenembolie (geringe Spezifität; bei unauffälligem Befund ist eine massive Lungenembolie mit großer Wahrscheinlichkeit ausgeschlossen). Vor Pneumonektomie zur Berechnung der postop. Lungenfunktion bei grenzwertigem FEV_1. *Cave:* Bei Perfusionsdefekt immer Beurteilung mit Hilfe des Röntgenbildes und Inhalationsszintigramms (DD: Emphysem, Karzinom, Infiltrat, Pleuraerguß, Atelektase)
- *Ventilationsszintigraphie:* In Kombination mit der Perfusionsszintigraphie Methode der Wahl zum Nachweis einer Lungenembolie
  Cave: Bei fraglichem Befund immer Pulmonalisangiographie erforderlich
- *Myokardszintigraphie* (SPECT, Thallium-201): Darstellung minderversorgter Myokardareale in Ruhe und unter Belastung. **Ind.:** V.a. KHK: nicht verwertbares Belastungs-EKG (Schenkelblock, WPW-Syndrom, Schrittmacher-EKG, Medikamenteneinnahme Digitalis/β-Blocker) zum Nachweis einer reversiblen (Koronarinsuff.) oder irreversiblen (Narbe) Ischämie. Herzfehler: Bestimmung intrakardialer Shuntgrößen, sowie Bestimmung der Regurgitationsvolumina unter Ruhe und Belastung.

Positronen-Emissionstomographie (PET): Darstellung und Unterscheidung zwischen Infarktnarben und noch vitalem minderperfundiertem Myokard. Prognostische Aussagekraft im Hinblick auf Erfolg geplanter Revaskularisierungsmaßnahmen.

16.3.3 Endoskopische und operative Diagnostik

Bronchoalveoläre Lavage (BAL) ☞ 2.4.2; Bronchoskopie (☞ auch 6.7.2)

	Methode	
	Starre Bronchoskopie	**Flexible Bronchoskopie**
Vorteil	• gute Übersicht • gute Instrumentenhandhabung • ggf. Stenteinlage und Laserung	• Handhabung einfach, häufig wiederholbar (Intensivstation) • Lokalanästhesie
Nachteil	• Vollnarkose	• schlechte Übersicht • Instrumenteneinbringung schwieriger *Cave:* CO_2-Retention während Bronchoskopie

Transthorakale Feinnadelbiopsie
Unter CT oder sonographischer Kontrolle. Dient der Gewebegewinnung, wird aber von den meisten Thoraxchirurgen heute abgelehnt. Bei positivem Befund → OP; bei negativem Befund → auch OP. **Ind.:** verdächtige Herde, die bronchoskopisch nicht erreichbar sind; bei inoperablen Pat. (Histologie zur Therapieplanung).

Mediastinoskopie
Indikation
- Lk-Vergrößerungen im mediastinoskopisch einsehbaren Bereich bei unklarer mediastinaler Erkrankung (V.a. M. Boeck, M. Hodgkin, Non-Hodgkin-Lymphom, Lk-Tuberkulose, Lk-Metastasen, malignes Thymom)
- Staging bei Bronchial-Ca (☞ 16.5.4).

Thorakoskopie: ☞ 6.7.3. Mit Hilfe der Video-Technik sowohl diagnostisch als auch therapeutisch (MIC) einsetzbar.

16.4 Perioperatives Management in der Thoraxchirurgie

16.4.1 Präoperative Vorbereitung

OP-Indikation in Abhängigkeit von der postop. zu erwartenden FEV
FEVpost = FEV1 prä x 100 – A x (k x B)/100
FEV1 prä, post: prä- bzw. postoperativer Atemstoßwert.
A: in % vom Perfusionswert der Gesamtlunge gemessenen Perfusion des Resektates (Lobus oder Flügel)
Szintigraphische Messung (☞ 16.3.2).
B: Perfusion der Restlunge der zu operierenden Seite in % vom Lungengesamtwert.
K: Konstante (= 0,37) der frühen, postoperative Phase.
Resektion möglich, wenn postop. $FEV_1 > 1$ l ist.

Postop. Lungenfunktion ist abhängig von der präop. Lufu (☞ 16.3.1) und dem Ausmaß des Parenchymverlustes. Einschränkung der Ventilation in den ersten 24 Stunden: Thorakotomie ca. 25 %, Lobektomie ca. 30 %, Pneumonektomie ca. 50 %. *Cave!* Verschlechterung durch Atelektasen und Ergüsse. *Cave:* Neben der errechneten postop. Lufu soll der Pat. Ventilationswerte von mind. 70 % der Norm haben. Entspricht etwa zügigem Treppenaufstieg über 2 Etagen.

16.4.2 Operationstechniken

Thorakotomie
Mediale Sternotomie: Längseröffnen des Sternums mittels Stichsäge(selten oszillierender Säge), Eröffnung des Thoraxraumes insbes. bei Herzoperationen.
Laterale Thorakotomie: in Seitenlage des Patienten, Interkostalinzision, Schonung der Muskulatur für spätere luftdichte Deckung. Meist fortlaufender Verschluß (mehrschichtig). Einbringen einer Bülau-Drainage (☞ 27.1.11) vor Thoraxwandverschluß.

Lungenparenchymresektion
Ind.: Gutartige Befunde, frühe Karzinome, Exzisionsbiopsien.
Doppellumen-Tubus: Einseitige Beatmungsmöglichkeit bei resezierenden Verfahren obligat. Bei Karzinomen ist die Ausdehnung der Resektion abhängig von Tumorgröße und Lymphknotenbefall.
- *Atypische Keilresektion*, orientiert sich nicht an Segmentgrenzen.
- *Segmentresektion* erfolgt entlang der Segmentgrenzen, orientiert sich an den Segmentvenen
- *Lappenresektion (Lobektomie):* Radikalop. von frühen hilusnahen und peripheren Karzinomen
- *Bilobektomie:* Entfernung von zwei Lungenlappen re
- *Pneumonektomie:* Radikalresektion bei hilusnahem Lk-Befall und zentralem Bronchial-Ca → Entfernung eines gesamten Lungenflügels
- *Bronchusstumpfversorgung:* manuelle Naht oder maschinelle Naht (spez. Klammernahtgeräte). Deckung mit gestieltem Pleuralappen
- *Manschettenresektion:* Parenchymschonendes Operieren, Resektion von Trachea- bzw. Bronchusabschnitten und Anastomosierung.

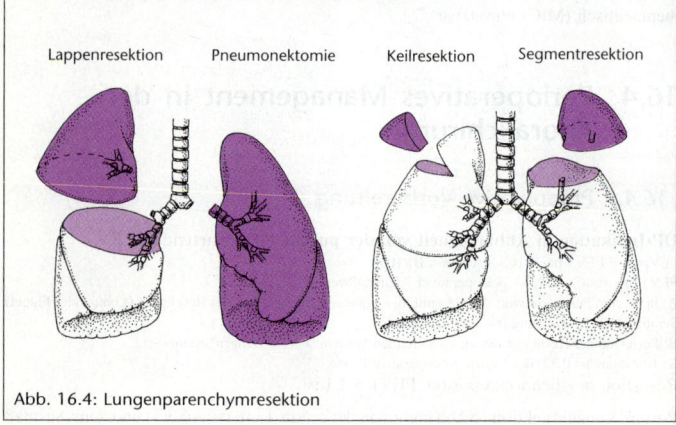

Abb. 16.4: Lungenparenchymresektion

Dekortikation
Ind.: Beseitigung einer Empyemresthöhle (= verschwartetes Empyem).
OP-Technik: Laterale Thorakotomie, scharfes Auslösen der Pleuraschwarten, Entfaltung der Lunge.

Thorakoplastik

Extrapleurale Plastik zur Beseitigung von Resthöhlen, wenn keine Dekortikation mehr durchgeführt werden kann. Endstabilisierung der Thoraxwand durch Rippenresektion (2–10). Dadurch kann sich die Pleuraschwarte samt Weichteilen der Lungenoberfläche anlegen. *Nachteil:* Thoraxwanddeformierung, Mediastinalverschiebung.

16.4.3 Postoperative Versorgung

- **Monitoring**: kontinuierliche Messung von EKG, RR, ggf. Pulmonalarteriendruck, BGA
- Rö-Thorax sofort postop., anschließend tägl. Laborkontrollen (BB, E'lyte, Gerinnung)
- **Bülaudrainage**: auf einen Sog von 15–25 cm H_2O stellen. Abklemmen je nach Rö-Thorax am 3.–4. postop. Tag; 24 h nach Abklemmen Thorax röntgen, wenn kein Pneu, Drainage entfernen, anschließend abermalige Rö-Kontrolle
  - nach Pneumonektomie: Sero-Pneumo-Thorax erwünscht (später Fibro-Thorax als Füllung der Thoraxhöhle), postop. nach Möglichkeit keine Drainage!
- Thromboseprophylaxe (☞ 3.1.8)
- **Postoperative Atemtherapie:** vorübergehende Zufuhr von O_2, Atemübungen (Giebelrohr-Bird-Training, Vibraxmassagen), Mobilisation
- Schmerzprophylaxe und -ther. (☞ 3.5.1).

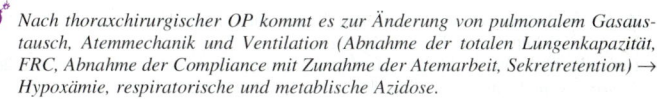
Nach thoraxchirurgischer OP kommt es zur Änderung von pulmonalem Gasaustausch, Atemmechanik und Ventilation (Abnahme der totalen Lungenkapazität, FRC, Abnahme der Compliance mit Zunahme der Atemarbeit, Sekretretention) → Hypoxämie, respiratorische und metabolische Azidose.

Postoperative Komplikationen

Blutung

- *Akute Blutung:* Notfallmäßige Rethorakotomie bzw. Resternotomie zur Blutstillung
- *Subakut-chronische Blutung; Tamponade.* 400–500 ml Blutverlust über die Drainage in der ersten Stunde postop. → Indikation zur Revisions-OP. Zögerndes Abwarten führt zu einer hämodynamischen Verschlechterung.
- *Chylothorax* (☞ 27.1.5). **Klinik:** Pleuraerguß milchig, leicht geliert. *Cave:* Lymphflüssigkeitsverlust von bis zu 2,5 l/d (Eiweiß - Fett, Elektrolytverlust!). **Ther.:** Bülau-Drainage; parenterale fettfreie und glukosearme Ernährung oder MCT (mittelkettige Triglyzeride). Bei anhaltender Sekretion op. Unterbindung des Ductus thoracicus.

Bronchusstumpfinsuffizienz

Klinik:

- *Frühinsuffizienz:* kontinuierliches Absaugen von Luft über die Thoraxdrainage. *Cave:* Mediastinitis, sofortige operative Versorgung
- *Spätinsuffizienz:* auch akute bzw. chronische Infektzeichen sowie Absinken der Flüssigkeitsspiegel im Rö-Thorax mit multiplen Spiegelbildungen mit Lufteinschlüssen. Konservativer Therapieversuch erlaubt.. *Cave:* nach deren Abklemmung oder während maschineller Beatmung ohne ausreichende Drainage der betroffenen Thoraxseite Gefahr eines lebensbedrohlichen Spannungspneumothorax (☞ 27.1.10). **Ther.:** Nach Notfallbronchoskopie sofortige Rethorakotomie und Bronchusstumpfverschluß. Vorher ggf. Entlastung durch erneute Thoraxdrainage.

Pneumo-/Hämatothorax (☞ 27.1.10)

16.5 Lungenerkrankungen

16.5.1 Bakterielle und parasitäre Lungenerkrankungen

Lungenechinokokkose
ICD: B 67.1 (E. granulosus); B 67.6 (E. multilocularis)
Klinik: Reizhusten, Hämoptyse. Bei Ruptur Thoraxschmerz, Anaphylaxie.
Diagn.: Labor (Eosinophilie, ELISA-Test), Rö-Thorax (homogener Rundschatten, Kalkschalen), CT (Zyste, Verkalkungen).
Ther.: Enukleation bzw. antibiotische Ther. analog der Leberechinokokkose ☞ 22.5.2.

Lungenabszeß   ICD: J 85.X
- *Direkt:* primäre Pneumonie (Infekt durch Bronchusstenose), bei Lungengangrän (Infarkt oder Trauma), bei vorbestehenden Erkr. (Zysten, alten Tbc-Herden), purulente Aspiration aus Nebenhöhlen und Tonsillen. Kryptokokkose, Aspergillose
- *Indirekt:*
  - Hämatogen (z.B. Osteomyelitis, Gelenkentzündung, Prostatitis, Zahnabszeß). *Erreger:* Staphylokokken, Pneumokokken, putride Bakterien, Amöben (Auslandsreise in der Anamnese!)
  - Lymphogen (Oberlippenfurunkel, Mundbodenphlegmone).

Klinik
- Zu Beginn Bild der akuten bakteriellen Pneumonie (Fieber, Husten, Auswurf, AZ ↓, Dyspnoe, Schüttelfrost, Thoraxschmerzen)
- Entweder freies Intervall oder sofortige Änderung des Auswurfes bei Einbruch des Abszesses ins Bronchialsystem, Brechreiz, Blutung, fötider Atem.

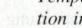
Übelriechender Auswurf ist beim Lungenabszeß häufig, bei der Tbc fehlt er! Temperaturerhöhung und reduzierter AZ Zeichen für Sekretverhalt oder Perforation in die Pleurahöhle.

Diagnostik
- Rezidivierende Hustenanfälle bei Lagewechsel, nach Abhusten stundenlange Ruhepausen. Pneumonien, Lungeninfarkt, Aspiration. Perkussion bzw. Auskultation abhängig von Inhalt und Lage des Abszesses
- Rö-Thorax: unscharfer Verdichtungsherd, nach Entleerung Spiegelbildung, Bronchoskopie (Lokalisation, gezielte Sekretprobe, Hindernis im Bronchus z.B. Bronchus-Ca?)
- Labor: Anämie, Leukozytose ↑↑, BSG ↑↑, Eiweißmangel.

DD: Höhlenbildende Lungenerkrankungen (Bronchiektasen, Lungenzysten, tuberkulöse Kavernen, zentral nekrotisierendes Bronchial-Ca.)

Therapie: Ausschluß einer Tbc, hochdosierte gezielte Antibiose, bronchoskopische Drainage und antibiotische Spülung der Abszeßhöhle, CT oder sonographisch gezielte Punktion und Drainage bei pleuranahen Abszessen. Pleuradrainage bei zusätzlicher bakterieller Pleuritis. 90 % Ausheilung nach 2, spätestens 3 Monaten. Andernfalls Lobektomie (bei V.a. Bronchial-Ca früher!).

KO: V.a. Staphylokokkenabszesse bei Ausbildung großer Pneumozelen (Mediastinalkompression beim Kind). Einbruch in Pleurahöhle (Pyopneumothorax, Empyem ☞ 16.6.3). Lungenabszeß beim AIDS-Patienten eher und schneller operieren wegen septischer Keimverschleppung.

Lungentuberkulose   ICD: A 15.X

Bei allen Lungensymptomen muß die Tbc differentialdiagnostisch erwogen werden.
Erkrankung und Tod sind meldepflichtig.

Klinik: Meist asymptomatisch, evtl. grippale Symptome, Fieber, Nachtschweiß, Husten, Auswurf, Pleuraerguß.

Diagnostik

- *Rö:* Thorax in 2 Ebenen, Tomographie, CT (zeigt Hilus-Lk und retroklavikuläre Infiltrate), Durchleuchtung, Befund sehr variabel, z.B. Verschattung, Verkalkung, Tuberkulom, Kaverne, Pleuraerguß, evtl. Fibrosierung mit Verziehung von Trachea und Mediastinum. Herde bevorzugt in den kranialen Anteilen der Lungenlappen. *Cave:* Ca. 65 % aller Rundherde sind periphere Karzinome und keine Tbc!
- *Tuberkulinprobe* (Tinetest® ca. 35 Tage nach Primärinfektion pos.)
- *Keimnachweis* in Magensaft (mind. 1 x) und Sputum (mind. an 3 aufeinanderfolgenden Tagen); Anreicherung, Kultur und Sensibilitätsbestimmung. Evtl. bronchoalveoläre Lavage (☞ 2.4.2).

KO: Pleuritis, Pleuraempyem, sekundäre Bronchiektasenbildung, generalisierte Streuung = Miliartuberkulose

DD: Bronchial-Ca, Pneumonie (z.B. Klebsiellen, Staphylokokken), Lungeninfarkt (selten im Oberlappen), chron. Bronchitis.

Konservative Therapie

Compliance des Pat. ausschlaggebend für Erfolg. Darum immer wieder auf regelmäßige Medikamenteneinnahme wirken!

I.d.R. mit *Isoniazid* (INH), *Rifampicin* (RMP), *Pyrazinamid* (PZA), *Ethambutol* (EMP), *Streptomycin* (SM).

OP Operative Therapie

Ind.: Komplikationen (Kavernen, Tuberkulome, Tbc, Bronchusstenosen). *Voraussetzung:* entzündungsfreier Bronchus; tuberkulostatische Abschirmung.
OP-Technik: Dekortikation, atypische Resektion, Lappenresektion.

Postoperative KO: Bronchialfistel (**Ther.:** sofortige Rethorakotomie und Bronchusverschluß).

16.5.2 Bronchiektasen

*Erweiterungen von Segment- oder Subsegmentbronchien → Blindsackbildung, periphere kleinere Bronchien verkleben. Ätiol.: Angeboren **(ICD: Q 33.4)**, z.B. Mukoviszidose und sekundär erworben **(ICD: J 47)**, z.B. durch Tumoren, Asthma, chronisch obstruktive Bronchitis oder postinfektiös (Pneumonie, Tbc). Hauptsächliche Lokalisation: Unterlappen.*

Klinik: Husten, „maulvolles Sputum"; Trommelschlegelfinger, Zyanose, chron. Bronchitis (**KO:** Pneumonie, Abszeß).
Diagnose
- Anamnese (chron.-rezid. Bronchopneumonien), mittel- bis grobblasige RG
- Rö-Thorax; streifige Unterlappenverschattung, Bronchographie (sackförmige oder zylindrische Erweiterung), Bronchoskopie (Stenosen, Erweiterungen, Sekretlokalisation).

Ther.: konservativ und als OP-Vorbereitung: Inhalation (NaCl) und Mukolytika (Acetylcystein, z.B. Fluimucil® 3 x 200 mg/d p.o.). Gezielte Antibiose bei eitrigem Auswurf, Ausklopfen.
OP: Lappen- oder Segmentresektion (postop. Rezidiv in der Restlunge möglich).

16.5.3 Gutartige Lungentumoren   ICD: D 14.3

- *Hamartom* (Erkrankungsgipfel 4.–5. Lebensjahrzehnt). **Diagn.:** Rö-Thorax: scharf begrenzte, dichte, meist kleine Rundherde von bleibender Größe. **Ther.:** Ausschälung oder atypische Keilresektion
- *Adenom* (jugendliches Alter). **Diagn.:** Rö.-Thorax: Rundherd, bei Bronchusverschluß: Atelektase. *Bronchoskopie:* Endobronchialer Tumor, himbeerartig, rosarot. *Cave:* Gefahr der Massenblutung bei Biopsie! **Ther.:** Manschettenresektion erwägen, ansonsten atypische Keilresektion oder Segmentresektion.

16.5.4 Bronchialkarzinom   ICD: C 34.X

Häufigster maligner Tumor des Mannes (Erkrankungsgipfel 6. und 7. Lebensjahrzehnt). Histologie entscheidend für Therapie. **Risikofaktoren:** *Rauchen („private pollution"; 20 x höheres Risiko), Umweltfaktoren („common pollution").*

WHO-Klassifikation der Histologie
Plattenepithelkarzinom 25–30 %
Kleinzelliges Karzinom (oder oat cell-Karzinom) 25–30 %
Großzelliges Karzinom 10 %
Adeno-Karzinom (kein Zusammenhang mit Rauchen) 25–30 %

Klinik
Es gibt kein Frühsymptom! Das frühe Bronchial-Ca ist i.d.R. klinisch stumm.
- *Erste Symptome* sind Husten, Auswurf, Hämoptoe, rezid. pulmonale Infekte, Dyspnoe, Nachtschweiß, Fieber
- *Paraneoplastische Endokrinopathie:* Hyperglykämie (Glukagon), Hyperpigmentierung (MSH), Pseudo-Karzinoidsyndrom (Serotonin), Hyperthyreose (TSH)
- *Späte Symptome* (häufig bereits Inoperabilität) sind Gewichtsverlust, Nervenlähmung (Heiserkeit: N. recurrens; Zwerchfellähmung: N. phrenicus; Schulterschmerz: Plexus brachialis v.a. bei Pancoast-Tumor; Horner-Syndrom: Ummauerung des Ganglion stellatum); Abflußbehinderung einer der oberen Extremitäten (= Verschluß der V. subclavia).

16.5 Lungenerkrankungen

Kurzfassung der TNM-Klassifikation der UICC	
T$_X$	positive Zytologie
T$_1$	Tumor auf Ursprungsort beschränkt; peripher < 3 cm, zentral auf Segmentbronchus beschränkt
T$_2$	Tumor > 3 cm; Infiltration viszerale Pleura, proximaler Abstand zur Karina 2cm
T$_3$	Überschreitung der Organgrenzen, Infiltration Thoraxwand, Diaphragma, Pleura mediastinalis, Perikard, Wirbelkörper. Überschreitung des 2 cm-Abstandes zur Karina, ohne Karinainfiltration
T$_4$	Infiltration von Mediastinum, Herz, großen Gefäßen, Wirbelsäule, Karina; maligner Pleuraerguß
N$_X$	Keine Beurteilbarkeit von regionären Lymphknoten
N$_1$	Metastasen in der peribronchialen oder ipsilateralen Hilusregion, oder beides einschließlich einer direkten Tumorausbreitung
N$_2$	Metastasen in ipsilateralen mediastinalen und bzw. oder subkarinalen Lk
N$_3$	Metastasen in kontralateralen mediastinalen, kontralateralen Hiluslymphknoten, ipsi- oder kontralateralen Skalenus- oder supraklavikulären Lk
M$_1$	Metastasierung v.a. in Gehirn, Nebenniere, Leber, Knochen, Herz

Grading: **G$_1$:** hoher Differenzierungsgrad, **G$_2$:** mittlerer Differenzierungsgrad, **G$_3$:** geringer Differenzierungsgrad, **G$_X$:** Differenzierungsgrad kann nicht bestimmt werden.

Stadieneinteilung
Stadium 0:   Tis N0 M0
Stadium I: T1 N0 M0, T2 N0 M0
Stadium II: T1 N1 M0, T2 N1 M0
Stadium IIIA: T3 N0 M0, T3 N1 M0, T1 N2 M0, T2 N2 M0, T3 N2 M0
Stadium IIIB: Jedes T, N3 M0; T4 M0
Stadium IV: Jedes T und N1 M1.

Diagnostik

- *Rö-Thorax:* Jede Verschattung kann ein Ca sein! (☞ 6.1.2) (Verschattung = Tumorkern im Frühstadium; wolkige Verschattung = periphere Pneumonitits distal der Tumorstenose; Karzinomkavernen; Pseudoabszeß = Tumorerweichung
- *CT* mit *KM:* zentrales Ca und mediastinaler Lk-Befall.
- *Bronchoskopie:* Biopsie, BAL, ggf- transbronchiale Biopsie der paratrachealen Lk
- *Tumormarker:* NSE ↑ beim kleinzelligen Ca; SCC ↑ beim Plattenepithel-Ca; TPA und CEA sensitiv, aber wenig spezifisch (Einsatz zur Verlaufskontrolle)
- *Lufu:* Operabilität (☞ 16,3.1)
- *Staging:* Schädel-CT, Skelettszintigraphie, Sono Abdomen (Leber, Nebennieren), Mediastinoskopie bei fraglichen N3-Lk.

OP Therapie

Nur bei ¹/₃ der Pat. ist die kurativ radikale Tumorexstirpation durch Lobektomie und Pneumektomie möglich.

Therapieprinzipien

KI für operative Therapie: Stadium IIIB, schlechte Lungenfunktionsprüfung (☞ 16.3.1), Allgemeine Inoperabilität.

Cave: Ein kleinzelliges Ca wird im frühen Stadium immer operiert. Chemotherapie obligat. Bei kleinzelligem Ca in fortgeschrittenem Stadium Chemotherapie.

- Kurative Therapie:
  - Lobektomie mit Lymphadenektomie
  - Bei zentralem Ca Pneumonektomie mit Lymphadenektomie. bei ausreichenden Sicherheitsabständen auch Manschettenresektion möglich
- Operative Palliativtherapie: Bei Komplikationen (Blutung, poststenotische Pneumonien, Schmerzen) palliative Resektion
- Konserv. Palliativtherapie:
  - Radiatio
  - Chemotherapie
  - Laserkoagulation
  - Stent.

Prognose: 5-JÜR stadienabhägig (Stadium I: 60–80 %, Stadium II: 40–60 %, Stadium III: 15–35 %, Stadium IV: 0 %); OP-Mortalität bei Lobektomie 1 %, bei Pneumonektomie 4 %.

16.5.5 Sonstige bösartige Lungentumoren ICD: C 34.X

Sarkome

1 % aller bösartigen Lungentumoren. Entstehen aus mesenchymalen Zellen des Bindegewebes der Lunge. Können sich aus einem endobronchialen Fibrom entwickeln.

Klinik: uncharakteristisch, wie beim Bronchial-Ca. Sarkome durchbrechen die Bronchialschleimhaut nicht (Bronchoskopie meist ohne Aussage!). **Diagn.:** CT, Histologie durch transthorakale bzw. transbronchiale Feinnadelbiopsie. **Ther.:** kurative Resektion anstreben (Op. Therapie wie beim Bronchial-Ca. Lymphogene Aussaat selten, meist hämatogene Metastasierung!). Radiatio und Chemotherapie nicht wirksam.

Bronchuskarzinoid

Ausgangspunkt ist vermutlich das APUD-Zellsystem (neuroendokrine Zellen).
- Lokal maligne wachsend, Metastasierungstendenz vorhanden
- Atypische Karzinoide mit lymphogener und hämatogener Metastasierung. Bevorzugung zentraler Bronchusabschnitte. Tumorhauptteil liegt intrapulmonal.

Klinik: wie bei Bronchial-Ca; Begleitsymptom: Blutung, Flushsymptomatik, Diarrhoen, Schweißausbruch, Tachykarden (Serotonin). **Diagn.** wie beim Bronchial-Ca. **Ther.:** Operation anstreben; bei peripheren Tumoren: Lobektomie; bei zentralen Tumoren: Lobektomie, ggf. Manschettenresektion. Immer mit Lymphadenektomie kombinieren.

16.5.6 Lungenmetastasen

OP-Indikation
- *Potentiell kurativ:* Grundvoraussetzung
  - Primärtumor ist beherrscht oder kurativ behandelbar
  - Fehlen extrapulmonaler Metastasen (außer beim malignen Teratom)
- *Diagnostisch:*
  - Gewebegewinnung bei unbekanntem Primärtumor
  - Entscheidung Weiterführung der Chemother. (noch Tumorzellen oder nur Nekrosen bzw. Narben finden)
- *Palliativ:* Schmerzen, Tumorzerfall, Exulzeration, Blutung.

OP **Operationstechnik**
Zugang: *mediane Sternotomie* (simultane Beurteilung beider Lungen und des Mediastinums möglich). Parenchymsparende OP-Technik (atypische Keilresktion), 2-zeitige laterale Thorakotomie.

16.6 Pleuraerkrankungen

16.6.1 Pleuratumoren

Benignes Pleuramesotheliom   ICD: D 19.0
Lokalisiert, von der Pleura visceralis ausgehend, verursacht in der Regel keine Beschwerden; Zufallsbefund.
- **Diagn.:** Rö-Thorax, CT-Thorax
- **Ther.:** Operative Freilegung und Resektion.

Malignes Pleuramesotheliom   ICD: C 45.0
Tritt i.d.R. 20–30 Jahre nach Asbestexposition (auch kurzfristig/einmalig!) auf. Wächst knötchenförmig, kleinhöckerig oder bindegewebig wie ein Weichteilsarkom, bevorzugt in kaudalen Pleuraabschnitten. Ausgangspunkt ist die Pleura parietalis.

Klinik: Dyspnoe (☞ 16.2.1), Thoraxschmerzen (hartnäckig; geht den übrigen Beschwerden 2–3 Monate voraus), chron. rezid. hämorrhagischer Pleuraerguß, Husten, Gewichtsabnahme.

Diagnostik
- *Klinik; Anamnese:* Asbestexposition, Druckgefühl (= hochgradige Exsudation).
- *Befund:* Dämpfung (Ergußbefund).
- *Rö-Thorax:* (knotige) Verdickung der Pleura (Arkadenphänomen), meist Pleuraerguß. *Cave:* Nach dessen vollständiger Punktion ist weiterhin eine Verschattung zu erkennen und perkutorisch weiterhin Dämpfung!
- *CT-Thorax* und *MRT*
- *Pleuraergußpunktion* (Pleurapunktat sanguolent, häufig negative Zytologie), *Pleurastanzbiopsie, Thorakoskopie.*; *cave:* Impfmetastasen.

Therapie
- *Kurativ* (nur sehr selten möglich): Pleuro-Pneumo-Perikardio-Diaphragmektomie
- *Palliativ:* Dekortikation (☞ 16.4.2), Bestrahlung: setzt intakte und funktionsfähige andere Lungenhälfte voraus (durch Fibrose-Entstehung kommt die Radiatio einer funktionellen Pneumektomie gleich).

Prognose auch nach radikaler OP schlecht! (3 % 5-JÜR), Chemo- und Strahlenther. unsicher.

Sekundäre Pleuratumoren
Metastasen eines nicht in der Pleura lokalisierten Primärtumors. Ausbreitungsweg: Per continuitatem (z.B. beim Bronchial- und Mamma-Ca); hämatogen; lymphogen.

Erscheinungsformen: Pleuritis carcinomatosa mit Pleuraerguß; grobknotige multiple Pleuratumoren.

Diagn.: entspricht dem des malignen Mesothelioms. **Ther.** abhängig von der Grunderkrankung, ggf. Ergußdrainage oder instillierende Behandlung, in ausgesuchten Fällen auch Dekortikation.

16.6.2 Pneumothorax

Spannungspneumothorax (☞ 27.1.10)

Hämatopneumothorax (☞ 27.1.10)

Spontanpneumothorax   ICD: J 93.X
Ätiol: junge Pat.: Ruptur subpleuraler angeborener Bullae; ältere Pat.: Ruptur von Emphysemblasen.
Klinik: heftige, plötzlich einsetzende Thoraxschmerzen und Atemnot, in der Regel asthenische junge Männer zwischen dem 20. und 30. LJ.
Diagn.: Rö-Thorax (in Exspiration!), CT, Thorakoskopie.

Therapie
Notfall-Ther.: unverzüglich Thoraxdrainage (☞ 27.1.11).

OP-Indikationen
- Persistierender Pneumothorax nach 8–10tägiger regelrechter Drainagebehandlung
- Persistierende bronchopleurale Fistel
- Thorakoskopisch sichtbares großes Leck, z.B. rupturierte Emphysemblase
- Insbes. bei älteren Pat. mit großbullösem Emphysem OP-Ind. unter Berücksichtigung aller präop. erhobenen Funktionsparameter zurückhaltend zu stellen
- Rezidivpneumothorax.

OP Operative Technik
Richtet sich nach dem operativen Befund. Sparsame atypische Keilresektion (☞ 16.4.2), Pleurodese, Pleurektomie partiell, heute zunehmend thorakoskopische OP-Technik.

16.6.3 Pleuraerguß, Pleuraempyem

Chylothorax ☞ 27.1.5   ICD: J 94.0

Pleuraerguß   ICD: J 90
Ätiologie
- *Traumatisch:* Serothorax, Hämatothorax, Chylothorax, Ösophagusperforation
- *Immunologisch:* Rheumatoide Arthritis, Lupus erythematodes, Wegener-Granulomatose
- *Kardiovaskulär:* Herzinsuffizienz, Perikarditis, Dissektion der Aorta descendens
- *Pulmonal-vaskulär:* Lungeninfarkt
- *Hypalbuminämie:* Nephrotisches Sy., Malabsorption, Leberzirrhose mit Aszites
- *Infektiös:* Tuberkulose, Parapneumonisch (Viruspneumonie, Mykoplasmenpneumonie), Pleuraempyem, Pankreatitis, Subphrenischer Abszeß, Peritonitis, Cholezystis
- *Neoplastisch:* Pleuritis carcinomatosa, Pleuramesotheliom, Lymphom
- *Sonstige:* Myxödem, Niereninsuffizienz, Familiäres Mittelmeerfieber, Meigs-Sy.

Klinik: Dyspnoe, Thoraxschmerz
Diagn.: Pleurapunktion (Zytologie, Bakteriologie, Immunologie), Thorakoskopie mit gezielter Pleurabiopsie.

Therapie
Abhängig von Grundkrankheit. *Ther. des malignen Pleuraergusses:*
- Systemische Chemotherapie (z.B. das Mammakarzinom, malignes Lymphom)
- Externe Bestrahlung (Gefahr der Lungenfibrose, Effekt unsicher)
- Intrapleurale Applikation radioaktiver Substanzen
- Lokale Instillation pleurodesefördernder Substanzen (Zytostatika, Tetrazykline, Talkum, Fibrinkleber)
- In seltenen Fällen chirurgische Pleurektomie bzw. Pleuradekortikation (☞ 16.4.2).

Pleuraempyem, „Eitrige Rippenfellentzündung" ICD: J 86.X
Ätiologie
- Perforation, Penetration (Pneumonie, Tbc, Abszeß)
- Transpleurale Verletzung (Trauma, Punktion!)
- Postoperativ (Lungen-OP, Ösophagus-OP, Thoraxdrainagen)
- Indirekt von abdominal (Pankreatitis, subhepatischer Abszeß, Peritonitis).

Klinik: Dyspnoe, Thoraxschmerz, hohes Fieber. *Cave:* Kurzfristiges symptomarmes Intervall; dann Rückfall mit Temperatur und erheblichem Krankheitsgefühl!
Diagn.: Atemgeräusche aufgehoben, thorakale Schalldämpfung, geschlossene Probepunktion mit Eiternachweis (Antibiogramm!); Leukozyten ↑↑, BSG ↑↑, CT.
KO *akut:* bronchopulmonale Fistel, Sepsis. *langfristig:* Ausbildung von Pleuraschwarten („Lungenfesselung" = narbige Fixierung und Kompression der Lunge). Thoraxseitenschrumpfung, Skoliose.
Ther.: Stadienabhängig
- Stadium I (seropurulente Phase):Bülau Drainage (☞ 27.1.11)
- Stadium II (fibropurulente Phase): Saug-Spül-Drainage, ggf. Dekortikation (MIC)
- Stadium III (Organisation, Schwartenbildung): Dekortikation.

16.7 Mediastinalerkrankungen

16.7.1 Mediastinaltumoren ICD: C 38.X

- Ca. 40 % Zysten
- Neurogene Tumoren ca. 15–25 %
- Thymustumoren, Struma, Nebenschilddrüsen-Adenom ca. 15 %
- Tumoren des Binde- und Stützgewebes ca. 8 %
- Lymphome, Keimzelltumoren.

Retrosternale Struma (☞ 12.1.5)
Häufigster Befund im oberen Mediastinum; häufig Ausläufer der Halsstruma (Struma endothoracica falsa); selten dystope Schilddrüse (Struma endothoracica vera).

Klinik: meist unauffällig, häufig Zufallsbefund. Atem-, Schluck-, Kreislaufstörung durch Kompression von Trachea, Speiseröhre, Gefäßen.

Diagn.: Rö-Thorax (☞ 6.1.2), Szintigraphie (Struma endothoracica vera speichert nicht immer Jod!), Tracheazielaufnahme in 2 Ebenen, Ösophagusbreischluck, Laryngoskopie (Stimmbandfunktion!).

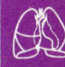

Ther.: (☞ 12.1.5) Resektion mittels Kocher-Kragenschnitt in den meisten Fällen ausreichend. Wenn nicht, Schnittverlängerung im Sinne einer medianen Sternotomie unter Freilegung des Mediastinums.

Teratom

Mischgeschwulst mit Gewebeanteilen verschiedener Keimblätter, z.B. mit Haaren, Epithelzysten und Knorpel-, Knochengewebe. Meist mittleres oder hinteres Mediastinum. Altersgipfel im 3. Dezennium. Unterscheidung in reife, unreife, maligne Teratome.

Klinik: meist symptomlos. Bei Einblutung und Größenzunahme Verdrängungserscheinungen. 5 % aller Teratome sind *maligne* mit Übergreifen auf Nachbarstrukturen, dann Schmerz, Dyspnoe, Gewichtsabnahme.
Diagn.: Rö-Thorax, CT, α-Fetoprotein ↑, HCG ↑ (bei malignen Fällen).
Ther.: Immer OP, da maligne Entartung droht (mindestens 10 %!).

Thymome

Aus lymphozytären und epithelialen Zellen zusammengesetzte Geschwulst. Malignität kann meist erst postop. entschieden werden. Altersgipfel: 4. Dezennium.

Klinik: Symptomlos; erst bei Einblutung bzw. Malignität Größenzunahme, Schmerzen, Dyspnoe, Verdrängungserscheinungen; evtl. Myasthenie
Diagn.: Rö-Thorax, CT, MRT, beim Thymuskarzinom paraneoplastische Syndrome: ACTH ↑↑, ADH ↑↑.
Ther.: Op. Entfernung. Bei Malignität kombinierte Radiatio-/Chemotherapie.

Myasthenia gravis und Thymome   ICD: G 70.X

Myasthenia gravis: abnorme Ermüdbarkeit und Schwäche der Skelettmuskulatur; Autoimmunerkrankung, gegen Acetylcholinrezeptor der motorischen Endplatte. Bedeutung des Thymus bei Myasthenie noch unklar, gehäuft Hyperplasie oder Thymom.

Konservative Therapie: Cholinesterasehemmer, Kortikosteroide, Immunsuppressiva, Plasmapherese bei myasthenischer Krise.
Absolute **OP-Ind.** beim Thymom und bei Thymusvergrößerung (Dignität?). Remission der Myasthenia gravis nach Thymektomie bis 50 %, besonders bei jungen Pat. < 40 Jahre! OP immer erwägen und mit Neurologen abklären!

Mesenchymale Tumoren

Selten! Lymphangiome, Hämangiome, Leiomyome, Lipome (Entartung zu Liposarkomen). **Ther.:** Operative Entfernung.

Bronchogene Zysten

Mit Flimmerepithel, Muskulatur und Knorpel versehene bronchogene Doppelbildungen; meist im mittleren Mediastinum.

Klinik: Verdrängungserscheinung bei Größenzunahme, Infektion, Empyem.
Diagn.: Rö-Thorax und Durchleuchtung, CT. Besonderheit: Zyste mit Bronchusanschluß zeigt Spiegelbildung.

Perikardzysten, Pleurazysten

Klare Flüssigkeit enthaltende, embryogenetisch entstandene Hohlräume.

Klinik: Klinisch stumm, Zufallsbefund.
Diagn.: Rö-Thorax: runde homogene, scharf begrenzte Schatten. Perikardzysten re und li epidiaphragmal im Herz-Zwerchfellwinkel, Pleurazysten epidiaphragmal.
Ther.: Operative Entfernung (Diagnosestellung! DD Echinokokkus, Teratom).

Neurogene Tumoren

Ausgangspunkt sind Interkostalnerven und der Grenzstrang (hinteres Mediastinum).
- *Spinalnerv:* Neurinom, Schwannom (gutartig); bei Wachstum durch das Foramen intervertebrale „Sanduhrgeschwulst"
- *Neurofibrom:* bei der Neurofibromatose (Entartung zur Neurofibrosarkom möglich)
- *Grenzstrang:* Gut- und bösartige Tumoren (Sympathikoblastom).

Klinik: Meist stumm, außer „Sanduhrgeschwulst" (Gefahr des Querschnitts!). Bei Malignomen: Verdrängungs- und Infiltrationsschmerz (Hals, Thorax, Arme). Selten paraneoplastisches Sy.
Diagn.: Rö-Thorax (paravertebrale Lage), kostale Drucksuren, CT, Myelographie, spinales CT.
Ther.: Op. Exstirpation (laterale Thorakotomie); bei malignen Tumoren Exstirpation oder Tumorverkleinerung; bei Sanduhrtumoren primär dorsale Laminektomie durch Neurochirurgen, dann Thorakotomie und Tumorexstirpation durch Thoraxchirurgen.

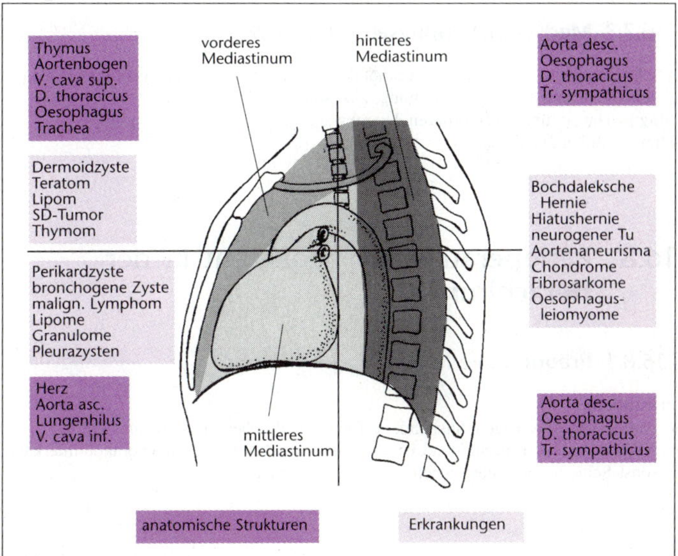

Abb. 16.5: Mediastinaltumoren

16.7.2 Mediastinitis ICD: J 98.5

Akute Mediastinitis
Hochdramatisches Krankheitsbild. Notfall!

Ätiol.: Fortgeleitet, z.B. bei abszedierenden Prozessen im Halsbereich, bei Pleuraempyem oder Lungenabszessen oder Ösophagusperforation oder nach Eröffnung des Tracheabronchialsystems (☞ 27.1.7).
Klinik: Retrosternale Schmerzen, septische Temperaturen, Schüttelfrost, Tachykardie, Einflußstauung.
Diagn.: Rö-Thorax (Mediastinalverbreiterung „Schornsteinphänomen", Mediastinalemphysem), CT-Thorax (abszedierende Mediastinitis).
Ther.: Hochdosierte **Breitbandantibiose**. Op. großzügige Freilegung des Entzündungsherdes, Saug-Spül-Drainage. Frische Verletzungen des Ösophagus sowie Verletzungen des Tracheo-Bronchialbaumes übernähen. Letalität bis zu 50 %.

Chronische Mediastinitis
Kann Folge einer akuten sein, aber auch auf dem Boden granulomatöser Erkrankungen, Tuberkulose, Lues, Aktinomykose entstehen.

Klinik: Retrosternale Schmerzen, Kompressionssyndrome von Ösophagus, Trachea oder V. cava superior.
Diagn.: Thorax, CT-Thorax, Lk-Biopsie.
Ther.: Operative Ausräumung eines umschriebenen Herdes. Antibiose nach Antibiogramm, respirative Chemotherapie.

16.7.3 Mediastinalemphysem ICD: J 98.2

Ätiol.: Tritt nach Perforationen intrathorakaler Hohlorgane auf, gelegentlich auch nach akuter intrathorakaler Druckerhöhung, z.B. stumpfes Thoraxtrauma.
Diagn.: Häufig über der vorderen Thoraxwand gelegenes Hautemphysem.
Ther.: wie bei Mediastinitis.

16.8 Perioperatives Management in der Herzchirurgie

16.8.1 Präoperative Maßnahmen

Prästationär
- Aufklärung über Eigenblutspende; erfolgt 4–6 Wochen vor geplanter OP
- **Nikotinverbot!** Entscheidend ist eine 2wöchige Karenz; nach Thorakotomie kann sonst Schleim nicht ausreichend abgehustet werden.

Station

- Labor:
  - Blutgruppe, Kälteantikörper (Eingriffe in Hypothermie)
  - Blutbank (Bereitstellung von insgesamt 6 Konserven): ohne Eigenblut *2 Ery.-Konz. für sofort* (in den OP); *3 Ery.-Konz. auf Abruf*. Eigenblutspender: *gespendetes Blut* (i.d.R. zwischen 1 bis 3 Konserven) *in den OP*; Rest auf Abruf
  - BB, Gerinnung mit AT III Elektrolyte, BZ, Nierenwerte, Urinstatus, Enzyme (Herz, Leber), BGA
  - Hepatitis- und HIV-Serologie
- EKG, Rö-Thorax
- Echokardiographie (alle Klappenpat. prä- und postop.; KHK-Pat. bei schlechter Ventrikelfunktion)
- Atemtraining, Lufu
- Rasur unmittelbar vor OP: vom Jugulum bis in beide Leisten, bei ACVB-OP zusätzlich beide Beine komplett
- Dopplersonographie der extrakraniellen Hirngefäße (Carotisstenose?); ggf. CCT, Angiographie
- HNO- und Zahnarztkonsil vor Klappen-OP (Fokussuche)
- Gastroskopie bei Magenanamnese
- Aufklärung über allgemeine und spezielle Risiken.

Allgemeine Risiken

- Nachblutungen (→ Rethorakotomie)
- Respiratorische Störungen: Ergußbildungen (→ Punktion); Pneumothorax (→ Drainage); Dyselektase, Atelektase (→ Atemtraining); Pneumonie (→ Antibiotika); respiratorische Insuffizienz (→ Nachbeatmung)
- Sternuminstabilität (→ Reverdrahtung)
- Wundinfektion (→ Sternumrevision, Spülbehandlung)
- Thrombose (→ Prophylaxe; → Phlebographie; → Antikoagulation)
- Fremdbluttherapie (Hepatitis, Transfusionszwischenfall, HIV).

Spezielle Risiken

- Kreislaufinsuffizienz, Myokardinfarkt (→ Med. Therapie, IABP)
- Bei Klappen-OP: Endokarditis, Klappenausriß, Thrombose (→ Re-OP, Antibiose)
- Zerebrale Störungen (Verwirrtheitszustände, Zerebralinsult) infolge Luftembolie oder Kalkembolisation (insbesondere bei Klappen-OP)
- Blutungskomplikationen unter Marcumartherapie (nach Klappenersatz)
- Nierenversagen, Paraplegie (Aortendissektion).

16.8.2 Operatives Management

OP-Techniken: Bypass (☞ 16.9.2); Klappenersatz (☞ 16.10).

Intraoperative KO

- **Myokardiales Pumpversagen** Bypassinsuffizienz bzw. -verschluß, Herzinfarkt? (Intraaortale Ballongegenpulsation, Bypassrevision, evtl. Neuanlage; Koronarostien intakt nach Aortenklappenersatz?)
- **Bradykardie** (meist passager): *Passagere SM-Stimulation:* atrial (intakte AV-Leitung); ventrikulär (gestörte AV-Leitung) oder av-sequentiell (besseres HZV).

Herz-Lungen-Maschine

Extrakorporale Zirkulation (EKZ), kardiopulmonaler Bypass = technische Voraussetzung der offenen Herzchirurgie!

- Umleitung des Blutes aus der oberen und unteren Hohlvene über einen Oxygenator (O_2-Anreicherung und CO_2-Abgabe) und Weiterleitung durch eine Pumpe in das arterielle System (= *Ausschaltung des Herzens und der Lunge aus der normalen Zirkulation*)
- ↓ des O_2-Verbrauches durch Abkühlung des Pat. (Hypothermie von 28–32 °C)
- Optimierung der Energiehaltung des Myokards und Reduktion ischämieinduzierter Schäden durch Perfusion der Koronararterien mit einer 14–16 °C kalten *Kardioplegielösung*. Kardioplegie = pharmakologisch induzierter schlaffer Herzstillstand.

Intraaortale Ballonpumpe (IABP)

Ind.: Intra- und postop. Herzinsuffizienz (linksventrikuläres Pumpversagen) trotz medikamentöser Therapie.
Technik: Plazierung einer Ballonsonde über die A. femoralis oder transthorakal in die Aorta descendens. *Aufblasen des Ballons* direkt nach Ende der Systole (unmittelbar nach Aortenklappenschluß). Wirkung: diast. Druckerhöhung führt zu einer Mehrdurchblutung der Koronargefäße (= Erhöhung des O_2-Angebots im Herzmuskel = Steigerung der Pumpfunktion). *Leersaugen des Ballons* in der Diastole. Erniedrigter Widerstand erleichtert das nachfolgende Auswerfen des Pumpvolumens aus dem linken Herzen.

16.8.3 Postoperative Behandlung

... auf der Intensivstation (Verbleib bei unauffälligem Verlauf: 24 Stunden)

Ind. zur Rethorakotomie

- *Blutung:* 200 ml/h (Mediastinal-/Pleuradrainagen), 1200 ml Blutverlust/erste 6 h postop. Ausschluß von Gerinnungsstörungen (Labor: globale Gerinnungsparameter) und ungenügender Heparin-Antagonisierung (Bestimmung der ACT: activated clotting time; bei Werten über 150 sec.: 1000 E Protamin nachgeben), nur nach Rücksprache vorsichtig mehr Protamin titrieren (***Cave:*** Bypass-Verschluß, Myokardinfarkt)
- *Tamponade:* ZVD-Anstieg, Tachykardie, RR-Abfall mit Erniedrigung der Amplitude, rückläufige Urinmenge, breites Mediastinum (Rö), Erguß im Echo
- *Kreislaufversagen:* EKG-Veränderungen (ST-Senkung: Koronarischämie; ST-Hebungen: Myokardinfarkt) ↑ Enzyme (V. a. Bypassversagen). Ausschluß anderer Ursachen (Herzinsuff. bei fortgeschrittenen Klappenvitien, Volumenmangel)
    - Dopamin-Perfusor (1 Amp. = 10 ml = 200 mg; mit 40 ml NaCl verdünnen) 6–12 ml/h (nach Effekt); „Nierendosis" 2–4 ml/h
    - Dobutamin-Perfusor (1 Inj.-Flasche Trockensubstanz z.B. Dobutrex® = 250 mg; mit 50 ml NaCl auflösen) 2–10 ml/h
    - Suprarenin® (1 Amp. = 1 ml = 1 mg): 1 Amp. mit 9 ml NaCl verdünnen Dosierung: 1–2 ml injizieren (Testdosis nach Effekt); ggf. 5 Amp. mit 45 ml NaCl aufziehen, Perfusor-Dosierung: 5–10 ml/h (nach Effekt)
    - Perfan® (1 Amp. = 20 ml = 100 mg) 1 Amp. mit 20 ml NaCl verdünnen, Dosierung: 0,5 mg/kgKG.

... auf der peripheren Station (bei unauffälligem Verlauf: ca. 1 Woche)

- **Sinustachykardie:** Abklären und Behandeln der Ursachen: Anämie (Hb), Volumenmangel (ZVD-Messung), Ateminsuff. (BGA, Rö-Thorax), Schmerzen, Infektion
- **Tachyarrhythmie:** in ca. 30 % innerhalb der 1. Woche auftretend; Maßnahmen: Abklären wie bei Sinustachykardie (s.o.)
  - Frequenz 100–120 pro Minute: Digitalis: z.B. Digimerck 0,25® (1 Amp. = 0,25 mg) mittelschnelle Aufsättigung: 1 Amp. langsam i.v. 3x täglich (erster Tag) 1 Amp. langsam i.v. 1 x 1 (zweiter Tag), orale Weiterbehandlung: Digimerck 0,1® 1 x 1 Tbl. täglich (Serumspiegel-Kontrolle)
  - Frequenz über 120 pro Minute (evtl. ungenügender Digitaliseffekt): Verapamil: z.B. Isoptin® (1 Amp. = 5 mg) 1 Amp. mit 8 ml NaCl aufziehen *langsam i.v.* injizieren (RR-Kontrolle und EKG-Monitor; nach klinischer Wirksamkeit: Frequenzsenkung). Bei Fortbestehen der Tachyarrhythmie orale Ther. mit beiden Präparaten
  - Bei Tachyarrhythmia absoluta Kardioversion
  - Bei Arrhythmia absoluta mit Vorhofflattern Versuch des „Overdrive" mit passagerem Schrittmacher
- **Sternumprobleme** (treten als aseptische Lockerung oder bakteriell nach Wundinfektion mit sekundärer Instabilität auf)
  - **Prophylaxe:** Antitussiva bei Reizhusten (z.B. Paracodin® 20 Tropfen zur Nacht), Broncholytika bei zähem Schleim (z.B. Mucosolvan® 3 x 20 Tropfen oder ACC 3 x 1 Btl.)
  - **Aseptische Instabilität** (Sternumbeweglichkeit durch alternierenden Druck auf beide Sternumhälften bei primärer Wundheilung): **Ther.:** Nachziehen der Sternumcerclagen, evtl. Sternumneuverdrahtung
  - **Septische Instabilität** (Sternumdehiszenz bei sekundärer Wundheilung): Prophylaxe: periop. Antibiotikagabe. **Ther.:** Wunddebridement, retrosternale Implantation einer Spül-Saugdrainage, Sternumneuverdrahtung und Hautverschluß. *Spülbehandlung:* 50 ml Braunol 2000®-Lösung auf 950 ml Ringerlactat (Jodallergien beachten!). Zulauf: mind. 3 Liter Spüllösung/d. Ablauf: Auf ausgeglichene Bilanz achten! (Verlust in Pleura möglich; Rö-Thorax-Kontrollen). Dauer: 1 Woche. Dann sterile Punktion und Abstrichentnahme aus dem Ablaufdrain, Klarspülung mit Ringerlactat bis zum Abstrichergebnis: bei Keimnachweis erneute Spülung (für ca. 1 Woche); bei sterilem Ergebnis Spülung beenden. Entfernen der Zulaufdrainage, Ablaufdrainage innerhalb von 2 Tagen ziehen.

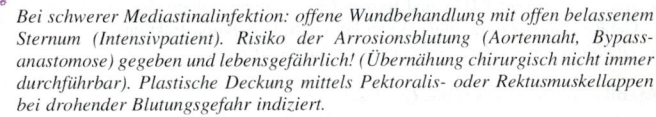

Bei schwerer Mediastinalinfektion: offene Wundbehandlung mit offen belassenem Sternum (Intensivpatient). Risiko der Arrosionsblutung (Aortennaht, Bypassanastomose) gegeben und lebensgefährlich! (Übernähung chirurgisch nicht immer durchführbar). Plastische Deckung mittels Pektoralis- oder Rektusmuskellappen bei drohender Blutungsgefahr indiziert.

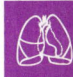

16.9 Koronare Herzkrankheit (KHK)

ICD: I 25.1
Man unterscheidet: 1-, 2- und 3-Gefäßerkrankung der Hauptkoronarien:
- RIVA = Ramus interventricularis anterior (mit den Diagonalästen = D1, D2)
- RCX = Ramus circumflexus (mit li Posterolateralart. = LPLA1, LPLA2)
- RCA = rechte Koronararterie (mit der Aufzweigung in die RIVP = Ramus interventricularis posterior und die RPLA = rechte Posterolateralarterie)
- Zusätzlich möglich: linkskoronare Hauptstammstenose; RIVA und RCX im prox. Anteil: Hauptstammäquivalent; entspricht prognostisch einer Hauptstammstenose.

Ätiologie: Meist Arteriosklerose der Herzkranzgefäße. Risikofaktoren: Hyperlipidämie (LDL-Cholesterin ↑, HDL-Cholesterin ↓), Diab. mell., Hypertonie, Adipositas, Rauchen (Abstinenz auch nach Infarkt prognostisch sinnvoll), Streß, Hyperurikämie, orale Kontrazeption.

Klinik: *Belastungsabhängige* (stabile), in fortgeschrittenen Fällen auch *belastungsunabhängige* (instabile) Angina pectoris.

Klassifikation der Angina pect. (Canadian Cardiovascular Society, CCS)	
I	Angina pectoris nur bei schwerer körperlicher Tätigkeit
II	Geringe Beeinträchtigung bei normaler körperlicher Tätigkeit z.B. rasches Treppensteigen, Bergaufgehen, bei psych. Belastungen
III	Erhebliche Beeinträchtigung z.B. beim Treppensteigen in den 1. Stock
IV	Angina pectoris bei geringer Belastung oder in Ruhe

Diagnostik
- *Anamnese* (stabile oder instabile Angina pectoris, evtl. Dyspnoe)
- *Labor* (Infarkt-Enzyme, Infarkt-Verlauf)
- *Ruhe-EKG und Belastungs-EKG* (Ischämienachweis, Infarktzeichen)
- *Echokardiogramm* (Ventrikelfunktion, Motilitätsstörungen)
- *Herzkatheter* (vor PTCA und Bypass-OP: Koronarangiographie: Morphologie der Gefäße; Lävokardiographie: Ventrikelfunktion, Ejektionsfraktion)
- *Thalliumszintigraphie, PET* (nicht obligatorisch).

Medikamentöse Therapie (☞ 4.2.4)

16.9.1 Interventionelle Therapie

Perkutane transluminale Angioplastie (PTCA)
Ind.: Angina pectoris, Ischämienachweis, EKG und koronare Morphologie bestimmen die Ind.; Idealfall: proximal gelegene, kurzstreckige Läsion eines gerade verlaufenden Gefäßsegments (möglichst nicht ostiumnahe).
KO: 1–4 % davon: 1,5–2 % Herzinfarkt; Letalität: < 1 %; Primäre Erfolgsrate: 85–95 %; Restenoserate: ca. 30 % (erste 6 Monate); ca. 1 % (jedes weitere Jahr).

16.9.2 Chirurgische Therapie

Indikationen
- Höhergradige linkskoronare Hauptstammstenose (oder Hauptstammäquivalent)
- Mehrgefäßerkrankung mit eingeschränkter LV-Funktion
- Instabile Angina pectoris unter maximaler medikamentöser Therapie
- Medikamentös schlecht beeinflußbare, schwere Angina pectoris und fehlende PTCA-Indikation.

OP Vorgehen
Bypassmaterial
- A. mammaria interna (= IMA, sehr gute Langzeitergebnisse)
- Meist autologe V. saphena magna (aorto-koronarer Venenbypass = ACVB)
- V. saphena parva (falls V. saphena magna nicht verfügbar)
- A. gastroepiploica und A. lienalis (bei Fehlen anderer autologer Gefäße).

Technik (ACVB): Entnahme der V. saphena magna (meist am Unterschenkel). Mediane Sternotomie. Anschluß der Herz-Lungen-Maschine nach systemischer Heparingabe. Distale Anastomosen im Herzstillstand. Naht der proximalen Anastomosen bei schlagendem Herzen. Beenden der extrakorporalen Zirkulation bei Normothermie. Protamingabe. Anlage passagerer Schrittmacherdrähte, Thorax- und Mediastinaldrainage. Sternumverschluß.
KO: OP-Mortalität 1–3 %; Herzinfarkt bis 5 %; Infektion 3–5 %; Rethorakotomie 3–6 % (Nachblutung).

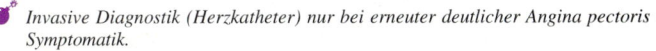

Aortokoronare Bypässe mit Veneninterponaten (V. saphena magna)

Mammaria interna- Bypässe (A. mammaria interna dexter bzw. sinister = IMA)

Abb. 16.6: Koronarer Bypass

Prognose: Offenheitsraten nach Saphena-Bypass: 1-Jahres Patency Rate 85 %; 5-Jahres Patency Rate 70–75 %; 10-Jahres Patency Rate 40–60 %. Offenheitsrate nach IMA-Bypass: 10-Jahres Patency Rate 90 %; 5-JÜR 88 %.

Nachbehandlung
- Einleiten einer Anschlußheilbehandlung (AHB)
- EKG, Rö-Thorax und Herz-Echo bei Entlassung
- EKG und Belastungs-EKG vor Aufnahme der Arbeit (6–8 Wochen postop.)
- Medikamentöse Sekundärprophylaxe: 100 mg ASS täglich (in wenigen Zentren noch Marcumarisierung). Konsequentes Meiden atherogener Risikofaktoren.

Invasive Diagnostik (Herzkatheter) nur bei erneuter deutlicher Angina pectoris - Symptomatik.

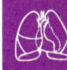

16.10 Herzklappenerkrankungen

Am häufigsten sind erworbene *Aorten- und Mitralvitien* rheumatischer Genese.

Klassikation nach NYHA	
Stadium I	leichte Erkrankung, ohne Belastungseinschränkung
Stadium II	beginnende Belastungseinschränkung, keine Herzinsuffizienz
Stadium III	Herzinsuffizienz bei geringer Belastung
Stadium IV	Dekompensation (mit und ohne Schock)

Kriterien zur Auswahl künstlicher Klappen
Zu berücksichtigen sind: Alter, körperliche Aktivitäten (Arbeitsplatz, Kinderwunsch, mentale Konstitution, Sport, Aktivurlaub), Herzrhythmus (absolute Arrhythmie, Sinusrhythmus) und evtl. thromboembolische Anamnese.

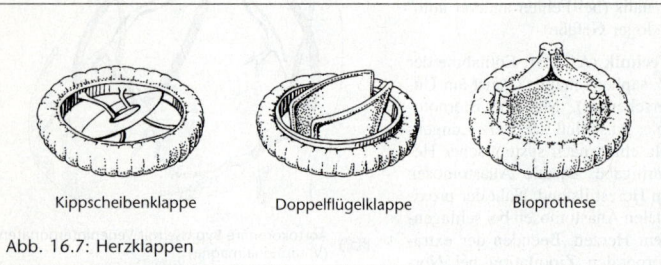

Kippscheibenklappe Doppelflügelklappe Bioprothese

Abb. 16.7: Herzklappen

	Vorteil	Nachteil	Indikation
Mechanische Klappe	lange Haltbarkeit	dauerhafte Antikoagulation	alle jüngeren Pat., bis 65–70 J. (Kinderwunsch KI für Marcumar)
Biologische Klappe, Homograft	keine dauerhafte Antikoagulation	kürzere Haltbarkeit	Pat. > 70 Jahre

16.10.1 Aortenklappe

Trikuspide Klappe zwischen linkem Ventrikel und Aorta. Entsprechend dem Abgang des li und re Koronarostiums oberhalb der Klappe spricht man vom links- bzw. rechtskoronaren sowie dem akoronaren Segel. Normale Aortenklappenöffnungsfläche (AÖF): 2–4 cm^2.

Aortenklappenstenose (AS)

(ICD: Rheumatisch I 06.0; nicht-rheumatisch erworben I 35.0; angeboren Q 23.0)

Ätiol.: Degenerativ, Anlageanomalie (bikuspide Klappe), Endokarditis.

Hämodynamik
- Kompensatorische konzentrische Hypertrophie des linken Ventrikels
- Erhöhung des linksventrikulären enddiastolischen Druckes (LVEDP) und konsekutiv des Pulmonalvenendruckes.

Klinik: Herzinsuff., Synkopen, Angina pectoris, Dyspnoe und Herzrhythmusstörungen (20 % aller akuten Herztodesfälle sind auf eine Aortenstenose zurückzuführen).
Spontanverlauf: über viele Jahre auch bei höhergradiger Stenose asymptomatisch. Erst bei einsetzender Symptomatik deutliche Reduktion der Überlebensraten: bei Herzinsuff. 1–2 Jahre; bei Synkopen 2–3 Jahre bei Angina pectoris 4–5 Jahre.

Diagnostik
- *Auskultation* (Systolikum über Aortenklappe)
- *EKG* (Linkstyp, Linkshypertrophiezeichen)
- *Echokardiogramm* (Segelbeweglichkeit)
- *Li-Herzkatheter* (Ventrikelfunktion, Druckgradient, Koronarographie).

OP-Indikation
- Auftreten von Symptomen, v.a. Synkopen
- Druckgradient (peak-to-peak systolisch) > 50 mmHg
- AÖF < 1 cm^2.

Aortenklappeninsuffizienz (AI)

(ICD: Rheumatisch I 06.1; nicht-rheumatisch erworben I 35.1; angeboren Q 23.1)

Ätiologie
- *Akute Form:* meist Endokarditis, Dissektion oder echtes Aneurysma
- *Chronische Form:* rheumatische Genese.

Hämodynamik: Pendelfluß führt zur Volumenüberlastung (Dilatation) des li Ventrikels. End-diastolischer Druck, Volumen und pulmonaler Venendruck ↑. Bei Dekompensation ansteigender linksventrikulärer end-diastolischer Druck (LVEDP), Abfall der Ejektionsfraktion und deutlich erhöhtes end-systolisches Volumen (ESV).

Klinik: Langer asymptomatischer Verlauf (oft über 20 Jahre). Herzinsuff., Dyspnoe, Orthopnoe und Lungenödem zeigen eine Dekompensation an.
Spontanverlauf: Abhängig vom Schweregrad unter medikamentöser **Ther.** bei leichter bis mäßiger Insuff. 10-JÜR von 90 %, bei mäßiger bis schwerer Insuff. 5-JÜR von 75 % und 10-JÜR von 50 % erreicht.

Diagnostik
- *Klinik* (siehe Symptome, niedriger diastol. RR-Wert)
- *Auskultation* (Diastolikum; Systolikum infolge relativer Stenose möglich)
- *EKG* (Linkstyp, Linkshypertrophiezeichen)
- *Echokardiogramm* (Segelbeweglichkeit, Ventrikelbeweglichkeit)
- *Linksherzkatheter* (Ventrikelfunktion, Koronarographie).

OP-Indikation
- Auftreten von Symptomen (NYHA-Stadium II-III)
- Akute Insuffizienz bei Endokarditis, Dissektion
- Linksventrikuläre Dilatation.

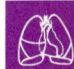

Chirurgische Therapie bei Aortenklappenerkrankung

Transaortaler Aortenklappenersatz bei Stenose und Insuff. indiziert, *Klappenrekonstruktion* sehr selten. Mediane Sternotomie. Anschluß an die Herz-Lungen-Maschine. Ventrale Quereröffnung der Aorta. Positionieren der neuen Klappe subkoronar. Passagere Schrittmacherversorgung des Herzens (Kammer-und Vorhofelektroden).

Postop. Antikoagulation ☞ 16.10.3

Prognose: *Aortenklappenersatz bei Stenose:* OP-Mortalität 1–3 % neurologisches Defizit 3–5 %; 5-JÜR 75 %; 10-JÜR 60 %.
Aortenklappenersatz bei Insuffizienz: OP-Mortalität 1 %; EF > 50 %: 5-JÜR 90 % (unabhängig von der NYHA-Klasse); EF < 50 %: 5-JÜR 63 % (NYHA-Klasse III-IV).

16.10.2 Mitralklappe

Mitralklappenstenose (MS)
(ICD: Rheumatisch I 05.2; nicht-rheumatisch erworben I 34.2; angeboren Q 23.2)

Krankheitsentwicklung über 10–20 Jahre meist nach rheumatischem Fieber.

Hämodynamik: Druckbelastung des li Vorhofs mit nachfolgender Dilatation. Unter Belastung ungenügende HZV-Erhöhung.

Klinik
Häufig Vorhofflimmern (Vorhofthromben in ca. 20 %). Leistungsminderung und periphere Zyanose pulmonaler Hypertonus.

Parameter	Leichte MS	Mittelgradige MS	Hochgradige MS
Klinik: Dyspnoe bei	schwerer Belastung	leichter Belastung	in Ruhe
Mitralöffnungsfläche (MÖF)	1,5–2,0 cm²	1,5 cm²	< 1,0 cm²
Pulmonalarteriendruck (PAP)	< 35 mmHg	< 50 mmHg	> 50 mmHg
Pulmonal-kapillärer Druck (PCWP)	< 20 mmHg	< 25 mmHg	> 25 mmHg

Spontanverlauf: Rheumatische Stenose (alle Stadien): 5JÜR von ca. 50 %.

Diagnostik
- Auskultation (Diastolikum, lauter 1. HT)
- EKG (Rechtsschenkelblock)
- Echokardiogramm (Ventrikelkonfiguration, Thromben bei Vorhofflimmern, Klappenöffnungsfläche)
- Linksherzkatheter (Ventrikelfunktion, Druckmessung)
- Rechtsherzkatheter (Druckmessung im kleinen Kreislauf).

OP-Ind.: Auftreten von Symptomen (NYHA-Stadium II-III-IV). MÖF < 1cm².

OP-Technik
Offene *Kommissurotomie* oder transatrialer *Mitralklappenersatz*. Mediane Sternotomie. Eröffnen des li Vorhofes im Herzstillstand. Bei vorwiegend isolierter Kommissuren-Verschmelzung: *Kommissurotomie*. Bei generalisierter Verkalkung und Deformierung der Klappensegel: *Klappenersatz*.

Prognose: *Mitralklappenersatz:* OP-Mortalität: 5–8 %; 5-JÜR 80 %. *Kommissurotomie:* OP-Mortalität: 1–2 %; Rezidivrate: ca. 3 % pro Jahr.

Mitralklappeninsuffizienz (MI)
(ICD: Rheumatisch I 06.3; nicht-rheumatisch erworben I 34.3; angeboren Q 23.3)

Einteilung
- *Akut:* Papillarmuskelruptur bei Herzinfarkt (ischämische Ursache ca. 14 %)
- *Chron.:* degenerativ (63 %) rheumatisch (13 %) Endokarditis (6 %).

Hämodynamik: Volumenüberlastung des li Vorhofs, über Jahre asymptomatisch. *Akutstadium:* Gefahr des Lungenödems. *Chronisches Stadium:* Dilatation des li Ventrikels und Vorhofes. Konsekutive Veränderungen in der Lungenstrombahn bis zum fixierten Lungengefäßhochdruck.

Klinik: Leistungsminderung, Herzinsuffizienz (erst linkes Herz, im Spätverlauf rechtes Herz). **Prognose:** unter medikamentöser Therapie: 5-JÜR 80 %; 10-JÜR 60 %.

Diagnostik
- Auskultation (Holosystolikum über Herzspitze)
- EKG (P mitrale, Linksbelastungszeichen, im fortgeschrittenem Stadium Rechtsbelastungszeichen)
- Echokardiogramm (großer, dilat. linker Ventrikel; pathologische Segelbeweglichkeit, Segelprolaps)
- Linksherzkatheter (Ventrikelfunktion, Regurgitationsvolumen, Vorhoferweiterung)
- Rechtsherzkatheter (Druckmessung im kleinen Kreislauf).

OP-Indikation
- Auftreten von Symptomen (NYHA Stadium II-III-IV)
- Akute Endokarditis
- Akute Insuffizienz mit Herzinsuffizienz oder kardialer Dekompensation, pulmonaler Hypertonus.

OP-Technik
Mitralklappenrekonstruktion oder *Mitralklappenersatz:* Mediane Sternotomie. Eröffnen des li Vorhofes im Herzstillstand. **Rekonstruktion:** *quadranguläre Resektion* (bei Segelprolaps), Sehnenfadenverkürzung, Sehnentransfer. Stabilisieren der rekonstruierten Klappe durch *Anuloplastik* (Carpentier- oder Duran-Ring). Bei ungenügender Rekonstruktion **Klappenersatz** unter Erhaltung des subvalvulären Halteapparats.

Prognose: *Mitralklappenrekonstruktion* OP-Mortalität: 3–5 %; 5-JÜR: 75–85 %; Re-Operationsrate (nach 5 Jahren) bei rheumatischer Erkr.: 25 %; bei nicht rheumat. Erkrankung: 5–10 %. *Mitralklappenersatz* OP-Mortalität: 5–8 %; 5-JÜR: 55–70 %.

16.10.3 Nachsorge bei Klappenpatienten

Bioprothesen (Schweineklappe, Perikardklappe)
- Bei Sinusrhythmus: keine Antikoagulation
- Bei Arrhythmie: Antikoagulation mit Marcumar
  - Quickwert: um 40 % (bei leerer Anamnese)
  - Quickwert: 20–25 % (bei Thromboembolien).

Kunstprothese (Doppelflügelklappe, Kippscheibenklappe)
- Bei Sinusrhythmus: Antikoagulation mit Marcumar-Quickwert: 35–40 %
- Bei Arrhythmie: Antikoagulation mit Marcumar-Quickwert: 20–25 %.

16.11 Kardiomyopathie

(ICD: I 42.X)
Primär: Unbekannte Ätiol. Sekundär: hochdruckbedingte oder rheumatische Herzkrankheiten, Amyloidose und Sarkoidose des Herzens.

Klassifikation
- *Dilatative Form (55 %):* Erweiterung aller Herzhöhlen, Einschränkung der Pumpfunktion
- *Hypertrophe Form (40 %):* Stauungsinsuffizienz (diastolisch), Ausflußtraktobstruktion (links-und rechtsventrikulär)
- *Restriktive Form (5 %):* Endokardfibrose.

Klinik: Meist plötzlich auftretende Zeichen einer Herzinsuff. bei leerer kardialer Anamnese; nach banalem grippalem Infekt oder Körperbelastung Dekompensation. Häufig mit Arrhythmien (Tachyarrhythmie, Herzblockbilder) und akutem Herztod.
Spontanverlauf: Für die dilatative Form gelten: 5-JÜR 40 %; 7-JÜR 30 %.

Konservative Therapie: Behandlung der Herzinsuff. (Internist, Konsil).
- %-2Diuretika, Aldosteronantagonisten, ggf. *E'lytsubstitution, Antiarrhythmika* je nach vorliegender Störung. *Antikoagulantien* bei thrombo-embolischen Ereignissen
- Bei ACE-Hemmern *Cave:* Immer mit niedrigster Dosierung beginnen (wegen Gefahr der Hypotonie). **KI:** Nierenarterien-Stenose (häufig bei Hochdruckpat.).
- *Cave:* Bei der hypertrophen Kardiomyopathie sind positiv inotrope (z.B. Digitalis) und vorlastsenkende Medikamente (z.B. Nitrate) kontraindiziert.

Substanzgruppe	Substanz	Beispiel	Dosis
ACE-Hemmer	Captopril Enalapril	Lopirin® Pres®	25–50 mg p.o./d 10–20 mg p.o./d
Nitrate (Vorlastsenker)	Isosorbitmononitrat ret.	Ismo®	10–20 mg p.o./d
Vasodilatantien (Nachlastsenker)	Hydralazin	TRI-Normin®	50 mg p.o./d
Digitalis	Digitoxin	Digimerck 0,1®	0,1 mg p.o./d

OP Operative Therapie

Ind.: therapierefraktäre Herzinsuff., evtl. mehrfache Dekompensation.
- Intrakardiale Resektionen der verdickten Muskelanteile (hypertrophe Form)
- Herztransplantation (alle Formen der Kardiomyopathie)
- Maligne ventrikuläre Tachyarrhythmien: Implantation eines Defibrillatorsystems.

16.12 Herzschrittmacher

Spontanverlauf
- Symptomatischer kompletter AV-Block (Synkopen): 1-JÜR: 50–75 %
- Asymptomatischer kompletter AV-Block: 1-JÜR: 75 %
- Angeborener totaler AV-Block: 10-JÜR: 85 %

Klinik: Synkopen, Ruhe- oder Belastungsinsuff. und Leistungsschwäche:
- Sinusknotenerkrankung
- Atrio-ventrikuläre Leitungsstörungen
- AV-Block III°: angeboren, ischämisch oder nach Klappen-OP
- Intraventrikuläre Leitungsblockierungen
- Postinfarkt-Phase
- Bradyarrhythmie bei Vorhofflimmern
- Hypersensitiver Carotissinus.

Ind.: durch Kardiologen. Meist bradykarde therapierefraktäre Herzrhythmusstörung.

SM-Typ	Indikation	Kontraindikation
AAI	Sinusknotenerkrankung (Sinusbradykardie)	AV-Überleitungsstörung, Vorhofflattern - Vorhofflimmern
VVI	Bradyarrhythmie bei fehlendem Sinusrhythmus (evtl. mit Synkopen)	Blutdruckabfall infolge unphysiologischer VVI-Stimulation als NW („Schrittmachersyndrom")
DDD	AV-Überleitungsstörung bei normaler Sinusknotenfunktion	Vorhofarrhythmien

Schrittmacher-Klassifizierung (NBG-Code)

Erläuterung der Buchstabenpositionen:
Position 1 = Ort der Stimulation
Position 2 = Ort der Wahrnehmung (Detektion)
Position 3 = Arbeitsweise des Generators
Position 4 = programmierbare Funktionen
Position 5 = antitachykarde Funktionen

Erläuterungen der Buchstaben:
A = Atrium **T** = Triggerung (atriale/ventrikuläre Detektion)
V = Ventrikel **I** = Inhibition atriale/ventrikuläre Detektion)
D = Dual **O** = entfällt

P = programmierbar (bis 2 Parameter)
M = multiprogrammierbar
R = Frequenzmodulation (bedarfsgerechte Stimulation)
C = Kommunikation (Dialog mit Programmiergerät)
B = Burst-Stimulation (Salven-Stimulation bei antitachykardem Pacing)
S = Scanning (Abtastfunktion bei Tachykardien)

OP-Aufklärung
- Akute **KO**: Auslösen von Rhythmusstörungen, Elektrodendislokation (Notwendigkeit einer Zweit-OP), Infektion (Notwendigkeit der Explantation), Ventrikelperforation, Gefäßverletzung, Pneumothorax
- Spätfolgen: Dekubitus, Elektrodenprobleme (Kabelbruch), Armvenenthrombose (nicht bei epikardialer Technik), Infektion.

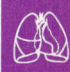

OP Transvenöse SM-Implantation

Zugang: Je nach körperlicher Aktivität li oder re Seite. Bei liegender passagerer Sonde i.d.R. die Gegenseite. Hautschnitt in Lokalanästhesie über der Mohrenheimschen Grube. Darstellen der V. cephalica (Punktion oder direktes Freilegen der V. subclavia bei unügendem Kaliber der V. cephalica).

Technik

- **Implantation eines Einkammersystems (Ventrikelsonde):** Vorschieben der Elektrode unter BV-Kontrolle in den re Ventrikel. Atemtest (tiefe Inspiration, Husten) als *Provokationstest* zur *Lagestabilität und Längenbestimmung* (ausreichender Spielraum der Elektrode bei tiefer Inspiration).
  Meßwerte Ventrikel:
  – Reizschwelle: 0,3–0,5 V optimal; bis 0,8 V akzeptabel
  – Sensingwerte: > 10 mV optimal; über 5 mV akzeptabel.
- **Implantation eines Zweikammersystems (Ventrikel- und Vorhofsonde):** Plazieren der Ventrikelsonde (☞ oben). Vorschieben der Vorhofelektrode, i.d.R. durch Punktion der V. subclavia (oder freigelegten Seitenast).
  Meßwerte Vorhof:
  – Reizschwelle: 0,5–0,8 V optimal; bis 1,0 V akzeptabel
  – Sensingwerte: > 2 mV optimal; ab 1,5 mV akzeptabel.

Fixieren der Elektroden an der Eintrittsstelle in die Vene und im Bereich der Pektoralisfaszie. Generator anschließen und subkutan bzw. subfaszial versenken.

OP Nachsorge

- Stationär (unmittelbar postop.):
  – EKG (regelrechte SM-Funktion?)
  – Rö-Thorax (regelrechte Elektrodenlage? Ausschluß Pneumo-/Hämatothorax)
  – SM-Funktionstest bei Entlassung (meist am 3. Tag postop.) mit Ausstellung des Schrittmacherausweises
- Ambulant, nach Entlassung:
  – Erste Kontrolluntersuchung: 1 Woche postop. mit Wundkontrolle, SM-Funktionstest und Rö-Thorax (regelrechte Elektrodenlage)
  – Zweite Kontrolluntersuchung: 4–6 Wochen postop.
  – Dritte Kontrolluntersuchung: 3 Monate postop.
  – Folgeuntersuchungen: halbjährlich.

OP Epi-myokardiale SM-Implantation

Ca. 12 cm langer medianer Hautschnitt über dem Xiphoid und Oberbauch. Bei Bedarf Resektion der Xiphoidspitze. Quere Eröffnung des Perikards und Einschrauben einer Schrittmacher-Schraubelektrode. Bestimmen der Meßwerte. Elektrode an den Generator anschließen und subkutan (li Oberbauch) versenken. Redondrainage in das Perikard.

OP Nachsorge: Wie bei transvenöser SM-Implantation.

Prognose: 30-Tage Letalität: 2–3 %, Dislokationsrate: 1–3 % (bei transvenöser Technik), Infektionsrate: 0,5–2 %; 5-JÜR: ca. 60 %; 10-JÜR: ca. 40 %

16.13 Chirurgie der Aorta

16.13.1 Aortenaneurysma und -dissektion ICD: I 71.X

- *Aortenaneurysma:* Erweiterung aller Wandschichten (= echtes Aneurysma)
- *Aortendissektion:* Einblutung in die Wandschichten nach Einriß der Intima, Ausbildung eines falschen Lumens.
  - Akute Form: Frühverlauf bis zwei Wochen
  - Chronische Form: ab der dritten Woche Thrombosierung des falschen Lumens, sekundäre Erweiterung möglich.

Ätiol.: arteriosklerotisch, infektiös, traumatisch (Dezelerationstrauma mit Intimaverletzung), bei Marfan-Syndrom (zystische Medianekrose).

	Echtes Aneurysma	Aortendissektion	
Krankheitstyp		Ascendens (Typ A nach Shumway-Stanford)	Descendens (Typ B nach Shumway-Stanford)
Häufigkeit	Ascendens: 25 %; Aortenbogen: 25 %; Descendens: 50 %	70 %	20 %
Klinik	meist asymptomatisch; oft Zufallsbefund bei Rö-Thorax. thorak. Rückenschmerzen, Heiserkeit, Dysphagie, Aortenklappeninsuff. **Ruptur:** Akutsymptomatik mit Thoraxschmerz, evtl. Hämatothorax, Kreislaufversagen	akut einsetzende, oft messerstichartig empfundene Schmerzen mit oder ohne Kreislaufversagen	
		stechender-ziehender Schmerz mit Ausstrahlung nach vorne in die Halsweichteile	Schmerz zwischen den Schulterblättern evtl. zum linken Arm
		Je nach Ausdehnung nach distal. Extremitäten- und Organarterien-KO infolge Lumenverlegung möglich:	
Komplikationen		**kardiales Versagen** (Aortenklappeninsuff.; Pericardtamponade; Koronarinsuff.) **zerebrale Insuff.** (Lumenobstruktion der Aortenbogenarterien)	neuro-muskuläres Defizit (Rückenmarksarterien Th8–L2; Paraplegierate 2 %) **Niereninsuff. Ischämie der Beine**
Diagnostik	obligat: Rö-Thorax, Angiographie, CT fakultativ: Herzkatheter, transösophageale Echokardiographie		
Therapie	**Op-Indikation:** Durchmesser > 6 cm bzw. zweifacher Durchmesser der nicht betroffenen Aorta; symptomatischer Pat.; rasch zunehmende Größe	**absolute OP-Indikation**. Kaum Überlebenschancen im Spontanverlauf akute KO: Aortenklappeninsuff.; Perikardruptur u. -tamponade; Koronarinsuff.	**OP-Indikation:** bei eingetretenen bzw. drohenden KO: Ruptur, Durchmesser > 5 cm (Rupturgefahr), persist. Thoraxschmerz, therapieresist. Hypertonie, Viszeralarterien-KO, Ischämie der Beine **Unkomplizierte akute Dissektion:** Intensiv-Ther. **Chronisches Stadium:** RR-Einstellung (ß-Blocker); Rö.-Thorax-, CT-Kontrollen erford.
Spontanletalität	80 % innerhalb von 5 Jahren	24 h: 25 % 3 Mon.: 90 %	20–40 %

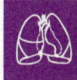

Operationstechniken

Echtes Aneurysma

- **Aorta-ascendens-Ersatz:** Mediane Sternotomie. Gewebte Dacron-Prothese mit fortlaufender End-zu-End-Anastomose. Ggf. (*Anuloektasie* der Klappenbasis) Rekonstruktion der Aortenklappe bei Klappeninsuff. (Remodeling nach David) oder Klappenersatz
- **Aortenbogen-Ersatz:** Mediane Sternotomie. HLM. Dacron-Prothese.
- **Aorta-descendens-Ersatz:** Thorax-Rechtsseitenlagerung (90°) und Becken-Schräglagerung (45°) antero-axilläre Thorakotomie li (bei isoliertem proximalem Aneurysma); sonst postero-laterale Thorakotomie li (Bett der 5. Rippe), ggf. Doppelthorakotomie, Linksherzbypass. Gewebte Dacron-Prothese. End-zu-End-Anastomose.
- **Thoraco-abdominaler Aortenersatz:** In Thorax-Re-Seitenlagerung (45°, li Arm über Kopf). Extraperitoneales und thorakales (Bett der 7.–8. Rippe) Vorgehen. Dacron-Prothese. Anastomosenreihenfolge: 1. Aorta descendens (End-zu-End), 2. Viszeralarterien (Tr. coeliacus, A. mesenterica sup., A. renalis re und li als Seit-zu-End-Anastomosen). 3. infrarenale Aorta (End-zu-End). *Cave:* Ischämiezeit der Viszeralorgane: 45–60 Min, ggf. HLM (isolierte Organarterienperfusion).

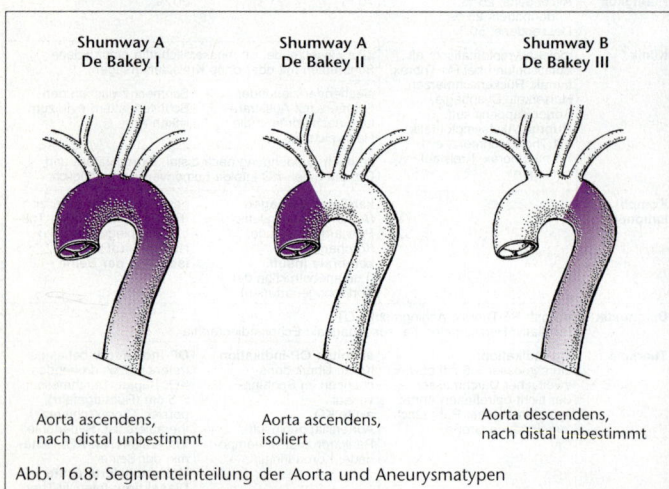

Abb. 16.8: Segmenteinteilung der Aorta und Aneurysmatypen

Dissektion

Aorta-ascendens-Ersatz: Mediane Sternotomie. HLM. Gewebte Dacron-Prothese. Bei Marfan-Sy. Ersatz der Aortenklappe mittels Composite graft. Evtl. Stabilisieren der Aortenwand bei Dissektion mit Gelatine-Resorcin-Formaldehyd-Kleber und Teflonfilzstreifen (intra- und extraluminale Position). End-zu-End-Anastomose.

Aorta-descendens-Ersatz: In Thorax-Re-Seitenlagerung (90°) und Becken-Schräglagerung (45°) antero-axilläre Thorakotomie li, ggf. Doppelthorakotomie. Gewebte Dacron-Prothese End-zu-End-Anastomose auf die stabilisierte Aortenwand.

Chirurgie der Aorta

Prognose nach Aortenersatz			
Echtes Aneurysma			
Lokalisation	OP-Letalität	Komplikationen	5JÜR
Aorta ascendens	5–15 %		65–75 %
Aortenbogen	10 %	Hirninsult: 5–25 %	74 % (Bogen) 54 % (Bogen + Ascendens)
Aorta descendens	15 %	Paraplegie: 5–20 % Nierenversagen: 5–10 %	60 %
Thorako-abdomidal	5–20 %	Paraplegie:10–15 %	60 %
Dissektion			
Lokalisation	OP-Letalität	Letalität bei med. Ther.	5-JÜR
Typ A akut	10 %–20 %	> 80 %	75 %
Typ A chronisch	8 %		
Typ B unkompliziert	20 %	10 %	75 %
Typ B kompliziert	47 %	70 %	

KO: Selten Anastomosenaneurysma, Aneurysma nicht operierter Aortenanteile, Querschnitt.

Nachsorge: Nach Gefäßersatz keine Antikoagulation notwendig (ein thrombotischer Verschluß großkalibriger Prothesen kommt nicht vor).

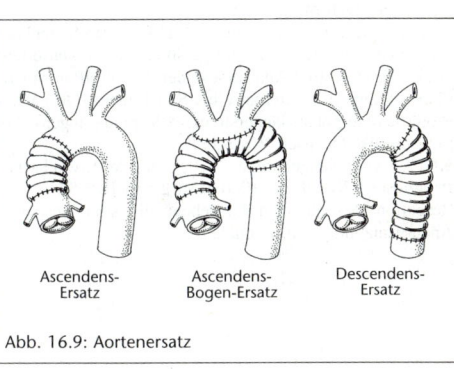

Ascendens-Ersatz   Ascendens-Bogen-Ersatz   Descendens-Ersatz

Abb. 16.9: Aortenersatz

Verlaufskontrolle

Monate post-op.	Entlassung	3	6	9	12	24	36	48...
Rö-Thorax	+	+	+	+	+	+	+	+
CT-Thorax			+		+	+	+	+

Bei erneuter Symptomatik (Thorax-, Rückenschmerzen) sofortige Angiographie und CT-Kontrolle. Aneurysmatische Erweiterung der thorakalen, nicht operierten Aorta > 7 cm fast immer eine erneute OP-Ind. (Ausnahme: fortgeschrittenes Alter).

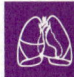

16.13.2 Aortenisthmusstenose ICD: Q 25.1

Angeborene Verengung der descendierenden Aorta nach Abgang der linken A. subclavia. 50 auf 100 000 Lebendgeburten. Häufig assoziiert mit anderen Herzfehlern: offener Ductus arteriosus, Ventrikel-Septum- Defekt, bikuspide Aortenklappe. M > F.

Formen: Nach Lokalisation zum Ductus arteriosus *präductale (= infantile)* und *postduktale Form.*
Klinik: Je nach Ausmaß des aortalen Engpasses: *Bluthochdruck, Herzversagen* (häufiger Tod schon im Kindesalter). *Aortenaneurysma* (proximal der Stenose) mit der Gefahr einer *Aortenruptur,* zerebrale KO infolge *Hirnblutung.*
KO: Aneurysma (bis 20 Jahre 10 %; bis 30 Jahre 20 %); bakterielle Endokarditis (3 %); bicuspide Aortenklappe (42 %).
Spontanverlauf: 30-Tage-ÜR 90 %; 1-JÜR 70 %; 10-JÜR 50 %; 20-JÜR 35 %.

OP-Indikation
- *Säuglinge:* notfallmäßig bei Linksherzversagen
- *Kleinkinder:* Herzinsuff. (linksventrikulär); Bluthochdruck > 140 mmHg; Druckgradient > 30 mmHg. Zeitpunkt: 2.–6. LJ
- *Erwachsene:* Bluthochdruck über 160 mmHg; drohende KO (Aneurysma, Herzinsuff., Minderdurchblutung der unteren Körperhälfte).

Operationstechnik
Posterolaterale Thorakotomie li (4. ICR) in Re-Seitenlage, Beachtung und Ligatur der oft stark erweiterten Kollateralgefäße (Interkostalarterien). Resektion der Stenose mit direkter End-zu-End Anastomose der Aorta (OP nach Craafoord und Gross). Subclavia Flap Angioplastik (alternativ bei Säuglingen) (OP nach Waldhausen): Resektion und Protheseninterponat (längerstreckige Veränderungen), Aortotomie und Patch-Erweiterungsplastik (OP nach Vossschulte).
KO: *Letalität* Neugeborene: 2–10 %; Kinder/Erwachsene: 1 %; *Paraplegierate:* 0,4 %
Prognose: 1-JÜR 97 %; 10-JÜR 91 %; 15-JÜR 87 %; 25-JÜR 81 %. Bei unterlassener Resektion des duktalen Gewebeanteils sind Restenosen (in bis zu 40 %) und Aneurysmabildungen möglich.

Hartwig Nürnberger

17

Ösophagus

17.1	Checkliste Anatomie	444
17.2	Leitsymptome und Differentialdiagnosen	445
17.2.1	Schluckstörung (Dysphagie) ICD: R 13	445
17.3	Diagnostik	446
17.3.1	Bildgebende Verfahren	446
17.3.2	Endoskopie	447
17.3.3	Funktionsdiagnostik und Labor	447
17.4	Perioperative Maßnahmen	448
17.5	Gutartige Ösophaguserkrankungen	451
17.5.1	Hiatushernie ☞ 17.6	451
17.5.2	Divertikel ICD: K 22.5	451
17.5.3	Achalasie ICD: K 22.0	452
17.5.4	Gutartige Ösophagustumoren ICD: D 13.0	453
17.6	Hiatushernie und gastroösophagealer Reflux	453
17.6.1	Gastro-Ösophagealer Reflux, Refluxkrankheit	454
17.6.2	Endobrachyösophagus (EBÖ)	456
17.7	Bösartige Ösophagustumoren	457
17.7.1	Plattenepithelkarzinom ICD: C 15.X	457
17.7.2	Kardiakarzinom ICD: C 16.0	460
17.8	Verletzungen des Ösophagus	460
17.8.1	Ösophagusverätzungen ICD: T 28.6	460
17.8.2	Traumatische Ösophagus-Perforationen ICD: S 27.8	462
17.8.3	Fremdkörperverletzungen ICD: S 27.8	462
17.8.4	Spontane Ösophagusruptur ICD: K 22.3	463

17.1 Checkliste Anatomie

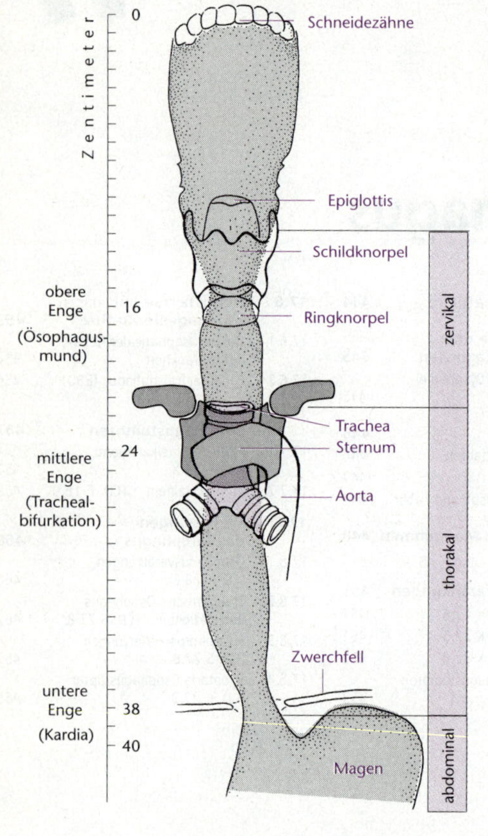

Abb. 17.1: Anatomie Ösophagus

- **Arterielle Blutversorgung:** Keine segmentale arterielle Versorgung. Submukös gleichmäßig dichtes Netz von Gefäßanastomosen aus Aorta, A. gastrica sinistra und A. diaphragmatica

- **Venöser Abfluß:** über V. azygos, V. cava sup., Magenfundusvenen zur V. portae

- **Lymphabfluß:** in zervikale, paratracheale, periaortale, perigastrische Lk.

Submuköser Lymphabstrom über große Distanzen longitudinal, dann transversal durch die Muskularis in die Transportgefäße der Adventitia (Metastasierung beim Ösophaguskarzinom!).

17.2 Leitsymptome und Differentialdiagnosen

17.2.1 Schluckstörung (Dysphagie)   ICD: R 13

Subjektives Gefühl des „Steckenbleibens" der Nahrung. Häufigste Ursache: mechanische Behinderung der Nahrungspassage im Bereich des Ösophagus. Schluckstörungen im Alter über 40 J. sind auf ein Ösophagus-Karzinom verdächtig.

- *Oropharyngeale Dysphagie:* Meist Koordinationsstörung („Der Nahrungsbolus kann nicht wegbefördert werden"). Ursache: oftmals zentralnervöse Störungen (z.B. Apoplex, TIA [Pseudobulbärparalyse], MS, progressive Bulbärparalyse, amyotrophe Lateralsklerose. Hypopharynx-Tumoren)
- *Ösophageale Dysphagie:* Eher Störung des unwillkürlich hirnstammgesteuerten Transports („Nahrungsbolus bleibt stecken").

Anamnese

- *Welche Nahrungen* machen Schluckschwierigkeiten? *Nur feste Nahrung:* beginnende Lumeneinengung, z.B. Tumoren, Strikturen. *Sowohl feste als auch flüssige Nahrung:* Motilitätsstörungen, z.B. Achalasie ☞ 17.5.3, Spätstadium Ca
- *Zeitlicher Verlauf? Über Wochen zunehmend:* hochverdächtig auf Karzinom! Über Jahre zunehmend: typisch für Achalasie. *Während des Essens zunehmend:* Divertikel oder Motilitätsstörungen (z.B. Achalasie)
- *Begleitsymptome? Retrosternale Schmerzen* (v.a. beim Schlucken): Schleimhautläsionen (z.B. Ösophagitis), diffuser Ösophagusspasmus, Nußknackerösophagus. *Sodbrennen und epigastrische Schmerzen:* Refluxkrankheit. Nächtliche Regurgitationen: Divertikel, Achalasie. *Heiserkeit* (Rekurrensparese) und *andauernder Husten* (ösophago-tracheale Fistel): oft Zeichen fortgeschrittenen Karzinomwachstums. *Anämie:* Refluxkrankheit, paraösophageale Hernie, Ca. Artikulationsstörungen (Dysarthrie): zentralnervöse Störung.

   Viele Pat. gewöhnen sich bei langsam zunehmender Symptomatik an ihre Schluckbeschwerden, so daß gezielte Fragen nötig sind, z.B.: wie lange dauert das Essen? Umstellung auf Brei oder Suppe? Nachtrinken?

Differentialdiagnose

- *Ösophagus-Ca (☞ 17.7):* häufigste Ursache im Erwachsenenalter; M >> F; oft Alkoholiker und Raucher; Crescendo-Anamnese von wenigen Wo.; Gewichtsabnahme. Gutartige Ös.-Tumoren (meist Leiomyome) sind selten
- *Zenker-Divertikel:* v.a. ältere Männer. Regurgitation, Mundgeruch, Husten
- *Peptische Stenose:* bei Refluxösophagitis. Lange Anamnese von Sodbrennen
- *Entzündungen im Halsbereich:* Pharyngitis, Tonsillitis, Seitenstrangangina
- *Mediastinale Prozesse:* z.B. retrosternale Struma, Neoplasien, Gefäßanomalien
- *Membranen („webs") und muskuläre Ringe:* intermittierende Dysphagie für feste Speisen. Häufig: „Schatzki-Ring" am unteren Ösophagus-Sphinkter. Meist asymptomatisch. Ggf. endoskopische Bougierung. Plummer-Vinson-Sy.: stenosierende postkrikoidale Membranen und Eisenmangelanämie bei Frauen
- *Motilitätsstörungen:* Achalasie, diffuser Ös.-Spasmus, Nußknackerösophagus
- *Selten:* Sklerodermie, Dermatomyositis, Myasthenia gravis (meist mit Dysphonie), Globus hystericus (Fremdkörper-, Druck oder Trockenheitsgefühl im Hals; Ausschlußdiagnose).

17.3 Diagnostik

17.3.1 Bildgebende Verfahren

Thoraxübersichtsaufnahme in 2 Ebenen
- **Tumordiagnostik:** z.B. Trachealverlagerung/-Impression und Bifurktionsaufspreizung (Lymphome, Primärtumor), Filialisierung
- **Diagnostik von KO:** z.B. Mediastinalemphysem, Zwerchfellruptur, Pneumo-/Hämato-Serothorax, Pneumonie (Aspiration).

💣 *Neben den transversalen müssen auch die sagittalen Lageverschiebungen beachtet werden: physiologische Kyphose der BWS, Lordose der HWS (Bestrahlungsplanung!).*

Kontrastmittel-Untersuchungen des Ösophagus
Ind.: Basisuntersuchung beim Leitsymptom Dysphagie, Darstellung von Wandveränderungen (Perforation, Divertikel, Tumorsicherung), Abklärung einer endoskopisch nicht passierbaren Stenose, Erfassung von Funktionsabläufen, Anastomosenkontrolle.
Vorbereitung: nüchtern (auch nicht rauchen), Absetzen aller motilitätsverändernden Medikamente.

💣 *Ggf. notwendige Angiographien und Organdarstellungen (z.B. Cholezystogramm und i.v. Urogramm) vor GIT-Untersuchungen durchführen (KM verhindert sonst tagelang die Beurteilbarkeit).*
Bei V.a. Perforation oder bei Aspirationsgefahr wasserlösliches Bronchographie-KM verwenden.

Beurteilung: Durchmesser < 13 mm → Dysphagie, 13–20 mm → Dysphagie bei größeren Bissen, > 20 mm → selten Dysphagie.

Komplikationen
- Bariumaspiration (nekrotisierende Bronchopneumonie, granulomatöse Lungenparenchymveränderungen)
- Aspiration von jodhaltigen hyperosmolaren KM wegen Schluckkoordiationsstörungen (akutes alveoläres Lungenödem).

Computertomographie
Ind.: Für OP-Strategie notwendige Darstellung von Tumorlokalisation, extraluminalem Tumorwachstum, Infiltration in Nachbarorgane, Metastasen.
Vorbereitung: Nüchtern ab Vorabend.
Durchführung: orale Verabreichung eines wasserlöslichen KM, Darstellung des gesamten Ösophagus einschließlich der Oberbauchorgane in 8 mm Schichten nativ (evtl. im Tumorbereich in 4 mm Schichten) und nach i.v. KM-Bolus (Lebermetastasen).
Wertigkeit: gute Primärtumordarstellung; mäßige Sensitivität der Infiltration in Nachbarorgane, schlechte Sensitivität mediastinaler und abdominaler Lk.

Kernspintomographie
Ind.: fakultativ, wie CT; besser bei Tumoren im oberen thorakalen Abschnitt.

Endosonographie
Ind: Methode der Wahl zum Staging aller Ösophagustumoren, Beschreibung des Tumortiefenwachstums und der regionären Lk-Infiltration.

Durchführung: nach Endoskopie (☞ 17.3.2) rotierenden 7,5 MHz Sektorscanner ankoppeln. Bei nicht passierbarer Stenose Passage nicht erzwingen (evtl. nur Darstellung des Tumoroberrandes und der proximalen Ausdehnung!).

Wertigkeit: Tumortiefenausdehnung in 80–90 %, Lymphknotenbeurteilung in 70–90 % richtig.

Sonographie (perkutan) ☞ 6.6
Ind.: Staging, insbesondere Nachweis von Lebermetastasen.
Durchführung: 3,5 oder 5,0 MHz-Schallkopf. 12 h nüchtern lassen, Standardschnittebenen für die abdominelle Untersuchung.
Wertigkeit: Sensitivität und Spezifität fokaler Leberveränderungen ca. 90 %. Nachweis von Raumforderungen von 0,5–1 cm Größe.

17.3.2 Endoskopie

Ösophago-Gastro-Duodenoskopie
Ind.: *Diagn.:* Basisuntersuchung zur Lokalisation und makroskopischen Befundung, Histologiegewinnung. *Interventionell:* Blutstillung, Polypabtragung, Myotomie, Plazierung von Endotuben.
Technik: ☞ 6.7.1

Bei nicht passierbarer Tumorstenose Baby-Endoskop oder vorsichtige Bougierung.

Bronchoskopie
Ind.: Ausschluß einer Tumorinfiltration in das Tracheobronchialsystem bei Ösophagus-Ca im mittleren und proximalen Drittel, PE.

Technik: ☞ 6.7.2
Wertigkeit: bei Nachweis einer Infiltration (Sensitivität ca. 90 %) ist Inoperabilität gegeben; evtl. Einleitung einer Radio-Chemotherapie.

17.3.3 Funktionsdiagnostik und Labor

Ösophagus-Manometrie
Messung des intraluminalen Ösophagus-Druckes. Zusätzlich evtl. Messung bei Sphinkterstimulation durch Pentagastrin.
- *Mehrpunktmanometrie* zur Beurteilung der Ösophagus-Motilität
- *Durchzugsmanometrie* zur Beurteilung der Sphinkterfunktion.

Ind.: V.a. Achalasie, Ösophagus-Motilitätsstörungen bei Kollagenosen (Sklerodermie), hyperkontraktilem Ösophagus, postop. Kontrolle nach Kardiadilatation oder Fundoplicatio.

Langzeit pH-Metrie
Elektrometrische Messung der H^+-Ionenaktivität über 24 h. Hohe Sensitivität und Spezifität zur Erkennung der Refluxkrankheit.

Ind.: Zeitliche Aktivitätsbestimmung und Quantifizierung des gastro-ösophagealen Refluxes.

Technik: Absetzen von säuresekretionshemmenden Medikamenten mind. 48 h vorher (bei Omeprazol = Antra® 1 Wo. vorher!), in Rachenanästhesie transnasale Sondenplazierung ca. 5 cm proximal des unteren Ösophagussphinkters.

Auswertung: Bei *Reflux* pH < 4; *Refluxdauer:* Zeitdauer des pH < 4; *Refluxfrequenz:* Anzahl der Refluxepisoden in 24 h.
Bei Gesunden liegt der pH innerhalb von 24 h in > 95 % zwischen 4 und 7.

Ösophagus-Szintigraphie
Ind: zur Transitzeit-, Refluxbestimmung und bei unklarer Dysphagie (wenn die anderen Untersuchungen nicht zur Klärung führten).
Durchführung: ^{99}Tc-markierte Flüssigkeit, Norm: innerhalb von 15 Sek. ist die Radioaktivität aus der Speiseröhre durch den normalen Schluckakt entfernt.
Wertigkeit: Sensitivität besser, Differenzierung jedoch gleich wie bei Manometrie.

Tumormarker (☞ 9.5)
Zum Screening und in der Primärdiagnostik unbrauchbar.

Verlaufsbeobachtung: Erste Abnahme vor Operation! Nach Therapie bei Anstieg rechtzeitige Erfassung des Rezidivs (sequentielle postoperative Bestimmungen)
- SCC-Antigen: Squamous cell carcinoma Antigen (Plattenepithelkarzinom-Antigen)
- CEA: Carcino embryonales Antigen.

17.4 Perioperative Maßnahmen

Unter physiologischen Bedingungen wird die Belastbarkeit nicht vom bronchopulmonalen, sondern vom kardiozirkulatorischen System limitiert!

Präoperative Maßnahmen
- Lungenfunktion bei thorakal resezierenden Verfahren: wichtigste Parameter sind Vitalkapazität und Sekundenkapazität:
  - FEV1 < 0,8 l: hohes Narkose- und OP-Risiko. OP nur unter dringender Indikation, Blutgasanalyse in Ruhe (Ergometrie meist nicht mehr möglich)
  - FEV1 0,8–2,0 l: Erhöhtes Risiko, Blutgasanalyse in Ruhe und unter Belastung, ergänzend Messung der Hämodynamik (Pulmonaliskatheter)
  - FEV1 > 2,0 l: kein erhöhtes Risiko (Cave: Asthmaanamnese oder Anfallsatemnot)

  Cave: Bei FEV < 2,0 l muß eine Atemwegsobstruktion ausgeschlossen bzw. optimal behandelt sein.
- Spezielle Physiotherapiemaßnahmen: Erlernen von Atemtechniken (einschließlich der richtigen Hustentechnik), Übungen zur Ventilationssteigerung (Triflow, Totraumvergrößerung mittels Giebel-Rohr), Erlernen des Umgangs mit IPPB-Geräten zur assistierten Atmung und Inhalationstherapie.
- Kardiologisches Konsil: bei Z.n. Herzinfarkt, Herzinsuffizienz, Rhythmusstörungen (Belastungs-EKG, UKG, Szintigraphie)
- Ernährungstherapie bei Mangelernährung (☞ 7.5.3/4)
  - Risikofaktoren: chronischer Alkoholismus, Nahrungskarenz, Malabsorptionssyndrome (z.B. Kurzdarm-Sy., Fisteln), schwere Infektionen, Verbrennungen, katabol wirkende Medikamente
  - Relevante Parameter: Serumalbumin < 30 g/l, Cholinesterase < 1500 U/l, unfreiwilliger Gewichtsverlust > 10 % in 3 Monaten, Broca-Gewicht < 80 %
  - Dauer einer präoperativen Ernährungstherapie mindestens 7 Tage.
  - *Cave:* Durch die Staginguntersuchung (mit langen Nüchternzeiten) und die postoperative Phase muß oftmals eine Zeitspanne von über 14 Tagen überbrückt werden. Daher Indikation zur frühzeitigen Ernährungstherapie gegeben.

- HNO Konsil (Rekurrensfunktion, Ausschluß von Zweittumoren!)
- ZVK am Abend vor der Operation bei geplanten Resektionen (möglichst re. V. jugularis int.)
- Darmreinigung falls Koloninterponat notwendig werden sollte (orthograd: 2–3 l Golitelylösung, bei hochgradiger Stenose nur Hebe-Schwenk-Einlauf)
- 2 EK's und 4 Frischplasmen in den OP, 4 EK's in Reserve.

Cave: Besonders exulcerierte Karzinome sind mit (An)-Aerobiern besiedelt, gesicherte Beziehung zwischen Keimbesiedlung und postoperativen Komplikationen.

OP-Prinzipien
- Perioperative Antibiose z.B. mit Cefotaxim (Claforan®) 3 x 2 g i.v., evtl. Metronidazol (Clont®) 2 x 0,5 g i.v.
- Lagerung und OP-Zugänge
  - *Kollarer Zugang:* Rückenlage mit 30° aufgerichtetem Oberkörper, J-förmiger Hautschnitt am Vorderrand des M. sternocleidomastoideus li
  - *Thorakaler Zugang:* Linksseitenlage, Zugang im 5.–6. Intercostalraum re. Abschließend 2 Thoraxdrainagen (ventral und dorsal)
  - *Abdominaler Zugang:* Rückenlage. Oberbauchquerschnitt mit medianer Längserweiterung bis zum Xiphoid. Bei kachektischen Pat. evtl. alternativ mediane Oberbauchlaparotomie.

Resektionen (☞ 17.7.1)

Plastische Erweiterungen bei benignen Erkrankungen

Hochgradige Stenosen lassen sich in > 90 % erfolgreich aufbougieren (1. Therapiemaßnahme). Ein besonderes Problem sind Ösophagusatresien in der Kinderchirurgie.

- **Alternativen am zervikalen Ösophagus:** Längseröffnung und Quervernähung nur für kurzstreckige Stenosen (*Cave:* durch die Längsspannung des Ösophagus häufig Insuffizienzen), bei längeren Stenosen frei transplantierter Dünndarm-Patch.
- **Alternativen im thorako-abdominalen Bereich:** gestielter Fundus-, Antrum-, Jejunum-Patch oder frei transplantierter Darmpatch.

Endotuben

Rein palliative Technik! Evtl. in Kombination mit Laservaporisation zur Passageeröffnung. Immer zunächst OP-Indikation überprüfen.

Ind.: nur bei distalen Stenosen (proximal Kompression der Trachea und Würgereiz) wenn breiige Kost nicht mehr geschluckt werden kann. Fistelabdichtung im unteren Ösophagusabschnitt, Stenosenüberbrückung.

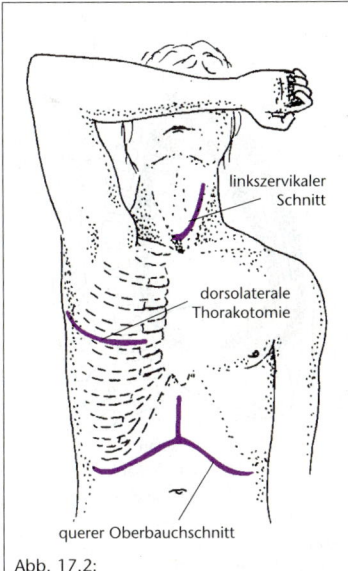

Abb. 17.2:
OP-Zugänge bei Ösophaguseingriffen

Ernährung: Rö-KM-Kontrolle (mit wässrigem KM) am 1. postop. Tag, dann zunächst flüssige Kost, beim Essen sitzen und dazu trinken, Pat. auf Okklusionszeichen hinweisen.
KO: Blutung, Plazierung nicht möglich, Perforation, Okklusion, Dislokation, bei Cardia-Pertubation Ausschaltung der Refluxbarriere!
Prognose: Letalität 16 %; Morbidität ca. 25 %.

OP> Postoperative Behandlung

- Intensivstation für ca. 7 Tage
- Bei Resektionen thorakale Periduralanästhesie zur Schmerztherapie: Perfusor mit 5–10 mg Morphin und 25 ml Bupivacain 0,25 % (Carbostesin) auf 50 ml NaCl, Fördermenge: 5 ml/h
- Prophylaktische Therapie von halluzinatorisch-deliranten Symptomen (Alkoholabusus!): „Clonidin-supplementierte Analgo-Sedierung" mit
  - Fentanyl-Perfusor: 2,5 mg auf 50 ml NaCl, Fördermenge: 6 ml/h, Steigerung nach Klinik
  - Clonidin-Perfusor: 0,6 mg auf 50 ml, Fördermenge: 6–8 ml/h, Steigerung nach Klinik
  - Repetitive Dosen Midazolam 5–10 mg i.v. (Dormicum®), bei Halluzinationen evtl. Haloperidol 5 mg i.v. (Haldol®)
- Tag 0 nach Übernahme auf die Intensivstation: diagnostische Bronchoskopie mit Sekretabsaugung und Mikrobiologie, evtl. wiederholte Bronchoskopien notwendig
- Tägliche Rö-Thorax (Atelektasen, Infiltrationen, Sero-Chylothorax)
- Engmaschige Kontrolle der Sekretmengen aus den Thoraxdrainagen (*Cave:* Chylothorax bei Leck des Ductus thoracicus), nach kompletter Lungenentfaltung und Abklemmen über 12 h Ziehen bei Sekretfluß < 100 ml/24 h
- Ab Tag 1 Beginn mit parenteraler Ernährung über ZVK oder enteraler Ernährung über Feinnadel-Katheterjejunostomie (☞ 7.5.3, 7.5.4)
- Ab Tag 2 Gabe von 3 x 2 Amp. Metoclopramid (Paspertin®) i.v.
- Tag 3–5 Entfernung der Magensonde (Reflux < 150 ml)
- Zieldrainagen Abdomen bzw. Hals: Kürzen an Tag 2, Ziehen an Tag 5
- Frühzeitiges Ziehen des Blasenkatheters; besser intraoperative Implantation einer suprapubischen, perkutanen Zystostomie (Zystofix®)
- Tag 6: HNO Kontrolle (Rekurrensfunktion) und bei koordinierter Schluckfunktion vorsichtig Tee (häufig anfänglich noch Schluckkoordinationsstörungen)
- Tag 7–9: Wenn sicher nicht aspiriert wird, Kontrastmitteldarstellung (iso-

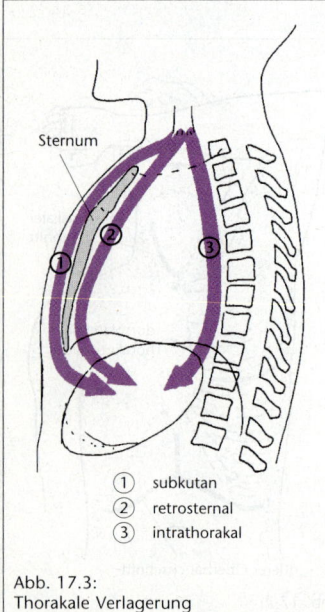

① subkutan
② retrosternal
③ intrathorakal

Abb. 17.3:
Thorakale Verlagerung des Ösophagusersatzorgans

tones wasserlösliches KM), wenn o.B. Kostaufbau
- Mucosaprotektion mit 3–4 x 1 g Sucralfat (Ulcogant®), *Cave:* „silent peptic ulceration" im Interponat
- bei V.a. Insuffizienz oder Perforation sofort Kontrastmitteldarstellung, evtl. Endoskopie.

17.5 Gutartige Ösophaguserkrankungen

17.5.1 Hiatushernie ☞ 17.6

17.5.2 Divertikel ICD: K 22.5

Pulsionsdivertikel
Ausstülpung nur der Ösophagusmukosa als Folge einer intraluminalen Druckerhöhung.
- *Zervikales Divertikel (Zenker, 70 %):* Schluckkoordinationsstörung (cricopharyngeale Achalasie), meist an der pharyngealen Hinterwand links lateral (Killian-Muskellücke)
- *Epiphrenisches Divertikel (9 %):* vermutlich chron. Funktionsstörung des unteren Ösophagussphinkters.

Traktionsdivertikel
Ausbuchtung der gesamten Ösophaguswand aufgrund spezifischer Lymphadenitiden oder Fehlbildung. Am häufigsten parabronchiales Traktionsdivertikel (21 %).

Klinik: Regurgitation von unverdauten Speiseresten (häufig nachts: Speisereste auf dem Kopfkissen), übler Mundgeruch, evtl. Dysphagie. Charakteristisch ist die Zunahme der Schluckbeschwerden während des Essens.

Diagnostik
- Barium-Ösophagogramm
- Ösophagoskopie: zur lokalen Beurteilung und zum Ausschluß von Komplikationen (entzündlich, tumorös, ulzerös) *Cave:* Perforationsgefahr!
- Ggf. Mehrpunktmanometrie: zur Abklärung der Pathogenese sinnvoll. **DD:** Achalasie, Kontraktionsstörungen des tubulären Ösophagus.

Therapie
- *Zervikales Divertikel:* OP-Ind. unabhängig vom Beschwerdebild, keine konservative Behandlung. Nach Divertikelabtragung extramuköse Myotomie des funktionsgestörten oberen Ösophagusschließmuskels (einschießlich des M. cricopharyngeus). Alternative: bei kleinen Divertikeln endoskopische Sphinkterdurchtrennung (sog. Schwellendurchtrennung).

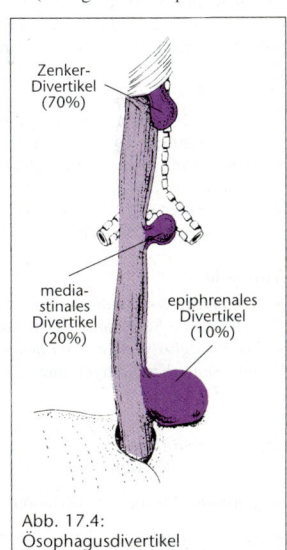

Abb. 17.4: Ösophagusdivertikel

- *Epiphrenisches Divertikel:* OP-Ind. wie beim zervikalen Divertikel. Nach Abtragung extramuköse Kardiomyotomie (*Cave:* Reflux, evtl. Fundoplikatio)
- *Parabronchiales Divertikel:* OP-Ind. bei Beschwerdesymptomatik, Freipräparation und Abtragung, evtl. Fistelverschluß.

17.5.3 Achalasie ICD: K 22.0

Propulsive Peristaltik im tubulären Ösophagus gestört. Unfähigkeit zur schluckreflektorischen Sphinktererschlaffung. Sphinktertonus meist nicht erhöht!

Ätiologie
- Ausfall der intramuralen Ganglienzellen (Auerbach-Plexus) durch (spekulativ) chron. Kardiaspasmus: Durchblutungsstörungen im Ösophagus, O_2-Mangelversorgung, Untergang der Ganglienzellen
- Neurotoxische Viren und Autoimmunprozesse
- Symptomatisch: Kardiakarzinom, Chagas-Krankheit (Trypanosomen).

Funktionelle Schweregradeinteilung
- *Kompensiertes Stadium:* keine Dilatation, spärliche Motilität und tertiäre Kontraktionen, Erschlaffung des unteren Ösophagussphinkters unkoordiniert
- *Dekompensiertes Stadium:* deutliche Dilatation nur noch angedeutete Motilität, Sphinktererschlaffung meist nicht möglich.

Klinik
Schleichende, progressive Dysphagie mit Regurgitation und langsamem Gewichtsverlust über Monate bis Jahre (rascher Gewichtsverlust: V.a. Kardiakarzinom!), retrosternale Schmerzen. Evtl. Aspiration, rezidiv. Bronchopneumonien.

Diagnostik
- *Röntgen-Ösophagogramm:* typische Sektglasform, fadendünne Stenose am ösophago-gastralen Übergang, Flüssigkeitsspiegel im dilatierten Ösophagus
- *Endoskopie:* Retentionsösophagitis (Soor, Hefen, Bakterien) mit Speiseresten, Stenose mit dem Endoskop gut passierbar, Ausschluß eines Ösophagus-Ca
- *Manometrie:* evtl. erhöhte Ruhedrücke, keine schluckreflektorische Erschlaffung des unteren Ösophagussphinkters (auch Erfolgsbeurteilung nach pneumatischer Dilatation).

Therapie
- *Kompensiertes Stadium:* pneumatische Dilatation, evtl. Versuch mit Nifedipin 3x10–20 mg/d (Adalat®) oder Isosorbiddinitrat 3x20–60 mg/d (Isoket retard®)
- *Bei Erfolglosigkeit und im dekompensierten Stadium:* immer Indikation zur extramukösen Kardiomyotomie (transabdominell). Evtl. lockere Fundoplikatio (☞ 17.6.1).

Der motilitätsgestörte Ösophagus kann möglicherweise nach enger Fundoplikatio die effektive Antirefluxbarriere nicht mehr überwinden.

Ergebnisse: Mit beiden Verfahren in ca 80 % gute bis sehr gute Ergebnisse.

KO: Nach Myotomie höhere Rate an Refluxösophagitis, nach pneumatischer Dilatation in ca. 3 % Perforationen.

17.5.4 Gutartige Ösophagustumoren ICD: D 13.0

Häufigkeit ca. 0,5 % aller Ösophagustumore. Am häufigsten Leiomyome (54 %), Polypen (22 %) und selten Zysten (8 %) und andere mesenchymale/epitheliale Tumoren.

Leiomyome
Verteilung: 11 % im oberen, 33 % im mittleren und 56 % im distalen Ösophagus (meist intraluminär, submucöses Tumorwachstum).
Histologische DD: Leiomyosarkom, neurogener Tumor.
Sonderformen: diffuse Leiomyomatosis.
Therapie: Die Indikation zur Resektion beruht primär auf der zu erwartenden Größenzunahme und der sicheren Klärung der Histologie. Lokale Verfahren:
- *Enukleation:* kleine intramural gelegene, gut abgekapselte Tumoren und Zysten. Keine Eröffnung des Ösophaguslumens. Adaptierende Muskelnähte. Evtl. Pleurallappen
- *Lokale submucöse Resektion:* bei gestielten Tumoren mit breiter Basis, die nicht endoskopisch abzutragen sind.

Polypen
Verteilung: Bevorzugter Sitz im oberen Ösophagus.
Histologische Unterteilung: Fibrome, Fibromyxome und Fibrolipome.
Therapie: Frühzeitige endoskopische Abtragung an der Basis.

17.6 Hiatushernie und gastro-ösophagealer Reflux

Axiale Hiatushernie ICD: K 44.X
Lageveränderung der Kardia durch den Hiatus ösophagei in der Längsachse unter Ausbildung eines Bruchsackes. Häufigste Form. > 90 % harmloser Zufallsbefund.

KO: Zunächst Gleitbruch, später fixierte Kardiaverlagerung (sekundärer Brachyösophagus). Krankheitswert alleine durch möglichen gastro-ösophagealen Reflux bei Insuffizienz des UÖS.
Diagn. und Ther.: (☞ 17.6.1). **Bedeutung:** Die meisten Pat. mit axialer Hiatushernie haben keinen Reflux und keine Refluxösophagitis! Dagegen besteht eine enge Korrelation zwischen Refluxkrankheit und axialer Hiatushernie!

Paraösophageale Hiatushernie ICD: K 44.X
Selten. Verlagerung von Magenfundus bis zum vollständigen Magen (upside-down-stomach) paraösophageal in den Mediastinalraum. Fixpunkt ist die subdiaphragmal gelegene Kardia.
KO: schleichende Anämie, Ulkus am Schnürring (diaphragmale Bruchpforte), Passagestörungen (Bild der Pylorusstenose), chron. Einklemmung.
Diagn.: Bariumösophagogramm mit Refluxprüfung, Endoskopie mit Biopsie (in 10 % Ulcus am Schnürring, *Cave:* Frühkarzinom).
Therapie: OP-Indikation auch im asymptomatischen Stadium zur Vermeidung der Komplikationen prinzipiell gegeben.

OP-Verfahren: Reposition, Hiatuseineingung (*Cave:* Hiatus communis mit Aorta), Fundophrenikopexie.

Gemischte Hiatushernie ICD: K 44.X

Kombination beider Formen. Oft Vergrößerung einer zuerst bestehenden axialen Hiatushernie.

Therapie: OP-Indikation prinzipiell gegeben, besonders bei relevantem Reflux oder partiellem/totalem Magenvolvulus.
OP-Verfahren: Reposition, Hiatuseinengung, Gastropexie, Fundoplikatio (☞ 17.6.1, Abb. 17.4).

17.6.1 Gastro-Ösophagealer Reflux, Refluxkrankheit

ICD: K 21.X. Subjektive Beschwerden sowie objektive Schädigung der Ösophagusmukosa aufgrund der Refluataggression.

Antirefluxmechanismen

- *Hisscher Winkel:* Winkel zwischen Ösophaguslängsachse und Magenfundus. Neugeborene 85°, Erwachsene 50°- 60°. Bei Werten um 90°: Kardiainsuffizienz.
- *Zwerchfellzwinge:* distale Ösophagusenge
- *Phrenoösophageale Membran:* Laimersche Membran – elastische Aufhängung
- *Intraabdomineller Druck:* sicherer Sphinkerverschluß bei reglrechter Lage der Kardia in der sog. abdominellen Ausgleichszone.

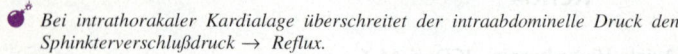
Bei intrathorakaler Kardialage überschreitet der intraabdominelle Druck den Sphinkterverschlußdruck → Reflux.

Refluxösophagitis ICD: K 21.0

Pathophysiologie: Fakultative Folge des Refluxes.
Der Schweregrad wird bestimmt durch:
- *Kontaktzeit des Refluates* mit der Ösophagusmukosa (*Cave:* besonders nachts!)
- *Zusammensetzung des Refluates:* HCl, Pepsin, Gallensäuren
- *Defensive Faktoren* der Ösophagusmukosa: zyklischer Zusammenbruch?
- *Weitere Faktoren:* Alkohol, Nikotin, Medikamente (z.B. Anticholinergika, Antikonzeptiva), abdominelle Druckerhöhung (Gravidität, Aszites, Adipositas), Kardiaintubation (Magensonde, Endotubus).

Klinik
Retrosternales Druckgefühl (*Cave:* nach kardialer Abklärung weitere ösophageale Diagnostik!), Sodbrennen und Aufstoßen (sauer: Magensaft; bitter: galliger Reflux), Erbrechen, tagsüber evtl. Besserung (Pufferung durch Nahrungsaufnahme).

Diagnostik
- *Endoskopie mit Biopsie:* Suche n. Dysplasien (Entwicklung von Adenokarzinomen)

Endoskopische Schweregradeinteilung (nach Savary und Miller)

Stadium 0	Normale Schleimhaut
Stadium 1	Fleckförmige Läsionen
Stadium 2	Streifenförmig-konfluierende Läsionen
Stadium 3	Zirkuläre Läsionen
Stadium 4	Komplikationen der Refluxösophagitis Stenose, Barrett-Ulcus, Endobrachyösophagus

- *Röntgen-KM-Untersuchung:* Beurteilung der Ösophagusmotilität und Darstellung des Refluxes.
- *pH-Metrie:* beste Untersuchung zur Quantifizierung des gastroösophagealen Refluxes. **Wichtig:** nächtlicher Reflux oft stärker als postprandial. Auch zur Therapiekontrolle nach medikamentöser Sekretionshemmung
- *Szintigraphie:* bei V.a. Alkalireflux und Refluxverdacht bei Kindern
- *Manometrie:* bei Vorliegen eines Endobrachyösophagus zur präoperativen Sphinkterlokalisation sinnvoll.

Konservative Therapie

- *Allgemein:* Gewichtsreduktion bei Adipösen, häufig kleine Mahlzeiten, ballaststoffreiche Nahrung, Vermeiden von säurehaltigen Getränken, Schlafen mit 45° erhöhtem Kopfende, Alkohol und Nikotin meiden
- *Spezifisch:* Ranitidin über 8–12 Wo. (z.B. Ranitidin 300 mg nach dem Abendessen). Omeprazol (Antra®) 1–2 x 40 mg p.o. (***Cave:*** Hör- und Sehverluste bei hohen Dosierungen). Evtl. Prokinetikum Cisaprid (z.B. Propulsin®) 3 x 10 mg tägl. Im Anschluß evtl. einjährige Sekundärprophylaxe mit halber Dosierung. Endoskopische Kontrolle nach 6 Wochen, vorsichtige Bougierung peptischer Stenosen.

OP Operative Therapie

Ind.: bei unkomplizierter Ösophagitis frühestens nach 8 – 12 monatiger intensiver konservativer Therapie. Endobrachyösophagus (☞ 17.6.2) allein und unkompliziertes Barrett-Ulcus stellen a priori keine OP-Indikation dar.

- *Fundoplikatio:* Sowohl bei offener als auch bei laparoskopischer Technik wird eine kurze, lockere Manschette (1–2 cm) über einen intragastral liegenden 60 F-Bougie angelegt. Der Muskelfaserverlauf der Manschette soll zirkulär um den terminalen Ösophagus laufen, um eine optimale Antirefluxbarriere zu bilden. Bei lege artis durchgeführter Fundoplikatio Verhinderung jeglichen Refluxes (Unfähigkeit zum Aufstoßen und Erbrechen).
  KO: Manschettenlösung, zu enge Manschette (gas bloat Syndrom), Teleskop-Phänomen (Auskrempelung von Magenfundusanteilen durch die Manschette), zu tief angelegte Manschette, Denervationssy. (z.T. funktionell, Läsion der Vagusäste)
- *Vagotomie:* nur bei gleichzeitig vorliegendem Ulkus
- *Subtotale Ösophaus-Cardia Resektion und Magenschlauchinterponat:* evtl. bei narbiger und symptomatischer Stenose (Schweregrad IV) mit schwerer Dysplasie
- *Y-Roux Anastomose:* Methode der Wahl als Rezidiveingriff nach Antirefluxoperation bei Risikopatienten oder alkalischer Refluxösophagitis. Kombination aus distaler Magenresektion (Reduzierung der Magenzinzellmasse) und Reflux-freier (Gallensäuren) Magenableitung.

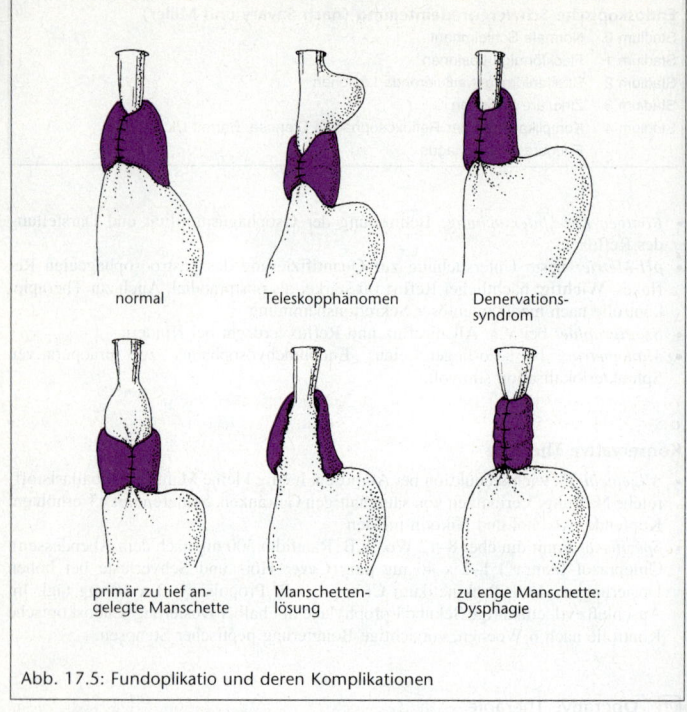

Abb. 17.5: Fundoplikatio und deren Komplikationen

17.6.2 Endobrachyösophagus (EBÖ)

Verkürzung der Speiseröhrenschleimhaut infolge Refluxkrankheit (Stadium IV). Zerstörtes Plattenepithel wird durch Zylinderepithel ersetzt (Zylinderzellnarbe). Präkanzerose, in ca. 15 % Übergang in ein Adeno-Ca. In über 20 % der Fälle zusätzlich extraösophageale Tumoren (HNO, Lunge, Kolon). Nach effektiver Antirefluxchirurgie oder medikamentöser Behandlung Regression in max. 10 % zu erwarten.

Therapie
- *EBÖ ohne floride Ösophagitis:* regelmäßige Endoskopie mit Biopsie
- *EBÖ mit Refluxösophagitis:* Fundoplikatio, regelmäßige Endoskopie mit Biopsie
- *EBÖ mit schweren Dysplasien:* abdomino-thorakale (oder transmediastinale) subtotale Ösophagusresektion, Wiederherstellung der Nahrungspassage durch gestieltes Magenschlauchinterponat mit Resektion der Kardia und der kleinen Kurvatur!

17.7 Bösartige Ösophagustumoren

WHO-Klassifikation: epitheliale Karzinome, mesenchymale Sarkome und sonstige Tumoren. Am häufigsten Plattenepithel-Ca (85 %) und Adeno-Ca (ca. 5 %).

17.7.1 Plattenepithelkarzinom   ICD: C 15.X

5–10 % der Tumoren des GIT. Inzidenz der Plattenepithel-Ca stationär, jedoch weltweite Zunahme der Adenokarzinome (Kardia-Ca), bevorzugt im 6. und 7. Lebensjahrzehnt, M >> F.

Ätiologie: Unklar, Synergismus von Nikotin- und Alkoholabusus (Alkohol als Solvens: Förderung der Aufnahme von Tabakkarzinogenen), Nitrosamingehalt der Nahrung. Gehäuft bei Ösophagitis corrosiva, Achalasie, Endobrachyösophagus, Plummer-Vinson-Syndrom, Tylosis palmaris et plantaris.

Klinik: Progressive Dysphagie (90 %), kurzfristiger Gewichtsverlust (60 %), retrosternale Schmerzen (30 %). Diagnostische Verzögerung ca. 4–6 Monate. Oft schon erhebliche Verlegung des Ösophagus-Lumens. Heiserkeit, bronchopulmonale Beschwerden und retrosternale Schmerzen bei Infiltration der Umgebung. Tastbare Hals-Lk bei lymphogener Metastasierung. Späte hämatogene Metastasierung in Lunge, Leber und Knochen. Infiltrationen der Aorta selten.

Diagnostik
- *Tumorlokalisation und -sicherung:* Endoskopie mit Histologiegewinnung, Ösophagogramm (MDP mit Verfolgung: Beurteilung von Magen und Dünndarm zur Interponatgewinnung!)
- *Lokales Tumorwachstum:* Endosonographie, Bronchoskopie (Tumore oberhalb Bifurkation), CT (evtl. NMR), zur Abklärung der tracheobronchialen Infiltration ggf. diagn. Thorakotomie bzw. collare Freilegung.
- *Fernmetastasierung:* Röntgen-Thoraxübersicht in 2 Ebenen, abdominelle Sonographie, CT (evtl. CT-gesteuerte Punktion), ggf. Laparoskopie (Peritonealkarzinose, Punktion oberflächennaher Leberprozesse), Lk-Biopsie, Skelett-Szintigraphie.

	TNM-Klassifikation des Plattenepithel-Ca (UICC 1987)
T0	Kein Anhalt für Primärtumor
Tis	Karzinoma in situ (intraepitheliale Neoplasie)
T1	Infiltration von Lamina propria oder Submukosa
T2	Infiltration der Muscularis propria
T3	Infiltration der Adventitia
T4	Infiltration von Nachbarstrukturen
N1	Regionäre Lymphknotenmetastasen - *Zervikaler Ösophagus:* zervikale LK einschließlich der supraklavikulären; mediastinale und abdominale LK gelten als Fernmetastasen (M_{Lym}) - *Thorakaler Ösophagus:* mediastinale und perigastrische LK; zoeliakale LK gelten als Fernmetastasen (M_{Lym})
M1	Fernmetastasierung nachgewiesen

UICC-Stadieneinteilung			
Stadium	Tiefenwachstum	LK-Befund	Metastasennachweis
0	Tis	N0	M0
I	T1	N0	M0
II A	T2/3	N0	M0
II B	T1/2	N1	M0
III	T3/4	N1	M0
IV	jedes T	jedes N	M1

Chirurgische Therapie

„Golden standard": Primärtumorresektion und Wiederherstellung der Nahrungspassage bei allgemeiner Operabilität und ausgeschlossener Fernmetastasierung. Tumoren unterhalb der Trachealbifurkation sind in ca. 80 % radikal resektabel, evtl. unter Mitnahme von infiltriertem Perikard, Diaphragma oder Lungenparenchym. (Beste Vermeidung der Dysphagie → Pat. sterben eher am disseminierten Tumorleiden als am infiltrierenden Lokalrezidiv). Evtl. präop. multimodale Therapie.

Ösophagusresektion

Transmediastinale Ösophagusdissektion: entweder stumpf-manuell oder endoskopisch vorwiegend bei kleinen distalen oder zervikalen Tumoren. **KI**: thorakal in Nachbarorgane infiltrierte Tumore (***Cave:*** Aorten-/Trachealverletzung). Immer kollare Anastomose.
Transthorakale Ösophagektomie (meist rechts dorsolaterale Thorakotomie im 4. – 6. ICR) in Abhängigkeit der geforderten Sicherheitsabstände:
- Bei *kollaren Tumoren*
  - totale Ösophagektomie, evtl. mit Laryngektomie
  - Rekonstruktion mittels Mageninterponat, bei kleinen Tumoren evtl. freies Jejunuminterponat
- Bei *thorakalen Tumoren*
  - Thorakotomie und Tumorresektion (subtotale Ösophagektomie)
  - Laparotomie mit Interponatgewinnung
  - Kollarer Zugang, Hochführen des Interponats zur Anastomosierung
- Bei *fortgeschrittenem distalen Ös.-Ca*
  - Laparotomie, Tumorresektion (subtotale Ösophagektomie) und Interponatgewinnung Thorakotomie, Hochführen des Interponats zur hochthorakalen Anastomosierung
- *Lymphadenektomie:* mediastinale und abdominale Lymphadenektomie des Kompartment I und II evtl. cervikale Lymphadenektomie scheint nach radikaler Resektion eine Verbesserung der ÜLR zu erzielen (2-Felder- bzw. 3-Felder-Adenektomie).

Rekonstruktion

- Interponatwahl:
  - Isoperistaltischer Magenschlauch: in > 80 % gute funktionelle Ergebnisse.
  - Jejunum: ggf. collar als freies Transponat
  - Kolon: nach vorangegangener Magenresektion, bei Kindern 1. Wahl
- Interponatlage: Subcutan-prästernal (behindernd, Verletzungsgefahr, kosmetisch unbefriedigend), Substernal (Tumorbett kann ohne Interponateinbeziehung bestrahlt werden), im alten Ösophagusbett (kürzester Weg).

Bei vorausgegangener Magen-OP Koloninterponat; präop. Darmvorbereitung wenn möglich mit Lavage, sonst hoher Reinigungseinlauf.

Anastomosentechnik

Unerheblich ob End-zu-End oder End-zu-Seit Anastomose (*Cave:* Blindsacksyndrom). Manuelle Naht: einreihig, mehrschichtig „auf Stoß". Maschinelle Naht: EEA-Gerät (invertierend). Insuffizienzrate technikunabhängig um 5 %.

- *Spannungsentlastung:* Fixation des Ersatzorgans an der Pleura parietalis oder zervikal an der prävertebralen Halsfaszie
- *Deckung (fakultativ):* gestielter Netzlappen (reiches lymphatisches Netzwerk – Fähigkeit zur „biologischen Reinigung"), gestielter Pleuralappen (Pleura parietalis evtl. mit Interkostalmuskulatur – Art. Versorgung!)

Postoperative Nachbehandlung ☞ 17.4

Prognose: Mittlere Überlebenszeit im Spontanverlauf nach Diagnostik beträgt ca. 7 Monate. 5-JÜR nach Operation: Stadium I–II > 40 %, Stadium III–IV < 20 %, Resektionsrate 50–60 %, Krankenhausletalität 5–10 %.

Nichtchirurgische Maßnahmen

Strahlentherapie

- *Mit kurativer Intention:* nur bei T1 Tumoren 60 Gy Herddosis ggf. in Kombination mit intraluminalem Afterloading (^{192}Ir). Nachteil: kein histologisches Staging zur Prognoseabschätzung möglich.
- *Postoperativ adjuvant:* nur bei mikroskopisch oder makroskopisch verbliebenen Tumorresten indiziert (lokale Tumorkontrolle)
- *Palliativ:* in 80 % Tumorregression, intraluminal als *Afterloading* (^{192}Ir 5–7 Gy/Sitzung).

Polychemotherapie: *Präoperativ:* am häufigsten Kombination aus 5-Fluorouracil und Cisplatin, Tumorresponserate 40 – 50 % (ca. 5–10 % komplette Remissionen).

Laservaporisation: Risikoarme palliative Behandlung v.a. kurzstreckiger Stenosen (*Cave:* via falsa), evtl. Kombination mit Afterloading.

Stenosenüberbrückung

- **Endotubusimplantation (☞ 17.4):** Hauptindikation rein palliativ. (*Cave:* Dislokation, Tumorverschluß).
- **Selbstexpandierende Stents:** auch im proximalen Ösophagus zu plazieren, schnelle Passageeröffnung. *Nachteil:* schnelle Okklusion durch intraluminäres Tumorwachstum.

Supportive Therapietechniken

- *Perkutane endoskopische (PEG) oder laparoskopische (PLG) Gastrostomie:* zur Sicherstellung einer ausreichenden Ernährung und Flüssigkeitssubstitution
- *Feinnadelkathetherjejunostomie (FKJ):* Indikation wie PEG/PLG. Indikation bei Unmöglichkeit der PEG (hochgradige Tumorstenose) oder Nichtdurchführbarkeit einer PLG (z.B. Peritonealcarcinose)
- *Portimplantation* (☞ 2.1.3): zur parenteralen Ernährung, evtl. risikoarmen Zytostatikaapplikation, i.v. Schmerztherapie.

17.7.2 Kardiakarzinom ICD: C 16.0

Adeno-Ca des gastro-ösophagealen Überganges 5 cm proximal und distal der Schleimhautgrenze zwischen Plattenepithel und Zylinderepithel.

Klinik und Diagnostik: wie beim Plattenepithel-Ca (☞ 17.7.1). **Metastasierung:** Hauptsächlich entlang der kleinen Magenkurvatur (A. gastica sinistra) zum Truncus coeliacus und ins Retroperitoneum. *Cave:* longitudinale Metastasierung.

Klinische Klassifikation nach Siewert
Typ I: Adenokarzinom im Endobrachyösophagus
Typ II: Von der Kardiaschleimhaut ausgehend
Typ III: Subcardiales Funduskarzinom mit Infiltration des distalen Ösophagus

Therapie
- *Resektion:* Ther. der Wahl (☞ Abb. 17.6)
- *Chemotherapie:* evtl. unter Studienbedingungen präoperativ (neoadjuvant), postoperativ (adjuvant) bei allen N+ Stadien sinnvoll, jedoch schlechtere Ansprechraten
- *Radiatio:* nur zur Palliation, da Adeno-Ca nicht besonders strahlensensibel. Palliative Techniken: wie bei Plattenepithel-Ca des Ösophagus ☞ 17.7.1.

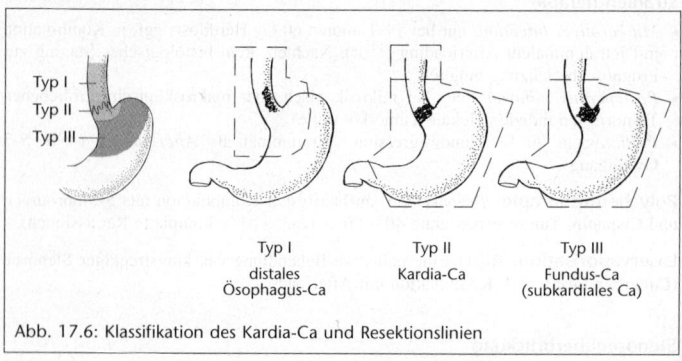

Abb. 17.6: Klassifikation des Kardia-Ca und Resektionslinien

Postop. Ther.: wie Plattenepithel-Ca (☞ 17.4). *Klinikletalität:* 5–10 %, 5JÜR ca. 20 %.

17.8 Verletzungen des Ösophagus

17.8.1 Ösophagusverätzungen ICD: T 28.6

Im Kindesalter überwiegend durch versehentliches Trinken von unbekannten oder falsch deklarierten Flüssigkeiten. Bei Erwachsenen überwiegend in suizidaler Absicht.

- Säuren schädigen v.a. Magen und das Duodenum (Koagulationsnekrose)
- Laugen (Kolliquationsnekrose) bewirken v.a. Schäden an den physiologischen Ösophagusengen (reflektorischer Kardiaverschluß) und am Magen.

17.8 Verletzungen des Ösophagus

> **Klassifikation**
> **Grad I:** Hyperämie und Ödem
> **Grad II:** Ulzera, Ausheilung als Narbe
> **Grad III:** Nekrose aller Wandschichten, Perforationsgefahr

Pathologie der Verätzung
- *Nekrosephase (1.–4. Tag):* toxisches Ödem, Demarkierung, Leukozyten/Makrophagenemigration
- *Granulationsphase (bis 4. Woche):* Nekroseabstoßung (***Cave:*** Blutung), Gefäß- und Fibroblasteneinsprossung, fibroelastische Umwandlung
- *Vernarbungsphase (bis 4. Monat):* Epithelialisierung, Retraktion des neugebildeten fibrösen Fasergewebes.

Wichtig: 80 % aller Strikturen werden innerhalb der ersten 8 Wochen manifest, über 90 % im 1. Jahr.

Klinik
- Schmerzen im Mund und Rachenraum (***Cave:*** evtl. auch Aspiration), Hypersalivation, tox. Glottisödem (Stridor, Dyspnoe), ab Stadium II evtl. Schocksymptomatik
- In 3–5 % Ösophagusperforation mit akuter Mediastinitis (Letalität 50–70 %)
- **Spät-KO:** Perforation (mit Pleuraerguß, Pneumothorax, Mediastinitis, Mediastinalemphysem.

Diagnostik
- Inspektion von Mund und Rachen → Glottisödem? Intubation erforderlich?
- RÖ-Thorax: freie Luft? Medialstinalemphysem?
- Endoskopie: zentrale Stellung in der Beurteilung des Lokalbefundes (Gradeinteilung) und der Behandlungsstrategie
- Ösophagogramm mit wasserlöslichem KM z.B. Bronchographin (***Cave:*** ösophagotracheale Fistel).

Therapie

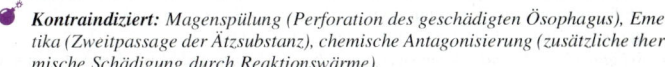

Kontraindiziert: *Magenspülung (Perforation des geschädigten Ösophagus), Emetika (Zweitpassage der Ätzsubstanz), chemische Antagonisierung (zusätzliche thermische Schädigung durch Reaktionswärme).*

- Stabilisierung der Vitalfunktionen, Schmerztherapie
- *Steroide:* Methylprednisolon hochdosiert (z.B. Urbason®): sofortiger Bolus mit 250 mg i.v., dann weiter mit niedriger Dosierung je nach Klinik (ausreichend lange, ca. 6–12 Wochen)
- *Antibiose:* z.B. Cefotaxim 3x2 g/d i.v. (z.B. Claforan®), evtl. zusätzlich Metronidazol 2x0,5 g/d i.v. (z.B. Clont®)
- *Frühbougierung:* Beginn zwischen dem 6.–12. Tag in 2–4 tägigen Abständen
- *OP-Ind.:* immer bei Perforation, Peritonitis, Grad III, fakultativ bei Grad II: akutes Abdomen, akuter Thorax, instabile Vitalfunktionen trotz maximaler Intensivther.

OP-Verfahren
- Bei transmuraler Ösophagusnekrose transmediastinale Ösophagusdissektion (evtl. mit Gastrektomie, ☞ 18.3.2), Jejunocath, Rekonstruktion nach Stabilisierung
- Bei transmuraler Magenwandverätzung Laparotomie und Gastrektomie mit Blindverschluß von Ösophagus und Duodenum, Jejunocath

- Bei nicht transmuraler Verätzung Relaparotomie nach 24 Stunden zur sequenziellen Lavage und lokalen Kontrolle (häufig Befundverschlechterung wegen verzögerter Nekrosenbildung).

17.8.2 Traumatische Ösophagus-Perforationen ICD: S 27.8

80 % iatrogen (Endoskopie, bes. starre; Bougierung, Senkstakensonde, Magensonde), 8 % Fremdkörper, 5 % Stich- oder Schußverletzungen, 5 % schwere Thoraxtraumen.

Endoskopische Perforationen: überwiegend zervikal (51 %, meist oberhalb des Ösophagusmundes), weniger häufig im terminalen Ösophagus (30 %).

Letalität abhängig von:
- *Frühdiagnose:* in den ersten 24 h: 16 %, danach über 30 %, nach 96 h 100 %
- *Lokalisation:* zervikale ca. 8 %, intrathorakal ca. 27 %.
- *Risikofaktoren:* Alter > 60 Jahre, Ösophagitis, Ösophaguskarzinom, Divertikel, Perforation 2,5 cm Länge.

Klinik: Häufig Schmerzen, Fieber, seltener Mediastinalemphysem, Dysphagie, Dyspnoe, Pyothorax, keine Symptome 7 %.

Diagn.: RÖ-Thorax; Pneumomediastinum, subdiaphragmale Luftsichel, Bronchographinschluck (nur wasserlösliche KM!).

Therapie
- *Immer Antibiose:* z.B. mit Cefotaxim 3x2 g/d i.v. (z.B. Claforan®), evtl. zusätzlich Metronidazol 3x0,5 g/d i.v. (z.B. Clont®)
- *Bei inkompletten oder zervikalen Perforationen* konservativer Therapieversuch möglich: 2 doppellumige Magensonden mit Dauersog vor und hinter die Perforation, bei Pleuraerguß großlumige Bülaudrainage, bei distalen Perforationen Versuch der Abdichtung mittels Endotubus, evtl. thorakoskopische Versorgung
- *Bei ausgedehnten Perforationen* frühzeitige Freilegung
- *Bei guten Wundverhältnissen* zweireihige Naht (Mucosa und Muskularis) über einem dicken Magenschlauch (36 Charr.), Deckung (Fundoplikatio, Thal-Plastik, Diaphragma Patch), gute Mediastinaldrainage, bei Pleuraerguß Bülau-Drainage.
- *Bei Wandnekrose* Diskontinuitätsresektion des Ösophagus mit Anlage einer Speichelfistel und Gastrostomie. Rekonstruktion im Intervall nach optimaler Vorbereitung.

17.8.3 Fremdkörperverletzungen ICD: S 27.8

Fremdkörper bleiben meist vor den 3 Ösophagusengen (☞ Abb. 17.1) hängen.

Symptome: akute Dysphagie, retrosternale Schmerzen.

Wichtigste KO: Durchspießungs-Mediastinitis

Therapie: Sofortige Ösophagoskopie und Fremdkörperextraktion. Nur selten operative Entfernung notwendig.

17.8.4 Spontane Ösophagusruptur   ICD: K 22.3

(**Syn. Boerhaave-Sy.**) Pathogenese nicht eindeutig geklärt. Vorausgehendes heftiges Erbrechen könnte bei Spasmus des OÖS zum Barotrauma der Speiseröhre führen. Offensichtlich ist nicht der absolute Druck, sondern der Druckanstieg/Zeit entscheidend. Typischerweise rupturiert die bis dahin unauffällige Speiseröhre suprakardial mit schlitzartigen Wandlängendefekten von 2–12 cm.
Dem im Ösophagus gelegenen Boerhaave-Sy. und dem subkardial gelegenen Mallory-Weiss-Sy. liegen vermutlich die gleichen Ursachen zugrunde.

Diagn. und **Ther.:** wie bei den traumatischen Ösophagusperforationen (☞ 17.8.2).

Perforation bei nicht vorbereiteten Pat. (im Gegensatz zur Perforation bei Gastroskopie), daher besonders hohes Risiko durch schwere Mediastinitis.

Hartwig Nürnberger

18

Magen und Duodenum

18.1	Checkliste Anatomie	466
18.2	Diagnostische Methoden	467
18.2.1	Bildgebende Verfahren	467
18.2.2	Sekretionsanalyse	468
18.3	Perioperatives Management	468
18.3.1	Präoperative Maßnahmen	468
18.3.2	OP-Verfahren	468
18.3.3	Postoperative Behandlung	470
18.3.4	Postoperative Komplikationen ICD: K 91.0	470
18.4	Erosive Gastritis und Streßläsionen	473
18.5	Ulkuskrankheit	473
18.5.1	Ulcus ventriculi et duodeni ICD: K 25/K 26	473
18.5.2	Ulkuskomplikationen	475
18.6	Magenkarzinom	477
18.6.1	Diagnostik	478
18.6.2	Präkanzerosen	478
18.6.3	Frühkarzinom (early gastric cancer)	478
18.6.4	Therapie	478
18.7	Maligne Lymphome des GIT	480
18.8	Gutartige Magen- und Duodenaltumoren	482

18.1 Checkliste Anatomie

Magen
- *Kardia:* in Höhe Th 11–12, nur vorn mit Peritoneum überzogen, dorsaler Anteil an der Zwerchfellfaszie fixiert (stärkste Magenfixation. *Cave:* organoaxialer Magenvolvulus bei Upside-down stomach)
- *Restlicher Magen:* intraperitoneal, überwiegend in der linken Regio hypochondrica
- *Mesenteriale Duplikaturen:* fungieren als elastische Haltebänder und Leitstrukturen (Omentum minus, Lig. gastrocolicum, Lig. gastrolienale)
- *Muskulatur:* Längsmuskulatur erst im Antrum zirkulär, Ringmuskulatur bildet den Sphincter pylori, Fibrae obliquae längsorientiert im Korpus-/Fundusbereich
- *Sekretion: Hauptzellen:* Pepsinogene zur Proteinspaltung; *Belegzellen:* HCl-Produktion, Intrinsic factor; *Nebenzellen* und *Zylinderepithelzellen* sezernieren einen zähflüssigen Schleim; *Pylorusschleimhaut:* verzweigte, tubuläre Drüsen, die einen alkalisch-neutralisierenden Schleim sezernieren. *G-Zellen:* Gastrin.

Gefäßversorgung

Gut ausgebildete Verbindung zwischen Versorgungsgebiet aus dem Truncus coeliacus und der A. mesenterica superior (*Cave:* blutendes Ulkus).
Obere oder untere gastrointestinale Blutung ist definiert als Blutung oberhalb oder unterhalb des Treizschen Bandes!
- *Arterienbogen an der kleinen Magenkurvatur:*
  A. gastrica sinstra (aus Truncus coeliacus), A. gastrica dextra (aus A. hepatica propria)
- *Arterienbogen an der großen Magenkurvatur:*

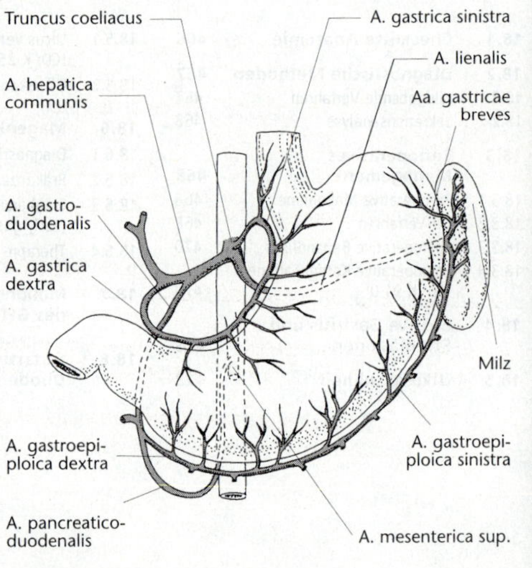

Abb. 18.1: Gefäßversorgung des Magens

A. gastroepiploica sinistra (aus A. lienalis), A. gastroepiploica dextra (aus A. gastroduodenalis), Aa. gastricae breves (aus A. lienalis).

Lymphabfluß (Japanese Research Society for Gastric Cancer)

- *Kompartiment I:* Lk entlang der großen und kleinen Kurvatur
- *Kompartiment II:* Lk entlang des Pankreasoberrandes, Truncus coeliacus, Milzhilus, Leberhilus
- *Kompartiment III:* Retroperitoneale Lk (paraaortal, paracaval, retroduodenal, Mesenterialwurzel)

Die zoeliakalen Lk sind das Sammelbecken für alle primären Metastasierungswege der Magendrainage, Abfluß über den Ductus thoracicus zur Virchowschen Drüse = Lk links supraclaviculär.

Duodenum

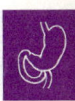

- *Anatomische Unterteilung:* Pars superior mit Bulbus duodeni (intraperitoneal), Pars descendens mit Papilla duodeni major et minor (retroperitoneal), Pars inferior (retroperitoneal) bis zur Flexura duodenojejunalis (Hauptfixationspunkt in Höhe L 2 durch den M. suspensorius duodeni = Treitz)
- *Funktionelle Unterteilung:* suprapapillärer, infrapapillärer Abschnitt (Papilla vateri).

Gefäßversorgung
- *Dorsaler Arterienbogen:* A. pancreaticoduodenalis superior (aus A. gastroduodenalis, (**Cave:** Bulbushinterwand), A. pankreaticoduodenalis inferior posterior (aus A. mesenterica superior)
- *Ventraler Arterienbogen:* A. retroduodenalis (aus A. gastroduodenalis), A. pankreaticoduodenalis inferior anterior (aus A. mesenterica superior).

18.2 Diagnostische Methoden

18.2.1 Bildgebende Verfahren

- **Röntgen-KM-Darstellung** (☞ 6.2.2): Zur objektiven Lokalisation von Organwandveränderungen, Funktionsuntersuchung, Anastomosenkontrolle (mit wasserlöslichem KM)
- **Ösophago-Gastro-Duodenoskopie** (☞ 6.7.1): Makroskopische Befundung, Histologiegewinnung, therapeutische Intervention (z.B. Blutstillung, Dilatation von Stenosen, Polypabtragung)
- **Perkutane Abdominalsonographie:** Als Screening bei allen Notfallpatienten mit abdomineller Symptomatik.

 Bei Pankreatitis oft Normalbefund! Indirekte Zeichen: freie Flüssigkeit in der Bursa omentalis, zystischer oder solider Prozeß.

Endosonographie

Tumorstaging: Tumortiefenwachstum und regionäre Lk-Infiltration.
Durchführung: Nach Endoskopie wird der rotierende 7,5 MHz Sektorscanner angekoppelt, bei nicht passierbaren Stenosen sollte die Passage nicht erzwungen werden (nur Darstellung des Tumoroberrandes und der proximalen Ausdehnung!).
Wertigkeit: sehr gute Darstellung von Tumortiefenausdehnung und Organwandschichtung, regionären Lk und Pankreasprozessen.

 Tumorstadien T_{is}-$T1$ oft nur unzureichend beurteilbar! Eindringtiefe bis 3cm, Lk am Truncus coeliacus oft nicht mehr ausreichend beurteilbar.

Weitere Verfahren
CT (evtl. MRT): Sicherung einer Fernmetastasierung (Leber, Lk) oder zur computertomographisch gesteuerten Punktion (Histologie). Bessere Beurteilbarkeit der Magenwand durch Hydro-CT-Technik möglich.

18.2.2 Sekretionsanalyse

Heute unnötige Diagnostik, da keine direkte Therapiekonsequenz (weit gestreute Normalwerte). Ind. nur in Studien und ggf. zur Überprüfung der Vollständigkeit einer Vagotomie (☞ 18.3.2).

Vorbereitung: Pat. nüchtern, Magensonde legen. In Li-Seitenlage Magensaft vollständig absaugen.
Ind.: Zur postop. Kontrolle des Vagotomieerfolges
- *Pentagastrintest:* Nach Magenentleerung viermal viertelstündlich neu gebildeten Magensaft absaugen und asservieren (→ basal acid output = BAO). Pentagastrin 6 μg/kgKG s.c. injizieren und wieder 4 x viertelstündlich Magen absaugen (→ maximal acid output = MAO). Normal BAO: M 2–3 mval HCl/h, F 1–2 mval HCl/h; MAO: M 18 mval HCl/h, F 13 mval HCl/h
- *Insulintest (Hollandertest):* **KI** sind Diabetes mell., Herzinsuff., cerebrale Krampfleiden, Alter > 65 Jahre, KHK. Durchführung: Injektion von 0,2 I.E./kgKG Altinsulin i.v., dann 8 x viertelstündlich Magen absaugen. 30 Min. nach Insulininjektion BZ-Bestimmung. Säuresekretion nach erfolgreicher Vagotomie < 20 mval HCl/h. *Cave:* Test nur verwertbar, wenn BZ < 40 mg/dl!

Bei stark erhöhter Säuresekretion (MAO > 30 mval HCl/h) zum Ausschluß eines Zollinger-Ellison-Sy. Gastrinbestimmung (☞ 12.4.3).

18.3 Perioperatives Management

18.3.1 Präoperative Maßnahmen

- Aufklärung: OP-Verfahren (Skizze!), postop. Kontrollen und Verhaltensweisen
- Routine Labor: kleines Blutbild, Gerinnung (Quick, PTT, TZ, Fibrinogen), Elektrolyte, Kreatinin, Harnstoff, Totalprotein, Albumin, Amylase, Blutzucker, Transaminasen, Cholinesterase, Bilirubin
- Blutkonserven: bei geplanter Resektion 4 EK's in Reserve
- Rö-Thorax in 2 Ebenen
- EKG mit Standardableitungen.

18.3.2 OP-Verfahren

- **Proximal gastrische (selektive) Vagotomie** (PGV, PSV ☞ Abb. 18.5): Durchtrennung aller zum Magen führenden Vagusäste unter Schonung der Nervenfasern zum distalen Antrum und Pylorus (*Cave:* eindeutige Durchtrennung der dorsal am ösophagogastrischen Übergang gelegenen Rami criminales!). Zur Erfolgskontrolle Sekretionstest präop. und 6 Mon. postop. (☞ 18.2.2)
- **Trunkuläre Vagotomie** (TV): Durchtrennung aller Vagusfasern entweder durch einen abdominellen oder, wenn der abdominelle Zugang zu risikoreich ist, durch

einen transthorakalen Zugang. Die TV ist im Normalfall als Sekundärmaßnahme bei Rezidivgeschwüren nach vorausgegangener selektiv-gastrischer Vagotomie oder distaler Magenresektion indiziert.

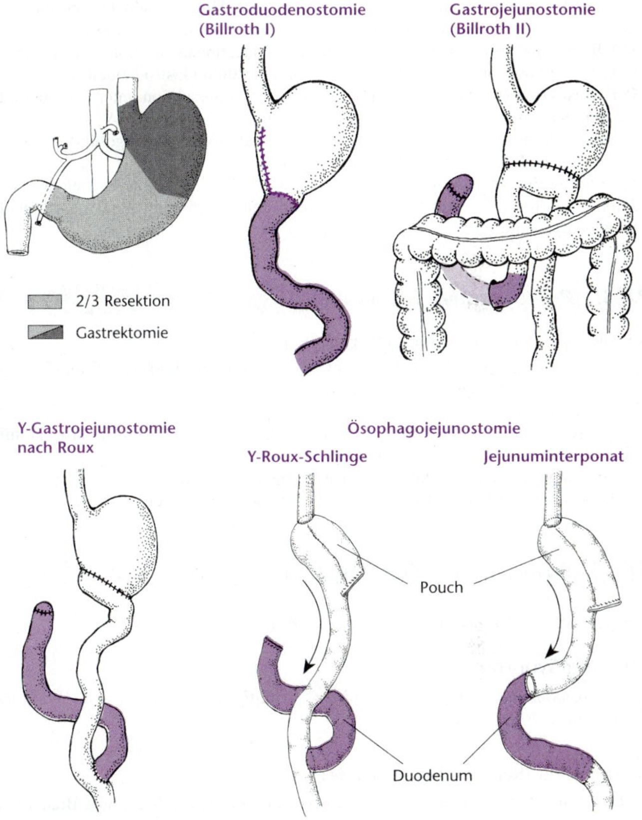

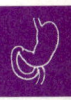

Abb. 18.2: Magenresektionsverfahren

- **Pyloroplastik** bei Magenausgangsstenose: Bei *kurzstreckiger Stenose* oder im Rahmen einer *trunkulären Vagotomie:*
  - *Pyloroplastik nach Heineke-Mikulicz:* Pylorus je 3 cm nach oral und aboral längs inzidieren und quer vernähen
  - *Submuköse Pyloroplastik:* Queroväläre Exzision von Serosa und Muskularis im Pylorusbereich unter Schonung der Mucosa. Seromuskuläre Naht

- Bei *langstreckiger Stenose Pyloroplastik nach Finney:* Die pylorusnahen Bereiche von großer Kurvatur und Duodenum mobilisieren. Duodenum und Antrum über eine Länge von 5 - 6 cm seitlich annähern und mit einem Haltefaden den distalen Eckpunkt markieren. Eröffnung von Magen und Duodenum durch einen nach kaudal offenen U-Schnitt. Seromuskulär innen geknotete Hinterwandnaht, seromuskulär außen geknotete Vorderwandnaht (komplette Seit-zu-Seit-Anastomose)
- **B I Resektion** (☞ Abb. 18.2): stufenförmige Magenresektion unter Einschluß der kleinen Kurvatur bis zur Kardia, Rekonstruktion durch Gastroduodenostomie
- **B II Resektion** (☞ Abb. 18.2): stufenförmige Magenresektion unter Einschluß der kleinen Kurvatur bis zur Kardia (bei Ca: zentrale Ligatur der A. gastrica sin.). Standardrekonstruktion nach Roux-Y mittels retrokolisch hochgeführter ca. 40–50 cm langer Jejunumschlinge (Gastrojejunostomie)
- **Gastrektomie:** totale Magenentfernung, Rekonstruktion durch refluxfreie Roux-Y-Jejunumschlinge oder Jejunuminterponat (evtl. mit Pouch) zum Wiederanschluß der Duodenalpassage.

18.3.3 Postoperative Behandlung

- Antibiose: nur periop., sonst i.d.R. keine Ind.
- Bei V.a. Pankreasläsion: Somatostatin (z.B. Somatostatin Ferring®) 6 mg/24 h i.v., Amylase aus dem Drainagesekret bestimmen
- Spezielle Maßnahmen nach Resektion (☞ 18.6.5)
- Magensonde: Ziehen i.d.R. nach 24–48 h (Sekretmenge < 200 ml), Gastrektomie: Nach Anastomosenkontrolle (5. postop. Tag)
- Zieldrainage (Easy flow): kürzen 2. Tag, ziehen 3.–4. Tag
- Anastomosenkontrolle 5. Tag, bei V.a. Insuff.: KM-Darstellung (wasserlöslich).

18.3.4 Postoperative Komplikationen   ICD: K 91.0

Frühpostoperative Komplikationen ☞ 18.6.6

Dumping-Syndrom

Syn.: *„Postalimentäres Früh-/Spätsyndrom"*. *Häufigste Beschwerden nach Magenresektion nach Billroth II.*

Frühdumping (Reaktive Hypovolämie)

Ätiol.: Vermehrte Freisetzung von humoralen Substanzen (z.B. Serotonin, Bradykinin, gastric inhibitor polypeptid, Neurotensin).
Klinik: postprandial (ca. 60 Min.) funktionelle gastrointestinale Störungen (Völlegefühl, Übelkeit, Erbrechen, Diarrhoe) und vasomotorische Symptome (Hitzegefühl, Schwitzen, Tachykardie, Blutdruckabfall).
Diagn.: sorgfältige Anamnese, Gastroskopie und Röntgenuntersuchung, oraler Glukosetoleranztest und eiweiß-/fettreiche Provokationsmahlzeit unter gleichzeitiger Blutdruck- und Herzfrequenzkontrolle (Schweregrad), H_2-Atemtest (bakterielle Fehlbesiedelung).
Konservative Ther.: in > 90 % ausreichend, keine Flüssigkeiten während der Mahlzeit trinken, wenig Kohlenhydrate (freie Zucker), reichlich Protein, langsam und häufig essen (6 Mahlzeiten), Quellstoffe: Goa, Pektin.

Chirurgische Ther.: Umwandlung einer B II- in eine B I-Rekonstruktion, evtl. Interposition eines 10 cm langen Jejunumsegmentes zwischen Magen und Duodenum (möglicherweise sogar anisoperistaltisch!).

Spätdumping (Reaktive Hypoglykämie)

Ätiol.: Übersteigerte Insulinfreisetzung nach schneller Passage von Kohlenhydraten in das obere Intestinum.
Klinik: meist 2–3 h nach Nahrungsaufnahme (Schwächegefühl, Schwitzen, Hunger, Fehlen von vasomotorischen Symptomen).
Diagn.: wie beim Frühdumping.
Ther.: fast ausschließlich konservativ wie bei Frühdumping.

Syndrom der zuführenden Schlinge

Syn.: „afferent-loop-syndrom". Nur bei klassischer Billroth II Rekonstruktion.
Klinik: morgendl. oder spätpostprandiales Erbrechen größerer Gallenmengen mit rezidiv. Druckgefühl im re. Oberbauch und Beschwerdefreiheit nach Erbr.
- *Typ I:* Technisch ungünstig angelegte B-II-Anastomose, Mageninhalt entleert sich statt in die abführende in die zuführende Jejunumschlinge, plötzliche Überdehnung, bakterielle Fehlbesiedelung durch Stase.

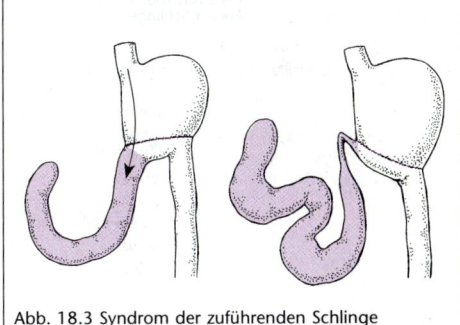

Abb. 18.3 Syndrom der zuführenden Schlinge

- *Typ II:* Funktionell wirksame Stenose der zuführenden Jejunumschlinge unmittelbar im Anastomosenbereich, dadurch Retention von Galle und Pankreassekret.

In beiden Fällen durch erheblichen Druckanstieg im Duodenum ist die Gefahr einer Duodenalstumpfinsuffizienz sehr hoch!

Diagn.: Labor (Bilirubin ↑, α-Amylase ↑), Röntgen (hoher Ileus), MDP (bei Typ I Darstellung der B II-Anastomose), Sono (gestaute Gallengänge), Hepatobiläres Sequenzszintigramm (bei Typ II Anreicherung des Radiopharmakons im gestauten Duodenum und erheblich verzögerter Abfluß).
Ther.: Enteroanastomose (Braunscher Fußpunkt) oder Umwandlung in eine Y-Roux Rekonstruktion, Umwandlung B II in B I.

Syndrom der abführenden Schlinge

Syn.: „efferent-loop-syndrom". Zunehmende Obstruktion durch narbige Striktur im Mesokolonschlitz, Narbenbildung bei rezidivierenden Ulcera peptica jejuni oder innerer Hernienbildung. Motilitätsstörung nach Denervierung (bes. nach Vagotomie!). Bei retrokolischer B II oder Roux-Y Rekonstruktion möglich.
Klinik: Erbrechen von großen Mengen Flüssigkeit, Galle und grober Speisereste, Tympanie ohne tastbare Resistenzen.
Diagn.: *MDP, Endoskopie.*

Chirurgische Ther.: Umgehungsanastomose, weitere Gastrojejunostomie, zusätzlich bei Stenosierung durch Ulcus pepticum jejuni trunculäre Vagotomie.

Alkalische Refluxgastritis

Durch Duodenalsaft induzierte Refluxgastritis mit Magenerythem, oberflächlichen Erosionen, Blutungen und nachfolgender Schleimhautatrophie.
Klinik: chronische epigastrische Schmerzen mit Galleerbrechen.
Diagn.: Gastroskopie, pH-Metrie, Manometrie.
Konservative Ther.: Gallensäurebinder (Cholestyramin), aluminiumhaltige Antazida.
Chirurgische Ther.: tiefe Implantation der zuführenden B-II-Schlinge in die abführende Schlinge (refluxfreie Y-Roux-Modifikation), Umwandlung der B-II-Anastomose in eine B-I-Anastomose und isoperistaltische Jejunuminterposition.

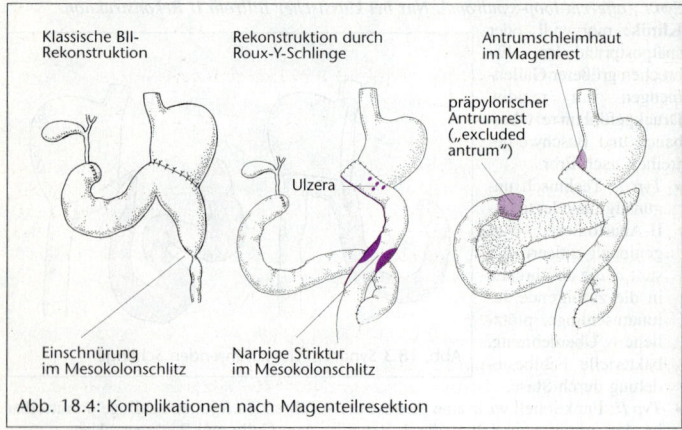

Abb. 18.4: Komplikationen nach Magenteilresektion

Ulcus pepticum duodeni et jejuni

Rezidivulcera nach B-I oder B-II-Resektionen in 1–5 % d. F., typischerweise in der intestinalen Mukosa lokalisiert, selten Überschreitung der Nahtlinie.

Ätiologie
- *Inadäquater Primäreingriff:* unvollständige Vagotomie, belassene Gastrinzellmasse (Antrumrest nach B-II Resektion: „excluded antrum"): alkalisches Duodenalmilieu führt zu dauernder Gastrinproduktion (***Cave:*** Zollinger-Ellison-Syndrom)
- *Ulzerogene Medikamente:* nicht steroidale Antiphlogistika, Kortikosteroide.

Diagn.: Gastroskopie, Magensekretionsanalyse, Serumgastrinbestimmung, Sekretintest, Nachweis eines excluded antrum (☞ Abb. 18.4) durch ^{99}Tc-Szintigraphie.
Ther.: Zunächst konservative Therapie wie beim primären Ulkus, dann trunculäre (thorakale) Vagotomie nach Billroth-Resektionen, evtl. Nachresektion und Neuanlage der Gasto-Entroanastomose nach Y-Roux.

Karzinom im operierten Magen

Frühestens 5 J. postop., meist nach Billroth II-Resektion. Häufigkeit: ca. 7–10 %.
Klinik und **Diagn.:** wie beim primären Magen-Ca (☞ 18.6).
Therapie: Restgastrektomie (Radikalität wie beim Magen-Ca).
Prognose: äußerst schlecht, nur wenige Pat. überleben 2–3 Jahre.

18.4 Erosive Gastritis und Streßläsionen

ICD: K 29.X
- *Oberflächengastritis:* Überwiegend chemische Schleimhautschädigug (Alkohol), nicht-steroidale Antiphlogistika, Steroide
- *SRMD = stress related mucosal damage:* Akute multiple Schleimhautdefekte (Erosionen, Ulzera, hämorrhagische Gastritis) bei Intensivpatienten (Polytrauma, Verbrennungen, Sepsis, Schock, große OP's). Am häufigsten Durchblutungsstörungen („Low flow states"). Mortalität 30 %!

Prophylaxe
- Pirenzepin (Gastrozepin®) 1–2 Amp. (à 10 mg) alle 8 h i.v.
- Sucralfat Susp. (Ulcogant®) 1 g alle 4 h p.o. (bei Unverträglichkeit alle 6 h)
- H_2-*Blocker* (z.B. Ranitidin – 4 x 50 mg tägl. i.v.)
- *Antazida-Suspensionen* in kurzen Intervallen, z.B. Maalox 70® alle 1–2 h (*Cave:* Hypermagnesämie, Diarrhoe)
- *Cave* Pneumonie, da intragastraler pH erhöht: gastrale Keimbesiedelung, bei evtl. liegender Magensonde Aspirationspneumonie!

Symptome: oft asymptomatisch oder leichtes epigastrisches Druckgefühl und Übelkeit, gelegentlich Hämatemesis und Meläna.
Diagn.: Gastroskopie mit Biopsie (Histologie meist unergiebig). **DD:** peptisches Ulkus, Magen-Ca, Refluxösophagitis, Cholezystitis, Pankreas- und Lebererkr., Hinterwandinfarkt.
Ther.: in leichten Fällen Nahrungskarenz, Kaffee-, Alkohol- und Nikotinverzicht. Entbehrliche Medikamente absetzen. Sucralfat Susp. (Ulcogant®) 1 g alle 4 h p.o. (bei Unverträglichkeit alle 6 h) oder Antazida 4–6 x tägl., z.B. Maalox 70®. Beschwerdefreiheit innerhalb weniger Tage zu erwarten.

OP Chirurgische Therapie

Meist Notfalleingriff bei massiver GIT-Blutung. Zunächst Versuch der lokalen Blutstillung (Umstechungen) und subtotale Gastrektomie mit trunkulärer Vagotomie (☞ 18.5.1), bei diffuser, unbeherrschbarer Blutung frühzeitiger Entschluß zur totalen Gastrektomie (☞ 18.6.4).

18.5 Ulkuskrankheit

18.5.1 Ulcus ventriculi et duodeni   ICD: K 25/K 26

Schleimhautdefekt, der über die Muskularis mucosae in die Magen- bzw. Darmwand penetriert. Ätiol.: Protektive Faktoren ↓ → Ulcus ventriculi; Hyperazidität → v.a. Ulcus duodeni.

Klinik

- *Sodbrennen, Regurgitation:* gastro-ösophagealer Reflux (☞ 17.6.1)
- **Ulcus ventriculi:** *Schmerzen:* nur in ca. 50 % der Fälle typisch epigastrisch, 70 % der Ulcusrezidive stumm! *Übelkeit, Erbrechen* in 66 % (ohne Pylorusstenose)
- **Ulcus duodeni:** Häufiger nächtliche *Schmerzen;* Übelkeit, Erbrechen in 50 %
- **Klinik des Altersulkus** (Pat. > 60 J.): in ca. 25 % schmerzlos, Blutung: ca. 50 %.

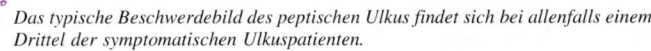

Das typische Beschwerdebild des peptischen Ulkus findet sich bei allenfalls einem Drittel der symptomatischen Ulkuspatienten.

Diagnostik
- *Endoskopie:* sicherste Methode mit multiplen PEs am Ulkusrand, histologischer Aufarbeitung und Helicobacter-Diagnostik
- *Rö-MDP:* Bei Nachweis eines Duodenalulkus Endoskopie nicht zwingend erforderlich (Malignität extrem selten). Ein radiologisch gesichertes Ulcus ventriculi immer endoskopisch abgeklären!
- *Serum-Gastrin Bestimmung:* bei rezidivierenden Ulcera (oft vernachlässigt).

Klassifikation des Ulcus ventriculi (Johnson)

Typ I: Ulcus im Magenkorpus ohne Veränderungen im Duodenum, Pylorus oder der präpylorischen Region; häufig Hypoazidität.

Typ II: Ulcus im Magenkorpus mit frischen oder alten Veränderungen im Duodenum oder Pylorus („Kombinationsulcus"); meist Hyperazidität.

Typ III: Ulcus in der präpylorischen Region (0,5–2 cm proximal des Pylorus); meist Hyperazidität.

Konservative Therapie
Nikotinverzicht, keine besondere Ulkusdiät. Möglichst Absetzen ulzerogener Medikamente (z.B. Antiphlogistika, Glukokortikoide).
Akutes Ulcus ventriculi oder duodeni: H_2-Blocker für 6–12 Wo. (abendl. Gabe). Alternativ oder ergänzend: Sucralfat oder Pirenzepin. Bei theapierefraktären Ulzera evtl. Protonenpumpenblocker (z.B Omeprazol = Antra®).
Bei Helicobacter- Nachweis Eradikation inidiziert:
1. Wahl: Kurzzeit-Triple-Therapie über 14 Tage mit Omeprazuol (Antra®) 2 x 20 mg p.o. plus Clarythromycin (Klacid®) 2 x 250 mg p.o. plus Metronidazol (Flagyl®) 2 x 400 mg p.o.
2. Wahl: Duale Therapie über 14 Tage mit Omeprazol (Antra®) 2 x 20 mg p.o. plus Amoxicillin (Amoxipen®) 3 x 1 g p.o.

OP Chirurgische Therapie

Ulcus ventriculi
Ind.: Ulcus nach 8–12 Wochen unter intensiver konservativer Therapie nicht abgeheilt, Karzinomverdacht oder sicherer Ausschluß nicht möglich.
Ther.: distale, subtotale Magenresektion, Rekonstruktion nach B I, bei subkardialem Ulkus Gastrektomie (Prox. Magenresektion führt zu schwerer Reflux-ösophagitis!).

Ulcus duodeni
Ind.: nach mehreren Rezid. unter konservativer Behandlung (evtl. mit Blutung), bei progredienter

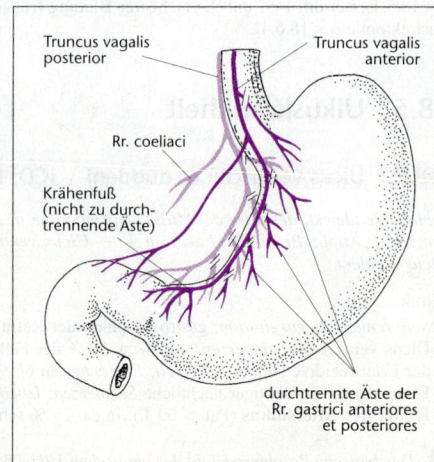

Abb. 18.5: Proximal gastrale Vagotomie

narbiger Magenausgangsstenose.
Ther.: Selektiv gastrische Vagotomie ☞ 18.3.2 (bei Magenausgangsstenose mit Pyloroplastik).
KO: Selten Postvagotomie-Sy. (Entleerungsstörung des Magens mit Völlegefühl und vermehrtem Aufstoßen).

Präpylorisches Ulkus
Vorgehen und operative Therapie wie beim Ulcus ventriculi. Alternativ: komplette Ulkusexzision und proximal gastrische Vagotomie.

Ulcus pepticum ventriculi et jejuni (☞ 18.3.4)

18.5.2 Ulkuskomplikationen

Blutung
Aus einem im Geschwürsgrund arrodierten Gefäß. Lebensbedrohlich bei Arrosion einer Organarterie (A. gastrica sinistra, A. gastroduodenalis).

Blutungsaktivität (Einteilung nach Forrest):	
Typ 1A:	Spritzende arterielle Blutung
Typ 1B:	existente Sickerblutung
Typ 2A:	Thrombosierter Gefäßstumpf
Typ 2B:	Zeichen der stattgehabten Blutung (Koagel, Hämatin)
Typ 3:	Läsion ohne Zeichen der stattgehabten Blutung

Blutungsintensität
Kritischer Hb-Wert liegt zwischen 5–7 g/dl, > 10 Ery-Konzentrate zur Stabilisierung notwendig, Letalität ca. 50 %.
Spontanverlauf: 65 % der oberen GIT-Blutungen sistieren spontan, 30 % stehen zunächst und rezidivieren, 5 % persistieren. 90 % der frühen Blutungsrezidive treten innerhalb von 72 h nach Erstblutung auf.

Konservative Therapie
Die Notfallendoskopie dient der Lokalisation der Blutung, der Bestimmung des Blutungstyps, der Blutstillung und der Differentialdiagnostik (Ösophagusvarizen, Mallory-Weiss-Syndrom, Ulcus Dieulafoy, erosive Gastritis).

 Die endoskopische Therapie (Unterspritzung, Laser) kann eine Typ 1 A Blutung zunächst bestenfalls in einen Typ 2A überführen! Kontrolle nach 6–8 und 24 h. Dann frühelektive Operation (innerhalb von 36 h) oder weitere endoskopische Kontrollen alle 24 h.

OP Chirurgische Therapie
Ind.: endoskopisch keine Blutstillung oder Blutungslokalisation möglich; Blutstillung durch interventionelle Endoskopie bei Forrest 1A: frühelektive Operation innerhalb von 36 h; Verbrauch von 6 EK/24 h trotz maximaler intensivmedizinischer Maßnahmen.
- *Ulcus ventriculi:* Immer Exzision und keine Übernähung (Histologie, sichere Versorgung der submucösen Gefäße, keine Rezidivblutung), evtl. distale Magenresektion nach Billroth I. **Cave:** besonders gefährlich sind minorseitige Ulzera durch A. gastrica sinistra!
- *Ulcus duodeni:* Durchstechungsligatur der Blutung im Ulkusgrund, **Cave:** Bulbushinterwand → A. gastroduodenalis!

- *Mallory-Weiss-Syndrom:* lokale Umstechung (bei Hiatushernie Gastropexie ☞ 17.6)
- *Ulcus simplex Dieulafoi:* lokale Exzision = definitive Ausschaltung der Blutungsquelle (evtl. gezielte Umstechung).

Perforation

Klinik: akuter Schmerzanfall mit nachfolgendem beschwerdefreiem Intervall, dann langsam zunehmende diffuse Schmerzsymptomatik bis zum Peritonismus.
Rö: in der Abdomenübersicht nur in 70–80 % freie Luft sichtbar. Auch die KM Untersuchung (kein Barium!) stellt nur in ca. 50 % die Perforation eindeutig dar.

Chirurgische Therapie
Notfall-OP!
- Ulcus duodeni: alleinige Übernähung
- Ulcus ventriculi: Ulkusrandexzision (Histologie, sichere Blutstillung). Bei Exzision eines intrapyloischen Ulkus Kombination mit Pyloroplastik.
  - Laparoskopisch: Ulkusübernähung bei frischen Perforationen an der Magenvorderwand sicher möglich.
  - Nach alleiniger Übernähung konservative Ulkustherapie, Karzinomausschluß muß endoskopisch nach ca. 3 Wochen nachgeholt werden.

Bei Perforation am Bulbus duodeni sichere Schonung des Lig. hepatoduodenale (Ductus choledochus!). Bei älteren Perforationen wird die sichere Naht durch die Begleitperitonitis und die Strukturauflockerung erheblich erschwert.

Penetration

*Ulkusdurchbruch mit Andauung benachbarter Organe (z.B. Pankreaskopf: **Cave:** Lipase, α-Amylase) mit diffusem Bauchschmerzen. Nur in Ausnahmefällen lebensbedrohlich. Zunächst konservativer Therapieversuch möglich (Sekretionshemmung: Somatostatin, Octreotide; Dosierung ☞ 23.5.3).*

Magenausgangsstenose

Durch chron. rezidivierende Ulcera Sklerosierung und Verziehung des Pyloruskanals.

Klinik u. Diagn.: postalimentäres saures Erbrechen, Magenektasie, hypochlorämische Alkalose (*Cave:* venöse Blutgasanalyse ausreichend!), Exsikkose, MDP, Gastroskopie.
Kons. Ther.: Versuch der endoskopischen Dilatation, medikamentöse Ulkus-Ther.

Chirurgische Therapie
Nach erfolglosem Dilatationsversuch: Selektiv gastrale Vagotomie und Pyloroplastik; bei erheblichen Sklerosierungen im postbulbären Duodenum und nach vorausgegangener Vagotomie B II-Resektion.

Gastrokolische Fistel

Penetration eines chronischen Ulkus in das Kolon → kompletter Dünndarmbypass: keine Digestion und Resorption mehr.

Klinik: massiver Gewichtsverlust, voluminöse Stühle mit unverdauten Nahrungsbestandteilen, Diarrhoe, Koterbrechen (Rückfluß aus dem Kolon), Exsikkose, progressive Osteoporose (Ca^{2+}-Resorption ↓, Anämie).
Diagn.: Kolon-Kontrasteinlauf, MDP, H_2-Atemtest positiv (Kolonflora).
Ther.: absolute Indikation zur OP: Resektion des fisteltragenden Kolonabschnittes, Versorgung des Ulkus (☞ 18.5.1).

18.6 Magenkarzinom

ICD: C 16.X
Inzidenz des Magenkarzinoms in den letzten Jahren deutlich rückläufig. Auffällige Verschiebung der Inzidenz zum Kardiakarzinom. Das Magenkarzinom zählt zu den häufigsten Malignomen (M : F = 2 : 1). Erkrankungsgipfel zwischen dem 55–70. LJ.

Klassifikation

Histologische Klassifikation der WHO
- Adeno-Ca (ca. 70 %)
  - Tubuläres Ca (ca. 50 %)
  - Papilläres Ca
  - Muzinöses Ca
  - Siegelringzell-Ca (ca. 10 %)
- Undifferenziertes Ca (ca. 20 %)
- Adenosquamöses Ca
- Plattenepithel-Ca

Lauren-Klassifikation (gilt nur für Adenokarzinome)
- *Intestinaler Typ (epidemischer Typ):* bevorzugt in Risikogebieten; überwiegend Drüsen, auskleidende Zellen ähnlich intestinalen Zylinderzellen, meist gut begrenzt, kompakt gebaut (ca. 45 %)
- *Diffuser Typ (endemischer Typ):* vermutlich von genetischen Faktoren abhängig; überwiegend schlecht kohäsive Zellen, weite Infiltration der Magenwand, schlecht begrenzt, weit verstreute Tumorzellen (ca. 36 %)
- *Mischtyp:* keine klare Zuordnung möglich (ca. 20 %)
- *Klinisch:* jeder Tumor mit „diffusen" Anteilen sollte wie ein Ca vom diffusen Typ behandelt werden!.

TNM-Klassifikation
Stadieneinteilung der UICC (1987) nach Infiltrationstiefe des Primärtumors, lymphogener Metastasierung und Fernmetastasierung

UICC-Stadien	TNM-Klassifikation
0: Tis N0 M0	T_0: Tumor nicht nachweisbar
IA: T1 N0 M0	T_1: Früh-Ca
IB: T1 N1 M0	T_2: Serosainfiltration
II: T1 N2 M0	T_3: Infiltration der Nachbarorgane
T2 N1 M0	T_4: Ausdehnung nicht abschätzbar
T3 N0 M0	N_0: kein Lk-Befall
IIIA: T2 N2 M0	N_1: < 3 cm vom Tumor entfernt entlang kleiner und großer Kurvatur
T3 N1 M0	N_2: > 3 cm vom Tumor entfernt entlang kl. und gr. Kurvatur und der
T4 N0 M0	Aa. gastricae, A. lienalis, A. hep. comm. und Tr. coeliacus
IIIB: T3 N2 M0	N_3: paraaortale, hepatoduodenale und/oder andere
T4 N1 M0	intraabdominelle Lk
IV: T4 N2 M0	M_0: keine Metastasen
Tn Nn M1	M_1: Leber, Lunge, Gehirn, Knochen, Peritoneum, Ovarien
Operationsradikalität (Residualtumor-Klassifikation) R0: kein Residualtumor (weder mikroskopisch noch makroskopisch) R1: Residualtumor mikroskopisch (Resektionsgrenzen) R2: makroskopischer Residualtumor	

18.6.1 Diagnostik

Diagnose meist erst im fortgeschrittenen Stadium, weil die Anfangssymptome zunächst fehlinterpretiert werden. ,,Diagnostischer Delay" bis zur OP meist > 6 Monate!
- *Anamnese:* Völlegefühl, fauliges Aufstoßen (Foetor ex ore), Leistungsknick, kurzfristiger Gewichtsverlust, Stenosesymptomatik, Anämie
- *Röntgen MDP:* oft erste Untersuchungsmethode, jedoch bei kleinen Tumoren der Gastroskopie unterlegen
- *Gastroskopie mit Biopsie:* Treffsicherheit > 99 %
- *Endosonographie:* zur Beurteilung der Wandschichtung und der perigastralen Lk
- *Abdomen-Sonographie:* Umgebungsuntersuchung, Filiaausschluß
- *CT (evtl. Kernspinntomographie):* zur Diagnose von Lebermetastasen
- *Tumormarker:* CEA (evtl. CA 19–9, Ca 72–4), *Cave:* Keine Primärdiagnostik, zur Verlaufskontrolle und Rezidivfrüherkennung.

18.6.2 Präkanzerosen

Ätiol.: Karzinomentwicklung aus einer zunächst benignen Läsion:
- **Echtes Adenom:** Die Wertigkeit ist dem villösen Adenom im Kolon gleichzusetzen
- **Flaches Adenom** mit schweren Zellatypien (früher ,,borderline lesion"): alle Kriterien der Malignität, es fehlt jedoch noch das infiltrative Wachstum
- **Enterokolische Metaplasie**: Sonderform der intestinalen Metaplasie. Dysplasien Grad I–III sind dagegen in einem hohen Maße reversibel
- Perniziosa (0,5–12 %), chronisch-atrophische Gastritis (5–13 %), Morbus Menetrier (8 %), fraglich der operierte Magen (nach 20 Jahren 3faches Karzinomrisiko).

Klinik: Zufallsbefund.

18.6.3 Frühkarzinom (early gastric cancer)

Das Ca infiltriert die Mukosa und Submukosa, aber nicht die Muscularis propria. Kein eigentliches Früh-Ca, sondern ein oberflächliches Ca, unabhängig von einer Lk-Infiltration. Diagn. nur durch histologischen Befund möglich!
Lokalisation: > 50 % im Antrum-Pylorusbereich, 2 % an der Kardia, in ca. 10 % multizentrisches Wachstum.
Lk-Metastasen: bei Mukosa-Ca 5 %, bei Submukosa-Ca 20 %.
Tumordurchmesser: meist > 2 cm → oft gut endoskopisch sichtbar.

18.6.4 Therapie

Operative Therapie
Palliative Resektionen: als ,,debulking" OP nicht mehr indiziert (wesentlich schlechtere Ansprechraten der postoperativen Chemotherapie!), Indikation bei symptomatischen Patienten und bestehenden KI zur präoperativen Chemotherapie.
Ca. 80 % aller Magen-Ca sind resezierbar. R0-Resektion in ca. 60 % möglich. Resektionen bei Pat. im hohen Alter ohne wesentlich erhöhtes Risiko durchführbar.
KO: Letalität nach Gastrektomie: < 5 %, Anastomoseninsuffizienzen < 5 %.

OP Resektion

- *Bei kleinen (< 2cm) im Antrum gelegenen intestinalen Tumoren*: subtotale distale Magenresektion mit systematischer Lymphadenektomie des Kompartment I (unvollständig: prox. Magen) und II
- *In allen anderen Fällen*: totale Gastrektomie mit systematischer Lymphadenektomie des Kompartment I und II
- *Splenektomie*: nicht obligat, Indikation gegeben bei fortgeschrittenem proximalen Karzinom zur sicheren R0-Resektion, im Rahmen der Evisceration des linken Oberbauches als extensives Verfahren zum Erreichen einer R0-Resektion.

OP Rekonstruktion

- *Bei subtotaler Resektion* durch refluxfreie retrokolische Y-Roux Schlinge (**Cave:** B I bei Karzinom wenig sinnvoll: Anastomose im alten Tumorbett und mögliche Lokalrezidivinfiltration)
- *Nach Gastrektomie:*
  - Refluxfreie retrokolische Y-Roux Schlinge mit Ösophago-Jejunostomie (evtl. mit Plikatur und Pouch)
  - Jejunuminterponat (Longmire) mit Pouch bei R0-Resektion: Reservoir und Anschluß der Duodenalpassage (evtl. Verbesserung der Digestion).

OP Postoperative Behandlung

Allgemeine Maßnahmen ☞ 18.3.3. **Kostaufbau:** Für ca. 6 Mon. 4–6 Mahlzeiten/d, freien Zucker und Milch (Diarrhoe) vermeiden, dann nach Verträglichkeit. Bei Übelkeit Prokineticum z.B. Cisaprid (Propulsin®) 3–4x10 mg/d oder Metoclopramid 3x 2 Amp. (Paspertin®). *Vitamin B_{12}:* nach Gastrektomie alle 4 Mon. 1 mg Hydroxycobalamin (z.B. Cytobion 1000®) i.m. lebenslang (Intrinsic-factor-Mangel → megaloblastäre Anämie). *Mikroverkapselte Pankreasenzyme* (bei fast 50 % geringe Steatorrhoe, Kalziumresorptionsstörungen).

Früh-postoperative Komplikationen

- *Anastomoseninsuff.:* zunächst kons. Ther. (parenterale Ernährung, Magensaftableitung, Säuresekretionshemmung durch Antra®), evtl. op. Deckung oder Neuanlage
- *Anastomosenschwellung:* meist doch gedeckte Anastomoseninsuff. (konserv. Behdlg.)
- *Duodenalstumpfinsuffizienz:* ohne Peritonitis und Anschluß an die Drainagen konservative Therapie (weiter parenterale Ernährung, Sekretionshemmung durch Somatostatin/Octreotid), evtl. operative Revision oder Deckung durch ausgeschaltete Y-Roux Schlinge
- *Abszesse:* sonographisch-/CT-gesteuerte Punktion und Drainage
- *Nachblutung:* Intraluminär: endoskopische Blutstillung, evtl. Relaparotomie mit direkter Gefäßversorgung oder Neuanlage der Anastomose, extraluminär: Relaparotomie zur Versorgung einer aktiven Blutung aus dem Pankreasschwanz/A. gastrica sinistra/A. lienalis.

Adjuvante Therapie (Konsensus CAO, AIO, ARO)

- Präoperative (neoadjuvante Chemotherapie: bei einem R0-resektabel erscheinenden Magenkarzinom nicht indiziert. Beim lokal fortgeschrittenen und nicht resektablen Magenkarzinom kann unter kontrollierten Bedingungen eine präop. Chemotherapie durchgeführt werden. Ziel: „down staging", anschließende R0-Resektion (**Cave:** Voraussetzungen: Alter, guter Allgemein- und Ernährungszustand).
- Intraoperative Radiotherapie (IORT): außerhalb von Studien nicht indiziert.
- Adjuvante Chemotherapie (postop.): nach R0-Resektion nicht indiziert.

- *Derzeit auch als adjuvant definiert: immunhistologisch isolierte TU-Zellen in der Knochenmarksbiopsie oder in Lymphknoten, TU-Zellen zytologisch in der Peritoneallavage ohne Hinweis für sonstigen Residualtumor!*
- Nach R1-Resektion zunächst Nachresektion anstreben. Falls unmöglich Chemotherapie bei Tumorprogress. Nach R2-Resektion Indikation individuell nach Symptomatik und Allgemeinzustand.

18.7 Maligne Lymphome des GIT

ICD: C 82-85

Bezogen auf die Gesamtzahl aller Non-Hodgkin-Lymphome (NHL) liegt der Anteil der primären gastrointestinalen Lymphome bei ca. 20 %. Der GIT somit die häufigste extranodale Manifestation. Am häufigsten ist der Magen (ca. 60 %) betroffen.

Klassifikation der primären gastrointestinalen NHL (Isaacson, 1994)
Konsensus (CAO, AIO, ARO, 1996)
B-Zellen
- Niedrigmalignes Lymphom des MALT (überwiegend im Magen)
- Hochmalignes Lymphom des MALT (überwiegend im Magen), mit oder ohne niedrigmalignen Tumoranteil
- IPSID des Dünndarms (immunproliferative small bowel disease, niedrig-, gemischt-, hochmaligne) auch MALT Lymphom
- Mantelzell-Lymphom (Lymphomatoide Polypose)
- Burkitt- oder Burkitt ähnliches Lymphom
- Andere B-Zell-Lymphome entsprechend nodalen Äquivalenten.

T-Zellen
- Enteropathie-assoziiertes T-Zellen-Lymphom (EATL)
- Andere, nicht Sprue-assoziierte T-Zellen-Lymphome.

Stadieneinteilung primärer Non-Hodgkin-Lymphome des Magens

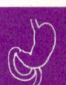

Lugano-Klassifikation erweitert	Magenbefall	Lymphknotenbefall Regionär (1)	Lymphknotenbefall Nichtreg. Infradiaphragmatisch	Lymphknotenbefall Nichtreg. Supradiaphragmatisch	Kontinuierlicher Befall von Nachbarorganen/-geweben	Diskontinuierl./ dissem. Befall extragastraler Organe	Modifizierte Ann-Arbor Klassif.
I 1	Mukosa Submuk.	0	0	0	0	0	E I 1
I 2	Muscularis propria, Suberosa, Serosa	0	0	0	0	0	E I 1
II 1	↔	+	0	0	0	0	E II 1
II 2	↔	ï	+	0	0	0	E II 2
II E	↔	0	0	0	+	0	E I 2
II 1 E	↔	+	0	0	+	0	E II 1
II 2 E	↔	ï	+	0	+	0	E II 2
IV	↔	ï	↔	+	↔	+	E III o. E 1

↔ = jede Ausprägung möglich
(1) = Definition regionärer Lymphknoten entsprechend jener für Magenkarzinom

E = extended: kontinuierlich den Magen überschreitender Befall
Stadium III der Ann-Arbor Klassifikation ist bei Lymphomen des GI-Traktes extrem selten, Therapie wie Stadium IV

KO: insbes. Blutung (v.a. Magen) und Perforation (v.a. Dünndarm).
Die *primären* NHL gehen von dem lymphatischen Gewebe der Schleimhaut aus (*„mucosa-associated lymphoid tissue"*, kurz MALT). Am weitaus häufigsten ist das niedrig maligne B-Zellenlymphom, das relativ oft hochmaligne Anteile entwickelt. T-Zellen-Lymphome am GIT sind äußerst selten.

Diagnostik

- *Endoskopie:* Typisch tiefe Ulcerationen (80 % Helicobacter-Nachweis) oder multiple Erosionen
- *Organdiagnostik:* wie beim Magen-Ca, CT (Staging: Thorax, Abdomen)
- *Abgrenzung primär nodales Wachstum:* Exakte Untersuchung aller peripheren Lk-Stationen (Lk PE möglichst nicht inguinal: häufig reaktiv-entzündliche Veränderungen!), HNO- und dermatologische Untersuchung, Skelettszintigramm, Beckenkammbiopsie
- *Laboruntersuchungen:* Differentialblutbild, Retikulozytenbestimmung, BSG, Leberenzyme, Serumelektrophorese, β_2-Mikroglobulin, Immunelektrophorese, Liquoruntersuchung (obligat bei lymphoblastischem Lymphom und V.a. ZNS-Beteiligung).

Therapie

Stadiengerechte Therapie primärergastrointestinaler NHL (Konsensus CAO, AIO, ARO

Stadium	Hochmalignes NHL	Niedrigmalignes NHL
I1	OP	OP; bei Helicobacter-Nachweis zunächst Eradikation
I2	OP und Chemotherapie (evtl. Bestrahlung)	OP (Bestrahlung bei R_1/R_2-Resektion)
II1	OP und Chemotherapie	OP (Bestrahlung bei R_1/R_2-Resektion)
II2	Chemotherapie	OP und Bestrahlung
III, IV	Chemotherapie	Chemotherapie und Bestrahlung

OP Operationstaktiken

- Stadium I und II: radikale Entfernung des Tumors, systematische Lymphadenektomie Kompartment I+II, weitere Exploration des Bauchraumes mit Lymphknoten, Milz- und Leberbiopsie zwingend im Sinne einer Staging-Laparotomie.
- Gastrektomie „de principe" mit Splenektomie und ausgedehnter (Kompartment I,II, III ☞ 18.1 und parailiacal) abdomineller Lymphadenektomie (Deutsche Multicenter-Studie).
- Bei distal gelegenen auf den Magen beschränkten MALT-Lymphomen: subtotale Gastrektomie ohne Splenektomie, systematische Lymphadenektomie beschränkt sich auf das Kompartment I und II (☞ 18.1). Der Milzbefall wird als Zeichen der generalisierten Erkrankung gewertet
- R0-Resektion entscheidend für die Prognose. Lymphome sprechen grundsätzlich gut auf Strahlen- und Chemotherapie an
- Fortgeschrittenes MALT-Lymphom: rein palliative OP z.B. zur Verkleinerung der Tumormasse → kein Konsensus, jedoch verbesserte Response der Chemotherapie; oft Notfall-OP unter Chemother.).

Prognose: Letalität < 5 %, 5-JÜR nach kurativer OP 75 %, nach palliativer OP 30 %.

18.8 Gutartige Magen- und Duodenaltumoren

ICD: Magen D 13.1, Duodenum D 13.2
Ca. 2 % der Magentumoren; Endokrine Tumoren (☞ 12.4.3).
- *Echte Neubildungen*: epithelial tubuläres Adenom (> 30 % Rezidivpolypen nach Abtragung, hohe Entartungstendenz!), Leiomyome, Neurinome
- „*tumor like lesions"* ohne Entartungsgefahr: meist hyperplasiogener Polyp.

Eine sichere Diagnostik ist alleine durch die totale Entfernung möglich! Problem: Segmentale Malignität, Beurteilung der Polypenbasis!

Ther.: Polypabtragung an der Basis, bei großen Poypen oder Rezidiv lokale Voll-wandexzision oder Magenresektion.

Jürgen Tacke

19

Darmerkrankungen

19.1	**Checkliste Anatomie**	**484**
19.1.1	Dünndarm	484
19.1.2	Dickdarm, Rektum	484
19.1.3	Das Kontinenzorgan	485
19.2	**Chirurgische Diagnostik der Darmerkrankungen**	**485**
19.2.1	Labor- und Funktionsdiagnostik	485
19.2.2	Bildgebende Verfahren	486
19.2.3	Endoskopische Diagnostik	487
19.3	**Untere gastrointestinale Blutung**	**487**
19.4	**Peritonitis**	**489**
19.4.1	Intraabdominelle Abszesse	491
19.5	**Ileus**	**492**
19.6	**Erkrankungen des Dünndarmes**	**496**
19.6.1	Prinzipien der Dünndarmchirurgie	496
19.6.2	Komplikationen nach Dünndarmeingriffen	498
19.6.3	Gutartige Dünndarmtumore	499
19.6.4	Bösartige Dünndarmtumore	500
19.6.5	Divertikel	501
19.6.6	Mesenterialarterienstenose, -verschluß	501
19.6.7	Entzündliche Darmerkrankungen	502
19.6.8	Dünndarmverletzungen	503
19.7	**Erkrankungen des Dickdarms**	**503**
19.7.1	Prinzipien der Dickdarmchirurgie	503
19.7.2	Gutartige Tumoren	508
19.7.3	Kolonkarzinom, Rektumkarzinom	510
19.7.4	Divertikulose und Divertikulitis	514
19.7.5	Colitis ulcerosa	515
19.7.6	Morbus Crohn (Enteritis regionalis, Ileitis terminalis)	516
19.7.7	Andere Kolonerkrankungen	520
19.8	**Erkrankungen der Appendix**	**521**
19.8.1	Appendizitis	521
19.8.2	Tumore der Appendix	524
19.9	**Erkrankungen der Analregion**	**524**
19.9.1	Hämorrhoiden	524
19.9.2	Perianalthrombose und Mariesken	526
19.9.3	Analfissur	526
19.9.4	Periproktitischer (anorektaler) Abszeß	527
19.9.5	Analfistel	528
19.9.6	Analkarzinom	529
19.9.7	Analprolaps, Rektumprolaps	530

19.1 Checkliste Anatomie

4-schichtiger Wandaufbau: Mukosa, Submukosa, Muskularis, Serosa (viszerales Peritoneum).

19.1.1 Dünndarm

Der Dünndarm ist sehr beweglich aufgehängt, eignet sich hervorragend zum Ersatz anderer Organe z.B. Magen, Blase, Ösophagus.

- Komplett intraperitoneal gelegen, obere 2/3 Jejunum, unteres 1/3 Ileum, Länge ca. 3 m
- Beginnt an der Flexura duodenojejunalis (Treitzsches Band), endet an der Bauhinschen Klappe
- Gefäßversorgung: A. mesenterica sup. aus der Aorta, Abfluß über V. mesenterica sup. in die Vena portae
- Lymphabfluß: zahlreiche mesenteriale Lk entlang der Arterien.

19.1.2 Dickdarm, Rektum

Das Kolon ist ca. 1,5 m lang; im Gegensatz zum Dünndarm ist der größte Teil der Längsmuskulatur in den 3 Taenien zusammengefaßt.

- Colon ascendens und descendens liegen teilweise retroperitoneal
- Sigma-Rektumgrenze liegt intraperitoneal etwa 3–4 cm oberhalb der peritonealen Umschlagsfalte, etwa 14–17 cm ab ano
- Arterielle Versorgung: Aus der A. mesenterica sup. entspringen die A. ileocolica und A. colica dextra (Colon ascendens), A. colica media (Colon transversum). Aus der A. mesenterica inf. entspringen die A. colica sinistra (Colon descendens), Aa. sigmoideae (Sigma), Aa. rectales sup. (oberes Rektumdrittel). Aus der A. iliaca int. kommen die A. rectalis media und inf. (mittleres, unteres Rektumdrittel)
- Riolansche Anastomose: Verbindung zwischen A. mesenterica sup. und inf. im Bereich der linken Flexur. Ein tiefes Rektum-Ca kann direkt über die V. cava unter Umgehung des Pfortadersystems in die Lunge metastasieren!
- Venöser Abfluß entspricht den Arterien:
    - Portaler Abfluß (V. mesenterica sup. inf., V. rectalis sup.)
    - Cavaler Abfluß (V. rectalis media. inf.)
- Lymphabfluß: entlang der Arterien zahlreiche Lk, die in die Cysterna chyli münden
- Autonome Innervation: Parasympathisch wird das Kolon bis zur linken Flexur über den N. vagus, distal davon über den sakralen Nervenplexus versorgt. Sympatische Innervation über Grenzstrang
- Der Douglassche Raum wird ventral vom Uterus bzw. von der Blase (beim Mann) und dorsal vom Rektum begrenzt; tiefster Punkt des Peritonealsackes.

19.1.3 Das Kontinenzorgan

Rektum und Anus als funktionelle Einheit gewährleisten die Stuhl- und Windkontinenz.

Muskelapparat
- *M. sphincter ani internus* (autonom innerviert, Feinkontinenz durch Dauertonus, Durchtrennung untere 1/3–1/2 ohne Beeinträchtigung der Kontinenz möglich)
- *M. sphincter ani externus* (willkürlich, Grobabdichtung), unterteilt in unteren subkutanen Anteil, mittleren superfizialen und hohen profunden Anteil, der mit dem
- *M. puborectalis* eine Einheit bildet (Erhaltung des anorektalen Winkels bei voller Ampulla recti). Durchtrennung von Pars subcutanea und superficialis möglich.

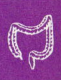

Haut-Schleimhautgrenzen
- *Anokutane Linie* (von außen sichtbare Begrenzung des unbehaarten Analkanals; unverhorntes Plattenepithel)
- *Linea dentata* (Krypten mit Ausführungsgängen der Proktodealdrüsen, Übergang Analkanalhaut in Analschleimhaut; Übergangsepithel)
- *Puborektale Schlinge* (Übergang in Rektumschleimhaut, einschichtiges Zylinderepithel.

Sensibilität
- *Analkanal und äußere Analhaut* (Feinkontinenz, hochgradige Sensibilität, z.B. starke Schmerzen bei Perianalthrombose)
- *Übergangsschleimhaut* oberhalb Linea dentata (sensorische Kontinenz, reduziert sensibel, z.B. schmerzarme Hämorrhoidensklerosierung möglich)
- *Rektumschleimhaut* (nicht sensibel, z.B. PE ohne Anästhesie möglich).

Corpus cavernosum recti
- *Plexus haemorrhoidalis*, Schwellkörper oberhalb der Linea dentata.

19.2 Chirurgische Diagnostik der Darmerkrankungen

19.2.1 Labor- und Funktionsdiagnostik

- *Labor:* Hb, Hkt. (okkulte oder klinisch relevante Blutungen), BSG, CRP, Leuko (entzündliche Darmerkrankungen), E'lyte (Diarrhoe), CEA, CA-19-9 (Ca-Diagnostik)
- *Haemoccult®-Test:* Teststreifen (z.B. Haemoccult®, Faecanostik®): 20% falsch neg., 10% falsch pos., Eisen-Ther. beeinflußt Ergebnisse nicht. *Durchführung an 3 aufeinanderfolgenden Tagen.* Bei pos., Befund *zweifache* Wiederholung, Stuhl zur Ansicht (Blutauflagerung?). Bei weiterhin pos. Befund sorgfältige Abklärung: rektale Untersuchung, ggf. Proktoskopie, Koloskopie. Bei neg. Befund regelmäßige Nachkontrollen (z.B. nach 3 Mon.)
- *D-Xylose-Test:* Bestimmung der Kohlenhydrat-Resorption im oberen Dünndarm. **Ind.:** DD der Steatorrhoe. *Durchführung:* nach Urinentleerung 25 g D-Xylose in 300 ml Wasser p.o. Nach 2 h Xylosebestimmung i. S. (normal > 2 mmol/l). Im 5 h-Urin Xylosemenge > 4 g normal (bei normaler Nierenfunktion). Bei verminderter Resorption besteht V.a. Dünndarm-Malabsorption. Bei normalen Werten ist eine Pankreasinsuff. als Ursache der Steatorrhoe wahrscheinlicher

- *Schilling-Test:* Funktionstest des terminalen Ileums. **Ind.:** Perniziosa, Z.n. Gastrektomie. *Durchführung Schilling I:* Pat. 1 µg radioaktiv markiertes Vitamin B_{12} p.o. verabreichen, 12 h später 1 mg B_{12} i.m. Im 24 h-Sammelurin werden dann normal 10–25% des markierten Vitamin B_{12} ausgeschieden. Bei verminderter B_{12}-Resorption verminderte Ausscheidung. *Schilling II:* Wie Schilling I, zusätzlich orale Intrinsic-factor-Gabe. Bei gastraler Resorptionsschwäche Besserung (höhere Ausscheidung), bei enterogener Störung keine Änderung.
- *Laktose-Toleranztest:* **Ind.:** V.a. Laktasemangel. *Durchführung* (evtl. im Rahmen eines H_2–Exhalationstests): morgens nüchtern 50 g Laktose in 400 ml Wasser p.o. Glukose-Bestimmung i.S. nach 30, 60, 90 und 120 Min. Der Test ist pathol., wenn BZ-Anstieg nach 2 h < 20 mg/dl.

19.2.2 Bildgebende Verfahren

- *Rö-Abdomen im Stehen und Linksseitenlage:*
  - Freie Luft → Perforation, *cave:* gedeckte Perforation oft ohne freie Luft
  - Meteorismus (luftleeres Sigma und Rektum unterhalb eines stenosierenden Prozesses)
  - Spiegel → Ausmaß und Differenzierung zwischen Dick- und Dünndarmileus
  - Distension/Ödem der Darmschlingen → primär oder sekundär paralytischer Ileus
  - Aerobilie → z.B. Perforation eines Gallensteins in das Duodenum. *Cave:* nicht pathologisch nach Papillotomie
  - Stuhlgefüllter Colonrahmen → Obstipation
  - Verschattung des kleinen Beckens → Harnverhalt
- *Sonographie des Abdomens:* nur sehr eingeschränkte Beurteilung von Prozessen im Dünn- und Dickdarm: freie Flüsigkeit, erweiterte Darmschlingen, Pendelperistaltik, Lebermetastasen, Leberabszesse
- *Rö-Thorax in 2 Ebenen:*
  - Freie Luft subphrenisch → Perforation
  - Pleuraerguß oder -empyem → z.B. bei subphrenischem Abszeß als reaktiver sympatischer Erguß
- *Doppelkontrastdarstellung des Dünndarms nach Sellink* (☞ 6.2.3):
  - KM-gefüllte Darmausstülpungen → Divertikel (Jejunal-, Meckeldivertikel), KM-Ausparungen im Darmlumen, Polypen (Peutz-Jeghers-Sy.), Stenosen (nur bei Durchgängigkeit ohne schwere Passagestörung)
  - Enterale Fisteln (z.B. M. Crohn), Konglomerattumoren (z.B. M. Crohn)
  - Verzögerte Passage → z.B. bei Verwachsungen oder Peritonealkarzinose
- *Magendarmpassage* (☞ 6.2.2) mit Barium: gute Beurteilung von Prozessen im Ösophagus, Magen und Duodenum
- *Magendarmpassage mit wasserlöslichem KM (z.B. Peritrast®):* Notfalldiagnostik, Lokalisation von Stenosen oder Perforation
- *Kolon-Doppelkontrastdarstellung* (☞ 6.2.4): hohe diagn. Aussagefähigkeit mit guter Darstellung von Prozeßen ab 1 cm Größe. Nicht als Notfalldiagnostik geeignet. Adenome, Polypen (breitbasig, gestielt, multipel, singulär), Karzinome (Wachstumsform, Lokalisation), Divertikel (Ausdehnung, Stenosierung), Stenosen, Beurteilung der Peristaltik (weitgehend aufgehoben bei Colitis ulcerosa → „starres Rohr"). *Cave:* kontraindiziert bei V.a. Perforation (Bariumperitonitis) und Ileus
- *Kolondarstellung mit wasserlöslichem KM* (Peritrast®): Notfalldiagnostik, Klysma zur Vorbereitung, grobe Darstellung des Kolonrahmens ohne Feinaussage. Stenosen (Lokalisation, inkomplett, komplett), Perforation (Lokalisation, gedeckt oder frei), Divertikulitis, Fisteln, Anastomoseninsuffizienz.

- *Defäkographie:* Funktionstest der Ampulla recti und des Sphinkterapparates (Darmentleerung nach KM-Instillation unter Durchleuchtung)
- *Endosonographie:* Von rektal bis ca. 12 cm Höhe ab ano durchführbar; gute Beurteilung der Wandschichtung, Infiltrationstiefe von Tumoren und perirektaler Lymphknotenstatus (präoperatives Staging)
- *Angiographie* (☞ 6.2.9): Selektive KM-Füllung der A. mesenterica sup. und inf. Gute Lokalisationsdiagnostik bei unklaren unteren gastrointestinalen Blutungen (nur positiv bei starken Blutungen d.h. > 1 ml/Min positiv, häufig falsch negativ, da Blutungen meist intermittierend auftreten)
- *Blood pool Szintigraphie mit markierten Erythrozyten:* Sehr sensitiv bei geringen oder rezidivierenden gastrointestinalen Blutungen < 1 ml/Min. Nachteil: nur grobe Aussage zur Lokalisation
- *Computertomographie:* Infiltrationstiefe rektaler Karzinome, Lymphome.

19.2.3 Endoskopische Diagnostik

Direkte Beurteilung der Schleimhaut, Probeexzisionen und Therapie (z.B. Polypektomie) möglich.

- *Proktoskopie* (☞ 6.7.6): starres Rohr, Beurteilung bis ca. 10 cm ab ano. *Ind.:* Hämorrhoiden (Befunderhebung und evtl gleichzeitige Versorgung), V.a. Rektum-, Analkarzinom, Polypen (PE, Exzision).
- *Rektoskopie* (☞ 6.7.6): starres Rohr, Beurteilung bis ca 30 cm ab ano. *Ind.:* V.a. Hämorrhoiden, Rektum-, Analkarzinom (Höhenbestimmung, PE), Polypen (PE, Exzision)
- *Sigmoideoskopie:* flexibles Gerät, Beurteilung bis ca 45 cm ab ano. *Ind.:* Rektum-, Sigmakarzinom, Sigmadivertikel, Polypen, Strahlenkolitis
- *Koloskopie* (☞ 6.7.7): flexibles Gerät mit Fiberglasoptik, Beurteilung bis in das terminale Ileum. *Ind.:* Divertikel, Kolonkarzinom, M. Crohn, Colititis ulcerosa (Stufen-PE), Polypen (PE, Exzision).

19.3 Untere gastrointestinale Blutung

Blutung aus dem GIT distal des Treitzschen Bandes. Mitunter massiv auftretende Blutung, die ohne adäquate Therapie mit hoher Letalität verbunden ist (z.B. Angiodysplasie).

Ätiologie
- Hämorrhoidalblutung (häufigste Ursache)
- Divertikel (singuläre Divertikel meist im rechten Hemikolon, multiple Divertikel meist im Sigma)
- Colitis ulcerosa
- Meckel-Divertikel (ektope Magenschleimhaut, häufige Blutungsquelle bei Kindern und Jugendlichen)
- Angiodysplasien (in 50% der Fälle multipel, sonst meist im rechten Kolon, neben Divertikeln häufigste Ursache der akuten unteren gastrointestinalen Blutungen über 65 Jahren)
- Seltener: Strahlenkolitis; Enteritiden, bei Z.n. Y-Prothese rezidivierende Blutung aus Aneurysma falsum.

Cave: Häufigste Ursache von analem Blutabgang sind blutende Ulcera ventriculi oder duodeni.

Klinik

Von nicht bemerktem Blutabgang (Anämie) mit schleichendem Hb-Abfall bis zum massiven peranalen Blutverlust mit hämorrhagischem Schock. Typisch ist die intermittierend auftretende Blutung, daher Patienten immer überwachen (RR, Puls, Hb, Gerinnung).

Diagnose

Lokalisationdiagnostik oft sehr schwierig.
- Anamnese (Vorerkrankungen, Medikamente z.B. Marcumar®), Labor (BB, Serum, Gerinnung evtl. mit Faktorenbestimmung)
- Nach Ausschluß einer Hämorrhoidalblutung, zunächst obere Gastrointestinoskopie. Häufigste Ursache auch von hellrotem peranalem Blutabgang ist eine Läsion im Magen bzw. Duodenum
- Koloskopie (☞ 6.7.7, zur groben Eingrenzung der Blutungsquelle hilfreich, genaue Lokalisation gelingt meist nicht)
- Mesenterikographie (☞ 19.2.2, erfolgversprechend nur bei starker Blutung über 1 ml/Min)
- Blood-pool-Szintigraphie (☞ *19.2.2, markierte Erytrozyten, sehr empfindlich, Nachteil: ungenaue Lokalisation).*

Vorgehen bei massiver Blutung

- Engmaschiges Monitoring auf der Intensivstation (RR, Puls, Ausscheidung, BB, Gerinnung)
- ZVK und peripheren Zugang legen, Dauerkatheter, ggf. Schocktherapie (☞ 7.2.2)
- Bei Bedarf Bluttransfusion bis Hkt > 30%. Je EK 1–2 FFP geben, evtl Gerinnungsfaktoren
- Nahrungskarenz
- Magensonde
- Wenn Kreislauf stabil, zügig Lokalisationsdiagnostik (s.o.) einleiten.

 Dickdarmblutungen sistieren häufig zumindest zeitweise spontan, daher ist Abwarten vor allem bei unklarer Lokalisation zunächst gerechtfertigt.

Therapie

Hämorrhoidalblutung (☞ 19.9.1).
Bei nicht beherrschbarer Blutung und unbekannter Lokalisation Laparatomie, Kolotomie mit Darmspülung und diagnostischer Koloskopie intraoperativ. Falls Blutungsquelle nicht eingrenzbar, Anlage eines doppelläufigen Anus praeter transversalis (Differenzierung linkes, rechtes Kolon).
- Bei bekannter Blutungsquelle Resektion des betroffenen Darmsegmentes
- Auch Hemikolektomie rechts (nicht lokalisierbare Blutung im Kolon häufig im Colon ascendens oder Zökum) ex juvantibus gerechtfertigt (da Letalität mit länger bestehender transfusionspflichtiger Blutung sprunghaft ansteigt)
- In speziellen Fällen angiographische Embolisation durch interventionell-radiologischen Eingriff (*cave:* Darmnekrose)
- Medikamentöse Therapie mit z.B. Argipressin (Pitressin®) 2 Amp./24h i.v. möglich (***Cave:*** Rezidivblutung).

19.4 Peritonitis

Generalisierte (z.B. freie Kolonperforation) oder lokalisierte (z.B. akute Cholezystitis) Entzündung des Bauchfells. Häufigste allgemeinchirurgische Akuterkrankung. Postoperative Letalität 5–30%!

Ätiologie
- *Bakterielle Peritonitis* (95% aller Patienten):
  - *Perforation* z.B. Ulkus, Cholezystitis, Divertikulitis, Appendizitis, Tumorperforation, Peritonitis tuberculosa, M. Crohn, Colitis ulcerosa, Fremdkörper
  - *Durchwanderung* z.B. Gallenblasenempyem, Mesenterialinfarkt, Strangulationsileus, Appendizitis, M. Crohn, Colitis ulcerosa
  - Postoperative Peritonitis (Nahtinsuffizienz, Fisteln, intraoperative Kontamination)
  - Selten: Hämatogene Peritonitis (Strepto- oder Gonokokkenperitonitis bei Leberzirrhose)
- *Chemisch-toxische Peritonitis*: Barium (Diagnostik), Galle, Pankreassekret (Pankreatitis)
- *Radiogene Peritonitis*: Strahlenkolitis (☞ 19.7.7).

Klinik
- *Schmerz:* Perforationsschmerz setzt akut ein, nach Stunden mit Einsetzen der Paralyse nachlassend; dann diffuser Bauchschmerz langsam stärker werdend mit typischem Loslaßschmerz
- *Abwehrspannung, Schonhaltung,* brettharte Bauchdecken, reflektorische Anspannung der Bauchdecken, maximal über dem Entzündungsherd, dient der Ruhigstellung
- *Darmparalyse:* initial gesteigerte Peristaltik, nach 4–6 Stunden zunehmende Atonie, „Grabesstille", Meteorismus, Trommelbauch
- *Allgemeine Zeichen:* Übelkeit, Erbrechen (vaso-vagaler Reflex), Fieber (pyogene Amine), Kreislaufversagen (hyperdynamer Kreislauf, Puls ↑, RR ↓), Exsikkose (mehrere Liter Flüssigkeit im ödematösen Peritoneum), septischer Schock (Zentralisation, Somnolenz, Koma, Nierenversagen).

Diagnose
Peritonitis ist eine klinische Diagnose, *cave:* Verschleierung der Beurteilung durch initiale Analgetika-Gabe!
- *Anamnese:* Vorerkrankungen (entzündliche Darmerkrankungen, Divertikulose, Ulkusleiden, Cholezystolithiasis), Übelkeit, Erbrechen, Stuhlgang (Diarrhoe, Ileus, Blutabgang), Miktion (Nephrolithiasis, Pyelonephritis, Hämaturie), Fieber, Schüttelfrost
- *Schmerzcharakter* (Art und Lokalisation, Auslösbarkeit, Ausstrahlung)
- *Befund:* Abdomen (Palpation: lokalisierte Abwehrspannung, Resistenzen. Auskultation: Darmgeräusche, Ileus), Nierenlager (Klopfschmerz, Pyelonephritis), Bruchpforten (Inkarzeration), rektale Untersuchung, Lunge (Pneumonie, Pleuraerguß), Herz (Arrhythmie, Mesenterialverschluß), gynäkologische Untersuchung (Adnexitis)
- Temperatur, Puls, RR, Atemfrequenz
- *Labor* (minimal): BB, E'lyte, Transaminasen, alk. Phosphatase, Bilirubin, Amylase, Albumin, Glukose, Blutgruppe, Kreatinin, Gerinnung, U-Status
- *Rö-Thorax* in 2 Ebenen: freie Luft (Perforation), pulmonale Verschattung, Erguß (Pneumonie)
- *Rö-Abdomen* im Stehen und Linksseitenlage: freie Luft (Perforation), Spiegel, Ileus, Meteorismus, stuhlgefüllter Kolonrahmen, Aerobilie)

- MDP und *Kolondarstellung* mit wasserlöslichem KM: Perforation, Divertikulitis, Stenose)
- *Angiographie:* bei V.a. Mesenterialverschluß
- *CT:* bei V.a. Pankreatitis, Abszeß
- *Sonographie:* Pankreatitis, Cholezystitis, Abszesse.

Therapie

Behandlung der ursächlichen Erkrankung und Beherrschung der KO. Immer so früh wie möglich operieren.

Präoperative Maßnahmen
- Bei labilem Zustand des Pat. immer Intensivtherapie
- Magensonde legen (Entlastung des Magen-Darmtraktes)
- ZVK legen (Infusionen und Messung des ZVD)
- Kristalline und Plasmaersatzlösungen (meist hoher Flüssigkeitsbedarf (☞ 7.5.2)
- Blasendauerkatheter legen (Ausscheidung)
- Monitoring (EKG, RR, Puls, Temp.)
- Antibiotika i.v. (z.B. Baypen® 3 x 4 g, Clont® 2 x 500 mg)
- Thromboseprophylaxe (☞ 3.1.8)
- Ulkusprophylaxe (z.B. Antra 2 x 20 mg i.v.)
- Schmerztherapie (nach Diagnostik): ausreichend Analgetika (z.B. Tramal® 100 mg i.v.; Novalgin® 500 mg i.v.; Dipidolor® 1 Amp. mit NaCl auf 10 ml aufziehen, fraktionierte Gabe, zunächst 2–3 ml, ggf. wiederholen; evtl. Perfusor).

Operatives Vorgehen
in 95% der Fälle indiziert. OP-Ind. wird hauptsächlich nach klinischem Bild gestellt.
- Beseitigung der Peritonitisursache (z.B. Cholezystektomie, Sigmaresektion, Übernähung einer Perforation, Appendektomie, Drainage eines Abszesses, Spülung der Bauchhöhle)
- Vermeidung von Komplikationen (Drainageneinlage, Vorbereitung zur Etappenlavage, retrograde Darmdekompression)
- Bei schwerer diffuser Peritonitis häufig kurzfristige Relaparatomien mit Etappenlavage, Probenentnahme (Abstrich) für das Antibiogramm.

Etappenlavage und offene Bauchbehandlung: regelmäßige, meist tägliche Revision mit Spülung der Abdominalhöhle, Entfernen von Fibrinbelägen und nekrotischem oder putridem Material; bei erheblicher Darmschwellung kann die Bauchdecke nur unter starker Spannung verschlossen werden, hier bleibt das Abdomen offen (nur mit feuchten Bauchtüchern bedecken) oder halboffen (mit in Faszienniveau eingenähtem resorbierbaren Netz oder Reißverschluß). Nach Abheilung ggf. Narbenbruch OP.

Nachbehandlung
- Präop. Antibiose zunächst weiterführen, nach Antibiogramm ggf. umsetzen
- Parenterale Ernährung (☞ 7.5.3) je nach Grunderkrankung und Verlauf
- Streßulkusprophylaxe (z.B. Gastrozepin® 3 x 1 Amp oder Antra® 1 x 1 Amp. i.v.)
- Intensivtherapie (Flüssigkeitsbilanzierung, Kreislaufüberwachung, BGA, Pneumonieprophylax, Ausscheidung).

Prognose: abhängig von Ätiologie der Peritonitis und OP-Zeitpunkt, sowie AZ des Pat.

19.4.1 Intraabdominelle Abszesse

Entstehen nach gedeckter Perforation, im Verlauf einer diffusen Peritonitis oder postoperativ bei Nahtinsuffizienz oder Hämatom.

Klinik
- Kontinuierliches oder steigendes Fieber mit Schüttelfrost
- Mäßige Schmerzen im Bauch, Rücken, Schulter je nach Lokalisation
- Reduzierter AZ
- Evtl. tastbarer Tumor.

Diagnose
- Lokalisation: subphrenischer, subhepatischer Abszeß (am häufigsten) nach Oberbaucheingriffen; perityphlitisch (Appendizitis); Douglas-Abszeß (nach gyn. Eingriffen, Nahtinsuffizienz, diff. Peritonitis), Schlingenabszesse.
- Anamnese (Voroperationen, Vorerkrankungen)
- Leukozytose, BSG ↑, CRP ↑
- Sonographie (flüssigkeitsgefüllte „abszeßtypische" echoarme Raumforderung)
- CT (flüssigkeitsgefüllte Raumforderung).

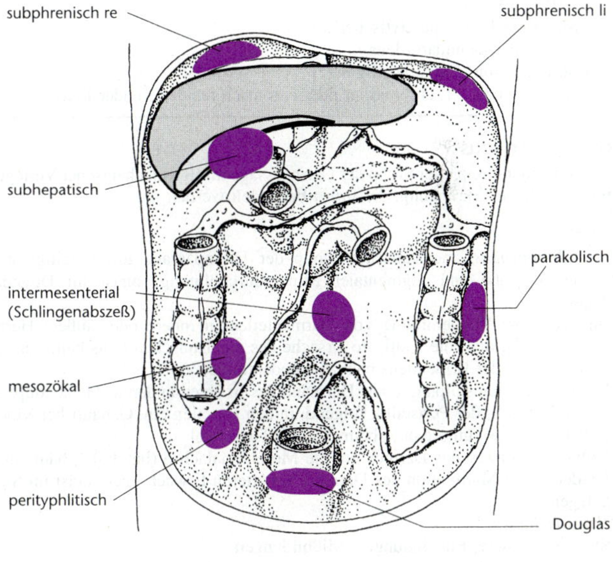

Abb. 19.1: Intrabadominelle Abszesse

Therapie
Laparotomie, Abszeßspaltung, Abstrich, Spülung, Drainage, nach Stabilisierung des AZ definitive Beseitigung der Ursache (z.B. Appendektomie), evtl in 2 Sitzungen. Häufig Etappenlavage mit offener Bauchbehandlung notwendig (s.o.).

Nachbehandlung
- Antibiotika (z.B. Baypen 3 x 4 g/d und Clont 2 x 500 mg/d i.v.), nach Antibiogramm ggf. umsetzen
- Kostaufbau nach Klinik und Verlauf
- Labor- und Sonokontrollen.

19.5 Ileus

Syn.: Darmverschluß. Paralytische oder mechanische Behinderung der Darmpassage. Der Ileus gehört zu den gefährlichsten Abdominalerkrankungen.

> **Leitsymptome des Ileus**
> - Übelkeit, Erbrechen
> - Krampfartige abdominelle Schmerzen
> - Meteorismus
> - Stuhl und Windverhalt.
>
> **Leitfragen bei Ileus**
> - Mechanisch oder paralytischer Ileus
> - Dick- oder Dünndarmileus
> - Strangulation (Gefäßbeteiligung?)
> - akuter, subakuter, chronischer oder chronisch rezidivierender Ileus.

Mechanischer Ileus
Behinderung oder kompletter Stopp der Darmpassage infolge mechanischer Verlegung. Lebensbedrohliche Erkrankung, die *sofort* behandelt werden muß.

Ätiologie
- *Strangulationsileus:* mechanischer Stopp der Darmpassage mit Beteiligung der Mesenterialgefäße und segmentaler Minderdurchblutung; meist im Dünndarm gelegen.
  - Inkarzeration: Einklemmung von Darmanteilen in innere oder äußere Hernien oder durch Briden (die häufigste Ursache des mechanischen Ileus beim jüngeren Menschen ist der Bridenileus nach Appendektomie)
  - Invagination: Einstülpung eines Darmanteiles in einen anderen. Meist stülpt sich der orale Darm, der Peristaltik folgend, in den aboralen ein. Gehäuft bei Kindern durch polypöse Tumore oder beim Meckel-Divertikel
  - Volvulus: Torsion des Darmes um die Mesenterialachse (bis 360°), häufiger bei Kindern nach Malrotation des Darmes; bei älteren Erwachsenen meist im Sigma gelegen.
- *Okklusionsileus:*
  - Stenose: Tumore, Entzündungen, Mißbildungen
  - Striktur: entzündliche Genese (M. Crohn, Colitis ulcerosa, Tbc)
  - Obstruktion: Fremdkörper, Gallensteine, Kotsteine, Askariden

- Kompression: Tumore, die von außen den Darm einengen
- Abknickung: Briden, Adhäsionen.

Klinik

Heftige kolikartige Schmerzen, Wind- und Stuhlverhalt, hochgestellte klingende Peristaltik. Erbrechen (je höher die Stenose, desto früher und heftiger). Evtl. Koterbrechen (Miserere). Manchmal Darmsteifungen sichtbar. V.a. bei Dickdarmverschluß massiv gebähtes, zunächst wenig druckschmerzhaftes Abdomen. Mit zunehmender Dauer Übergang in Paralyse. Bei Strangulation innerhalb weniger Stunden Darmwandgangrän mit septischem Schock. Spätestens dann: lokale Peritonitis.

 Ein länger bestehender mechanischer Ileus ohne Gefäßbeteiligung ist klinisch von einem paralytischen Ileus oft nur schwer zu differenzieren.

Paralytischer Ileus

Darmlähmung aufgrund einer unspezifischen Reaktion auf schwere lokale oder systemische Störungen.

Ätiologie

- *Entzündlich:* diffuse bakterielle oder chemisch toxische Peritonitis, intraabdominelle Abszesse, generalisierte Sepsis
- *Metabolisch:* Urämie, Hypokaliämie, diabetische Azidose
- *Reflektorisch:* Harnverhalt mit Blasenüberdehnung, Hodentorsion, Gallen- und Nierensteinkolik, Stieldrehung des Ovars, retroperitoneale Hämatome (z.B. Frakturen)
- *Vaskulär:* Mesenterialverschluß (zunächst Hyperperistaltik, dann Paralyse
- *Spastischer Ileus* (selten): bei Askariden oder nach Bleiintoxikation.

Klinik

Diffuser abdomineller Schmerz, Übelkeit, schwallartiges Erbrechen, Singultus, Flüssigkeitsverlust, gebähtes Abdomen, primär fehlende Darmgeräusche, auskultatorisch „Totenstille".

Gemischter Ileus

Kombination von mechanischem und paralytischem Ileus (z.B. mechanischer Ileus bei Sigmastenose mit Perforation, nachfolgende Peritonitis führt zu einer Paralyse).

Ileuskrankheit

Im Zentrum steht bei allen Ileusformen die Darmdistension: beim mechanischen Ileus als Folge des Aufstaus vor dem Hindernis, beim paralytischen Ileus durch Hemmung der Peristaltik. Die Distension führt zu einer Erhöhung des intraluminalen Druckes, Anstieg der Wandspannung und durch die resultierende Störung der Mikrozirkulation zur Schädigung der Darmwand, lokaler Hypoxie und Freisetzung biogener Amine. Das entstehende Darmwandödem und der Einstrom von großen Flüssigkeitsmengen in das Darmlumen münden in Hypovolämie, Hypalbuminämie, Elektrolytstörungen, Hämokonzentration und nachfolgend reduziertes Herzminutenvolumen. Im Endstadium resultiert eine Störung aller Organsysteme mit Kreislaufschock, Zentralisation, Lungenfunktionsstörung, Nierenversagen und Leberinsuffizienz.

Klinische Differentialdiagnose der unterschiedlichen Ileusformen

	Anamnesedauer	Erbrechen	Schmerz	Stuhlverhalten	Peristaltik
Paralytischer Ileus	mittel	Übelkeit, später Erbrechen im Schwall (Überlaufmagen)	diffus	Stuhlverhalt, wenig Stuhl nach Einlauf	keine Darmgeräusche, „Totenstille", Plätschern
Mechanischer Ileus					
Hoher Dünndarmileus	kurz	frühzeitig	intermittierend paraumbilikal	Stuhlgang	anfangs Hyperperistaltik
Tiefer Dünndarmileus	mittel	später	diffus krampfartig	zunächst noch Stuhl	Hyperperistaltik
Dickdarmileus	lang, bis zu mehreren Tagen	im Spätstadium	eher mäßiger Bauchschmerz	wenig bis kein Stuhl	länger Hyperperistaltik
Strangulationsileus	sehr kurz, praktisch sofort	frühzeitig reflektorisch	Dauerschmerz mit heftigen Koliken	erst Stuhl, dann Stuhlverhalten	im Beginn Ileus Hyperperistaltik

Diagnostik bei Ileus

Differenzierung zwischen mechanischem oder paralytischem Ileus, Dick- oder Dünndarmileus, mechanischer Ileus mit oder ohne Gefäßbeteiligung und Beurteilung des AZ des Patienten. Differenzierung durch Anamnese, klinische Untersuchung, bildgebende Verfahren.

Anamnese: Voroperationen, entzündliche Erkrankungen (M. Crohn, Colitis ulcerosa), Zeichen eines Tumorleiden (Leistungsknick, Gewichtsverlust, Änderung der Stuhlgewohnheiten), Medikamente (Opiate, Laxantien, Antidepressiva) Stoffwechselerkrankungen (Diabetes, Urämie).

Klinische Untersuchung
- Inspektion: Narben (Adhäsionen, Briden), geblähtes Abdomen, Darmsteifungen, Meteorismus, Hernien, Bruchpforten, Exsikkose
- Palpation: Bruchpforten, Resistenzen, Druckschmerz, lokale oder diffuse Abwehrspannung, tastbare Tumoren, rektaler Befund

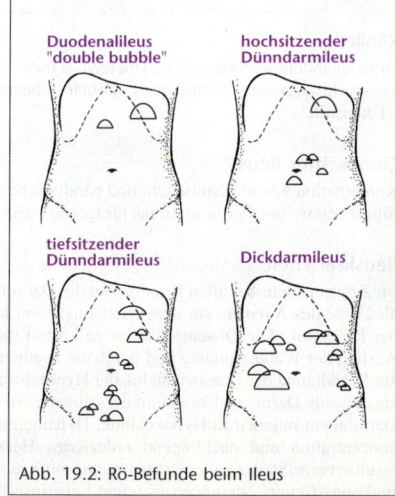

Abb. 19.2: Rö-Befunde beim Ileus

- Perkussion: hochgestellte oder klingende Peristaltik, spritzende Darmgeräusche (Stenose), Rahmentympanie (Kolonileus), „Totenstille" beim paralytischen Ileus oft mit auskultierbarem Aortenpuls („Totenuhr").

Cave: Bei nicht sofort indizierter Operation engmaschige klinische Verlaufskontrollen.

Bildgebende Diagnostik
- *Sono:* Gallensteine? Pankreas? freie Flüssigkeit?
- *Rö-Abdomen im Stehen und Linksseitenlage:* Dünndarmspiegel stellen sich ohne die für Dickdarmspiegel typischen Haustrierungen dar; Dickdarmileus meist mit Überblähung des Zökum; „luftleeres" Rektum oder Sigma bei vorgeschaltetem Kolonmeteorismus: linksseitiger Kolonverschluß; Aerobilie (Gallensteinileus); freie Luft (Perforation); Distendierte wandverdickte Darmschlingen (Spätzeichen); Stuhlgefüllter Kolonrahmen (Obstipation?). Bei Strangulationsileus fehlen häufig die typischen Befunde für einen Dünndarmileus
- *KM-Darstellung:* bei V.a. hohen Ileus MDP mit wasserlöslichem KM (z.B. Gastrografin®) mit Spätaufnahmen nach 8–14h (KM-Übertritt über die Stenose bei inkomplettem Stop oder verzögertem Transport bei Subileus); bei V.a. Dickdarmileus Kontrastmitteleinlauf. Im Zweifel immer mit der aboralen Darstellung beginnen, da sonst KM Überlagerungen. *Cave: immer* wasserlösliches KM verwenden.

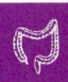

Labor: Blutbild, E'lyte, Kreatinin, Harnstoff, Transaminasen, alkalische Phosphatase, Bilirubin (Gallensteinileus?), Gesamteiweiß, Albumin, BZ, Gerinnung, BGA, Amylase und Lipase (Pankreatitis?).

Therapie
Erstmaßnahmen bei Ileus
- Ggf. Schockbehandlung
- Volumenersatz (E'lytlösungen, Plasmaexpander)
- Magensonde (Entlastung des gestauten Darmes)
- Ggf. Säure-Basenausgleich
- Blasendauerkatheter (Flüssigkeitsbilanzierung)
- Einläufe, Klysmen.

Konservative Therapie
Bei paralytischem Ileus ohne Peritonitis oder bei inkompletter Stenose
- Parenterale Ernährung über ZVK
- Peristaltika z.B.
  - „Donnertropf": 6 Amp. MCP (z.B. Paspertin®), 6 Amp. Dexpanthenol (z.B. Bepanthen®), 6 Amp. Neostigmin (z.B. Prostigmin®) in 500 ml Ringerlösung mit 60–80 ml/h oder
  - Takus®, z.B. 2 Amp. in 500 ml Ringer über 4 h i.v. (gute Wirksamkeit, *cave:* kolikartige Schmerzen möglich) oder
  - Ubretid® (Distigminbromid) z.B. 2 x 1 Amp s.c. (gut verträglich)
- Häufige Schwenkeinläufe
- Therapie evtl. Begleiterkrankungen.

Operative Therapie
OP-Indikation ist beim Ileus speziell beim mechanischen prinzipiell gegeben und häufig zeitlich dringend:
- Absolute OP-Indikation (sofort OP)
  - Mechanischer Ileus (Gallensteinileus, Briden, Adhäsionen, Tumor, Stenose, Invagination)
  - Strangulationsileus

- Inkarzeration bei innerer oder äußere Hernie
- Mesenterialinfarkt (vaskulärer Ileus)
- Peritonitis mit paralytischem Ileus
- Konservativ nicht beherrschbarer paralytischer Ileus
- Relative OP-Indikation
  - Rezidivierender Subileus
  - Chronisch rezidivierender Ileus bei Verwachsungsbauch
  - Entzündliche Erkrankung (M. Crohn, Colitis ulcerosa)
  - Peritonealkarzinose
  - Paralyse nach Peritonitis-OP
  - Radiogener Ileus
- Kontraindikationen
  - Paralytisch reflektorischer Ileus (Harnverhalt, Nierenstein, retroperitoneales Hämatom, Wirbelkörperfraktur, Beckenfraktur)
  - Paralytisch metabolischer Ileus (Elektrolytentgleisung, Coma diabeticum, Urämie).

OP-Prinzipien
- Dekompression des gestauten Darmes durch Ausstreichen oralwärts und Absaugen über Magen- oder Dünndarmsonde
- Beseitigung eines mechanischen Hindernisses durch:
  - Resektion oder Umgehung befallener Darmabschnitte
  - Entlastung durch Anlage eines Anus praeter oral des Hindernisses
  - Lösung von Briden oder Verwachsungen
- Resektion irreversibel durchblutungsgestörter Darmsegmente
- Beseitigung einer Peritonitisursache (☞ 19.4, Verwachsungsbauch).

Nachbeh.: entsprechend den durchgeführten Maßnahmen (s. spezielle Krankheitsbilder).

Prognose: Letalität sehr variabel (abhängig von Grunderkrankung, Verschlußdauer, Alter) ca. 10–25%. Längerfristige Prognose außer bei maligner Grunderkrankung und chronisch rez. Ileus gut.

19.6 Erkrankungen des Dünndarmes

19.6.1 Prinzipien der Dünndarmchirurgie

▷OP Präop. Maßnahmen
- Labor: BB, GOT, GPT, AP, Albumin, Krea, Harnstoff, E-lyte, Gerinnung, evtl. Kreuzblut
- Diagnostik (☞ 19.2)
- Zum Abführen Doppelklysma ausreichend
- Flüssige Kost am letzten präop. Tag.

OP OP-Verfahren
- Segmentresektion:
  - Aufgrund der radiär einstrahlenden Gefäße muß das Mesenterium bis dicht an die Resektionsgrenze erhalten werden

- Im durchscheinenden Licht (Diaphanoskopie) werden die Gefäße zwischen Klemmen durchtrennt und ligiert
- Grundsätzlich nicht mehr Darm als notwendig resezieren, um die Resorptionsfläche nicht unnötig zu verkleinern
- Immer End zu End Anastomosierung anstreben *(Cave:* Blindsackbildung (☞ Abb. 19.5), Umgehungsanastomose vermeiden, wenn unumgänglich isoperistaltisch anlegen
- Übernähung: quer zu Längsachse (z.B. bei Stichverletzung oder intraoperative Darmeröffnung)
- Ileo-, oder Jejunostoma immer prominent mit 2–4 cm Überstand anlegen (Hautschutz vor aggressivem Dünndarminhalt).

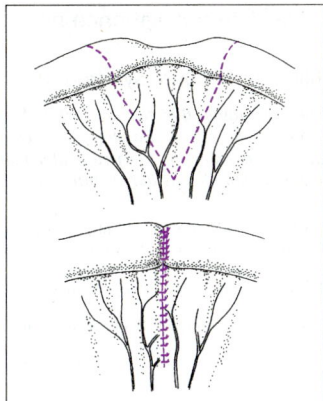

19.3: Dünndarmsegmentresektion

OP Nachbehandlung

- Tägliche Auskultation (Darmgeräusche?), Palpation (Druckschmerz?), Perkussion (Meteorismus?)
- Magensonde ziehen, sobald Sekretion < 300 ml/d und Darmgeräusche ausreichend
- Frühzeitige Stimulation der Darmtätigkeit ab dem 2. postop. Tag, z.B. Paspertin® 3 x 2 Amp. i.v.
- Abführende Maßnahmen (Klysma, Dulcolax Supp 2 x 1) ab dem 3. postop. Tag
- Kostaufbau: ab 4.–5. postop. Tag Tee. Wenn gut vertragen (keine Übelkeit, kein Völlegefühl, keine Schmerzen), schrittweiser Nahrungsaufbau (kleine Portionen) mit Suppe/Brei, passierter Kost, leichter Kost
- Antibiotika nur wenn der Darm eröffnet wurde (Baypen 3 x 4 g/d i.v., Clont 2 x 500 mg/d i.v.).

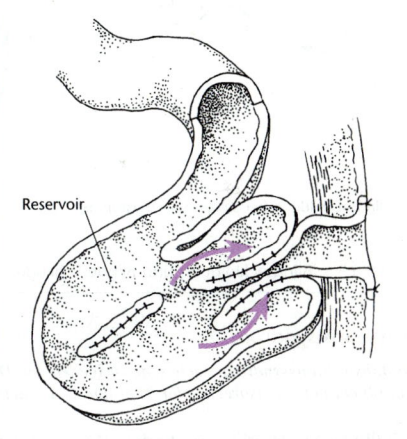

Verschlußmechanismus: Durch den Druck des Reservoirinhalts auf den eingestülpten Darmabschnitt (Ventil).

19.4: Kontinente Ileostomie nach Kock

19.6.2 Komplikationen nach Dünndarmeingriffen

Blindsackbildung, Syndrom der blinden Schlinge

Durch zu lange Bürzel einer Seit-zu-Seit Anastomose oder durch Umgehungsanastomose aus der von der Passage ausgeschalteten Schlinge hervorgerufene Störung; Stase des Schlingeninhalts führt zu Schleimhautveränderungen, Gärungsprozessen, Dekonjugation von Gallensäuren, Vitaminabbau.

Klinik: rezidivierende, häufig postprandiale Schmerzen, Meteorismus, Völlegefühl, Übelkeit, zwischenzeitlich tastbarer Tumor, Malassimilationssyndrom.

Diagn.: Anamnese (Voroperationen), MDP.

Ther.: Resektion des Blindsackes mit End-zu-End Anastomose.

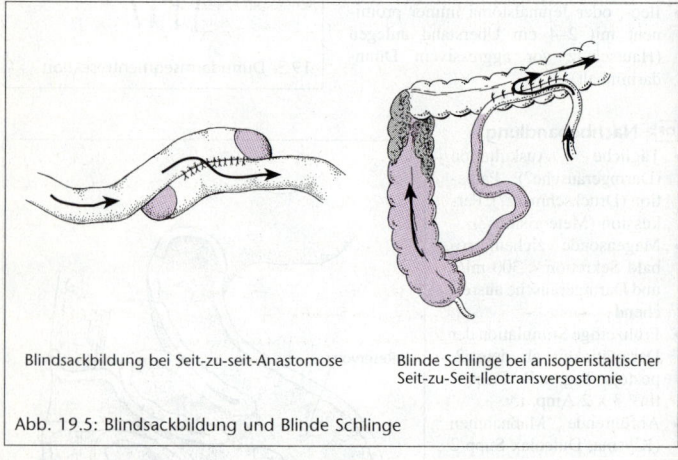

Blindsackbildung bei Seit-zu-seit-Anastomose

Blinde Schlinge bei anisoperistaltischer Seit-zu-Seit-Ileotransversostomie

Abb. 19.5: Blindsackbildung und Blinde Schlinge

Kurzdarmsyndrom

Malabsorptionssyndrom nach sehr ausgedehnter Dünndarmresektion. Restdarm von ca. 60 cm unter entsprechender Therapie (s.u.) meist tolerabel.

Klinik: Gewichtsverlust, Steatorrhoe, Anämie, Cholezystolithiasis, Urolithiasis.

Diagn.: Anamnese (ausgedehnte Dünndarmresektion), Messung der Darmlänge und Passagezeit durch MDP, Klinik.

Konservative Therapie:
- Orale Substitution mit Vitaminen, hohem Gehalt an verzweigtkettigen Aminosäuren, mittelkettige Fettsäuren und niedrigem Glukosegehalt
- Parenterale Langzeit-Ernährung über Portsystem auch im ambulanten Bereich möglich (Indiziert bei oral nicht ausreichend substituierbarem Kurzdarm-Sy.).

Verwachsungsbauch

Meist nach mehreren abdominalen Voroperationen, v.a. nach Peritonitiden. Ätiol.: Fibrinausschwitzungen mit nachfolgender Bildung von Briden und Adhäsionen; individuelle Disposition möglich.

 Nicht indizierte Laparotomien vermeiden; häufig schwer einzuordnende psychische Komponente bei chronischen Schmerzen und Beschwerden.

Klinik
- Rezidivierende Subileuszustände
- Abdominelle Schmerzen immer an derselben Stelle
- Manifeste Passagestörung (Erbrechen, gebläthes Abdomen, chronischer Ileus).

Diagnose
- Klinische Untersuchung: Narben? Hernien?
- Pathologische Darmgeräusche (hochgestellt, klingend, Preßstrahlgeräusche)
- MDP mit Verfolgungsaufnahmen (Passageverzögerung, Stenosen?)
- Kolon-KE
- Ausschluß anderer Ursachen (Gallensteine, Ulkus, Pankreas, gyn. Erkrankungen, evtl. psychiatrische Mitbehandlung).

Therapie
Problematisch sind diffuse ständig wechselnde Beschwerden ohne eindeutiges Korrelat. Bei Pat. mit langer Anamnese die oft vorhandene psychische Komponente beachten. Bei eindeutigen Befunden besteht Operationsindikation:
- Großzügige Laparotomie
- Atraumatische vollständige Adhäsiolyse des Dünndarmkonvoluts
- Beseitigung von Knickstellen, evtl. Segmentresektion
- Sorgfältige anatomiegerechte Plazierung der Darmschlingen
- Darmschienung durch Miller-Abbot-Sonde oder transmesenteriale U-Naht-Fixierung nur in Ausnahmefällen (Rezidiv-OP, schlechter AZ, massiver Befund).

Enteritis necroticans

Schwerste, meist langstreckige Totalnekrose, i.d.R. des Dünn-, selten auch des Dickdarms; Mesenterialspasmen führen zu einer hypoxischen Darmwandschädigung mit bakterieller Invasion; es findet sich kein Viszeralarterienverschluß (non-occlusiv-mesenteric-infarct). Ätiologie unklar (nach ausgedehnten Darmeingriffen, Darmüberlastung nach Hungerphasen, Digitalisintoxikation, Clostridieninf.).

Klinik: Perakut einsetzendes Krankheitsbild, paralytischer Ileus, septische Entgleisung, Tod tritt meist 12–24h nach Erkrankungsbeginn ein.

Therapie: sofortige Resektion der betroffenen Darmanteile; Letalität 90%.

19.6.3 Gutartige Dünndarmtumore

Ca 5% aller gastrointestinalen Tumore (10mal häufiger als maligne Darmtumore). Histologie: Adenome, Leiomyome, Fibrome, Lipome, Neurinome, Angiome.

Klinik: unspezifisch, chronische Anämie, Passagestörungen bis zur Invagination bzw. Ileus.

Diagn.: Dünndarmkontrastdarstellung nach Sellinck (KM-Aussparung, Stenosen?), Angiographie (pathologische Gefäße?), CT (nur bei größeren Prozeßen aussagekräftig), Probelaparotomie.

Ther.: Dünndarmteilresektion. *Cave:* zur Vermeidung von Blindsackbildung möglichst immer End-zu-End-Ananstomose.

Peutz-Jeghers-Syndrom
Autosomal dominante Erbkrankheit; multiple (hunderte) gestielte Polypen, („überschüssige Muskularis"). Häufig assoziiert mit Pigmentstörungen im Lippenbereich.

Klinik: Diarrhoen, rezidivierende abdominelle Schmerzen. **KO:** Passagestörungen durch Invagination oder Ileus.

Diagn.: Dünndarmkontrastdarstellung nach Sellinck, Endoskopie mit PE (von rektal bis zum terminalen Ileum, von oral evtl. bis zum Treitz'schen Band möglich).

Ther.: möglichst konservativ (z.B. Imodium® bei Diarrhoe bzw. abführende Maßnahmen bei Passagestörungen), bei Auftreten schwerer Symptome Dünndarmteilresektion.

19.6.4 Bösartige Dünndarmtumore

Metastasen
Die häufigsten malignen Prozeße am Dünndarm sind im Rahmen einer Peritonealkarzinose auftretende Infiltrationen.

Klinik: rezidivierende Subileus- bis Ileussymptomatik, abdominelle Schmerzen, tastbare Knoten, zunehmende Kachexie, Aszites.

Diagnose
- Beweisend: positive Aszites-Zytologie
- Dringender Verdacht ergibt sich häufig aus der Tumoranamnese, meist Kolon-, Magen-, Ovarial-Ca
- Tumorknoten selten sonographisch oder im CT darstellbar
- Tumormarker oft extrem hoch.
- **DD:** „simple" Adhäsionen.

Ther.: OP-Indikation individuell stellen. Bei noch gutem AZ des Patienten auch ausgedehnte Eingriffe gerechtfertigt. *Absolute OP-Indikation:* Manifester Ileus; Resezierende und umleitende Verfahren, evt. Katheterjejunostomie zur enteralen Ernährung.

Primäre maligne Dünndarmtumore
Selten, Ursache unklar, Adeno-Ca und Leiomyosarkome (meist im Jejunum), Lymphoretikulosarkome (meist Ileum), Kaposi-Tumore. Diagnose wird meist spät gestellt.

Klinik: unspezifisch, Symptome treten spät auf: Blutungen, chron. Anämie, Obstruktionserscheinungen, Koliken bis zum Ileus.

Diagn.: Dünndarmkontrastdarstellung nach Sellinck, Probelaparotomie, CT.

Ther.: möglichst radikale Resektion mit Lymphadenektomie.

Prognose: schlecht, da Eingriff meist palliativ.

19.6.5 Divertikel

Meckel-Divertikel

Antimesenterial gelegenes Rudiment des Ductus omphaloentericus unterschiedlicher Größe (bei ca 2% aller Menschen); 30–90 cm prox. der Valvula ileocoecalis im Ileum gelegen; nur in ca 4% symptomatisch.

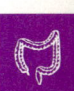

Klinik
- Imponiert bei Entzündung wie Appendizitis (*daran denken*)
- Rezidivierende akute Blutung möglich (ektope Magenschleimhaut → Ulzera): Meläna
- Ileus durch Invagination, Strangulation, Perforation, Peritonitis.

Diagn.: wie bei akutem Abdomen, untere GIT-Blutung und Appendizitis.

DD: akute Appendizitis, Angiodysplasie.

Ther.: Basisnahe Abtragung des Divertikels oder Resektion des Divertikeltragenden Darmsegmentes. Obligate Entfernung beim zufällig entdeckten unauffälligen Meckel-Divertikel umstritten.

Jejunaldivertikel

Zum Mesenterium hin gelegene multipel auftretende mitunter große Divertikel; selten.

Klinik: Unspezifisch, meist symptomlos, Blutung, Gärungsprozesse bei bakt. Fehlbesiedlung, evtl. Stenosesymptomatik.

Diagn.: meist Zufallsdiagnose, gezielt darstellbar durch die Dünndarm-KM-Darstellung nach Sellinck.

Ther.: Resektion des divertikeltragenden Darmsegmentes.

19.6.6 Mesenterialarterienstenose, -verschluß

Mesenteriale Verschlußkrankheit

Meist akut durch arterielle Embolie oder Thrombose (venöser Verschluß selten) im Versorgungsgebiet der A. mesenterica sup. oder inf. Chronischer Verschluß mit Angina abdominalis selten. Risikofaktoren: Arteriosklerose, Rhythmusstörungen, Z.n. nach Aortenaneurysma-OP. Hohe Letalität!

Klinik
- *Akuter Verschluß (Mesenterialinfarkt)*: 3-Stufen Entwicklung
  - Initial heftige abdominelle kolikartige Schmerzen, evtl. Erbrechen (ca. 6 h)
  - Intermediärstadium mit geringer Schmerzsymptomatik (ca. 7–12 h), „fauler Frieden", evtl. Meteorismus
  - Schließlich zunehmende Peritonitis (Durchwanderung), Schock
- *Chronischer Verschluß:* Angina abdominalis mit postprandial auftretenden kolikartigen Schmerzen, die 30 bis 120 Min. andauern. Gewichtsverlust, Inappetenz infolge der reproduzierbaren Schmerzsymptomatik.

Diagnose
Schwierig, daran denken
- Anamnese (Arteriosklerose?, Rhythmusstörungen?, Mitralvitium?)
- Duplexsonographie
- Angiographie (Coeliacographie, Mesenterikographie nur bei großen Ausfällen eindeutig)
- Labordiagnostik uneindeutig (Leukozyten stark erhöht, Laktatazidose, LDH erhöht).

DD: Praktisch jede Ursache eines akuten Abdomens. *Cave:* Diagnose im erstem Stadium stellen!

Therapie
Vorgehen bei akutem Mesenterialarterienverschluß
Notfall! Verdachtsdiagnose ist dringende OP-Indikation. Prognoseverbesserung nur durch rasche Therapie.

OP OP-Technik
- Laparotomie, Inspektion des Darmes. Bei Pulslosigkeit der Mesenterialarterien Ind. zur Thrombektomie, wenn Darm noch nicht vollständig infarziert und das Ereignis weniger als 6 h zurückliegt.
- Arterie in der Mesenterialwurzel aortennah freilegen. Längsarteriotomie. Thrombenentfernung mit Fogartykatheter. Heparin-Kochsalzlösung instillieren. Verschluß der Arteriotomie mit Venenpatch. Resektion avitaler Darmabschnitte und End-zu-End-Anastomose, obligate second-look OP innerhalb von 24 h, zur Überprüfung des Revaskularisationsergebnisses, ggf. weitere Resektion bei fortschreitender Ischämie.

Vorgehen bei chronischem Verschluß
OP-Ind. nur bei symptomatischen Verschlüssen oder Stenosen der A. mesenterica sup. und des Tr. coeliacus. Bei Verschluß der A. mesenterica inf. nur bei kombinierten Verschlußprozessen OP indiziert. *OP-Prinzip:* Aorta-mesenterica sup.-Bypass oder Aorta-hepatica-Bypass mit autologer V. saphena magna.

Nachbeh.: Wie nach peripherer art. Embolektomie, Kostaufbau wie nach Darmeingriff.

Prognose: Letalität von 60–90% bei akutem Viszeralarterienverschluß, abhängig vom Zeitpunkt der Diagnosestellung.

19.6.7 Entzündliche Darmerkrankungen

Typhus abdominalis
Selten! Übertragung i.d.R. durch erregerkontaminiertes Nahrungsmittel (Salmonella typhi).

Klinik: schwere profuse Durchfälle mit Blutbeimengung, Fieber (Kontinua), hochakutes Abdomen, Bradykardie, Bauchhautroseolen.

Diagn.: Anamnese (Auslandsaufenthalt), Leukopenie, Splenomegalie. Erregernachweis (bis 2. Woche im Blut, dann im Stuhl). Serologie ab 10. Tag positiv (Titer 1:200).

Ther.: Kons. Behandlung (symptomatisch, bei schweren Verläufen antibiotisch) durch Internisten, Blutung primär konservativ behandeln (Volumengabe, Vasopressin).

Chirurgische Therapie nur bei **KO:** kons. nicht beherrschbare Blutung, Perforation durch Übernähung quer zur Längsachse des Dünndarms oder Segmentresektion.

Darmtuberkulose

Selten. Intramurale oder intramesenteriale Tuberkulome. Meist durch erregerhaltige Nahrung (Milch infizierter Kühe), selten (1%) durch verschlucktes tuberkulöses Bronchialsekret oder hämatogen.

Klinik: uncharakteristisch mit Fieber, Gewichtsverlust, evtl. abdominelle Schmerzen. **KO** sind Verdrängungserscheinungen (Druck auf den Dünndarm oder andere Organe), Stenosesymptomatik, Invagination, Ileus, Peritonitis.

Diagnose
- Erregernachweis im Stuhl, evtl. auch im Magensaft und Sputum
- Zufallsbefund bei Laparotomie wegen kompliziertem und/oder „unklarem" Tumor.

Ther.: bei sicherer Diagnose ohne KO konservative Therapie mit Tuberkulostatika (Internist). Nur bei KO (Perforation, Peritonitis, Strikturen, Blutung, Fisteln) Resektion der stenosierenden Herde unter Tuberkulostatika-Schutz.

19.6.8 Dünndarmverletzungen

Versorgung entspricht der von Dickdarmverletzungen (☞ 19.7.7).

19.7 Erkrankungen des Dickdarms

19.7.1 Prinzipien der Dickdarmchirurgie

Präoperative Maßnahmen
- Labor: BB, GOT, GPT, AP, Albumin, Krea, Harnstoff, E'lyte, Gerinnung, evtl. Kreuzblut
- **Diagnostik:** ☞ 19.2
- Bei Adipositas oder schlechtem AZ Lungenfunktionsprüfung und Atemtraining
- 1–2 Tage präop. flüssige Kost
- **Präop Darmreinigung:**
  - Bei Eingriffen am rechtsseitigen Kolon hoher Schwenkeinlauf ausreichend (lediglich Entleerung der nachgeschalteten Darmabschnitte notwendig)
  - Ansonsten am Vortag 2 Tbl. Cascara-Salax®, anschließend 4–6 l Golitely® trinken lassen bis Stuhlgang wasserklar.

Operationstaktik

Bei Koloneingriffen mit Eröffnung des Darmlumens müssen wegen der obligaten Keimbesiedlung einige spezielle Gesichtspunkte beachtet werden:
- Perioperative Antibiotika-Prophylaxe: direkt vor dem Eingriff z.B. Kombination von Baypen® 4 g und Clont® 500 mg i.v.
- *Exakte Operationstechnik:* Bauchdecken mit Tüchern abdecken, zusätzlich Ringfolie zum Schutz der Bauchdecke. Atraumatische Technik, spannungsfreie Anastomosen mit gut durchbluteten, sparsam skelettierten Darmstümpfen, Spülung des OP-Gebietes.

- **Einzeitige Operation:** Definitive Resektion eines Darmanteils mit gleichzeitiger Reanastomosierung (bei elektiver Chirurgie meist möglich)
- **Zweizeitige Operation:** Resektion mit gleichzeitiger Reanastomosierung unter Schutz eines protektiven Anus praeter, der in einer zweiten Operation zurückverlegt wird (bei schlechter Darmvorbereitung, im Notfall oder bei unsicherer Anastomose). *Sonderform:* Diskontinuitätsresektion nach Hartmann (s.u.)
- **Dreizeitige Operation (nach Schloffer):** Beginnt als Notfalleingriff mit Anlage eines entlastenden Anus praeter, Resektion mit Anastomose in einer zweiten Sitzung und Rückverlagerung des Anus praeter im dritten Eingriff (bei mechanischem Ileus, gedeckten Perforationen und schlechtem AZ des Patienten).

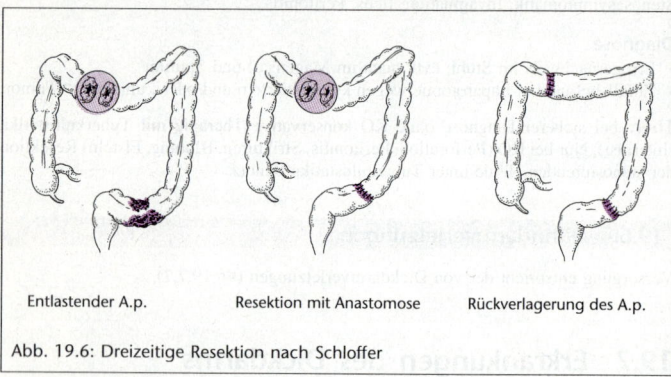

Entlastender A.p.   Resektion mit Anastomose   Rückverlagerung des A.p.

Abb. 19.6: Dreizeitige Resektion nach Schloffer

- **Diskontinuitätsresektion:** Resektion des betroffenen Darmabschnittes; Anlage zweier endständiger Kolostomata, die distale Ausleitung wird als *Schleimfistel* bezeichnet.

Resezierende Verfahren

Meist in der Tumorchirurgie angewandt. Prinzip ist die Vermeidung intraoperativer Tumorzellverschleppung; angewandt wird no-touch-isolation-technique nach Turnbull: zunächst radikuläre Unterbindung der venösen und arteriellen Stammgefäße, Mobilisation und Resektion des möglichst in Bauchtücher gehüllten Tumors ohne unnötige Traumatisierung (intraperitoneale Zellverschleppung).

Aber auch bei jeder anderen Darmerkrankung stadienabhängig indiziert (z.B. Darmwandgangrän, -hämatom; massive symptomatische Divertikulitis, Colitis ulcerosa; ausgedehnte Verletzungen), dann aber ohne Lymphadenektomie und hohe Gefäßligaturen.

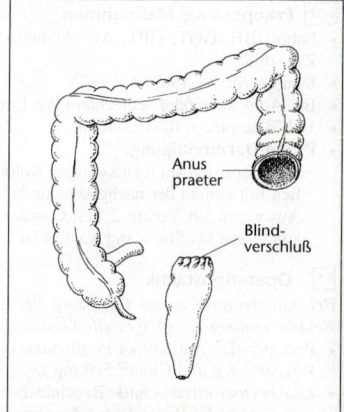

Abb. 19.7: Diskontinuitätsresektion nach Hartmann

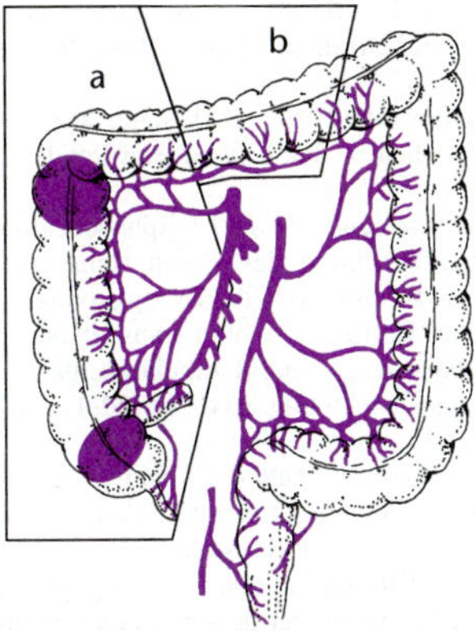

19.7 Erkrankungen des Dickdarms

a	Hemikolektomie re
a + b	erweiterte Hemikolektomie re

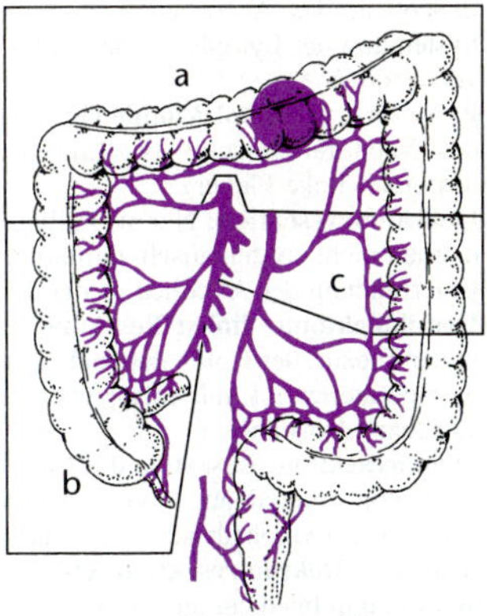

a	Querkolonresektion
a + b/c	erweitert rechts/links
a + b + c	Subtotale Kolektomie

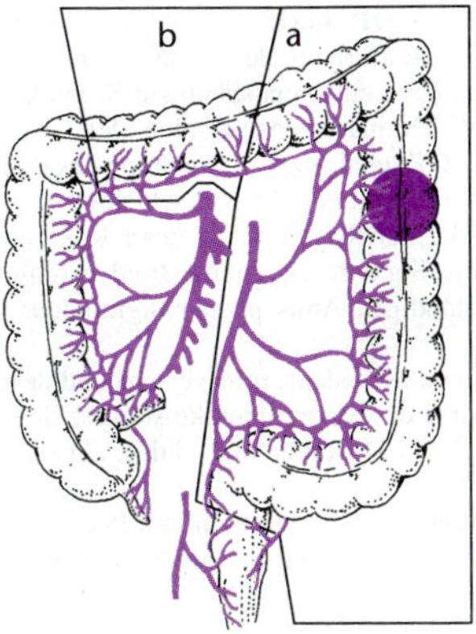

a	Hemikolektomie li
a + b	erweiterte Hemikolektomie li

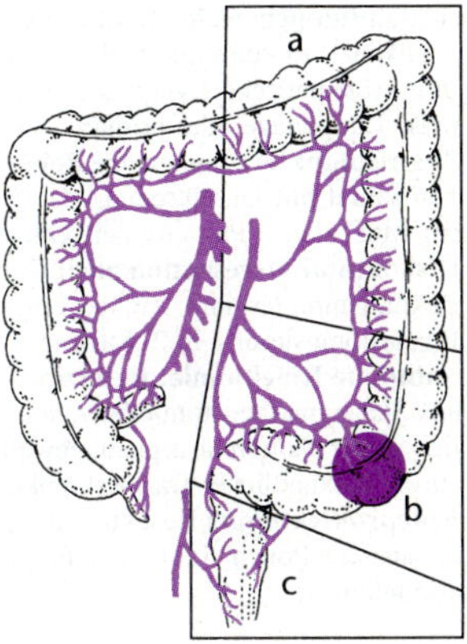

b	Sigmaresektion
a + b	erweiterte Sigmaresektion
b + c	Rektumresektion

Abb. 19.8: Resektionsverfahren am Kolon

- **Hemikolektomie rechts**: Resektion von Zökum, Colon ascendens und rechter Flexur unter Mitnahme von etwa 10 cm terminalen Ileums; radikuläre Ligatur der A. ileocolica, der A. colica dextra und des oralen Astes der A. colica media. Systematische Lymphadenektomie entlang der Arterien. End-zu-End-Ileotransversostomie
- **Erweiterte Hemikolektomie rechts:** Wie Hemikolektomie rechts unter Mitnahme des Colon transversum; hohe Ligatur der A. colica media; End-zu-End-Ileodeszendostomie (linke Flexur).
- **Querkolonresektion:** Nur als Palliativeingriff geeignet, da die Lymphadenektomie hierbei nicht systematisch durchführbar ist; Resektion des Colon transversum; Unterbindung der A. colica media. End-zu-End-Transverso-Transversostomie
- **Hemikolektomie links:** Resektion der linken Hälfte des Colon transversum, der linken Flexur, des Colon descendens und proximalen Sigma. Radikuläre Ligatur der A. mesenterica inf. mit entsprechender Lymphadenektomie. End-zu-End-Transverso-Sigmoideostomie
- **Sigmaresektion:** Resektion des Colon descendens unterhalb der linken Flexur und des Colon sigmoideum. Hohe Ligatur der A. und V. mesenterica inf. Systematische paraaortale Lymphadenektomie. End-zu-End-Deszendo-Rektostomie
- **Anteriore Rektumresektion (OP nach Dixon):** Resektion von Colon sigmoideum und Rektum bis dicht an den Analkanal unter Erhaltung der puborektalen Schlinge. Unterbindung der A. und V. mesenterica inf. Systematische Lymphadenektomie. End-zu-End-Deszendo-Rektostomie transanal als maschinelle (EEA) oder transperitoneal von Hand genähte Anastomose
- **Abdomino-perineale Rektumexstirpation (OP nach Miles):** Resektion von Analkanal, Rektum und Colon sigmoideum. Entfernung der A. und V. mesenterica inf.; systematische Lymphadenektomie. Anlage eines endständigen Sigmakolostomas. Tamponade oder primärer Verschluß (Drainage) des sakralen Defektes
- **Transsphinktere posteriore Rektotomie (OP nach Mason):** Spaltung des Rektums von sakral mit Durchtrenung der Sphinktermuskulatur. Exakte schichtweise Naht der Muskulatur. Palliativ bei schlechtem AZ zur Resektion kleinerer Rektum-Ca.
- **Diskontinuitätsresektion nach Hartmann:** Sigmaresektion mit Blindverschluß des Rektumstumpfes und Anlage eines endständigen Anus praeter sigmoideus. Ggf. Reanastomosierung in 2. Sitzung
- **Subtotale Kolektomie:** Resektion von Colon ascendens, transversum und descendens. Ileosigmoideostomie bzw. bei Mitnahme des Sigma Ileorektostomie. Gelegentlich in der Tumorchirurgie angewandt (z.B. bei Doppelbefund), i.d.R. zur op. Ther. chron. entzündlicher Darmerkrankungen
- **Koloproktektomie:** Resektion des gesamten Kolon und Rektum mit Ileostoma oder ileoanalem Pouch; i.d.R. bei Polyposis coli und bei chron. entzündlichen Darmerkrankungen.

Nichtresezierende Verfahren

Palliative Umgehungsverfahren: Möglichst isoperistaltisch angelegte Seit-zu-Seit-Anastomose zwischen prä- und poststenotischem Darmabschnitt; z.B. Ileotransversostomie.

Kolotomie: z.B. zur Polypabtragung. Antimesenteriale Eröffnung der Taenia libera, Entfernung des Polypen und Verschluß der Kolotomie. Weitere Ind.: Not-OP bei unstillbarer Blutung und unbekannter Blutungsquelle, endoskopisch nicht entfernbarer Fremdkörper.

Anus praeternaturalis

Dient der zeitweiligen oder ständigen Kotableitung (im rechten Oberbauch als Transversum-AP oder im linken Unterbauch als Sigma-AP). Präop. auf günstige Plazierung achten (Hautfalten, Gürtel).

- **Endständiger Anus praeter:** Fixation der Schlinge durch einige Nähte im Faszienniveau und Einnähen im Hautniveau durch muko-sero-kutane Einzelknopfnähte. Meist definitiver AP, aber auch als temporäre Anlage (s. OP n. Hartmann) möglich
- **Doppelläufiger Anus praeter:** Spannungsfrei ausgeleitete Schlinge, die für 12–16 d durch einen Kunststoff-Reiter gesichert wird. Der Darm wird gegen Ende der OP eröffnet und im Hautniveau durch muko-sero-kutane Nähte fixiert. Meist im Bereich der rechten Flexur oder des Sigma angelegt. Nur bei temporärer AP-Anlage oder palliativ in Einzelfällen
- **Ileostoma:** Wird auf Grund des aggressiven Darminhaltes stets evertierend prominent durch 2-4 cm langen Überstand über Hautniveau angelegt
- **Zökalfistel:** Das Zökum wird im Hautniveau eingenäht. Heute weitgehend verlassene Methode, die nur der Druckentlastung dient, da eine vollständige Kotableitung nicht erreicht wird.

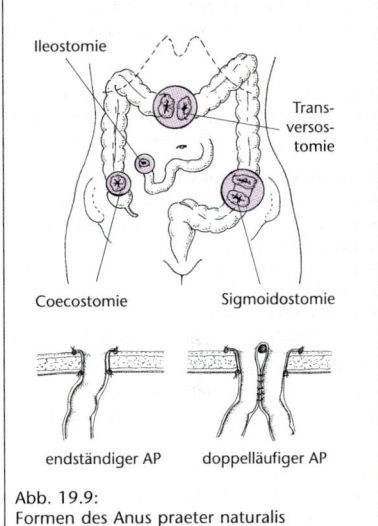

Abb. 19.9: Formen des Anus praeter naturalis

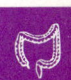

Indikationen

- **Protektiver Anus praeter:** Meist als doppelläufiger Anus praeter transversalis rechts zum Schutz einer gefährdeten Anastomose nach Sigma- oder Rektumresektion oder zur Ruhigstellung des nachfolgenden Darmes bei Entzündungen
- **Entlastungs-Anus praeter:** Doppelläufige vorübergehende Kotableitung im Ileuszustand bis zur definitiven Versorgung
- **Palliativer Anus praeter:** Definitive Kotableitung bei fortgeschrittenem inoperablem Tumorleiden
- **Permanenter endständiger Anus praeter:** Meist als Sigmaanus bei der Rektumexstirpation
- Kontinentes Stoma nach Kock (☞ Abb. 19.4).

Postoperative Komplikationen nach Dickdarmeingriffen

Anastomoseninsuffizienz

- Tritt i.d.R. bis zum 7. postoperativen Tag auf
- Bei nicht spannungsfreier Anastomose, schlechter Durchblutung der Darmstümpfe oder unsicherer Naht; Häufigkeit ca. 5%.

Diagn.: klinischer Verdacht durch auffälligen Draineninhalt, lokalen Druckschmerz, Fieber, Leukozytose; Verdacht sichern durch Anastomosendarstellung (wasserlösliches KM).

Ther.: rasche Anlage eines vorgeschalteten doppelläufigen Anus praeter, seltener konservatives Vorgehen mit Nahrungskarenz (Tee, Wasser erlaubt), antibiotischer Abdeckung (Clont®, Baypen®) für 10–14 d.

Anus-praeter-Komplikationen
- Retraktion bei adipösen Patienten und/oder unter Zug angelegtem Anus praeter
- Stenosen bei zu enger Faszienlücke (Faszienlücke erweitern)
- Paracolostomie-Hernien bei zu weiter Faszienlücke (Faszienlücke einengen)
- Anus praeter prolaps (Reposition, ggf. Fixierung oder Neuanlage)
- Durchblutungsstörung bei ausgedehnter Skelettierung (Revision, Neuanlage)
- Mazeration der Haut durch agressiven Darminhalt v.a. bei Ileostoma (Hautpflege, ggf. Neuanlage mit prominentem Stoma oder kontinentem Reservoir nach Kock).

Blasenentleerungsstörung
V.a. nach Rektumeingriffen temporär auftretende Störung, bedingt durch Lageveränderung der Blase und entzündliche Umgebungsreaktionen (I.d.R. ohne weitere Therapie rückläufig).

Potenzstörung
Nach Rektumeingriffen treten in 40–50% Potenzstörungen auf. Relativ selten (ca. 15%) ist ein vollständiger Erektionsverlust. Häufiger sind Ejakulationsverlust bzw. retrograde Ejakulation. Ursächlich liegen Schädigungen der Nn. erigentes und des Plexus hypogastricus zugrunde.

Blutung: Sistiert i.d.R. ohne Therapie. BB und Gerinnung konrollieren. Bei massiver Blutung

Prolongierte Darmatonie: Peristaltik anregen (Bepanthen® 3–6 Amp. i.v., Prostigmin® 2 x 1/2 Amp. i.v., Takus® 1 Amp. über 4 h. über Perfusor, warme Bauchumschläge (☞ 19.5).

Platzbauch: Früh (ca. bis 3. Tag) meist technischer Fehler, später meist Ausdruck eines intraabdominellen Geschehens (z.B. Anastomoseninsuffizienz). Therapie: möglichst sofortiger sekundärer Bauchdeckenverschluß.

Wundheilungsstörung der Laparotomie
Bei obligater bakterieller Kontamination des OP-Feldes durch Eröffnung des Darmlumens nicht völlig zu vermeiden. Gute Darmvorbereitung, Antibiotika-Prophylaxe und exakte Technik vermindern das Risiko.

19.7.2 Gutartige Tumoren

Adenome (neoplastische Polypen)
Polypöse Schleimhautveränderungen. Entartungsrisiko bei tubulären (gestielten) Adenomen größenabhängig (> 1cm: 1%, > 2cm: 10%), bei breitbasig villösem Typ ca. 30%, bei Mischform (tubulo-villös) ca. 25%.

Klinik: meist symptomlos, evtl. Blut- oder Schleimabgang. Bei tiefem Sitz tubulärer Adenome evtl. Prolaps mit Fremdkörpergefühl.

Diagn.: Häufig Zufallsbefund. Rekto-Koloskopie oder Kolon-KE, Hb-Kontrolle (chron. okkulte Blutung). **DD:** Peutz-Jeghers Syndrom, juveniles Adenom, Pseudopolypen, Colitis ulcerosa.

Ther.: Wegen Entartungsrisiko immer Polypektomie und histologische Untersuchung
- Bei tubulärem Adenom endoskopische, komplette Polypektomie (Elektroschlinge)
- Bei villösen Adenomen bis ca 10–12 cm ab ano transanale submuköse Ausschälung
- Bei Polypose oder nicht sicherer radikaler Entfernung und positiver Histologie, Kolotomie oder Segmentresektion, bei entsprechender Lokalisation anteriore Rektumresektion.

Familiäre Polypose
Autosomal dominant verebte Erkrankung mit hunderten bis tausenden von Kolonpolypen; obligate Präkanzerose; tritt ab dem 20. Lebensjahr auf.

Klinik
Erhöhte Stuhlfrequenz, intermittierende Diarrhoen, Blut- und Schleimabgang.

Diagnostik
Koloskopie mit PE oder Kolon-KE; Familienanamnese! Familienangehörige müssen auch untersucht werden. **DD:** Peutz-Jeghers-Syndrom, Pseudopolypen bei Colitis ulcerosa.

Therapie:
Totale Koloproktektomie evtl. mit kontinente Ileostomie nach Kock. *Alternativ:* Kolektomie mit Mukoproktektomie nach Devine (Ausschälung der Rektumschleimhaut, Erhalt der Sphinktermuskulatur und Durchzugsanastomose des Ileums). In ausgewählten Fällen Erhalt des unteren Rektums möglich, dann aber lebenslang 3monatig proktoskopische Kontrollen.

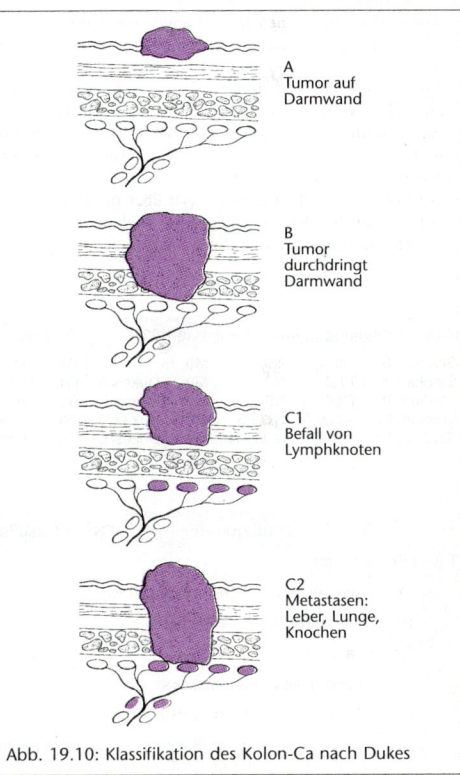

Abb. 19.10: Klassifikation des Kolon-Ca nach Dukes

A Tumor auf Darmwand

B Tumor durchdringt Darmwand

C1 Befall von Lymphknoten

C2 Metastasen: Leber, Lunge, Knochen

19.7.3 Kolonkarzinom, Rektumkarzinom

Praktisch alle Kolon- bzw. Rektumkarzinome entstehen aus neoplastischen epithelialen Adenomen (Adenom-Ca-Sequenz-Theorie). Risikofaktoren: Polypose, Colitis ulcerosa, M.Crohn, tierisches Nahrungsfett. Atersgipfel: 5.–7. Dezennium. Adeno-Ca > 80%, Siegelring- und Gallert-Ca 10%, Adenoxanthome und Plattenepithel-Ca (selten); in 5–10% liegt ein Doppel-Ca vor.

Wachstumsformen
- Polypöse, blumenkohlartige Tumoren
- Manschettenförmig stenosierend
- Schüsselförmig ulzerierend
- Diffus infiltrierend.

Ausbreitung/Metastasierung
- *Kontinuierliches Wachstum:* Längenwachstum begrenzt, überwiegend in oraler Richtung, kontinuierliche Infiltration des umgebenden Fett und Bindegewebes bis in benachbarte Organe oder Strukturen
- *Lymphogene Metastasierung:* Früh regionale und mesenteriale Lk entlang der arteriellen Gefäße; beim Rektum und Analkarzinom höhenabhängig, im oberen Rektumdrittel nach kranial (entlang A. rectalis sup. und A. mesenterica inf.), im mittleren Drittel nach kranial und lateral (in die Becken-Lk), im unteren Drittel nach kranial, lateral und inguinal
- *Hämatogene Metastasierung:* Spät über die Pfortader in die Leber (ca. 75%), von dort aus in die Lungen und in das Skelett; tiefe Rektumkarzinome metastasieren direkt über die V. cava in die Lunge.

Stadieneinteilung n. UICC (Hermanek 1989)					Grading	
Stadium 0	Tis	N0	M0		Gx	Diff.-Grad nicht bestimmbar
Stadium I	T1,2	N0	M0	Dukes A	G1	Gut differenziert
Stadium II	T3,4	N0	M0	Dukes B	G2	Mäßig differenziert
Stadium III	jedes T	N1,2,3	M0	Dukes C	G3	Schlecht differenziert
Stadium IV	jedes T	jedes N	M1	Dukes D	G4	Undifferenziert

Stadieneinteilung (p)TNM-Klassifikation		
T (pT) Primärtumor		
T	TX	Primärtumor kann nicht beurteilt werden
	T0	kein Anhalt für Primärtumor
	Tis	Ca in situ
	T1	Tumor infiltriert Submukosa
	T2	Tumor infiltriert Muskularis propria
	T3	Tumor infiltriert in die Subserosa oder nicht peritonealisiertes perikolisches oder perirektales Gewebe
	T4	Tumor perforiert viszerales Peritoneum oder mit direkter Ausbreitung in andere Organe oder Strukturen

Stadieneinteilung (p)TNM-Klassifikation

N (pN) Regionäre Lymphknoten

N		
	NX	regionäre Lk können nicht beurteilt werden
	N0	keine regionären Lk-Metastasen
	N1	Metastasen in 1-3 perikolischen bzw. perirektalen Lk
	N2	Metastasen in 4 oder mehr perikolischen bzw. perirektalen Lk
	N3	Metastasen in Lk entlang eines größeren benannten Blutgefäßes (Aa. ileocolica, colica dextra, colica media, colica sinistra, mesenterica inf., rectalis superior)

M (pM) Fernmetastasen

M		
	MX	Vorhandensein von Fernmetastasen kann nicht beurteilt werden
	M0	keine Fernmetastasen
	M1	Fernmetastasen

Dukes-Klassifikation des Colon-Ca (modifiziert nach Astler und Coller)		5-JÜR
A	Tumor auf Mukosa begrenzt	80%
B1	Invasion der Muscularis mucosae, Submukosa oder Musc. propria	60%
B2	Komplette Penetration der Muscularis propria	
C1	Invasion der Muscularis mucosae, Lk-Befall	30%
C2	Komplette Penetration der Muscularis mucosae, Lk-Befall	
D	Fernmetastasen	1%

Klinik

Symptome treten meist erst spät auf
- Stuhlunregelmäßigkeiten wie Obstipation oder paradoxe Diarrhoen
- Peranaler Blut- und Schleimabgang
- Anämie, Gewichtsverlust, Leistungsknick, evtl. Schmerz
- Erstmanifestation häufig durch Stenosierung (bis Ileus), „Pseudoappendizitis" bei Dehnung des Zökalpols wegen aboral gelegener Kolonstenose
- Dramatischer Verlauf bei Darmperforation mit kotiger Peritonitis
- Stuhlabgang über Scheide (Rektovaginale Fistel) oder Harnröhre (Rektovesikale Fistel)
- Selten Hernie (abdominale Drucksteigerung bei großem Ca).

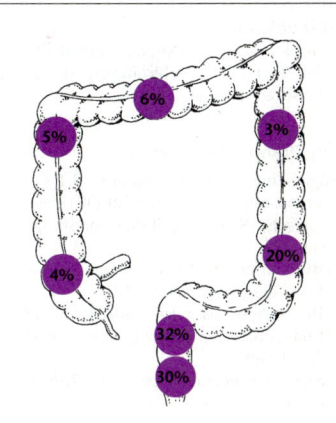

Abb. 19.11: Lokalisation des Kolon-Ca

Diagnose

Frühdiagnose durch Vorsorgeuntersuchungen ist nach wie vor selten; zwischen ersten Symptomen und Diagnose vergehen statistisch 6–12 Mon.; bei Verdacht (Blutung, plötzliche Obstipation) folgendes Untersuchungsschema anwenden:
- Rektal-digitale Untersuchung (50% der Rektumkarzinome sind tastbar)
- Rektoskopie ggf. mit Probeexzision
- Koloskopie/Kolonkontrasteinlauf (immer gesamten Kolonrahmen zum Ausschluß eines Zweitkarzinoms beurteilen).

 Bei Pat. ab 5. Dezennium mit peranalem Blutungen (auch bei geklärter Ursache, z.B. Hämorrhoiden), positivem Hämocculttest, Hernien oder Polypen immer eine Untersuchung des gesamten Kolonrahmens, z.B. Kolon-KE oder Koloskopie, durchführen.

Präop. Staging bei Kolorektal-Karzinom	
Untersuchung	Fragestellung
Sono Abdomen	Lebermetastasen, paraaortale Lymphome, Nierenstauung
Rö-Thorax	Lungenmetastasen
i.v. -Pyelogramm	Stenosierung/Verdrängung der Ureteren durch Tumor/Metastasen
Endosono	Tiefenausdehnung rektaler Ca
CT-Abdomen	Tiefenausdehnung rektaler Ca, Lebermetastasen, paraaortale Lymphome
Tumormarker	CEA, CA19-9
Gyn. Untersuchung	Scheideninfiltration (bei Rektum-/Sigma-Ca)
Zystoskopie	Blaseninfiltration (bei Rektum-/Sigma-Ca)

DD: Divertikeltumor, villöses Adenom, Hämorrhoidalblutung, chron. entzdl. Darmerkrankung

Therapie

OP-Indikation
- Bei kurativer Resektionsmöglichkeit absolute OP-Indikation
- Zur Palliation Ind. großzügig stellen (Vermeiden von KO, z.B. Blutung, Fistel, Perforation, Ileus).

Präop. Maßnahmen

Allgemeine OP-Vorbereitung ☞ 3.1
- Präop. immer (außer Notfall-OP) histologische Sicherung durch endoskopische PE
- Blutkonserven: 4 EK kreuzen
- Labordiagnostik (☞ 19.2)
- Bei Adipositas oder schlechtem AZ Lungenfunktionsprüfung und evtl. Atemtraining
- Staging-Untersuchungen (☞ *Tabelle oben*)
- Darmreinigung
  - 1–2 Tage präop. flüssige Kost
  - I.d.R. durch ortograde Darmspülung
- Bei geplantem Anus praeter Lokalisation anzeichnen über dem M. rectus

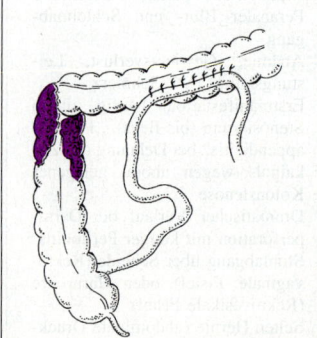

Abb. 19.12: Seit-zu-Seit-Ileotransversostomie

abdominis zwischen Nabel und Spina iliaca ant. sup. (Sigma-AP), oder rechter Oberbauch (Transversalis-AP bzw. rechte Flexur) Pat. muß Stoma sehen können.

 Im Sitzen darf an der Stomastelle keine Faltenbildung eintreten.

 OP-Verfahren

Vermeiden einer intraop. Tumorzellverschleppung. Zunächst radikuläre Unterbindung der venösen und arteriellen Stammgefäße, Mobilisation und Resektion des in Bauchtücher gehüllten Tumors ohne Traumatisierung (intraperitoneale Zellverschleppung), systematische Lymphadenektomie. Resektion mit Sicherheitsabstand vom Tumor: 7 cm nach oral, 3 cm nach aboral.

Höhenbestimmung präoperativ mit starrem Rektoskop durchführen, häufig entpuppt sich ein koloskopisch gesehener Sigmatumor als Rektumkarzinom!

Kurative Standard OP-Verfahren	
Kolon-Ca	
Zökum und C. ascendens	Hemikolektomie rechts
Rechte Flexur	erweiterte Hemikolektomie rechts
Colon transversum	erweiterte Hemikolektomie rechts, Transversumresektion
Linke Flexur und C. descendens	
Sigma	Hemikolektomie links
	Rektosigmoidresektion
Rektum-Ca	
unterer Tumorrand ab ano	
höher 10 cm	anteriore Rektumresektion (Dixon)
zwischen 6 und 10 cm	tiefe anteriore Rektumresektion (Dixon)
unter 6 cm	abdomino perineale Rektumexstirpation (Miles)

Palliativ-Verfahren

Immer *Resektion* anstreben (Verbesserung der Lebensqualität, Vermeidung von KO), ansonsten
- Entlastender Anus-Praeter Anlage, Umgehungsanastomose (möglichst isoperistaltisch)
- Bei *Rektum-Ca* auch transanale Tumorverkleinerung durch Diathermieschlinge, Kryotherapie, Elektrokoagulation, Laserchirurgie, intraluminaler Bestrahlung *(schlechter AZ);* Blutungen und Stenosen lassen sich so häufig gut behandeln, die Anus praeter Anlage kann vermieden oder verschoben werden.

Strahlentherapie

Adjuvant (Vor- oder Nachbestrahlung) und palliativ nur beim *Rektosigmoid-Ca* mit extraperitonealer Anastomose möglich; die präoperative Radiatio soll die Zahl der Lokalrezidive vermindern. *Cave:* intraperitoneale Bestrahlungsfelder sind mit schweren Strahlenfolgen belastet.

Chemotherapie: Außerhalb von Studien nur bei Metastasierung indiziert (Internist).

Tumornachsorge

Regelmäßige standardisierte Nachsorgeuntersuchungen zur Früherkennung von Rezidiven und Metastasen. Patient in ein Tumorregister aufnehmen und Nachsorgepaß ausstellen (erhöht Compliance), Metastasenresektion kann Überlebenszeit verlängern.

Untersuchung	Erste 2 postop. Jahre	2. – 5. postop. Jahr
Anamnese (Gewicht, Leistungsfähigkeit, Stuhlverhalten, Beschwerden) und körperliche Untersuchung (OP-Narben, Resistenzen)	vierteljährlich	halbjährlich
Oberbauchsono		
CEA-Kontrolle		
Rö-Thorax	jährlich	jährlich
Koloskopie nach Kolon-Ca	halbjährlich	jährlich
Koloskopie nach Rektum/Sigma-Ca	jährlich	jährlich
Rektoskopie	vierteljährlich	jährlich
CT Becken	halbjährlich	alle 2 Jahre

19.7.4 Divertikulose und Divertikulitis

Meist Pseudodivertikel, bei denen Mukosa und Submukosa durch Muscularislücken in der Darmwand prolabieren, echte Divertikel sind selten. Symptomatisch ist nur die Divertikulitis, bei der die Divertikelwand entzündet ist, meist mit Einbeziehung der Umgebung in unterschiedlicher Ausprägung bis hin zur Perforation.

Ätiologie: Zunahme mit höherem Lebensalter und Übergewicht; Obstipation, Bewegungsarmut, fettreiche ballaststoffarme Kost. Tonuserhöhung im Darm, die Divertikel retinieren Stuhl, es kommt zu Druckulzera, Mikroabszesse führen zu Fibrosierung, Granulationsgewebe und narbigen Stenosen.

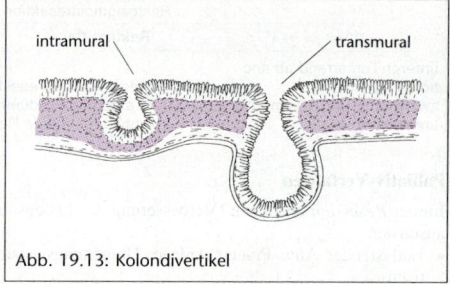

Abb. 19.13: Kolondivertikel

Lokalisation: Divertikel können im gesamten Kolon vorkommen, in über 95% ist das Sigma beteiligt, in ca. 80% ausschließlich.

Klinik
Eine blande Divertikulose ist symptomlos. In 15–20% tritt eine Divertikulitis auf:
- Zunächst Obstipation, gelegentlich Diarrhöen, Schmerzen im linken Unterbauch, subfebrile Temperaturen, mäßige Leukozytose
- Bei fortschreitender Entzündung Meteorismus, Stuhlverhalt, Erbrechen, hohes Fieber, heftiger Druckschmerz, starke Leukozytose
- *Chronischer Verlauf*: Narbige Schrumpfung des Sigmas mit zunehmender Stenosesymptomatik.

Diagnose
- Druckschmerz linker Unterbauch („Linksappendizitis") bis zur Peritonitis
- Evtl. tastbarer Tumor

- Kolondarstellung: KM Ausstülpungen, Stenosen (bei akuten Krankheitszeichen mit wasserlöslichem Kontrastmittel z.B. Peritrast®). *Cave:* Bariumperitonitis
- Koloskopie mit Biopsie: im akuten Stadium kontraindiziert, Perforationsgefahr
- CT: Tumorbildung darstellbar, allerdings unsichere Diagnose
- Labor: Leukos, BSG und CRP erhöht.

DD: Kolon/Rectum-Ca.

KO: in ca 30% der Fälle:
- *Stenose:* durch chronische Entzündungen mit Subileus oder Ileus (☞ 19.5)
- *Gedeckte Perforation mit Abszeß- oder Fistelbildung:* mesokolisch, parakolisch oder im kleinen Becken lokalisierte Abszesse. Akutes Krankheitsbild mit lokalisierter Peritonitis, hohem Fieber, Stuhl und Windverhalt. Benachbarte Strukturen grenzen den Prozeß ab. Fisteln zur Haut, Blase, Vagina oder Dünndarm möglich
- *Freie Perforation:* perakutes, häufig aber protrahiert entstandenes Vollbild einer diffusen Peritonitis (☞ 19.4)
- *Divertikelblutung:* selten, aber akut und massiv auftretende untere gastrointestinale Blutung, auch intermittierender Verlauf möglich.

Therapie

Konservative Therapie: nur bei akuter Divertikulitis ohne KO. Nahrungskarenz (parenterale Ernährung für 7–14 Tage, Flüssigkeit erlaubt), bei schwerem Verlauf (Fieber, Schüttelfrost, schlechter AZ), Antibiotika (z.B. Baypen® 3 x 4 g und Clont® 2 x 500 mg i.v.), ggf. milde Laxantien (z.B. Laxoberal® 1 x 10–15 Tropfen). Nach Abklingen der akuten Phase Kostaufbau mit ballaststoffreicher, nicht blähender Kost, Laxantien vermeiden.

OP Operative Therapie

Die Operationsindikation ergibt sich aus der Rezidivneigung und dem zu erwartenden Auftreten schwerer Komplikationen.
- Operation nach Divertikulitis (elektive OP-Indikation): nach völligem Abklingen der akuten Entzündung, ausreichende Darmreinigung und einzeitige kontinenzerhaltende Sigmaresektion
- *Operation bei schwerem Divertikulitisbefund* (dringliche OP-Indikation): bei fortgeschrittener entzündlicher Stenose mehrzeitiges Vorgehen vorteilhaft; Intervall zwischen Deviationskolostoma und Sigmaresektion mindestens 6–8 Wochen; häufig ist zweizeitige Diskontinuitätsresektion nach Hartmann möglich (☞ 19.7.1).
- *Operation bei freier Divertikelperforation:* (absolute OP-Indikation) primäre Herdsanierung durch Resektion des perforierten Darmabschnittes; Diskontinuitätsresektion nach Hartmann (☞ 19.7.1).

19.7.5 Colitis ulcerosa

Beginnt meist im Rektum oder Sigma, zwischen dem 20. und 40. LJ; familiäre Häufung, Ätiologie unbekant. Malignitätsrisiko ist je nach Verlauf gegenüber der Normalbevölkerung um das 8- bis 20-fache erhöht; chronisch rezidivierende bis hochakut ulceröse Colitis; von der Mukosa des Rektums und Kolons ausgehende diffuse Entzündung, meist mit Ulcerationen; bei längerem Verlauf bilden zwischen den Geschwüren verbliebene Schleimhautinseln sog. Pseudopolypen; weites Spektrum von Manifestion und Schweregrad (leichte hämorrhagische Proktitis bis zum schweren Totalbefall des Kolons);

Klinik: Verlauf in Schüben. Leitsymptom ist der schleimig blutige Durchfall (nicht selten bis 20 mal pro Tag) mit Bauchschmerzen, Tenesmen, Gewichtsverlust; Anämie und Hypoproteinämie.

Diagnose
- Koloskopie mit Stufen-Biopsien: leicht blutende entzündlich veränderte Schleimhaut, Pseudopolypen
- *Rö:* KolonKE (Pseudopolypen, verminderte bzw. fehlende Haustrierung). *Cave:* bei Perforationsgefahr wasserlösliches KM (z.B. Gastrografin®)
- *Labor:* unspezifische Erhöhung der Entzündungsparameter (Leukozyten, BSG, CRP), evtl. Anämie, Hypoproteinämie.

DD: M. Crohn (Abgrenzung kann sehr schwierig sein, ☞ 19.7.6), unspezifische Enteritiden, Divertikulitis.

KO: Massive Kolonblutung; toxisches Megakolon (Enterotoxine), Schock, gespanntes Abdomen, Durchwanderungsperitonitis, Sepsis, hohe Letalität); Perforation mit kotiger Peritonitis; Ca-Entwicklung; selten Stenosierung.

Therapie
Primär kons. (i.d.R. durch Internisten)
- Diätetisch (ballaststoffarme Diät, nur bei Unverträglichkeit keine Milch und Milchzucker), Salofalk®, Claversal® (3-6 Kps./d),
- Bei *schwerem Schub* parenterale Ernährung (☞ 7.5.3), Glukokortikoide (z.B. *150 mg Hydrocortison i.v.*), evtl. Antibiose i.v. (z.B. Baypen® 3 x 4 g und Clont® 2 x 500 mg i.v.)

OP Operative Therapie
Absolute OP-Ind.: Perforation, toxische Kolitis, Blutung, kons. Therapieresistenz, schwere Dysplasie, maligne Entartung. Eine relative OP-Ind. besteht wegen des Entartungsrisikos bei jeder Colitis ulcerosa mit ausgedehntem Kolonbefall, häufigen oder schweren Schüben und im Kindesalter.
- *Koloproktektomie mit ileoanalem J-Pouch:* Methode der Wahl bei Elektiv-OP. Bei schlechtem AZ ggf. passagere Vorschaltung eines doppelläufigen Ileostomas. KO: Pouchitis (kons. Ther. wie Divertikulitis (☞ 19.7.4)
- *Koloproktektomie mit ileoanaler Anastomose:* V.a. bei Kindern. Nachteil: distale Rektumanteile verbleiben, evtl. Rezidiv möglich
- *Koloproktektomie mit Ileostoma:* Nur als Notfall-OP
- *Kolektomie mit Ileorektostomie:* Minimaleingriff bei jüngeren Patienten mit intaktem Rektum. Nachteil: Entartungsrisiko des verbliebenen Rektums (5–10%).

Nachbeh.: Kostaufbau wie nach Crohn-OP (☞ 19.7.6). Lebenslang halbjährliche rektoskopische Kontrollen, wenn Rektumrest verblieben ist (Entartung?).

19.7.6 Morbus Crohn (Enteritis regionalis, Ileitis terminalis)

Ätiol. unklar, familiäre Häufung, Erkrankungsbeginn zwischen dem 20. und 40. Lebensjahr; in Schüben verlaufende, segmentale chronisch-entzündliche Erkrankung der gesamten Darmwand, Lok.: im gesamten Gastrointestinaltrakt vom Mundboden bis zum Anus, meist jedoch im Dünn- und Dickdarm, (Ileokolitis 50%, Ileitis 30%, Kolitis 20%).

Klinik

- Durchfälle (je nach Aktivität der Krankheit durschnittlich 3–6 d, bis 30/d) mit Schleim u. Blutabgang
- Koliken, Leibschmerzen
- Gewichtsverlust
- Fieberschübe
- Fisteln
- Abdominelle Resistenzen
- Bei Stenosen Tenesmen
- Perianale Abszesse und Fisteln
- Extraintestinale Symptome (Erythema nodosum, Arthritiden, Iridozyklitis).

Diagnose

- Anamnese und klinische Untersuchung: Crohn-Aktivitäts-Indizes sind AZ, Bauchschmerzen, Stuhlfrequenz, Fistelbildung, palpabler Tumor, Fieberschübe, Gewichtsverlust
- Dünndarmdoppelkontrast nach Sellink: langstreckige Stenosen, Wandstarre, Strikturen, Pflastersteinrelief, Fisteln
- Kolon KE: segmentale Stenosen, enterale Fistel
- Koloskopie bis ins terminale Ileum: Stenosen, Pflastersteinrelief, Schleimhautrötungen, diskontinuierlicher Befall
- Stufenbiopsien: Befall aller Wandschichten
- Laborparameter: BSG, Leukozyten, CRP.

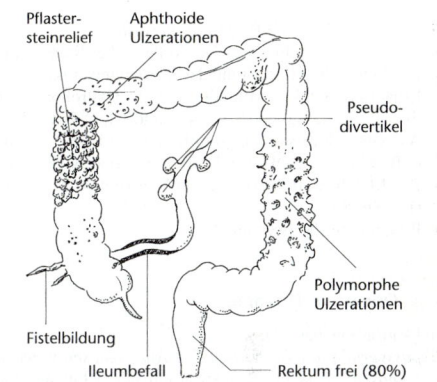

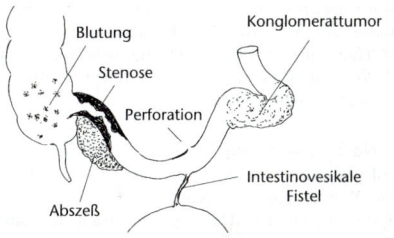

Röntgenologische Zeichen der Crohn-Erkrankung

Komplikationen der Crohn-Erkrankung

Abb. 19.14: Röntgenologische Befunde und Komplikationen des M. Crohn

KO: Fistelbildungen (entero-enteral, entero-kutan, entero-vesikal, rekto-vaginal), Stenosen, Ileus, Konglomerattumoren, Schlingenabszesse, massive Blutung, Perforationen (selten), Ca-Entwicklung, perianale Komplikationen (perianale Abszesse, gehäuft transsphinktäre oder suprasphinktäre Fistelbildung), gehäuft Nephro- und Cholecystolithiasis.

Therapie

Primär kons. Ther. i.d.R. durch Internist:
- Leichte abwechslungsreiche Vollkost, bei Stenosen ballaststoffarme Diät
- Im akute Schub Entlastung des Verdauungstraktes mit Formeldiäten bzw parenterale Ernährung, Glukokortikoide i.v. (z.B. Hydrokortison 100–150 mg/d), evtl. Antibiotika i.v. (z.B. Baypen® 3 x 4 g und Clont 2 x 500 mg). Bei milder entzündlicher Aktivität Claversal oder Azulfidine 3–6 Kps./d und niedrig dosierte Kortikoide oral (z.B. 5–15 mg SDH), evtl. Immunosuppressiva (z.B. Imurek®)
- Bei Malabsorption parenterale Substitution von Vitaminen und Spurenelementen (Fe, Zn, Se)
- Psychologische Betreuung.

Operative Therapie

Indikation nur bei KO.
Bypassverfahren oder Seit-zu-Seit Anastomosen vermeiden (Blindsackbildung!)
- *Stenosen:* sparsame Resektion nur der befallenen Darmabschnitte, evtl. Strikturoplastik (Längsdurchtrennung der Muskularis und Quervernähung)
- *Enterale Fisteln:* Exzision der Fistelöffnungen mit Übernähung oder sparsame Segmentresektion
- *Konglomerattumore:* auflösen soweit wie möglich, Rest resezieren
- *Analfisteln, Abszesse:* Zurückhaltend angehen, da die Grundkrankheit nicht heilbar ist, häufig nur Drainage angezeigt, hohe Rezidivrate. *Cave:* Inkontinenz!
- *Perforation:* Resektion des betroffenen Darmsegmentes, Spülung, Drainage, evtl. passagerer Anus-praeter.

Nachbehandlung

- Isokalorische parenterale Ernährung für 4–6 Tage, dann langsam Kostaufbau mit Tee, Wasser, passierter Kost
- Hydrocortison 100–150 mg i.v., nach Kostaufbau auf orales Glukokortikoid umsetzen und ausschleichen.

Progn.: Meist chron. rezidivierender, selten langfristig asymptomatischer Verlauf möglich („ausgebrannter M. Crohn").

Differentialdiagnostik Colitis ulcerosa/Morbus Crohn

DD zwischen Colitis ulcerosa und M. Crohn kann sehr schwierig sein, nicht selten existieren bei langer Anamnese beide Diagnosen.

In jedem Falle erforderlich:
- Koloskopie mit Stufenprobeexzisionen (kontinuierlicher, diskontinuierlicher Befall, Pseudopolypen, Histologie)
- Kolonkontrasteinlauf (Stenosen, Fisteln, „Fahrradschlauch"?)
- Dünndarmdarstellung nach Sellink (Stenosen, Fisteln, Konglomerattumore)
- Zur Beurteilung der akuten Situation Aktivitätsindizes (Stuhlfrequenz, Entzündungszeichen, Gewicht)
- Labordiagnostik BSG, Leukozyten, CRP (unspezifisch).

	M. Crohn (Enteritis regionalis, Ileitis terminalis)	Colitis ulcerosa
Lokalisation	Segmentaler Befall meist des terminalen Ileums und Kolons. Prinzipiell kann jede Stelle des GIT betroffen sein. Diskontinuierliche Ausbreitung	Beginn im Rektum. Ausbreitung nach proximal, jedoch nie bis zum Dünndarm (Ausnahme: „Backwash-Ileitis" des terminalen Ileum). Meist isolierter Rektumbefall, in 30% generalisierter Kolonbefall
Histologie	Transmurale Entzündung, fibrotische Wandverdickung. Epitheloidzellgranulome in 30%. Ulzeration, Erosionen, Fisteln	Entzündung auf Mukosa und Submukosa begrenzt, oberflächl. Ulzerationen, Kryptenabszesse, Pseudopolypen
Klinik	Diarrhoen (3–6 x tägl.), selten blutig. Appendizitis-ähnliche Symptome, evtl. tastbarer Tumor. Bei Kolonbefall: Tenesmen, Blut- und Schleimabgang. Anämie, BSG ↑, CRP ↑, Leukos ↑, evtl. Erythema nodosum	Bis zu 20 x tägl. meist blutig-schleimige Durchfälle. Leibschmerzen, Tenesmen. Temperatur ↑, BSG ↑, Leukos und Thrombos ↑, CRP ↑, Anämie
Verlauf	Allmählicher Beginn, phasischer Verlauf. Ausheilung sehr selten. Meist muß operiert werden	Meist chron.-rezidivierender oder chron.-kontinuierlicher Verlauf. Häufig blande Proktitis
KO	Stenosierung, in 30% Fisteln und Abszesse (v.a. im Analbereich), nichteitrige Cholangitis, chron. Hepatitis. Perforation und maligne Entartung selten	Gefährlichste KO: tox. Megakolon (10%) mit septischen Temp., gespanntem Abdomen, Schock. Kolon-Ca (nach jahrelangem Verlauf), Nierensteine, selten Stenose
Diagn.	<ul><li>Keine Diagnose vor Ausschluß infektiöser Ursachen (Stuhlkultur, Serologie, z.B. auf Yersinien, Shigellen, Campylobacter jejuni)</li><li>Inspektion der Analregion (Fisteln? Fissuren?), rektale Untersuchung</li><li>Rekto-/Koloskopie mit Stufenbiopsie (inkl. mikrobiol. Diagnostik)</li><li>Bei unklarer Diagnose Kolonkontrasteinlauf</li><li>Bei V.a. M. Crohn systematische Suche nach weiteren Herden: Dünndarmpassage nach Sellink, obere Endoskopie</li></ul>	
Rö • frühe Zeichen	Segmentäre Konturunregelmäßigkeiten, tiefe Ulzera, polypoide Reliefzeichnung, beginnende Fistelbildung	Wandstarre, unregelmäßige feingranulierte Oberfläche, Spikulabildung
• späte Zeichen	Strikturen oft mit prästenotischer Dilatation, Subileus, Fisteln	Starre, breite, quergestellte Faltenwülste, Pseudopolypen, Doppelkonturen; Endstadium: „Fahrradschlauch" (starres, glattes Rohr)
Endoskopie	Fleckförmige Rötung, disseminierte Ulzera, Pflastersteinrelief selten: Kontaktblutungen	Kontaktblutungen, diffuse Rötung, Pseudopolypen, oberflächliche Ulzera
DD	Infektiöse Enterokolitiden (v.a. Yersinien, Shigellen, Campylobacter) sind oft schwer abgrenzbar. Irritables Kolon, Kolon-Ca, Adenome, Divertikulitis, Appendizitis (v.a. bei M. Crohn). Ischämische Kolitis	

	M. Crohn (Enteritis regionalis, Ileitis terminalis)	Colitis ulcerosa
Therapie	• Bei schwerem Schub hochkalorische Sondenernährung mit niedermolekularen Formeldiäten (z.B. Survimed® p.o. oder über nasogastrale Sonde = ca. 2000–3000 kcal tägl.) oder parenterale Ernährung • Psychotherapie ist als Langzeittherapie bei beiden Erkr. hilfreich • Bei chron. Verläufen: rechtzeitige OP-Ind. verhindert Komplikationen (tox. Kolon, karzinomatöse Entartung, NW der Langzeitmedikation). OP nur in Zentren mit entsprechender Erfahrung	
OP-Ind.	Stenose mit deutl. Passagestörung, Perforation, unstillbare Blutung, Fisteln, Konglomerattumor, septische KO. Hohe Rezidivrate: sparsam resezieren	
makroskop. Befund	Entzündliche Konglomerattumoren, segmentärer Befall, Lk vergrößert	

19.7.7 Andere Kolonerkrankungen

Strahlenkolitis

Radiogene Fibrosierung der Darmwand mit Wandverdickung, Stenosen und/oder Fistelbildung z.B. zur Vagina; betroffen ist hauptsächlich das untere Sigma und Rektum nach intrakavitärer oder perkutaner Radiatio gynäkologischer Tumore.

Klinik: Durchfälle, Schleim und Blutabgang, chron. rezidivierende Subileus- bis Ileuszustände, Perforation.

Therapie
- Möglichst lange konservativ mit lokaler Kortisontherapie (Klysmen) evtl. Entlastung des Darmes (Formeldiät oder parenterale Ernährung)
- Bei KO (Perforation, ausgeprägte Stenose) Resektion des befallenen Segmentes und End-zu-End Anastomose. *Cave:* hohe Anastomoseninsuffizienzrate! Ggf. Anus praeter anlegen.

Kolonverletzungen

Am häufigsten iatrogen durch Endoskopie; ansonsten Schuß- und Stichverletzungen, Pfählungsverletzungen, Fremdkörper; selten beim stumpfen Bauchtrauma.

Therapie
- Nicht perforierende Verletzungen bedürfen keiner besonderen Therapie
- Bei Perforationen Laparotomie, je nach Lokalisation und Ausdehnung Übernähung oder Resektion, mit oder ohne protektiven Anus praeter
- Fremdkörper können in der Regel transanal extrahiert werden.

Endometriose

Extrauterin gelegenes Endometriumgewebe, am häufigsten im Sigma und Rektum, aber auch im Dünndarm oder der freien Bauchhöhle lokalisiert.

Klinik: krampfartige Schmerzen und Blutungen in Zusammenhang mit der Periodenblutung.

Diagn.: Sonographie, Endoskopie, ggf. Laparoskopie, Szintigraphie.

Ther.: Mitbehandlung durch Gynäkologen. Bei Versagen medikamentöser Therapie Koagulation bzw. Exstirpation des Herdes.

19.8 Erkrankungen der Appendix

19.8.1 Appendizitis

Erkrankung meist des jüngeren Lebensalters; bei Kindern unter 3 Jahren praktisch immer, im hohen Lebensalter häufig perforiert.

Ätiol.: bakterielle Entzündung, begünstigt durch Abknickung, Kotsteine, Askariden.

Klinik („klassische" Entwicklung)
- Kurze Phase mit Übelkeit, Erbrechen, Appetitlosigkeit
- Zunächst epigastrischer Schmerz, nach einigen Stunden Verlagerung in den rechten Unterbauch
- Abwehrspannung, Schmerzen beim Gehen, Anheben des rechten Beines (Schonhaltung) bringt Entlastung
- Fieber im allgemeinen nicht über 39 °C mit rektal-axillärer Differenz von > 0,8 °C
- Bei Kindern evtl. Durchfall, gebläht̃es Abdomen, hier kann Appetitlosigkeit einziges Symptom sein.

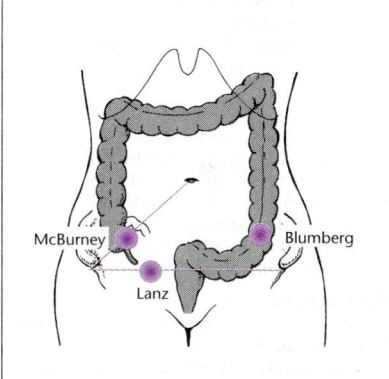

Abb. 19.15: Druckpunkte bei Appendizitis

- *Die „klassische" Symptomkombination ist selten*
- *Symptome im Senium larviert (perforierte Appendizitis ohne Peritonitis)*
- *Bei Gravidität Verlagerung der Appendix und Symptomatik nach kranial.*

Diagnose

- **Anamnese:** Übelkeit, Erbrechen, Verlagerung der Schmerzen vom Mittel- in den rechten Unterbauch, Durchfall, Miktion, gyn. Anamnese
- **Labor:** BB (Leukozytose fast immer vorhanden), Amylase (Pankreatitis), Krea, E'lyte, BZ, Urinstatus (Erythrozyturie–Steinabgang? Bakterien? Zystopyelonephritis?, vorhandene Ery's schließen Appendizitis nicht aus)
- **Temperaturmessung** axillär-rektal (Differenz > 0,8°C)
- Bei Frauen **Schwangerschaft ausschließen,** wenn möglich immer gynäkologisches Konsil
- **Sonographie** v.a. zum Ausschluß anderer Erkrankungen geeignet (Nieren-, Gallensteine), evtl. Kokarde am Zökalpol
- **Körperliche Untersuchung:** *Druck- und Klopfschmerz* re. Unterbauch (bei Lagevarianten Verlagerung möglich, z.B. subhepatisch)
  - *Mc Burney-Druckpunkt:* Mitte zwischen Spina iliaca ant. sup. und Nabel
  - *Lanz-Druckpunkt:* Übergang rechtes zum mittleren Drittel zwischen beiden Spinae iliacae ant. sup.

- *Blumberg-Zeichen (kontralateraler Loslaßschmerz):* Eindrücken der Bauchdecken auf der Gegenseite und plötzliches Loslassen erzeugt peritonealen Dehnungsschmerz auf der rechten Seite
- *Rovsing-Zeichen:* retrogrades Ausstreichen des Kolonrahmens führt zu Dehnungsschmerz im Zökalbereich (selten)
- *Psoasdehnungsschmerz:* schnelle Streckung im zuvor gebeugten rechten Hüftgelenk erzeugt Schmerz durch Dehnung des über dem M. psoas liegenden entzündlich veränderten Peritoneum
- *Lokale bzw. diffuse heftige Abwehrspannung* (Peritonitis) bei gedeckter bzw. freier Perforation und bei perityphlitischem Infiltrat
- *Rektaler Druckschmerz* rechts (obligate Untersuchung), bei *Douglas-Abszeß* fluktuierende stark schmerzhafte Vorwölbung
- *Auskultation:* Zunächst vermehrte Darmgeräusche, später abgeschwächt.

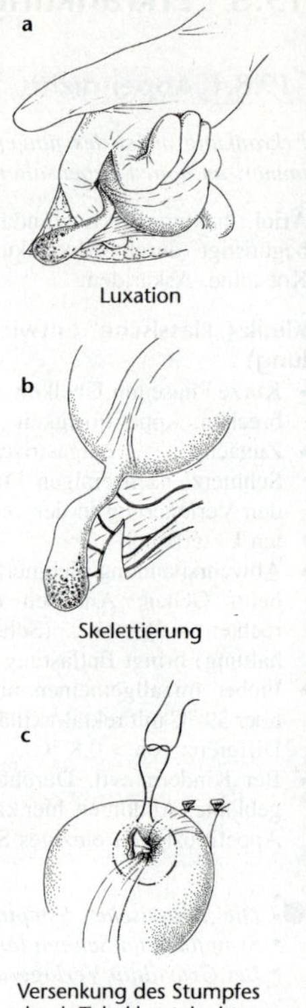

Differentialdiagnose
Neben praktisch allen Ursachen des akuten Abdomens vor allem:
- Gastroenteritis, Cholezystitis, Ulkus, seltener entzündetes Meckelsches Divertikel, M. Crohn, basale Pneumonie
- *Gynäkologische Erkrankungen:* Adnexitis, symptomatische Ovarialzysten, extrauterine Gravidität
- *Urologische Erkrankungen:* Zystitis (meist kein Fieber), Pyelonephritis (Nierenlagerklopfschmerz), Fieber > 39 °C, Ureterstein (Kolik)
- Beim alten Pat. oft nur wenige Symptome. *Cave:* evtl. *„Pseudoappendizitis"* bei *Rückstau durch stenosierenden Kolonprozeß*
- Bei Kindern auch Obstipation (Klysma geben, Befunde engmaschig kontrollieren).

Abb. 19.16: Appendektomie
a Luxation
b Skelettierung
c Versenkung des Stumpfes durch Tabakbeutelnaht

Therapie
- I.d.R. stationäre Beobachtung für 12–24 h. Nahrungskarenz, 2000–2500 ml/d kristalline Flüssigkeit i.v. (z.B. Ringer). Bettruhe, Kühlung (Eisbeutel) re Unterbauch. Bei Rückgang der Symptomatik Kostaufbau (Tee, Zwieback, Suppe, leichte Kost). Wenn Kost nicht vertragen wird, Nahrungskarenz für weitere 24 h. Engmaschige Kontrolluntersuchungen und Blutbildkontrollen. OP-Indikation nur durch erfahrenen Chirurgen
- *Akute Appendizitis* (mit/ohne Perforation): dringliche OP-Indikation
- *Perityphlitisches Infiltrat* (akute Entzündung mit lokaler Tumorbildung): kons. Behandlungsbeginn mit Bettruhe, Nahrungskarenz, lokaler Kühlung und Antibiotika (z.B. Augmentan® 3 x 4 g i.v., Kinder ab 2 Jahren Augmentan®-Trockensaft 3 x

6–8 ml p.o.). Bei ausbleibender rascher Besserung des Befundes OP (Spaltung, Drainage), Intervallappendektomie nach 2–4 Mon.
- *Subakute Appendizitis:* Bettruhe, Nahrungskarenz, kurzfristige Verlaufskontrolle; nach sorgfältigem Ausschluß anderer Ursachen evtl. elektive Appendektomie
- Appendektomiepräparat immer histologisch untersuchen lassen (Karzinoid, M. Crohn?).

Operationstechnik

Konventionelle Appendektomie
- *Zugang:* Unterbauchwechselschnitt (kosmetisch günstig, bei Lagevariante jedoch evtl. nach kranio-lateral bogenförmige Schnitterweiterung mit breiter Durchtrennung der schrägen Bauchdeckenmuskulatur notwendig) oder Transrektalschnitt
- Nach Eröffnen des Peritoneums Zökalpol aufsuchen (Leitstruktur: Taenien), Luxation des Zökalpols vor die Bauchdecke
- Skelettierung der Appendix bis zur Basis, basisnahe Quetschung und Ligatur
- Tabaksbeutelnaht vorlegen und Appendix scharf absetzen
- Stumpfversenkung mittels Tabaksbeutelnaht, Sicherung durch Z-Naht **(*Cave:* Einengung der Bauhinschen Klappe vermeiden)**
- Kontrolle auf Bluttrockenheit, Austupfen des Douglas-Raumes
- Bei *blander Appendix* Revision des terminalen Ileum (Meckel-Divertikel) und Austasten der weiblichen Beckenorgane, schichtweiser Bauchdeckenverschluß
- Bei hochentzündeter oder perforierter Appendix nicht „Meckeln" (Keimverschleppung)
- Bei *perityphlitischem Abszeß* Spaltung und Drainage. Falls nicht gleichzeitig appendektomiert wird, Intervallappendektomie ca. 3 Mon. nach Ausheilung.

Laproskopische Appendektomie
- Anlage des Pneumoperitoneum durch Schnitt im Nabelbereich
- Einbringen der Optik und orientierende Laparoskopie
- Weitere Führungshülsen im rechten und linken Unterbauch plazieren
- Darstellung der Appendix mittels Taststab, mit einer Zange über re Führungshülse fixieren und durch Elektrokoagulation bzw. Schere über li Trokar bis zur Basis skelettieren
- Einbringen der Röderschlinge, basisnahe Ligatur und Absetzen der Appendix (keine Stumpfversenkung)
- Extraktion des Präparates über rechte Führungshülse, Spülung des OP-Gebietes und des Douglas-Raumes, Ablassen des Pneumoperitoneums und Verschluß der Hautschnitte.

Komplikationen
- Auf weiter bestehende *Peritonitis achten* (frühzeitige Relaparatomie anstreben)
- *Früh- und Spätabszesse* im Bereich der Bauchdecken und des Douglas-Raumes
- *Bridenileus* nach Monaten bis Jahren (häufigste Ursache des mechanischen Ileus beim jüngeren Menschen)
- Selten Stumpfinsuffizienz
- Bei laproskopischer Appendektomie zusätzlich Darmperforation und Gefäßverletzungen beim Einführen der Trokare.

Nachbehandlung
- Infusionen für ca. 24h (2000–2500 ml kristalline Lösungen, z.B. Ringer), dann Tee, leichte Kost am 2. Tag
- Thromboseprophylaxe

- Bei *perforierter Appendizitis* peripher-venöse parenterale Ernährung für 2–3 Tage (z.B. Periamin® 2000 ml/d, nach Abführen am 2. Tag (z.B. Klysma oder Dulcolax® 1 x 1 Supp) Kostaufbau
- Bei *endoskopischer Appendektomie:* Trinken am OP-Tag, Essen ab dem 1. Tag.

19.8.2 Tumore der Appendix

Appendixkarzinoid
Meist Zufallsbefund, bei Größe unter 1 cm und distaler Lokalisation ist Appendektomie ausreichend. In den übrigen Fällen Nachoperation mit Hemikolektomie rechts nach den Kriterien der Karzinomchirurgie (☞ 19.7.3).

Mukozele der Appendix
- Benigne Form: entsteht durch Schleimstau (Obliteration der prox. Appendix, z.B. durch Kotsteine oder Adhäsionen)
- Maligne Form: Muzinöses Kystadenom/-adeno-Ca (niedrig maligne)
- **KO:** Bei Perforation werden die schleimproduzierenden Zellen auf das Peritoneum verschleppt → Pseudomyxoma peritonei mit Produktion enormer Schleimmassen.

Therapie
- Appendektomie ist ausreichend. *Cave:* intraop. Zellversprengung durch Verletzung der Mukozele unbedingt vermeiden
- Pseudomyxoma peritonei: Resektion des schleimbildenden Gewebes; rezidivfreudig.

Adenokarzinom der Appendix
Meist Zufallsbefund bei der Appendektomie.

Ther.: je nach Stadium und Lokalisation Hemikolektomie rechts in einer zweiten Sitzung erforderlich: bei distalem Sitz bis 1 cm Appendektomie möglicherweise ausreichend. Bei größeren Tumoren, prox. Tumorwachstum und beim jüngeren Patienten Hemikolektomie rechts mit systemischer Lymphadenektomie notwendig.

19.9 Erkrankungen der Analregion

19.9.1 Hämorrhoiden

Erweiterung des arteriovenösen Plexus hämorrhoidalis superior oberhalb der linea dentata. Unterscheide hiervon „Äußere Hämorrhoiden", die einer Perianalthrombose entsprechen!. Ätiol.: Vor allem chron. Obstipation mit verlängertem Pressen bei der Defäkation, konstitutionell, portale Hypertension, häufig auch bei Schwangeren peripartal akut auftretend. Lokalisation: Drei Hauptkolumnen bei 3, 7, und 11 Uhr in Steinschnittlage, Satellitenknoten (Hämorrhoiden zwischen den 3 Hauptlokalisationen) möglich.

19.9 Erkrankungen der Analregion

Sta-dien	Befund	Klinik	KO
I	Knoten oberhalb Linea dentata (nicht tastbar)	oft Blutungen, evtl. Juckreiz, keine Schmerzen	massive Blutung
II	beginnende Fibrose, beim Pressen Knoten unterhalb L. dentata, spontane Reposition	selten Blutung, oft Schmerzen, Pruritus, Brennen, Nässen	Thrombose
III	Prolaps nach Defäkation, manuelle Reposition möglich	oft Schmerz, Pruritus, schleimige Sekretion, selten Blutung	Thrombose, Inkarzeration
IV	wie III, jedoch Reposition unmöglich, evtl. Übergang zum Analprolaps	starke Schmerzen, Pruritus, schleimige Sekretion, selten Blutung	Thrombose, Inkarzeration

Diagn.: Anamnese (helles Blut *auf* dem Stuhl), Inspektion (Pat. pressen lassen), Palpation (Häm.I sind *nicht* tastbar, Sphinktertonus?), Proktoskopie; bei Thrombose nur Inspektion (Schmerzen). Bei Blutung immer Ausschluß eines Ca (Kolon-KE oder Koloskopie).

DD: Anal- oder Rektumkarzinom, Rektumpolyp, Analfibrom, Analfissur, Perianalthrombose, Analabszeß und Fistel.

Therapie
- **Stadium I:** konservativ mit Stuhlregulierung (z.B. Agiolax® 1 x 1 TL), Gewichtsreduktion, steroidfreie Zäpfchen oder Salben (z.B. Faktu®), gründliche Analhygiene
- **Stadium II–III:** Sklerosierung durch Unterspritzung (z.B. Aethoxysklerol®) oder Gummibandligatur (Baron-Ligatur, *cave:* Nachblutung bei zu tiefem Sitz des Gummirings durch Eröffnung der zuführenden Arterie)
- **Stadium III-IV:** Subkutane Hämorrhoidektomie nach Milligan-Morgan o. nach Parks.

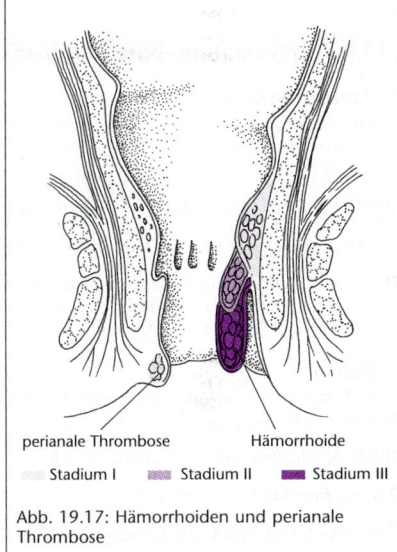

perianale Thrombose — Hämorrhoide
Stadium I — Stadium II — Stadium III

Abb. 19.17: Hämorrhoiden und perianale Thrombose

OP-Prinzipien
- Hautinzision an der Anokutanlinie, submuköse Präparation, Umstechung des zuführenden Gefäßes und Exzision des Knotens
- Bei OP nach Milligan-Morgan Resektion der Schleimhaut über den Kolumnen und offene Wundbehandlung, bei OP nach Parks lediglich fakultative Resektion überschüssiger Schleimhautbrücken und fortlaufende Naht der Schleimhaut. Distalen Hautschnitt offen lassen

- Abschließend Salbenstreifen in den Analkanal einlegen
- Bei ausgeprägten Hämorrhoiden (evtl. Satellitenknoten) besser in 2 Sitzungen vorgehen (bei Schleimhautnekrose droht Schmierinkontinenz)
- Bei stark erhöhtem Sphinktertonus evtl. zusätzlich Sphinkterotomie
- Bei akut prolabierter Hämorrhoidalthrombose zunächst konservatives Vorgehen mit Anaesthesien®- oder Faktu®-Salbe und vorsichtiger Reposition, nach Abschwellung Hämorrhoidektomie
- Bei starker Blutung sofortige Hämorrhoidektomie.

KO: *Inkontinenz* (meist passager, bei zu aggressiver OP permanente Inkontinenz möglich), *Nachblutung* (Kontrolle), selten *Stenose* des Analkanals.

Nachbeh.: Mehrmals tgl. Sitzbäder (z.B. Kamillosan®). Duschen nach jedem Stuhlgang, Stuhlregulierung mit mildem Laxans z.B. Agarol® 1–3 EL/d). Diät (ballaststoffreiche Kost, Leinsamen), Nahrungskarenz nicht notwendig. Ggf. Gewichtsreduktion und weiterhin balaststoffreiche Ernährung anregen.

19.9.2 Perianalthrombose und Marisken

Perianalthrombose
Schmerzhafter prall-elastischer bläulich-livider Knoten im Bereich der Linea anocutanea durch geplatzte Vene des Plexus hämorrhoidalis inf. (häufig mit Hämorrhoiden verwechselt!).

Klinik: im akuten Stadium heftige Schmerzen, häufig mäßige Blutung beim Stuhlgang.

Diagn.: Inspektion, Palpation; **DD:** Hämorrhoiden.

Ther: im akuten Stadium Stichinzision und Exprimieren des thrombotischen Materials in Lokalanästhesie (z.B. Xylocain®), sonst analgesierende, abschwellende Salben (z.B.Anaesthesin®-Salbe oder Xylocain®). Im Endstadium resultiert eine Mariske.

Marisken
Schlaffe Hautfalten am Anus, meist ohne Krankheitswert. I.d.R. nach Perianalthrombose (s.o.) entstanden.

Klinik: häufig symptomlos, Pruritus, Analekzeme, problem. Analhygiene möglich.

Diagn.: Inspektion, Palpation.

Ther.: bei Symptomatik (s.o.) Abtragung in Lokalanästhesie.

19.9.3 Analfissur

Schmerzhafter Längsriß der distalen Analkanalhaut zwischen Linea anocutanea und Linea dentata fast immer bei 6 h in Steinschnittlage.

Ätiol.: erhöhter Sphinktertonus, zunächst akute Fissur, dann Chronifizierung durch schmerzbedingten Sphinkterspasmus. Im chronischen Stadium häufig distale Hautverdickung, die von außen sichtbar ist (Vorpostenfalte).

Klinik: Schmerzen bei und nach dem Stuhlgang *(Sphinkterkrampf)*, Pruritus, Nässen, manchmal Blutung, Obstipation als Folge des Defäkationsschmerzes.

Diagn.: Inspektion des leicht gespreizten Anokutanringes (Vorposten?), digitale Untersuchung sehr schmerzhaft (Lokalanästesie), Rektoskopie (in Narkose).

DD: Rhagaden (oberflächliche kleine Hautrisse mit Pruritus ani), Anal-Ca, Analfistel, Hämorrhoiden.

Therapie

- *Bei frischer Fissur:* konservativ mit lokal analgesierenden abschwellenden Salben (z.B. Anaesthesin®, Faktu®), milde Laxantien (z.B. Agaraol®) zur Stuhlregulierung
- *Bei chron. Fissur und Rezidiven* operativ durch geschlossene *laterale submuköse Sphinkterotomie* nach Parks bei 3 h in Steinschnittlage: Radiärer Hautschnitt an der Anokutanlinie, submuköse Präparation des M. sphincter ani int. und Darstellung des Spatium intersphincterium. Durchtrennung des M. sphincter int. bis 0,5 cm oberhalb der Linea dentata. Kürretage der Fissur, abschließend Salbenstreifen in den Analkanal einlegen
- Alternativ *digitale Sphinkterdehnung* möglich (in ITN zunächst 1–2, dann 3–4 Finger langsam über 4–5 Min. in den Analkanal einlegen). *Cave:* Bei unvorsichtigem Vorgehen droht Inkontienz durch Sphinkterriß.

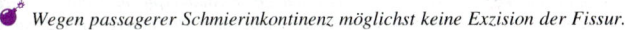 *Wegen passagerer Schmierinkontinenz möglichst keine Exzision der Fissur.*

KO: Inkontinenz bei zu großzügiger Spaltung des M. sphincter ani internus oder Verwechslung mit dem M. sphincter ani externus.

Nachbeh.: Mehrmals tgl. Sitzbäder (z.B. Kamillosan®), Duschen nach jedem Stuhlgang, Stuhlregulierung mit mildem Laxans z.B. Agarol® 1–3 EL/d), Diät (ballaststoffreiche Kost, Leinsamen), Nahrungskarenz nicht notwendig.

19.9.4 Periproktitischer (anorektaler) Abszeß

Entzündung der Proktodäaldrüsen bzw. Analgänge in Höhe der Linea dentata. Die Ausbreitung des Abszesses bestimmt den späteren Verlauf der häufig im Anschluß entstehenden perianalen Fistel. Gehäuftes Auftreten bei M. Crohn und Colitis ulcerosa.

Klinik: heftige periproktische Schmerzen, fluktuierender prall elastischer Tumor, Rötung, Fieber, Schüttelfrost, kann extreme Ausmaße annehmen und den Anus umschließen *(Hufeisenabszeß)*.

Ausbreitungswege der periproktitischen Abszesse (nach Stelzner):
- *Submukös* (selten, da die Proktodealdrüsen fast stets im Spatium intersphincterium liegen)
- *Intersphinktär* (80%, zwischen M. sphincter ani int. und ext., sog. perianaler Abszeß)
- *Transsphinktär* (15%, durch den M. sphincter ani externus hindurch in die Fossa ischiorectalis, ischiorektaler Abszeß)
- *Suprasphinktär* (1%, oberhalb der Pars profunda M. sphincter ani externus, d.h. über die puborektale Schlinge in die Fossa pelviorectalis, pelviorektaler Abszeß
- Abszeß kann ischiorektal Grube der Gegenseite erreichen, dann Entwicklung eines Hufeisenabszesses.

Diagn.: Inspektion, Palpation, Proktoskopie, Rektoskopie, genaue Untersuchung wegen Schmerzen meist erst in Narkose möglich.

Therapie
Dringliche OP Indikation!

- Bei äußerer Schwellung stets Entlastung in Spinalanästhesie oder Allgemeinnarkose vornehmen: perianale zirkuläre Inzision in Steinschnittlage über Punctum maximum unter Beachtung des M. sphincter externus, stumpfe Erweiterung, Wundabstrich, Tamponade; anschließend mehrfach täglich Spülung
- Nach Konsolidierung einige Tage später in Narkose Fistelsuche und Fadenmarkierung bzw. primäre Spaltung. Bei ausgedehntem Befund kann die zusätzliche Anlage eines protektiven Anus praeter angezeigt sein
- In sehr frühem Stadium kann Inzision der Schleimhaut und des M. sphincter internus vom Analkanal her ausreichen.

Nachbeh.: tägliche Spülung, Sitzbäder, Drainage. Nach jedem Stuhlgang duschen, Stuhlregulierung (z.B. Agiolax® 1 x 1 TL).

19.9.5 Analfistel

Ausgangspunkt ist meist eine Proktodäaldrüseninfektion; primäre Fisteln ohne Grunderkrankung; sekundäre Fisteln bei M. Crohn, Colitis ulcerosa, selten TBC.
Meist ist eine innere Fistelöffnung im Bereich einer Analkrypte und eine äußere Fistelöffnung im Bereich der perianalen Haut vorhanden; die innere Fistelöffnung kann obliterieren (inkomplette äußere Fistel), die äußere nicht angelegt sein (inkomplette innere Fistel).

Klinik: Analer Pruritus, trübe evtl. putride Sekretion (Wäsche verschmutzt?). Selten Defäkationsbeschwerden, rezidivierende Abszedierungen.

Diagnose
- Inspektion der Analregion
- Palpation (innere Fistelöffnung induriert tastbar?)
- Vorsichtige Sondierung *(Cave:* via falsa), Farbstoffinjektion (z.B. Methylenblau)
- Proktoskopie, Rektoskopie (Farbstoffaustritt an innerer Fistelöffnung?).

DD: Analfissur, entzündliche Darmerkrankungen, Analekzem.

Einteilung der Analfisteln nach Parks:
- *Intersphinktär (I):* häufigste Form, zwischen M. sphincter internus und externus
- *Transsphinktär (II):* durch den M. sphincter ext. unterhalb der puborektalen Schlinge
- *Suprasphinktär (III):* selten. Ausbreitung bis über die puborektale Schlinge durch die Levatorplatte und nach kaudal zur Haut)
- *Extrasphinktär (IV):* sehr selten. Durchbruch durch die Levatorplatte, endgültiger Fistelgang Rektum-Haut.

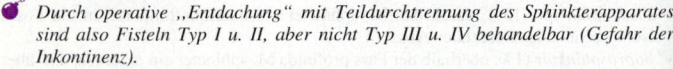 *Durch operative „Entdachung" mit Teildurchtrennung des Sphinkterapparates sind also Fisteln Typ I u. II, aber nicht Typ III u. IV behandelbar (Gefahr der Inkontinenz).*

Therapie: in Steinschnittlage und Allgemeinanästhesie. Prinzip: Spaltung der gesamten Fistel unter Erhaltung der Kontinenz, sonst hohe Rezidivwahrscheinlichkeit.
- Inspektion der Analregion und vorsichtige Sondierung der äußeren Fistelöffnung (**Cave:** via falsa)
- Darstellung der inneren Fistelöffnung mit dem Analspreizer. Farbstofffüllung, Sondierung
- Spaltung der intersphinktären und der transsphinktären Fisteln ohne Gefahr des Kontinenzverlustes

- Suprasphinktäre und extrasphinktäre Fisteln müssen *mehrzeitig* durch einen erfahrenen Spezialisten behandelt werden, z.B. breite Spaltung der Fistel von außen bis zum Sphinkter, dann evtl. Naht der inneren Öffnung; vom Hauptgang abzweigende Gänge, die meist blind enden sind breit von außen zu eröffnen.

KO: Inkontinenz bei zu großzügiger Spaltung der Sphinktermuskulatur, Rezidivfistel

Zurückhaltung bei M. Crohn und Colitis ulcerosa, die Fisteln können hier bei Therapie der Grunderkrankung spontan ausheilen.

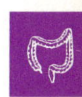

Nachbeh.: Wie nach Spaltung eines periproktischen Abszesses. Wundtaschen bis zur vollständigen Abheilung offen halten (spreizen).

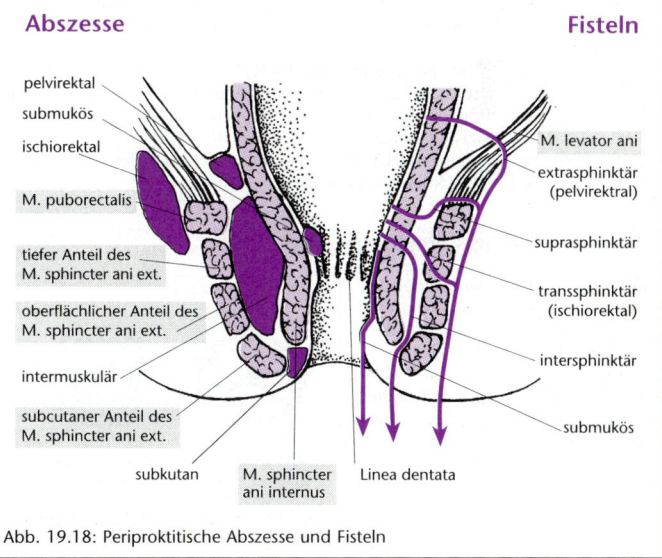

Abb. 19.18: Periproktitische Abszesse und Fisteln

19.9.6 Analkarzinom

Relativ seltenes Malignom, 1–3% aller Dickdarmtumoren. M:F 1:1, Altersgipfel > 50 Jahre. Meist Plattenepithel-Ca, selten Melanome, Basaliome, Lymphome, sehr selten Adenokarzinome von den Proktodäaldrüsen ausgehend. **Metastasen:** *lymphogen (früh) über iliakale und perirektale Lk (in 15% bei Erstdiagnose Befall der Leisten-Lk), hämatogen (spät) in Lunge über V. cava und Leber über V. portae.* **Prognose:** *5 JÜR ca. 50%.*

Klinik: meist von außen sichtbarer Tumor, Blutung, Schmerzen, Fremdkörpergefühl, Pruritus, Stuhlunregelmäßigkeiten, Inkontinenz.

Diagnose
- Inspektion (blumenkohlartiger Tumor, Hautinduration oder -ulzeration?), inguinale Palpation
- Digital-rektale Untersuchung (Ausdehnung, zirkulär stenosierend, weiche Konsistenz, blutend?)
- Proktorektoskopie (Höhenausdehnung, Zweitbefund?) mit PE
- Rö-Thorax (Lungenmetstasen?), CT-Becken (Ausdehnung, Lk-Metastasen?)
- Bei unklaren analen Veränderungen immer ein Anal-Ca ausschließen.

DD: Rektumkarzinom, Hämorrhoiden, Perianalthrombose, Analfissur.

Therapie
„Multimodales Stadiengerechtes Therapiekonzept"
- Bei kleinen (< 2 cm) distalen Tumoren großzügige lokale Exzision mit 2–3 cm Sicherheitsabstand und Resektion des Subkutangewebes einschließlich des M. sphincter ani int. Postoperativ Strahlentherapie (Plattenepithel-Ca ist sehr strahlensensibel)
- Bei größeren und proximalen Tumoren zunächst Radiatio, evtl. auch Chemotherapie. Bei Abheilung (Kontroll-PE) keine weiteren Maßnahmen, ansonsten abdomino-perineale Rektumexstirpation, hierbei auf größtmögliche Radikalität bei perianaler Fett- und Muskelexzision achten. Bei Frauen evtl. Resektion der vaginalen Hinterwand. Tastbare inguinale Lk durch gesonderte Schnitte entfernen, prophylaktische inguinale Lk-Dissektion nicht indiziert.

19.9.7 Analprolaps, Rektumprolaps

Analprolaps: Ausstülpung der Analhaut bzw. Analschleimhaut, Sphinkterapparat meist intakt, jedoch mit vermindertem Tonus.
Rektumprolaps: Rezidivierender Vorfall aller Wandschichten des Rektums mit Inkontinenz unterschiedlicher Ausprägung.

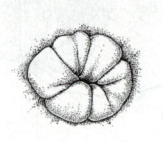 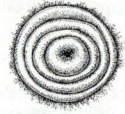

Analprolaps (radiäre Falten)   Rektumprolaps (zirkuläre Falten)

Abb. 19.19: Anal- und Rektumprolaps

	Analprolaps	Rektumprolaps
Ätiol.	meist Hämorrhoiden IV°, Sphinkterapparat meist intakt	Sphinkterapparat geschädigt, Beckenbodenschwäche v.a. bei älteren Frauen und Multipara vorkommend
Klinik	Schmierinkontinenz, rezidivierende Blutungen, Reposition nicht immer möglich	Inkontinenz, Nässen, Blut und Schleimabgang, ödematöse Schleimhaut, Druckulzera, Reposition möglich
Diagn.	*radiäre* Schleimhautfältelung, Inspektion, pressen lassen, Vortreten der Analhaut	*zirkuläre* Schleimhautfältelung, Inspektion, pressen lassen, Austritt von Rektumschleimhaut
DD	Rektumprolaps, Anal-Ca	Analprolaps, Anal-Ca

Therapie

Analprolaps: Hämorrhoidektomie nach Milligan-Morgan, Läppchenplastik, bei Kindern evtl. Sklerotherapie.

Rektumprolaps:
- Akut manuelle Reposition, ggf. Ödem vorsichtig ausdrücken
- Operativ: trans-abdominelle Rektopexie nach Thompson: Mobilisation des Rektum und Fixation der Paraptoktien an den seitlichen Beckenwänden (niedrige Rezidivrate, gutes funktionelles Resultat)
- Bei hohem OP-Risiko perianale Resektion der prolabierten Rektumschleimhaut mit Raffung der Muskulatur
- Bei schlechtem AZ Einlage eines Thiersch-Ringes oder perianale Beckenbodenplastik

Siegfried Krishnabhakdi

20

Hernien

20.1	**Grundlagen zur Hernienchirurgie**	**534**
20.1.1	Prädisponierende Faktoren	534
20.1.2	Einteilung	534
20.1.3	Diagnostik	535
20.1.4	Inkarzeration	536
20.1.5	Konservative Therapie der Hernien	537
20.1.6	Operative Therapie der Hernie	538
20.2	**Äußere Hernien**	**540**
20.2.1	Leistenhernie (Hernia inguinalis) ICD: K 40.X	540
20.2.2	Femoral- oder Schenkelhernie ICD: K 41.X	545
20.2.3	Nabelhernien ICD: K 42.X	546
20.2.4	Narbenhernie (Hernia cicatricea sive postoperativa)	547
20.2.5	Epigastrische Hernie ICD: K 43.X	548
20.2.6	Hernia obturatoria ICD: K 45.X	548
20.2.7	Hernia perinealis ICD: K 45.X	548
20.2.8	Seltene äußere Hernien ICD: K 45.X	549
20.3	**Innere (= intraperitoneale) Hernien**	**550**

20.1 Grundlagen zur Hernienchirurgie

Ausstülpung des Peritoneums (Bruchsack) durch eine angeborene oder erworbene Lücke (Bruchpforte). Eines der häufigsten chirurgischen Krankheitsbilder. 95% äußere Hernien, davon 75% Inguinalhernien (M : F = 9 : 1).

20.1.1 Prädisponierende Faktoren

- Akute und/oder chron. intraabdominelle Druckerhöhungen, z.B. bei körperlicher Schwerarbeit, Spielen von Blasinstrumenten, Husten (z.B. Raucherbronchitis), Obstipation (z.B. stenosierender Kolontumor), Blasenentleerungsstörung (z.B. Prostatahyperplasie)
- Laparotomienarben
- Intraabdominelle Volumenerhöhungen (z.B. Gravidität, Aszites, Tumoren)
- Selten: Traumata der Bauchwand (z.B. OP).

20.1.2 Einteilung

Echte Hernien	
Angeborene H. (Hernia congenita)	Fehlende Verklebung embryonal bestehender Peritonealausstülpungen, z.B. indirekter Leistenbruch bei offenem Processus vaginalis oder die Nabelhernie
Erworbene H. (Hernia acquisita)	Anlagebedingte Schwäche der Bauchdecken in Regionen verminderter Festigkeit, z.B. an Muskel- und Faszienlücken, Durchtrittsstellen von Gefäßen, Nerven und Samenstrang
Äußere H.	H., die über das Körperoberflächenniveau hervortritt (Leisten-, Schenkel-, Nabel-, Narben-, Spiegel-, supravesikale H.; ☞ 20.2)
Innere H.	H., die sich in Bauchfelltaschen ausstülpt (Hiatushernie, Treitzsche Hernie; ☞ 20.3)
Interparietale H.	H., die zwischen Bauchwandschichten verläuft (selten)
Komplette H.	Echte H.; Sonderform: Gleithernie = retroperitoneale Organe (z.B. Colon ascendens, descendens) bilden Bruchinhalt und einen Teil des Bruchsackes
Inkomplette H.	Darmwandhernie (Richter-Hernie), wird meist erst mit den Zeichen der Inkarzeration klinisch auffällig. Meckel-Divertikel in Hernie (Littré-Hernie)
Symptomatische Hernie	Folge einer pathologischen intraabdominellen Druckerhöhung (z.B. Aszites, Tumor)

Echte Hernie (Hernia vera)
- **Bruchpforte:** Enge der Ausstülpung am Bruchhals; wird gebildet durch Schichten der Bauchwand
- **Bruchsack:** Umhüllung des Bruchinhaltes, unterteilbar in Hals (Collum), Körper (Corpus) und Boden (Fundus)
- **Bruchhüllen:** Die den Bruchsack umgebenden Schichten

- **Bruchinhalt:** Meist Dünndarm (Enterozele) oder Omentum majus (Enteroepilozele), seltener Dickdarm, Appendix, Ovar oder Harnblase
- **Bruchwasser:** Von der endothelbedeckten Innenfläche des Bruchsackes gebildete seröse Flüssigkeit; bei Entzündungen, Inkarzeration oder Darmgangrän blutige, kotige oder putride Flüssigkeit.

Falsche Hernie (Hernia spuria) oder Prolaps

Im Gegensatz zur echten Hernie fehlt der Bruchsack. Die prolabierten Baucheingeweide sind nicht von Peritoneum umgeben.

20.1.3 Diagnostik

Anamnese/Klinik

Prädisponierende Faktoren, Vorwölbung? Anfänglich unspezifischer und ausstrahlender Schmerz im Bereich der Bruchpforte v.a. unter Belastung. Stuhlunregelmäßigkeiten? Spätsymptome zeigen sich oft erst in Form von KO (☞ 20.1.4).

Klinische Untersuchung

Oft für Diagnose ausreichend. Im Stehen und Liegen durchführen. Zur besseren Beurteilung Provokationstest (Husten, Pressen). Immer beide Seiten untersuchen! Innere Hernien bleiben der klinischen Untersuchung meist verborgen und werden erst durch die apparativen Verfahren diagnostiziert.

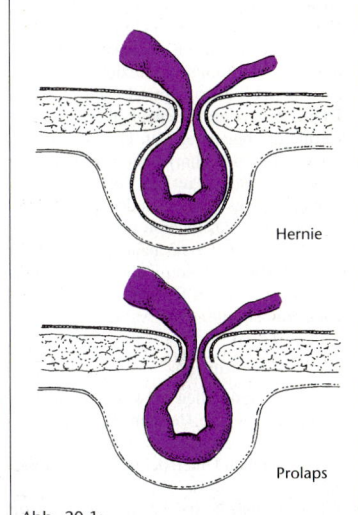

Abb. 20.1: Unterschied Hernie und Prolaps

Cave: Bei Hernien im Erwachsenenalter (> 30. LJ.!) ist die digitale Untersuchung des Rektums zum Ausschluß eines Karzinoms obligat.

- **Inspektion:** Leberzeichen (Bauchglatze, Spider naevi, Palmarerythem?). OP-Narben? Symmetrie (einseitige oder beidseitige Schwellung), Lokalisation,

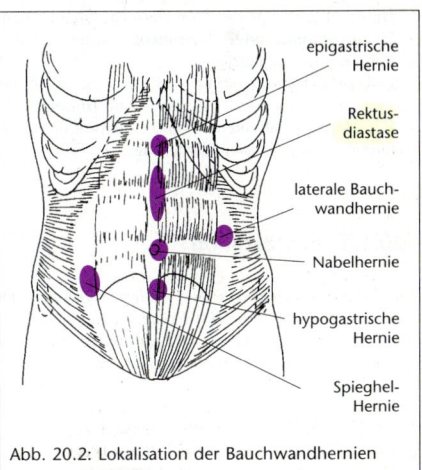

Abb. 20.2: Lokalisation der Bauchwandhernien

Größe und Richtungsverlauf (z.B. Skrotum, Labien) der Hernie. Entzündungszeichen
- **Palpation:** Bei äußeren Hernien Bruchpforte und Bruchkanal mit Zeigefinger oder Kleinfinger austasten: Konsistenz, Größe, Reponibilität, Gleitfähigkeit des Bruchinhaltes? Anatomische Beziehungen der Hernie? Bei irreponiblen inkarzerierten Hernien ist die Bruchpforte häufig erst intraop. darzustellen
  DD: Leistenhernie/Schenkelhernie: zur Orientierung bei vollständig reponibler Hernie am liegenden Pat. Lig. inguinale (Verbindungslinie Spina iliaca ant. sup. – Tuberculum pubicum) und inneren Leistenring (ca. 1 cm kranial des Femoralispulses) aufsuchen. Beim Pressen Vorwölbung
  - oberhalb des Leistenbandes: Leistenhernie
  - im Bereich des inneren Leistenringes: indirekte Leistenhernie
  - unterhalb des Leistenbandes: Schenkelhernie
- **Auskultation:** Abdominelle Auskultation zur Feststellung der Peristaltik obligat. Darmgeräusche im Bruchsack? Hinweise für Ileus?
- **Diaphanoskopie:** Gibt Aufschluß über die DD Hernie, Hydrozele, Spermatozele.

Apparative Diagnostik

Nur in Ausnahmefällen notwendig; zur differentialdiagnostischen Abklärung (seltene Bruchformen, innere Hernien; Beckenboden-/Lumbalhernien oder Hernien-KO).
- **Sono:** Nachweis selbst kleiner Hernien, Sicherung der Diagnose, v.a. bei schwierigen, manuellen Untersuchungsverhältnissen (z.B. Adipositas permagna) oder dezenten klinischen Befunden
- **Rö-Abdomen-Nativ-Aufnahme:** Nachweis luftgefüllter Darmschlingen im Bruchbereich → drohender Ileus. Skrotalhernien: ggf. seitl. Aufnahme
- **MDP und KE:** KM-gefüllte Darmschlingen im Bruchsack; **Ind.:** vorwiegend zum Nachweis von Gleithernien (Zökum, Sigma), inneren Hernien und retrograder Inkarzeration. Tumor-Ausschluß
- **Endoskopie:** Nachweis innerer Hernien; **Ind.:** Zwerchfell- oder Gleithernien, Tumor-Ausschluß im oberen und unteren Gastrointestinaltrakt
- **Pyelographie und Zystographie:** Nachweis der Beteiligung des Urogenitaltraktes; **Ind.** (selten): supravesikale Hernien, Gleithernien
- **Herniographie oder Peritoneographie:** Nur in Ausnahmefällen. *Cave:* Punktion von Darmschlingen!
- **Computertomographie:** Nachweis innerer Hernien, insbes. innerer Beckenhernien, ggf. Gleithernien (z.B. supravesikale Blasenhernie)
- Bei Hernien-Patienten > 45 J.: Ausschluß einer symptomatischen Hernie durch intraabdominelle Raumforderung, z.B. Ca (Rektoskopie, Kolon-KE, Sono).

20.1.4 Inkarzeration

Einklemmung von Darm oder anderen Organen (Omentum, Ovar, Blase); häufigste und gefährlichste KO! **DD:** *Pseudoeinklemmung: Bei alter irreponibler Hernie wird durch akute intraabdominelle Erkrankung (z.B. Appendizitis, Ulkusperforation, Pankreatitis) eine Inkarzeration vorgetäuscht.*

Formen der Inkarzeration
- **Partiell (Darmwandbruch):** Nur ein Teil der Darmwand befindet sich im Bruchsack (Richtersche Hernie); meist symptomarm; kein Passagestop!

- *Komplett:* Vollständige Einklemmung des Bruchinhaltes infolge plötzlicher abdomineller Druckerhöhung → Passagestop, Darmwandödem, venöse Stauung, Drosselung der arteriellen Blutzufuhr. Dadurch bedingt Koteinklemmung (*Incarceratio stercoracea*), Darmgangrän, Darmperforation, Peritonitis und/oder Ileus. *Cave:* Retrograde Inkarzeration (= Maydl-Hernie: M-förmige Darmhernie mit isolierter Inkarzeration der intraabdominellen Darmschlinge): Diskrepanz zwischen weichem Bruchsackinhalt und starkem intraabdominellem Schmerz evtl. mit Passagestörung.

 Bei „Schwellung oder Vorwölbung" mit Übelkeit, Erbrechen und Schmerzen an inkarzerierte Hernie denken! Die Inkarzerationsgefahr ist umso größer je kleiner die Bruchpforte ist.

Komplikationen der Inkarzeration

- *Kotstauung:* Durch Ein- und Austreten von Darmschlingen in den Bruchsack; Darmpassage verlangsamt; mögl. **KO:** Ileus
- *Koteinklemmung* (*Incarceratio stercoracea*): Koprostase in der zuführenden Darmschlinge führt zu Kompression und mechanischer Verlegung des abführenden Darmschenkels (einschließlich der Blutgefäße)
- *Darmgangrän*
- *Darmperforation*
- *Peritonitis*
- *Ileus* (☞ 19.5)
- *Bruchentzündung:* Ausgelöst durch Bruchband, rezidivierende Repositionsversuche, im Bruchsack eingeschlossene entzündete Organstrukturen (z.B. Appendizitis, Adnexitis); **DD** zw. Bruchentzündung und Schein-Inkarzeration bei irreponibler Hernie oftmals schwierig
- *Scheinreposition* (Reposition en bloc): Bruchsack mit Inhalt wird nur präperitoneal reponiert; Gefahr des Fortbestehens der Inkarzeration
- *Pseudoreposition:* Bruchsack mit Inhalt wird unter Ausriß des Bruchringes nach intraperitoneal verlagert.

20.1.5 Konservative Therapie der Hernien

Therapie der Wahl: Operation. Ausschließlich konservative Maßnahmen nur bei Patienten mit sehr hohem Operationsrisiko anwenden, event. Op in Lokalanästhesie.

Manuelle Reposition (Taxis)

Vorgehen: Analgesie (z.B. 1 Amp. Dolantin® i.m./i.v.), trichterförmiges Umfassen des Bruches bis zum Bruchring (bei Rechtshändern mit der linken Hand) und massierendes Ausstreichen des Bruchinhaltes zur Bauchhöhle. Wichtig vor Beginn: Entspannte Bauchdecke (Beine anwinkeln lassen, warmes Bad oder Sedativa), Blase und Darm sollten entleert sein. Wenn nach 5 Minuten keine Reposition möglich → OP.

 Cave: Nach geglückter Taxis Pat. möglichst stationär beobachten, um möglicherweise entstandene Darmnekrosen, eine partielle Reposition oder En-bloc-Reposition frühzeitig zu erkennen; auf Darmgeräusche, Abwehrspannung, Zeichen der Peritonitis achten!

Wichtig: Nach erfolgreicher Reposition OP in den nächsten Tagen. **KI:**
- Dauer der Einklemmung > 4–6 h
- Peritoneale und lokale Reizerscheinungen, Zeichen der Bakteriämie/Septikämie
- Zeichen des paralytischen Ileus (fehlende Darmgeräusche)
- Enge Bruchpforte ohne Aussicht auf Repositionserfolg.

Bruchband: Obsolet. **Ausnahme:** lokale (Größe des Bruches, massive Verwachsungen) und allgemeine Inoperabilität. **KO:** Abnahme des Bauchmuskeltonus (Druckatrophie); Hautmazerationen; Rezidivbildungen.

20.1.6 Operative Therapie der Hernie

Wegen wachsender Komplikationsgefahr möglichst rasch nach Diagnose!
Therapie kindlicher Hernien ☞ 11.4.1

Absolute OP-Indikation
- Inkarzerierte Hernie > 4–6 h
- Irreponible Hernie mit lokalen und peritonealen Reizerscheinungen, Zeichen der Bakteriämie/Sepsis
- Hernie mit enger Bruchpforte ohne Aussicht auf Repositionserfolg
- Hernie mit Ileussymptomatik (☞ 19.5).

Kontraindikation
- Bei Pat. mit überdimensional großen und lang bestehenden Narben- oder Bauchwandhernien und schlechter Lungenfunktion
- Inkurable intraabdominelle Erkrankungen mit Aszites (Leberzirrhose, Peritonealkarzinose)
- Metastasierendes Ca mit intraperitonealen Absiedlungen und ungünstiger Prognose.

Präoperative Maßnahmen
Vorbereitung: (☞ auch 19.6.1) Abführende Maßnahmen (z.B. Praepacol®, Golitely® und Einlauf).
Aufklärung: allg. Aufklärung (Maßnahme, Erfolgsaussichten, KO etc.); spezielle Risiken (Rezidiv etc.); Dokumentation: Datum und Uhrzeit.

Operative Technik

> Jede Bruchoperation beinhaltet *zwei Phasen*
> - die Resektionsphase
> - die Reparations- oder Wiederherstellungsphase.
>
> Daraus ergeben sich *fünf Operationsschritte:*
> - Präparation der Bruchhüllen, des Bruchsackes und der Bruchpforte
> - Reposition des Bruchinhaltes
> - Resektion und Versenkung des Bruchsackes
> - Reparation durch direkten oder plastischen Verschluß der Bruchpforte
> - Wundverschluß.

Laparoskopische Hernioplastik
Etabliertes Alternativverfahren, wird mit zunehmender Tendenz eingesetzt. Erste Langzeiterfahrungen liegen für Leisten-, Schenkel- und (eingeschränkt) Hiatushernien vor. (☞ auch 20.2.1)

Intraoperative Komplikationen

Abhängig von Lokalisation der Hernie. Grundsätzlich können alle Strukturen verletzt werden, die im Bruchsack (bei Präparation) oder in der Nachbarschaft (v.a. bei Reparation) liegen. Betroffen sind:
- Hohlorgane: Darm, Magen, Harnblase
- Gefäße: V.a. im Leistenbereich Vasa epigastrica, femoralia, circumflexa iliaca profunda; A. obturatoria
- Samenstranggebilde: Vasa testicularia, D. deferens
- Weibliche Adnexe
- Nerven: N. iliohypogastricus, N. ilioinguinalis, N. cutaneus femoris lat.

Vermeidung durch: fundierte Anatomiekenntnisse des OP-Gebietes; Übersichtlichkeit (Darstellung, Blutstillung, insbes. bei Rezidiven); schonende Präparation.

Verletzung von ...	Maßnahme
Darm (V.a. bei Gleithernie mit Inkarzeration)	je nach Ausmaß Naht oder Kombination mit passagerer Kolostomie (☞ 19.7.1)
Harnblase	zweireihige Naht mit 3-0 Chrom-Catgut, transurethraler Katheter
Gefäße	Kompression, Ligatur oder gefäßchirurgisch versorgen (☞ 15.3)
Adnexe	Naht (resorbierbar, 4-0)
Nerven	Ligaturen oder Koagulation der Enden

Postoperative Komplikationen
- *Allg. postop. KO* wie z.B. Blutung, Peritonitis ☞ 19.4
- *Rezidivhernie:* echtes Rezidiv (am Ort der ehemaligen Hernie) und falsches Rezidiv (in unmittelbarer Nachbarschaft der ehemaligen Hernie). Rezidivquote abhängig von:
  - der Lokalisation, der OP-Technik, dem Lebensalter
  - der Anzahl an Voroperationen; mit jedem Rezidiv wächst die Wahrscheinlichkeit zu Mehrfachrezidiven; Zweitrezidive treten in Abhängigkeit vom OP-Verfahren in 3–40% der Fälle, Dritt- und Mehrfachrezidive in bis zu 50% der Fälle auf
- begünstigenden Faktoren, z.B. Bindegewebsschwäche, konsumierende Erkrankungen, chron. Bronchitis, Emphysem, Miktionsbeschwerden bei Prostatahyperplasie, Zytostatika- und Steroidbehandlung, Stoffwechselstörungen, extreme körperliche Belastung in der frühen postop. Phase
- *Kot- und Urinfistel:* bedingt durch intraop. übersehene Läsionen. Spontanheilungen unter Nahrungskarenz bzw. Einlegen eines Blasenverweilkatheters möglich. Operative Intervention unumgänglich bei beginnender Phlegmone, Weiterbestehen der Fistel > 6 Wochen oder innerer Fistel; *Cave:* Zweiterkrankung ausschließen, z.B. Morbus Crohn, Blasenneoplasie!
- *Postop. KO der einzelnen Hernienformen* ☞ 20.2.1–20.2.8
- Bei alloplastischem Material: Abstoßungsreaktion möglich.

OP▷ Postoperative Behandlung
- Frühmobilisierung, d.h. spätestens 24 h postop.; bei großen, plastisch versorgten Bauchwandhernien, Rezidiv- oder Mehrfachrezidivbrüchen später (7–10 d)
- Low-dose Heparinisierung ☞ 30.6.1
- Im Rahmen der Frühmobilisierung adäquate Schmerztherapie (☞ 30.5.1), z.B. Voltaren® supp. bis zu 150 mg/d bis zu 3 Tagen postop. unter Magenprotektion (z.B. Sostril® 300 mg/d p.o.)

- Stuhlgangregulierung und Vermeidung der Bauchpresse: kurzzeitig mildes Abführmittel (z.B. Agiolax® 1x1 TL/d)
- Ggf. Abhusten erleichtern (z.B. Fluimucil® 3x1 Btl./d); bei trockenem Reizhusten ggf. Antitussiva (z.B. Codipront® 2x1/d p.o.). Atemgymnastik.

Körperliche Belastung: Die Primärheilung der Hautwunde ist binnen 6–8 Tagen abgeschlossen; frühestens nach 4 Wochen, spätestens nach 3 Monaten wird das Bindegewebe zug- und druckstabil, wobei die Belastungsstabilität in den ersten 6 Wochen durch das Nahtmaterial und erst später durch Narbenheilung gewährleistet ist.
Richtwerte bei komplikationsloser Heilung:
- Steuern eines PKW wegen möglicher schmerzhafter Bewegungseinschränkung ab dem 10. postop. Tag
- Leichte körperliche Tätigkeiten nach 3–4 Wochen (z.B. Schwimmen, Heben von Lasten < 10 kg, Intimverkehr)
- Mittelschwere Tätigkeiten nach 6 Wochen (z.B. Jogging, Fahrradfahren)
- Schwere körperliche Tätigkeiten nach 3–6 Monaten (z.B. Ballsportarten, Gewichtstraining, Leistungssport).

20.2 Äußere Hernien

20.2.1 Leistenhernie (Hernia inguinalis)   ICD: K 40.X

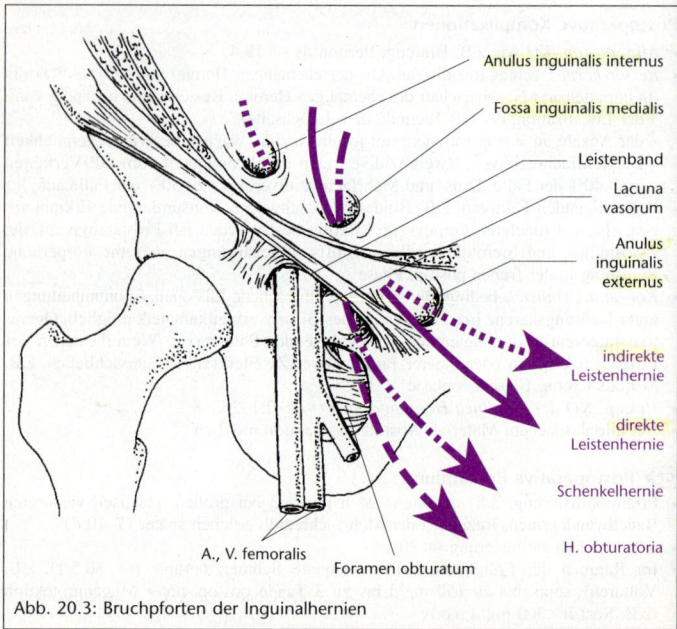

Abb. 20.3: Bruchpforten der Inguinalhernien

Häufigkeitsgipfel: Kindesalter (meist angeboren, lateral, indirekt); jüngeres Erwachsenenalter (größte sportliche Aktivität); Rentenalter.

Checkliste Anatomie

Der Leistenkanal *(Canalis inguinalis)*:
- *Länge:* 4–5 cm; Verlauf: von innen oben lateral nach außen unten medial
- Innerer Leistenring *(Anulus inguinalis profundus):* etwa 1,5 cm oberhalb der Mitte des Leistenbandes
- Äußerer Leistenring *(Anulus inguinalis superficialis):* oberhalb des Tuberculum pubicum
- Begrenzung kranial: M. obliquus int. abdominis und M. transversus abdominis, ventral: Aponeurose des M. obliquus ext. und Fibrae intercrurales, dorsal: Peritoneum, Fascia transversalis und Aponeurose des M. transversus abdominis, kaudal: Leistenband

Durch den Leistenkanal ziehen beim Mann der Samenleiter (Ductus deferens) und die Vasa testicularia, bei der Frau das Lig. teres uteri.

Klinik

Frühsymptome: Unspezifischer stechender und ausstrahlender Schmerz im Bereich der Leiste; in dieser Phase dezente Vorwölbung oder Schwellung in der Bruchregion, z.B. beim Husten oder Niesen, die vom Patienten häufig noch nicht bemerkt wird.
Spätsymptome: Symptome der KO (☞ 20.1.4).

Diagnostik

Inspektion: Vorwölbung im Leistenbereich (Pat. pressen und husten lasssen). Hautverfärbung bei fortgeschrittener Inkarzeration.

Palpation

- *Weiche Leiste:* weiter innerer Leistenring, schlaffe Hinterwand des Leistenkanals
- *Hernia incipiens* (beginnende Leistenhernie): Peritonealsack stößt an die Fingerkuppe an
- *Hernia completa:* Eintreten des Bruches in den Leistenkanal, **DD:** direkt/indirekt ☞ unten
- Femoralispulse bds. tastbar?
- Beurteilung des Hodens und Nebenhodens: Loco typico, Größe, Konsistenz, Oberfläche, Dolenz, Abgrenzbarkeit?
- Anorektaler Befund, Untersuchung untere Extremität (z.B. Läsionen, Tumoren).

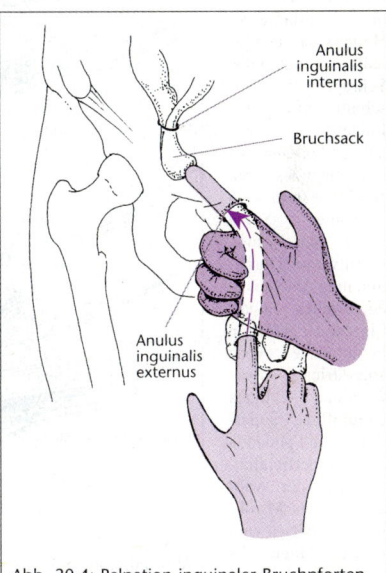

Abb. 20.4: Palpation inguinaler Bruchpforten

Differentialdiagnose

- Lokal: Femoralhernie (☞ 20.2.2), Femoralaneurysma, AV-Fistel, Varixknoten der V. saphena magna; Lk-Metastase (Anal-Ca! Haut-

Tumor), Lipom, Zyste, Senkungsabszeß
- Erkrankungen des Stütz- und Bewegungsapparates z.B. Koxarthrose
- Lymphadenopathien: entzündlich, neoplastisch
- Urogenitale Erkrankungen (z.B. Varikozele)
- Hernie bei Hydrozele.

Direkte Leistenhernie	medial der epigastrischem Gefäße (muskelarmes Hasselbachsches Dreieck), erworben
Indirekte Leistenhernie	lateral der epigastrischen Gefäße, angeboren oder erworben

Therapie
OP-Ind.: ☞ 20.1.6; zur laparoskopischen Versorgung s.u.
OP-Vorbereitung: Abführen am Vorabend, Rasur und evtl. transurethraler Blasenkatheter bei Blasenentleerungsstörung (z.B. Prostatahyperplasie).

Konventionelles OP-Prinzip
Rückenlage, Anästhesie: meist ITN, selten PDA oder Spinalanästhesie.
Die Leistenhernienreparation ist v.a. eine Faszienreparation. Prinzip aller OP-Verfahren ist die Verstärkung der Hinterwand des Canalis inguinalis. Schräger Inguinalschnitt ein bis zwei Fingerbreite oberhalb und parallel des Leistenbandes vom Anulus externus in Richtung Spina iliaca ant. sup., schrittweise Durchtrennung des Subkutangewebes unter Ligatur der größeren Femoraläste (Vasa epigastrica superficialia, iliaca circumflexa superficialia und pudenda ext. superficialia), Spaltung der Aponeurose des M. obliquus ext. vom Anulus inguinalis externus nach lateral

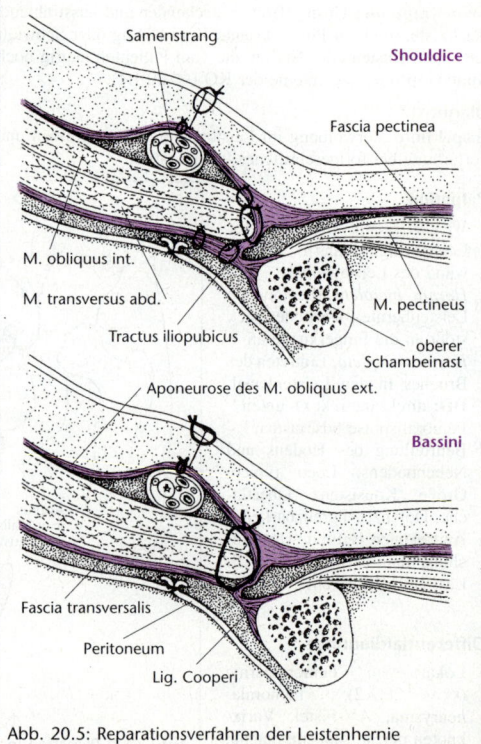

Abb. 20.5: Reparationsverfahren der Leistenhernie

(*Cave:* N. ilioinguinalis), beim Mann Samenstrang isolieren und M. cremaster resezieren. Darstellen des vollständigen Bruchsackes, Aufsuchen der Bruchpforte, Tabaksbeutelnaht, Abtragen des Bruchsackes beim indir. Leistenbruch, Einstülpen beim dir. Leistenbruch.

Häufige konventionelle OP-Methoden

OP-Prinzip nach Shouldice

- Spaltung der Fascia transversalis, Abpräparieren des präperitonealen Fettgewebes vom kran. Anteil
- Fasziendopplung: die kraniale Lefze kommt über der kaudalen zu liegen; erste Nahtreihe von med. nach lat., zweite von lat. nach med., jeweils fortlaufend
- Anheften der Muskulatur (fortlaufende Nähte): erste Naht von lat. nach med., M. transversus abdominis und hintere Kante des M. obliquus int. an das Lig. inguinale; zweite Naht von med. nach lat. = Vorderkante des M. obliquus int. an das Lig. inguinale. Modifikation n. *Berliner:* Doppeltes Anheften der Muskulatur in einer Nahtreihe an das Lig. inguinale (Ergebnisse gleich gut).
- Reposition des Samenstranges, Verschluß der Externusaponeurose.

OP-Prinzip nach Bassini

Hinterwand = 1. Naht = Bassini-Naht: Fassen des M. obliquus int. am Rand des M. transversus abdominis, beiden Rändern der gespaltenen Fascia transversalis, Lig. reflexorum und Schambeinperiost. Einzelknopfnähte vorlegen, Abstand 0,6 cm wie 1. Naht, Fixierung jedoch an Lig. inguinale anstelle des Periostes. Modifikationen der Vorderwandrekonstruktion:
- Externusaponeurose unter Samenstrang (Bassini-Kirschner)
- Externusaponeurose vor Samenstrang gedoppelt (Girard)
- Externusaponeurose gedoppelt und Samenstrang zwischen Lefzen in den neugebildeten Leistenkanal (Bassini-Hacken-bruch).

OP nach McVay-Lotheissen

Kein kaudaler Rand der Fascia transversalis. **Ind.:** Fascia transv. stark ausgedünnt oder praktisch nicht mehr vorhanden.
Spaltung der Fascia transversalis. Diese mit M. transversus abdominis, M. obliquus int. und Lig. Cooperi (Lig. pubicum sup.) vernähen. Die erste, medial gelegene Naht bezieht Schambeinperiost und Lig. lacunare mit ein. *McVay:* Die letzte lat. Naht wie oben zuzüglich Lig. Cooperi und dem med. Anteil der Gefäßscheide („transition stitch").

 Cave: Bei Spaltung der Fascia transversalis auf die epigastrischen Gefäße achten! Meist 2 Venen und 1 Arterie.

OP-Komplikationen der konventionellen Verfahren

- Einengen des Samenstranges und/oder Verletzung der versorgenden Gefäße:
  - *Ischämische Orchitis* (lokale und evtl. allg. Entzündungszeichen). Remission nach Tagen oder Wochen möglich; Hodenathrophie in 30–40%. Bei Verdacht Dopplersonographie; evtl. Revision
  - *Hodenathrophie:* Häufigkeit 0–5%, bei Rezidivhernie 2–10%. *Cave:* Hodenluxation (Gefäßversorgung durch Hodenhüllen!). Bei Dysfunktion des anderen Hodens Fertilitätsstörung möglich
  - *Verletzung des D. deferens:* Fertilitätsstörung als Folge möglich. Daher immer Rekonstruktionsversuch durch Naht (innere Schienung mit 2-0 Nylonfaden, Rekonstruktion durch absorbierbare Einzelknopfnähte 6-0; gelegentlich mikrochir. Vorgehen notwendig; erfolgreich in bis zu 70%)

- Verletzung von Gefäßen mit Gefahr der Nachblutung:
  - *Vasa epigastrica inf.* Ther.: Doppelligatur der Enden. *Cave:* Bei Übersehen große Hämatome!
  - *Vasa cremastericae ext.* (Verbindung Vasa epigastricae inf. und Samenstrang) *Cave:* werden häufig übersehen und reißen ein! Deshalb vorbeugende Ligatur!
  - *Plexus pampiniformis:* Sorgfältige Blutstillung, Gefäßversorgung durch Hodenhüllen i.d.R. ausreichend
  - *V. femoralis:* v.a. gefährdet bei zu tiefer Stichführung bei Faszienrekonstruktion und Subkutannaht!
- Nervenschädigung
  - chron. Leistenschmerz, Sensibilitätsstörungen (*Ilioinguinalis-Syn., Nn. iliohypogastricus et genitofemoralis*), Reizung oder Verletzung des Nerven. Häufigkeit: 5–7%. Bei nicht resorbierbarem Fadenmaterial häufiger als bei resorbierbarem
  - *N. femoralis:* sehr selten durch Hämatom oder direkte Verletzung. Quadrizepsausfall. Op. Revision mit Ausräumen des Hämatoms oder neurochir. Faszikelnaht (☞ 2.6.3) erforderlich
- Einengende Naht d. V. femoralis: Klinik der akuten oder chron. Venenstauung am Bein. Wichtig ist, daran zu denken! Phlebographie. Ther.: Entlastung der zu weit eingeengten Lacuna vasorum, evtl. Thrombektomie, Thrombolyse. *Cave:* Lungenembolie
- Selten Hydrozele bei unvollständiger Resektion des distalen Bruchsackes. *Ther.:* Punktion, selten OP
- Bei Verkennen des Bruchtypes (Gleitbruch) oder Bruchinhaltes: Darm-, Adnex- oder Blasenverletzung.

Prognose: Rezidivquote bei indirekter Leistenhernie niedriger als bei direkter. Bei suffizientem Verschluß unter Einbeziehung der Fascia transversalis Rezidivquote 1–10%, bei Apposition von Muskulatur oder Implantation von Fremdmaterial 10–30%; Rezidivquote bei Herniotomie nach Bassini 5–10% (indirekte Hernie 3–4%, direkte Hernie 10–16%), nach McVay-Lotheissen durchschnittlich 5% und nach Shouldice 0,2–3%.

Verfahren mit plastischer Verstärkung der Bauchdecke durch Kunststoffnetz

Hauptindikation: große Primärhernien, Rezidivhernien. Anmerkung: Die Hernienchirurgie ist zur Zeit in starkem Fluß. So werden manche der nachfolgend genannten Verfahren von einzelnen Kliniken auch bei kleinen Primärhernien bevorzugt eingesetzt.

Konventionelle Technik: Netz auf Bauchdeckenmuskulatur

Herniotomie nach Lichtenstein: Prinzip: konventionelle Schnittführung, Bruchsackpräparation, ggf. Resektion. Netz (Marlex, Prolene) medial abgerundet, fortlaufende Naht (nicht resorbierbar, monofil) zwischen Unterkante Netz und Lig. inguinale beginnend am Aponeurosengewebe über os pubis bis lateral des inneren Leistenringes, Netz lateral einschneiden, oberen Streifen schwalbenschwanzartig an den unteren Streifen legen (= neuer innerer Leistenring), Fixation medial auf M. obliquus internus (Einzelknopf, resorbierbar), Fixation laterales Ende an Lig. inguinale (3-4 cm über inneren Leistenring hinaus). Vorteil: technisch einfach, Lokalanästhesie. Nachteil: jeder bekommt Netz.

Laparoskopische-Technik: Netz präperitoneal (Verstärkung der Fascia transversalis von innen)

Laparoskopisch transperitoneal (= laparoskopische OP)

Ind.: Unklarer Leistenschmerz, Rezidivleistenhernie, beidseitige Leistenhernie (nach Abklärung der DD ☞ 20.2.1). **KI:** Große irreponible Brüche, präop. KO (☞ 20.1.4), allg. KI gegen Laparoskopie (☞ 6.7.8).
Vorteile: Kurzer stat. Aufenthalt und frühe volle Belastbarkeit (nach 1–2 Wo.) = volkswirtschaftlich günstiger; gleichzeitige Ther. anderer Schmerzursachen (z.B. Adhäsionen). **Nachteile:** Extraperitonealer Eingriff wird nach intraperitoneal verlagert, langfristige Prognosen (> 5 J.) noch nicht möglich.

Laparoskopisches OP-Prinzip
- Anlage des Pneumoperitoneums (☞ 6.7.8); weitere Trokarpositionen: re und li Mittelbauch in Bauchnabelhöhe
- Durchtrennen des Peritoneums, Darstellen der Vasa testicularia, Ductus deferens, A. und V. epigastricae inf., innerer Leistenring, Lacuna vasorum, Os pubicum, Lig. cooperi, Fascia transversalis
- Positionieren und Anheften des präparierten Kunststoffnetzes (z.B. mit Hernienstapler)
- Verschluß des Peritoneums mit Hernienstapler oder Endonaht, Entfernen der Trokare unter Sicht, Dekompression des Peritoneums; Hautnähte.

OP Häufige Laroskopische OP-Verfahren
- **Minimalinvasive total extraperitoneale Technik:** Vereinzelt angewandtes Verfahren. Prinzip: „Pneumoperitoneum präperitoneal", Netzeinlage ohne Eröffnung des Peritoneums. Vorteil: Peritoneum wird nicht eröffnet, bei Rezidivhernien keine Präparation durch die Narbenplatte. Nachteil: Anpruchsvoll und aufwendig
- **Transinguinales Vorgehen:** Prinzip: wie bei Shouldice OP. Bei ausgedünnter Fascia transversalis oder weiter Bruchpforte Verstärkung der Faszie durch innenanliegendes Netz. Vorteil: individuelle Entscheidung, ob Netz notwendig; extraperitoneales konventionelles Vorgehen; Lokalanästhesie. Nachteil: aufwendiger als Shouldice, bei Rezidiv OP-Weg durch Narbe
- **Präperitoneale Netzplastik** bei Rezidiven über Unterbauch-Mittelschnitt (nach Stoppa). Prinzip: Konventioneller Mittelschnitt bis in die präperitoneale Schicht, in dieser Darstellung des Bauchdeckendefekts von innen, Reposition des Bruches und Einlage des Netzes. Vorteil: Bauchdeckennarbe bleibt unberührt (stabile Anteile bleiben stabil). Nachteil: aufwendig; bei Infekt problematisch (Re-OP!).

Verletzung intraabdomineller Organe und Gefäße; Nervenirritation durch Endoklammern; Materialabstoßung.

20.2.2 Femoral- oder Schenkelhernie ICD: K 41.X

Mit etwa 10% zweithäufigste Bruchform; stets erworben. Bevorzugt ältere Frauen im 5.–8. Lebensjahrzehnt. Geschlechtsverhältnis F:M = 3:1; rechtsseitig etwa doppelt so häufig wie linksseitig; in 20% beidseitig. Durch die enge Schenkelbruchpforte ist die Inkarzerationsneigung sehr groß und Repositionsversuche sind meist erfolglos.

Checkliste Anatomie
Unterteilung der Bruchpforte durch den Arcus iliopectineus in Lacuna musculorum und Lacuna vasorum. Typisches Auftreten der Femoralhernie medial der großen Gefäße unterhalb des Leistenbandes in der Lacuna vasorum (☞ Abb. 20.3). Begrenzung medial

durch den M. pectineus und das Lig. lacunare, lateral durch die V. femoralis, ventral durch das Lig. inguinale und dorsal durch das Lig. Cooperi.

Klinik
Oft uncharakteristisch (z.B. Leistenschmerz, Stuhlunregelmäßigkeiten, Schmerzen beim Gehen) und daher häufig erst im Stadium der Inkarzeration (☞ 20.1.4) erkannt (25–30%).

Diagnostik: durch klinische Untersuchung (☞ 20.1.3), Sonographie.
DD: wie bei Leistenhernie.

Therapie:
OP.-Ind.: Da Inkarzeration bei kleiner Bruchpforte häufig, OP-Indikation großzügig stellen! Vorbereitung und Lagerung ähnlich wie Leistenhernie (☞ 20.2.1) mit gestreckten Hüftgelenken und leicht angehobenem Gesäß.

OP-Technik ☞ 20.2.1
- *Inguinal* (oberhalb des Leistenbandes): Verlagerung des Bruchsackes aus dem Schenkelkanal nach kranial und Verschluß der Bruchpforte nach McVay-Lotheissen. Verfahren der Wahl insbes. beim Mann, da in 53% der Fälle gleichzeitig eine direkte Leistenhernie vorliegt
- *Crural* (unterhalb des Leistenbandes): Naht des Leistenbandes an die Fascia pectinea und das Lig. pubicum
- *Präperitoneal* (Horizontalschnitt oberhalb des Leistenbandes): sehr selten bei Rezidivhernien angewendet.

KO: venöse Abflußstörung, Thromboembolie (1%), Kompression des N. femoralis.

20.2.3 Nabelhernien   ICD: K 42.X

Die Nabelhernie des Erwachsenen (etwa 5% aller Hernien) ist erworben; bevorzugt sind Frauen im Alter von 40–50 Jahren betroffen; Prädisposition: Schwangerschaft, Adipositas, körperliche Schwerarbeit. Nabelhernie im Kindesalter: ☞ *11.4.8.* **KO:** *Inkarzerationsrisiko 30%, Letalität bei Inkarzeration 10–18%, Spontanheilung bei Erwachsenen nie, beim Kleinkind 98%!*

Checkliste Anatomie: Die Bruchpforte ist der Anulus umbilicalis oder bei paraumbilikalen Hernien eine Faszienlücke neben oder oberhalb des Nabels.

Klinik, Diagnostik
Unspezifische ziehende oder brennende Schmerzen in der Nabelgegend, Vorwölbung des Nabels, bei Inkarzeration gelegentlich livide Verfärbung des Nabels.

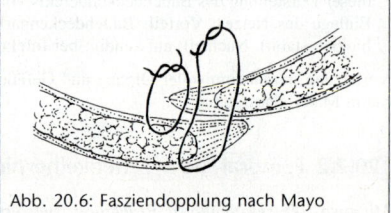

Abb. 20.6: Fasziendopplung nach Mayo

Diagn. klinisch. Immer Ausschluß einer symptomatischen Hernie (Peritonealkarzinose, Aszites). Bruchsackinhalt bei kleinen Hernien meist präperitoneales Fett oder Omentum majus, bei großen auch Dünn- und/oder Dickdarm möglich. **DD:** Paraumbilikalhernie; Lipom.

Im Anfangsstadium große Neigung zur Inkarzeration!

Therapie: Mit Diagnose OP-Ind. gegeben; Ausnahme: multimorbider Pat., symptomatische Hernie. Rückenlagerung; Allgemein- oder Lokalanästhesie.

OP-Technik

- Zugang: semizirkulärer Hautschnitt kaudal oder lateral, selten transumbilikal oder Nabelexzision
- Bruchsack vom Nabel lösen (*Cave:* Nabeleröffnung!), abtragen und Bruchpforte darstellen
- Faszienverschluß, meist (v.a. bei großen Hernien) als transversale Fasziendopplung nach Mayo mit U-Nähten (☞ Abb. 20.6)
- Refixation des Nabels an der Faszie, Wundverschluß.

Prognose: Rezidivquote ca. 3%

20.2.4 Narbenhernie (Hernia cicatricea sive postoperativa)

ICD: K 43.X. Bruchpforte ist eine sekundäre Muskel-Faszienlücke im Verlauf von Laparotomienarben; treten bevorzugt innerhalb der ersten 3 Monate nach dem op. Eingriff (Hernia postoperativa) auf. Besonders herniengefährdet sind Schnittführungen in muskelschwachen Bauchwandanteilen wie Medianschnitte oder Pararektalschnitte; selten nach Querschnitt oder Wechselschnitt. Inzidenzrate nach medianen Laparotomien: 15%; paramedian: ca. 5%; Rippenbogenrandschnitt < 4%.

Prädisponierende Faktoren: Neben den allgemeinen (☞ 20.1.1): frühzeitige Schwerstarbeit postop., Anämie, Proteinmangel, Faktor XIII-Mangel.

Klinik, Diagnostik: Bei kleinem Bruch Gefahr der elastischen Inkarzeration (Inzidenz ca. 10%), bei großem Bruch mehr kosmetisches Problem. Dementsprechend große Symptombreite. Diagn. klinisch; bei inzipienter Hernie oder extremer Adipositas Sono hilfreich. Gelegentlich mehrere kleine Bruchpforten in unmittelbarer Nachbarschaft.

Therapie

Allgemeine Richtlinien zur OP-Ind.: Revisions-OP frühestens 6 Mon. nach Primäreingriff. **Vorbereitung:** Gewichtsreduktion, Atemgymnastik, mildes Abführen.

OP-Technik

- Rückenlagerung. Meist Allgemeinnarkose
- Ausschneiden der Narbe, vollständige Darstellung des Bruchsackes und -ringes, Reposition des Bruchinhaltes
- Darstellen und Resektion der brüchigen Faszienanteile, Lösen von Adhäsionen
- Faszienrekonstruktion: Fasziendopplung nach Mayo (☞ 20.2.3); Stoß-auf-Stoß-Naht ein- oder zweireihig, mit lateralen Inzisionen der Rektusscheide und Onlay- oder Underlay-Prothese (körpereigene, lyophilisierte Dura-, Fascia lata- oder Kunststoffnetze: Marlex®, Goretex®).

Komplikationen, Prognose

- Rezidivquote 10%
- Infektion, Blutung häufig!

20.2.5 Epigastrische Hernie ICD: K 43.X

Häufigkeit 5%; meist Männer (70%) ab dem 50. LJ.; Bruchpforte liegt in der Linea alba zwischen Processus xiphoideus und Nabel, in 10% multipel.

Klinik, Diagnostik: Faszienlücke, häufig aber auch schmerzhafte und nicht reponible Vorwölbung tastbar; gelegentlich Zufallsbefund (jeden Pat. pressen und aufrichten lassen). Ca. 1/3 nur sonographisch nachweisbar.

Differentialdiagnose
- Rektusdiastase: Kein Bruch oder Bruchpforte, sondern Auseinanderweichen der Rektusmuskulatur mit Ausdünnung der Linea alba. Häufig im Oberbauch und nach Gravidität, gelegentlich auch angeboren. Verursacht kaum Beschwerden, daher OP selten indiziert (Rezidivrate: 50%, Letalität 10%). **Kons. Ther.:** Kräftigung der Bauchmuskulatur. Wenn OP, dann Fasziendopplung
- Intraabdominelle Erkr.: z.B. Ulkus- oder Gallensteinleiden, Pankreatitis, Aszites.

Ther.: OP-Ind. ☞ 20.1.4; Vorbereitung und Lagerung wie Leistenhernie (☞ 20.2.1).

OP-Technik
- Kleine Hernie: Bruch(sack)reposition, Fasziennaht
- Große Hernie: Linea alba spalten, Fasziendopplung nach Mayo (☞ Abb. 20.6).

Progn.: selten Rezidive (2–5%).

20.2.6 Hernia obturatoria ICD: K 45.X

Häufigste Beckenbodenhernie. Ursache: Erschlaffung des Beckenbodens, daher überwiegend ältere Frauen und/oder Multipara. Erworben, bevorzugt rechtsseitig. Diagnose häufig erst durch Inkarzeration.

Checkliste Anatomie: Bruchpforte Foramen obturatum. Kanal 2–4 cm lang und durch Mm. pectinosus, adductor longus und obturatorius ext. begrenzt.

Klinik, Diagnostik: Schmerz (meist Inkarzeration!) zieht vom Unterbauch zur Oberschenkelinnenseite (Romberg-Zeichen). Verstärkung durch Streckung, Adduktion und Innenrotation in der Hüfte (Howship-Romberg-Zeichen). Nachweis durch Sonographie und CT. Häufig kombiniert mit Femoralhernie. Bei rektaler oder vaginaler Untersuchung gelegentlich als Vorwölbung tastbar. **KO:** bei Inkarzeration Letalität 50%.

Therapie
OP-Ind. ☞ 20.1.4; Vorbereitung und Lagerung wie Leistenhernie ☞ 20.2.1.
OP-Technik
- Im Notfall: *Transperitoneal* über mediane Unterbauchlaparotomie: Bruchlückenverschluß durch Naht oder Deckung mit Marlex® oder Fascia lata-Lappen
- Elektiv: *Präperitoneal* suprapubisch über Unterbauchquerschnitt. Vorgehen wie beim transperitonealen Zugang.

20.2.7 Hernia perinealis ICD: K 45.X

Beckenbodenhernie. Primäre (bevorzugt Frauen) oder sekundäre (geschlechtsungebundene) Formen. Ursachen primär: Erschlaffung der Beckenbodenmuskulatur; sekundär: z.B. nach Prostataresektion, abdominoperinealer Rektumextirpation. Bruchsackinhalt meist Dünndarm, Inkarzeration selten.

20.2 Äußere Hernien

Anatomie: Diaphragma pelvis kann überall durchbrochen werden. Einteilung in vordere (bei Frauen; z.B. H. pudenda, H. vaginolabialis) und hintere (para- oder retrorektal) Hernien.

Klinik, Diagnostik: Bei hinteren Hernien Sitzbeschwerden durch reponible Vorwölbung, deutlich tastbarer Hustenstoß. Bimanuelle, rektovaginale Untersuchung. Evtl. Diagnosesicherung durch Sonographie, MDP, CT.

Therapie

OP-Ind.: ☞ 20.1.4; Vorbereitung wie bei Leistenhernie (☞ 20.2.1); Lagerung je nach Verfahren.

OP-Technik

- *Transperitoneal:* Inkarzeration, große Hernien. Rückenlage mit Beckenhochlagerung. Bruchlückenverschluß wie bei Hernia obturatoria (☞ 20.2.6)
- *Perineal:* kleine Hernien. Steinschnittlage. Bruchlückenverschluß wie bei Hernia obturatoria (☞ 20.2.6)
- Evtl. *kombiniertes Verfahren* bei Inkarzeration großer Hernien.

KO: selten; bei übersehener Inkarzeration hohe Letalität!

20.2.8 Seltene äußere Hernien   ICD: K 45.X

- *Spieghel-Hernie:* in der Linea semilunaris gelegen, meist an der Kreuzung mit Linea arcuata. Geschlechtsungebunden, 40.–70. LJ., erworben, meist einseitig. Ausbreitung unter der Externusaponeurose. Inkarzeration selten. **DD:** Intraabdominelle Erkrankungen (z.B. Sigmadivertikulitis, Appendizitis). Bruchinhalt: Darm, Netz, Ovar, Hoden. **Ther.:** Querer Hautschnitt über Bruch, typische Bruchsackversorgung, Bruchlückenverschluß quer
- *Lumbalhernien:* Bruchpforte kosto- oder iliolumbales Dreieck. Ätiol.: postop., posttraumatisch (z.B. Beckenfraktur). Bruchinhalt: Dünndarm, Niere, Netz oder andere retro- oder intraperitoneale Strukturen. Ca. 80% erworben, 2/3 Männer, 50.–70. Lj. Bis zu 25% Inkarzerationen mit entsprechender Symptomatik. **DD:** Weichteil-Tumor, Zysten. **Ther.:** Obere Bruchlücke: Verschluß durch Lumbalfaszienlappen oder Marlex®-Netz; untere Bruchlücke: Marlex®-Netz
- *Hernia ischiadica:* Bruchpforte Foramen ischiadicum majus. Bruchinhalt: z.B. Darm, Netz, Ureter. F:M = 3:1, 20.–60. LJ., erworben und angeboren. Häufig asymptomatische Glutealschwellung, Affektion des N. ischiadicus. **DD:** Diskusprolaps, Weichteil-Tumor, Harnstau. **Ther.:** Transperitoneal über mediane Laparotomie, typische Bruchversorgung, evtl. Fascia lata-Plastik, Kunststoffnetz
- *Hernia supravesicalis:* in Nachbarschaft zur Harnblase gelegen (Durchtrittsort: Fossa supravesicalis), selten spontan, häufiger nach Vor-OPs, z.B. Leistenhernien-OP; meist äußere, selten innere Hernie (häufig verkannt!). Verdrängung der Harnblase). **Ther.:** Äußere Hernie: wie Leistenhernie; innere Hernie: über mediane Laparotomie. **KO:** bei innerer Hernie 10% Letalität wegen verschleppter Diagnose.

20.3 Innere (= intraperitoneale) Hernien

ICD: K 46.X.
Im Vergleich zu den äußeren Hernien selten. Sie treten durch angeborene oder erworbene (z.B. Briden) Bruchpforten innerhalb des Bauchraums aus. Häufig nach Darmresektionen. Am häufigsten (etwa 70%) sind die Treitzsche Hernie (Hernia recessus duodenalis) an der Flexura duodenojejunalis, gefolgt von der Hernia bursae omentalis sive paraduodenalis, Hernia duodenomesocolica und Hernia mesentericoparietalis dextra.

Klinik, Diagnostik: Erstsymptom ist häufig ein Ileus, die Diagnose wird oft erst intraop. gestellt. Zur Diagnosesicherung: Sonographie und CT.

Therapie
OP-Technik: Mediane Laparotomie und Versorgung der Hernie durch Reposition des Bruchinhaltes und Verschluß (oder auch Erweiterung) der Bruchpforte zur Inkarzerationsprophylaxe; bei Nekrose Darmresektion des betroffenen Anteils.
Laparoskopische Versorgungen von Hiatushernien wurden beschrieben, Langzeitergebnisse stehen jedoch noch aus. ☞ 17.6

Frank Michael Hasse
Hartwig Nürnberger

21

Milz und Lymphatisches System

21.1	**Checkliste Anatomie**	552
21.2	**Milzerkrankungen**	552
21.2.1	Symptome und Differentialdiagnose	552
21.2.2	Diagnostik bei unklarer Splenomegalie	553
21.2.3	Operative Prinzipien	554
21.2.4	Postoperative Behandlung	555
21.2.5	Milzverletzungen ICD: S 36.0	556
21.2.6	Nicht-traumatologische Milzerkrankungen	556
21.2.7	Hyperspleniesyndrom ICD: D 73.1	557
21.3	**Lymphsystem**	557
21.3.1	Leitsymptome und Differentaldiagnose	557
21.3.2	Diagnostik	559
21.3.3	Operationsprinzipien	559
21.3.4	Erkrankungen des Lymphsystems	560

21.1 Checkliste Anatomie

Milz

Liegt vollständig intraperitoneal links subdiaphragmal. 2–3 getrennte Milzsegmente; mit i.d.R. gelappten Rändern. Enge topographische Beziehungen durch das Lig. gastrolienale zu *Magenfundus* und *A. gastroepiploica sin.* und das Lig. lienorenale zu den *Milzgefäßen* und dem *Pankreasschwanz*. Das Lig. phrenicocolicum bildet die Begrenzung der „Milznische".

Variationen
Nebenmilz: In 10–35 % überwiegend an Milzhilus und Pankreasschwanz. *Polysplenie:* Organ in mehreren lobulär angelegten Teilen. *Splenose:* über gesamte Peritonealhöhle verstreute Milzknoten nach traumatischer Milzruptur oder Splenektomie. *Milzagenesie:* häufig mit Symmetriemißbildungen. Bei *Beckenektopie* splenogonadale Fusion möglich.

Blutversorgung
- *A. lienalis* aus dem Truncus coeliacus, in 80 % Aufteilung in 2 Endäste, zusätzlich häufig früh aus der A. lienalis abgehende obere und untere Polarterien
- *V. lienalis* entsteht am Milzhilus aus mehreren Segmentvenen, Zuflüsse: Vv. gastricae breves *(Cave: Splenomegalie bei portaler Hypertension)*, V. gastroepiploica sin., zahlreiche Pankreasvenen, V. mesenterica inferior.

Funktionen der Milz	
Blutmauserung	Hämolyse und Phagozytose von gealterten Erys. Erythrozytenabbau in der Milz geringer als im Knochenmark
Erythropoese	Beim Fetus Blutbildungsstätte. Post partum Erythropoese nur noch im Knochenmark. Potenz der Milz zur Erythropoese bleibt erhalten
Speicherfunktion	Wichtigste Speicherstätte für Thrombozyten ($1/3$ der Gesamtmenge). Speicherung und Abgabe von Faktor VIII
Abwehrfunktion	**Zelluläre Abwehr:** beherbergt einen Teil des RES zur Phagozytose, z.B. von intraerythrozytären Parasiten (Malaria); T-Lymphozyten **Humorale Abwehr:** *Opsonine:* phagozytosefördernde spezifische AK gegen Kapselpolysaccharide von Bakterien *Tuftsin:* ubiquitär phagozytoseanregendes Tetrapeptid *AK-Synthese:* Hauptbildungsort für IgM-AK in B-Lymphozyten

21.2 Milzerkrankungen

21.2.1 Symptome und Differentialdiagnose

- *Splenomegalie:* Ausdruck einer Allgemeinerkrankung mit sekundärer Beteiligung der Milz. Umschriebene Vergrößerung: bei Zysten oder Hämangiomen
- *Schmerzen im linken Oberbauch:* Splenomegalie; Milzinfarkt; ein- oder zweizeitige Milzruptur (☞ 21.2.5); nach Trauma (☞ 21.2.5); Schock (Endotoxinschock).

DD mäßiger Splenomegalie:
- Inf.: z.B. Mononukleose, Sepsis, Endokarditis, Tbc, Malaria, Hepatitis, HIV-Inf.
- Portale Stauung bei Pfortaderthrombose, Leberzirrhose

- Akute Leukämie, M. Hodgkin, Non-Hodgkin-Lymphom
- Hämolytische Anämie, Kollagenosen, Sarkoidose, Hyperthyreose, Hämosiderose, Hämochromatose.

DD ausgeprägter Splenomegalie: Polycythämia vera, Osteomyelosklerose, v.a. CML, Non-Hodgkin-Lymphome; Kala-Azar (Leishmaniose); Speicherkrankheiten (z.B. M. Gaucher).

21.2.2 Diagnostik bei unklarer Splenomegalie

- **Anamnese:** Auslandsaufenthalt (z.B. Malaria), chron. Entzündung (z.B. rheum. Arthritis, Osteomyelitis), Alkohol (z.B. Leberzirrhose), B-Symptomatik (Fieber, Nachtschweiß, Gewicht ↓, Leistungsknick → Malignom?)
- **Palpation:** Eine normal große Milz ist nicht palpabel. Ausnahme: extreme Kachexie, sehr schlanke Person. Konsistenz: *Weich* bei akuten Entzündungen (z.B. Sepsis). *Mittelhart* bei portalem Stau und Hämolyse. *Hart* bei malignen Erkrankungen
- **Labor:** LDH, (HBDH) und direkter Coombstest (Ausschluß Hämoloyse); GOT, GPT, γ-GT, α-Amylase, Lipase (Leber, Pankreas); BB (Polyglobuline). Bei klinischem Verdacht *dicker Tropfen* zur Malariadiagnostik
- **Sono:** Bestimmung von Milzgröße (Normalgröße in 3 Achsen: 11 x 7 x 4 cm), herdförmige Milzveränderungen (Tumoren, Zysten, Infarkte, Hämatome). Reflexmuster (herdförmig oder homogen):
  - *Echoarm:* V.a. lymphoproliferative Erkrankung
  - *Mäßig echoreich:* Myelofibrose
  - *Echoreich:* Tbc, Sarkoidose
- **Rö-Abdomenübersicht:** Milzschatten vergrößert bzw. Weichteilschatten aufgehoben? → Hinweis auf Milzruptur, Kalkeinlagerung (Zustand nach Tbc?), Hämangiom?, verkalkte Aneurysmen?, KM-Anreicherungen (Thorotrastmilz?)
- **Rö-Thorax:** Zwerchfellhochstand li bei Splenomegalie, Milzruptur, Rippenfraktur

- *Bei Milzruptur Erguß im Recessus phrenicostalis li.*
- *Nach Hemikolektomie li freie Verbindung zur parakolischen Rinne → Flüssigkeit z. B. bei Ruptur sammelt sich im Douglas*
- *Subphrenischer Abszeß li. evtl. indirekter Hinweis auf zweizeitige Milzruptur.*

- **Angiographie:** selektive Darstellung der Milzgefäße. *Noduläre avaskuläre* Bezirke: Systemerkrankungen. *Hypervaskuläre* Bezirke: Metastasenmilz. *KM-Extravasat, KM-Austritt in freie Bauchhöhle:* Milzruptur. **Therapeutisch:** nach selektiver Katheterisierung der Milzarterie Embolisation (z.B. mit Gelfoam®) möglich. *Ind.:* Blutung, portale Hypertension ☞ 22.6)
- **CT:** nach keine eindeutige Diagnose durch Sonographie möglich. Bessere Darstellung der Milzkapsel
- **MRT:** Wertigkeit wie CT. Bessere Darstellung bei Hämangiomen, AV-Fisteln, Aneurysmen
- **Szintigraphie:** ^{51}Cr-markierte hitzegeschädigte Erythrozyten sequestrieren in der Milz. Bestimmung von Größe und Speichermuster (path. gesteigerter Abbau) *Ind.:* Hämatologische Erkrankungen
- **Punktion:** Sonographiegesteuerte Feinnadelbiopsie bei Tumorverdacht.

21.2.3 Operative Prinzipien

Splenektomie

Ind.: Nicht beherrschbare Parenchymblutung. Ruptur (bei Kindern Erhaltungsversuch!), Idiopathisch thrombozytopen. Purpura. Relative Ind. bei hämolytischer Anämie, M. Werlhof, Splenomegalie, M. Hodgkin, Hypersplenismus.

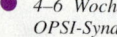
4–6 Wochen vor elektiver Splenektomie immer Pneumokokkenimpfung wegen OPSI-Syndroms (☞ 21.2.4). Sonst 2–3 Wochen post-op.

Operationstechnik
Zugangswege
- Elektive Splenektomie: linksseitiger Rippenbogenrandschnitt (☞ 3.2)
- Staging-Laparotomie: mediane Oberbauchlaparotomie (☞ 3.2)

Durchtrennung des Lig. splenocolicum und Eröffnung der Bursa omentalis durch Spaltung des li Anteiles des Lig. gastrocolicum. Ligatur der A. lienalis möglichst hilusnah, um Minderdurchblutungen von Pankreaskörper und -schwanz zu vermeiden. Thrombozytentransfusion – wenn erforderlich – erst nach Ligatur. Entfernung der Milz nach Ligatur aller unteren Hilusgefäße.

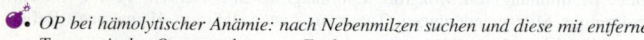
- *OP bei hämolytischer Anämie: nach Nebenmilzen suchen und diese mit entfernen!*
- *Traumatische Organverletzung: Entfernung von Nebenmilzen unnötig und evtl. gefährlich (OPSI-Syndrom ☞ 21.2.4).*

Organerhaltende Operationen

Orthotope Milzerhaltung: nur bei absolut klaren Verletzungsverhältnissen erlaubt, d.h. Kontusion kleiner Parenchymschäden. Langwierige Erhaltungsversuche vermeiden.

Voraussetzungen
- Schonende Milzpräparation!
- Problemlose Unterbindung von Segmentarterien. *Cave:* Werden diese verletzt, ist nur noch Splenektomie möglich.

Technik
- Naht (Material ☞ 2.6.3): Ein- und Ausstich mindestens 1 cm vom Parenchymriß entfernt. Längs oder schräg zur Milzachse nähen. Quere Nähte reißen die Gefäße der Länge nach auf
- Fibrinkleber, Kollagenvlies: nur für kleine, oberflächliche Einrisse und Parenchymabdeckung nach Naht. *Cave: Beim Kleben Aufsprühdruck nicht > 3 atü*
- Infrarotkoagulation, elektrische Sprühkoagulation zur Verschorfung der Oberfläche
- Resorbierbares Netz: Einhüllung der gesamten Milz in eine oväläre Netztasche. Durch Knotung Kompression des Gesamtorgans.

Heterotope Milzerhaltung (Autotransplantation)

OP-Technik
- Zerkleinerung des Gewebes nach Splenektomie in dünne Scheiben oder mit einer Raspel
- Replantation in eine Tasche, die durch Einrollen des großen Netzes gebildet wird
- *Merke:* die Wertigkeit dieses Verfahrens ist nicht geklärt und gehört noch nicht zur klinischen Routine.

Staging-OP beim M. Hodgkin

Partielle Splenektomie im Rahmen einer Staginglaparotomie nur indiziert zur Präzisierung des Stadiums und der daraus folgenden Therapie. Splenektomie bedeutet Eingrenzung des Bestrahlungsfeldes und Schonung der linken Niere!

OP-Technik
- Milzexstirpation/Milzteilentfernung/PE aus der Milz, Lk-Biopsie am Milzhilus, Pankreasoberrand, Choledochus, im Dünndarmmesenterium, paraaortal (li), Leberpunktionsbiopsie re/li Leberlappen, Leberkeilbiopsie
- Bei Kindern lediglich Resektion des unteren Milzpoles!

21.2.4 Postoperative Behandlung

- Zieldrainage nach 2–3 Tagen ziehen
- Sono-Kontrolle (Hämatom, Erguß)
- Engmaschige Laborkontrolle (Hb, Thrombo!)

Postoperative Komplikationen
- **Pneumonie:** Atemgymnastik, Antibiose mit Amoxicillin plus Clavulansäure (Augmentan® 2 x 2,2 g/d i.v.). Antibiogramm!
- **Pleuraerguß:** nach Befund Entlastungspunktion oder Drainage
- **Subphrenischer Abzeß:** Sonographisch/CT-gesteuerte Drainage und Spülung mit Taurolidin (Taurolin® 2 % mit 2 Amp. eines Lokalanästhetikums)
- **Pankreatitis** (☞ 23.5.1; evtl. mit Pankreasfistel): Ableitung der Fistel über Drainage, evtl. Octreotid 3 x 1 Amp. s.c. (Sandostatin® zur Sekretionshemmung)
- **Organverletzungen** (Magen, Kolon, Pankreas): chirurgische Versorgung
- **Thrombembolische KO:** höchste Thrombozytenwerte nach ca. 14 Tagen. Übliche Thromboseprophylaxe (☞ 3.1.8, 3.3.3, 30.6.1) Mobilisation! Bei Thrombo > 400 000 → 0,5–1 g ASS/d p.o., bei Thrombo > 1 Mio. → Vollheparinisierung.

Postsplenektomiesepsis (OPSI-Syndrom)

Overwhelming Post Splenectomy Infection: Schwerste, in 50 % rasch tödlich verlaufende Sepsis bis zu 20 Jahren nach Splenektomie, besonders hohes Risiko bei Pat. mit einem OP-Alter < 2 Jahren. Erreger: 50 % Pneumokokken, 15 % Meningokokken, 10 % Haemophilus influenzae.

Ätiol.: lienales Restgewebe bei einer Splenosis oder der autologen Replantation besitzt wahrscheinlich nur unzureichende Phagozytoseaktivität.

Prophylaxe: 3–4 Wochen **vor elektiver** Splenektomie Impfung mit polyvalentem Impfstoff (Pneumovax®), andernfalls 2–3 Wochen nach Splenektomie, Boosterimpfung nach 5 Jahren. Kinder sollten Langzeitprophylaxe mit Penicillin (2 x 400 000 IE/d) erhalten.

21.2.5 Milzverletzungen   ICD: S 36.0

Am häufigsten als Milzruptur im Rahmen von Thorax- und Abdominalverletzungen. Immer bei Rippenfraktur links Milzruptur ausschließen! (Rarität: echte spontane Milzruptur).

Klinik
Peritonismus linker Oberbauch, Abwehrspannung, Schmerzausstrahlung in die linke Schulter (Kehr-Zeichen), Blutungsschock (☞ 7.2.2).

💣 **Zweizeitige Milzruptur:** *Parenchymriß der Milz ohne Verletzung der Kapsel führt zum subkapsulären Hämatom. Erst nach Tagen bis Wochen kommt es zum Kapselriß, Blutungsschock.*

Diagnostik
- Labor: Hb-Abfall, Leukozytose 20–30 000/µl
- Sonographie: sicherste und schnellste Untersuchungsmethode. Homogene, echoarme, milzumfassende, bei intakter Kapsel nur kappenförmige Raumforderung. (Untersuchung jedes Notfallpatienten im Schockraum), evtl. engmaschige Verlaufskontrollen. Blutung kann durch das Lig. phrenicocolicum auf den li Oberbauch begrenzt sein
- Rö: Diskreter Zwerchfellhochstand, Verdrängung der Magenblase nach medial, Freie Flüssigkeit?
- Ggf. Peritoneallavage. *Cave:* Trotz Blutung negative Lavage möglich.

Therapie
- **Ind.** für *konservative* Behandlung (bes. bei Kindern!): Isoliertes Milztrauma, keine Zeichen eines hämorrhagischen Schocks, keine Koagulopathie. Engmaschige Kreislauf- und Sonokontrollen bei absoluter Bettruhe, bei KO: Splenektomie
- V.a. kleine Parenchymverletzung: möglichst organerhaltende OP (☞ 21.2.3)
- Intraabdominale Massenblutung: Schockther. (☞ 7.2), Splenektomie.

Prognose: Kons. Ther. bei Kindern in ca. 90 % effizient, bei Erwachsenen ist in ca. 70 % die op. Revision erforderlich.

21.2.6 Nicht-traumatologische Milzerkrankungen

Milzzysten   ICD: D 73.4
Primär (z.B. kongenital); sekundär (z.B. parasitär [Echinokokkus], traumatisch)

Klinik: evtl. Verdrängungserscheinungen, Völlegefühl. **Diagn.:** Sono.
Therapie: Resektionsversuch oder Splenektomie (☞ 21.2.4) bei drohender Ruptur und bei Verdrängungserscheinungen. Alternativ: laparoskopische Entdachung evtl. mit Drainage. *Echinokokkuszyste:* Splenektomie.

Maligne Milztumoren   ICD: C 26.1
Rund-Spindelzell-, Retikulo-, Lympho-, Angiosarkom, Metastasen; insgesamt sehr selten; **Ther.:** Splenektomie.

Erkrankungen der Milzstielgefäße
- **Aneurysma, arteriovenöse Fistel (ICD: I 77.0):** *Cave!* Gefahr der Ruptur in die Bauchhöhle, oder Penetration in Magen-Darm-Trakt. Darmsplenektomie

- **Milzvenenthrombose (ICD: I 82.8):** häufig entzündlich (Pankreas!), führt zur Splenomegalie, Ausbildung von Ösophagusvarizen (☞ 22.6). Durch Splenektomie Heilung möglich.

21.2.7 Hyperspleniesyndrom ICD: D 73.1

Splenomegalie (splenomegale Markhemmung), Zytopenie (V.a. Thrombozytopenie, Granulozytopenie).

Nach Splenektomie Normalisierung des peripheren Blutbildes. Bei Abklärung ohne Befund häufig im weiteren Verlauf Entwicklung eines malignen Lymphoms.

Wahl der OP-Technik
Splenektomie: mechanische Veränderungen (Verdrängung, Schmerzen); Ausmaß der Blutbildveränderung.
Portosystemische Shuntanlage (☞ 22.6.2): Bei portaler Hypertension als Ursache für Splenomegalie meist ausreichend, da postoperativ mit einer Rückbildung des Hypersplenismus zu rechnen ist. Kombination von Splenektomie und prophylaktischen splenorenalem Shunt möglich.

💣 *Splenektomie hat eine schnelle Rückbildung des Hypersplenismus zur Folge; ist jedoch keine ursächliche Therapie der zugrundeliegenden Erkrankung. Alternativ zur Splenektomie: Ligatur der Milzarterie, Embolisation der Milzarterie.*

21.3 Lymphsystem

Lymphe besteht u.a. aus Proteinen, Cholesterinen, Bakterien, freien Zellen. Analog zu den Venen gibt es ein tiefes und oberflächliches Lymphgefäßsystem im Bereich der Extremitäten. Der Transport der Lymphe unterliegt den gleichen Mechanismen wie der des Venenstroms. Lymphknoten: Abwehr-, Filter- und Speicherorgane.

21.3.1 Leitsymptome und Differentialdiagnose

- Schwellung oberflächlicher Lk: ☞ Abb. 21.1
- Schwellung innerer Lk: Einflußstauung (mediastinale Lk), Ödem der unteren Extremität und Genitalregion (Becken-Lk)
- Lymphangitis (☞ 21.3.4).

Differentialdiagnose Lymphknotenschwellung ICD: R 59.X
Zervikale Lymphknoten: meist bei unspezifischer oder spezifischer Entzündung im Zuflußgebiet bzw. im Rahmen einer generalisierten Lk-Erkrankung.

💣 *„Junior resident node": fälschlich als Lk getasteter, vorderer Muskelbauch des M. omohyoideus an der Kreuzungsstelle mit der Skalenusmuskulatur.*

- Akut entzündlich: Lk weich und schmerzhaft; Erkr. der Tonsillen, Zähne, Kieferhöhlen, M. Pfeiffer (Mononucleosis infectiosa)
- Chron.-entzündlich: Lk miteinander verbacken indolent. V.a. spezifische Infektionen: Tbc, Lues, Toxoplasmose
- Mit Unterlage verbackene, indolente, harte Lk: maligne Lymphome; Lk-Metastasen

- Glomus-caroticum-Tumoren nur horizontal verschieblich: Karotissinussy.; Karotisaneurysma (pulsierende Schwellung!)
- Laterale Halszyste: prall elastisch, mediokranialer Rand des M. sternocleidomastoideus, evtl. mit sichtbarem Fistelgang
- Mediane Halszyste, thyreoglossale Zyste: unterhalb des Os hyoideum, evtl. sichtbarer Fistelgang
- Zystische Hygrome: meist weich, auspreßbar, Translumination möglich
- Pulsionsdivertikel (☞ 17.5.2), Schilddrüsenknoten (☞ 12.1.5).

Axilläre Lymphknoten (☞ Abb. 21.1, 14.2.5)
- Entzündungen oder Ca z.B. von Arm, Mamma (☞ 14.6), Hals, Lunge
- Schweißdrüsenabszesse (Schmerzen auf Druck!)
- Nervengeschwülste, Angiome, zystische Hygrome, Lipome.

Inguinale Lymphknoten
- Fortleitung von Entzündungen an den Beinen: *Cave!* Zwischenzehenmykose; kurzfristige Tropenanamnese → Pest (meist inguinal = Bubonenpest)
- Metastasen (Melanom an Fuß/Bein)
- Entzündungen und Ca von Analgegend, Rektum, Prostata, Genitale; Coxitis
- Leistenabszesse; Senkungsabszeß (entlang des M. iliopsoas)
- Femoral-/Leistenhernie
- Varixknoten, Aneurysmen, Lymphzysten
- **Lk-Vergrößerungen**: Hinweis auf Phlebitis; Phlebothrombose!

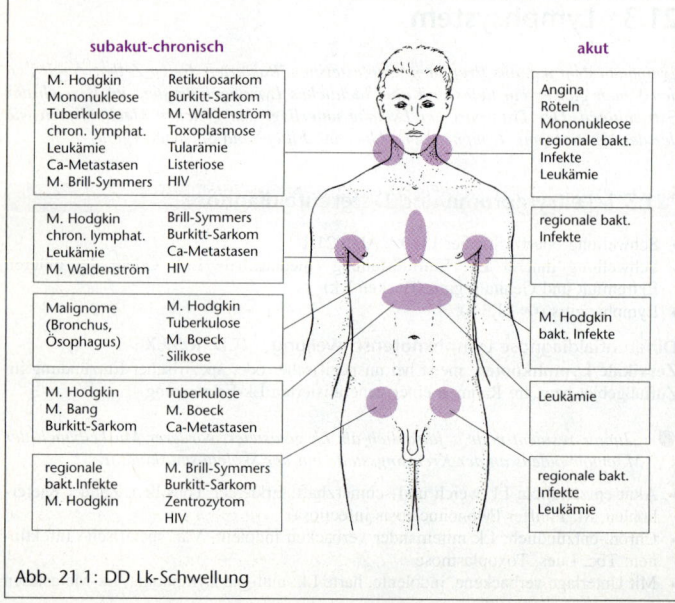

Abb. 21.1: DD Lk-Schwellung

21.3.2 Diagnostik

- **Anamnese:** Akut, chronisch? *Allgemeinsymptome?:* Gewichtsabnahme, Fieber; Abgeschlagenheit, Juckreiz, Alkoholschmerz (V.a. M. Hodgkin), Auslandsaufenthalt? Tierkontakt?
- **Labor:** Zunächst normales Screening: BB, Diff. BB (Leukämie, Anämie), evtl. CRP, Leberwerte, Nierenwerte, E'lyte. Bei entzündlichen Lk-Veränderungen je nach klinischem Verdacht spezifischer Test (z.B. TPHA, HIV, Tine-Test)
- **Sonographie:** Darstellung von Lk bis 3–5 mm möglich. In geübter Hand zur Lokalisation im Halsbereich, Axilla, Mamma sehr gut
- **CT:** Darstellung von Lk bis 2–3 mm möglich. Nur Größenbestimmung. **Ind.:** V.a. malignes Geschehen
- **Lk-Punktion:** unter sonographischer Kontrolle. Nur positive zytologische Befunde sind verwertbar. Ind.: bei unklarer Diagnose. *Cave:* Fistelbildung bei Tbc
- **Lk-Exstirpation** (= Lymphknotenbiopsie): größte diagnostische Aussagekraft. **Ind.:** unklare Schwellung
- **Lymphangiographie:** öliges Kontrastmittel. *Cave:* Evtl. Verschlimmerung eines Lymphödems; *Infektionsgefahr!* Darstellung von Speicherdefekten im Lk (maligne Infiltration) möglich
- **Farbstofftest:** Subkutane Injektion von 1 ml Patentblauviolettlösung (8–11 %) interdigital: *normal* streifenförmige Anfärbung der Lymphgefäße; *Verschluß:* Diffusion in das kutane und subkutane Gewebe; *CVI:* sternförmige Ausbreitung. *Cave:* keine anschließende Lymphangiografie!
- **Lymphsequenzszinti:** zeigt Abflußkinetik der Lymphe, Darstellung der Lk, Speicherdefekte können **nicht** dargestellt werden.

21.3.3 Operationsprinzipien

Lk-Exstirpation/-Biopsie

💣 *Vor Exstirpation mit dem Pathologen klären, ob der Lk fixiert (Formalin) werden darf oder als Nativpräparat (z.B. Leukämiediagn.) untersucht werden muß.*

Indikation

- Diagnostik von unklaren Lk-Befunden, z.B. Malignomverdacht
- Stadieneinteilung beim *M. Hodgkin*, Leukämiediagnostik
- Einzige kurative Indikation: *Lymphadenitis tuberculosa*
- Bakteriologische Untersuchung (Erregernachweis am exstirpierten Lk)
- Bei allen anderen Erkr. konservative Ther. (Internist).

Allgemeine Richtlinien

- *Lokalanästhesie* bei oberflächlichen, besser: Allgemeinanästhesie bei tiefen Lk
- Scharfes und stumpfes Herauspräparieren des Lk, ohne ihn durch Anfassen mit der Pinzette oder Elektrokauter zu schädigen
- Ligatur zu- und abführender Lymphbahnen des betroffenen Lk verringert das Risiko einer Lymphfistel (Serom).

Zervikale Lymphknoten
- *Cave:* auch bei oberflächlicher Lymphadenitis tuberculosa Allgemeinnarkose
- *Cave:* Bei kaltem Abszeß (= Einschmelzung bei Lymphadenitis tuberculosa) keine Drainage legen. Gefahr der Fistelbildung!
- KO: Schädigung von N. facialis; N. accessorius; N. phrenicus; *Cave:* Ductus thoracicus! Lymphfistel!

Axilläre Lymphknoten
- *Lagerung:* Fixation des Armes in 90°-Elevation mit rechtwinklig gebeugtem Ellbogen über dem Kopf des Patienten (Armbügel) *Vorteil:* M. pectoralis rutscht nach medial, tiefe apikale axilläre Lk treten besser hervor
- *Zugang:* Immer quere Inzision. *Cave:* Beugekontraktur durch Längsschnitt
- KO: Schädigung von N. thoracicus longus (Ausfall des M. serratus), N. thoracicus dorsalis (Ausfall des M. latissimus dorsi), V. axillaris, Plexus brachialis.

Inguinale Lymphknoten
- *Lagerung:* Bein in leichter Außenrotation, Beugung im Kniegelenk, *Anästhesie* je nach Lage der Lk (☞ oben)
- *Zugang:* direkt über dem getasteten Knoten, bei größeren Inzisionen Längsschnitt (geringere Schädigung von Lymphbahnen)
- KO: N. cutaneus femoris lateralis (starke Schmerzen, Sensibilitätsausfall ventrolateral), N. genitofemoralis und N. inguinalis (Sensibilitätsstörung: Genitale, Oberschenkel/Leistenhaut), N. femoralis (Ausfall M. quadriceps)
- *Cave:* Postop. geschwollene inguinale Lk evtl. erstes Symptom einer Phlebothrombose!

21.3.4 Erkrankungen des Lymphsystems

Maligne Lymphome   ICD: C 81–85
M. Hodgkin, Non-Hodgkin-Lymphome: Internistische Ther., Splenektomie im Rahmen einer Staginglaparotomie (☞ 21.2.3) oder Splenomegalie.

Lymphangitis   ICD: L 03.X
Entzündung der intra- und subkutanen Lymphgefäße, Erreger meist Strepto- oder Staphylokokken.

Klinik: scharf begrenzter roter Streifen, meist von Hautläsionen der oberen und unteren Extremitäten ausgehend.
DD: beginnendes *Erysipel* (☞ 10.3.4), *Erysipeloid* (☞ 10.3.8), *Phlegmone*.
Ther.: Sanierung der Eintrittspforte (z.B. Abszeß- oder Panaritiumspaltung); sonst konservativ: Ruhigstellung, feuchte Verbände, bei septischen Begleiterscheinungen Antibiotika (Penicillin V 3 x 1,5 Mio. IE/dp.o., später nach Antibiogramm).

Lymphadenitis   ICD: L 04.X
Entzündliche Prozesse oberflächlicher und tiefer Lk. Oft gleichzeitig oder vorausgegangene Lymphangitis (☞ oben). Erreger meist Staphylokokken und Streptokokken.

Klinik: Lk-Vergrößerung, Druckschmerzhaftigkeit, bei stärkeren Entzündungen verbunden mit Rötung und Schwellung der Subkutis und Kutis. Akute Lymphadenitis des Halses neigt zur Abszedierung, chron. Form ist indolent und derb.
Ausgangspunkt: Entzündungsherd im Zuflußgebiet, Eintrittspforte häufig nicht mehr nachweisbar, hämatogene Streuung möglich.

Therapie: Mit Penicillin V anbehandeln, wenn innerhalb von 24 h kein Befundrückgang, bei Staphylokokken Oralcephalosporin z.B. Cefaclor (Bidocef®) 2 x 1g p.o. für 10–12 d; oder Dicloxacillin per os; Sanierung des Ausgangsbefundes. Bei Therapieversagen andere Ursachen ausschließen (evtl. Probeexzision ☞ 21.3.3).

 Bei stärkerer Entzündung oder Fieber primär Penicillin G (3 x 10 Mega/d) bzw. i.v. Cephalosporin® (z.B. Gramaxin 3 x 2 g/d).

Lymphgefäßverletzungen

- Verlauf meist asymptomatisch, klinische Bedeutung bei Unterbrechung der „Engpässe" (Kniekehle, Leistenbeuge)
- *Äußere Lymphfistel, subkutane Lymphzyste:* nach Trauma, OP: Häufig nach postop. Drainage von Axilla oder Leistenbeuge. **Ther.:** Spontane Abheilung abwarten, evtl. anfangs leicht komprimierende, sonst antiseptische Verbände. Evtl. Zyste steril abpunktieren. Bei Persistieren operative Ther.
- *Unterbrechung des Ductus thoracicus* (☞ 27.1.5).

Lymphödem   ICD: R 60.X
***Primär** (idiopathisch):* sporadisch, familiär.

Sekundär: *nach Infektionen, Parasitenbefall (Filarose bancrofti), postoperativ, neoplastisch, Strahlentherapie, postthrombotisch.* **Cave:** *Nach langjährigem Bestehen eines Lymphödems kann sich ein Lymphangiosarkom ausbilden (Stewart-Treves-Syndrom).*

Klinik: Erscheinungsbild variiert von diskreter abendlicher Schwellung bis zur massiven Elephantiasis.

Diagnostik
- *Anamnese:* Dauer, Beginn, Lokalisation (Fußrücken, Hand), Allgemeinsymptomatik? (Gewicht ↓, Leistungsknick → V.a. Neoplasma)
- *Untersuchung:* **„Frühstadium":** weiches Lymphödem, positives Dellenphänomen, „Apfelsinenhaut"; **„Spätstadium":** hartes Ödem, fehlendes Dellenphänomen, ödeminduzierte Fibrosierung der Subkutis, verruköse Effloreszenzen
- *Farbstofftest, Lymphangiographie* (☞ 21.3.2). **Cave:** Ölige KM kontraindiziert, können Lymphödem verschlimmern!

Differentialdiagnose
- Lipodystrophia paradoxa, Lipödeme (charakteristisch durch Fettansammlung an unterer Extremität. Fuß/Knöchelbereich nicht von der Schwellung erfaßt, Ausbildung eines supramalleolären Fettkragens, betroffen sind beide Beine gleichzeitig
- Venöses Stauungsödem (**Cave:** Armschwellungen nach Brustoperationen sind immer Lymphödeme, Phlebographie ist hier nicht indiziert!)
- Postthrombotisches Syndrom. Selbstmutilation! (Schnürfurchen?)

Therapie
- Erfolgsaussichten hängen von Stadium des Lymphödems ab. Je früher, desto besser
- Im Vordergrund steht die *konservative Behandlung* = Lymphdrainage, zusätzlich Kompressionsstrumpfbehandlung Klasse IV, Bandagen
- Fortgeschrittene Lymphödeme stationär in Spezialkliniken behandeln.

Operative Therapie
Ind.: Lymphangiosarkom und bei Versagen aller konservativen Möglichkeiten.

OP-Techniken
- OP nach *Thompson:* Ableitung des Lymphstroms aus den oberflächlichen Faszikeln über die gesunden, tiefen Lymphsysteme. **Nicht** bei Blockade des oberflächlichen und tiefen Lymphsystems z.B. nach Mastektomie!
- OP nach *Charles:* radikale Exstirpation des indurierten Gewebes inklusive der Muskelfaszie. Hautstreifen werden als freie Transplantate auf die freiliegende Muskulatur zurückgepflanzt. **Nachteil:** schlechtes kosmetisches Ergebnis, Rezidive
- Mikrochirurgische bei *sekundären* Lymphödemen:
  - durch 6–10 lymphovenöse Anastomosen verbesserter lymphatischen Abfluß
  - *Lymphonoduläre Anastomosen:* Verbindung quer durchgeschnittener Lk mit Venen. Ergebnisse schlechter als direkte Anastomosen
  - *Autologe Lymphkollektortransplantation:* nur in Spezialkliniken möglich.

Postoperative Behandlung
Bei allen Eingriffen zunächst Kompressionstherapie (halbelastische Binden), Kompressionsstrümpfe (speziell angemessen) über Jahre.
Progn.: Die konservative Therapie ist der operativen überlegen!

Frank Michael Hasse
Hartwig Nürnberger
Gotthilf Fischle

22

Leber und Pfortader

22.1	Checkliste Anatomie	564
22.2	**Leitsymptome der Lebererkrankungen**	**565**
22.2.1	Ikterus ICD: R 17	565
22.2.2	Hepatomegalie ICD: R 16.0	566
22.2.3	Aszites ICD: R 18	567
22.2.4	Portosystemischer Kollateralkreislauf	568
22.2.5	Portosystemische Enzephalopathie	568
22.3	**Diagnostische Methoden**	**569**
22.3.1	Leberlabor	569
22.3.2	Bildgebende Verfahren	570
22.3.3	Leberbiopsie	572
22.3.4	Ergänzende Untersuchungen	572
22.4	**Perioperatives Management**	**573**
22.4.1	Präoperative Maßnahmen bei Leber-OP	573
22.4.2	Prinzipien der Leberchirurgie	573
22.4.3	Postoperative Nachbehandlung	575
22.5	**Erkrankungen der Leber**	**575**
22.5.1	Leberabszeß	575
22.5.2	Zystische Lebererkrankungen	576
22.5.3	Lebertumoren und tumorähnliche Läsionen	578
22.6	**Portale Hypertension**	**580**
22.6.1	Ösophagusvarizenblutung ICD: I 85.0	580
22.6.2	Portosystemische Shuntoperationen	581
22.6.3	Transjugulärer Intrahepatischer portosystemischer Stentshunt (TIPS)	583

22.1 Checkliste Anatomie

- Die Leber ist in der MCL unter dem re Rippenbogen zu tasten. Außer einem kleinen Bezirk auf der Oberseite (= Pars affixa = Verwachsung mit dem Zwerchfell) ist sie mit Peritoneum überzogen (Gallenblase einbezogen), welches in Ligamenten ausläuft (Lig. falciforme, Lig. hepatogastricum, Lig. hepatoduodenale, Lig. teres hepatis, ☞ Abb. 22.1)
- Das *Lig. falciforme* teilt die Leber in einen li und einen re Lappen. An der Unterfläche trennt der Leberhilus im Bereich des re Lappens den Lobus caudatus vom Lobus quadratus
- *Hauptgrenzspalte:* Wichtige chirurgische Orientierungslinie zwischen Gallenblase und V. cava inf., teilt die Leber *chirurgisch* in eine linke und eine rechte Hälfte
- Die Segmentstruktur der Leber orientiert sich an den Aufzweigungen der Pfortaderäste und der sie begleitenden Gallengänge sowie der korrespondierenden venösen Abflußgebiete. Insgesamt sind acht Segmente vorhanden. (☞ Abb. 22.1)

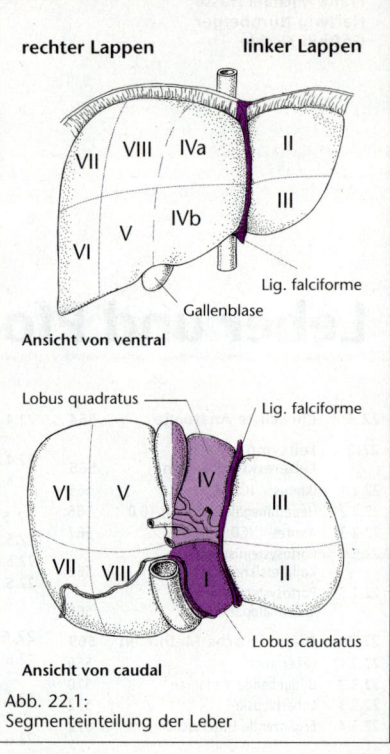

Abb. 22.1:
Segmenteinteilung der Leber

- Im *Lig. hepatoduodenale* verlaufen A. hepatica propria, V. portae und D. choledochus
- Ca. 80 % der **Leberdurchblutung** über die V. portae, ca. 20 % über die A. hepatica
- **Venöser Abfluß:** Im Bereich des Pars affixa findet sich der Zusammenfluß der Lebervenen zur V. cava inferior
- **Lymphabfluß:** kaudal Nn. hepatici → Nn. coeliaci → Nn. mediastinales anteriores; kranial → Nn. phrenici → Nn. parasternales
- Zuflüsse, die die V. portae bilden:
  - *V. lienalis:* venöses Blut von Milz, großer Magenkurvatur und Pankreas
  - *V. mesenterica inferior:* venöses Blut aus dem mittleren und unteren Kolon/Rectum
  - *V. mesenterica superior:* venöses Blut aus Duodenum, Pankreas, Dünndarm bis zum Colon transversum
  - *V. coronaria ventriculi:* venöses Blut der kleinen Magenkurvatur.

22.2 Leitsymptome der Lebererkrankungen

22.2.1 Ikterus   ICD: R 17

Gelbfärbung der Haut bzw. Skleren bei einem Gesamt-Bilirubin > 2mg/dl (34 µmol/l). Beim Hämoglobinabbau im RES ensteht wasserunlösliches, indirektes Bilirubin (im Blut an Albumin gebunden). Durch Konjugation in der Leber ensteht wasserlösliches, direktes Bilirubin. Die Ausscheidung erfolgt mit der Galle in den Darm, hier Umwandlung in Urobilinogen. 80 % davon wird im Stuhl ausgeschieden, 20 % geht in enterohepatischen Kreislauf ein. Bei vermehrtem Anfall von Urobilinogen wird es vermehrt im Urin ausgeschieden (Nachweis durch Teststreifen).

DD des Ikterus			
	prähepatisch (hämolytisch)	**hepatisch (parenchymatös)**	**posthepatisch (cholestatisch)**
indirektes Bili	↑	↔ (↑)	↔
direktes Bili*	↔	↑	↑
Bili im Urin	↔	↑ (Urin dunkel)	↑ (Urin dunkel)
Urobilinogen im Urin	↑	↑/↓	↓/↔
GOT und GPT	↔	↑↑	↑
AP, LDH, γ-GT	↔	↑	↑↑
LDH	↑↑	↑	(↑)
Stuhl	dunkel	hell oder dunkel	hell
Juckreiz	nein	evtl.	ja

* Quotient direktes Bili/Gesamt-Bili > 0,5 spricht für posthepatische Cholestase

Ätiologie des prähepatischen Ikterus
Hämolyse; Z.n. Bluttransfusion; Resorption von Hämatomen; Shunt-Bilirubin (durch ineffektive Erythropoese).

Ätiologie des hepatischen Ikterus
- **Konjugationsstörung**
  - *Gilbert-Meulengracht-Syndrom* (Icterus juvenilis intermittens): meist autosomal-dominant vererbte Störung der Glucuronyltransferase
  - *Crigler-Najjar-Syndrom:* absoluter Glucuronyltransferasemangel
  - Physiol. Neugeborenen-Ikterus.
  - Medikamente: z.B. Chloramphenicol, Rifampicin
- **Exkretions-Störung:** Hepatitis, Leberzirrhose, Stauungsleber, Medikamente, Alkohol-Fettleber, Schwangerschaft, bakterielle Infektion (z.B. Pneumonie).

Ätiologie des posthepatischen (cholestatischen) Ikterus
Choledocholithiasis (☞ 23.3.1, 23.3.4), Pankreaskopf-Karzinom (☞ 23.5.3), Tumor oder Striktur (meist postoperativ) der Gallenwege, Pankreatitis (☞ 23.5.1, 23.5.2), Cholangitis (☞ 23.3.1), Ulcus duodeni (☞ 18.5.1), Parasiten (Askariden), Lymphome der Leberpforte, Leberabszeß, Echinokokkuszyste, Lebermetastasen, Leberhilustumoren (Klatskin-Tumoren ☞ 23.3.3).

Vorgehen bei Ikterus unklarer Genese
Anamnese
- Juckreiz, dunkler Urin, heller Stuhl: *Cholestase* (☞ 23.3.1, 23.3.3)
- Übelkeit, Abgeschlagenheit, Fieber (evtl. mehrere Tage *vor* Ikterus): *Hepatitis* (☞ 10.5.4)

- Hohes Fieber, Schüttelfrost: *Cholangitis* (☞ 23.3.1), Leberabszeß, Leptospirose
- Schmerzcharakter: Kolik bei *Choledocholithiasis* (☞ 23.3.1), bei schmerzlosem Ikterus V.a. Ca
- Schmerzen: im Rücken V.a. *Pankreatitis* (☞ 23.5.1, 23.5.2); im Bauch, ggf. Ausstrahlung in re Schulter: Galle, Leber
- Massiver Gewichtsverlust: *Lebermetastasen, Pankreas-Ca* (☞ 22.6.3, 23.5.3)
- Alkoholkonsum (Zirrhose) und Medikamentenanamnese
- Bluttransfusion, Drogenabhängige, Kontakt mit Personen mit Hepatitis oder infektiöser Mononukleose
- Auslandsreisen (Hepatitis A, E), Sexualanamnese (HIV, Hepatitis)
- Vorausgegangene OP? Bekannter Tumor.

Diagnostik

- Ggf. Konsil Innere
- Urobilinogen im Urin positiv: *Hämolyse* oder *Lebererkrankung*. Bilirubin positiv (dunkler Urin): *Cholestase*. Direktes Bili wird im Urin ausgeschieden, wenn Serumspiegel > 34 mmol/l (2mg/dl)
- Leberenzyme und Hepatitis-Serologie ☞ 22.3.1
- Sono Abdomen (☞ 6.6.1)
- ERCP, PTC, CT mit KM, NMR (☞ 22.3.2).

22.2.2 Hepatomegalie   ICD: R 16.0

Leberdurchmesser in der MCL > 12 cm. *Cave:* Eine unterhalb des Rippenbogens tastbare Leber ist nicht gleichbedeutend mit einer Lebervergrößerung (z.B. bei Lungenemphysem): obere Lebergrenze bestimmen (Perkussion).

- Hepatomegalie mit weicher und evtl. druckschmerzhafter Leber: meist Hepatitis oder *Stauungsleber*
- Leber hart und knotig: *Leberzirrhose, maligne Erkrankung*. *Cave:* bei Zirrhose kann Leber auch verkleinert sein
- **Wichtig:** Beurteilung der Milzgröße (☞ 6.6.1) – Hinweis auf eine portale Hypertension. Pfortaderstauungen können von der Milz durch kompensatorische Volumenveränderungen teilweise ausgeglichen werden.

DD Hepatomegalie

- *Fettleber:* häufigste Ursache, z.B. bei Alkoholabusus, Adipositas
- *Stauung:* Rechtsherzinsuffizienz, Trikuspidalinsuffizienz (pulsierende Leber)
- *Entzündung:* Alkohol, infektiös, granulomatös (Sarkoidose, Brucellose, miliare Tbc, M. Hodgkin), Medikamente
- *Tumoren:* Biliäre Obstruktionen, Zystenleber, Leberabszeß.

DD Hepatosplenomegalie (DD der Splenomegalie ☞ 21.2.1)

- *Infektion:* virale Hepatitis, Mononukleose, chronisch persistierende Hepatitis, fortgeschrittene chronische aggressive Hepatitis; Leberzirrhose
- *Stoffwechselerkrankungen:* Hämochromatose, M. Wilson, Mukoviszidose, α_1-Antitrypsinmangel
- M. Hodgkin, Sarkoidose
- *Stauung:* Rechtsherzinsuffizienz, Pericarditis constrictiva, Budd-Chiari-Sy.
- *Selten:* myeloproliferatives Syndrom, extramedulläre Blutbildung bei Anämie (Hämolyse, periziöse Anämie), Speichererkrankungen (Glykogenosen, Tyrosinose, M. Hurler, Lipoidosen), Histiozytose, Amyloidose.

22.2.3 Aszites   ICD: R 18

Meist Symptom einer fortgeschrittenen Erkrankung mit schlechter Prognose. Def.: Flüssigkeitsansammlung in der freien Bauchhöhle. JÜR ca. 50 %.

Ätiologie
- Stauungsaszites
  - *Portal:* Leberzirrhose, Budd-Chiari-Syndrom (Lebervenenverschluß), Alkoholhepatitis, Pfortaderthrombose
  - *Kardial:* Rechtsherzinsuffizienz, Pericarditis contrictiva
- Maligner Aszites: Peritonealkarzinose, intraabdominelle Tumoren, Metastasenleber, lymphatische Systemerkrankungen
- Entzündlicher Aszites: bakteriell, TBC, Pankreatitis
- Sonstige (selten): Hypalbuminämie (nephrotisches Syndrom, Albuminverlust-Syndrom), chylös.

Diagnostik
Bei unklarer Ursache immer punktieren (Technik ☞ 2.3.6).
- Labor: Proteingehalt (Transudat < 3 g/dl: eher nicht maligne, z.B. Stauung; Exsudat > 3 g/dl: eher entzündlich/maligne), Cholesterin > 45 mg/dl: Hinweis auf maligne Ursache, Amylase: ↑ bei Pankreatitis, evtl. Fibronektion (teuer), AFP, CEA bei V.a. Ca
- Bakteriologie: Punktat direkt in Blutkulturflaschen geben. Leukozyten > 500/µl bzw. Granulozyten > 250/µ Infektion wahrscheinlich. Ggf. Gram-Präparat, Ziehl-Neelson-Färbung, Tbc-/Pilzkultur
- Zytologie
- Bakteriologische und zytologische Untersuchungen sind nur bei positiven Ergebnissen beweisend
- *Hämorrhagischer Aszites* spricht für Ca, Tbc, Trauma, Pfortaderthrombose
- *Chylöser Aszites* bei Abflußbehinderung im Ductus thoracicus durch Lymphome, abdominelle Raumforderung oder Leukämie (*DD:* pseudochylöser Aszites bei geplatzter Ovarialzyste → Fettgehalt niedriger).

Therapie
Therapie der Grundkrankheit, Stufentherapie:

Stufe I (Basistherapie):
- Bettruhe, ggf. low-dose Heparinisierung
- Flüssigkeitsrestriktion
- NaCl-Restriktion (1–2 g tägl.).

Stufe II (Diuretikatherapie)
- Nur bei Kreatinin < 2 mg/dl, Na > 125 mmol/l
- Furosemid 20–40 mg täglich oder Xipamid 10–20 mg tägl.
- Spironolakton 50–100 mg tägl. Steigerung um 50 mg tägl. bis zu einer Maximaldosis von 400 mg/d. Wirkbeginn erst nach 2–4 Tagen
- Tägl. Kontrolle von Gewicht, Elektrolyten. Möglichst nicht mehr als 1 l/d ausschwemmen. Abbruch der diuretischen Therapie bei Anstieg der renalen Retentionswerte.

Stufe III (Operative Therapie)
- Aszitespunktion (2–6 l) Volumeneratz mit Albumin (teuer!) oder HAES
- Transjugulärer intrahepatischer portoseptemischer Shunt (TIPS)

- Peritoneo-venöser Shunt (z.B, Denver-Shunt)
  KI: Nieren-, Herzinsuffizienz, Gerinnungsstörungen.

KO: Elektrolytentgleisung, Verbrauchskoagulopathie, Lungenödem, Infektionen, hepatorenales Sy. Bei Verschlechterung eines Patienten mit Aszites V.a. bakterielle Peritonitis (in 50 % ohne klassische Peritonitiszeichen).

22.2.4 Portosystemischer Kollateralkreislauf

Durch portale Druckerhöhung Eröffnung von Kollateralen, bis zu 85 % des Pfortaderblutes können so an der Leber vorbei geshuntet werden.

- Ösophagusvarizen (☞ 22.6.1), Shunt zur V. cava superior

> **Schweregradeinteilung der Ösophagusvarizen (nach Paquet):**
> Stadium 1: Singulärer Varixknoten im suprakardialen Abschnitt
> Stadium 2: Umschriebene Varizen im distalen Ösophagus
> Stadium 3: Ausgedehnteste, traubenförmige Varizen
> Stadium 4: Exulceration an der Oberfläche

- Hämorrhoidalplexus: Shunt über die Vv. rectales inferior zur V. cava inferior, Hämorrhoiden nicht wesentlich häufiger!
- Caput medusae: Shunt zu den epigastrischen Venen der vorderen Bauchwand (1 %, Hinweis für offene V. umbilicalis).

22.2.5 Portosystemische Enzephalopathie

Zerebrale Stoffwechselstörungen durch Intoxikation (Ammoniak, arom. Aminosäuren, Phenole u.a.) bei primärer Umgehung o. Überforderung der Leberentgiftungsfunktion.

Formen der portosystemischen Enzephalopathie:
- *Chronisch persistierend* (15 %): Enzephalopathie mit schweren permanenten neurologischen und zerebralen Ausfällen
- *Akut episodisch* (25 %): intermittierend auftretende Störungen, überwiegend durch KO therapeutischer Maßnahmen
- *Latent oder subklinisch* (60 %): klinisch unauffällige Pat., nur mit empfindlichen psychometrischen Testmethoden nachweisbar.

Diagnostik: neurologische Fachbegutachtung, Schriftprobe, Zeichentest, EEG.

Häufig schwierige Abgrenzung zwischen zerebralen Funktionsstörungen durch weiterbestehenden Alkoholabusus bzw. durch portocavale Kollateralkreisläufe.

22.2.6 Ösophagusvarizenblutung (☞ 22.6.1)

22.3 Diagnostische Methoden

22.3.1 Leberlabor

Leberzellenzyme: Parameter für die Integrität der Leberzelle
- Transaminasen: Bei Schädigung treten GOT (AST) und GPT (ALT) ins Serum über.
  Cave: Bei schwerer Leberdystrophie können die Transaminasen abfallen
- Cholestase-Enzyme: γ-GT, AP
- γ-GT bei toxischer Schädigung ↑ (Verdacht auf Alkohol-Abusus)
- GLDH (mitochondriales Enzym): Erhöhung bei Leberzell-Nekrosen.

Syntheseleistung

Albumin, Cholinesterase und die Gerinnungsfaktoren des Prothrombin-Komplexes werden in der Leber produziert. Bei Leberinsuffizienz sind Quick (Prothrombinkomplex: F II, VII, IX, X), F V, F XIII, CHE, AT III und Albumin vermindert. Bei alkoholischer Fettleber sind ggf. CHE und Quick erhöht (Induktion).

Serum-Elektrophorese	
Albumin, α_2, β ↓:	chron. Lebererkrankung
γ-Fraktion ↑:	chron. Entzündung (Zirrhose, chron. Hepatitis)
α_1-Fraktion ↓:	α_1-Antitrypsinmangel
IgA ↑ (Norm 90–450 mg/dl):	alkoholische Leberzirrhose, akute Hepatitis, PBC
IgG ↑ (800–1800 mg/dl):	Leberzirrhose, CAH
IgM ↑ (60–250 mg/dl):	CNDC, PBC

Lipide: Cholesterin bei hepatozellulären Krankheiten ↓, bei Cholestase ↑ (bis 26 mmol/l bzw. 1000 mg %). Bei alkoholtoxischer Hepatitis Triglyzeridanstieg.

Sonstige Tests

- Serodiagnostik bei V.a. akute Virushepatitis
- AMA ↑ mit M_2- und M_4-Fraktion bei CNDC/PBC
- Tumormarker: AFP bei V.a. Leber-Karzinom, CEA bei V.a. intestinale Metastasen, Ca-19-9 bei V.a. Pankreas-Ca zur Verlaufskontrolle
- Fe^{2+} ↑ bei Hepatitis; bei Hämochromatose zusätzlich Ferritin und Transferrin ↑, Cu^{2+} ↑ bei Cholestase und Zirrhose

Bei Jugendlichen mit Leberzirrhose bis zum Ausschluß durch Leberbiopsie von M. Wilson ausgehen: Coeruloplasmin ↓↓, Cu^{2+} im Urin ↑.

- Rheuma-Serologie, Tubergen-Test etc. bei V.a. unspezifische, reaktive Hepatitis
- ELISA-Test für Echinokokkosen; zwei verschiedene Tests für unterschiedliche, zoologische Formen (☞ 22.5.2).

Übersicht Leberlabor: Typische Laborkonstellationen

Cholestase
AP ↑
γ-GT ↑
dir. Bili ↑
Quotient gesamtes Bili/dir. Bili > 0,5 weist auf extrahepat. Cholestase, Fe ↔
Transaminasen ↔ / ↑

Akute Hepatitis
GPT ↑↑
GOT ↑↑ (GPT > GOT)
Fe ↑
γ-GT ↑
Bilirubin ↑
Quick ↓

Leberinsuffizienz
Quick ↓
CHE ↓
Albumin ↓
γ-Globuline ↑
indir. Bili ↑
NH_3 ↑

Leberzirrhose
Aktivitäts-Zeichen:
γ-Globul. ↑
IgG ↑
Fe i.S. ↑
Je nach Grad des Parenchymverlustes Zeichen der Leberinsuff.

Alkohol-Fettleber
γ-GT ↑↑ (typischerweise Normalisierung in der Klinik)
Transaminasen ↑
(GOT > GPT)
meist CHE ↓, Quick ↓
IgA ↑, TG ↑

PBC
IgM ↑, γ-Globuline ↑
AMA ↑ (Titer: > 1:100)
γ-GT, AP ↑, BSG ↑↑
Transaminasen meist normal
PSC: pANCA

22.3.2 Bildgebende Verfahren

Sonographie
Allgemeine Beurteilungskriterien ☞ 6.6.1

DD der fokalen Läsionen
- **Leberzysten:** echolos, Zystenschatten; schwierige DD bei eingebluteten und infizierten Zysten
- **Leberabszesse:** meist echoarm, Diagnosestellung nach Klinik (☞ 22.5.1)
- **Hämangiom:** intensive Echogenität, zulaufende Gefäße oder leicht dorsale Schallverstärkung hinter dem Prozeß
- **Metastasen:** 40 % echoreich, ca. 30 % schwach echogen. Echoarmer Randsaum bes. metastasenverdächtig
- **Intraoperative Sonographie:** Dient der besseren Segmentzuteilung von Lebertumoren im Rahmen der segmentorientierten Resektion und der Aufdeckung von evtl. präoperativ nicht erkannten Läsionen

Computertomographie
Vorteil: topographische Einordnung, morphologische Differenzierung und Dichtenmessung (Angio-Bolus-CT). *Nachteil:* ungenauer Nachweis von Läsionen < 1 cm Durchmesser.
Die höchste Genauigkeit zur Aufdeckung von kleinen Tumoren (< 3 cm) besitzt die intraarterielle, dynamische Sequenz-CT-Untersuchung, durch die selektive intraarterielle KM-Gabe jedoch aufwendig. Nur für diagnostisch unklare Fälle.
- **Zystische Prozesse:** KM-Gabe weist die regelmäßige Zystenwandung nach und schließt maskierte Malignome aus. Evtl. Mikroverkalkungen beim Echinococcus alveolaris
- **Leberabszesse:** Nach KM-Gabe deutliche Randanfärbung

- **Hämangiom:** kann durch CT mit großer Sicherheit als benigner Prozeß klassifiziert werden. In der Nativschicht hypodens, wird nach KM-Gabe von isodens bis hyperdens („zentripetal")
- **FNH (Fokale noduläre Hypoplasie):** Nativ-CT hypodens/isodens, zeigt nach KM-Gabe eine Anreicherung. Nicht spezifisch
- **Leberzelladenom:** Inhomogen; Zonen niedriger Dichte, u.U. frische Einblutungen. Nicht spezifisch
- **Lebermetastasen:** I.d.R. mehr oder weniger scharf begrenzte hypodense Areale. Hyperdense Metastasen finden sich bei Fettleber, bei Verkalkungen (z.B. hepatozelluläres Ca, z.T. kolorektale Lebermetastasen)
- **Primäres Leberzellkarzinom (Hepatozelluläres Karzinom = HCC):** Nativ-CT; hypodens, z.T. heterogene, unscharf begrenzte Formationen, z.T. nach KM-Gabe zystenreich, septierte Areale. Häufig zirkuläre Anfärbung eines Randsaumes (Pseudokapsel). Lipiodol-CT.

Kernspintomographie (MRT)

Die Sensitivität zur CT und Sonographie im Nachweis fokaler Leberläsionen (ab 2cm) ist vergleichbar. Fehlen von CT-typischen Artefakten.

- **Ind.:** KM-Unverträglichkeiten, pathologische Gefäßprozesse inklusive Hämangiomen, subphrenische Krankheitsprozesse und unklare Topographie bei geplanten OP
- Vorteil
  - Bessere morphologische Darstellung pathologischer Prozesse der Leberkuppe
  - Gute Darstellung der Lebergefäßarchitektur zur besseren Operationsplanung
- **Hämangiom** ist aufgrund der hohen Signalintensität schon ab 1 cm nachweisbar.

Nuklearmedizinische Untersuchungen

- **Hepatobiliäre Sequenzszintigraphie** oder Choleszintigraphie mit ^{99}m Tc-markierten Iminodiacetic Acid Derivaten (IDA). Abgrenzung galleableitender Tumoren (FNH) gegenüber anderen (Adenom, Karzinom).
- **Blutpoolszintigraphie** mit markierten eigenen Erythrocyten zur Differenzierung Hämangiom/Lebertumor. Hämangiom nach 3–4 h als Herd szintigraphisch nachweisbar
- Mit der **Choleszintigraphie** und der Blutpoolszintigraphie ist eine Abgrenzung von Lebermetastasen möglich (☞ Tabelle)

	Choleszintigraphie			Blutpool
Phase	Perfusion (0-30 s)	Parenchym (0.5-60 min)	Exkretion (60-90 min)	
FNH	gesteigert	normal	verzögert	normal
Adenom				
Hepatom (HCC)	normal	Defekt/normal	verzögert	normal
Metastase	normal	Defekt	Defekt	normal/Defekt
Hämangiom	normal		Defekt	Defekt/gesteigert

- **Gallium (^{67}Ga) Szintigraphie:** ermöglicht spezifische Diagnostik des Leberzell-Ca (HCC reichert um den Faktor 4–5 als normales Lebergewebe an) und gleichzeitig die Durchführung eines Tc-Szintigramms (Subtraktionsszintigraphie; bei HCC fehlende Traceranreicherung). Unterscheidung Leberzirrhose – HCC möglich

- **Radioimmunszintigraphie**
  - ^{131}J-markierte **AFP-Antikörper** ermöglicht spezifischen Nachweis des HCC (☞ 22.5.3). 90 % der HCC produzieren AFP.
  - Radioaktiv markierte **CEA-Antikörper** (☞ 22.5.3) ermöglichen die Diagnose kolorektaler Lebermetastasen (Bei kolorektaler Lebermetastasierung in ca. 90 % CEA erhöht).

Angiographie

Arteriographie der Leber

Konventionelle Film- oder intraarterielle Subtraktionsangiographie. Befunde:
- **Zysten:** avaskuläre, glattbegrenzte Zonen
- **Abszesse:** verstärkte Randanfärbung
- **FNH:** Hypervaskularisation mit radiärer Anordnung („Radspeichenstruktur", 30 % der Fälle). Abgrenzung zum hepatozellulären Karzinom (HCC) nicht möglich
- **Leberadenom:** Hypervaskularisation; hypovaskuläre Zonen und fehlende kapilläre Anfärbung („Spinnenmuster") unterscheiden das Adenom von der FNH
- **Lebermetastase:** unterschiedliche Erscheinungsformen
- **Leberhämangiom:** eindeutig bestimmbar durch am Tumorrand vorhandene fleckförmige Kontrastmittelanreicherungen
- **HCC:** pathologische Gefäße, KM-Seen, arterioportale Shunts (Empfindlichkeit 100 %)

Angiographie der Pfortadersystems

- *Indirekte Splenoportographie:* selektive Darstellung der A. hepatica und lienalis, in der venösen Phase Darstellung der V. portae, immer auch Darstellung der A. mesenteria superior (dystope oder accessorische A. hepatica dextra)
- *Direkte Splenoportographie:* bei nicht aussagekräftiger indirekter Untersuchung zum Ausschluß einer Pfortaderthrombose und Druckmessung vor geplanter Shuntanlage (normaler Pfortaderdruck: 4–9 mmHg). *Cave:* ausgeglichener Gerinnungsstatus!

ERCP, PTC (☞ 6.2.7, 6.2.8)

22.3.3 Leberbiopsie

- Perkutane, ultraschallgesteuerte Leberpunktion. **KI:** Quick < 50 %, Thrombos < 40/µl, PTT > 45 sec, hämorrhagische Diasthase, Peritonitis
- **Ind.:** Diagnosesicherung durch gezielte Zytopunktion bei vielen Lebertumoren möglich. *Cave:* Tumorzellverschleppung im Stichkanal
- Verzichtet werden kann auf eine Zytopunktion bei: *FNH* (kein Beweis durch Zytopunktion möglich), *Adenom* (unterschiedliche zytologische Bilder) und *Echinokokkuszyste* (Verschleppungsgefahr).

22.3.4 Ergänzende Untersuchungen

- **Rö-Ösophagogramm:** Nachweis von Ösophagusvarizen, evtl. Reflux
- **Gastroskopie:** makroskopisches Staging der Varizen, evtl. Sklerosierung. Beurteilung des Antrum zum Ausschluß einer erosiven Gastropathia hypertensiva
- **Lebervenenverschlußdruck** (wedged hepatic venous pressure = WHVP): zur näheren Lokalisation des Strömungswiderstandes (via V. cubitalis li), repräsentiert den Druck in den Lebersinusoiden (Norm: 3–7 mmHg).

22.4 Perioperatives Management

22.4.1 Präoperative Maßnahmen bei Leber-OP

Labor
- Blutbild, BKS, Urinstatus, Elektrolyte, Bikarbonat (unerkannte Azidose bei Ernährungs- und Stoffwechselstörung!), Harnstoff bzw. Kreatinin im Serum, evtl. Kreatininclearance (latente Funktionseinschränkung!), bei älteren und kachektischen Patienten außerdem Bestimmung der 24h-Harnstoffausscheidung als ein Hinweis auf das Katabolieausmaß. Glukose im Serum (unbekannter Diabetes!)
- Leberenzyme: alkalische Phosphatase, γ-GT (Gallenstau !), SGOT, SGPT, GLDH, LDH (Aufdeckung einer Hepatitis, Differentialdiagnose)
- CHE (Cholinesterase als Hinweis auf eine gestörte Syntheseleistung – Je höher der CHE-Wert, desto besser die Leberfunktion)
- Gesamteiweiß im Serum, evtl. Albumin, weitere Plasmaproteine, z.B. Transferrin (Proteinmangel)
- Gerinnungsstatus mit Thrombozyten
- Blutgruppe.

Bei Leberzirrhose sollte präop.:
- Gerinnungspotential normalisiert sein
- Anabole Stoffwechselsituation vorliegen
- Aszites rückgebildet sein
- Schwerwiegende Risikofaktoren fehlen (Albumin, Bilirubin).

Bei der stationären Aufnahme Leberfunktion nach der Child-Klassifikation beurteilen!

		Einteilung der Leberzirrhose nach Child			
Stadium	Bilirubin	Albumin	Aszites	neurol. Symptome	Ernährungszustand
A	< 2 mg/dl	> 3,5 g/dl	nein	nein	gut
B	2–3 mg/dl	3–3,5 g/dl	therapierbar	gering	gut
C	> 3 mg/dl	< 3,5 g/dl	therapierefraktär	schwer	schlecht

Präoperative Reinigung des Darmes (☞ 19.6.1)

22.4.2 Prinzipien der Leberchirurgie

Zugang: Quere Oberbauchlaparotomie, evtl. mediale Verlängerung nach kranial (Abb. 22.2); Rückenlage.

Resektionsverfahren
- *Hemihepatektomie:* Resektion entlang der Hauptgrenzspalte (Gallenblase/V. cava)
- *Lobektomie:* Resektion entlang der Fissura umbilicalis (Ligamentum falciforme); d.h. rechte Lobektomie ist ein größerer Eingriff als die Hemihepatektomie rechts!
- *Trisegmentektomie:* Werden bei einer Hemihepatektomie die entsprechenden vertikalen Doppelsegmente V/VIII bzw. I/IV mit entfernt, spricht man von einer Trisegmentektomie li bzw. re

- *Segmentale Leberresektion:* orientiert sich an den Segmentgrenzen. Mono-, Bi- und Polysegmentektomie möglich
- *Perisegmentektomie:* Erweiterung einer Segmentresektion auf Nachbarsegmente
- *Wedge-Exzision*, Enukleation keil- oder muldenförmige Ausschälungen kleinerer Lebertumoren, die sich nicht an anatomischen Gegebenheiten orientieren
- *Lebertransplantation* (☞ 8.3.2).

Technik der Parenchymdurchtrennung
- *Manuelle oder instrumentelle Dissektion:* das weiche Parenchym wird zerdrückt, feste Strukturen wie Gefäße, Gallengänge werden ligiert oder umstochen
- *Elektroresektion:* geradliniges Durchtrennen des Parenchyms mit dem Diathermiemesser auf hoher Schneidestufe, Kompression von außen, Umstechung von festen Strukturen
- *Ultraschalldissektion:* Selektive Parenchymdurchtrennung mit Ultraschalldissektoren. Feste Strukturen wie Gefäße und Gallengänge bleiben erhalten und müssen gesondert ligiert werden.

Besonderheiten bei Leberoperationen
- Minimierung des Blutverlustes durch „Pringle-Manöver" = Abklemmung des gesamten Leberhilus (= arterielle und portale Blutzufuhr) mit einem Tourniquet. Abklemmungszeiten bis zu 60 Minuten problemlos möglich
- *Zirrhoseleber:* Der bindegewebige Umbau der Leber läßt eine Regeneration analog der Normalleber nicht zu. Deshalb Resektion mit minimalem Parenchymverlust.

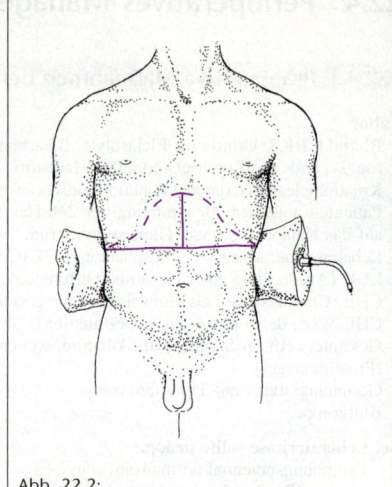

Abb. 22.2: OP-Lagerung und Schnittführung bei Lebereingriffen

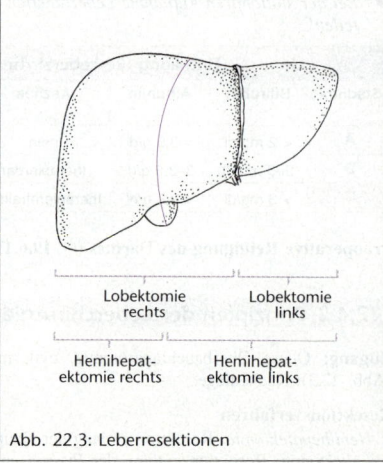

Lobektomie rechts | Lobektomie links
Hemihepatektomie rechts | Hemihepatektomie links

Abb. 22.3: Leberresektionen

22.4.3 Postoperative Nachbehandlung

Labor: Täglich Hb, BB, Leberenzyme, Bilirubin, CHE, Ammoniak, Laktat, Gerinnung.
Kostaufbau: Nach kleineren Resektionen (Enukleation, Keilresektion) ab 3.–4. postop. Tag, nach großen Resektionen ab 5.–7. Tag.
Drainagen: Zieldrainage am 1.–2. Tag 2 cm kürzen, am 5. Tag ziehen.
Sonographie: Hämatom, Gallenwege gestaut? (ggf. Ind. zu Relaparotomie).

Postoperative Leberinsuffizienz
Diagn.: Absinken der Syntheseleistung (CHE). Kontinuierlicher Anstieg von Bilirubin, Laktat, Ammoniak.
Therapie: Noxen vermeiden (Hepatotoxische Medikamente!); genügende Sauerstoffzufuhr durch kontrollierte Beatmung, Anämiebehandlung (☞ 4.8.1).

 Glukoselösung nicht kontinuierlich und hochprozentig applizieren (→ Oxidation freier Fettsäuren wird gebremst, die Leber ist aber zur Energiegewinnung darauf angewiesen).

- **Blutung:** Akut hämodynamisch wirksam → sofortige OP-Indikation. Hämodynamisch belanglos → Gefahr der Infektion aufgrund der Öffnung des Gallengangsystems. Sonokontrollen (*Cave:* subhepatischer Abszeß)
- **Gallige Sekretion** aus der Bauchdrainage: Sono (Chylaskos?); ggf. Szintigraphie (Galleleck?). Bei V.a. Galleleck Ind. zu Relaparotomie.

22.5 Erkrankungen der Leber

22.5.1 Leberabszeß

Pyogener Leberabszeß   ICD: K 75.0
Ätiologie
- *Aszendierend über den biliären Weg:* aszendierende Cholangitis (mit 33 % häufigste Ursache), Askaridiasis
- *Hämatogen aus dem Pfortaderquellgebiet* (20–30 %): perforierte Appendicitis, Darmulzera, Typhus, zerfallende Darmkarzinome, Divertikulitis, Amöbiasis
- Hämatogen: Tonsillitis, Osteomyelitis, Furunkulose, u.a.
- *Posttraumatisch*
- *Erreger:* E. coli (ca. 30–40 %), Klebsiellen (ca. 20–30 %), Enterokokken (ca. 22 %). Mischinfektionen häufig.

Klinik: Septisch-toxisches Bild, rascher Allgemeinverfall, Leberschmerz, Hepatomegalie, Ikterus, Anämie; gel. blande Symptomatik
Diagn.: Schmerzhafte große Leber; in CT und Sono evtl. Gasblasen, Erregergewinnung durch ultraschallgesteuerte Feinnadelpunktion und Antibiogramm. **DD:** Echinokokkuszyste, extrahepatischer Abszeß.

Therapie
- *Geschlossene Katheterdrainage:* Einlage von Saug-/Spülkatheter und Sono- oder CT-gesteuerte Punktion. Solange belassen, bis sich die Höhle gereinigt hat. Zusätzlich systemische Antibiotikatherapie (Antibiogramm!)

- *Operationsindikation*
  - Keine Entfieberung nach korrekter Katheterdrainage nach ca. 48 Stunden
  - Keine Verkleinerung der Abszeßhöhle nach ca. 14tägiger Katheterdrainage
  - Bei multiplen Abszessen nach Fehlschlagen gezielter Antibiose
  - Abszesse nach Eingriffen am biliären System mit Gallengangsläsion
- *Operationstechnik*
  - Transperitoneale Drainage
  - Gallengangsrevision, evtl. galleableitende Verfahren
  - Leberteilresektionen.

Amöbenleberabszeß   ICD: A 06.4

Ätiol.: tropische Entamoeba histolytica (Reiseanamnese!); hämatogene Verschleppung im Rahmen einer akuten oder rezidivierenden intestinalen Amöbiasis. Beim frischen Abszeß sitzen die vitalen Amöben in den Randbezirken des Abszesses, im sog. „gesunden" Lebergewebe. Erst später Einschmelzung. M > F. Meist re Leberlappen betroffen.

Klinik: Symptome sind meist fulminanter als beim septischen Abszeß. Perforation in Subphrenium und Lunge, hämatogene Aussaat; Hepatomegalie, schmerzhafte Leber, Diarrhoe, evtl. Ikterus.

Diagn.: Sono und CT, Hämagglutinations-Test (Amöbenserologie). **DD:** pyogener Abszeß.

Therapie
- Metronidazol (Flagyl®, Clont®) 30 mg/kg KG i.v., entspricht 3 x 800 mg/d über 10 Tage, dann 10 Tage halbe Dosierung. Zusätzlich Kontaktamöbizid, z.B. Resochin® 2 Tage 2–3 g/d, dann über 3 Wochen 1 x 0,5 g/d
- Drainage nur nach Einschmelzung
- OP nur bei drohenden KO (Ruptur, Gallenstau mit Ikterus) oder unwirksamer transkutaner Drainage.

22.5.2 Zystische Lebererkrankungen

Leberzyste, Zystenleber   ICD: Q 44.6
Leberzyste: solitär, langsames verdrängendes Wachstum.
Zystenleber: multiple Zysten durchsetzen das gesamte Organ, oft weitere Organe betroffen (z.B. Niere).

Diagn.: Sono. **DD:** Metastasenleber; bei Solitärzyste: Echinococcus cysticus.
KO: Ruptur, Inf., Abszedierung, Einblutung

Therapie
- Solitäre oder multiple kleine Zysten nicht behandeln, sonographische Kontrollen
- Ind. zur OP:
  - Zystenleber selten; im Spätstadium mit beginnender Leberinsuff. ist an eine Lebertransplantation zu denken. Generell keine kurative Resektion bei multizystischer Lebererkrankung möglich
  - Große Solitärzysten (> 10 cm) evtl. enukleieren, bei peripherer Lage entdachen.

Echinokokkosen

- *Echinococcus multilocularis (alveolaris, ICD: B 67.5):* Syn. Fuchsbandwurm; Infektion z.B. durch kotbeschmutzte Waldbeeren; keine Kapsel. Infiltrierendes, destruierendes Wachstum. **KO:** Bei Einbruch in Gefäße Metastasierung möglich
- *Echinococcus granulosus (cysticus, ICD: B 67.0):* Syn. Hundebandwurm. Gekapselt. Meist solitäres Wachstum. In 30 % extrahepatischer Sitz (Lunge, Pankreas, Muskulatur). **KO:** Sekundärinfektionen, Ruptur.

Ätiol.: Wirte des Wurmes sind Hunde, Füchse, Katzen. Wurmeier werden durch den Kot ausgeschieden, fäkal-orale Übertragung auf Mensch, Rind, Schaf. Im Darm schlüpfen aus Eiern die Larven, über Darmwand und Pfortader gelangen sie in die Leber, über den großen Kreislauf in Lunge und Gehirn.

Klinik: Je nach Lokalisation unterschiedlich große Leber mit Ikterus, Lungen- und Hirnbefunde (je nach Sitz: Dyspnoe, Hämoptoe, Jackson-Anfälle, Lähmungen), Urtikaria, bei Zysteninf. septische Temperaturen. Bei Befall mit E. alveolaris führt die Erkr. unbehandelt nach 3 Jahren zum Tode. E. cysticus ist Spontanheilung selten.

Diagnostik

- ELISA-Test zur Differenzierung zwischen beiden Echinokokkusformen (98 % Treffsicherheit), indirekte Immunfluoreszenz (IFT), indirekte Hämagglutination (IHA)
- CT, Sono. Bei E. alveolaris präop. selektive Arteriographie und Kavographie (Parasitenverschluß der V. cava?) zur OP-Planung
- Rö: Kalkschalen (E. cysticus) bzw. Kalkspritzer (E. alveolaris).

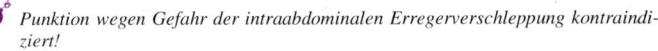 *Punktion wegen Gefahr der intraabdominalen Erregerverschleppung kontraindiziert!*

Therapie

Aufgrund der drohenden KO immer operativ.
- *E. multilocularis:* Radikales Vorgehen (Hemihepatektomie), befallene Hilusstrikturen werden geschont
- *E. granulosus:* Intraop. Punktion, Absaugen und Instillation 20 %iger NaCl-Lösung (4 %), Argentum nitricum oder Formalin. Nach ca. 5–10 Min. Absaugen der abgetöteten Erreger
- Zystektomie (Belassen der Wirtskapsel – nur in Ausnahmefällen Perizystektomie oder Hemihepatektomie).

Medikamentöse Therapie

- *Mebendazol (Vermox®)* bei der zystischen Echinokokkose Therapieschemata von 1–20 Monaten bekannt, bei der alveolären Echinokokkose lebenslang oder bis zur vollständigen Rückbildung der Aktivitätszeichen.
  Periop. Ther. kann Aussaat verhindern. Postop. ebenfalls bis zur Rückbildung der Aktivitätszeichen.
  Dosierungsbeginn mit 2 g/d in 4 Einzeldosen (bei ca. 70 kg KG)
- *Albendazol (Eskazole®):* Vorteil gegenüber Mebendazol: Bessere Absorption; bei Dosierung von 10–15 mg/kg/d werden konstante Plasmaspiegel erreicht (keine Kontrollen notwendig).
  Standardtherapieschema: 2 x 400 mg/d für 28 Tage, dann 14 Tage Pause, dann wieder 2 x 400 mg/d für 28 Tage usw. (mindestens für 3 Mon.; wenn OP inzidiert, dann *während* eines Zyklus operieren).

22.5.3 Lebertumoren und tumorähnliche Läsionen

Gutartige Lebertumoren

Klinik: Häufig Zufallsbefunde; gelegentlich unspezifische Beschwerden mit Druckgefühl im re Oberbauch.

FNH (Fokale noduläre Hyperplasie)   ICD: K 76.8

V. a. bei F unter Kontrazeptiva-Einnahme.
- OP nicht indiziert wenn:
  - Diagn. ausreichend durch mehrere Untersuchungsverfahren (Sono, Angio-Bolus-CT, Szintigraphie ☞ 22.3.2) gesichert ist
  - Kein Wachstum beobachtet wird
  - Keine Beschwerden vorliegen, Befunde nach Absetzen der Kontrazeptiva rückläufig sind
- OP, wenn sehr große Knoten und unklare Untersuchungsbefunde vorliegen. Gleichzeitiges Vorkommen von FNH und hepatozellulärem Ca ist bekannt.

Leberzelladenom   ICD: D 13.4

Oft unter Einnahme von Kontrazeptiva.
- OP-Ind. besteht, da unsichere Dignität. Blutungs- und Entartungsgefahr (bei längerem Verlauf immer als präkanzeröse Geschwulst behandeln)
- Eine Rückbildung nach Absetzen vom Kontrazeptiva ist beschrieben.

Hämangiome   ICD: D 18.0

- Generell keine OP-Ind. bei kleinen (< 3 cm) Tumoren, Blutungsgefahr eher gering; sonographische Verlaufskontrollen
- OP-Ind. besteht bei großen und Riesenhämangiomen und bei Beschwerden, da:
  - Blutungsgefahr
  - Diagnostische Grenzen bei Riesenhämangiomen; hier handelt es sich um Mischtumoren. Ein *Hämangioendothelsarkom* kann übersehen werden.

Primäre maligne Lebertumoren

Hepatozelluläres Karzinom (HCC)   ICD: C 22.0

Ätiol.: Meist auf dem Boden einer vorbestehenden Zirrhose (70 %). Weitere prädisponierende Faktoren sind HBs-Antigen und Aflatoxine (Schimmelgifte).

Klinik: Oberbauchschmerzen, Inappetenz, Gewichtsverlust, Anämie, Ikterus. Intrahepatische Metastasierung; in 50 % Lk-, Lungen- und Knochenmetastasen.

Therapie
- OP-Ind. bei resektablen Befunden
- Bei fehlender Leberzirrhose ausgedehnte Leberteilresektionen; bei Leberzirrhose nur kleinere Eingriffe (Segmentresektionen o.ä.)
- Bei Irresektabilität und Begrenzung des Tumors auf das Organ, Lebertransplantation erwägen
- Bei kleinen Tumoren < 2 cm in der Zirrhoseleber wird die Transplantation diskutiert
- Alternativ kommt eine Chemoembolisation in Frage.

Primär cholangiozelluläre Karzinome (☞ Abb. 23.2)   ICD: C 22.1
OP-Ind. zur radikalen Resektion analog dem HCC gegeben.

Lebermetastasen

Lebermetastasen kolorektaler Karzinome
- OP-Ind. gegeben, wenn der Primärtumor kurativ entfernt wurde. Ausschluß extrahepatischer Fernmetastasen (Rö-Thorax, Skelettszintigramm, Sonographie)
- Eine potentiell kurative Resektion ist auf solitäre oder wenige, umschriebene lokalisierte Lebermetastasen beschränkt
- Bei multiplem Befall bietet sich die intraarterielle (A. hepatica) Chemotherapie an. Mehrere therapeutische Regime bekannt, im wesentlichen 5-FUDR oder 5-FU.

Lebermetastasen nicht kolorektaler Tumoren
- **Insulinom:** 10 % der Insulinome haben bei Diagnosestellung Metastasen. Ist der Primärtumor resektabel, kann eine Resektion der Lebermetastasen erwogen werden. **Alternativ:** Antihormonelle Therapie mit Diazoxid-Somatostatin oder regionale Chemotherapie (Streptozotozin, 5-FU)
- **Gastrinom:** OP-Ind., wenn die gesamte Tumormasse in der Leber oder ein Teil mit vertretbarem Risiko entfernt werden kann. **Alternativ:** konservative Therapie mit Omeprazol und Somatostatin
- **Karzinoide:** Bei Resektabilität OP-Ind. gegeben - 30 % der Patienten mit Karzinoidmetastasen in der Leber leiden an einem Karzinoidsyndrom (Diarrhoe, Flush, kardiale Symptomatik). Hier ist eine Resektion angezeigt. **Alternativ:** intraarterielle Applikation vom Streptozotocin, 5-FU oder Chemoembolisation über die A. hepatica
- **Bronchial-Ca, Mamma-Ca, Melanom, Magen-Ca:** OP-Ind.:
  - Bei solitärem Befall der Leber
  - Nach kurativer Behandlung des Primärtumors.

Palliative Therapie inoperabler Lebertumoren
Behandlungsziel: Überlebenszeit, verbesserte Lebensqualität.
- *Systemische Chemotherapie,* z.B. Adriamycin beim Leberzell-Ca oder 5-FU bei kolorektalen Lebermetastasen. Polychemotherapie nicht überlegen
- *Regionale Chemotherapie* über die A. hepatica oder seltener, über die V. portae. Dazu werden implantierbare Infusionspumpen verwendet (Infusamed). Die regionale Chemotherapie führte bisher zu keiner Lebensverlängerung
- *Chemoembolisation:* Liposome Substanzen, die sich vermehrt in der arteriellen Strombahn eines Tumors (insbesondere HCC) anreichern und diese dann „verstopfen". Es kommt zu einer temporären Wachstumshemmung.

22.6 Portale Hypertension

ICD: K 76.6. Ätiol.: Erhöhung des portalen Druckes (> 20 cm H$_2$O) durch Widerstandserhöhung im Abstromgebiet der V. portae. Am häufigsten intrahepatischer Block (Leberzirrhose durch chron. Alkoholabusus, granulomatöse oder Stoffwechselerkrankungen, Parasitosen, kongenitale Fibrosen); selten prähepatischer Block (Pfortaderthrombose, Milzvenenthrombose, kongenitale Fehlbildungen); sehr selten posthepatischer Block (Budd-Chiari-Sy.).

Klinik: Neben den Zeichen der Leberzirrhose ist häufig die Ösophagusblutung erstes Symptom. Kollateralkreisläufe (Ösophagusvarizen, Caput medusae, Hämorrhoiden), häufig Leberzeichen (Spider naevi, Palmarerythem), Splenomegalie, Anämie (Hypersequestration), Aszites (Stauung, Hypalbuminämie), Encephalopathie (insuff. Entgiftung durch Leberumgehung).

Diagnose
- Anamnese, Klinik
- Gastroskopie (☞ 6.7.1): Ösophagusvarizen, häufig gleichzeitig Magen- und Duodenalulzera
- Duplexsonographie (☞ 15.2.2): portaler Flow und Flußrichtung
- Angiographie (☞ 6.2.9): selektive Zöliako- und Mesenterikographie über A. femoralis (art. Leberdurchblutung, venöse Phase läßt Beurteilung der Pfortader zu), selektive Lebervenenangiographie über V. jugularis int.
- Lebervenenverschlußdruck (☞ 22.3.4)
- Labor: BB, GE, Bili, gGT, GOT, GPT, AP, CHE, Gerinnung
- Beurteilung der Leberfunktion (Child-Klassifikation ☞ 22.4.1)
- Internistisches Konsil.

Therapieprinzipien
- Kausale Ther. bei intrahepatischem Block nicht möglich
- Symptomatische Ther., Noxenkarenz (*Cave*: lebertoxische Medikamente), Diätberatung, ggf. Aszitespunktion. Evtl. endoskopische Sklerosierung von Ösophagusvarizen zur Blutungsprophylaxe erwägen (ausgeprägter Befund, schlechter AZ).
- Operative Ther.: Shuntanlage prophylaktisch nicht indiziert, nur nach Ösophagusvarizenblutung
- Transplantationsindikation abklären (Kontaktaufnahme Transplantationszentrum).

22.6.1 Ösophagusvarizenblutung   ICD: I 85.0

60 % der Pat. mit Leberzirrhose entwickeln Ösophagusvarizen. Ungefähr 1/3 blutet akut. Letalität der 1. Blutung 50 %, bei Rezidiven deutlich weniger (Selektion der Pat. mit noch kompensierter Leberfunktion!), frühes Blutungsrezidiv in ca. 60 %, Gesamtletalität um 35 %.

 Bei Notfallendoskopie bluten nur noch 20 % aktiv!
 Führende Todesursache ist die Aspiration, nicht die Blutung!

Operative lokale Blutstillungsverfahren
- *Transmurale Varizenumstechung:* beinhaltet komplette Devaskularisation des Magenfundus, in 3–4 Reihen treppenförmig zirkuläre transmurale Varizenumstechung am distalen Ösophagus, Fundoplikatio zur Tamponade der Fundusvarizen, dabei meist trunkuläre Vagotomie (☞ 18.3.2)

- *Maschinelle Transsektion* (Ösophagusresektion mit End-zu-End-Anastomose): über eine Gastrotomie wird das EEA in den Ösophagus vorgeführt und eine Transsektionsligatur gesetzt.

KO: Anastomoseninsuffizienz, Dysphagie (10 %), Motilitätsstörungen, gastro-ösophagealer Reflux.
Prognose: *vergleichbar der Sklerosierung, jedoch weniger Blutungsrezidive.*

 Vorgehen bei Ösophagusvarizenblutung

- Sofortige *Intubation* zur Aspirationsprophylaxe: Beatmung **ohne PEEP** (venöse Druckerhöhung!)
- *Schockbehandlung* (☞ 7.2)
- *Volumenzugänge:* am besten gleich Jocath® oder Shirly® in V. subclavia (V. femoralis) und ZVK (V. jugularis interna re.) zur ZVD-Messung, dabei Kreuzblut und BGA abnehmen
- Volumengabe mit kristalloiden und kolloidalen Infusionen (☞ 7.5.2), ZVD von 0–3 mmHg anstreben
- β_1-*Sympathomimetikum* (Dobutrex®): positiv inotrop
- Zunächst kein α-*Sympathomimetikum:* erhöht den portal-venösen Druck und unterhält die Blutung (α_1-Rezeptoren im Splanchnicusgebiet)
- *Notfallendoskopie:* nach intra- oder paravasaler Sklerosierung mit Plidocanol 1 % (Aethoxysklerol®) in 90 % Blutstillung. (**KO:** Nekrose, Narben = Stenose Ulzera) *Cave:* Ausschluß von weiteren Blutungsursachen (erosive Gastropathia hypertensiva!)
- *Ballontamponade* (☞ 2.5.1) mit Sengstaken- oder Linton-Nachlas-Sonde (letztere bes. bei Fundusvarizen): wenn Notfallendoskopie nicht verfügbar oder zur Überbrückung bis zur Endoskopie. Blutstillung in 80 %. Entblockung nach 6–8 h, bei Blutungsstillstand weitere 24 h sicherheitshalber liegen lassen. Bei erfolgreicher Endoskopie mit Varizensklerosierung nicht erforderlich (*Cave:* extrem hohe Komplikationsrate nach Sklerosierung, max. 6 h blocken, dann Entlastung)
- *Leberkomaprophylaxe:* In den proximalen Ösophagus eine Magensonde zur Blutableitung legen! (Immer radiologische Kontrolle: richtige Plazierung, KO) 3 x tägl. hohen Schwenkeinlauf zur Kolonentleerung, 3 x 20– 30 ml Laktulose p.o. (Bifiteral®), 4–6 g Neomycin (Bykomycin®) oder Paromomycin (Humatin®) zur Darmdekontamination
- Bei nicht beherrschbarer Blutung frühzeitig die OP-Indikation stellen, da jede weitere Zeitverzögerung die Prognose deutlich verschlechtert.

22.6.2 Portosystemische Shuntoperationen

Zur Druckentlastung der portalen Hypertension. Blutungsprophylaxe. Je lebernäher der Shunt, umso besser die Dekompression der portalen Hypertension, aber umso reduzierter die Leberdurchblutung.

Häufige Shuntformen

- *Nicht selektive Shunts:* vollständige Umgehung der Leber mit der Gefahr der hepatofugalen Blutflußumkehr: porto-caval (End-zu-Seit = Ecksche Fistel), mesenterico-caval *(Drapanas)*, proximal spleno-renal *(Linton)*
- *Selektiver Shunt:* transsplenische Dekompression von ösophago-gastralen Varizen, Erhaltung eines portal-venösen Flow: distal spleno-renal *(Warren).*

Notfall-Shunt

Indikationen: Trotz kons. Maßnahmen weiterbestehende Blutung bei liegender Ballonsonde; erneute starke Blutung (EKs zur Kreislaufstabilisierung notwendig) nach Dekompression der Ballonsonde
KI: Leberkoma, Aszites. **Relative KI:** Massive Aspirationspneumonie, schweres Alkoholentzugsdelir.

Technik

- Methode der Wahl: *Portocavaler End-zu-Seit Shunt*; Vorteil: kurze OP-Zeit, sichere Dekompression, geringe Thromboserate. Nachteil: kompletter Shunt mit definitiver Unterbrechung des hepatopedalen Pfortaderflows
- Alternative Verfahren: *mesenterico-cavaler Interpositionsshunt*.

KO: Lungenarterienembolie bei nicht erkannten, abgeschwemmten Pfortaderthromben, Stenose der A. hepatica mit konsekutiver Minderversorgung der Leber, Volumenbelastung kann zur kardialen Insuffizienz führen.

Prognose: Klinikletalität (nach Häring)
- Bei Child-Stadium A 6 %, B 26 %, C 55 %
- Bei Blutungsrezidiv (innerhalb 48 h) 43 %; ohne Frührezidiv 6 %.

Elektiver Shunt

Die Anlage eines prophylaktischen Shunts ohne vorausgegangene Varizenblutung ist nicht indiziert (OP-Letalität 10 %, Enzephalopathierate 30 %).
KI: Leberzirrhose Child-Stadium C (OP-Letalität 50 %!).

- *Portocavaler End-zu-Seit Shunt:* Kompletter Shunt, beste Dekompression, wenig Thrombosen durch hohen Flow, kurze OP-Zeit (Not-OP)
- *Portocavaler Seit-zu-Seit Shunt:* kaum noch indiziert (nur Budd-Chiari-Sy.), große Gefahr des hepatofugalen Blutflusses mit weiterer Verschlechterung der Leberfunktion
- *Proximal-splenorenaler Shunt:* Splenektomie, kompletter Shunt
- *Mesenterico-cavaler Shunt:* als Interponatanastomose *(H-Shunt, Drapanas)* oder lateroterminale Anastomose (Auvert)
- *Distal-splenorenaler Shunt (Warren; inkompletter Shunt):* primäre Therapiemaßnahme bei nicht alkoholbedingter portaler Hypertension, durch optimale Blutungsprophylaxe normale Lebenserwartung, OP-Letalität 10 %, Enzephalopathierate 10 %, Shuntthromboserate 6 %, Rezidivblutungsrate 13 %
  Funktionstüchtigkeit ist entscheidend abhängig von der Weite der Milzvene und dem Flow, sorgfältige Pankreasdissektion. *Cave:* transgastrische und transpankreatische Blutflußumkehr (nach Shuntanlage Pfortader = Hochdruckzone, V. lienalis = Niederdruckzone!), dadurch wird das Prinzip des selektiven Shunts aufgehoben! Zusätzlich Dissektion der kleinen Kurvatur und Unterbindung der V. coronaria ventriculi
- *Portocavale Anastomose mit Pfortaderarterialisierung:* Früh- und Spätletalität im Vergleich zu den konventionellen Shuntformen gleich, relativ hohe Verschlußrate (20 %) des arterioportalen Shunts.

Komplikationen

- Vorausgegangene OP an den Gallenwegen mit Adhäsionen erhöht KO-Rate. Dann statt portocaval besser gleich splenorenal/mesentericocavaler Shunt
- Hauptgefahren der Anastomosen: Knickbildung, Torsion, Zug, Kollaps bei niedrigem Flow.

22.6.3 Transjugulärer intrahepatischer portosystemischer Stentshunt (TIPS)

Alternatives Verfahren zu den portosystemischen Shuntoperationen (☞ 22.6.2).

Prinzip: Einbringen einer Metallgitterendoprothese (Stent) auf perkutanem, transjugulärem Weg mittels Spezialkatheter in die Leber. Dort wird der Stent über einen Führungskatheter zwischen Lebervenen- und Pfortadersystem plaziert (intrahepatischer Stent). Standardverfahren der Interventionellen Radiologie.

Indikationen
- Ösophagus- und Fundusvarizenblutung (elektiv: nur bei rezidivierenden Blutungen trotz Therapie; Notfall: bei > 4 Blutkonserven/24 h trotz Therapie)
- Therapierefraktärer Aszites
- Alternative zur Shunt-OP vor Lebertransplantation (wenn keine KO).

Komplikationen
- Pfortaderthrombose
- Verschluß beider Jugularvenen, V. cava-Thrombose
- Sepsis, Peritonitis, Leberabszeß, bakterielle Cholangitis
- Lebertumoren.

Udo Sulkowski
Jörn Ludwig

23

Gallenblase, Gallenwege und Pankreas

23.1	**Checkliste Anatomie**	586
23.2	**Diagnostik der Gallen- und Pankreaserkrankungen**	587
23.2.1	Klinische Untersuchung, Anamnese, Labor	587
23.2.2	Bildgebende Verfahren	587
23.3	**Erkrankungen der Gallenwege**	**589**
23.3.1	Cholelithiasis ICD: K 80.X	589
23.3.2	Gallenblasenkarzinom ICD: C 23	591
23.3.3	Gallengangkarzinom ICD: C 24.X	592
23.3.4	Erkrankungen der Papilla Vateri	593

23.4	**Operative Therapie der Gallenblasen- und -wegserkrankungen**	594
23.4.1	Präoperative Maßnahmen	594
23.4.2	Konventionelle Cholezystektomie	594
23.4.3	Choledochusrevision	595
23.4.4	Laparoskopische Cholezystektomie	596
23.4.5	Galleableitende Palliativoperationen	596
23.5	**Pankreaserkrankungen**	**597**
23.5.1	Akute Pankreatitis ICD: K 85	597
23.5.2	Chronische Pankreatitis ICD: K 86.X	600
23.5.3	Pankreaskarzinom ICD: C 25.X	602
23.5.4	Pankreasverletzungen (☞ auch 27.2) ICD: S 36.2	605

23.1 Checkliste Anatomie

Gallenblase und Gallengänge
- Die Gallenblase liegt an der Unterseite der Leber und bildet die funktionelle Grenze zwischen rechtem und li Leberlappen
- Der D. cysticus vereinigt sich mit dem D. hepaticus communis zum D. choledochus. Dieser zieht im Lig. hepatoduodenale hinter das Duodenum und endet gemeinsam mit dem D. pancreaticus in der Papilla vateri. Mündet der D. choledochus in den D. wirsungianus, besteht für beide ein gemeinsamer Ausführungsgang („common channel"). Diese anatomische Variante scheint eine Prädisposition für die Entwicklung einer akuten Pankreatitis (Steineinklemmung und Reflux in das Pankreasgangsystem?) zu bilden.

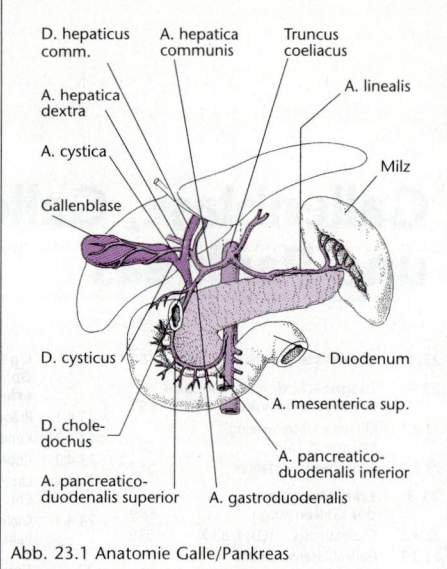

Abb. 23.1 Anatomie Galle/Pankreas

- **Arterielle Versorgung:** A. cystica aus der A. hepatica dextra. Variationsreicher Verlauf (☞ Abb. 23.3)
- **Venöser Abfluß:** sowohl zur Pfortader als auch direkt in die Lebersinusoide
- **Lymphabfluß:** zur Leberpforte und deren Lk.

Pankreas
- Liegt sekundär retroperitoneal (nur auf der Ventralfläche von Peritoneum überzogen). Im Bereich des prox. Corpus überquert das Pankreas die Wirbelsäule bei L 2 (typische Rupturstelle beim stumpfen Bauchtrauma)
- **Arterielle Versorgung**
  - Pankreaskopf: Versorgung über eine vordere und hintere Arkade, die von kranial aus der A. gastroduodenalis (a.d. A. hepatica communis) und von kaudal aus der A. mesenterica superior gespeist werden.
  - Pankreaskorpus und -schwanz: über A. lienalis (aus dem Tr. coeliacus)
- **Venöser Abfluß:** teils direkt in die Pfortader, teils unter Zwischenschaltung von V. lienalis und V. mesenterica superior in die Pfortader

- **Lymphabfluß**
  - 1. Station sind die unmittelbar peripankreatischen Lk (z.B. supra- und infrapankreatische Lk)
  - 2. Station sind die Lk der Pylorusregion, der A. gastrica sin., der A. mesenterica sup., der Mesenterialwurzel sowie des Milzhilus.

23.2 Diagnostik der Gallen- und Pankreaserkrankungen

23.2.1 Klinische Untersuchung, Anamnese, Labor

Anamnese: Ikterus (auch passager), Appetit, Beschwerden in bezug auf Nahrungsaufnahme, Pruritus, Stuhl- und Urinverfärbung (acholischer Stuhl, bierbrauner Urin), Fettstühle (exokrine Pankreasinsuffizienz).

Klinische Untersuchung: Courvoisier-Zeichen (schmerzlos vergrößert tastbare Gallenblase), Schmerzcharakter, Stuhlentfärbung, Harnverfärbung. Murphy-Zeichen (schmerzhafter Leberunterrand bei Palpation unter tiefer Inspiration), tastbarer Tumor?

Labor
- Gallenwegslabor: (☞ 22.2.1)
- Pankreaslabor
  - α-*Amylase i.S.:* Bei Schädigung des Pankreas oder Sekretstau ↑. Als Notfallabor ausreichend. *Cave:* die α-Amylase reagiert bei fast allen akuten abdominellen Affektionen mit.
  - *Lipase i.S.:* Spezifischer für Pankreaserkr. als α-Amylase. Häufig als Notfallabor nicht erhältlich. Bei Schädigung des Pankreas oder Sekretstau ↑.

23.2.2 Bildgebende Verfahren

Sonographie ☞ 6.6.1

Intraoperative Sonographie (IOUS)
Sonomorphologie entspricht perkutaner Sonographie (☞ 6.6.1). IOUS der Gallenwege beim Geübten mit gleicher Aussagekraft wie intraop. Cholangiographie (☞ 23.4.2).
Indikationen
- Unsichere intraop. Cholangiographie/-skopie oder KI zur Cholangiographie
- Bei Eingriffen am endokrinen Pankreas zur Tumorlokalisation (Insulinom ☞ 12.4.2, Verner-Morrison-Syndrom ☞ 12.4.4) und Zweittumorausschluß
- Bei chron. Pankreatitis erleichterte Lokalisation des D. pancreaticus und kleiner Pseudozysten
- Lokalisation eines malignen Pankreastumors und evtl. ultraschallgezielte Punktion bei unklarer Dignität
- Lymphknoten- und Lebermetastasensuche.

Endosonographie
Vorteil gegenüber perkutaner Sonographie:
- Ausschaltung störender Einflüsse wie Rippen, Lunge, Fettgewebe und Darmgas
- Höheres Auflösungsvermögen.

Ind.: Beurteilung von Papille und periampullärer Region mit Bestimmung der Invasionstiefe von Tumoren, Beurteilung der lokalen Operabilität bei Pankreaskarzinomen (Pfortaderinvasion?) und Diagnostik der Choledocholithiasis und der Gallenwegstumoren.

Computertomographie

Ind.: Präop. Staging von Gallenblasen- und Pankreastumoren. Akute Pankreatitis (durch i.v. Gabe von Kontrastmittel wird zwischen der prognostisch günstigen ödematösen und der ungünstigen nekrotisierenden Pankreatitis (Anreicherungsdefekte des Kontrastmittels durch Gewebeuntergang) unterschieden) und chronische Pankreatitis sowie zur postop. Kontrolle.

Endoskopisch retrograde Cholangio-Pankreatikographie (ERCP) ☞ 6.2.7

Ind.: unklare Cholestase, V.a. Choledochuskonkrement, V.a. biliäre Pankreatitis, V.a. Pankreas-Ca. Therapeutisch mit endoskopischer Papillotomie und Steinextraktion (in 90% durchführbar). Durch endoskopisches Einbringen von Gallengangsendoprothesen (präoperative oder palliative) Therapie eines Ikterus möglich.

Perkutane Transhepatische Cholangiographie bzw. -Drainage (PTC/PTCD)

Technik PTC ☞ 6.2.8
Ind.: unklare Befunde der o.g. Verfahren und Entlastung der Leber bei schlechter Leberfunktion, symptomatischer Ikterus bei inoperablen Karzinomen, falls ERCP nicht mehr möglich.

Orale und Infusions-Cholezystographie

Heute weitgehend durch Sonographie verdrängt (höhere Sensitivität und Spezifität für den Nachweis von Steinerkrankungen der Gallenwege). Darüberhinaus vermeidet man die Kontrastmittelgabe (KM-Allergie, Kumulation bei Leber- bzw. Niereninsuffizienz).

Angiographie

Ind.: Darstellung gefäßreicher Tumoren (cholangioläres Ca, Hämangiom, endokrin aktive Tumoren und deren Metastasen). Invasiver, patientenbelastender Eingriff; weitestgehend zugunsten von Angio-CT und IOUS verlassen.
KI: Gerinnungsstörung (Quick < 50%), Hyperthyreose, Niereninsuff. (relative KI), Herzinsuff. (relative KI).

Biopsie

Sonographisch gezielt oder CT-gesteuert zur Histologiegewinnung suspekter Bezirke und Diagnosesicherung. Durchführung unter streng sterilen Kautelen als Feinnadel-Aspirationszytologie und Stanz- oder Feinnadelbiopsie.
KI: Gerinnungsstörungen. **KO:** Nachblutung, Tumorzellverschleppung, Infektion, Pankreatitis.

Intraoperative Cholangiographie/-skopie (☞ 23.4.2)

23.3 Erkrankungen der Gallenwege

23.3.1 Cholelithiasis   ICD: K 80.X

Entstehung meist in der Gallenblase durch Störungen des Lösungsgleichgewichtes der Lebergalle und Motilitätsstörungen der Gallenwege. Jenseits des 40. LJ. F: 32%, M: 16%, Familiendisposition. Prädisposition durch „5 F" (fourty, female, fat, fair-haired, fertile). Bei 30% Galle bakteriell infiziert. Entartungshäufigkeit 2%.
Steintypen: Cholesterinstein (ca. 90%), Bilirubin-(Pigment)-Stein (ca. 6%), gemischter Stein (Cholesterin-Pigment-Kalkstein).

Folgeerkrankungen bei Gallensteinleiden

Unkomplizierte Steincholecystitis

Klinik: Beginn mit viszeralem Oberbauchschmerz „Gastritisschmerz" (keine erhöhten Laborparameter), Speisenunverträglichkeit, positives „Murphy-Zeichen" (☞ 23.2.1). Allmähliches Übergreifen der Entzündung auf alle Wandschichten mit somatischem, typisch lokalisiertem „Galleschmerz", evtl. mit Ausstrahlung in rechte Schulter.
Diagn.: wie Gallenkolik (s.u.). **DD:** Dyspepsie, Ulcus duodeni, Gastritis, Pankreatitis.
Ther.: Cholezystektomie, vorzugsweise laparoskopisch, bei schwierigem Situs, KO während der Laparoskopie oder bei Malignomverdacht konventionell (☞ 23.4.2).

Gallenkolik

Zeichen für Steinaustreibung aus der Gallenblase in den Ductus cysticus, bzw. aus dem Choledochus in das Duodenum (Papillenpassage).

Klinik: Dauerschmerz mit krampfartigen Schmerzspitzen (Kolik) im rechten Mittel- und Oberbauch mit evtl. Ausstrahlung in die rechte Schulter. **Begleitsymptome:** Übelkeit, ggf. leichter Ikterus, evtl. mit Temperaturerhöhung bis 38 °C, BSG-Erhöhung und geringgradiger Leukozytose, Stuhlentfärbung und Braunfärbung des Urins. Bei Palpation Druckschmerz über der Gallenblase.
Diagn.: Klinik, Sono, Rö-Thorax (Begleiterguß?), evtl. Abdomenübersicht, EKG.

 Vorgehen bei Gallenkolik
- Venöser, peripherer Zugang mit gleichzeitiger Blutentnahme (BB, E'lyte, Leberwerte, Bili, CK, Amylase/Lipase, Glukose, Gerinnung, Blutgruppe und ggf. Kreuzblut zur OP-Vorbereitung)
- Urinstatus (dunkler Urin, erhöhtes Bilirubin)
- Analgesie durch 20 mg (= 1 Amp.) N-Butylscopolamin (Buscopan®) langsam i.v., bei Erfolglosigkeit Pethidin (Dolantin®) oder Pentazocin (Fortral®) 30 mg i.v.. Bei Bedarf einmalige Wiederholung der Dosis nach 10–15 Min. (Buscopan® und Dolantin® oder Fortral®). *Cave:* Morphinderivate sind wegen der spasmogenen Wirkung auf den Sphincter Oddi kontraindiziert
- Spasmolytische Dauertherapie mit 60 mg N-Butylscopolamin (Buscopan®) auf 500 ml Ringerlaktat/24 h.
  Tageshöchstdosis: 100 mg N-Butylscopolamin
- Bei Verdacht auf Choledochusstein ERCP mit Papillotomie und Steinextraktion; im beschwerdefreien Intervall elektive (laparoskopische oder konventionelle) Cholezystektomie (☞ 23.4.2, 23.4.4)
- Bei Versagen der ERCP Cholezystektomie innerhalb 48 h (☞ 23.4.2)

DD: Ulcus duodeni et ventriculi (☞ 18.5.1), Pankreatitis (☞ 23.5.1), akute Appendizitis (☞ 19.8.1), Nierenkolik, Lungenembolie, Herzinfarkt; andere Ursachen des akuten Abdomens (☞ 7.4).
KO: Gallenblasenhydrops oder -empyem, akute Cholangitis, Perforation, akute Pankreatitis, Ileus.

Akute Cholezystitis/Cholangitis ICD: K 80.0

Ätiol.: *Eingeklemmter Zystikus- oder Choledochusstein. Zystikusstein → Gallenblasenhydrops mit nachfolgender Infektion und ggf. Empyem. Choledochusstein → eitrige Cholangitis, Hepatocholangitis, Pankreatitis, Stauungsikterus. Erreger meist aszendierende oder hämatogen gestreute E. coli, Klebsiellen, Enterokokken, Bacteroides und Clostridium perfringens.*

Klinik: Übelkeit und Erbrechen, Schmerzen im rechten Oberbauch, Fieber > 38,0°C, Schüttelfrost, Ikterus, Koliken.
Diagn.: Sono Abdomen, Abdomenübersicht, ERCP bei V.a. Gangstein im Sono.
Labor: BSG ↑, Leukozytose, Leberenzyme und Bili ↑ (wenig bei Zystikusstein, stark bei Choledochusstein).
DD: wie bei Gallenkolik; akute Hepatitis, Pyelonephritis, Leberabszeß, subdiaphragmatischer Abszeß (☞ auch 7.4, 19.4.1).

 Vorgehen bei akuter Cholezystitis/Cholangitis
- Erstmaßnahmen und weiteres Vorgehen wie bei Gallenkolik
- Parenterale Ernährung (☞ 7.5.3)
- Möglichst intensivmedizinische Überwachung
- Blutkultur
- Antibiotika-Schutz mit Breitspektrum-Penicillinen z.B. Baypen® 2x4 g i.v. und bei V.a. Anaerobier-Infektion Clont® 2x0,5 g i.v. täglich; Absetzen postop. nach mehr als 2 Tagen Fieberfreiheit und normalem Blutbild
- OP mit Cholezystektomie, Choledochusrevision bei Cholangiolithiasis und Steinextraktion innerhalb 48 Std. nach Auftreten der Symptome
- Bei gleichzeitigem Papillenverschluß endoskopische Papillotomie und Verlaufsbeobachtung über 24–48 h. Als Alternative zur Choledochusrevision setzt sich die komplikationsärmere präoperative ERCP mit endoskopischer Steinextraktion auch bei der Choledocholithiasis zunehmend durch.

Eitrige Pericholezystitis

Notfall! Ätiol.: Komplikation des Gallenblasenempyems, hämatogene Erregerstreuung, Durchwanderungsperitonitis. **KO:** Sepsis mit Endotoxinschock.
Klinik: Sepsis (☞ 10.2.4) mit Fieberschüben, Schüttelfrost, Ikterus, Kreislaufdepression, Leukozytose, Leberenzymentgleisung, Ateminsuffizienz, Entgleisung des Säure-Basen-Haushaltes, paralytischem Ileus, evtl. ANV oder MOV.

> **Therapie der eitrigen Pericholezystitis**
> - Sofortige Cholezystektomie und Gangsanierung unter Antibiotikaschutz
> - Intensivbehandlung mit Kreislaufmonitoring, Beatmung, parenteraler Ernährung, Flüssigkeitsbilanzierung, metabolische Äquilibrierung, Antibiotikaschutz mit Baypen® und Clont® (☞ Cholangitits)
> - Bei Stauung des Ductus choledochus schnellstmögliche Steinextraktion entweder durch OP (incl. Cholezystektomie und Gangrevision ☞ 23.4.3) oder ERCP mit Papillotomie (☞ 6.2.7).

 Akute Schmerzlinderung bei vorher hochschmerzhaftem Abdomen ist verdächtig auf Gallenblasenperforation (spontane Entlastung)!

23.3.2 Gallenblasenkarzinom   ICD: C 23

Selten (in 90% mit Gallensteinen). Besonders häufige Entartung von Porzellangallenblasen F : M = 4 : 1. Meist Adeno-Ca (ca. 80%), gefolgt von Plattenepithel-Ca. Collum-Ca metastasiert früh in die Nll. des Lig. hepatoduodenale; Korpus-Ca bricht schnell in die Leber ein; Fundus-Ca metastasiert spät. Die meisten Gallenblasenkarzinome (ca. 80%) sind zum Zeitpunkt der Operation durch die chirurgische Therapie nicht mehr heilbar.

Klinik
Uncharakteristische Spätsymptome mit allgemeinen Tumorzeichen wie Leistungsknick, Gewichtsabnahme, BSG-Erhöhung, Anämie, Ikterus, Schmerz (spät). Bei Diagnosestellung bereits 70–80% der Fälle inoperabel.

Diagnostik
- *Sono:* starr verdickte Gallenblasenwand mit unregelmäßiger Form der Gallenblase, meist Gallensteine; 3 morphologische Formen: polypös-exophytisch, plane Wandverdickung, infiltrierend in das Leberbett
- *CT:* morphologischer Befund wie bei Sono
- *Labor:* Leberenzyme ↑, BSG ↑, BB
- *Tumor-Marker:* CEA.

Therapie
Bei *operablen Tumoren* (keine Infiltration des Hilusgebietes) Cholezystektomie mit Hilusrevision und Lymphadenektomie, evtl. mit Lebersegmentresektion oder erweiterter Leberrechtsresektion (☞ 22.4.2). Bei Zufallsbefund im Rahmen einer Cholezystektomie Reoperation nach 1–2 Wochen. OP nur bei möglicher Maximaltherapie. Leberresektion (Segment IV), Hilusresektion ohne/mit Leberteilresektion. Andernfalls Verlegung in Spezialklinik. Bei *Inoperabilität* und Ikterus ggf. palliativer Galleabfluß über Hepaticojejunostomie oder Hepatojejunostomie (☞ 23.4.5) oder Drainage über ERCP bzw. PTC (☞ 23.2.2).

 Keine Probelaparotomie, wenn nicht auch ggf. die technisch anspruchsvollen Operationen (evtl. Leberresektionen kombiniert mit Gefäßresektionen und anschließenden -rekonstruktionen in der Tiefe der Leberpforte) mit entsprechender Nachbetreuung durchgeführt werden können.

Progn.: insges. schlecht, selbst beim Carcinoma in situ 5-JÜR von nur ca. 50%.

23.3.3 Gallengangkarzinom   ICD: C 24.X

Seltener als das Gallenblasen-Ca. M : F = 2–3 : 1. Einteilung nach Tumorlokalisation in 3 Abschnitte: unteres (retroduodenal), mittleres (Hauptteil des D. choledochus), und oberes (kranial des D. cysticus bis einschließlich der Hepaticusgabel, Ductus hepaticus communis) Drittel. Karzinome des oberen Drittels werden als zentrale oder Klatskin-Tumoren bezeichnet (☞ Abb. 23.2).

Klinik: Schleichender, kontinuierlich zunehmender Ikterus mit Courvoisier-Zeichen (☞ 23.2.1).

Diagnose
- *Labor:* typische Cholestasezeichen (Serum: Bili erhöht, AP erhöht, Gamma-GT erhöht; Urin: Bili erhöht, Urobilinogen erniedrigt). Tumor-Marker: CEA
- *Sono:* Cholestase mit erweiterten Gallengängen, echoarme Raumforderung im Lig. hepatoduodenale, unscharfe Duktusbegrenzung
- *ERC(P)* zur Bestimmung der Höhenlokalisation (KM-Abbruch)
- *PTC(D)* zur Darstellung der proximalen Gallenwegsabschnitte
- *CT* bei Verdacht auf zentralen Gallengangtumor

DD: Papillen-Ca.

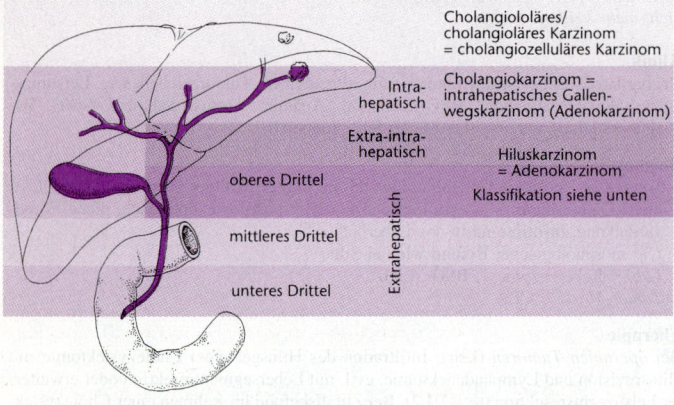

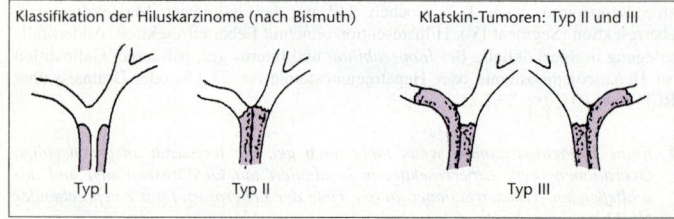

Abb. 23.2: Einteilung der Gallengangskarzinome

Therapie
Whipple-OP (☞ 23.5.3) bei Befall des *distalen* und *mittleren* Drittels. Bei Irresektabilität hohe Choledochojejunostomie (☞ 23.5.3), alternativ endoskopische Drainage (jedoch hohe Verstopfungsrate mit entsprechender Infektionsgefahr. Regelmäßiger Wechsel nötig). Bei proximalen Karzinomen ggf. Choledochus-Hepaticus-Resektion, evtl. mit Leberresektion. Bei Verschluß des oberen Abschnitts Hepaticojejunostomie (☞ 23.4.5; beste Palliation), die Anlage einer Endlosdrainage (☞ 23.4.5) oder postop. endoskopische oder transkutan/transhepatische Drainage (PTCD ☞ 23.2.2). Bei Irresektabilität und fehlenden Lk-Metastasen evtl. Lebertransplantation (☞ 8.3.2).

23.3.4 Erkrankungen der Papilla Vateri

Maligne Papillenstenose (Papillenkarzinom)
Klinik: schmerzloser extrahepatischer Ikterus, ggf. mit Courvoisier-Zeichen (☞ 23.2.1).
Diagn.: Sono → weiter D. choledochus, Duodenoskopie mit zytologischer oder bioptischer Untersuchung, ERCP → präpapillärer Gangabbruch.

Ther.: partielle Duodenopankreatektomie (Whipple-OP ☞ 23.5.3) ist Methode der Wahl. Lokale Papillenresektion ist nur bei extrem hohem OP-Risiko eine Alternative, da die Langzeitprognose hiernach eindeutig schlechter ist, und mittlerweile auch die perioperative Letalität der Whipple-OP unter 5% liegt. Bei kleinen Tumoren stattdessen primäre endoskopische Abtragung und engmaschige Kontrollen erwägenswerte Altenative.
Progn.: Deutlich günstiger als beim Pankreaskopf-Ca, da früher symptomatisch und spätere Metastasenbildung. 5-JÜR nach Radikal-OP ca. 40%.

Benigne Papillenstenose (Entzündungen, Verletzungen, Hypertrophie)
Klinik: wie maligne Stenose.
Diagn.: wie maligne Stenose.
Therapie:
- Endoskopische Papillotomie als Methode der Wahl
- Transduodenale Papillotomie mit individuell angepaßter Spaltung des gesamten Papillenorgans incl. Sphinktermuskel nach Duodenummobilisierung nach Kocher.

OP-Indikation
- Endoskopisch nicht zu beseitigende Einklemmung eines Steins in der Papille
- Eindeutige Papillenstenose, die endoskopisch nicht gespalten werden kann
- Kein KM-Abfluß bei Cholangiographie mit V.a. Papillentumor (dann PE)

Steineinklemmung bei Choledocholithiasis
Klinik: Kolik, Erbrechen, Ikterus, Stuhlentfärbung und Urinbraunfärbung.
Diagn.: Palpation, Sono Abdomen mit aufgestautem D. choledochus, bei Begleitpankreatitis aufgelockertes Pankreas, Labor mit Cholestasezeichen, ggf. Erhöhung der α-Amylase und Lipase, ERCP mit Steinnachweis.
Ther.: sofortige ERCP als Methode der Wahl mit späterer Cholezystektomie im symptomlosen Intervall.
KO: akute biliäre Pankreatitis, Cholangitis.

23.4 Operative Therapie der Gallenblasen- und -wegserkrankungen

23.4.1 Präoperative Maßnahmen

- Allgemeine OP-Vorbereitung ☞ 3.1.4, 3.1.5
- Ggf. Blutkonserven anfordern
- Aufklärung (Bedeutung der Gallenblasenentfernung, Galleabflußverhältnisse nach OP, notwendige Zusatzeingriffe, z.B. Papillotomie, allgemeine OP-Risiken und Komplikationen erwähnen)
- Ggf. je nach Krankheitsbild präop. Gallenwegsentlastung (☞ 23.2.2)
- Nahrungskarenz, Klysma am Abend vor OP-Tag bei elektiver Cholezystektomie, bei größeren Elektiveingriffen zusätzlich Gabe von Abführmitteln.

Lagerung: Bei allen Eingriffen am Gallenwegssystem Rückenlage (☞ Abb. 3.1).
Zugangswege: *Rippenbogenrandschnitt* (☞ Abb. 3.1), *bogenförmige quere Oberbauchlaparotomie* oder *mediane Laparotomie* bei geplantem Simultaneingriff am Pankreas, *Türflügelschnitt* bei geplantem Simultaneingriff an der Leber.

23.4.2 Konventionelle Cholezystektomie

Ind.: Jedes Gallensteinleiden, das nicht laparoskopisch angehbar ist (☞ 23.4.4).

OP **Technik**
Rippenbogenrandschnitt, Exploration der Bauchhöhle, ggf. Gallenblasenentlastung durch Punktion nach Anlage einer Tabaksbeutelnaht.

Ausschälung der Gallenblase auf 2 Wegen möglich:
- *Antegrade Cholezystektomie*: Einfachere Darstellung von D. cysticus und A. cystica, jedoch stärkere Blutung bei der Ausschälung. Teils stumpfe, teils scharfe Auslösung vom Gallenblasenfundus beginnend dicht an der Gallenblasenwand bis zum Infundibulum unter Elektrokoagulation der kleinen von der Leber einstrahlenden Gefäße. Darstellung von A. cystica und D. cysticus. Ligatur der Arterie. Anschlingen des D. cysticus, Eröffnung ventral durch kleine Inzision, Einbringen der Kanüle zur Cholangiographie und anschließendes Einknoten. Gangdarstellung unter Durchleuchtung und Dokumentation durch Röntgenaufnahme. Bei unauffälligen Gangverhältnissen Entfernung der Kanüle, Fassen des Cysticusstumpfes mit einer Overholtklemme und Ligatur dicht am Hauptgallengang
- *Retrograde Cholezystektomie*: Vorteil der geringeren Blutung bei Gallenblasenausschälung. Nachteil der präparatorischen Unsicherheit bei Verklebungen und der höheren Verletzungsgefahr oder Ligatur einer atypisch kreuzenden A. hepatica dextra. Bei eindeutig beurteilbaren Verhältnissen im Bereich des Lig. hepatoduodenale Gallenblase am Infundibulum mit Gallenblasenfaßzangen anklemmen. Präparation des D. cysticus bis zu dessen Einmündung in den D. choledochus. Ligatur des D. cysticus möglichst gallenblasennah. Cholangiographie. Cysticusstumpfversorgung wie oben beschrieben. Anschließend die Gallenblase nach Inzision der Serosablätter vom Infundibulum her ausschälen.

💣 *Verlauf des D. cysticus sowie Verzweigungsgrad der A. hepatica communis mit dem Abgang der A. cystica können stark variieren!*

- Einlage einer Zieldrainage ins Gallenblasenbett, Ausleitung rechte Bauchwand
- Schichtweiser Wundverschluß.

Nachbeh.: Antibiotika bei primär infektiösen Formen (z.B. Baypen®), Magensonde ggf. 12–24 h, Zieldrain am Tag 2 kürzen, am Tag 3–4 ziehen; ab Tag 2 Tee, nach dem 1. Abführen aufbauende Kost. Labor (BB, Bili, Amylase, AP, γ-GT) Tag 1 und 3, bei Entlassung und 6–8 Wochen postop.
KO: Gallenfistel (bes. bei aberrierenden Gallengängen), Cholaskos mit Peritonitis, Choledochusstenose bei zu naher Cysticusligatur, Nachblutung.

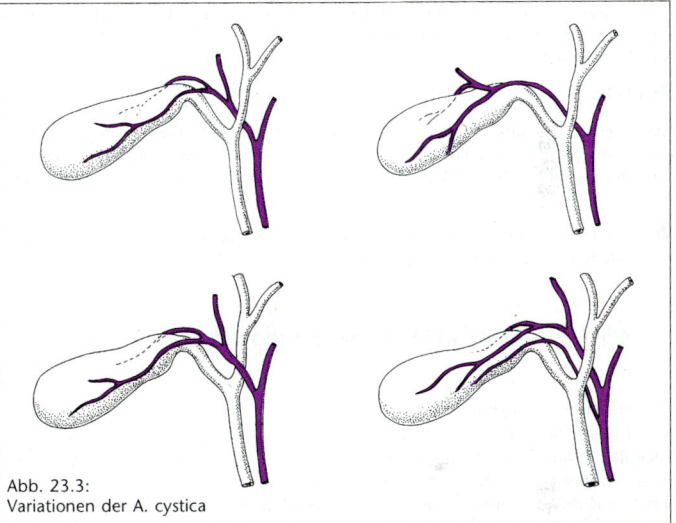

Abb. 23.3:
Variationen der A. cystica

23.4.3 Choledochusrevision

Durchführung nach Cholezystektomie und Cholangiographie, wenn Gangstein nachgewiesen: Inzision mit feinem Skalpell zwischen atraumatischen Haltefäden und Eröffnung mit der Pottschen Schere auf ca. 1 cm. Steinextraktion mit biegsamem Steinlöffel oder Fogarty-Katheter. Abschließend Austastung mit biegsamer Sonde über Papille hinaus oder bei multiplen Konkrementen Cholangiographie oder -skopie. Nach jeder Choledochusrevision Einlage einer T-Drainage.

Nachbeh.: Antibiotika und Magensonde wie Cholezystektomie, Zieldrain ab dem 3. Tag abhängig von Sekretmenge und -beschaffenheit kürzen, ziehen 24 h nach T-Drain-Entfernung; T-Drain bis Tag 3–4 ableiten, dann auf Körperhöhe bis Tag 6, Gallenwegsdarstellung (☞ 6.2.6) Tag 6, bei Normalbefund anschließend ziehen. Ab Tag 2 Tee, nach Abführen (spätestens am 3. postop. Tag) weiterer Kostaufbau wie bei Cholezystektomie. Labor (☞ 23.4.2) Tag 1 und 3, bei Entlassung und 6–8 Wochen postop.

23.4.4 Laparoskopische Cholezystektomie

Ind.: Methode der Wahl bei Gallensteinleiden im beschwerdefreien Intervall, einfacher Cholezystitis. Vorteil der schnelleren postop. Patientenmobilisierung.
KI: Gallenblasenempyem oder -gangrän, endoskopisch nicht sanierbare Choledocholithiasis, Erkrankungen des Herzens und Lungenemphysem (erhöhter intraabdomineller Druck), Verwachsungsbauch, intrahepatische Gallenblase, Malignitätsverdacht.

Technik: Entfernung der Gallenblase mit laparoskopischem Instrumentarium. Vier Standardzugänge. Pneumoperitoneum mit ca. 3–5 Litern CO_2-Gas. Darstellung der Gallenblase und des Lig. hepatoduodenale und retrograde Cholezystektomie nach Clipligatur des D. cysticus und der A. cystica mit Extraktion der Gallenblase über Nabelrandschnitt.

Nachbeh.: ☞ 23.4.2.

KO: Gleiche Komplikationen wie bei der konventionellen Cholezystektomie, zusätzlich Steinverlust in die Bauchhöhle. Gallengangsverletzungen treten nach den bisherigen Ergebnissen bei der laparoskopischen Cholezystektomie etwas häufiger auf.

Jede intraop. auftretende Komplikation erfordert einen Umstieg auf die konventionelle Cholezystektomie! Aufklärung!

23.4.5 Galleableitende Palliativoperationen

Choledocho- bzw. Hepaticojejunostomie

Ind.: Entlastung der Leber bei inoperablem Tumor des oberen Choledochusabschnittes.
Technik: Möglichst beidseitiger Anschluß (re und li Leberlappen); Abtrennung eines Stückes Leber von der Kante, Blutstillung durch Umstechung, breites Aufnähen einer antimesenteriell längsinzidierten, hochgezogenen Jejunumschlinge auf die Leberparenchymfläche um die Resektionsfläche. Evtl. endoluminäre Drainage der abführenden Jejunumschlinge mit Ausleitung vor der Fußpunktanastomose durch einen Witzelkanal und die Bauchdecke nach außen.

Cholezystoduodeno- bzw. Cholezystojejunostomie

Ind.: Nachweislich sich füllende Gallenblase bei offenem D. cysticus und papillennahem inoperablem Tumorverschluß. **Technik:** Verbindung des nach Kocher mobilisierten Duodenums mit der Gallenblase. Alternativ Verbindung der Gallenblase mit einer nach Roux-Y ausgeschalteten Jejunumschlinge. Nachteil: durch die direkte Verbindung der Galllenblase mit bakterienhaltiger Darmschleimhaut sowie der Störung der Kontraktilität der Gallenblase entwickelt sich praktisch regelhaft eine, nicht selten letale Cholangitis.

Choledochoduodenostomie

Ind.: Wie Cholezystoduodenostomie. Nachteil: Gerade bei der einzigen halbwegs sinnvollen Indikation, dem inoperablen Pankreaskopfkarzinom, droht wegen der Anastomosennähe zum Tumor bei dessen Weiterwachsen ein schneller Reverschluß.

Galleableitung durch operativ eingebrachte Drainagen
Ind.: Aufgrund zunehmend endoskopischer bzw. perkutan transhepatischer Drainageimplantation rückläufig. Operativ eingebrachte Galleableitungen nach außen sind als palliative Dauermaßnahme aufgrund erhöhter Infektionsgefahr ungeeignet. Transhepatische Gallengangsdrainagen (☞ Abb. 23.5).

23.5 Pankreaserkrankungen

23.5.1 Akute Pankreatitis ICD: K 85

Akute entzündliche Erkrankung der Bauchspeicheldrüse. Bei der leichten (ödematösen) Form (Letalität ca. 1%) kommt es lediglich zur entzündlichen Anschwellung des Organes, bei der schweren (nekrotisierenden) Form zum Untergang von Pankreasgewebe (Letalität ca. 20%).

Ätiol.: Gallenwegserkrankungen (60%), Alkoholismus (20%), Virale Infektionskrankheiten (z.B. Mumps), Traumen (postop. oder brüske ERCP), Medikamente (Glukokortikoide, Östrogene, Saluretika, Antikoagulantien u.a.), Hyperparathyreoidismus, Hyperlipidämie, anatomische Gangfehlbildung (Pancreas divisum); in 10–30% der Fälle bleibt die Ursache unbekannt.

Klinik
- Heftige Oberbauchschmerzen (90–100%) ohne Prodromi mit Übelkeit. Häufig Schmerzausstrahlung in den Rücken, gürtelförmig in die Flanke oder den Brustkorb
- Erbrechen (70–90%) und Unruhe
- Ggf. bekanntes Gallensteinleiden oder zuvor eingenommene „opulente" Mahlzeit
- Häufig primär starke Kreislaufreaktion (Hypotonie, Tachykardie)

Diagnostik
- *Untersuchung:* Elastische Bauchdeckenspannung („Gummibauch") bei diffusem Druckschmerz des Abdomens (50%), evtl. Subikterus oder Ikterus, Meteorismus, Subileus mit verminderten Darmgeräuschen (60–80%), Gesichtsflush, „red drops" (runde, rote, scharf begrenzte Papeln), bräunlich-grünliche Verfärbung der paraumbilicalen Haut (Cullensches Zeichen) oder der Flanken (Grey-Turnersches Zeichen) bei organüberschreitender hämorrhagisch-nekrotisierender Pankreatitis, jedoch nicht pathognomisch; evtl. Fieber mit Tachykardie. Seltener: Aszites, Pleuraerguß, respiratorische Insuffizienz, Oligo- bzw. Anurie, palpabler Tumor, Peritonismus
- *Labor:* α-Amylase und Lipase: 2facher oberer Normwert macht Diagnose wahrscheinlich, 4facher Normwert sichert sie. α-Amylase im Zweifelsfall ausreichend!

Normalwerte schließen eine abgelaufene Pankreatitis nicht aus! α-Amylase erreicht schneller Normbereich als Lipase. Falsch positive Ergebnisse bei Niereninsuffizienz!

- *Ausgangsstatus und Verlauf:* Leberenzyme (Cholestase?), Bilirubin, Kreatinin und Harnstoff (ANV?), Elektrolyte (Ca^{2+} erniedrigt?), Leukozyten, Hb und HKT (hämorrhagischer Verlauf?), Thrombozyten (Sepsis?), Blutzucker, BGA, Gesamteiweiß, CRP (Schweregradabschätzung)
- *Sono:* Häufig schlechte Sichtbedingungen (Meteorismus)! Kriterien: vergrößertes Pankreas mit echoarmem, inhomogenem Echomuster, peripankreatischer Flüssigkeitssaum, evtl. Pleuraerguß, intra- und peripankreatische Nekrosen, Pseudozysten,

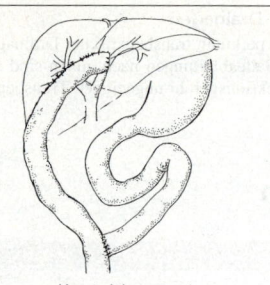
Hepatojejunostomie

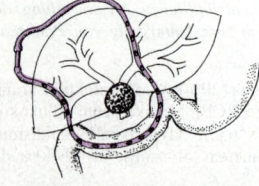
Transhepatische über den Magen und Duodenum geführte Endlosdrainage nach Dick bei zentralem Gallengangverschluß

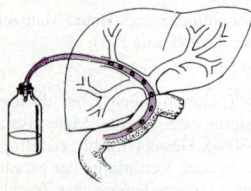
Einfache äußere Drainage

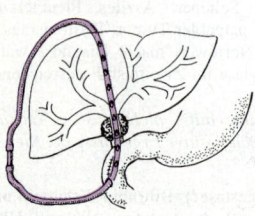
Transhepatische Endlosdrainage nach Dick bei proximalen Gallenwegsverschluß

Abb. 23.4

Gallenwegsbeurteilung (Steine, Dilatation des D. choledochus bei biliärer Genese möglich)
- *Rö-Thorax*: Pleuraerguß, linksseitiger Zwerchfellhochstand, Plattenatelektasen, basale Pneumonie, ARDS (im fortgeschrittenen Stadium)
- *CT mit KM (Angio-CT):* Morphologische Kriterien wie bei Sono; Nekrosen durch KM-Aussparung darstellbar. In der Akutphase CT, bei Befundänderung wiederholen
- *ERCP*: Immer bei V.a. biliäre Genese mit Papillotomie und Steinextraktion; möglichst selektive Füllung des Gallengangsystems, nicht des Pankreasgangs
- *MRT*: ähnliche Veränderungen wie im CT, jedoch keine Differenzierung Nekrose/Ödem möglich, keine gesicherte Ind.

DD: akutes Abdomen (☞ 7.4), V.a. Perforation des Magen-Darm-Trakts und der Gallenblase (bretthartes Abdomen, Abdomenübersicht mit subdiaphragmatischer Luftsichel), akuter Myokardhinterwandinfarkt (EKG, Herzenzyme), Mesenterialinfarkt (Laktat erhöht), Aneurysma diss. der Aorta (Sono).

Therapie

Primär stets konservative Therapie der akuten Pankreatitis. Bei schwerer akuter Pankreatitis Initialtherapie ☞ Notfallkasten.

Basistherapie bei allen Schweregraden
- (Intensiv-) Überwachung
- Bettruhe, Nahrungs- u. Flüssigkeitskarenz
- ZVK, Blasenkatheter (mögl. suprapubisch), Magensonde bei Subileus bzw. Ileus
- Parenterale Volumensubstitution nach Schwere des Krankheitsbildes; bei leichteren ödematösen Formen mind. 3 l tägl., z.B. Glucose 5% und Ringer im Verhältnis 1:1. Der Flüssigkeitsbedarf bei nekrotisierender Pankreatitis wird häufig unterschätzt. Er kann bis zu 15 l/24 h betragen. Kriterien für die Flüssigkeitssubstitution sind primär eine gute Ausscheidung und ein guter Blutdruck bei normalisiertem ZVD. Bei schweren nekrotisierenden Formen sollte für die

Steuerung einer differenzierten Volumentherapie ein Pulmonalis-Katheter eingeschwemmt werden.
- Schmerztherapie (☞ 30.5).

 Möglicher Papillenspasmus bei Morphinderivaten!

- Ulkusprophylaxe mit H$_2$-Blockern
- Antibiotika bei jeder nekrotisierenden Pankreatitis. Mittel der Wahl sind Imipenem (Zienam®) 4x 500 mg und Ciprofloxacin (Ciprobay®) 2x 200 mg, die erwiesenermaßen eine besonders hohe Pankreasgängigkeit besitzen. Vor Antibiotikagabe möglichst Blutkulturen abnehmen
- Parenterale Ernährung: in den ersten Tagen Glucose 5–10%ig (150–200 g Kohlenhydrate/d); ab 3.–4. Tag AS (25–50 g/d) zusätzlich. Primär kein Fett. Nach Stabilisierung parenterale Ernährung durch hochkalorische Lösungen mit Zufuhr von 2 000–3 000 kcal/d
- ERCP mit Papillotomie und ggf. Steinextraktion bei biliärer Pankreatitis
- Ggf. Hämodialyse bei ANV.

> ### Intensivtherapie bei schwerer akuter Pankreatitis
> - Intensivüberwachung, ZVK, Blasenkatheter, Magensonde
> - Schockther: Volumensubstitution unter Ausscheidungs-, ZVD-, Hb- und Hkt.-Kontrolle mit initial 500–1000 ml Plasmaersatzmittel (z.B. HAES®) plus 1000 ml Elektrolytlösung, ggf. FFP und Humanalbumin 5%; über den Rest des Tages weitere 3000 ml Elektrolytlösungen. Volumensubstitution insgesamt bedarfsangepaßt (ZVD und RR). *Cave:* Überinfusion bei ANV
> - Ca^{2+}-Substitution mit Calciumglukonat 10% i.v. oder Calciumchlorid i.v. nach Serumkalziumspiegel
> - Ulcusprophylaxe (☞ Basistherapie)
> - Schmerztherapie (☞ Basistherapie)
> - Verlaufskontrolle: 4–6 stdl. klinische Untersuchung, RR, Puls, Flüssigkeitsbilanz (Einfuhr/Ausfuhr), ZVD-Kontrolle; täglich Amylase und Lipase im Serum, Amylase im Urin, BB, Krea, Harnstoff, BZ-Profil, Gesamteiweiß, Albumin, Gerinnung, Elektrolyte, BGA; nach klinischem Verlauf, jedoch einmal pro Woche Sono, CT mit KM, Rö-Thorax
> - Respiratorische Insuffizienz: kontrollierte Beatmung mit PEEP (☞ 7.6.3)
> - DIC (disseminierte intravasale Koagulopathie) ☞ 4.8.3
> - Paralytischer Ileus ☞ 19.5.

Operative Therapie

Indikationen
- Bakterielle Infektion der Pankreasnekrosen (klin. Nachweis, evtl. Feinnadelpunktion der Nekrosen mit anschließender bakteriologischer Aufarbeitung)
- Akutes Abdomen (nicht selten durch Organkomplikationen wie Kolonperoration oder Arrosionsblutung)
- Verschlechterung des Zustandsbildes trotz maximaler (!) Intensivtherapie (nur als ultima ratio).

Technik: *Ausräumung* nekrotischen Materials und ausgiebige Spülung und *Drainage* von Einschmelzungshöhlen.
Die Therapie ist bei Fortbestehen (oder erneutem Auftreten) der OP-Indikationen (s.o.) zu wiederholen. Alternativ bei Primär-OP Einbringen von Spülkathetern zur kontinu-

ierlichen Spülung (Bursa-Lavage). Die beiden Verfahren sind gleichwertig bei Beachtung der Grundprinzipien: Nekrosektomie, Lavage, Drainage.

Die (fast) ausschließliche Todesursache bei der akuten Pankreatitis ist heute das septische Multiorganversagen.

Nahrungsaufbau: Abhängig vom klinischen Befund (Kriterien: Normalisierung der Pankreasserumsenzyme, Darmgeräusche) Kostaufbau zunächst protein- und fettfrei. Bei guter Kohlenhydratverträglichkeit Reduzierung von anfänglich 6–8 kleinen Mahlzeiten auf 4–5 größere Mahlzeiten pro Tag. Anreicherung der Nahrung mit leicht verdaulichen Proteinen und rasche Steigerung zur leichten Normalkost innerhalb einer Woche unter Vermeidung von Fett, Kaffee und Alkohol.

Spätkomplikationen der Pankreatitis
- Pseudozyste (Remissionsrate 50% innerhalb 6 Wochen; sonst ggf. sonographisch oder CT-gesteuerte Punktion mit äußerer Drainage, OP bei Infektion, Einblutung, Größenzunahme oder innere Drainage bei Persistenz nach 6–8 Wochen
- Abszeß, Fisteln
- (Passagere) exokrine und/oder endokrine Pankreasinsuffizienz.

23.5.2 Chronische Pankreatitis   ICD: K 86.X

Chron. fibrosierende Entzündung der Pankreas mit Narbenersatz des exokrinen und als Spätfolge des endokrinen Parenchyms unter zunehmendem Funktionsverlust.

Einteilung (Marseiller Nomenklatur 1984) in chron. Pankreatitis mit:
- Fokaler Nekrose
- Segmentaler Fibrose
- Diffuser Fibrose und
- Verkalkung oder ohne Verkalkung. *Sonderform:* obstruktive chronische Pankreatitis (z.B. Gangobstruktion durch Tumor oder Narbe).

Ätiol.: in bis zu 90% der Fälle chron. Alkoholismus, selten Gallenwegserkrankungen, Hyperparathyreoidismus, Proteinmangel, Hämochromatose oder Hyperlipidämie. Manifestation vorwiegend bei Männern zwischen dem 30. und 50. LJ.

Klinik: Häufig oligosymptomatisches Krankheitsbild. Postprandialer, heftiger, in der Tiefe lokalisierter *Oberbauchschmerz* (in 90% der Fälle), in Kombination mit *Übelkeit* und *Erbrechen* manchmal über mehrere Tage. *Gewichtsverlust* aufgrund reduzierter Nahrungsaufnahme wegen Schmerzen, *Diarrhoe* und *Meteorismus* und als Spätsymptome Steatorrhoe (Abnahme der Enzymproduktion auf unter 90% des Normalwertes) und ein pankreatogener *Diab. mell.* (bei 60–80% der Patienten). *Ikterus* und Cholestase bei Einbeziehung des distalen D. choledochus.

Diagnostik
- **Labor:** (☞ 23.2.1) im Schub erhöhte α-Amylase und Lipase. Evtl. pathologische Glukosetoleranz. Erhöhte Cholestasewerte bei Gangobstruktion und erhöhte Kalziumwerte bei Hyperparathyreoidismus
- **Bildgebende Verfahren**
  - *Sono* (unregelmäßige Organkontur, vergröberte Binnenechos, Verkalkungen, Pankreasgangsteine, Gangweite, Pseudozystenbildung)
  - *Rö* Abdomenübersicht und/oder Pankreaszielaufnahme (Verkalkung). Verzicht bei angefertigtem CT möglich, da kein zusätzlicher Informationsgewinn

- *CT* (Vergrößerung des Pankreas, Pseudozyste, Verkalkungen, Atrophie, Gangerweiterung, ggf. CT-gesteuerte Feinnadelbiopsie)
- *Endoskopie* des oberen GIT: Nachweis von Beeinträchtigungen der Nachbarorgane (z.B. Duodenalstenose, Magenfundusvarizen bei Milzhypertension)
- *ERCP:* Gangveränderungen (chain of lakes) und Pseudozysten. Häufig symmetrische, längliche, glatt konturierte Stenose des distalen D. choledochus.
- **Funktionsdiagnostik** erst bei fortgeschrittener Pankreasinsuffizienz aussagekräftig.
  - *Direkte Pankreasfunktionstests* (Sekretin-Pankreozymin-Test) nur für wissenschaftliche Fragestellungen (hoher personeller und finanzieller Aufwand)
  - *Indirekte Pankreasfunktionstests:* NBT-PABA-Test (proteolytische Aktivität des Sekrets) und Pankreolauryl-Test (lipolytische Aktivität des Sekrets). Prinzip: Spaltung eines oral gegebenen Substrats durch Pankreasesterasen, Resorption des Produkts und anschließend photometrisch quantitativer Nachweis im Sammelurin. Beim *NBT-PABA-Test* 2 Tage vor Testbeginn Sulfonamide, Sulfonyl-Harnstoffe, Laxantien, Diuretika, Pankreasfermentpräparate und Vitamine absetzen. Beim *Pankreolauryl-Test* 5 Tage vor Testbeginn Vitamin B_2, Salazosulfapyridin-Präparate und Pankreasenzympräparate absetzen.
  Falsch pathologische Ergebnisse evtl. bei B II-Magen, entzündlichen Darmerkrankungen, Leberzirrhose und Zollinger-Ellison-Syndrom.

DD: V.a. Pankreas-Ca (schwierig), Magen- oder Duodenalulkus, Gallensteinleiden, Angina abdominalis, Colon irritabile, akut nekrotisierende Pankreatitis.

Konservative Therapie der chronischen Pankreatitis

- Internistisches Konsil
- *Schmerzbekämpfung:* medikamentös (☞ 30.5), evtl. Pankreasenzyme (z.B. Kreon®), auch bei fehlender Pankreasinsuffizienz (Reduzierung des Sekretionsdruckes über neg. Rückkoppelungsmechanismus?)
- *Diät:* Absoluter Alkoholverzicht. Im akuten Schub parenterale Ernährung (☞ 7.5.3); im Intervall kleine, fettarme (Fettgehalt 100 g/d oder 20–25% der Gesamtkalorienzufuhr), kalorienreiche Mahlzeiten; Vermeidung von koffeinhaltigen Getränken (Kaffee, Cola, Tee). Mittelkettige Triglyceride können ohne Pankreaslipase resorbiert werden (z.B. Ceres® - oder MCT-Margarine).
- *Enzymsubstitution* bei exokriner Pankreasinsuffizienz. Abhängig von der Schwere der Steatorrhoe 20 000–50 000 Einheiten pro Mahlzeit: z.B. 3 x je 2 Kps. Kreon® zu den Hauptmahlzeiten und 3 x je 1 Kps. Kreon® zu den Zwischenmahlzeiten. Bei Patienten mit Magenteil- oder Totalresektion besser Granulat (ggf. mit H_2-Blocker bei Restmagen) verwenden. Bei Unverträglichkeit Präparat wechseln. Bei erheblicher oder therapierefraktärer Steatorrhoe Substitution der fettlöslichen Vitamine A, D, E und K i.m. und ggf. Kalziumsubstitution
- *Diabeteseinstellung:* (☞ 4.7).

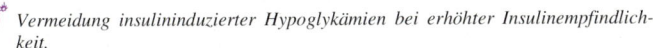 *Vermeidung insulininduzierter Hypoglykämien bei erhöhter Insulinempfindlichkeit.*

Operative Therapie

Ind.: Schmerzen (für sich allein fragwürdige OP-Indikation), Organkomplikationen: Pseudozysten, Choledochusstenose, Duodenal- bzw. Magenausgangsstenose, segmentäre portale Hypertension, Karzinomverdacht.

Verfahrenswahl: Es konkurrieren drainierende (z.B. Pankreatojejunostomie, Abb. 23.6) mit resezierenden Verfahren (z.B. Whipple-OP, duodenumerhaltende Pankreaskopfresektion, Linksresektion, Abb. 23.7). Auch Kombinationen sind möglich. Für drainierende Verfahren sollte der D. wirsungianus auf 8 mm erweitert sein, bei lokalisierten pankreatitischen Veränderungen (z.B. im Pankreaskopf mit Choledochuskompression) empfehlen sich eher resezierende Verfahren. Beim Malignomverdacht intraop. Probenentnahme (Stanzpunktion) und ggf. Whipple-OP (in ausgesuchten Fällen auch bei negativem histologischen Befund indiziert).

Postoperative Komplikationen
Die periop. Letalität ist heute bei den Drainageverfahren (ca. 2%) kaum geringer als bei den resezierenden Verfahren (ca. 3–5%, teilweise auch geringer). Der Langzeitverlauf wird im wesentlichen dadurch bestimmt, ob die Pat. postop. ihren Alkoholkonsum einstellen. Dies ist der wesentliche Faktor für die Spätletalität, die in verschiedenen

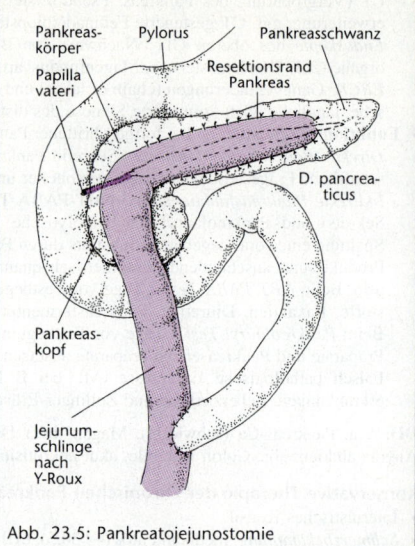

Abb. 23.5: Pankreatojejunostomie

Untersuchungen bei bis zu 40% (innerhalb von 10 Jahren) liegt. Die Wahrscheinlichkeit von exokriner und endokriner Insuffizienz ist hauptsächlich durch die Grunderkrankung vorgegeben. Nach drainierenden Verfahren und duodenumerhaltenden Resektionen scheint sie tendenziell etwas niedriger als nach Whipple-OP zu liegen.

Drainage bei Pseudozyste

- *Zystojejunostomie* mit nach Roux-Y ausgeschalteter Jejunumschlinge (☞ 18.3.2) als häufigster Eingriff. Seltener *Zystoduodenostomie* (Ind. bei Zyste im Pankreaskopf) und *Zystogastrostomie* (Eröffnung der Magenvorderwand und Schaffung eines 3–4 cm großen Stomas zwischen Magenhinter- und Zystenvorderwand).

Bei Pankreasresektionen empfiehlt sich Octreotid (Sandostatin® 3 x 100 µg s.c.) für 6 Tage postop. zur Komplikationsprophylaxe.

23.5.3 Pankreaskarzinom   ICD: C 25.X

6. und 7. Lebensjahrzehnt bevorzugt. Zigarettenrauchen gilt als anerkannter Risikofaktor (Erhöhung um das Doppelte). Schlechte Prognose: mittlere Überlebenszeit 6 Monate. Ca. 95% duktale Adeno-Ca, unter 5% prognostisch günstigere Azinuszell- und Zystadeno-Ca.

	TN Klinische Klassifikation
T	**Primärtumor**
Tx	Primärtumor kann nicht beurteilt werden
T0	kein Anhalt für Primärtumor
T1	Tumor begrenzt auf Pankreas
T1a	Tumor 2 cm oder weniger in größter Ausdehnung
T1b	Tumor mehr als 2 cm in größter Ausdehnung
T2	Tumor breitet sich direkt in Duodenum, Gallengang und/oder peripankreatisches Gewebe aus
T3	Tumor breitet sich direkt in Magen, Milz, Kolon u./o. benachbarte große Gefäße aus
N	**Regionäre Lk**
Nx	Regionäre Lk können nicht beurteilt werden
N0	Keine regionären Lk-Metastasen
N1	Regionäre Lk-Metastasen
M	**Fernmetastasen**
Mx	Metastasen nicht beurteilbar
M0	keine Fernmetastasen
M1	Fernmetastasen

Klinik

Frühe Tumorstadien mit unspezifischen Symptomen: abdominelle Schmerzen evtl. mit Ausstrahlung in den Rücken (Pankreatitisschub) und Gewichtsverlust, bei Pankreaskopf-Ca evtl. auch Ikterus.
Spätsymptome: Verdauungsstörungen, begleitende Fernthrombosen (16–52%), Pankreasinsuff. (Diab. mell. in 30% der Fälle). Pankreaskopftumoren werden aufgrund der engen Lagebeziehung zu den Gallenwegen eher symptomatisch als Pankreaskorpus- und -schwanztumoren.

Diagnostik

- Labor: Tumormarker CEA und CA 19-9 (☞ 9.5, 31)
- Bildgebende Verfahren:
  - *Sono* (hohe Treffsicherheit) Erkennung von Pankreastumoren < 1,0–1,5 cm möglich; Befunde: in 80–90% Konturunregelmäßigkeiten des Organs mit herabgesetzter Echodichte; sekundäre Zeichen: Pankreas- und Gallengangserweiterungen (D. pancreaticus > 2–3 mm; D. choledochus > 7 mm). Höhere Auflösung und bessere Beurteilbarkeit des peripankreatischen Gewebes mit endoskop. Sono
  - *CT:* umschriebene Konturveränderungen teils mit gleicher Dichte wie die Umgebung; Angio-CT obligat (Bestimmung der Tumorausdehnung und Klärung der Resektabilität): Dichteminderung des Karzinoms gegenüber dem Normalgewebe
  - *ERCP:* (☞ 6.2.7) sensitivstes Untersuchungsverfahren; Befunde: Gangabbruch, Gangstenose mit prästenotischer Dilatation; schwierige Abgrenzung zur chronischen Pankreatitis (☞ 23.5.2) bei weiteren Gangveränderungen
  - *Feinnadelbiopsien:* präop. sonographisch oder CT-gesteuert; DD maligner Prozess/entzündlicher Prozeß; negativer Befund schließt ein Karzinom nicht aus; über Implantationsmetastasen im Punktionskanal wurde berichtet.

DD: Chronische Pankreatitis; distale Gallengangsveränderungen.

Therapie
Pankreaskopfkarzinome
Wegen meist später Diagnose sehr ungünstige Prognose. Nur ca. 20% der Tumoren sind noch resektabel. 5JÜR < 5%. Resektionsverfahren bieten gegenüber Umgehungsanastomosen länger anhaltende Palliation und (wahrscheinlich) eine geringe Verlängerung der Gesamtüberlebenszeit.

- *Partielle Duodenopankreatektomie nach Whipple* mit Entfernung von Duodenum, Pankreaskopf sowie eines Teils des Pankreaskörpers bis deutlich über die V. mesenterica nach links und einer Magenteilresektion (☞ Abb.23.6). Neben Reanastomosierung des Pankreasrestes sollten Verfahren mit Verschluß des Pankreasgangrestes (totale exokrine Insuff.) nicht mehr angewendet werden.
- *Pyloruserhaltende partielle Duodenopankreatektomie* ohne Magenteilresektion. **Vorteil** (eher theoretisch): ungestörte Magen- und Verdauungsfunktion und somit schnellere Gewichtszunahme. **Nachteil:** verzögerte Magenentleerung bei postoperativen Schwellungszuständen des Pylorus und Gefahr von Jejunalulcera sowie postop. Magenatonie. Herabgesetzte Radikalität, die bei diesem aggressiven Tumor bei kurativer OP-Ind. ein gewichtiges Argument gegen alle Verfahren „unterhalb" der Whipple-OP ist.

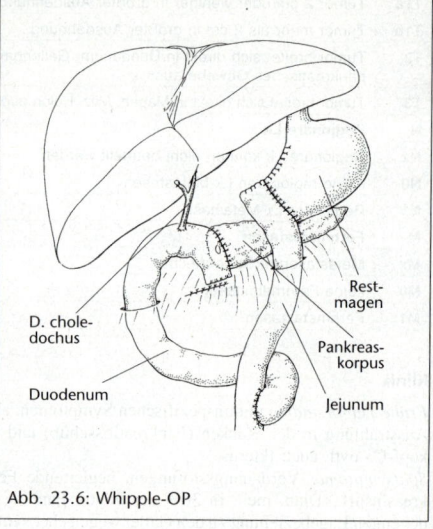

Abb. 23.6: Whipple-OP

- Der Wert ausgedehnter Lymphadenektomien wird kontrovers diskutiert und ist abschließend noch nicht beurteilbar.
- Bei Irresektabilität evtl. *biliodigestive Anastomose* (Hepaticojejunostomie mit Roux-Y-Schlinge) und bei Magenausgangsstenose mit rezidivierendem Erbrechen (ca. 10%) *Gastrojejunostomie*
- *Alleinige Strahlentherapie* ermöglicht keine Kuration des lokal fortgeschrittenen Pankreaskarzinoms, verbessert jedoch leicht die medianen Überlebenszeiten sowie den palliativen Effekt (Schmerzreduktion in 65–70%)
- *Kombination von Chemo- und Strahlenther.* zur Zeit als adjuvantes Schema zur Resektion sowie als Palliativverfahren beim nur lokal inoperablen (ohne Fernmetastasen) Karzinom in Erprobung. Erste Ergebnisse sind durchaus positiv und stellen eine Prognoseverbesserung in Aussicht.

Pankreaskörper- und -schwanzkarzinome

In aller Regel bei Diagnose Irresektabilität wegen meist ausgedehnter retroperitonealer Infiltration. Umgehungs-OP selten indiziert.

Azinuszell- und Zystadenokarzinome
Resektionsversuch, ggf. auch totale Pankreatektomie (günstigere Prognose).

Perioperativ beginnend für 6 Tage Octreotid (z.B. Sandostatin® 3 x 100 µg s.c.) zur Komplikationsprophylaxe.

KO: Choledochusstenose, Duodenalstenose, Thrombosen, Aszites; postop.: Anastomoseninsuff., Pankreatitis, Pankreasinsuff.

Nachbeh.: Kostaufbau wie nach akuter Pankreatitis (☞ 23.5.1). Nach jeder Pankreasteil- oder -totalresektion Ersatz von Pankreasfermenten (z.B. Kreon® 3 x 1–2 Kps. oder Granulat 3 x 1 Btl. bei Magenteilresektion) und ggf. endokrine Substitution (Insulin und Diabetesdiät).

23.5.4 Pankreasverletzungen (☞ auch 27.2) ICD: S 36.2

Vergleichsweise selten. Entstehung im Rahmen eines stumpfen Bauchtraumas. Oft späte Diagnose durch überlagernde Begleitverletzungen; deshalb hohe Letalität zwischen 20 und 50%.

Einteilung in: Commotio (umschriebene Gewebsnekrose); Contusio (schwere Gewebszerreißung); subkapsuläre Ruptur (erhaltene Kapsel); inkomplette/komplette Ruptur (erhaltener/rupturierter D. pancreaticus)
Klinik: Häufig symptomfreies Intervall von einigen Stunden bis wenigen Tagen. Oberbauchschmerz mit Ausstrahlung in Rücken und Schulter, Erbrechen, zunehmende Abwehrspannung und paralytischer Subileus bis Ileus.
Diagn.: Serumamylase ↑, Sono, ERCP (bei Verdacht auf Ruptur; Gang intakt?), CT
Therapie: Bei kleinen Kontusionsherden Drainage der Bursa omentalis und des Abdomens, bei oberflächlichen Einrissen der Drüsensubstanz ebenfalls Drainage (Nähte reißen bei nicht chronisch verändertem Pankreas sehr leicht ein und verschlimmern die Situation), bei weitgehender oder völliger Ruptur des linksseitigen Pankreas Linksresektion. Bei Verletzung im Kopfbereich evtl. in Kombination mit Duodenalverletzung kritische Ind. hinsichtlich Whipple-OP. Grundsätzlich sollte man im Akutstadium (schlechter AZ, Kreislaufschock, Begleitverletzungen) radikale Verfahren mit dann sehr hoher Letalität vermeiden. *Grundsatz:* Lieber nach Blutstillung die Verletzung nur drainieren und eine postop. Pankreasfistel in Kauf nehmen, als (mit einer zu heroischen Maßnahme) das Leben des Pat. zu gefährden.
KO: Anastomoseninsuff., Pankreaspseudozyste, akut-nekrotisierende Pankreatitis, Pankreasfistel.

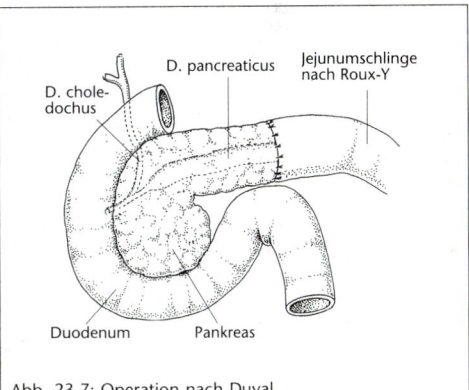

Abb. 23.7: Operation nach Duval

Jürgen Hettfleisch
Hans Lemke

24

Allgemeine Traumatologie

24.1	**Wundbehandlung**	**608**
24.1.1	Erstversorgung	608
24.1.2	Primärer Wundverschluß	608
24.1.3	Sekundärer Wundverschluß	608
24.1.4	Nachbehandlung	609
24.1.5	Wundheilungsstörungen	609
24.2	**Frakturen und Luxationen**	**610**
24.2.1	Frakturklassifikationen ICD: S X2.X	610
24.2.2	Klinik und Diagnostik	611
24.2.3	Allgemeine Therapieprinzipien	611
24.2.4	Konservative Frakturbehandlung	611
24.2.5	Operative Frakturbehandlung (Osteosynthese)	612
24.2.6	Komplikationen der Frakturbehandlung	615
24.2.7	Nachbehandlung	619
24.2.8	Arthrodesen	620
24.2.9	Luxationen ICD: S X3.X	622
24.3	**Weichteilverletzungen**	**623**
24.3.1	Muskelverletzungen ICD: S X6.X	623
24.3.2	Sehnenerkrankungen	624
24.3.3	Nervenverletzungen ICD: S X4.X	625
24.3.4	Schleimbeutelerkrankungen ICD: M 70.X	626
24.3.5	Traumatische Amputation ICD: S X8.X	626

24.1 Wundbehandlung

24.1.1 Erstversorgung

- Freilegen der Wunde (Pat. entkleiden)
- Wundrand grob säubern, Desinfektion
- Wenn Wundausdehnung es zuläßt, Lokalanästhesie, sonst OP- und Anästhesievorbereitung
- Wundumfeld desinfizieren (Kategorie III, ☞ 2.1)
- Wunde sorgfältig untersuchen:
  - Fremdkörper entfernen
  - Blutungen stillen (Kompression, Umstechung)
  - Gefäß-, Sehnen-, Knochenverletzungen?
- Falls bei V.a. Begleitverletzung weitere Diagnostik erforderlich, steriler Verband, sonst primärer Wundverschluß bzw. offene Wundbehandlung (s.u.)
- Tetanusschutz überprüfen, ggf. impfen (☞ 10.3.1)

24.1.2 Primärer Wundverschluß

- Wundrandausschneidung, Entfernen avitalen und verschmutzten Gewebes. An Gesicht und Händen möglichst keine, allenfalls sparsamste Ausschneidung!
- Sorgfältige Wundinspektion. Befund dokumentieren! (Vorhandensein oder Fehlen von Fremdkörpern)
- Blutstillung (Umstechungen, Ligaturen)
- Versorgung von Nerven und Sehnenverletzungen, soweit möglich. Anschlingen von nicht versorgten Nerven- und Sehnenstümpfen
- Bei notwendigen Erweiterungsschnitten Gelenke nicht senkrecht kreuzen!
- Bei Nachblutungsgefahr Drainage einlegen
- Schichtweiser Wundverschluß; Fixierung abgelederter Hautlappen auf der Unterlage durch Naht (Vermeidung von Wundhöhlen). Nahttechnik (☞ 2.6.3)
- Falls spannungsfreier Wundverschluß nicht möglich: Wundmobilisierung, Hautplastik, Hauttransplantation, Deckung mit z.B. Epigard®, Coldex®
- Bei tieferen Wunden in Gelenksnähe Ruhigstellung in Gipsschiene.

Nahtmaterial und Nahttechnik (☞ 2.6)

24.1.3 Sekundärer Wundverschluß

Ind.: Wunden, die älter als 6–8 Stunden sind, infizierte oder kontaminierte Wunden (z.B. Fleischerwunde, landwirtschaftliche Wunden), Bißwunden, Schußwunden:
- Evtl. Hautnähte vorlegen und bei ausbleibender Infektion nach 3–4 Tagen knoten
- Ansonsten Wunde offenlassen, für ungestörten Sekretabfluß sorgen und Sekundärheilung abwarten
- Größere Wunden evtl. durch Schiene ruhigstellen
- Wundverband mit lokalen Antiseptika (z.B. Braunol-Salbe®, Sofra-Tüll®)
- Evtl. systemische Antibiotikagabe bei infizierten Wunden oder der Gefahr der Infektionsausbreitung.

24.1.4 Nachbehandlung

Weiterführende Behandlung bei ambulanten Pat:
- Wund- und Gipskontrolle nach 24 Stunden durch Hausarzt oder Klinikambulanz (auch am Wochenende!)
- Bei Schmerzen oder Gefühlsstörungen sofortige Wiedervorstellung des Pat. in der Klinik. **Pat. muß ausdrücklich darauf hingewiesen werden!**
- Bei unkompliziertem Verlauf Hautnähte nach 7 – 14 d je nach Lokalisation entfernen (☞ 2.6.4)
- Bei Gipsverband ambulante Thromboseprophylaxe.

24.1.5 Wundheilungsstörungen

Aseptische Wunden
- **Hämatom/Serom:** Punktion bzw. Ausräumung unter sterilen Bedingungen, Abstrich zur Bakteriologie (☞ 2.4.5)
- **Wundrandnekrose:** kleinere oberflächliche Nekrosen können belassen werden, da unter ihnen die Wundheilung fortschreitet (Probleme: verlängerter Heilungsverlauf, kosmetisch ungünstigere Narben). Bei ausgedehnten Nekrosen operative Wundrandexzision (bis in sicher gut durchblutetes Gewebe) und spannungsfreie Sekundärnaht
- **Nahtdehiszenz:** bei reizlosen Wundverhältnissen Sekundärnaht, bei Entzündungszeichen die Wunde offen lassen und Sekundärheilung per granulationem anstreben
- **Hautdefekt:** mittels Spalthautlappenplastik oder lokaler Schwenklappenplastik decken (☞ 13.1.5), falls eine spannungsfreie Sekundärnaht nicht möglich ist.

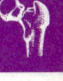

Septische Wunden
Infiziertes Hämatom/Serom
- Naht öffnen, Wundabstrich (☞ 2.4.5)
- Sichere Drainage nach außen (Laschendrainage, Saugdrainage). Bei größeren Wundtaschen über tiefstem Punkt Gegeninzision und Lasche einlegen
- Bei starker Wundexsudation evtl. mehrmals täglich Verbandwechsel mit lokalen Antiseptika (z. B. Braunol®, Rivanol®), bei Restnekrosen enzymatische Wundreinigung (z.B. Varidase®, Fibrolan®).

Keine Kombination verschiedener Lokaltherapeutika, da Interaktion möglich!

- Entscheidend ist nicht die lokale oder systemische Antibiose, sondern das regelmäßige sorgfältige Débridement (Nekrektomie, Wundtaschen inspizieren und drainieren)
- Nach ausreichender Konsolidierung der Wundverhältnisse (keine Entzündungszeichen mehr) Sekundärnaht evtl. unter Einlegen eines resorbierbaren Gentamycin-Trägers (z.B. Sulmycin-Implant®), oder Gentamycin-PMMA-Ketten, (z.B. Septopal®). Bei der Septopal-Kette die letzte Kugel aus der Nahtreihe heraushängen lassen und vom 2. Tag an die Kette täglich um 1 Kugel herausziehen.

Phlegmone: ☞ 10.3.5

Wunddehiszenz: Therapie wie beim infizierten Serom. Zur Abkürzung des Heilverlaufes und aus kosmetischen Gründen ggf. Sekundärnaht oder Spalthauttransplantat nach Selbstreinigung des Wundgrundes.

24.2 Frakturen und Luxationen

24.2.1 Frakturklassifikationen ICD: S X2.X

Einteilung nach Art der Gewalteinwirkung
- *Meißelfraktur* am Radius oder Tibiakopf
- *Biegungsfraktur* mit Biegungskeil
- *Torsionsfraktur* mit spiralförmiger Frakturlinie
- *Abscherfraktur*, „flake fracture", zwischen abgestütztem und nicht abgestütztem Knochen
- *Kompressionsfraktur* durch Einstauchung eines zentralen Gelenkflächenanteils
- *Depressionsfraktur* durch Abscheren eines Gelenkflächenanteils
- *Abrißfraktur* von Band- und Sehnenansätzen.

Einteilung nach der Art der Dislokation
- *Seitverschiebung* (Dislocatio ad latus): lateral, medial, ventral, dorsal; 1/4, 1/3, 1/2 Kortikalis- bzw. Schaftbreite
- *Längsverschiebung* (Dislocatio ad longitudinem): mit Verkürzung (cum contractione), mit Verlängerung (cum distractione), Angabe in cm
- *Achsenknick* (Dislocatio ad axim): varus, valgus, Ante-, Recurvation; Angabe in Winkelgrad
- *Drehfehler* (Dislocatio ad peripheriam): Innen-, Außenrotation; Angabe in Winkelgrad. Bezugsgröße ist jeweils das distale Fragment.

Einteilung nach Verlauf der Frakturlinie
- *Schrägfraktur* mit kurzem oder langem Verlauf
- *Querfraktur*
- *Defektbruch* mit Verlust von Knochensubstanz.

Einteilung nach Anzahl der Fragmente
- *Einfacher Bruch* mit 2 Fragmenten
- *Mehrfragmentbruch* mit 3–6 Fragmenten
- *Trümmerbruch* mit > 6 Fragmenten.

Fraktursonderformen
- *Fissur:* Spaltbildung im Knochen ohne vollständige Kontinuitätsunterbrechung
- *Spontanfraktur:* Bruch ohne adäquates Trauma, z.B. Ermüdungs- oder path. Fraktur
- *Ermüdungsfraktur:* Durch unphysiologische Dauerbelastung entstehender, schleichender Bruch, z.B. Marschfraktur (☞ 11.2.6), Schipperkrankheit, Prothesenspitzenfraktur des Femur
- *Pathologische Fraktur:* Bruch bei krankhafter Veränderung der Knochenstruktur, z.B. bei Osteoporose, primären Knochentumoren, Skelettmetastasen, endokrinen Störungen, Osteomyelitis (☞ 10.1.2).
- Kindliche Frakturformen ☞ Kap. 11

AO-Klassifikation der Frakturen ☞ 33

Frakturen im Kindesalter ☞ 11.5.2

Einteilung offener Frakturen
Grad I: Durchspießung der Haut von innen nach außen
Grad II: Hautverletzung von außen nach innen, geringer Weichteilschaden
Grad III: Ausgedehnter Weichteilschaden; Gefäß-, Nervenschaden
Grad IV: Totale oder subtotale Amputation.

💣 *Bei offenen Frakturen II. und III. Grades besteht OP-Indikation. Notfall!*

24.2.2 Klinik und Diagnostik

Knochenbruchzeichen
- **„Unsichere"**: Schwellung, Schmerzhaftigkeit, functio laesa
- **„Sichere"**: Fragmente in offenen Wunden, auffällige Achsenfehlstellungen, Krepitation und abnorme Beweglichkeit. Rö-Bild in zwei Ebenen, ggf. Spezialaufnahme

Auf Begleitverletzungen achten: D, M, S peripher der Fraktur untersuchen und dokumentieren. Bei Weichteilkontusion engmaschige Kontrolle (*Cave:* Kompartment-Syndrom ☞ 24.2.6).

Röntgendiagnostik ☞ 6.1.1

24.2.3 Allgemeine Therapieprinzipien

- Möglichst frühzeitige Frakturreposition in Bruchspalt-, Regional- oder Allgemeinanästhesie
- Frühzeitige Volumensubstitution (Blutverlust ☞ 7.2.2, 7.5.2)
- Tetanusprophylaxe bei offenen Begleitverletzungen (☞ 10.3.1)
- Op. Frakturversorgung bis 6 h posttraumatisch oder nach 5–7 d (Abschwellung), sonst Gefahr von Wundheilungsstörungen
- Antibiotika-Prophylaxe bei offenen Frakturen II und III (z.B. Gramaxin® 3 x 2 g für 5–10 d).

Ind. für konservative Frakturbehandlung	Ind. für operative Frakturbehandlung
• Frakturen im Kindesalter • Unkomplizierte Radiusfrakturen • Rippenfrakturen • Stabile Wirbelfrakturen • Klavikulafraktur • Isolierte Fibulafraktur • Nicht dislozierte Scapulafraktur • Metakarpale und -tarsale II–IV und Phalangenfrakturen	• Offene Frakturen • Frakturen beim polytraumatisierten Pat. • Frakturen mit begleitenden Gefäß- und Nervenverletzungen • Frakturen mit Gelenkbeteiligung • Dislozierte Frakturen, die unter BV-Kontrolle nicht reponiert werden können • Frakturen der unteren Extremität (Achsenfehlstellungen aufgrund der hohen Belastung) • Unterarmfrakturen • Frakturen bei älteren Pat. (kürzere Liegezeit → geringere Gefahr von Pneumonie, Dekubitus und Thrombose)

24.2.4 Konservative Frakturbehandlung

- **Primär funktionelle Behandlung** bei stabilen, eingestauchten Frakturen
- **Immobilisation** in Schiene oder Gips bei Frakturen ohne Dislokationsneigung (Gipstechnik ☞ 2.7.3)
- **Extension** bei Frakturen, die sich in Gips nicht retinieren lassen (instabile Frakturen), aber nicht primär op. versorgt werden sollen.

Technik: Lagerung auf Schiene mit Lochstabgerät; Hautdesinfektion Kategorie III (☞ 2.1); Lokalanästhesie (auch der Austrittsstelle); Hautinzision, Steinmann-Nagel oder KD (2 mm) durch Knochen bohren bzw. schlagen, Kompressen, Begrenzungsscheiben und Bügel anbringen. Bei KD Bügel spannen, Nagel/Draht kürzen, Extensionsgewicht über Seilzug anhängen (Femur/Tibia 10 % KG, Kalkaneus/Olekranon 5 % KG).

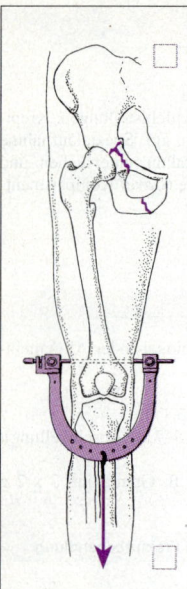

Abb. 24.1: Suprakondyläre Extension bei Beckenringfraktur

Extension an
- Femur (suprakondylär) bei Femurfrakturen, Beckenfrakturen; **Technik:** Von medial nach lateral am Übergang Femurschaft/Kondylen (oberer Patellarand), ventrales Femurdrittel
- Tuberositas tibiae bei distalen Femurfrakturen; **Technik:** Von lateral nach medial am ventralen Drittel der prox. Tibia 2 cm distal des Fibulaköpfchens
- Kalkaneus bei Unterschenkelfrakturen; **Technik:** Fußlagerung in 20° Außenrotation! Von medial nach lateral am distalen Drittel der Linie Innenknöchelspitze/Fersenrand
- Olekranon bei Humerusfrakturen; **Technik:** Von medial nach lateral an der Ulna 5 cm prox. der Olekranonspitze.

- *Extensionszug exakt achsengerecht ausrichten*
- *Nagel oder Draht nicht in (auch nur oberflächlich) verletzte Haut einbringen (Infektionsgefahr)*
- *Zug über Gelenke möglichst vermeiden*
- *Sorgfältige Lagerung der Extremität (Cave: Rotationsfehler/Spitzfuß)*
- *Bei Kindern Cave: Epiphysenfuge!*
- *Ergibt sich röntgenologisch der V.a. Frakturdistraktion → Extensionsgewicht um 1–1,5 kg verringern.*

V.a. bei Kindern auch Pflaster- oder Schaumstoff-Extension möglich: Zuggewicht wird durch Pflaster oder angewickelte Schaumstoffplatten (Ventofoam®) übertragen.

24.2.5 Operative Frakturbehandlung (Osteosynthese)

Schraubenosteosynthese

Zwei Schraubentypen: **Kortikalis-** und **Spongiosaschrauben**. Bei der Schraubenosteosynthese soll im Frakturbereich *Kompression* erzeugt werden. Hierfür wird die schraubenkopfnahe Kortikalis soweit aufgebohrt, daß das Gewinde einer **Kortikalisschraube** in diesem Loch gleiten kann („*Gleitloch*"). In die Gegenkortikalis wird ein kleineres Loch gebohrt und ein Gewinde geschnitten („*Gewindeloch*"). Bei Eindrehen der Kortikalisschraube zieht diese das Gleitloch gegen das Gewindeloch und erzeugt Kompression.

Die **Spongiosaschraube** besitzt ein kurzes Gewinde mit größerem Durchmesser als der Schraubenschaft. Da der dünne Schraubenschaft im Bohrloch gleiten kann, muß für das Gleitloch nicht aufgebohrt werden.

Es gibt 3 Standard-AO-Spongiosaschrauben: 6,5/ 4,0 und **Malleolarschraube** 4,5 und 3 Standard-AO-Kortikalisschrauben: 4,5/ 3,5/ 2,7 (Durchmesser in mm).

Plattenosteosynthese

- *Neutralisationsplatten:* Kompression durch Zugschrauben, Platte neutralisiert Torsions- und Biegekräfte
- *Abstützplatten:* speziell geformte Platten (T-, L-Form) zur Sicherung der Fraktur im epi- und metaphysären Knochen, die durch Zugschrauben rekonstruiert wird
- *Kompressionsplatten:* (z.B. Halbrohr-, Drittelrohr-, Viertelrohrplatte, dynamische Kompressionsplatte, LC-DCP); meist bei querverlaufenden und kurzen Schrägfrakturen, die nicht verschraubt werden können. Die Kompression erfolgt entweder durch das Ausnützen der Schraubenlochan- ordnung und daraus resultierender exzentrischer Schraubenlage oder durch den Einsatz eines Plattenspanners
- *Winkelplatten:* Anwendung am proximalen und distalen Femur. Es ist zu beachten, daß bereits beim Einführen der Klinge der Schaft der Winkelplatte parallel zum Femurschaft verläuft (130°, 95°-Winkelplatte).

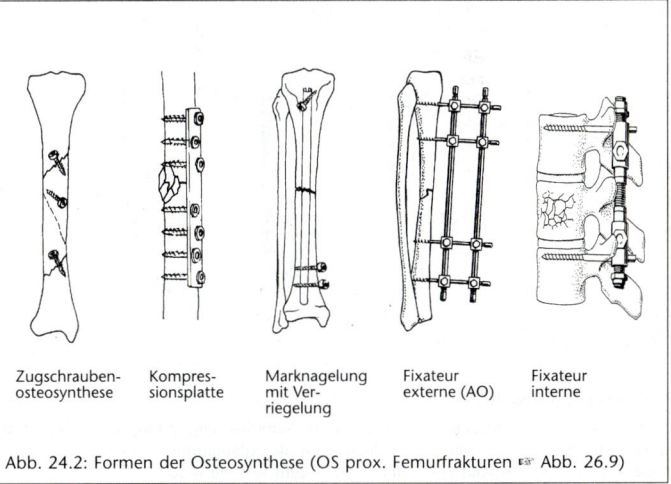

Zugschrauben-osteosynthese | Kompressionsplatte | Marknagelung mit Verriegelung | Fixateur externe (AO) | Fixateur interne

Abb. 24.2: Formen der Osteosynthese (OS prox. Femurfrakturen ☞ Abb. 26.9)

Dynamische Hüftschraube (DHS)
Zur Osteosynthese hüftgelenksnaher Oberschenkelbrüche. *Prinzip:* Eine im Hüftkopf zentrierte Schraube gleitet in der Lasche einer am prox. Femur fixierten Platte. Unter Belastung kommt es zur Einstauchung der Fragmente.

Dynamische Kondylenschraube (DCS)
Bei distalen und interkondylären Femurfrakturen (Typ A und B) und zunehmend bei tiefen intertrochantären und sehr proximal gelegenen subtrochantären Frakturen. *Prinzip* wie DHS.

Marknagelosteosynthese
Stabile Osteosynthesemöglichkeit v.a. bei Schaftfrakturen langer Röhrenknochen durch intramedulläre Schienung (Femur, Tibia). Nach Eröffnung der Markhöhle wird diese über einen Bohrdorn mit Bohrköpfen erweitert und der Nagel eingeschlagen. Es resultieren übungs- und teils belastungsstabile Versorgungen von Quer- und kurzen

Schrägfrakturen des mittleren Schaftdrittels (Küntschernagel). Bei unsicherer Rotationsstabilität (Frakturen am Übergang zur Metaphyse, Mehrfragment- und Trümmerfrakturen, lange Torsionsfrakturen) wird der Marknagel zusätzlich durch Querbolzen prox. und distal verriegelt *(Verriegelungsnagel)*. Der prox. Bolzen kann durch ein Rundloch oder ein Langloch im Nagel geführt werden *(statische/dynamische Verriegelung)*.

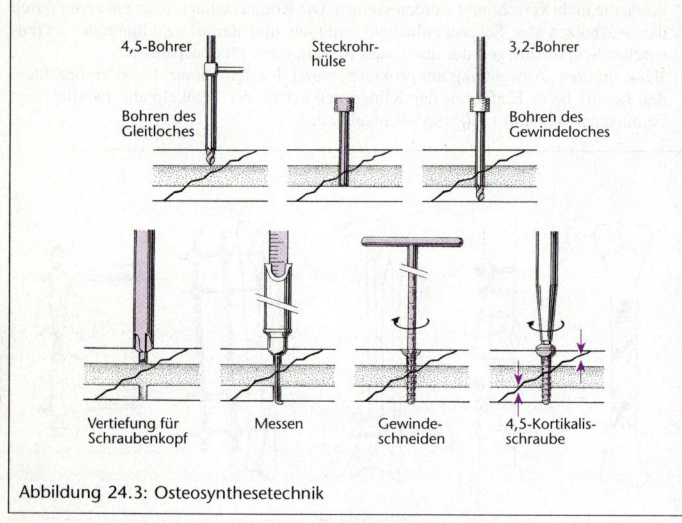

Abbildung 24.3: Osteosynthesetechnik

Kirschnerdrahtfixation *(häufig im Kleinkindesalter)*
Stahldraht in verschiedenen Stärken findet zur Stabilisierung intraoperativ vor definitiver Osteosynthese Anwendung, jedoch auch als Adaptationsosteosynthese, welche dann z.B. im Gipsverband zusätzlich ruhiggestellt werden muß.

Fixateur externe
Äußerer Spanner v.a. zur Stabilisierung von Extremitätenfrakturen mit kritischen Weichteilverhältnissen, Osteotomien sowie instabilen Beckenbrüchen. Sog. „Schanzsche" Schrauben werden über ein System aus Stahlrohren und schwenkbaren Backen miteinander verbunden (heute bevorzugt unilateral) und zur Erhöhung der Stabilität gegeneinander verspannt.

Fixateur interne
Innerer Spanner zur Stabilisierung von Wirbelkörpertumoren, -Infekten oder instabilen Wirbelkörperfrakturen ab BWK 6 und tiefer. Sogenannte „Pedikelschrauben" werden unter Durchleuchtung auf beiden Seiten der Wirbelsäule von dorsal in die Pedikel eingeschraubt und über Längsstangen distrahiert und stabilisiert. Durch Querverstrebung ist eine weitere Stabilisationserhöhung möglich (☞ Abb. 27.7).
Eine effiziente Reposition ist gewährleistet. Bei absoluter Winkelstabilität ist die sofortige Mobilisation des Patienten möglich.

24.2.6 Komplikationen der Frakturbehandlung

Schäden durch zu enge Verbände

Frische Frakturen nie zirkulär eingipsen (Schwellneigung), sondern Gipsschiene oder gespaltenen Rundgips anlegen. Verbandskontrolle nach spätestens 24 h. Pat. auf die klinischen Zeichen hinweisen.
- Arterielle Durchblutungsstörungen: Blässe, fehlende Pulse, kühle Haut, Störung der Sensibilität, Beeinträchtigung der Motorik, Ischämie der Muskulatur
- Venöse Durchblutungsstörungen: Schwellung und Zyanose
- Drucknekrosen über prominenten Skelettanteilen (Polsterung)
- Kompression N. ulnaris am Ellenbogen oder des N. peronaeus am Fibulaköpfchen. Prophylaktisch ausreichende Polsterung.

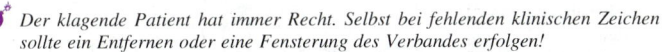 *Der klagende Patient hat immer Recht. Selbst bei fehlenden klinischen Zeichen sollte ein Entfernen oder eine Fensterung des Verbandes erfolgen!*

Gelenkversteifung, Muskelatrophie

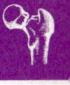

Ätiol.: v.a. bei konservativer Frakturbehandlung mit langdauernder Ruhigstellung zunächst durch Kontraktur der Antagonisten (z.B. Streckhemmung eines in Beugestellung fixierten Ellenbogens durch Kontraktur der Beugemuskulatur), später Bewegungseinschränkung durch intraartikuläre Synechien, Verwachsung der muskulären Gleiträume, Fibrosierung der Gelenkkapsel, Atrophie des Gelenkknorpels.
Klinik: schmerzhafte Bewegungseinschränkung meist distal der Fraktur, Schwellneigung der umgebenden Weichteile. Muskelatrophie: Umfangsmessungen im Vergleich mit der gesunden Seite.
Therapie: intensive krankengymnastische Übungsbehandlung, Motorschiene, evtl. Mobilisation in Narkose.

Achsenfehlstellung

Ätiol.: Ungenügende Reposition oder sekundäre Verschiebungen.
Klinik:
- Verkürzung eines Extremitätenabschnittes
- Äußerlich sichtbare Achsenabweichung
- Röntgenologisch erkennbare Winkel-, Längendifferenz
- Große Achsenfehlstellungen, insbesondere Rotationsfehler, führen zu Fehlbelastungen → posttraumatischen Arthrosen, eingeengte Funktionsräume der Gelenke.

Ther.: Osteotomie und stabile Osteosynthese mit Korrektur der Achsenfehlstellung.

Refrakturen

Ätiol.: Zu kurze Gipsbehandlung; zu frühe Belastung nach konservativer oder operativer Frakturbehandlung, evtl. mit Implantatbruch bzw. Ausriß; verfrühte ME.
Klinik: wie bei frischen Frakturen (☞ 24.2.2)
Ther.: (Re-)Osteosynthese, evtl. mit Spongiosaanlagerung.

Pseudarthrosen

Ätiol.: bei fehlendem engem Kontakt der Fragmente (Distraktion, z.B. zu hohes Extensionsgewicht), unterbrochener Ruhigstellung, gestörter Blutversorgung.

- Verzögerte Bruchheilung: Ausbleiben der Heilung nach 4–6 Monaten
- Pseudarthrose: Ausbleiben der Heilung nach mehr als 8 Monaten
  - Vitale Pseudarthrose: biologisch reaktionsfähig (hypertroph) gute Vaskularisation
  - Avitale Pseudarthrose: biologisch reaktionslos (atroph) nekrotische Fragmente oder ossäre Defekte.

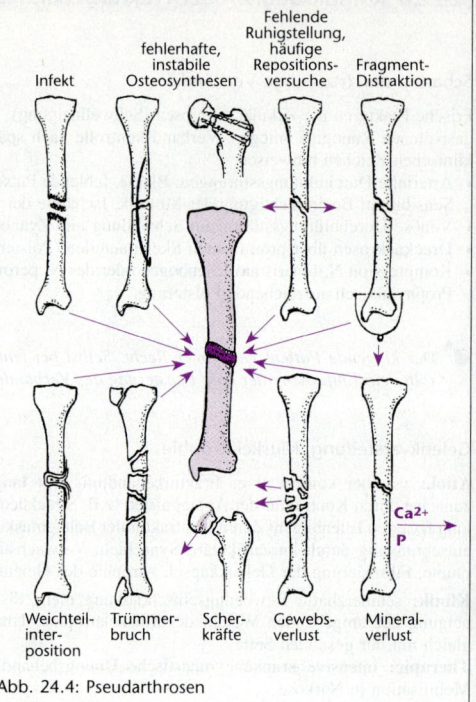

Abb. 24.4: Pseudarthrosen

Klinik
Gebrauchsminderung der Extremität, Druck- und Belastungsschmerz, abnorme Beweglichkeit, sofern keine stabile Osteosynthese durchgeführt wurde.

Diagn.: Rö, Szintigraphie, ggf. CT.

Therapie
- Vitale Pseudarthrose: stabile Fixation durch Osteosynthese
- Avitale Pseudarthrose: Dekortikation, Anfrischen der Fragmentenden und Transplantation autologer Spongiosa (Gewinnung aus Beckenkamm oder Tibiakopf). Heilungsdauer 3–5 Monate.

Dystrophien

Sudecksche Dystrophie (Algodystrophie): meist über 40jährige Pat. nach gelenknahen Knochenbrüchen oder Weichteilverletzungen oder OP an Hand bzw. Fuß. Prophylaktisch schonende Reposition, atraumatische OP-Technik, ausreichende Analgesie, ggf. Anlage eines Plexuskatheters zur Schmerzbehandlung.

Sudecksche Dystrophie

Stadium	Klinik	Therapie
I 2–8 Wo nach Trauma	**Akutphase:** Ruhe- und Bewegungsschmerz; teigiges Ödem; Hyperhidrosis; Haut überwärmt und gerötet	Ruhigstellung, Hochlagerung, Antiphlogistika (z.B. Voltaren 50® 3 x 1 Tbl./d), evtl. Sedierung. Keine Massagen, keine passiven Bewegungen, evtl. Calcitonin (z.B. Karil® 100 IE s.c./d), Plexuskatheter
II 1–3 Mon	**Dystrophe Phase:** Bewegungsschmerz; Ödemrückgang; Haut blaß, glänzend; Muskelatrophie; Rö: fleckige Knochenatrophie	Aktive Bewegungen bis zur Schmerzgrenze, Antiphlogistika (☞ oben) warme Bäder, evtl. Plexuskatheter
III 3–6 Mon	**Atrophe Phase:** Haut blaß, glänzend; Muskelatropie, Kontrakturen Rö: diffuse Osteoporose	Aktive Übungstherapie, Quengelschienen, Dehnungsbehandlung, warme Bäder

Kompartmentsyndrom

Volumenzunahme der Weichteile in nicht ausdehnungsfähigem osteofaszialen Kompartment mit zunächst zunehmendem Funktionsausfall, später mit Nekrosen der Muskulatur. Dieses Syndrom kann bei allen von Faszien umgebenen Muskeln oder Muskelgruppen auftreten.

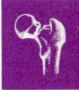

Symptome

- Auftreten innerhalb weniger Stunden bis Tage
- Zunehmender, unverhältnismäßiger Schmerz
- Dehnungsschmerz, später Ausfall der betreffenden Muskulatur
- Druckschmerzhafte, verhärtete Schwellung der Muskelloge
- Periphere Durchblutung bleibt zunächst intakt
- Später ischämie- und druckbedingte Nervenläsionen.

Kompartmentsyndrom an Unterarm und Hand

Ätiol.: suprakondyläre Oberarmfraktur, Quetschverletzungen, Gefäßverletzungen, Verbrennungen, Hochdruckinjektionsverletzungen, Lagerungsschäden, ,,Crush"-Syndrome (z.B. Koagulopathie, Drogenabusus).

Therapie

Unterarm: Entlastung von 3 Muskelgruppen: Volares Kompartment mit Finger-, Daumen- und Handgelenkbeugern; dorsales Kompartment mit Finger-, Daumen- und Handgelenkstreckern; Kompartment mit M. brachioradialis und den beiden radialen Handgelenkstreckern.
Mittelhand: Hier liegen 10 untereinander nicht verbundene Muskellogen vor, die im Bedarfsfall alle gespalten werden müssen. Wichtigstes Kompartment: M. adductor pollicis.

Komplikationen

- Volkmannsche Kontraktur: Vollbild eines Kompartmentsyndroms am Unterarm (selten)
- Ischämische Kontraktur der Handbinnenmuskulatur: durch verletzungsbedingte Ruhigstellung in zu engem Gips.

Kompartmentsyndrom am Unterschenkel

Ätiol.: *Vaskulär* durch arterielle Embolie, akute tiefe Venenthrombose oder *traumatisch* durch knöcherne Verletzungen, Weichteilverletzungen, *postoperativ*. Am häufigsten betroffen ist die Tibialis-anterior-Loge.

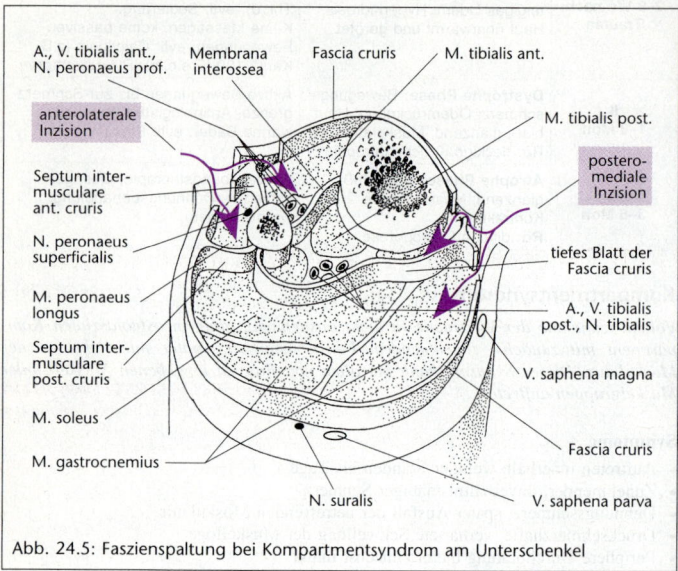

Abb. 24.5: Faszienspaltung bei Kompartmentsyndrom am Unterschenkel

Stadium I:	mögliche, rel. scharf begrenzte, livide Verfärbung entlang der Tibiakante mit Parästhesien bei peripher erhaltenen Pulsen (dopplersonographische Kontrollen)
Stadium II:	Ausfälle der Fußheber bei fehlenden peripheren Pulsen, Hyp- bis Anästhesie. Beginnende Nekrosen der ischämisch geschwollenen Muskulatur
Stadium III:	fortgeschrittene Nekrosen der Muskulatur, vollständiger Verlust von Sensibilität und Motorik, beginnende bis manifeste Hautnekrosen.

Diagn.: Ggf. apparative Druckmessung im Kompartment (> 8–12 mmHg → Fasziotomie).

Therapie
- *Bilaterale Fasziotomie* mit Spaltung des lateralen und ventralen Kompartments (prophylaktische Fasziotomie)
- *Unilaterale parafibulare Fasziotomie* mit Längsspaltung aller 4 Logen.

Cave: Die dorsale offene Fasziotomie in Wadenmitte führt nur zur Entlastung der Kompartimente III und IV.

Zeigen sich bei der Fasziotomie ausgedehnte Nekrosen der Muskulatur bei gleichzeitig fehlender Motorik und Sensibilität und bestehendem arteriellen Perfusionsdefizit, sollte kurzfristig die Amputation der entsprechenden Gliedmaße angeschlossen werden. Jeder Erhaltungsversuch ist hier verlorene Zeit und gefährdet den Pat.

Infektionen
Weichteilinfektionen (☞ 10.3), Osteomyelitis (☞ 10.1.2).

24.2.7 Nachbehandlung

Verlaufsbeobachtung der Frakturheilung

> *Faustregel:* Rö am Unfalltag, nach Reposition bzw. OS, am 3. Tag, wöchentlich innerhalb der ersten 14 Tage sowie Abschlußkontrolle nach Ablauf der erfahrungsgemäßen Konsolidierungszeit (☞ Tab. im hinteren Buchdeckel).

Frakturen, die nicht dislozieren können, z.B. kindliche Wulstbrüche (Einstauchung der Spongiosa und der dünnen Kortikalis im Metaphysenbereich), bedürfen keiner Rö-Kontrolle. Andererseits sind u.U. häufigere Aufnahmen, z.B. bei Extensionsbehandlung mit Stellungskorrektur oder vor Belastungsaufnahme, notwendig.

Verlauf der Bruchheilung im Röntgenbild
- *Absolut stabile OS:* keine Resorptionen an den Implantaten und keine reaktive Kallusbildung („Reizkallus"); der Frakturspalt wird allmählich unscharf und verschwindet bald
- *Nicht ganz stabile Osteosynthese:* Reizkallus durch Mikrobewegungen an den Fragmentenden, der die Fraktur bald fixiert („Fixationskallus")
- *Kons. Bruchbehandlung:* zunächst wolkiger Kallus, der sich im weiteren Verlauf immer mehr verdichtet.

Beginn der Lastaufnahme
Nach Ablauf der Konsolidierungszeit (☞ Tab. im hinteren Buchdeckel) sollte eine Fraktur belastungsstabil sein. Übungs- bzw. Teilbelastungsstabilität ist i.d.R. jedoch schon eher auszugehen. Treten *unter Teilbelastung Schmerzen* auf, so muß die Last reduziert werden.
- **Kons. Frakturbehandlung:** Übungsstabilität nach Etablierung eines fragmentübergreifenden knöchernen Kallus
- **Operativ behandelte Brüche** sind i.d.R. übungsstabil, evtl. sofort belastungsstabil. Eine *Ausnahme* stellen *alleinige KD-Fixation* und *WS-Osteosynthesen* dar; sie sind lediglich lagerungsstabil und bedürfen der äußeren Schienung.

Metallentfernung
Entfernt werden sollten alle großen Fremdkörper (Marknagel, Platten, usw.), alle Platten bei jüngeren Patienten und alle störenden Implantate (☞ Tab. im hinteren Buchdeckel). Belassen werden können Implantate bei greisen Patienten, v.a. im Bereich des hüftgelenksnahen Femur. Doppelplatten bzw. Implantate an verschiedenen Extremitäten sind in zwei Etappen im Abstand von 4–6 Monaten zu entfernen.

24.2.8 Arthrodesen

Bei schmerzhaft degenerativ veränderten Gelenken oder schwerwiegenden Gelenkkontrakturen, die trotz moderner Wiederherstellungschirurgie keine befriedigende Funktion mehr ermöglichen, ist die Arthrodese indiziert.

Schultergelenk
Indikationen
Selten, bei großer Instabilität des Schultergelenkes mit Verletzung des Plexus brachialis mit Verlust der Beugefähigkeit im Ellenbogengelenk.

Operationsprinzip
Humero-glenoidale Arthrodese mit Abduktion des Arms von 30 Grad zur Thoraxwand und Elevation und Innenrotation von je 30 Grad. Stabilisierung mit schmaler DC-Platte und 1–2 Spongiosaschrauben am Humeruskopf bis in den Scapulahals hinein.

Ellenbogengelenk
Indikationen
Sehr selten, bei schweren Gelenkdestruktionen mit knöchernen Defekten, hochgradiger muskulärer Insuffizienz bzw. schwersten Kontrakturen und unheilbaren Infekten. Durch Endoprothetik fast ganz in den Hintergrund gedrängt.

Operationsprinzip
Humero-Ulnargelenk in 90 Grad Beugestellung, proximales Radio-Ulnargelenk, wenn irgend möglich, mobil belassen. Stabilisierung mit schmaler DC-Platte, über Olekranon-Zugschraube durch die Arthrodese. Die Ellenbogenarthrodese ist die den Patienten am meisten behindernde Arthrodese!

Handgelenk
Indikationen
- Tuberkulöse Destruktion des Handgelenkes
- Infektarthritis des Handgelenkes
- Rheumatoide Arthritis des Handgelenkes
- Schmerzhafte posttraumatische Arthrose des Handgelenkes
- Handgelenkinstabilität bei kompletten Lähmungen.

Operationsprinzip
Vor der Arthrodese des Handgelenkes ist die Denervierungsoperation nach Wilhelm indiziert! Hiernach häufig keine weitere Arthrodese erforderlich.

Wenn die Denervierungsoperation keinen Erfolg zeigt, Handgelenkarthrodese in 10 Grad Dorsalflexion der Hand und 10 Grad Ulnarabduktion mit eingepaßtem kortikospongiösem Span. Stabilisierung mit schmaler DC-Platte mit Verankerung im Radius und im MHK III.

Daumengrundgelenk
Indikation
Bei veralteten Frakturen oder schweren rheumatischen Entzündungen, bei denen kein prothetischer Ersatz mehr möglich ist.

Operationsprinzip
Ulnarverschiebung der Strecksehnen, Eröffnung des Gelenkes, Exzision der Kollateralbänder, Resektion des Gelenkknorpels. Arthrodese in 0–30° Beugestellung durch Zuggurtung oder intraossäre Drahtnaht. Verbesserte Stabilisierung durch schrägen Kirschnerdraht.

Daumensattelgelenk
Indikation
Bei veralteter Bennett- oder Rolando-Fraktur, fortgeschrittener Rhizarthrose, rheumatoider Arthritis oder anderen schmerzhaften, chronischen Gelenkveränderungen.

Operationsprinzip
Resektionsarthroplastik nach Epping (Entfernung des Os trapezium und Ersatz durch M. flexor carpi radialis) oder Arthrodese mit Kleinfragment-T-Platte nach Resektion der Gelenkflächen in mittlerer Oppositionsstellung des Daumens.

Karpometakarpalgelenk
Indikation
Hauptsächlich bei veralteten, nicht erkannten Luxationen.

Operationsprinzip
Resektion des distalen Anteils des entsprechenden Karpalknochens und der luxierten Metakarpalbasis, Reposition, Auffüllung des Defektes mit transplantiertem Knochenblock, Fixierung mit schrägem Kirschnerdraht, Ruhigstellung der Hand für 4-5 Wochen Gipsschienenverband.

Beckenring
Indikation
Selten, bei schweren rheumatischen Entzündungen, die anders nicht zu beherrschen sind.

Operationsprinzip
Arthrodese der Symphyse oder des Ileosacralfugengelenkes.
Nach Resektion von Knorpel- und Bandresten Anfrischen der Kortikalis und Einbringen eines kortikospongiösen Spans.

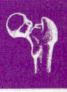

Hüftgelenk
Indikation
Selten, bei schweren Gelenkdestruktionen mit knöchernem Defekt, hochgradiger muskulärer Insuffizienz bzw. schwersten Kontrakturen und unheilbaren Infekten. Durch die Endoprothetik fast ganz in den Hintergrund gedrängt.

Kontraindikationen dieser Arthrodese sind vorbestehende Veränderungen des kontralateralen Knie- und Hüftgelenkes.

Operationsprinzip
Stabilisierung des Hüftgelenkes in 10 Grad Beugung bei 10 Grad Außenrotation und neutraler Ab- und Adduktion mittels einer Kobraplatte.

Kniegelenk
Indikation
Schwerste Arthrosen bei operativ sonst nicht zu beherrschender Instabilität. Die Arthrodese nur durchführen bei guter Beweglichkeit des anderen Kniegelenkes.

Operationsprinzip
Stabilisierung in 10 Grad Beugung und seitengleicher Valgusstellung mittels lateral und medial angelegter Platte oder mittels Fixateur externe. Entknorpelte Patella als Arthrodesenschutz ventral über die femurotibiale Arthrodese bringen.

Oberes Sprunggelenk
Indikation
Bei schwerster Gelenkdestruktion durch rheumatische Erkrankungen oder durch andere chronische Entzündungen.

Operationsprinzip
Nach Entknorpelung sollte der Talus ca. 1 cm nach dorsal versetzt werden, wodurch es zur Verkürzung des Hebelarms in der Abrollbewegung kommt. Stabilisierung in Neutralstellung des Fußgelenkes mittels 2–3 von kranial eingebrachten Spongiosaschrauben. Zugang von ventral.
Bei schwerer Osteoporose oder Infekt Fixateur externe empfohlen.

Unteres Sprunggelenk
Indikation
Bei schwerster Gelenkdestruktion durch rheumatische Erkrankungen oder durch andere chronische Entzündungen.

Operationsprinzip
Nach Entknorpelung über lateralen Zugang Stabilisierung durch 2 von plantar eingebrachte Spongiosaschrauben.

Fußwurzel
Indikation: Hauptsächlich bei veralteten, nicht erkannten Luxationen.

Operationsprinzip
Kompression mit Kleinfragmentschrauben oder mit gekreuzten Kirschnerdrähten.

Zehengelenke
Indikation
Hauptsächlich bei veralteten, nicht erkannten Luxationen.

Operationsprinzip
Resektion des distalen Anteils des entsprechenden Tarsalknochens und der luxierten Metatarsalbasis, Reposition, Auffüllung des Defektes mit transplantiertem Knochenblock, Fixierung mit schrägem Kirschnerdraht, Ruhigstellung des Fußes für 5–6 Wochen im Gipsschienenverband.

24.2.9 Luxationen   ICD: S X3.X

Unvollständiger (Subluxation) oder vollständiger (Luxation) Kontaktverlust gelenkbildender Flächen. Das körperfernere Knochenende wird als das Luxierte bezeichnet.

> **Luxationszeichen:**
> „Unsichere": Schmerz, Funktionsverlust, Schwellung, Bluterguß.
> „Sichere":   Deformität, federnde Fixation, leere Gelenkpfanne, abnorme Lage des Gelenkkopfes.

Diagn.: Rö-Bild in 2 Ebenen, auch zum Ausschluß einer knöchernen Begleitverletzung. Bei fraglicher Bandinstabilität gehaltene Aufnahmen (☞ 6.1.1).

Luxationsformen
Erstluxation bzw. *traumatische Luxation, atraumatische* bzw. *chronische* (z.B. rheumatische) Luxation, *Reluxation* oder *rezidivierende* Luxation, *habituelle* Luxation, d.h. Luxation ohne adäquates Trauma, z.B. bei konstitutioneller Fehlanlage des betroffenen Gelenkes. *Luxationsfrakturen*. Kombinationsverletzungen.

 Trotz weitgehend intakter Gelenkfunktion kann eine Luxation vorliegen!

Ther.: Sofortige Reposition, evtl. in Narkose. Auf Begleitverletzungen achten (D, M, S-Kontrolle, Dokumentation). Nach Reposition Rö. Offene Luxationen → OP. Hüftluxation ☞ 26.3.3, Schulterluxation ☞ 25.1.4, Fingerluxation ☞ 25.4.3.

24.3 Weichteilverletzungen

24.3.1 Muskelverletzungen   ICD: S X6.X

Muskelprellung

Ätiol.: direktes Anpralltrauma (Fußtritt, Stoßstangenverletzung) mit konsekutiver Hämatombildung, Muskelverhärtung. Zelluntergang, narbige Abheilung.
Diagn.: sofortiger starker Schmerz, Lähmungsgefühl, schmerzbedingte Bewegungseinschränkung, Hämatombildung (evtl. mit Fluktuation). **Rö:** betroffene Extremität in 2 Ebenen zum Ausschluß einer knöchernen Verletzung. **Sono:** Schwellung, Hämatom, zur Verlaufsbeobachtung.

Therapie
- *Konservativ:* wie bei Muskelzerrung (s. unten)
- *Operativ:* bei großem Hämatom und ausgeprägtem Zelluntergang Ausräumung und Drainage.

KO: Myositis ossificans. Bei starker Muskelverhärtung und Hämatombildung Gefahr eines Kompartmentsyndroms (☞ 24.2.6).

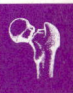

Muskelzerrung, Muskelfaserriß, Muskelriß

Anamnese: Muskelverkrampfung bzw. -verhärtung, ziehender bis stechender Schmerz, akute Störung der Funktion. Der Verletzte muß schnelle Bewegungsabläufe abbrechen.
Diagn.: lokaler Druck-, Dehn- und Anspannungsschmerz, Schonhaltung (*Zerrung*); zusätzlich Hämatomverfärbung im akuten Stadium (*Faserriß*); tastbare Delle, schmerzhafte Funktionseinschränkung (*Teilruptur* der Muskulatur); kompletter Funktionsverlust (*kompletter Muskelriß*). **Sono** (5 Mhz Scanner): Lokalisation und Ausdehnung eines Risses bzw. Hämatoms.

Konservative Therapie

> **PECH-Schema (nach Böhmer)**
> **Pause:** Abbruch der sportlichen Tätigkeit, Untersuchung zur Schadensfeststellung
> **Eis**: sofortige Kälteanwendung: Eisbeutel (Eis : Wasser = 1 : 2) oder Kältepackungen für mind. 20 Min. *Cave:* Hautschädigung durch Kälte → Eis immer **auf** einer Unterlage, z.B. Verband, applizieren (Kein direkter Haut-Eis-Kontakt!).
> **Compression**: Druckverband mit mäßiger Spannung (am besten Eisbeutel mit Druckverband fixieren).
> **Hochlagerung** des verletzten Körperabschnittes.

> **Muskelzerrung und Muskelfaserriß**
> - Sofortmaßnahmen nach dem PECH-Schema (s. oben)
> - **1.–3. Tag**: *Eistherapie* (mehrmals täglich), *Elektrotherapie* (Galvanisation, Iontophorese); *funktionelle Verbände* (Tape, elastische Binde); *abschwellende Salbenverbände* (z.B. Exhirud®-Salbe, Lasonil®-Salbe), *orale Antiphlogistika* (z.B. Voltaren® 1–2 x 100 mg, Wobenzym® 3 x 2 Drg. über 2–3 Wo.), *Muskelrelaxantien* (z.B. Muskel-Trancopal® 1 x 1 Tbl.)
> - **Ab 4. Tag**: Interferenzstrom, Ultraschall. Sofortige Belastung, sofern diese schmerzfrei möglich ist, z.B. in Form von Muskeltonisierung, Isometrie.

 Keine Dehnung oder Massage der verletzten Muskulatur innerhalb der ersten 2–3 Wochen (Myositis ossificans!). Passive Dehnung bei Zerrung ab der 3. Woche, beim Muskelfaserriß ab der 6. Woche und beim Muskelriß ab der 8.–12. Woche (aktive Dehnung durch antagonistische Muskulatur vorzeitig schmerzfrei möglich!).

Operative Therapie

Ind.: Muskelrisse von mehr als einem Drittel des Querschnittes, erhebliche Diskontinuität, ausgedehntes Hämatom.
OP-Technik: Ausräumung des Hämatoms, Adaptation der rupturierten Enden mit durchgreifenden resorbierbaren Nähten (Material ☞ 2.6.1).
Nachbeh.: Ruhigstellung für ca. 4 Wochen, Teil- bis Körpergewichtsbelastung bis zur 12. Woche, muskeltonisierende KG unmittelbar postop. Bei Schmerzfreiheit Belastungssteigerung. Sportliche Belastung der betroffenen Gliedmaße bei Zerrung nach 4–6 Wochen, bei Faserriß nach 6–8 Wochen, bei Muskelriß nach 12 Wochen.
KO: Zystenbildung, narbige Ausheilung mit Funktionsverlust; Myositis ossificans (metaplastische Weichteilverkalkung), Reruptur.

24.3.2 Sehnenerkrankungen

Bizepssehnenruptur ☞ 25.1.5, Achillessehnenruptur ☞ 26.7.3
Quadrizepssehnenruptur ☞ 26.5.8

- *Offene Sehnenverletzungen* (Stich, Schnitt) meist an Hand und Unterarm. **Ther.:** Bei sauberen Wundverhältnissen primäre Sehnennaht (☞ 2.6.3), sonst Sekundärnaht
- *Geschlossene Sehnenverletzungen* meist in Form von subkutanen Rupturen. Ursächlich ist meist der degenerative Vorschaden, nicht das Trauma. Eine gesunde Sehne kann durch Muskelkontraktion nicht zerreißen, es kommt zu Abrißfrakturen.

Paratendinosen und Insertionstendopathien   ICD: M 76–77

Ätiol.: Bei mechanischer Über- und Dauerbelastung chron. Schädigung des para- und peritendinösen Gewebes (z.B. Achillodynie des Langstreckenläufers, Epicondylitis humeri radialis des Tennisspielers). **Ther.:** kurzzeitige Ruhigstellung (Schiene), Kühlung, Antiphlogistika (z.B. Voltaren® 3 x 50 mg/d p.o.). Bei Therapieresistenz OP (Ansatzdesinseration, Denervation).

Ganglien   ICD: M 67.4

Sog. „Überbeine", zystische Ausstülpungen der Gelenkinnenhaut oder Sehnenscheiden. Typische Lokalisation: Streckseite des Handgelenkes, Kniekehle, Fußrücken.

Ther.: Exstirpation, Rezidivquote: 25–30 %.

24.3.3 Nervenverletzungen ICD: S X4.X

Einteilung der Nervenverletzungen

- *Neurapraxie:* Leitungsunterbrechung ohne anatomische Veränderung (Kontusion). Erholt sich innerhalb von 6–12 Wochen vollständig
- *Axonotmesis:* Unterbrechung der Axone (Quetschung, Überdehnung) bei intaktem Stützgewebe. Periphere Degeneration. Regeneration von der Verletzung aus nach distal. Höchstmögliche Geschwindigkeit 1 mm/Tag
- *Neurotmesis:* Nervendurchtrennung scharf, stumpf oder durch Distraktion. Nach Nervennaht ist die periphere Regeneration oft unvollständig.

Offene Nervenverletzungen

Ätiol.: Durchtrennung durch Schnitt, Stich, Schuß.

Klinik: freiliegende Nervenstümpfe an typischer Stelle, motorisches und sensibles Defizit im Innervationsgebiet. Bei frischen Verletzungen Beurteilung der peripheren Innervation oft unsicher. Periphere Sensibilität kann nach Durchtrennung eines Nervs anfänglich scheinbar erhalten sein.

Therapie

- Primäre Nervennaht nur indiziert bei günstigen Bedingungen, versiertem Operateur, sauberen Wundverhältnissen, sowie bedeutsamen neurologischem Defizit. Im Zweifelsfall Nervenenden markieren mit atraumatischem Faden, Wundverschluß und Weiterleitung in ein mikrochirurgisches Zentrum
  - Bei ungünstigen Verhältnissen Frühsekundärnaht der Nerven innerhalb der ersten drei Wochen
  - Durchtrennte Finger- und Kollateralnerven (primär), partiell durchtrennte Nervenstämme (primär), Nervendefekte werden in der Regel durch sekundäre Nerventransplantationen (z.B. N. suralis) überbrückt
- OP-Technik (☞ 2.6.3): Epineurale Naht bei Nervenästen; Epi-perineurale oder faszikuläre Naht bei Nervenstämmen; Autologe Nerventransplantation bei Nervendefekten; Dekompression bei Quetschung, Einklemmung
- Neurotisation nur bei spannungsfreier Anastomose und vitaler Umgebung. Naht durchtrennter Kollateralarterien empfohlen.

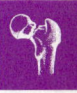

Prognose: Sensibilität erholt sich besser als Motorik. Periphere Verletzungen heilen besser als zentrale. N. medianus heilt besser als N. ulnaris und N. ulnaris besser als N. radialis. Unter mikrochirurgischer Technik und frühzeitiger Naht (primär und in den ersten Wochen) ist die Prognose besser als die nach sekundärer Versorgung.

Geschlossene Nervenverletzungen

Ätiol.: Quetschung, Überdehnung, Einklemmung, Ausriß.

Klinik: meist Neuropraxie, d.h. Funktionsstörung des Nerven ohne Kontinuitätsunterbrechung. Die Beurteilung einer Nervenverletzung und deren Regeneration erfolgt zuerst klinisch. Die EMG ist frühestens nach drei Wochen aussagekräftig.

Ther.: *kons.:* KG, Elektrostimulation (Faradisation); Verlaufskontrollen klinisch, mit EMG und NLG. **OP:** (Entlastung) bei chron. oder akuter Kompression.

24.3.4 Schleimbeutelerkrankungen   ICD: M 70.X

Schleimbeutel liegen über Knochenvorsprüngen und dienen dem Schutz von Weichteilgewebe (Sehnen, Muskeln, Haut).

Akute posttraumatische Bursitis
Ätiol.: Wandläsionen mit Einblutung nach stumpfer Gewalteinwirkung. Meist Bursa olecrani oder Bursa praepatellaris.
Klinik: Druckschmerz, Schwellung, Fluktuation.

Therapie
- Bei Einblutung (Fluktuation) Punktion und Kompressionsverband
- Bei offener Verletzung immer Bursektomie (Infektions- und Fistelgefahr).

Chronische Bursitis
Ätiol.: Chron. Reize (Berufsdisposition, Exostosen) auf die Bursawand.
Klinik: Indolente oder schmerzhafte, prallelastische Schwellung. Befund: Wandverdickung und gallertartiger Inhalt.

Therapie
Prophylaxe (Knie-, Ellenbogenschoner), Punktion und Kompressionsverband, bei Rezidiv Bursektomie.

24.3.5 Traumatische Amputation   ICD: S X8.X

Ind. zur Replantation dem replantierenden Chirurgen überlassen. Aus Sicht des Notarztes hat prinzipiell jede Amputationsverletzung eine Chance zur Replantation.

Verletzungstypen
Komplette Abtrennung
- *Scharfe, guillotineartige Amputation.* Glatte Schnittfläche, amputierter Teil völlig unversehrt, gute Replantationschancen
- *Abquetschamputation mit lokalem Gewebeschaden.* Lokal begrenzte Gewebezerquetschung, nach Resektion der Quetschzone gute Replantationschancen
- *Abquetschamputation mit ausgedehnter diffuser Gewebeschädigung.* Ausgeprägte, häufig das ganze Amputat betreffende Gewebeschädigung. Wenn überhaupt, dann nur geringe Replantationschancen bei hoher Infektwahrscheinlichkeit
- *Avulsionsamputation.* Ausriß einer Extremität mit verschiedenen Ausrißhöhen der einzelnen Strukturen (Nerven, Sehnen, Gefäße, Knochen usw). Schlechteste Prognose hinsichtlich Einheilung und Endergebnissen.

Inkomplette Abtrennung
Gefahr des Durchblutungsstopps oder der Minderdurchblutung.

Notfallmaßnahmen
- Keine Zeit vertrödeln!
- *Aggressive Volumensubstitution* mit kolloidaler Lösung (z.B. 6 % HAES-steril® 1000 ml)
- *Stumpfversorgung:* keine Klemmen auf Gefäßstümpfe (Schädigung verletzter Gefäßenden). Besser sterilen Kompressionsverband anlegen und den Stumpf hochlagern, evtl. das verletzte Gefäß manuell komprimieren

- Subtotal amputierte Gliedmaßen ruhigstellen, um das Abknicken noch bestehender Weichteilbrücken zu vermeiden (z.B. pneumatische oder Vakuumschiene)
- *Amputationsversorgung:* Amputat *trocken und kühl lagern:* eingewickelt in sterile, trockene Kompressen wird das Amputat in einen wasserundurchlässigen Kunststoffbeutel gelegt und dieser in einem weiteren Beutel, welcher Wasser und Eiswürfel enthält **(kein direkter Haut-Eis-Kontakt!)**.

Therapiereihenfolge bei Replantation
- Äußere Reinigung
- Desinfektion
- Debridement
- Skelettstabilisierung nach Verkürzungsosteotomie (Weichteilspannung!)
- Rekonstruktion und Kontinuitätswiederherstellung von der Tiefe zur Oberfläche
- Frühmobilisation

Amputation an der Hand ☞ 25.8.

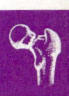

Daniel Rikli
Petra Müller-Lange

25

Chirurgie der oberen Extremität

25.1	**Schultergürtelverletzungen**	**630**
25.1.1	Klavikulafraktur ICD: S 42.0	630
25.1.2	Akromioklavikuläre Luxation ICD: S 43.1	631
25.1.3	Schulterluxation ICD S 43.0	633
25.1.4	Skapulafraktur ICD: S 42.1	636
25.1.5	Bizepssehnenruptur	637
25.1.6	Rotatorenmanschettenruptur ICD: M 75.1	638
25.1.7	Sternoklavikuläre Luxation ICD: S 43.2	639
25.2	**Oberarm- und Ellenbogenverletzungen**	**640**
25.2.1	Proximale Humerusfraktur ICD: S 42.2	640
25.2.2	Humerusschaftfraktur ICD: S 42.3	643
25.2.3	Distale Humerusfraktur ICD: S 42.4	645
25.2.4	Ellenbogenluxation ICD: S 53.1	646

25.3	**Unterarmverletzungen**	**647**
25.3.1	Olekranonfraktur ICD: S 52.0	647
25.3.2	Radiusköpfchenfraktur ICD: S 52.1	648
25.3.3	Unterarmschaftfrakturen ICD: S 52.X	650
25.3.4	Distale Radiusfraktur ICD: S 52.5	652
25.4	**Handverletzungen und -erkrankungen**	**656**
25.4.1	Handwurzelläsionen	657
25.4.2	Mittelhand- und Fingerfrakturen/-luxationen	659
25.4.3	Band-, Sehnen- und Faszienläsionen	661
25.4.4	Handgelenksdenervierung	664
25.4.5	Infektionen der Hand	664
25.4.6	Amputationsverletzungen	665

25.1 Schultergürtelverletzungen

25.1.1 Klavikulafraktur   ICD: S 42.0

Ätiol.: Indirektes (Sturz auf gestreckten Arm) oder direktes Trauma (Sturz/Schlag auf Schulter).

Klinik: Schmerzen, Schwellung/Hämatom, Fehlstellung.

Diagn.: Rö Klavikula ap. Neurovaskulärer Status: Begleitverletzungen nach Hochenergietraumen. *Einteilung:* Schaftfrakturen (2-Fragment, Mehrfragment), laterale und mediale Frakturen.

Therapie

Konservative Therapie

Schaftfrakturen können zum großen Teil konservativ behandelt werden, jedoch Pseudarthrosenrate bis 20 %. *Laterale Frakturen:* wenn Fraktur lateral der korakoklavikulären Bänder und damit Klavikula stabil → konservative Therapie.
- Rucksackverband für 3–4 Wo., Kinder bis 6 J. 2–3 Wo.
- Rucksackverband während der ersten Woche täglich nachspannen
- Krankengymnastische Behandlung ab der 2. Wo.
- Rö-Kontrolle nach 1 Wo. und nach Verbandabnahme.

OP Operative Therapie

Indikationen zur operativen Behandlung:
- Intermediäres Fragment (häufig um 90° gedreht, Gefahr von Pleura- und neurovaskulären Begleitverletzungen)
- Polytrauma
- Offene Fraktur (Fixateur externe)
- Pseudarthrose mit schmerzhafter Bewegungseinschränkung
- Starke Verkürzung
- Instabiler Schultergürtel („floating shoulder": Kombination mit Skapulahalsfraktur, Osteosynthese der Klavikula genügt)
- Laterale Fraktur, wenn die Fraktur (meist Schrägfraktur) die korakoklavikulären Bänder von Klavikula separiert mit konsekutivem Hochstand der Klavikula (entsprechend einer vollständigen AC-Luxation).

OP-Technik

- Plattenosteosynthese bei Schaftfrakturen: Zugang ventral entlang dem Klavikularand. Plazierung einer gut anmodellierten 3,5 mm Rekonstruktionsplatte mit mindestens 6, besser 8 Kortikalisfassungen in beiden Fragmenten, wenn möglich interfragmentäre Kompression. Bei Pseudarthrosen mit Verkürzung um mehr als 1 cm Einsetzen eines kortikospongiösen Spanes
- Hakenplatte bei lateraler Fraktur: Zugang wie Schaftfraktur, Plazieren des Hakens dorsal unter das Akromion extraartikulär, interfragmentäre Plattenzugschraube.

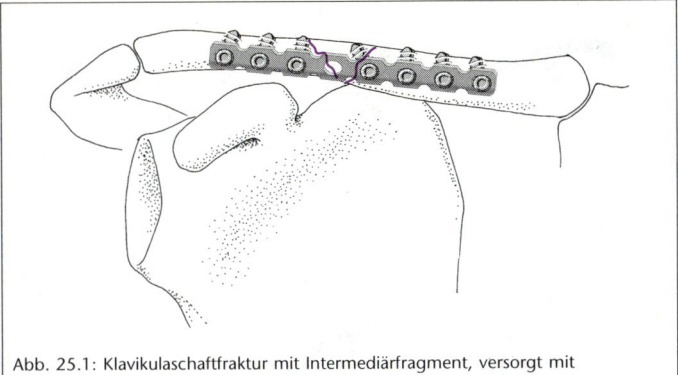

Abb. 25.1: Klavikulaschaftfraktur mit Intermediärfragment, versorgt mit Rekonstruktionsplatte

Nachbeh.: funktionell mit KG, 6 Wo. Mobilisation der Schulter nicht über 90°; ME nicht vor 2 J. (Gefahr der Sekundärfraktur).

25.1.2 Akromioklavikuläre Luxation   ICD: S 43.1

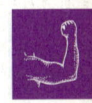

Ätiol.: Sturz mit axialem Schlag gegen die Schulter.

Klinik: Schmerz, Schwellung/Hämatom, schmerzhaft eingeschränkte Schulterbeweglichkeit, palpable, federnde Subluxation/Luxation im AC-Gelenk (Klaviertastenphänomen).

Diagn.: Rö. Schulter ap, gehaltene Aufnahmen beider Seiten ap mit 15 kg Gewicht.

Einteilung der akromioklavikulären Luxation nach Rockwood	
Typ I	Ruptur der AC-Gelenkskapsel
Typ II	Partielle Ruptur von Gelenkkapsel und korako-klavikulärem Bänderkomplex
Typ III	Komplette Ruptur von Gelenkkapsel und korako-klavikulärem Bänderkomplex (radiologisch: Dislokation des lateralen Klavikulaendes um Schaftbreite nach kranial)
Typ IV	Dislokation des diastalen Klavikulaendes nach dorsal in den M. trapezius
Typ V	Wie Typ III, aber zusätzlich Ablösung von Mm. deltoideus und trapezius von der Klavikula mit Hochstand um bis zu mehrere Schaftbreiten
Typ VI	Dislokation der Klavikula nach kaudal unter das Korakoid (sehr selten)

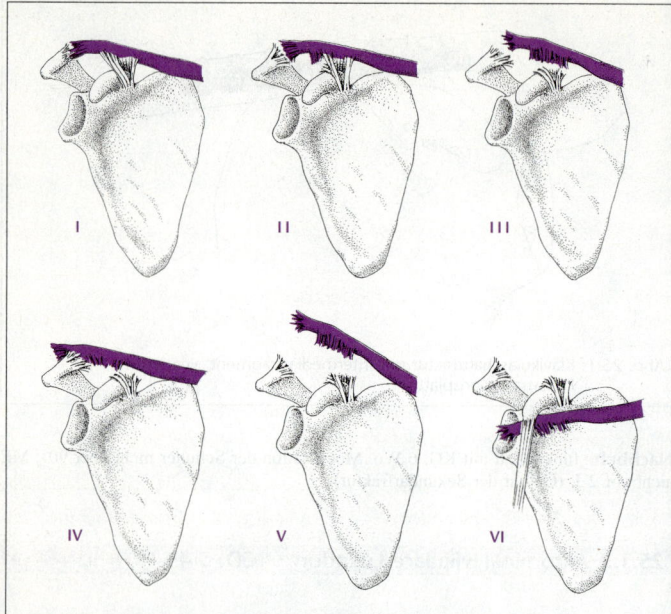

Abb. 25.2: Klassifikation der akromioklavikulären Gelenkluxation nach Rockwood

Therapie

Grundsätze der Therapie

- Typ I und II: konservative Therapie: Armschlinge, Analgetika, KG
- Typ II mit chronischem Schmerz und signifikanter Instabilität: Indikation zur operativen Therapie
- Typ III bei körperlich aktiven jungen Patienten und bei Gefahr der Hautulzeration → Indikation zur operativen Therapie
- Typ IV–VI: operative Therapie.

OP-Technik

- Arm frei beweglich gelagert und abgedeckt
- Inzision über dem AC-Gelenk, klavipektorale Faszie durchtrennen und Gelenk darstellen
- Debridement des Gelenkes, bei Verletzung des Diskus Resektion desselben
- Reposition der Klavikula und Retention mittels Hakenplatte, wobei der Haken dorsal des AC-Gelenkes unter das Akromion zu liegen kommt. Falls möglich Naht der Bänder. Intraoperativ die Schulterbeweglichkeit prüfen, diese sollte über die Horizontale möglich sein
- Alternative Möglichkeit: Fixation der Klavikula an das Korakoid mit PDS-Schlinge oder Schraube

- Bei schmerzhaft chronischer Luxation: Resektion der distalen Klavikula und Transfer des korakoakromialen Ligaments zur Reposition der Klavikula (Technik nach *Weaver und Dann*).

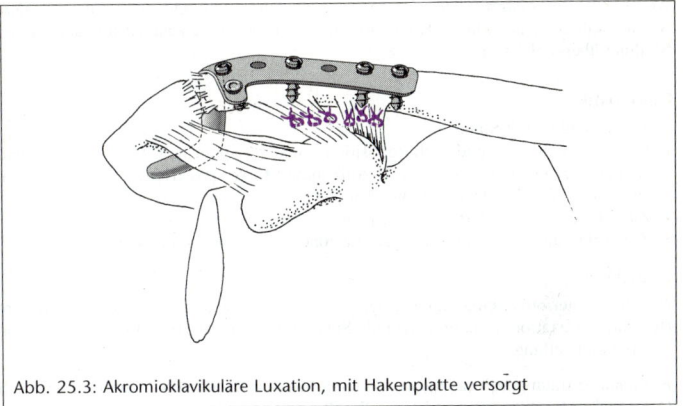

Abb. 25.3: Akromioklavikuläre Luxation, mit Hakenplatte versorgt

Nachbeh.: Frühfunktionelle KG ohne Einschränkung der Abduktion/Flexion. ME nach 8–12 Wo. Nach Ligamenttransfer für 1 Wo. Üben aus dem Gilchristverband unter Physiotherapiekontrolle, danach für weitere 3 Wo. keine Abduktion/Flexion > 90°.

25.1.3 Schulterluxation ICD S 43.0

Das Schultergelenk ist das Gelenk mit dem größten Bewegungsumfang. Es ist als Kugelgelenk angelegt, wobei die Pfanne (Glenoid) flach und der knöcherne Kontakt zum Humeruskopf minimal ist. Zugunsten der Beweglichkeit wurde die knöcherne Stabilisierung aufgegeben. Stabilität und Führung des Humeruskopfes in der Pfanne werden gewährleistet durch den Labrum-Kapselkomplex und die Muskulatur. Das Glenoid ist fest verwachsen mit der Gelenkkapsel, welche verstärkt wird durch die glenohumeralen Bänder, wobei dem anterioren Anteil des inferioren glenohumeralen Bandes eine besonders wichtige Rolle für die ventrale Stabilisierung zukommt. Rotatorenmanschette und Bizeps bilden die dynamischen (muskulären) Stabilisatoren des Schultergelenkes.

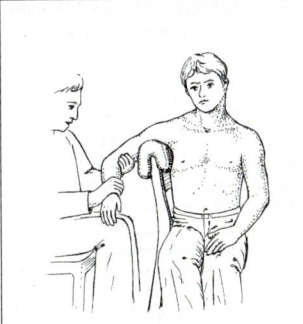

Ätiol.: Sturz auf den oder Zug am elevierten und außenrotierten Arm. Sehr selten: hintere Luxation im Rahmen eines epileptischen Anfalles oder bei Elektroschockbehandlung.

Abb. 25.4: Reposition nach Arlt

Klinik

Schmerzen im Schultergelenk mit Ausstrahlung in den Arm. Bei *vorderer Luxation* Arm in leichter Außenrotation und Abduktion, typische Delle unter dem prominenten Akromion. Bei *hinterer Luxation* Arm in Innenrotation und Adduktion, vordere Schultersilhouette abgeflacht, Korakoid prominent. Luxatio erecta: Arm in abduzierter Stellung überkopf fixiert.

Diagnostik

- Neuro- und Gefäß-Status
- Röntgen (immer vor und nach Reposition): Schulter ap (orthograd zur Skapula) und seitlich (tangential zur Skapula, Y-Aufnahme). *Cave:* posteriore Luxation kann in einer ap-Aufnahme übersehen werden
- Zur Abklärung knöcherner Begleitverletzungen CT
- Zur Abklärung von Labrum-Kapsel-Läsionen MRT oder Arthroskopie.

Einteilung

Richtung: anteriore (weitaus am häufigsten), posteriore (selten), superiore und inferiore (Raritäten) Luxation. Luxatio erecta als Sonderform der inferioren Luxation mit Arm in Überkopfstellung.

Entstehung: traumatisch (adäquates Trauma, frisch, rezidivierend, veraltet), habituell (ohne adäquates Trauma, angeborene Bandlaxität).

Begleitverletzungen: Eine traumatische Schulterluxation geht immer einher mit einer Verletzung der stabilisierenden Strukturen.

- Vordere Luxation
  - Bei jüngeren Patienten Läsion des Labrum-Kapselkomplexes, wobei dieser entweder knöchern ausreißen kann oder Labrum und Kapsel in verschiedenen Variationen vom Pfannenrand abgelöst werden („Bankart-Läsion"). Immer entsteht eine Impressionsfraktur des Humeruskopfes postero-lateral („Hill-Sachs-Läsion")
  - Bei älteren Pat. häufiger Verletzungen der Rotatorenmanschette bzw. Abriß des Tuberculum maius
- Verletzungen der A. axillaris bzw. deren Nebenäste sind sehr selten
- Neurale Begleitverletzungen: N. axillaris bis zu 30 % bei vorderer Luxation mit prinzipiell guter Prognose. Seltener Plexus brachialis, N. radialis, N. musculocutaneus, N. medianus, N. ulnaris.

Therapie

Reposition

Eine frische traumatische Schulterluxation sollte möglichst rasch und schonend reponiert werden (Überdehnung der neurovaskulären Strukturen). In der Regel ist dazu eine Prämedikation mit einem Analgetikum (z.B. Dipidolor® 1 Amp. langsam i.v.) und einem Muskelrelaxans (z.B. Valium® 10–15 mg i.v.) ausreichend, ansonsten Allgemeinnarkose. Generell darf bei allen Repositionsmanövern keine übermäßige Kraft angewendet werden wegen der Gefahr von zusätzlichen neurovaskulären, knöchernen und kapsuloligamentären Verletzungen.

Zugtechniken: Hippokrates, Zwei-Schlingentechnik, Arlt, Stimson.
- Hippokrates (☞ Abb. 25.6): Pat. in Rückenlage. Zug am gestreckten Arm nach lateral (ca. 30°) und kaudal. Die in die Axilla des Pat. gestemmte Ferse des Arztes dient als Hypomochlion. *Cave:* Gefahr von Gefäß- Nervenverletzungen

- Arlt (☞ Abb. 25.4): Pat. sitzt auf einem Stuhl mit gepolsterter Lehne. Der luxierte Arm hängt über der gepolsterten Lehne. Längszug am Arm nach lateral und kaudal bei 90° flektiertem Ellenbogengelenk.

Hebeltechniken: Kocher, Milch.
Kocher (☞ Abb. 25.5): Pat. in Rückenlage. Oberkörper leicht aufgerichtet. Ellenbogen 90° gebeugt. Zunächst Zug und Abduktion des luxierten Armes, dann Außenrotation und Elevation. Schließlich Reposition durch rasche Innenrotation und Adduktion.

Therapie knöcherner Begleitverletzungen
Bei Abriß des Tuberculum majus oder Glenoidrandfrakturen Osteosynthese. Rotatorenmanschettenruptur: operative Versorgung erwägen (abhängig vom Ausmaß der Ruptur, Alter des Patienten und dessen Ansprüchen).

Nachbehandlung

Unmittelbar nach Reposition Schultergelenk mit Gilchrist- oder Desault-Verband ruhigstellen. Ellbogen-, Hand- und Fingergelenke jedoch sofort mobilisieren. Nach 1–2 Wo. Beginn mit Schultermobilisation unter krankengymnastischer Anleitung. Bei jungen Pat. tendenziell länger immobilisieren (jedoch nie länger als 2 Wo.). Außenrotation und Abduktion über 90° erst nach 4–6 Wo. wegen hoher Wahrscheinlichkeit der Reluxation.

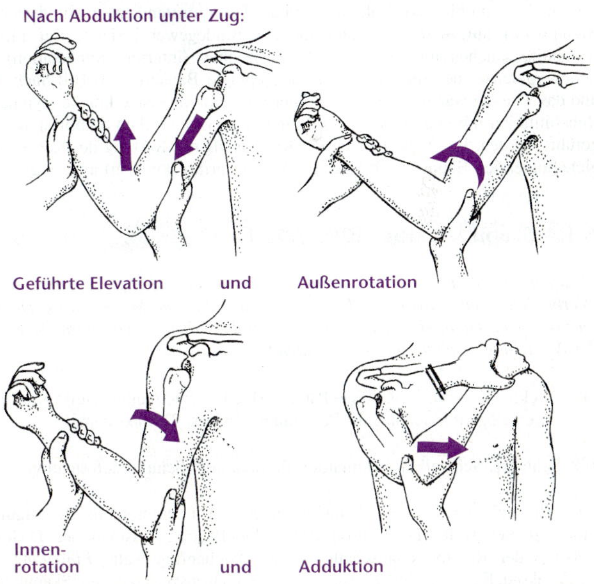

Abb. 25.5: Reposition nach Kocher

OP Stabilisierungsoperation bei glenohumeraler Instabilität

Ind.: Bei jungen, aktiven Pat. ist die Rezidivgefahr nach traumatischer vorderer Schulterluxation aufgrund der Verletzung der kapsuloligamentären ventralen Stabilisatoren sehr hoch (bis 90 %). Deshalb sollte eine stabilisierende Operation (offen oder arthroskopisch nach Bankart: Refixation von Kapsel bzw. Limbus) immer erwogen werden.

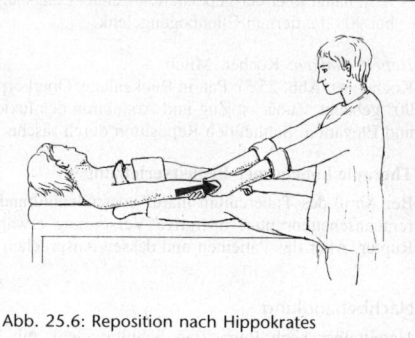

Abb. 25.6: Reposition nach Hippokrates

Unterscheidung von Pat. mit unidirektionaler und solchen mit multidirektionaler Instabilität:

- Eine unidirektionale Instabilität (Luxationstendenz in nur einer Richtung) entsteht durch ein adäquates Trauma, es besteht eine Bankart-Läsion und eine eher ausgeprägte Hill-Sachs-Läsion. Der Sulkustest ist negativ, die kontralaterale, unverletzte Schulter ist klinisch stabil (negativer Apprehension- und Shift-and-Load-Test). Hier ist eine ventrale Stabilisierung im Sinne einer Bankart-Operation angezeigt
- Besteht eine multidirektionale Instabilität (Luxationstendenz in mindestens zwei Richtungen) aufgrund einer angeborenen Bindegewebslaxizität mit klinischen Instabilitätszeichen und positivem Sulkuszeichen (inferiore Subluxation) *beider* Schultergelenke, besteht meist keine ausgeprägte Bankart- und Hill-Sachs-Läsion und das Trauma war weniger heftig. Hier muß eine intensive krankengymnastische Rehabilitation mit dem Ziel der Kräftigung der dynamischen Stabilisatoren durchgeführt werden. Bei Mißerfolg ist ein Kapselshift mit Raffung der Kapsel und der glenohumeralen Bänder nach Neer (offen oder arthroskopisch) angezeigt.

25.1.4 Skapulafraktur   ICD: S 42.1

Die Skapula bildet mit der Klavikula die Aufhängung der oberen Extremität und stellt die Verbindung zum Thorax her. Rotatorenmuskulatur und M. deltoideus stellen den Humeruskopf im Glenoid ein. Die Anteversion des Glenoids von normalerweise 35° ist für das Kräftegleichgewicht entscheidend.

Ätiol.: Direktes Trauma, meist junge Pat. mit Hochenergietrauma, häufig Kombination mit schweren Begleitverletzungen (Polytrauma, insbes. Thoraxtrauma).

Klinik: Schmerz, Schwellung, Hämatom, Prellmarken, Schulterdeformation.

Diagn.: Rö Schulter ap und Skapulaaufnahme. CT empfohlen: Beteiligung des Glenoids (Gelenkstufe, Dislokation der Gelenkfläche), Ausmaß der Dislokation, Verletzung der Rotatorenmanschette durch Knochenfragmente. *Einteilung:* Akromion/Korakoid, Kollum, Glenoid, Korpus. Kombinationsverletzungen: Skapulahals mit Klavikula oder AC-Luxation (= instabiler Schultergürtel).

Grundsätze der Therapie

- Akromion: Schraubenosteosynthese bei Dislokation > 5–8 mm
- Glenoidfraktur: Schraubenosteosynthese bei Gelenkstufe > 3 mm
- Skapulahalsfraktur isoliert: wenn Dislokation in der koronaren oder transversalen Ebene > 40° Osteosynthese, sonst konservativ funktionell
- Kombinationsverletzung (instabiler Schultergürtel): Osteosynthese der Klavikula bzw. der AC-Luxation allein mit indirekter Reposition und Retention der Skapulahalsfraktur genügt in der Regel
- Corpus scapulae: meist konservativ funktionell außer bei ausgeprägter Dislokation bzw. Kollaps des Schulterblattes.

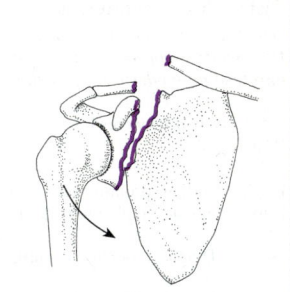

Abb. 25.7: Instabiler Schultergürtel (Kombination von Skapulahalsfraktur und Klavikulafraktur)

 Problem der konservativen Behandlung: exzessive Kallusbildung kann Schultermobilisation behindern und zur Schultereinsteifung führen.

OP-Technik

- Glenoid: Vorderer deltopektoraler Zugang. 3,5 mm Kortikalisschrauben (selten Rekonstruktionsplatten)
- Skapulahals und Körper: hinterer Zugang nach Judet mit L-förmiger Inzision entlang der Spina und der Margo medialis, Aussenrotatoren nach lateral ablösen. Osteosynthese mit 3,5 mm Rekonstruktionsplatten und Schrauben.

25.1.5 Bizepssehnenruptur

Proximale Bizepssehnenruptur ICD: S 46.1

Ätiol.: Meist Schädigung durch Mikrotraumen im Rahmen einer Rotatorenmanschettenläsion (Spontanruptur).

Klinik: oft schmerzlos. Stumpf kann zu Synovitis der gesamten Gelenkkapsel führen, einklemmen und Knorpelläsionen am Humeruskopf verursachen. Schmerzen im Sulkusbereich. Bei Läsion am labralen Ansatz (SLAP-Läsion) schmerzhafte Schnapp- und Klickphänomene, evtl. positiver Palm-up-Test. Bei Rotatorenmanschettenläsion entsprechende Beschwerden (☞ 25.1.6).

Diagnostik: klinische Diagnose schwierig. Sonografie kann Verdacht erheben. Evt. MRT. Sicherung der Diagnose durch Arthroskopie bzw. operative Freilegung.

Einteilung: isolierte Ruptur, kombinierte Rupturen mit Rotatorenmanschettenruptur. Abriß zusammen mit Labrum (SLAP-Läsion), isoliert basisnah, im Bereich des Rotatorenintervalls im Rahmen einer Intervalläsion, intrakanalikulär (im Sulcus intertubercularis).

Ther.: bei jüngeren Patienten mit isolierter Ruptur Tenodese im Sulcus. Bei älteren Patienten mit noch intakter Supraspinatussehne Tenotomie; bei gleichzeitiger Rotatorenmanschettenruptur Einbeziehen der Sehne in die Naht der Manschette.

Distale Bizepssehnenruptur   ICD: S 46.2

Der Bizeps ist ein kräftiger Beuger im Ellenbogengelenk und der kräftigste Supinator. Die Sehne reißt meist distal an der Insertionsstelle an der Tuberositas radii, intratendinöse oder intramuskuläre Rupturen sind sehr selten.

Ätiol.: Heben schwerer Lasten: abruptes, unerwartetes Anspannen des Muskels gegen Widerstand.

Klinik: deutlich prominenter, verkürzter Muskelbauch, Kraftverlust (Beugung im Ellbogengelenk, Supination), Suffusion in der Ellenbeuge.

Diagn.: Diagnose durch eindeutige Klinik.

Grundsätze der Therapie
Die konservative Therapie ist der Operation unterlegen, sie resultiert in einer deutlichen Kraftminderung für Flexion und Supination. Daher wird die transossäre Reinsertion empfohlen. Weil OP-Methoden mit alleinigem ventralen Zugang mit einer erhöhten Inzidenz an Verletzungen des N. radialis einhergehen, wird die Methode nach *Boyd und Anderson* mit kombiniertem ventralen und lateralen Zugang bevorzugt.

OP OP-Technik nach Boyd und Anderson
Zuerst Zugang zur Ellenbeuge mit geschwungenem, in der Ellenbeuge quer geführten Hautschnitt (*nach Henry*). Die Sehne ist meist in ihrem Fach nach proximal hochgeschlagen und leicht zu finden. Mit einer stumpfen Klemme den blutig imbibierten Tunnel in Richtung Radius sondieren. Sehne mit einer kräftigen Durchflechtungsnaht (Kessler-Typ) anschlingen. Über einen lateralen Zugang (*nach Kocher*) wird der proximale Radius dargestellt. Im Bereich der Tuberositas radii eine Knochennut fräsen und zwei Bohrlöcher anlegen. Mit der Klemme nun die Sehne von ventral zwischen Radius und Ulna am Radius entlang nach lateral führen und transossär in Supination und Flexion refixieren. Alternativ Fixation mit einer Schraube.

Nachbeh.: Dorsale Oberarmschiene, ab zweiter Woche Beginn mit geführten Bewegungen aus der Schiene bis zur 6.–8. Wo. postoperativ.

25.1.6 Rotatorenmanschettenruptur   ICD: M 75.1

Unter „Rotatorenmanschette" versteht man die vier Muskeln, die an der Skapula entspringen, mit ihren Sehnen den Humeruskopf umgreifen und an den beiden Tuberkula ansetzen: M. subscapularis (Tuberculum minus), Mm. supra- und infraspinatus und M. teres minor (Tuberculum majus). Funktionell gesehen kann man auch die lange Bizepssehne als Teil der Rotatorenmanschette betrachten.

Ätiol.: Akute Rupturen einer gesunden Sehne, z.B. nach einem Sturz auf die Schulter, sind selten. Meist entstehen Einrisse (immer ansatznahe im Bereich der Tuberkula), im Bereich der Supraspinatussehne auf dem Boden von degenerativen Veränderungen. Ein enger Subakromialraum (hakenförmiges Akromion, Osteophyten z.B. bei AC-Gelenksarthrose) kann durch Einklemmung (Impingement) zur Schädigung der Sehne führen („chronische Ruptur"). Die Inzidenz degenerativer Rotatorenmanschettenrupturen nimmt mit dem Alter zu, bei unter 40jährigen sind sie sehr selten. Bei über 40jährigen mit Schulterluxation findet man in einem hohen Prozentsatz Rotatorenmanschettenrupturen („akute Ruptur").

Klinik: Viele Patienten mit Rotatorenmanschettenruptur bleiben ein Leben lang asymptomatisch. Symptomatische Patienten haben Schmerzen, v.a. bei Bewegungen, die die Supraspinatussehne unter das Akromion führen (Abduktion, Flexion, Innenrotation), Kraftverlust (Pseudoparalyse) und Krepitationen. Ganz charakteristisch ist der Nachtschmerz.

Diagnostik
- Klinische Untersuchung:
  - verminderte Kraft (bei länger dauernder Symptomatik sichtbare Atrophie von Supra- und Infraspinatus)
  - positive Impingementzeichen, evtl. Krepitationen
  - ein zuverlässiger Test ist die Infiltration des Subakromialraumes mit einem Lokalanästhetikum, was die Beschwerden zeitweilig zum Verschwinden bringt
- Röntgen: Zeichen der AC-Gelenksarthrose, Osteophyten am Klavikulaunterrand und Akromion, verminderter Akromion-Humerus-Abstand, zystische Veränderungen im Bereich der Sehnenansätze am Humeruskopf
- Sonographie: zuverlässige Methode für Läsionen über 1 cm
- Arthroskopie: vor operativer Revision zur Planung des Eingriffs.

Einteilung: Akut/chronisch. Partialrupturen (gelenkseitig/bursaseitig, Ausdehnung) und komplette Rupturen (Größe, Form). Lokalisation des Defektes (Subscapularis, Supraspinatus, Infraspinatus/Teres minor).

Therapie
Wichtigstes Ziel der Therapie ist die Beseitigung der Schmerzen, die funktionelle Wiederherstellung ist zweitrangig.
- Bei älteren, inaktiven Patienten mit langsamer Zunahme der Beschwerden: konservative Therapie mit Analgetika/Antiphlogistika und KG (Stretching und Kräftigung). Wichtiges Ziel ist es, neben der Schmerzfreiheit die passive Schulterbeweglichkeit zu erhalten
- Bringen diese Maßnahmen keinen Erfolg, subakromiale Dekompression (arthroskopisch oder offen)
- Bei jüngeren, aktiven und kooperativen Patienten mit einem akuten Ereignis (z.B. Schulterluxation) operative Reinsertion der Rotatorenmanschette. Der Erfolg der OP ist abhängig vom Ausmaß der Ruptur, der Qualität des Sehnengewebes (*cave:* schlechter nach Steroidinjektionen) sowie vom Intervall zwischen akutem Ereignis und Operation (je früher desto besser). Die Wahl des Eingriffes ist abhängig vom Läsionsmuster: Akromioplastik alleine, Debridement und Akromioplastik, Mobilisation der Sehne und Naht (transossär) mit oder ohne Akromioplastik oder selten Muskelflaps. Eine Arthroskopie zur Planung des eigentlichen Eingriffes ist vorteilhaft.

Nachbeh.: früh postoperativ Beginn mit krankengymnastischen Übungen zur Wiederherstellung der passiven Beweglichkeit. Aktive Beweglichkeit und Kräftigung je nach durchgeführtem Eingriff. Die Patienten müssen auf eine langwierige Rehabilitation vorbereitet sein.

25.1.7 Sternoklavikuläre Luxation   ICD: S 43.2

Ätiol.: indirektes Trauma der Schulter, Schlag von ventral auf das sternoklavikuläre Gelenk. Seltener ohne Trauma durch septische (hämatogen) oder rheumatische Entzündungen (z.B. M. Bechterew, PcP u.a.).

Klinik: Schwellung, Schmerzen, Bewegungseinschränkung der Schulter. Schmerzen am SC-Gelenk bei lateraler Kompression des Schultergürtels. *Einteilung:* Distorsion, Subluxation, Luxation; vordere (nach ventral) und hintere (ins vordere obere Mediastinum) Luxation.

Diagn.: Rö konventionell und Spezialaufnahme nach Rockwood (Zentralstrahl 40° nach kranial gerichtet), evt. konventionelle Tomografien, CT. Gefäss-/Nervenstatus prüfen und dokumentieren.

KO: hintere Luxationen können die grossen Gefässe im vorderen oberen Mediastinum stauen oder verletzen oder auch die Trachea komprimieren. Plexusläsionen und Läsionen des N. phrenicus sind beschrieben.

Therapie: Prinzipiell konservativ. Die chronische *anteriore Subluxation/Luxation* ist meist ohne subjektive Beschwerden. *Posteriore Luxation:* Reposition in Narkose. Zug am 90° abduzierten Arm, Kissen zwischen den Schulterblättern.

Nachbeh.: Ruchsackverband für 6 Wo.

Operative Therapie
- Nur ausnahmsweise und von zweifelhaftem Erfolg: Cerclage mit Band zwischen Klavikula und erster Rippe. Naht der Bänder. Gelenkdebridement, allenfalls Resektion eines verletzten Diskus
- Bei chronischen Schmerzzuständen (Arthrose) Resektion des medialen Klavikulaendes unter Belassen der stabilisierenden Bänder.

25.2 Oberarm- und Ellenbogenverletzungen

25.2.1 Proximale Humerusfraktur   ICD: S 42.2

Ca. 3/4 der proximalen Humerusfrakturen finden sich bei über 60-jährigen. Davon sind 2/3–4/5 wenig disloziert (konservative Behandlung möglich).

Ätiol.
Sturz auf gestreckten Arm oder Schulter. Bei Schulterluxation isolierter Abriß des Tuberculum majus als ossärer Ausriss der Rotatorenmanschette.

Klinik
Schwellung, Hämatom, schmerzhafte Bewegungseinschränkung, Krepitation. Begleitverletzungen suchen (Plexus, N. axillaris, Gefäße), bes. bei Luxationsfrakturen.

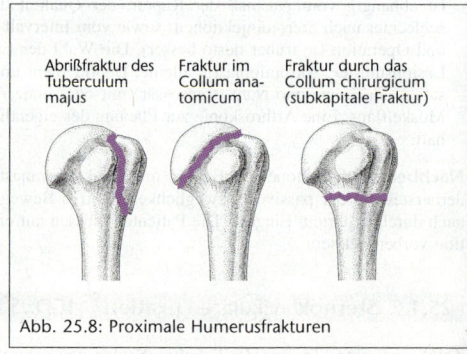

Abb. 25.8: Proximale Humerusfrakturen

(Abrißfraktur des Tuberculum majus — Fraktur im Collum anatomicum — Fraktur durch das Collum chirurgicum (subkapitale Fraktur))

Diagnostik
- Rö-Standard („trauma series" nach Neer): ap (orthograd zur Skapula), seitlich (in der Skapulaebene) und axial (durch die Axilla)
- Evtl. Manipulation unter Bildwandler
- CT bei jungen Patienten mit Hochenergietrauma und komplexer Schulterverletzung (insbes. bei Beteiligung des Glenoids).

Einteilung:
- AO-Klassifikation: aufwendig und schlecht reproduzierbar
- Neer-Klassifikation: berücksichtigt Prognose nicht konsequent
- Klinisch-praktisch Unterscheidung von
  - Isolierten Abrissen des Tuberculum majus oder minus (letzteres selten)
  - Frakturen durch das Collum anatomicum (Kalottenfraktur) oder das Collum chirurgicum
  - Fragmentanzahl: 2- (Kopf und Schaft), 3- (Kopf, Schaft und Tuberculum maius oder minus) und 4- (Kopf, Schaft und beide Tubercula) Fragment-Frakturen
  - Reinen Frakturen und Luxationsfrakturen.

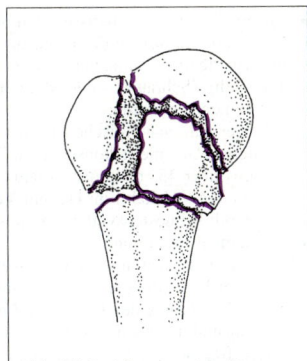

Abb. 25.9: 4-Fragment-Fraktur des prox. Humerus (nach Codmann, 1934)

Therapie

Problematik
- Bei Ruhigstellung der Schulter länger als eine Woche rasche Kapselschrumpfung mit schmerzhafter Schultersteife als Endstadium
- Schmerzhafte Abduktionseinschränkung bei in Fehlstellung (nach dorsokranial) verheiltem Tuberculum majus (subakromiales Impingement)
- Durch Kompromittierung der Gefäßversorgung (Unfall und Chirurgie) droht Kopfnekrose
- Eine schmerzhafte Schulter mit Bewegungseinschränkung (funktioneller Verlust einer oberen Extremität) kann für einen alten Menschen das Ende der Selbständigkeit bedeuten.

Grundsätze der Therapie
- Junge aktive Pat.: anatomische Rekonstruktion. Die gute Knochenqualität ermöglicht Osteosynthese (T-Platte 4,5 mm Kleeblattplatte, 3,5 mm oder winkelstabile Implantate, evtl. kombiniert mit Zuggurtung der Tubercula). *Cave:* Schonung der kopfernährenden Gefäße (insbes. Äste der A. circumflexa humeri anterior)
- Ältere Pat.: anatomische Rekonstruktion ist nicht oberstes Ziel, sondern die Solidarisierung der mit den Tubercula ossär ausgerissenen Rotatorenmanschette mit dem Kopf/Schaftfragment unter Inkaufnahme einer gewissen Einstauchung des Schaftes in den Kopf. Durch Osteoporose Verankerung von Schrauben und Platten schwierig (Rotatorenmanschette ist stabiler als der Kochen). Osteosynthese der Wahl bei 3- und 4-Fragment-Frakturen deshalb Zuggurtung.
- Kalottenfrakturen (Collum anatomicum): hohes Nekroserisiko
  - Junger Pat.: Rekonstruktionsversuch
  - Älterer Pat.: insbesondere bei 4-Fragmentfrakturen primärer prothetischer Ersatz des Kopfes

- Tuberculum-majus-Ausrisse: auch bei geringer Dislokation Refixation des Tuberculum majus empfohlen (Tendenz zur weiteren Dislokation durch Zug der Rotatorenmanschette und schmerzhaftes Impingement bei Fehlheilung). Primäreingriff wenig aufwendig (Schrauben- oder Zuggurtungsosteosynthese durch lateralen Zugang)
- 2-Fragment-Frakturen:
  - Junger Pat.: anatomische Rekonstruktion und Osteosynthese
  - Älterer Pat.: meist konservative Therapie. Bei Dislokation nach dorsal oder in Varus über 45° und/oder ad latus > 1 cm Reposition unter BV-Kontrolle: wenn reponibel und stabil im Desault-Verband ruhigstellen. Wenn nicht reponibel oder instabil: Miniosteosynthese mittels Zuggurtung
- 3-Fragment-Frakturen:
  - Junger Pat.: anatomische Rekonstruktion und Osteosynthese
  - Älterer Pat.: Miniosteosynthese mit Impaktion des Schaftes in das Kopffragment und Zuggurtung der Tubercula. *Cave:* Geschlossene Reposition und konservative Ruhigstellung wenig erfolgversprechend, da das verbleibende Tuberculum das Kopffragment in eine ausgeprägte Rotationsfehlstellung zieht
- 4-Fragment-Frakturen:
  - Junger Pat.: anatomische Rekonstruktion und Osteosynthese
  - Älterer Pat.: Miniosteosynthese mit Impaktion des Schaftes in das Kopffragment und Zuggurtung der Tubercula. Eine geschlossene Reposition und konservative Ruhigstellung wenig erfolgversprechend, da die Tubercula vom Kopf- und Schaftfragment völlig dissoziiert sind. Übergang zur Luxationsfraktur fliessend.

Konservative Therapie
Desault-Verband. Sofort Beginn mit KG: Mobilisation von Hand- und Fingergelenken sowie Ellbogen. Nach 5–10 Tagen Beginn mit Mobilisation der Schulter: Pendeln in der Vertikalen (Bauchlage oder vornübergeneigter Oberkörper). Ab 3. Wo. Woche Verlassen der Vertikalen, Beginn mit aktiv assistierten Bewegungen. Ab 5. Wo. Woche Übungen gegen Schwerkraft. Vollbelastung nach 3 Mon.

OP OP-Technik
Anteriorer Zugang (deltoideo-pectoral): V. cephalica nach medial weghalten, nach lateral abgehende Äste versorgen. Eingehen in den subdeltoidalen Raum. Fraktur nur soweit wie absolut nötig freilegen (Durchblutung des Kopfes). Spalten der klavipektoralen Faszie zur Darstellung der Rotatorenmanschette.
- Plattenosteosynthese: Reposition der Fragmente unter BV-Kontrolle präliminäre Fixation mit KD. Platte (4,5 mm T-Platte, 3,5 mm Kleeblattplatte, winkelstabiles Implantat) anterolateral, nicht zu kranial (subakromiales Impingement) einbringen

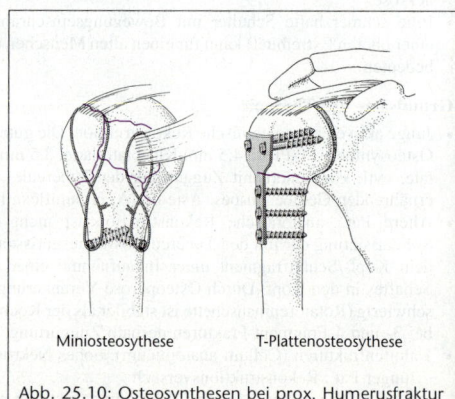

Miniosteosythese   T-Plattenosteosynthese

Abb. 25.10: Osteosynthesen bei prox. Humerusfraktur

- Zuggurtung: Anschlingen der Tubercula unter dem Ansatz der Mm. supraspinatus, infraspinatus, teres minor bzw. subscapularis durch mit kräftigem, nicht resorbierbarem Faden der Stärke 5. Leichte Valgisierung des Kopfes und Impaktion des Schaftes in den Kopf. Die Zuggurtungen werden nun um zwei in die Diaphyse eingebrachte 3,5 mm-Schrauben mit Unterlagsscheibe gelegt (im Winkel von 60–90° gegeneinander versetzt) und geknotet
- Prothese: minimale Resektion von Knochen (nur Kopfkalotte), um Verkürzung und Insuffizienz des M. deltoideus mit Subluxation des Kopfes nach kaudal zu verhindern. Anschlingen der Tubercula wie bei Zuggurtung beschrieben (evtl. unter Spalten des Rotatorenintervalls zwischen Supraspinatus- und Subscapularissehne). Einbringen der Prothese (meist mit Zement) in 35°-Retroversion. Tubercula werden nun an die Prothesenfinnen und an den Schaft fixiert und das Rotatorenintervall verschlossen (Prothese am Ende nicht mehr sichtbar).

Nachbeh.: wie bei konservativer Therapie (s.o), bei Refixation der Tubercula (auch Prothese) keine Rotationsbewegungen für 6 Wo.

Progn.: abhängig von Frakturmuster und Begleitverletzungen. Schmerzen und Bewegungseinschränkung verantwortlich für schlechte Resultate.
- Valgusimpaktierte Frakturen haben prinzipiell eine bessere Prognose
- Schlechte Prognose mit hoher Kopfnekroserate bei Luxationsfrakturen, Frakturen durch das Collum anatomicum und 4-Fragment-Frakturen.

- *Kein primärer prothetischer Ersatz, Eingriff viel aufwendiger und Resultate nicht besser als Miniosteosynthese. Partielle Kopfnekrose meist asymptomatisch (im Gegensatz zur Femurkopfnekrose)*
- *Bei älteren Pat. sind Tuberculum-majus-Ausrisse als isolierte Verletzung selten, meist 3-Fragment-Fraktur (subkapitale Fraktur suchen).*

25.2.2 Humerusschaftfraktur   ICD: S 42.3

Ätiol.: direktes (häufig Hochenergie) oder indirektes Trauma (Drehmachanismus, Sturz auf Arm). Pathologische Frakturen bei Mamma-Ca oder hypernephroidem Ca.

Klinik: Schmerzen, Schwellung, Hämatom, Fehlstellung, unphysiologische Beweglichkeit, Verkürzung der Extremität.

Diagn.: Rö Oberarm ap und seitlich. Ellenbogen- und Schultergelenk in 2 Ebenen. Radialisfunktion und Pulsstatus überprüfen und dokumentieren (Radialisparese in bis zu 18 %. Nerv besonders exponiert bei Frakturen im Übergang mittleres zu distalem Schaftdrittel). *Einteilung:* nach AO (☞ 33).

Dislokation je nach Höhe der Fraktur:
- Proximal des Pektoralisansatzes: proximales Fragment in Abduktion und Aussenrotation (Rotatorenmanschette)
- Distal des Pektoralis-, proximal des Deltoideusansatzes: proximales Fragment in Adduktion und Flexion, distales Fragment wird durch Zug des M. deltoideus nach proximal und lateral gezogen
- Distal des Deltoideusansatzes: proximales Fragment in Abduktion.

Therapie

Grundsätze der Therapie

Die meisten Humerusschaftfrakturen können konservativ mittels Bracing behandelt werden. Dabei müssen die benachbarten Gelenke unter krankengymnastischer Anleitung mobilisiert werden. Achsenfehlstellungen bis 20° und Verkürzungen bis 2–3 cm werden funktionell gut toleriert. Die primäre Radialisparese hat eine gute Prognose und stellt per se keine Operationsindikation dar.

OP Operative Therapie

Indikationen zur operativen Therapie

- Absolute Indikationen: offene Fraktur (Fixateur externe, Nagel), sekundäre Radialisparese (Revision u. Plattenosteosynthese), Gefäßverletzung, Fraktur(en) der benachbarten Gelenke, gleichzeitige Vorderarmfraktur („floating elbow"), pathologische Fraktur (Verbundosteosynthese), Polytrauma, unbefriedigende Reposition im Brace (Interponate), sehr instabile Frakturen (Quer- und kurze Schrägfrakturen), segmentale Frakturen (Marknagelung)
- Relative Ind.: Adipositas (Bracing nicht möglich), mangelnde Patientencompliance.

OP-Technik

- Plattenosteosynthese (3,5 mm LC-DCP)
  - Bei Fraktur im oberen und mittleren Drittel: anteriorer Zugang (Rückenlage) durch den Sulcus bicipitalis lateralis, im mittleren Drittel unter Spaltung des M. brachialis. Falls nötig Ablösen des distalen Deltoideusansatzes. N. radialis schonen!
  - Bei Frakturen im mittleren und unteren Drittel posteriorer Zugang: Bauch- oder Seitenlage, Zugang unter Spalten des M. triceps, Darstellen von N. radialis und A. profunda brachii. Zugang nach proximal limitiert durch N. axillaris.
- Marknagelung antegrad über einen transdeltoidalen Zugang durch den/oder unmittelbar distal des Supraspinatussehnenansatzes oder retrograd unter Spaltung des M. triceps unmittelbar proximal der Fossa olecrani. Verriegelung zur Erhöhung der Rotationsstabilität. Belastung erst bei radiologischen Zeichen des Frakturdurchbaues (ca. 6–8 Wo. postop.).

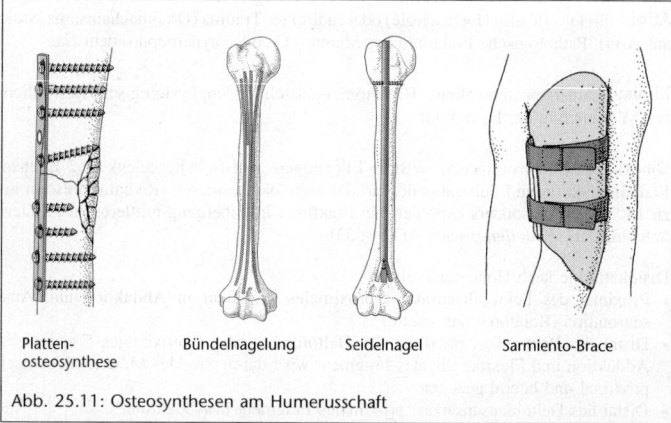

Platten-osteosynthese   Bündelnagelung   Seidelnagel   Sarmiento-Brace

Abb. 25.11: Osteosynthesen am Humerusschaft

Prognose: prinzipiell gut.

- Frakturen mit Gelenksbeteiligung haben schlechtere funktionelle Endergebnisse
- Erhöhtes Pseudarthrosenrisiko bei Weichteilschaden (offene Frakturen), Alkoholikern, Steroidtherapie
- Primäre Radialisparese (Neurapraxie): der größte Teil erholt sich innerhalb von 3–4 Mon. Falls keine klinische Erholung: elektromyografische Untersuchung, wenn Zeichen der Denervation (Axonotmesis) Revision und Versorgung des Nerven.

25.2.3 Distale Humerusfraktur ICD: S 42.4

Der distale Humerus entspricht einer Dreieckskonstruktion: die Trochlea wird von einem medialen (ulnaren) und einem lateralen (radialen) Pfeiler wie eine Fadenspule zwischen Daumen- und Zeigefinger gehalten. Ist ein Pfeiler verletzt, wird die ganze Konstruktion instabil.

Ätiol: Sturz auf den über 90° gebeugten Ellbogen, Hochenergietrauma.

Klinik: Schmerzen, starke Schwellung/Hämatom, aufgehobene Beweglichkeit, Verkürzung des Oberarms.

Diagn.: Rö. ap und seitlich. *Einteilung* nach AO (☞ 33).

Therapie
- A-Frakturen (extraartikuläre Frakturen): Schraubenosteosynthese (A1), Plattenosteosynthese (A2 und A3)
- B-Frakturen (partiell artikuläre Frakturen): Schraubenosteosynthese
- C-Frakturen (komplette Gelenkfrakturen): Osteosynthese mit Schrauben und Platten über dorsalen Zugang, evtl. mit Olekranonosteotomie.

OP Operative Therapie
- Schraubenosteosynthese (A1, B1, B2) über lateralen/medialen Zugang mit 2,7 mm-Zugschrauben
- Plattenosteosynthese: Pat. in Seiten- oder Bauchlage; dorsaler Zugang, bogenförmiger Schnitt um das Olekranon. Darstellen und Anschlingen des N. ulnaris. Evtl. V-förmige Olekranonosteotomie. Zuerst Rekonstruktion der Trochlea durch Osteosynthese mit Zugschrauben, Aufbau des media-

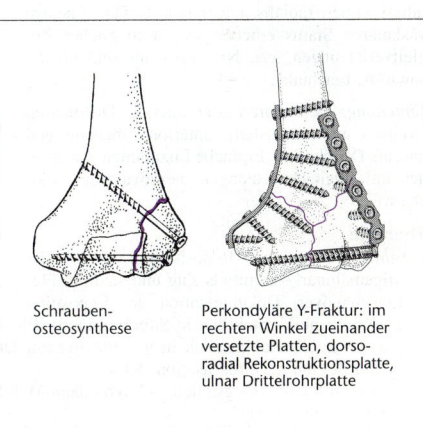

Schraubenosteosynthese

Perkondyläre Y-Fraktur: im rechten Winkel zueinander versetzte Platten, dorsoradial Rekonstruktionsplatte, ulnar Drittelrohrplatte

Abb. 25.12: Osteosynthesen bei distalen Humerusfrakturen

len und des lateralen Pfeilers mit 3,5 mm-Rekonstruktionsplatten und/oder Drittelrohrplatten. Platten ulnar/medial und radial/dorsal anlegen. Durch rechtwinklig gegeneinander versetzte Platten wird die Stabilität gegenüber Rotationskräften erhöht. *Cave:* beide Pfeiler müssen gegeneinander und mit dem Gelenkkomplex solidarisiert werden. Versorgung der Olekranonosteotomie mittels Zuggurtungsosteosynthese. Ventrale subkutane Verlagerung des N. ulnaris erwägen.

Gute Resultate sind nur durch frühfunktionelle Nachbehandlung möglich.

Komplikationen
- Versagen der Fixation: meist technische Fehler, Versagen meist am Übergang vom Ellenbogengelenk zum Humerusschaft
- Pseudarthrose: selten
- Infekt (v.a. bei offenen Frakturen)
- Späte Ulnarisparesen bei nicht vorverlagertem Nerv.

Prognose: abhängig vom Ausmaß des initialen Traumas. Pro-/Supination meist wenig beeinträchtigt. Häufig mehr oder weniger ausgeprägte Extensions- und Flexionsdefizite.

25.2.4 Ellenbogenluxation ICD: S 53.1

Nach Schulterluxation und Luxation von Langfingergelenken die häufigste Luxation.

Ätiol.: axiale Kraft auf semiflektierten Unterarm.

Klinik: Schmerz, Schwellung, Hämarthros, aufgehobene Flexion/Extension.

Diagnostik
Rö Ellenbogen ap und seitlich. Nicht selten Begleitfrakturen: Radiusköpfchen, Proc. coronoides, Capitulum humeri radialis, Olecranon. Genauen neurovaskulären Status erheben wegen möglicher Begleitverletzungen, v.a. Nn. medianus und ulnaris sowie A. brachialis.

Einteilung: posteriore/posterolaterale Dislokation (weitaus am häufigsten), anteriore, mediale und laterale Dislokation. Einfache Luxationen, Luxationen mit Begleitverletzungen (neurovaskulär, knöchern).

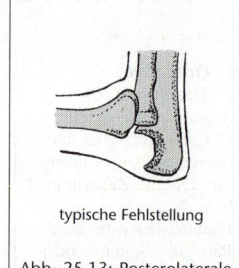

Abb. 25.13: Posterolaterale Luxation

Therapie
- Einfache Luxationen: Reposition in Plexus- oder Allgemeinnarkose mittels Zug und sanftem Flexionsmanöver. Dokumentation der Reposition mit Röntgenbild. Stabilität in Streck- und 20° Flexionsstellung prüfen:
  - Wenn stabil: Ruhigstellen in 90° Flexion mit Oberarmschiene für eine Woche, dann Beginn mit Mobilisation (KG)
  - Wenn instabil: Ruhigstellen 2–3 Wo., dann Mobilisation. Operative Revision der Bänder selten nötig

- Komplizierte Luxation mit Begleitfrakturen: Osteosynthese. Versorgung der Begleitverletzungen
- Fraktur des Proc. coronoideus: meist keine Intervention nötig. Beträgt das Fragment jedoch mehr als 50 % des Koronoids (> 0,5 cm), ist der Ellbogen instabil und das Fragment muß readaptiert werden.

Nachbeh.: Frühfunktionelle Nachbehandlung.

Prognose: Bei einfachen Luxationen prinzipiell gut, geringer Verlust der Beweglichkeit relativ häufig, wird jedoch gut toleriert, Verkalkungen im Bereich des M. brachialis häufig, jedoch selten symptomatisch. Bei komplizierten Luxationen abhängig von der Schwere des Traumas und der Begleitverletzungen.

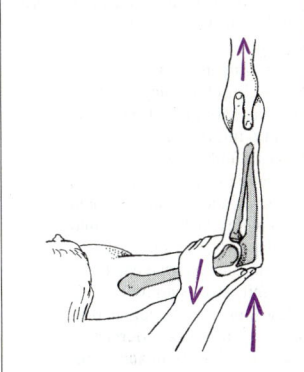

Abb. 25.14: Repositionsmanöver bei Ellenbogenluxation

25.3 Unterarmverletzungen

25.3.1 Olekranonfraktur   ICD: S 52.0

Ätiol.: direktes Trauma, Sturz auf gestreckte Hand bei gebeugtem Ellenbogen (als knöcherner Ausriß des Trizepssehnenansatzes). Bei Hochenergietraumen Kombination mit Radiusköpfchenfraktur, Koronoidfraktur oder Ellbogenluxation möglich.

Klinik: Schwellung, Hämarthros, palpable Lücke, Extension des Vorderarms schmerzhaft behindert oder aufgehoben.

Diagn.: Rö Ellenbogengelenk ap und seitlich, evtl. 45°-Aufnahme bei V.a. Radiusköpfchen- oder Koronoidfraktur. Durchblutung und Sensibilität überprüfen und dokumentieren. *Einteilung* nach AO (☞ 33).

Therapie
Grundsätze der Therapie
- Wiederherstellung des Streckapparates und der Gelenkfunktion (stufenfreies Gelenk)
- Nicht dislozierte Frakturen (d.h. auch bei 90° Flexion keine Dehiszenz im Frakturspalt; selten) können konservativ behandelt werden: KG aus dorsaler Oberarmschiene, regelmäßige Rö-Kontrolle, um sekundäre Dislokation zu erfassen.
- Dislozierte Frakturen: doppelte Zuggurtung (Drähte: 1,6–2,0 mm) bei einfachen Querfrakturen. Zuggurtung kombiniert mit zwei parallelen KD („Eisenbahnschiene") bei Mehrfragmentfrakturen
- Bei Trümmerfrakturen Zuggurtungsplatte (Drittelrohr, 3,5 mm LC-DCP)
- Bei Mehrfragmentfrakturen häufig Impression des mittleren Fragmentes. *Cave:* es muß gezielt nach einer Impression gesucht und wenn vorhanden behoben werden.

OP-Technik der Zuggurtungsosteosynthese

Patient in Rückenlage, Arm beweglich abgedeckt auf der Brust. Zugang dorsal mit radialer Umschneidung des Olekranon. Minimale Freilegung der Fraktur, Inspektion des Gelenkes und Entfernen von Knorpel- und Knochenanteilen aus dem Gelenk. Impressionen der Gelenkfläche suchen und beheben. Reposition der Fraktur mit Einzinkerhaken, Fixation mit zwei parallelen KD (diese müssen die gegenüberliegende Kortikalis durchbrechen und dürfen nicht frei im Markkanal liegen). Bohrloch 2,0 mm quer im Ulnaschaft, mindestens 2 cm von der Fraktur entfernt anlegen und einen Zuggurtungsdraht durchziehen. Der Draht wird in Achterform gelegt und hinter der Trizepssehne durchgeführt, der Quirl wird angezogen, so daß es zu einer Kompression im Bruchspalt kommt. Werden die KD belassen, genügt *ein* Zuggurtungsdraht, ansonsten zwei. KD umbiegen, kürzen und einschlagen.

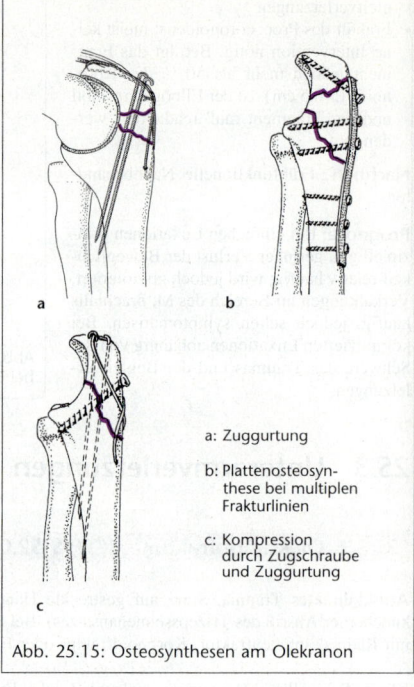

a: Zuggurtung

b: Plattenosteosynthese bei multiplen Frakturlinien

c: Kompression durch Zugschraube und Zuggurtung

Abb. 25.15: Osteosynthesen am Olekranon

Nachbeh.: frühfunktionell mit aktiver Extension (Zuggurtungsprinzip).

25.3.2 Radiusköpfchenfraktur   ICD: S 52.1

20 % aller Ellenbogenverletzungen, 1/3 aller Ellenbogenfrakturen.

Ätiol.: Sturz auf gestreckten, pronierten Arm (axiale Kraft). Ausmaß der Begleitverletzungen abhängig vom zusätzlichen Valgusstreß.

Klinik: Schwellung und Druckdolenz im Bereich des Radiusköpfchens, schmerzhafte Pro-/Supination. Massive Schwellung deutet auf stattgehabte Ellbogenluxation (10 %) bzw. auf zusätzliche ligamentäre oder knöcherne Verletzung (30 %) hin.

Diagn.: Rö Ellenbogen ap und seitlich und 45° Schrägaufnahmen. Bei zusätzlicher Kollateralbandverletzung Ellenbogeninstabilität. *Cave:* gezielt nach ligamentären Begleitverletzungen suchen (mediales Kollateralband, distales Radioulnargelenk).

Einteilung: nach AO und Klassifikation nach Mason (☞ Abb. 25.16). Unterscheidung nach isolierten und Kombinationsverletzungen (*knöchern:* Olekranonfraktur, Abriß des

Proc. coronoideus, Capitulum humeri. *Ligamentär:* mediales Kollateralband; Ruptur der Membrana interossea mit Subluxation der Ulna im distalen Radioulnargelenk = Essex-Lopresti-Verletzung).

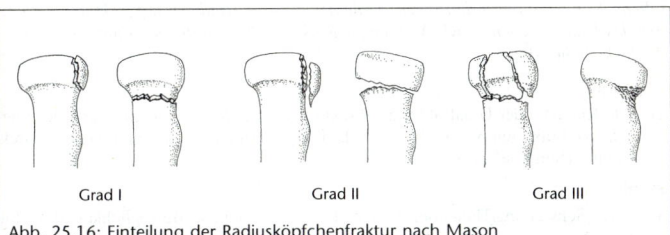

Grad I Grad II Grad III

Abb. 25.16: Einteilung der Radiusköpfchenfraktur nach Mason

Therapie
Grundsätze der Therapie
- Ruhigstellen des Ellenbogens führt zur Kontraktur, deshalb auch konservativ behandelte Frakturen immer frühfunktionell behandeln
- Mason Typ I (nicht dislozierte Frakturen): konservativ in dorsovolarer Oberarmgipsschale mit frühfunktioneller (einige Tage nach dem Unfall, sobald Pat. schmerzfrei) Nachbehandlung (KG). Frühe radiologische Kontrolle zur Erfassung einer sekundären Dislokation
- Mason Typ II (Meißel- und Halsfrakturen): ORIF falls Dislokation > 2 mm bzw. > 15° abgekippt
- Mason Typ III (Trümmerfraktur): ORIF, falls devitalisierte Fragmente: Kopfresektion und primärer prothetischer Ersatz. Radiusköpfchenresektion ohne prothetischen Ersatz nicht empfohlen (progressive Wanderung des Radius nach proximal mit Inkongruenz und Schmerzen im distalen Radioulnargelenk)
- Mason Typ IV (Typ III mit begleitender posteriorer Dislokation): ORIF bzw. primärer prothetischer Ersatz.

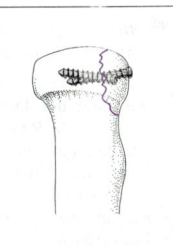

Abb. 25.17: Schraubenosteosynthese des Radiusköpfchens

OP OP-Technik
- Zugang nach Kocher zwischen Mm. anconeus und extensor carpi ulnaris. Spalten des Lig. anulare eher ventral
- Meißelfrakturen: 1,5/2,0 mm Schrauben in den Knorpel versenken, um freie Suppination/Pronation zu gewährleisten
- Halsfrakturen mit Impression: winkelstabiles Implantat (Kondylenplättchen); bei Defekt Spongiosaplastik (aus dem Epicondylus lateralis). *Cave:* Verletzung des N. radialis durch Hohmann-Haken.

Prognose: Schweregrad der knöchernen Verletzung nicht streng mit dem Endresultat korreliert. Extensionsdefizite häufig. Bei Ruptur des medialen Kollateralbandes wird das Radiusköpfchen zum wichtigsten Valgusstabilisator.

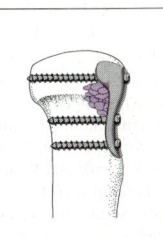

Abb. 25.18: Radiushalsfraktur mit Impression, versorgt mit Kondylenplättchen und Spongiosaplastik

25.3.3 Unterarmschaftfrakturen   ICD: S 52.X

Isolierte Ulna- oder Radiusschaftfrakturen, Frakturen beider Unterarmknochen und seltene Kombinationsverletzungen: Galeazzi-Fraktur (Radiusschaftfraktur mit Luxation des Ulnaköpfchens sowie Monteggia-Fraktur (Ulnaschaftfraktur mit Luxation des Radiusköpfchens).

Ätiologie
isolierte Radius- oder Ulnafraktur als direktes Trauma (letztere als „Parierverletzung" bezeichnet). Frakturen beider Knochen als direktes (Hochenergietrauma) oder indirektes Trauma (Sturz auf Arm).

Klinik
Schmerz, Schwellung/Hämatom, Fehlstellung, aufgehobene Beweglichkeit (Pro-/Supination).

Diagn.: Rö Unterarm in zwei Ebenen. Benachbarte Gelenke miträntgen. *Einteilung:* nach AO.

Bei isolierten Schaftfrakturen immer nach Kombinationsverletzung (Galeazzi bzw. Monteggia) fahnden.

Grundsätze der Therapie
- Anatomische Reposition (Achsen, Länge, Rotation) und übungsstabile Fixierung im Hinblick auf eine frühfunktionelle Nachbehandlung
- Konservative Behandlung bringt schlechte funktionelle Resultate und ist mit einer hohen Pseudarthrosenrate verbunden
- Erfolgreiche operative Behandlung setzt perfekte Operationstechnik voraus
- Bei offenen Frakturen kann primär nach Versorgung der Weichteilverletzung eine Osteosynthese vorgenommen werden, sofern die Knochen genügend durch Weichteile bedeckt sind.

OP-Technik

Plattenosteosynthese (3,5 mm LC-DCP), mindestens 6, besser 8 Kortikalisfassungen in jedem Fragment, interfragmentäre Kompression. Sorgfältige Technik und Weichteilschonung sind unerläßlich, um Pseudarthrosen zu vermeiden. Vorsichtig bohren, um nicht eine Synostose zwischen Radius und Ulna zu provozieren (→ Pro-/Supination aufgehoben, schwierig zu behandeln). Bei Defekten Spongiosaplastik.

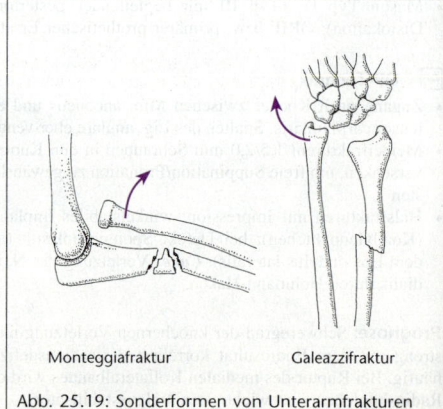

Abb. 25.19: Sonderformen von Unterarmfrakturen (Monteggiafraktur, Galeazzifraktur)

Zugänge

Radius volar nach Henry: entlang der medialen Kante des M. brachioradialis. Kann nach prox. (über die Ellenbeugenfalte quer geführt bis zum Sulcus bicipitalis lateralis) und nach distal (bis zur Vola manus) erweitert werden. *Cave:* N. cutaneus antebrachii lateralis schonen. Darstellen des N. radialis zwischen M. brachioradialis und M. supinator (dort Aufzweigung in R. superficialis und R. profundus, ersterer läuft an der Unterfläche des M. brachioradialis nach distal, letzterer durchbricht den M. supinator und die Membrana interossea nach dorsal). Den M. supinator vom Radius ablösen und zusammen mit dem M. brachioradialis und den Mm. extensores carpi longus et brevis nach radial weghalten (Nerven geschützt). *Vorteil:* großzügige Exposition des Radiusschaftes inkl. des proximalen und distalen Drittels, entspricht dem Zugang für die Fasziotomie. *Nachteil:* Gefährdung neurovaskulärer Strukturen.

Radius dorsolateral nach Thomson: vom lateralen Epikondylus zum Radiusstyloid. Zugang zwischen M. extensor digitorum communis und M. extensor carpi radialis brevis. Proximal den M.supinator wegdrängen (cave N. interosseus dorsalis). *Vorteil:* einfachere Anatomie, Zuggurtungsseite des Radius. *Nachteil:* nur mittleres Drittel zugänglich.

Ulna: Hautschnitt etwas dorsal der gut palpablen Ulnakante. Damit ist die Exposition der Ulna auf der gesamten Länge möglich.

Sonderformen

Galeazzi-Fraktur: isolierte Radiusschaftfraktur und Luxation/Subluxation im distalen Radioulnargelenk. Indirektes Zeichen: Abriß des Processus styloideus ulnae. Ulnaköpfchen reponiert sich meist mit anatomischer Reposition und Fixation des Radius (dieser muß immer osteosynthetisiert werden).

- Wenn stabil: keine weiteren Maßnahmen, funktionelle Nachbehandlung
- Wenn instabil: Transfixation der Ulna zum Radius in Supinationsstellung mit zwei KD für 3–4 Wo.
- Bei Abriß des Processus styloideus ulnae: Zuggurtungsosteosynthese
- Sehr selten irreponibles Ulnaköpfchen, dann muß das distale Radioulnargelenk revidiert werden (Interponat). Läsionen des R. superficialis Ni. radialis und des N. interosseus dorsalis kommen vor.

Monteggia-Fraktur: isolierte Ulnaschaftfraktur mit Luxation des Radiusköpfchens in Richtung der Dislokation der Ulnafraktur. Reponiert sich meist nach Reposition und Fixation der Ulnafraktur (diese muß immer osteosynthetisiert werden). Eine Subluxation des Radiusköpfchens ist ein Zeichen der nicht anatomisch reponierten Ulnaschaftfraktur. Läsionen des R. superficialis Ni. radialis und des N. interosseus dorsalis kommen vor.

Progn.: bei korrekt durchgeführter Osteosynthese in der überwiegenden Mehrzahl sehr gute funktionelle Resultate.

Nachbehandlung

Frühfunktionelle KG. ME nicht vor 2 J., jedoch generell nicht empfohlen (Risiko der Verletzung neurovaskulärer Strukturen gegenüber dem Ersteingriff um ein Mehrfaches höher).

25.3.4 Distale Radiusfraktur   ICD: S 52.5

Typische Pat.: ältere Frau mit Bagatellsturz (Osteoporose), junger Mann mit Hochenergietrauma.

Ätiol.: Sturz auf extendierte (Colles-Fraktur) oder flektierte Hand (Smith-Fraktur) sowie axiales Trauma („die punch").

Klinik: Schwellung, schmerzhafte Bewegungseinschränkung des Handgelenkes und der Pro- und Supination des Unterarmes, typische Gabel- und Bajonettfehlstellung durch Dislokation des distalen Fragmentes nach dorso-radial und Supinationsfehlstellung.

Diagn.: Rö Handgelenk streng a.p. und seitlich. Bei intraartikulären Frakturen konventionelle seitliche Tomogramme hilfreich. *Begleitverletzungen:* karpale Verletzungen (perilunäre Luxation, Scaphoidfraktur), Medianuskompression durch volare Fragmente oder Schwellung; Ruptur der Sehne des M. extensor pollicis longus (auch Spätrupturen).

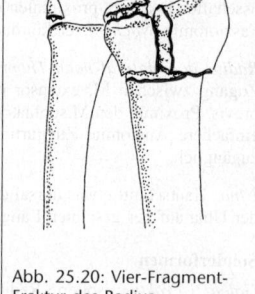

Abb. 25.20: Vier-Fragment-Fraktur des Radius

Therapie
Grundsätze der Therapie
- Wiederherstellung der Radiuslänge: Längenverlust führt zur Inkongruenz und Instabilität im distalen Radioulnargelenk, die relative Überlänge der Ulna zum Impingement im ulnokarpalen Gelenk mit Zerstörung des TFCC
- Widerherstellung der anatomischen Achsen und der Gelenkkongruenz radiokarpal und radioulnar zur Verhinderung von schmerzhaften Bewegungseinschränkungen (Pro-/Supination) und posttraumatischer Arthrose
- Prozessus styloideus ulnae: allenfalls bei Abriß an der Basis (TFCC) Refixation sinnvoll (selten)
- Ersttherapie soll definitive Therapie sein, da Remanipulationen mit vermehrter Sudeck-Gefahr einhergehen
- Osteosynthese immer bei optimalen Weichteilverhältnissen. Bei stark dislozierten Frakturen mit Weichteilschaden präliminärer Fixateur externe vor definitiver operativer Versorgung nach Erholung der Weichteile.

Konservative Therapie
- Aufhängen an Mädchenfängern (Finger 2 und 3)
- Bruchspaltanästhesie (10 ml Xylocain 1 %)
- Axialer Zug (3–5 kg), 10 Min. warten (Lokalanästhesie einwirken lassen, Ligamentotaxis)
- Reposition unter Bildwandler: mit beiden Händen von dorsal Handgelenk umgreifen und mit den Daumen das distale Fragment reponieren
- Dorso-volare Gipsschiene in leichter Palmarflexion und Ulnarduktion anlegen
- Kurz vor Aushärten des Gipses Karpus leicht volarisieren, Lunatum drückt dann auf die volare Kante, damit ist die Redislokationsgefahr geringer.

Nachbehandlung

Zirkulationskontrolle am anderen Tag. Rö am 4. Tag, dann Zirkularisieren des Gipses. Rö-Kontrolle am 10. Tag, um Redislokation rechtzeitig zu bemerken. Gips 4–6 Wo., dann Gipsabnahme und Rö-Kontrolle. *Cave:* Druckstellen.

OP Operative Therapie

- A-Frakturen: Extraartikuläre Frakturen (AO Klass. A 2), evtl. mit metaphysärer Trümmerzone (AO Klass. A 3). Wichtiges prognostisches Kriterium: radiale Länge.
  - Colles-Fraktur (Extensionsfraktur mit Fragmentdislokation nach dorsal): Dislokation des distalen Fragmentes < 20°: konservative Behandlung möglich (Gipsbehandlung). Dislokation > 20° und bei jüngeren Patienten mit kräftigem epiphysärem Monoblock perkutane Spickung geeignet. Bei ausgedehnter metaphysärer Trümmerzone (ältere Patienten) können Reposition und Länge im Gips nicht gehalten werden, Spickung wegen schlechtem Halt im metaphysären Knochen unzuverlässig, deshalb Fixateur externe oder Osteosynthese mit/ohne Spongiosaplastik
  - Smith-Fraktur (Flexionsfraktur mit Fragmentdislokation nach volar): immer volare Platte wegen Dislokationstendenz durch Überwiegen des Flexorentonus.
- B-Frakturen: Partiell artikuläre Frakturen.
  - Fraktur des Proc. styloideus radii (AO-Klass. B1) müssen immer operativ stabilisiert werden (Zugschrauben), da hier die wichtigen radiokarpalen Bänder ansetzen. *Cave:* auf karpale Begleitverletzungen achten (de Quervainsche Luxationsfraktur mit Styloidfraktur)
  - Dorsale Kantenfraktur („Barton", AO-Klass. B2): instabil, deshalb Fixateur externe oder Osteosynthese. *Cave:* Kantenbrüche können Ausdruck einer Handgelenksluxation mit spontaner Reposition sein, deshalb unter Bildwandler Handgelenksstabilität dokumentieren; ggf. Naht der volaren Bänder
  - Volare Kantenfraktur („reversed Barton", AO-Klass. B3): absolut instabil, immer Osteosynthese (volare Platte).
- C-Frakturen: Frakturen mit Beteiligung des radiokarpalen Gelenks (AO Klass. C 1), evtl. mit metaphysärer und/oder artikulärer Trümmerzone (AO Klass. C 2/3). Gelenkstufe ist wichtigster prognostischer Parameter (bei Stufe > 2 mm immer Arthrose)
  - Metaphysäre Fraktur mit intraartikulärem Frakturausläufer (AO-Klass. C1): bei Dislokation der distalen Fragmente < 20° Reposition mittles Längszug und Gips, ansonsten Fixateur externe oder Osteosynthese.
  - Dislozierte Gelenkfragmente mit typischem Frakturmuster (4-Fragment-Fraktur, ☞ Abb. 25.20, AO-Klass. C 2/3) können oft mit dem Fixateur externe in anatomischer Position gehalten werden (Ligamentotaxis). Schlüsselfragment: dorsoulnar. Wichtig, da Facies lunaris und Sigmoid notch (distales Radioulnargelenk) beteiligt
  - Beim jüngeren Pat. (biologisches Alter) mit hohen funktionellen Ansprüchen prinzipiell offene Rekonstruktion des Gelenkes über dorsalen Zugang mit Spongiosaplastik und Osteosynthese (☞ Abb. 25.21). Vorteil der Osteosynthese: Rekonstruktion des Gelenkes unter Sicht, frühfunktionelle Nachbehandlung
  - Alternativ beim jungen Pat. Kombination von Fixateur externe mit dorsaler Spongiosaplastik über limitierten dorsalen Zugang (verkürzt Fixateurliegezeit auf 3–4 Wo.).

OP-Technik

Perkutane Spickung
- Plexusanästhesie
- Aufhängen mit Mädchenfänger, axialer Zug, Reposition wie bei Gipsbehandlung
- Großzügige Inzision (1 cm) dorsal, stumpfe Präparation bis auf den Knochen, damit gefährdete Strukturen (A. radialis, Ramus superficialis Ni. radialis, Strecksehnen) nicht aufgespießt werden
- Immer 3 Spickdrähte (1,6 mm): 2 KD gekreuzt durch den Proc. styloideus radii, einer von dorso-ulnar zwischen 4. und 5. Strecksehnenfach. Spickdrähte dürfen nicht in der Fraktur kreuzen (Rotationsstabilität). Gegenüberliegende Kortikalis durchbrechen
- Gips und Nachbehandlung wie bei Gipsbehandlung. ME nach 4–6 Wo.
- KO: Druckstellen, Pininfekt.

Fixateur externe (AO-Minifixateur)
- Plexus- oder Allgemeinanästhesie
- Hand auf Armbänkchen lagern
- Vorbohren und 2,0 mm Schanzschrauben einbringen: 2 im Metacarpale 2 (subkapital und Basis. *Cave* Sehne des M. extensor indicis schonen) sowie 2 proximal der Fraktur, jeweils 20–40° aus der Sagittalebene nach radial gekippt und 20–40° voneinander divergierend
- Tube-to-tube-Montage vorbereiten
- Hand an Mädchenfängern aufhängen und reponieren wie bei Gipsbehandlung

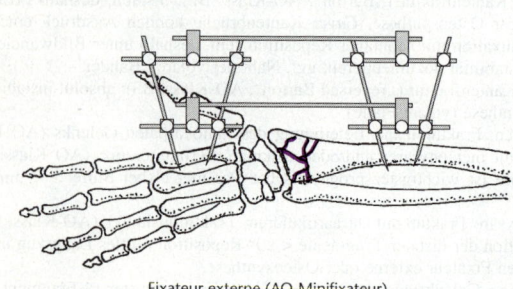

Fixateur externe (AO-Minifixateur)

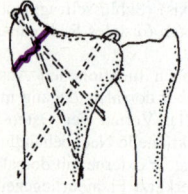
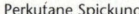

Perkutane Spickung

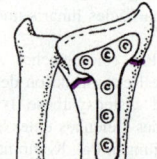
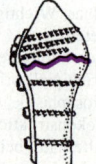

Osteosynthese mit volarer Platte

Abb. 25.21: Osteosynthesen bei Radiusfraktur

- Sämtliche Schrauben anziehen, dabei das proximale und das distale Schanzschraubenpaar gegeneinander vorspannen. Eine übermäßige Gelenksdistraktion vermeiden
- Nachbeh.: Bei alten Pat. Fixateur 7–8 Wo. belassen. Rö-Kontrolle vor Fixateurentfernung. Mit sorgsamer, täglicher Pflege der Pineintrittsstellen kann ein Infekt vermieden werden.

Osteosynthese mit volarer Platte
- Plexus- oder Allgemeinnarkose
- Lagerung der Hand auf Armbänkchen, Blutsperre anlegen. Hand über einer Tuchrolle etwas hyperextendieren
- Hautschnitt entlang der Thenarfalte, über die Handgelenksbeugefalte nach ulnar z-förmig geführt (Ramus palmaris Ni. mediani schonen) und nach proximal erweitert
- Spaltung des Retinaculum flexorum. Sehnen der Mm. flex. carpi ulnaris und plamaris longus sowie N. medianus nach radial weghalten, übrige Sehnen nach ulnar abdrängen. M. pronator teres am Radius ablösen.
- 3,5 T-Platte als Abstützung plazieren, zuerst ovales Loch proximal nahe der Fraktur besetzen, Bildwandlerkontrolle. Mindestens 2 proximale Schrauben, bei sehr kurzem distalem Fragment oder massiver Osteoporose eventuell distal keine Schraube
- Frühfunktionelle Nachbehandlung. Keine Belastung für 6 Wo., dann Rö-Kontrolle. Keine Metallentfernung.

Dorsale Miniplattenosteosynthese
- Plexus- oder Allgemeinanästhesie
- Lagerung der Hand auf Armbänkchen
- Gerader dorsaler Zugang etwas radial
- Z-förmige Inzision des Retinaculum extensorum. Zugang durch das dritte Strecksehnenfach. Subperiostale Präparation vom Tuberculum Lister ausgehend. Extensor pollicis longus-Sehne schonen
- Bei Gelenkbeteiligung evtl. Arthrotomie und Reposition der Gelenkfragmente unter Sicht, Unterfütterung mit Spongiosa oder Kunstknochen. Wiederherstellung der Länge, dabei Orientierung an den kortikalen Fragmenten
- Abstützen mit dorsaler 2,0 T-Titanplatte ulnar des Tuberculum Lister (Schonung), dorsoradial 2,0-DCP. Zuerst Fixation mit proximaler, frakturnaher Schraube und Bildwandlerkontrolle. Die Platten müssen zueinander 60–90° versetzt sein
- Mit dem präparierten Periostlappen (evtl. mit einem Lappen des Extensorenretinakulums) kann das Metall immer gedeckt werden (praktisch keine Interferenzen mit den Strecksehnen)
- Frühfunktionelle Nachbehandlung. Keine Belastung für 6 Wo., dann Rö-Kontrolle. ME nur bei Beschwerden.

Nachbeh.: immer KG unter Einbeziehung von Schulter, Ellbogen und Fingern. Bei Osteosynthese frühfunktionelle Nachbehandlung des Handgelenks (Ergotherapie). Verfahrensspezifische Nachbehandlung s.o.

Komplikationen
- Sudecksche Dystrophie, Extensorensehnenrupturen (v.a. Extensor pollicis longus), Karpaltunnelsyndrom
- Bei Gipsbehandlung Druckstellen, sekundäre Dislokation
- Bei Spickung: Druckstellen, Pintrack-Infekt, Verletzung des Ramus superficialis Ni. radialis und der A. radialis in der Tabatière, sekundäre Dislokation
- Bei Fixateur externe: Pintrack-Infekt (kann durch sorgfältige Pflege der Eintrittsstellen immer vermieden werden). *Cave:* Übermäßige Gelenkdistraktion
- Bei Osteosynthese: Infekt, Nerven- oder Gefäßschaden.

25.4 Handverletzungen und -erkrankungen

Diagnostik (immer Vergleich mit Gegenseite!)

Inspektion
- Form und Haltung der Hand, Achsenfehlstellungen (z.B. nach Trauma, Luxation), schlaffe Streckhaltung von Fingern (Beugesehne verletzt?), Krallen- oder Fallhand (Nervenläsion?), Schwellungen (z.B. bei Entzündungen, Frakturen, c.P., Tumoren), Muskelatrophien (z.B. periphere Nervenläsion)
- Hautfarbe, Durchblutungsverhältnisse, gelbe Fingerkuppen bei Rauchern, Verlauf und Zustand alter Narben
- Palmare Beschwielung: atrophisch flache, anhydrotische Hautleisten bei Nervenläsionen, Hinweis auf Gebrauch und Belastung der Hand
- Fingernägel (z.B. mykotische, toxische Veränderungen).

Palpation
- Turgor, Temperatur (z.B. Entzündung ↑, Durchblutungsstörung ↓), Oberflächenbeschaffenheit, Verschieblichkeit der Haut, Konsistenz, Schmerzlokalisation
- Beklopfen von Nervenstämmen und -endigungen (z.B. Kompression, Neurome).

Funktionsprüfung (spezielle Tests siehe einzelne Krankheitsbilder)
- Greifformen (Grob-, Spitz-, Schlüsselgriff), Faustschluß, Streckung, Beugung, Abspreizung der einzelnen Finger und Anspreizen, Berührung der Fingerspitzen mit dem Daumen (Opposition)
- Beweglichkeit, Kontrakturen, Narbenzüge.

Prüfung der Sensibilität durch 2-Punkte-Diskriminierung, Überprüfung der NLG (durch Neurologen), grobe Kraft, Pulse.

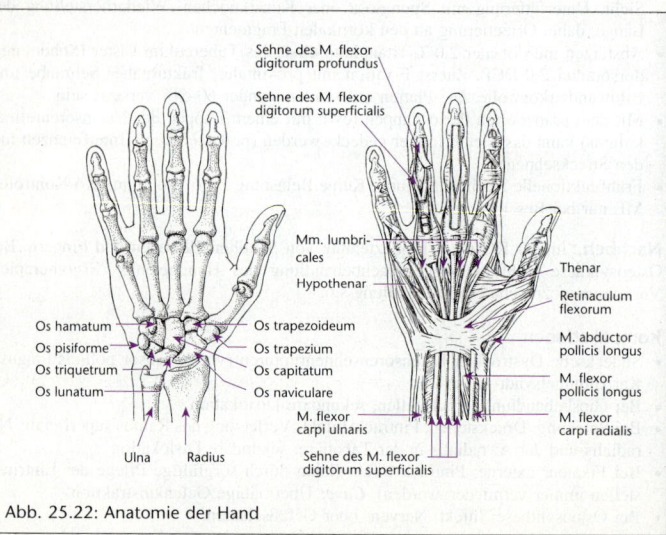

Abb. 25.22: Anatomie der Hand

25.4.1 Handwurzelläsionen

Os scaphoideum-Fraktur   ICD: S 62.0

Häufigste Fraktur im Handwurzelbereich (ca. 70 %) mit großen therapeutischen Problemen wegen der gelegentlich schwierigen Diagnostik; Besonderheiten der Blutversorgung mit zahlreichen Variationen des Gefäßeintritts.

Ätiol.: meist Sturz auf die überstreckte und radialwärts abgewinkelte Hand. Patient im mittleren Lebensabschnitt.

Klinik und Diagnostik: Schwellung, Tabatièredruckschmerz, Stauchungsschmerz des Daumens.

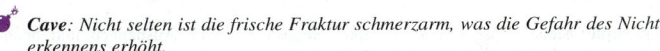 *Cave: Nicht selten ist die frische Fraktur schmerzarm, was die Gefahr des Nichterkennens erhöht.*

Rö: Handgelenk in zwei exakt verwertbaren Ebenen, bei Verdacht auf Fraktur Handgelenk in 4 Ebenen (sog. Navicularequartett: dorso-volar, exakt seitlich, in Schreibfederhaltung und im anterior-posterior-Strahlengang sowie die Vergrößerungsaufnahmen). Bei Unsicherheit Kahnbeingips anlegen und Rö-Kontrolle in 2 Wochen, durch Resorption des Frakturhämatoms Bruchlinien nachweisbar.

Einteilung: in distales (10 %), mittleres (70 %) und proximales Drittel (20 %), nach Frakturlinienverlauf in waagrecht schräg (35–45 %), quer (50–60 %), und senkrecht schräg (3–5 %).

Konservative Therapie

In der überwiegenden Zahl der Fälle Kahnbeingips (☞ 2.7.3), Ruhigstellung je nach Frakturkonsolidierung (Rö) für 8–16 Wochen, in den ersten 6 Wochen Ruhigstellung einschließlich Ellenbogengelenk.

OP Operative Therapie

Bei senkrecht-schrägem Frakturverlauf wegen hoher Quote an Pseudarthrosen, bei verzögerter Frakturheilung oder schmerzhaften Pseudarthrosen durch Verschraubung mit Kleinfragmentspongiosaschraube oder Spongiosaplastik nach *Matti-Russe*.
- *Matti-Russe-Plastik*: Aufbohren der Fragmente und Auffüllung mit kortikospongiösem Span, anschließend Gips für 12–16 Wochen
- *Verschraubung:* indiziert nach Horizontalfrakturen sowie Pseudarthrosen im mittleren Drittel; neuerdings gehäuft durch *Herbert-Schraube*
- In Ausnahmefällen Implantation einer Prothese aus Silastik.

Progn.: *Kahnbeinpseudarthrosen* verursachen oft jahrelang keine Schmerzen. OP bei Diagnosestellung trotzdem indiziert, da sonst Handgelenkssekundärarthrose.

Frakturen der übrigen Handwurzelknochen ICD: S 62.1

Ätiol., Klinik: wie Navikularefraktur. Faustschluß schmerzhaft, Druckschmerz über Fraktur.

Rö: Handgelenk ⊥, ggf. Ziel- und Schrägaufnahmen.

Therapie: meist Ruhigstellung im Unterarmgipsschienenverband für 3 Wochen ausreichend. Bei Dislokation oder Pseudarthrose: OP (Kleinfragmentverschraubung).

Perilunäre Luxation

Ätiol.: Sturz auf die dorsal flektierte Hand, häufig kombiniert mit Handwurzelfrakturen.

Diagn.: Rö. Handwurzel in zwei Ebenen (pathologische Dreiecksform und Luxation des Os lunatum nach volar).

Therapie: Meist konservative Therapie: Reposition durch Aushängen und beugeseitigen Druck auf das Os lunatum. Ruhigstellung im Unterarmgips für 2–3 Wo.

Operative Therapie: Bei Mißlingen der geschlossenen Reposition. Schnittführung entsprechend einer CTS-Operation (☞ 28.*.*), Spaltung des Retinaculum flexorum. Gelenkkapsel eröffnen, offene Reposition des Os lunatum. Naht der Gelenkkapsel.

Nachbeh.: Gipsruhigstellung für 2–3 Wo.

Scapholunäre Luxation und karpale Instabilität

Ätiol.: Ruptur des Lig. interosseum zwischen Os scaphoideum und Os lunatum, Ruptur der beugeseitigen Bandverbindungen zwischen Radius, Os scaphoideum, lunatum und capitatum.

Klinik: Schwellung, schmerzbedingte Funktionseinschränkung.

Diagn.: Röntgen Handwurzel in zwei Ebenen: Os lunatum und scaphoideum nach palmar gekippt mit auffälliger Diastase.

Operative Therapie: Naht der zerrissenen Handwurzelbänder, ggf. zusätzliche Stabilisierung durch K-Drähte. Im Spätstadium Arthrodese zwischen Os scaphoideum, trapezium und trapezoideum um ein Wegdrehen des Os scaphoideum zu verhindern.

25.4.2 Mittelhand- und Fingerfrakturen/ -luxationen

Mittelhandfrakturen ICD: S 62.3, 1. Strahl: S 62.2

Meist direktes Trauma durch Schlag oder Sturz, Bruch der Basis, des Schaftes oder im Köpfchenbereich mit oder ohne Gelenkbeteiligung.

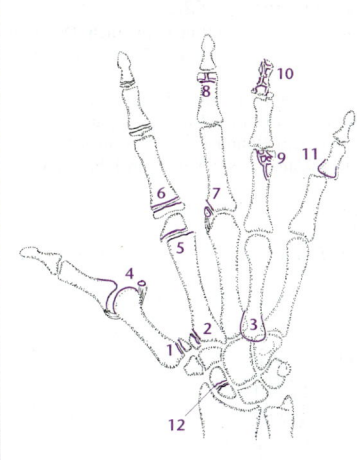

1 Bennett-Fraktur der Metakarpale I-Basis mit Luxation
2 Fraktur der Basis Metakarpale II
3 Luxation des Metakarpale IV
4 Subluxation des Daumengrundgliedes durch einen schalenförmigen Abriß des dorsalen Kapselansatzes
5 Subkapitale Metakarpale II-Fraktur
6 Epiphysenlösung des Zeigefingergrundgliedes
7 Abrißfraktur des Mittelfingergrundgliedes
8 Köpfchenfraktur der Mittelfingermittelgliedes
9 Trümmerfraktur der Ringfingermittelgelenkes (PIP IV)
10 Trümmerfraktur des Ringfingerendgliedes
11 Luxation im Kleinfingermittelgelenk (PIP V) nach volar
12 Navicularefraktur

Abb. 25.23: Synopsis der Handfrakturen

Klinik: Fehlstellung (Verkürzung, Achsenknick oder Rotationsabweichung) unbedingt beachten. Finger soweit wie möglich beugen lassen: Fingerspitzen müssen auf Kahnbeinköpfchen zeigen.

Rö: Hand a.p. und schräg: Achsabweichung und Fragmentgröße gut zu beurteilen. Rotation nicht beurteilbar.

Konservative Therapie
Nicht oder wenig dislozierte Brüche, Gipsverband Funktionsstellung.

Operative Therapie
- **Ind.:** Instabile Frakturen mit Achsabweichung 20–30° (z.B. nach palmar abgekippte Köpfchenbrüche oder Schaftfrakturen), Rotationsfehlstellungen, deutlich verkürzte Fragmente, Gelenkfrakturen
- **Perkutane KD-Stabilisierung** in Oberstscher LA oder Plexusanästhesie (BW-Kontrolle). Wenn möglich, 2 KD seitlich intramedullär einbringen; sollten sich nicht in Höhe des Bruchspaltes kreuzen → Rotationsstabilität. Einbringen der Drähte oft schwierig: Köpfchenfrakturen bei gebeugten Fingern aufrichten und mit einem KD, der durch das Köpfchen in den Markraum gebohrt wird, fixieren
- Abgerutschte Spiral-, Gelenk- oder Trümmerbrüche *offen* reponieren und mit AO-Kleinfragment-Instrumentarium, KD-Spickung oder Ausziehnähten versorgen (dorsaler Zugang).

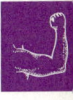

Nachbeh.: Gips für 3 Wochen ausreichend, obwohl Frakturspalt noch für Wochen sichtbar. Dann KG mit manueller Therapie.

Progn.: Sehnenverklebungen, Gelenkkontrakturen, M. Sudeck.

Fingergliedfrakturen ICD: S 62.6, Daumen: S 62.5
Ähnlich wie bei Mittelhandfrakturen Retention im Gips oft nicht möglich. Dislozierte und Gelenkbrüche daher mit feinen KD oder Schrauben fixieren (Platten tragen häufig zu stark auf).
Bei **Endgliedbrüchen** (z.B. Nagelkranzfrakturen nach Quetschtrauma) genügt meist einwöchige Ruhigstellung auf Schiene. Evtl. *subunguales Hämatom* trepanieren in ggf. LA nach Oberst: Loch mit feinem, sterilisiertem Bohrer (z.B. 1er Kanüle) in Nagel bohren oder mit aufgebogener erhitzter Büroklammer vorsichtig hineinbrennen.

Daumengrundgelenksfrakturen
Benett-Luxationsfraktur
Fraktur des volar/ulnaren Gelenkfortsatzes der Basis des Metakarpale I mit Subluxation des Metakarpale I nach proximal/radial.

Rolando-Fraktur
Meist eingestauchte, intraartikuläre, Y- oder T-förmige Fraktur der Basis des Metakarpale I.

Winterstein-Fraktur
Extraartikuläre, basisnahe Schräg- oder Querfraktur des Metakarpale I.

Klinik: Krepiation, Bewegungseinschränkung, Schwellung, Hämatom Druckschmerz distal der Tabatière.

Diagn.: Rö Daumengrundgelenk in zwei Ebenen.

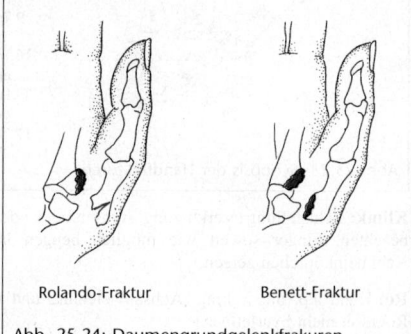

Rolando-Fraktur   Benett-Fraktur

Abb. 25.24: Daumengrundgelenkfrakuren

OP Operative Therapie
In der Regel operative Therapie, da konservativ kaum eine ausreichende Retention erreicht werden kann. Perkutane und axiale transartikuläre KD-Fixierung des reponierten MHK I in Os trapezium, zusätzlich ein KD zwischen 1. und 2. MHK. Bei größeren Fragmenten auch Osteosynthese mit Kleinfragmentschrauben.

Nachbeh.: Nach KD-Spickung Ruhigstellung mit Unterarmgips unter Einschluß der Finger 1–3 für 5 Wo., anschließend Mobilisation durch KG. Nach stabiler Osteosynthese Gipsruhigstellung bis zum Abschluß der Wundheilung, dann frühfunktionelle KG. ME nach ca. 4 Mon.

KO: Arthrose. Eingeschränkte Daumenfunktion bei Konsolidierung in Varusfehlstellung.

Fingerluxation ICD: S 63.1
Meist im PIP-Gelenk.
Diagn.: Typische, bajonettartige Fehlstellung, Rö Finger ⊥. D, M, S prüfen.

Ther.: Reposition durch Längszug in LA nach Oberst. Ruhigstellung auf Fingerschiene für 2–3 Wochen. Bei Bandruptur Naht. *Offene Luxationen* → offene Reposition, Wundversorgung, Antibiotikaprophylaxe.

25.4.3 Band-, Sehnen- und Faszienläsionen

Gut erhaltene Gelenkflächen ohne arthrotische Veränderungen sind Voraussetzung zur Bandplastik.

Daumengrundgelenk
Am häufigsten ist die Ruptur des ulnaren Seitenbands (Skidaumen).

Klinik: Schmerzen und Schwellung über dem Daumengrundgelenk.

Diagn.: Ulnare Instabilität im Daumengrundgelenk. Rö.: Funktionsaufnahmen in Abduktionsstreß im Seitenvergleich.

Operative Therapie:
Kreuzweise Durchflechtung einer Sehne (z.B. Palmaris longus-Sehne) durch jeweils einen Bohrkanal zentral und peripher des Gelenkes. Verstärkung verbliebener Reste des Bandapparates mit Faszienstreifen.

Langfingermittelgelenk
Geringere mechanische Belastung als im Daumengrundgelenk.

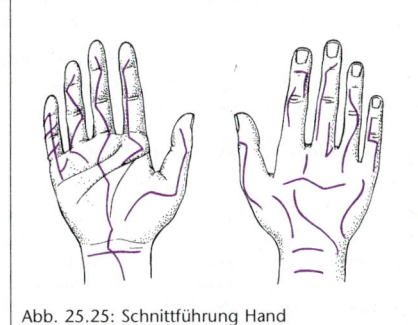

Abb. 25.25: Schnittführung Hand

Operative Therapie:
Einfache Rekonstruktion mit Sehnen- oder Faszienstreifen an Kollateralbandstümpfe durch Einzelknopfnähte.

Daumensattelgelenk
Klinik: Schmerzen, Schwellung, Instabilität.

Operative Therapie: Bandplastik mit transossärem Ersatz durch den radialen Teil der Sehne des M. flexor carpi radialis.

KO: Subluxationstendenz des MHK I gegenüber Os trapzium mit sekundärer Arthrose.

Beugesehnenverletzung   ICD: S 66.X
Durch mechanische, thermische und chemische Traumen. Geschlossene Beugesehnenverletzung in der Regel nur durch stärkere Traumen oder durch Sehnenerkrankung, z.B. rheumatische Entzündungen.

Klinik und Diagnostik
Bei der Funktionsprüfung das aktive Bewegungsvermögen jedes Fingergelenkes untersuchen, dabei benachbarte Finger in Streckstellung fixieren. Isolierte Profundussehnenverletzungen bewirken, daß das Endgelenk eines dreigliedrigen Fingers nicht mehr aktiv gebeugt werden kann. Bei isolierter *Superfizialissehnenverletzung* können alle drei Fingergelenke aktiv gebeugt werden, jedoch nicht über den rechten Winkel hinaus. Bei Verletzungen *beider Beugesehnen* können End- und Mittelgelenke nicht mehr aktiv gebeugt werden.

Rö: Hand oder Finger ⊥, zum Ausschluß von knöchernen Sehnenausrissen.

Therapie

Grundsätzlich primäre operative Versorgung
- Mediolaterale Inzision dorsal der Gefäßnervenbündel. Adaptieren der Sehnenstümpfe. Dehiszenzen bewirken postop. Verwachsungen. Am sichersten ist die Schnürsenkelnaht nach *Bunnell*. Nahtmaterial: an beiden Enden atraumatisch armierter Synthetikfaden 3-0 bis 5-0.
- Sehnennaht durch intratendinöse längsgerichtete Kleinert-Naht oder Lengemann-Ausziehnaht. Der Zug des proximalen Sehnenstumpfes wird durch Widerhaken auf den auf der Haut liegenden Knopf über dem Fingergrundglied übertragen.

Nachbeh.: Ruhigstellung im Gipsverband nach *Kleinert* (ca. 70° Beugung in MCP-Gelenken) gegen Ausbildung von Adhäsionen durch aktives Strecken gegen den elastischen Widerstand eines Gummizügels (Befestigung durch transunguale Naht oder Pflaster am verletzten Finger). Aktive Übungsbehandlung ab 1. Tag.

KO: Verwachsungen, Beugekontrakturen mit Notwendigkeit einer Tendolyse, Nahtrupturen mit eventueller Notwendigkeit einer Beugesehnentransplantation (Sehnenersatz: frei transplantierte Sehnen des M. palmaris oder durch Sehnentransfer).

Strecksehnenverletzung   ICD: S 66.X

Durch direktes Trauma oder als Folge von degenerativen Prozessen (z.B. Rheuma).

Knopflochdeformität: Verletzung des Tractus medialis über dem Mittelgelenk, dadurch Luxation des gebeugten Mittelgelenks durch das Knopfloch nach dorsal. *Streckaponeurosenverletzungen über dem Endgelenk*: keine aktive Streckung des schlaffhängenden Endgliedes. *Strecksehnenverletzungen am Handrücken, also prox. des Connexus intertendinei:* nur geringes Streckdefizit im Grundgelenk. *Sehnenverletzungen über dem Grundgliedbereich*: Schwanenhalsdeformität, d.h. Beugung im Endgelenk, Überstreckung im Mittelgelenk, meist leichte Beugung im Grundgelenk.

Klinik und Diagn.: Symptomatik stark abhängig von Lokalisation der Verletzung.

Rö: Hand ⊥ zum Ausschluß eines knöchernen Ausrisses.

Ther.: Grundsätzlich operative Versorgung anstreben, außer bei verschmutzten, infektionsgefährdeten Wunden. Operative Therapie durch intratendinöse, längsgerichtete Kleinert-Naht. Bei knöchernen Sehnenausrissen Spickung oder Ausziehnaht. Distale Strecksehnenruptur bzw. knöcherner Ausriß → Stacksche Schiene für 6 Wochen.

Nachbeh.: Übungsbehandlungen aktiv in dynamischer Extensionsschiene für 6 Wo.

Progn.: Bei frühzeitigen Bewegungsübungen selten Verklebungen, oftmals volle funktionelle Beweglichkeit.

Tendovaginitis de Quervain   ICD: M 65.4

Syn.: Tendovaginitis stenosans. Unspezifische Entzündung des Sehnengleitgewebes des 1. Strecksehnenfaches unmittelbar vor der Tabatière. Betroffen sind die Sehnen des M. abductor pollicis longus und M. extensor pollicis brevis.

Klinik: Belastungsabhängige Schmerzen im Bereich der Tabatière, Schmerzausstrahlung in den radialen Unterarm.

Diagnostik: Reizung, Schwellung, Druckschmerz im Verlauf der Sehnen der Mm. abductor pollicis longus und extensor pollicis brevis, Finkelstein-Test positiv.

Therapie: Im Frühstadium komplette Ruhigstellung in dorsaler Unterarmgipsschiene, ggf. orale Antiphlogistika (z.B. Voltaren®). Bei Fortdauer der Beschwerden Spaltung des Sehnenfachs.

Nachbeh.: Ruhigstellung für 1 Woche postoperativ.

Progn.: Remission der Schmerzen dauert etwa 3–4 Wochen.

Schnellender Finger (Digitus saltans)   ICD: M 65.3

Unspezifischer, degenerativer Prozeß; der ,,schnellende" Finger ist die häufigste Sehnenerkrankung, meist ein- oder mehrere Langfinger befallen. Prädilektionsstelle ist das 1. Ringband am Beginn des fibrösen Sehnenscheidenkanals.

Klinik: Schmerzen, Steifheit des betroffenen Fingers, kurzzeitiges, fixiertes Beugen, welches nur durch passives Nachhelfen überwunden wird, bei Progredienz nicht reversible, schmerzhaft fixierte Beugung.

Diagnostik: Typischer Schnappfinger, Überstreckungsschmerz.

Therapie: Operative Ringbandspaltung, bei ausgeprägter lokaler Synovitis gleichzeitige Synovialektomie des Anularsegments.

Nachbeh.: Postoperativ Druckverband, sofortige Übungsbehandlung.

Dupuytrensche Erkrankung   ICD: M 72.0

Vermehrung der Fibroblasten und Fibrozyten im Bereich der Palmaraponeurose mit gleichzeitiger Verminderung der elastischen Fasern. M : F zwischen 2 : 1 bis 10 : 1, Altersgipfel 40–60 LJ. Oft gleichartige Bindegewebsveränderungen an anderen Körperregionen: andere Hand 60 %, mit Ledderhose-Sy. 10 %, Induratio penis plastica 5 - 10 %.

Ätiol.: Nicht gesichert, Zusammenhang statistisch signifikant mit Lebererkrankungen, Alkoholabusus, Diabetes mellitus, rheumatischen Erkrankungen.

Klinik: Schmerzlose Strang- und Knotenbildung in der Hohlhand und den Fingerbeugeseiten, langsam zunehmende Beugekontraktur einzelner oder mehrerer Finger, am häufigsten IV. oder V. Finger, bei Befall der 1. Zwischenfingerfalte Abspreizbehinderung des Daumens.

Diagnostik: Typisch tastbare Knoten und Stränge der Hohlhand.
- **Stadium I** Knötchenbildung, isolierte Strangbildung, keine Kontraktur
- **Stadium II** Beginnende Kontraktur, Streckung des Fingergrundgelenkes nicht mehr frei möglich, zunehmende Strangbildung
- **Stadium III** Beugekontraktur im Bereich der Fingergrund- und Mittelgelenke
- **Stadium IV** Maximale Beugekontraktur der Grund- und Mittelgelenke, überstreckte Stellung der Endgelenke der betroffenen Finger.

Ther.: Indikation zur Operation bei funktioneller Behinderung der Hand. Günstigster Zeitpunkt zur Operation: beginnende Beugekontraktur mit Funktionsbehinderung.

Vier Operationsverfahren sind bekannt:
- Partielle Entfernung der Palmaraponeurose (partielle Fasziektomie)
- Vollständige Entfernung der Palmaraponeurose (totale Fasziektomie)
- Lokale Exzision (limited fasciectomy)
- Strangdurchtrennung (Fasziotomie)

- Totale Fasziektomie hat die geringste Rezidiv- und Ausbreitunghäufigkeit. Höchste Komplikationsrate wie Hämatome, Wundrandnekrose, postoperative Durchblutungsstörungen, Sensibilitätsstörungen

Nachbeh.: Kompressionsverband am 2. Tag postop. wechseln, ab 5. Tag tägliche krankengymnastische Übungsbehandlung, bei Narbenschrumpfungen Verordnung einer Quengelschiene.
Progn.: Rezidivrate je nach OP-Verfahren bei 5–10 %, Sudecksche Dystrophie selten.

25.4.4 Handgelenksdenervierung

Funktionserhaltene Alternative zur Handgelenksarthrose.
Ind.: Arthrosen, unbehandelte Kahnbeinpseudarthrosen, Lunatummalazie und Radiustrümmerfrakturen.
Präoperative Vorbereitung: Testblockade zur Abschätzung des OP-Erfolgs einige Tage vor OP mit rasch wirksamem Lokalanästhetikum.

Operative Therapie: Gelenkinnervierende Nervenäste durchtrennen, Motorik, Oberflächen- und Tiefensensibilität bleiben erhalten.

25.4.5 Infektionen der Hand

Die rasche Ausbreitung von Infektionen wird an der Hand begünstigt durch spezielle anatomische Verhältnisse (Sehnenscheiden, Karpaltunnel, Thenar- und Hypothenarbereich, Hohlhandraum). Häufig durch Bagatellverletzung verursacht.

Klinik: Hyperämie, lokale Überwärmung, deutliche Schwellung, Spannungsgefühl, Lymphangitis mit Fieber
Diagn.: Rö. Hand in zwei Ebenen um knöcherne Mitbeteiligung (Osteomyelitis, auszuschließen.

Operative Therapie: Frühzeitige operative Ausräumung, Hautinzisionen sollten den handchirurgischen Richtlinien entsprechen. Drainage.

Nachbeh.: systemische Antibiotika. Ruhigstellung in Gips.

Sehnenscheidenphlegmone

Klinik: Betroffener Abschnitt extrem druck- und klopfempfindlich, passive Streckung verursacht heftigste Schmerzen, zusätzlich massive Ödeme.

Operative Therapie: W-förmige Inzision ab distaler Handbeugefalte, Eröffnung des Sehnenscheidenkanals. Bei Pus oder trübem Sekret weitere Eröffnung nach distal. Plastikkatheter einlegen.

Nachbeh.: Für 3–4 Tage mind. 2 x täglich spülen. Bei Sehnennekrose nach ca. 6–8 Wo. rekonstruktive Maßnahmen mit Plastiksplint und Sehnentransplantation.

25.4.6 Amputationsverletzungen

Indikation zur Replantation
- Absolute Ind.: Amputatuon von Daumen, mehrerer Langfinger, der Hand oder Mittelhand. Jede Amputationsverletzung bei Kindern
- Relative Ind.: einzelne Endglieder, einzelne Langfinger mit zerstörten Gelenken
- Keine Ind.: lebensbedrohliche Begleitverletzungen, Amputationshöhe distal der Nagelwurzel, erhebliche Zerstörung des Amputats.

Operative Therapie: Amputat und Stumpf unter sterilen Bedingungen abwaschen, anatomische Strukturen darstellen, ggf. Knochen kürzen und Osteosynthese, Beugesehnennaht, dann Arterien- und Nervennaht, ggf. Veneninterponat, Strecksehnen durch U-Naht adaptieren, Venennaht.

Nachbeh.: Heparinperfusor mit 15–20.000 IE Hepanin, Antibiotikaprophylaxe, z.B. Ciprobay®, 3 x 200 mg und Clont® 2 x 500 mg i.v./d. Kontrolle der Durchblutung durch Prüfen der Nagelbettdurchblutung und der Pulse, ggf. Skarifizierung der Fingerbeere.

KO: Arterielle und venöse Thrombosen, Nachblutung, Nekrosen trotz intakter Anastomosen, Pseudarthrosen, Verwachsungen der Streck- und Beugesehnen, mangelnde Reinnervation mit motorischen und/oder sensiblen Ausfällen.

Michael Kremer

26

Chirurgie der unteren Extremität

26.1	**Beckenrand- und Beckenringverletzungen**	**668**	26.5.7	Verletzungen des Streckapparates ICD: S 83.6	691
26.1.1	Beckenrandfrakturen	668	26.5.8	Meniskusverletzungen ICD: S 83.2	693
26.1.2	Beckenringverletzungen	669	26.5.9	Meniskusganglion ICD: D 21.2	695
26.2	**Azetabulumverletzungen**	**672**			
26.3	**Hüftgelenk und proximales Femur**	**674**	**26.6**	**Unterschenkel**	**695**
			26.6.1	Tibiakopffraktur ICD: S 82.1	695
26.3.1	Femurkopffraktur ICD S 72.0	674	26.6.2	Unterschenkelschaftfrakturen ICD: S 82.2	697
26.3.2	Hüftluxation ICD S 73.0	676	26.6.3	Distale Tibia- und Pilon tibial-Frakturen ICD: S 82.3	699
26.4	**Oberschenkel**	**677**			
26.4.1	Schenkelhalsfrakturen ICD S 72.0	677	**26.7**	**Sprunggelenk**	**700**
26.4.2	Per-/subtrochantere Femurfraktur ICD: S 72.1/.2	679	26.7.1	Sprunggelenkfrakturen ICD: S 82.5/S 82.6	700
26.4.3	Femurschaftfrakturen ICD: S 72.3	681	26.7.2	Verletzungen des fibulotalaren Bandapparates ICD: S 93.2	701
26.4.4	Distale Femurfrakturen ICD: S 72.4	682	26.7.3	Achillessehnenruptur ICD: S 86.0	702
26.5	**Knie**	**683**	26.7.4	Talusfrakturen ICD: S 92.1	703
26.5.1	Patellaluxation ICD: S 83.0	684	26.7.5	Kalkaneusfrakturen ICD: S 92.0	705
26.5.2	Patellafrakturen ICD: S 82.0	685			
26.5.3	Kreuzbandrupturen ICD: M 23.X	687	**26.8**	**Verletzungen von Fußwurzel, Mittelfuß und Zehen**	**706**
26.5.4	Mediale Kapsel-Band-Verletzungen ICD: S. 83.4	689	26.8.1	Fußwurzelverletzungen ICD: S 92.3	707
26.5.5	Laterale Kapsel-Band-Verletzungen ICD: S 83.4	690	26.8.2	Mittelfußfrakturen ICD: S 92.3	708
26.5.6	Knieluxation ICD: S 83.1	691	26.8.3	Zehenfrakturen ICD: S 92.5 Großzehe: S 92.4	708

26.1 Beckenrand- und Beckenringverletzungen

ICD: S 32.X

Der knöcherne Beckenring verbindet die unteren Extremitäten mit dem Achsenskelett, die beiden Beckenhälften setzen sich aus dem Darmbein (Os ilium), dem Sitzbein (Os ischii) und dem Schambein (Os pubis) zusammen. Stabilisierung der knöchernen Ringkonstruktion durch starken ventralen und dorsalen Bandapparat sowie den Beckenboden. Beckenverletzungen bedürfen einer starken äußeren Gewalteinwirkung.

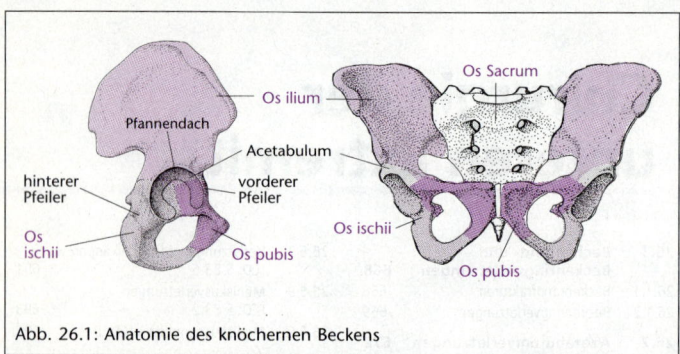

Abb. 26.1: Anatomie des knöchernen Beckens

26.1.1 Beckenrandfrakturen

Beckenrandfrakturen und Abrißfrakturen entstehen durch Zug von Sehnen und Bändern oder durch direktes Trauma. Typische Abrißfrakturen an der Spina iliaca ant. sup. (M. sartorius, M. tensor fasciae latae) und inf. (M. rectus femoris) und am Tuber ischiadicum (M. biceps femoris, M. semitendinosus, M. semimembranosus)

Ätiol.: Anpralltrauma, Quetschtrauma, forcierte Muskelanspannung, Zug an Extremitäten.

Klinik: Schwellung, Hämatom, Prellmarke, Schmerzen, Beeinträchtigung der aktiven Beinbeweglichkeit.

Diagnostik
- Druckschmerzhafte Schwellung, Hämatom, lokale Krepitation
- Überprüfung der aktiven Beinbeweglichkeit (ohne und gegen Widerstand)
- Rö.: Becken a.p., ggf. Zielaufnahmen (z.B. Sitzbeinhöcker)
- Sono.: Hämatom, Muskeldiastase, bewegliche Knochenschuppe.

Therapie
Kurzzeitig Bettruhe (1–3 d), Thromboseprophylaxe, Eiskühlung, b. Bed. Analgetika, Antiphlogistika, Frühmobilisierung unter Teilbelastung für 1–2 Wo., dann schmerzorientierte Steigerung bis zur Vollbelastung.
Stark dislozierte Beckenschaufelfrakturen werden reponiert und operativ mittels Schrauben- oder Plattenosteosynthese versorgt. Postop. Nachbehandlung wie bei konservativer Therapie.

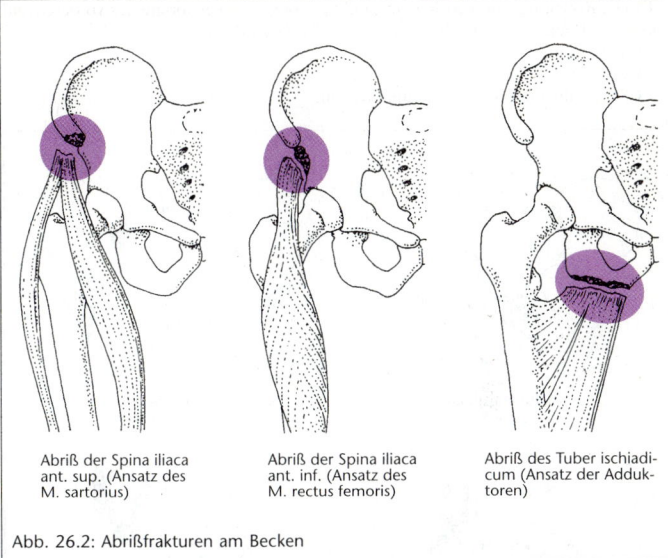

| Abriß der Spina iliaca ant. sup. (Ansatz des M. sartorius) | Abriß der Spina iliaca ant. inf. (Ansatz des M. rectus femoris) | Abriß des Tuber ischiadicum (Ansatz der Adduktoren) |

Abb. 26.2: Abrißfrakturen am Becken

26.1.2 Beckenringverletzungen

Frakturen des Beckenrings werden in stabile und instabile unterteilt. Beckenrandfrakturen sind stabil. Der Beckenring ist instabil, wenn er zumindest an zwei Stellen unterbrochen ist, wobei sich die Frakturstellen meist gegenüberliegen.

Cave: Bei Beckenringverletzungen ist mit einem erheblichen Blutverlust (bis 5000 ml!) zu rechnen. Häufigste Todesursachen sind das akute Verbluten, Sepsis und Multiorganversagen.

Einteilung von Beckenringläsionen nach AO (wichtig für die diagnostische, therapeutische und prognostische Beurteilung)
- Typ A: stabile Verletzungen ohne rotatorische oder vertikale Instabilität
  - A1: Frakturen ohne Unterbrechung des Beckenrings: z.B. Beckenrandfraktur, Abrißfrakturen der Spinae, Sitzbeinfraktur (26.1.1.)
  - A2: stabile, gering dislozierte Frakturen: z.B. Frakturen beider Schambeine einer Seite, Schmetterlingsfraktur, Doppelfrakturen der Schambeinäste mit Beteiligung der Symphyse, Darmbeinfraktur mit Durchsetzung der Incisura ischiadica, Kreuzbein- oder Darmbeinfraktur mit Beteiligung des Sakroiliakalgelenks, Sakrumquerfraktur
- Typ B: Rotationsinstabilität um Körperlängsachse, vertikale Stabilität
  - B1: antero-posteriore Kompressionsfrakturen: ,,open-book''-Fraktur
  - B2: gleichseitige laterale Kompressionsverletzung
  - B3: gegenseitige laterale Kompressionsverletzung

- Typ C: Rotations- und vertikale Instabilität: komplette Zerstörung des vorderen und hinteren Beckenrings mit Beteiligung des Beckenbodens.
  - C1: Einseitig
  - C2: Beidseitig
  - C3: Kombination mit Azetabulumfraktur.

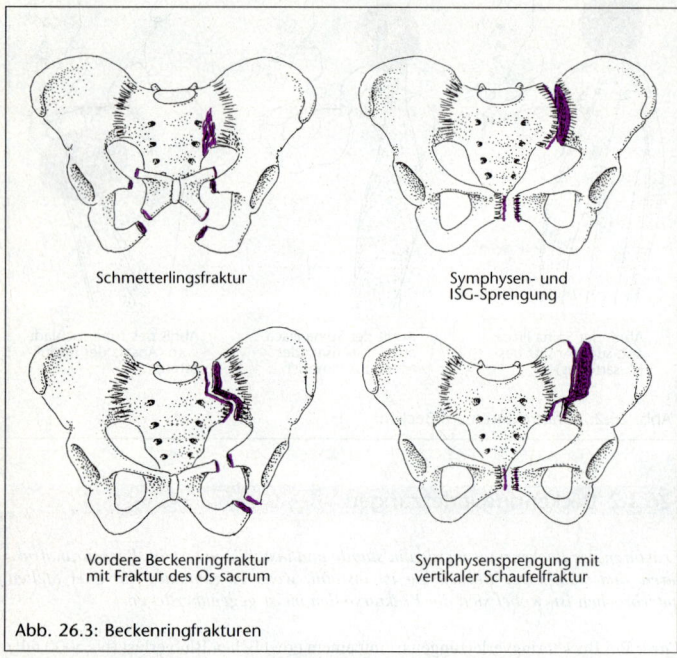

Abb. 26.3: Beckenringfrakturen

Klinik
- Schwellung, Hämatom, ggf. Prellmarke über Fraktur, Quetschungen, Weichteildecollement
- Hämatom oder Blutung an Damm, Harnröhre und Anus
- Fehlstellung und Verkürzung der unteren Extremitäten.

Diagnostik
- Palpation
  - Schmerzen und palpable Instabilität bei manueller Kompression des Beckens in sagittaler und transversaler Richtung
  - schmerzhaft eingeschränkte Beweglichkeit der Beine, Pulsstatus, Sensibilität
  - Rektale Untersuchung: Blut, knöcherne Fragmente, dislozierte Prostata
- Rö.:
  - Beckenübersicht a.p.: Fraktur, Dislokation, indirekte Instabilitätszeichen (z.B. Abrißfrakturen des Querfortsatz L5)

- „Inlet"- und „Outlet"-Aufnahmen: genaue Beurteilung von Einengungen, Verschiebungen und Rotationen des Beckenrings
- Thorax a.p.: Zwerchfellruptur, intraabdominelle Luft (bei schwerem Trauma)
- CT: genaue Beurteilbarkeit des hinteren Beckenrings (Sakrumfrakturen, iliosakrale Dislokation). Mit KM auch zur Beurteilung der ableitenden Harnwege.
- Retrograde Urethrografie: bei Blutungen aus der Harnröhre
  Cave: Keine Katheterisierungsversuche bei Harnröhrenblutung → Gefahr der Dissektion einer inkompletten Harnröhrenruptur!
- Sono: routinemäßige Durchführung beim polytraumatisierten Patienten. Nachweis freier intraabdomineller Flüssigkeit, retroperitoneales Hämatom
- Labor: BB, Gerinnung (häufige Verlaufskontrollen!), Blut kreuzen (mind. 8–10 Konserven)
- Ausschluß von Begleitverletzungen: Gefäß- und Nervenverletzungen, retro- und extraperitoneale Blutungen, Urogenitalverletzungen, Rektum- und Analverletzungen, intraabdominelle und Zwerchfellverletzungen, schweres Weichteiltrauma (Decollement).

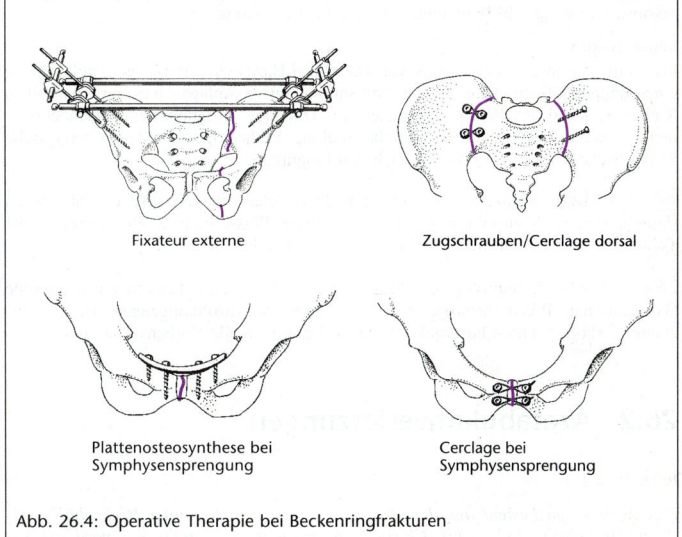

Abb. 26.4: Operative Therapie bei Beckenringfrakturen

Therapie

- Stabile Frakturen (Typ A): konservative Therapie wie bei Beckenrandfrakturen.
- Instabile Frakturen (Typ B und C): definitive operative Versorgung eines isolierten Beckentraumas zum frühestmöglichen Zeitpunkt. Beim kombinierten Beckentrauma oder Polytrauma operative Stabilisierung nach Versorgung von Blutungen oder intraabdominellen Begleitverletzungen. Therapeutische Minimalforderung: Lagerungsstabilität für weitere notwendige intensivmedizinische Behandlung

- Fixateur externe: Schnelle und schonende Methode zur temporären Notfallstabilisierung. Ind.: Typ B1-Verletzungen, auch Typ B2 bei starker Instabilität. Relative Ind. bei instabilen Typ C-Verletzungen, da meist ungenügende Reposition und Fixation
- Offene Reposition und interne Fixation: Anatomische Rekonstruktion und permanente Stabilität primär oder nach initialer Fixateur-Versorgung mittels Schrauben- oder Plattenosteosynthese über extra- oder transperitonealen Zugang.

Blutungskontrolle
Frühzeitige massive Schockprophylaxe bzw. -bekämpfung durch Infusionstherapie und rechtzeitige Transfusion von Blut und FFP. Spontane Blutstillung wegen fehlender Kompartmentgrenzen und zerstörter anatomischer Strukturen nicht zu erwarten, operative Beckenringstabilisierung schließt Blutungen aus spongiösen Frakturzonen und schafft ein Widerlager für Tamponaden. Operative Tamponade durch Einbringen von Bauchtüchern („packing") insbesondere bei Blutungen aus venösen Plexus indiziert. Meist Verzicht auf primären Bauchdeckenverschluß und geplanter „Second-look". Bei nicht stillbarer Blutung gezielte angiographische Ortung der Blutungsquelle und gezielte Ballonokklusion, Embolisation oder chirurgische Ligatur bzw. Gefäßrekonstruktion, ggf. notfallmäßiges Abklemmen der Aorta.

Sepsisprophylaxe
Frühzeitige operative Versorgung von Darm und Harnwegsverletzungen, ggf. Anlage eines doppelläufigen Anus praeter und intraoperative Anlage eines suprapubischen Katheters. Radikales Weichteildebridement, Drainage, programmierte Nachdebridements („Second look"), offene Wundbehandlung. Frühzeitige gezielte erregertypische antibiotische Therapie, Korrektur nach Antibiogramm.

OP▷ Nachbeh.: Frühzeitig passive und aktive krankengymnastische Maßnahmen (Durchbewegen, Kontrakturprophylaxe, Isometrie, Wasserbad). 2 Wo. postop. meist Teilbelastungsstabilität, nach 4 Wo. Vollbelastung i.d.R. möglich.

Progn.: Bleibende neurologische Schäden, Geburtshindernis bei Frauen, heterotope Ossifikationen (PAO), Arthrose und Pseudarthrose der Iliosakralgelenke, Beinverkürzungen, erhöhtes Thromboserisiko, Lymphödeme, instabile Narbenverhältnisse.

26.2 Azetabulumverletzungen

ICD: S 32.4

Das Azetabulum besteht aus den drei knöchernen Anteilen einer Beckenhälfte, Os ilium, Os ischii und Os pubis. Chirurgisch-anatomische Einteilung in vorderen und hinteren Pfeiler zur Frakturklassifikation (Abb. 26.5).

Ätiol.: Gewaltige Krafteinwirkung durch direkten Schlag auf Trochanter major oder durch Längsstauchung des Oberschenkels. Häufig im Rahmen einer Verletzungskette Vorfuß-Wirbelsäule mit Beteiligung des hinteren Kreuzbandes oder von Armaturenbrettverletzungen („dashboard-injury") bei gebeugtem Kniegelenk. Bei 70% der Patienten weitere Verletzungen, bei 40–50% Polytrauma.

Klinik: Schmerzhafte Bewegungseinschränkung bei aufgehobener Belastbarkeit, evtl. Luxationsstellung bei Luxationsfraktur.

Diagnostik

- Beckenkompressions- und Stauchungsschmerz (Ausschluß begleitender instabiler Beckenringfraktur). *Cave:* aktive und passive Bewegungsprüfung erst *nach* Röntgendiagnostik (iatrogene Knorpelverletzungen des Femurkopfes!)
- Periphere Innervation (N. ischiadicus): Zehenbewegung, Dorsalflektion
- Ausschluß weiterer Verletzungen der unteren Extremität (Untersuchung des hinteren Kreuzbandes in Narkose). Ausschluß von Körperhöhlenverletzungen bei polytraumatisierten Patienten.

Röntgen

- Beckenübersicht a.p.: Orientierung, weitere Beckenverletzungen?
  - Obturator-Aufnahme: Anhebung der verletzten Beckenseite um 45 Grad (beim Polytraumatisierten: keine Lagerungsänderungen, nur Neigung des Zentralstrahls!): Beurteilung von Foramen obturatum, dorsalem Pfannenrand, Pfannendach, Beckeneingang und Linea terminalis
  - Ala-Aufnahme: Anhebung der unverletzten Beckenseite um 45 Grad: Beurteilung von ventralem Pfannenrand, beckenseitigem Pfannengrund, dorsalem Rand des Osilium, Ala ossis ilii und Crista iliaca
- CT: zur Bewertung von Fragmentimpressionen und -interpositionen, Beteiligung des Pfannendoms (2 mm Schichten). Wertigkeit dreidimensionaler Rekonstruktionen noch nicht definiert.

Einteilung nach Judet und Letournel

- Grundformen
  - Dorsale Pfannenrandfrakturen: häufigste Form (ca. 30%). Oft Interposition von Kapselanteilen oder Abschlagfragmenten → CT
  - Dorsale Pfeilerfrakturen: Ablösung des dorsalen Pfeilers vom Azetabulum
  - Ventrale Pfannenrandfrakturen: seltenste Form
  - Ventrale Pfeilerfrakturen
  - Querfrakturen
- Kombinationsformen:
  - T-Frakturen
  - Frakturen des dorsalen Pfeilers und des dorsalen Pfannenrandes
  - Querfrakturen mit dorsaler Pfannenrandfraktur
  - Ventrale Rand-/Pfeilerfrakturen mit dorsaler Hemiquerfraktur
  - Zweipfeilerfrakturen.

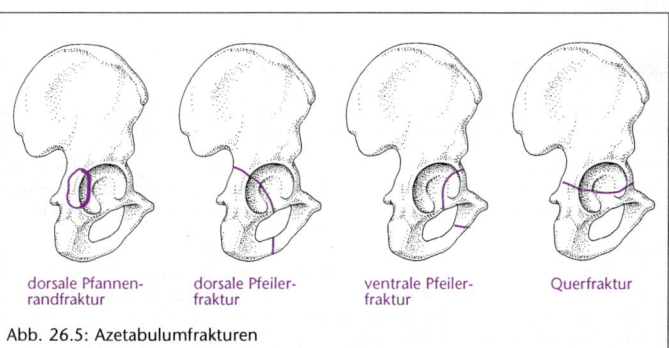

dorsale Pfannenrandfraktur   dorsale Pfeilerfraktur   ventrale Pfeilerfraktur   Querfraktur

Abb. 26.5: Azetabulumfrakturen

AO-Klassifikation
- A-Frakturen: alle Brüche *eines* Pfeilers bei intaktem zweiten Pfeiler
- B-Frakturen: Brüche mit querer Komponente, bei denen ein Teil des Pfannedaches am unverletzten Os ilium verblieben ist
- C-Frakturen: Zweipfeilerfrakturen.

Therapie
- Bei (Sub-)Luxation des Femurkopfes (nach röntgenologischer Diagn.) notfallmäßige Reposition und suprakondyläre Extension in Narkose und Relaxation. CT-Diagn. erst nach Reposition (Interponate!)
- Konservativ: bei intaktem oder unverschobenem tragenden Domfragment und erhaltener Beckenanatomie (stabiles Gelenk), jedoch erst nach klinischer Stabilitätsprüfung des Hüftgelenks durch axiale Stauchung. Extensionsbehandlungen nur in Ausnahmefällen über 6–8 Wo., eher als Überbrückung z.B. bei Polytrauma. Frühmobilisation (s.u.)
- OP frühzeitig durch erfahrenen Operateur, ggf. Verlegung in unfallchirurgisches Zentrum. Azetabulum-Rekonstruktionen sind anspruchsvolle Operationen! Schrauben und Plattenosteosynthese über operative Zugänge zum ventralen und dorsalen Pfeiler sowie erweiterte Zugänge.

OP▷ Nachbeh: Postop. Frühmobilisation ab dem 4. Tag mit Abrollbelastung (15 kg), Röntgenkontrolle nach 6–8 Wo. je nach Schwere des Frakturtyps (teilweise bis 16 Wo.), danach schmerzorientierte Belastungssteigerung bis zur Vollbelastung. Bei konservativer Therapie Nachbeh. wie oben, Konsolidierung meist nach 6 Wo. ME nur bei Komplikationen.

KO: Intraoperativ: Ischiadicusläsion, Blutungen aus A. glutaea sup., Verletzungen des N. femoralis und N. cutaneus femoris lat. Postoperativ: Früharthrose, heterotope Ossifikationen (PAO).

26.3 Hüftgelenk und proximales Femur

Das Hüftgelenk ist ein Kugelgelenk und wird knöchern aus dem Femurkopf und dem Azetabulum gebildet. Es ist ein sehr stabiles Gelenk, das durch das Labrum des Azetabulums, die kräftige Gelenkkapsel mit Bandverstärkungen sowie durch die örtliche Muskulatur gesichert wird.

26.3.1 Femurkopffraktur   ICD S 72.0

Eher seltene Verletzung, nach Knieanprall-Trauma („dashboard-injury"), dorsaler Hüftluxation oder Hüftpfannenfraktur durch einwirkende Abscherkräfte.

Klinik: Schmerzen in Hüfte oder Leiste, Stauchungsschmerz, schmerzhafte Bewegungseinschränkung, bei begleitender Azetabulum- oder Schenkelhalsfraktur Beinverkürzung oder Außenrotation. Beschwerden können jedoch auch sehr diskret sein.

Diagnostik
- Rö.: Beckenübersicht, Hüftgelenk tangential, ggf. Ala- und Obturatoraufnahmen
- CT: Nachweis von Impressions- und subchondralen Frakturen. Zur OP-Planung, insbes. bei begleitender Azetabulumfraktur
- MRT: postoperativ zur Beurteilung der Hüftkopfvitalität.

Cave: Femurkopffrakturen werden bei gleichzeitigem Vorliegen einer Schenkelhals- oder Azetabulumfraktur oder bei Hüftluxation leicht übersehen!

Einteilung
- Impressionsfrakturen
- Knöcherne Ausrisse des Lig. capitis femoris (bei Kindern und Jugendlichen)
- Abscherfrakturen (Einteilung nach Pipkin):
  - Typ I: Kalottenfraktur kaudal der Fovea capitis femoris (außerhalb der Belastungszone)
  - Typ II: Kalottenfraktur kranial der Fovea capitis femoris (innerhalb der Belastungszone)
  - Typ III: Typ I oder II in Kombination mit Schenkelhalsfraktur
  - Typ IV: Typ I oder II in Kombination mit Azetabulumfraktur.

Therapie
Konservativ
- Pipkin I: nach anatomischer Reposition Abrollbelastung (15 kg) für 2 Wo., danach schmerzorientierte Belastungssteigerung
- Pipkin II: nach anatomischer Reposition Entlastung für 8 Wo.
- Pipkin IV: bei konservativ behandelbaren Azetabulumfrakturen bei alten Patienten, ggf. nach funktioneller Behandlung sekundäre TEP.

Operative Therapie
- Pipkin II–IV: bei nicht möglicher geschlossener Reposition, Fragmentinterposition und begleitender Azetabulum- oder Schenkelhalsfraktur. Offene Reposition, Entfernung kleinerer Fragmente, Verschraubung größerer Fragmente nach Reposition. Entlastung für 8–12 Wo.
- Impressionsfrakturen: je nach Ausmaß (CT, MRT) operative Anhebung der Gelenkfläche und Spongiosaunterfütterung. Nachbeh.: entlastende Mobilisierung für 8–12 Wo.
- Knöcherne Ausrisse des Lig. capitis femoris: operative Entfernung wenn Repositionshindernis.

KO: vgl. Hüftluxation (☞ 26.3.2)

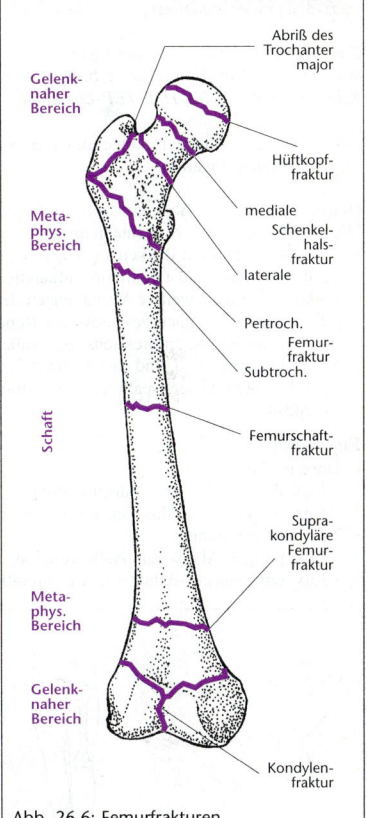

Abb. 26.6: Femurfrakturen

26.3.2 Hüftluxation ICD S 73.0

Zur Luxation im knöchern und ligamentär sehr stabilen Hüftgelenk bedarf es äußerst starker Gewalteinwirkung, wie z.B. bei Verkehrsunfällen oder Sturz aus großer Höhe. Klinisch häufiger sind Hüft-TEP-Luxationen.

Klinik: Starke Schmerzen, keine aktive Bewegung möglich, ggf. Taubheitsgefühl im Bein, „federnde Fixation"

Diagn.: Fehlstellung abhängig von der Art der Luxation, Überprüfung der peripheren DMS: Verletzung des N. ischiadicus in bis zu 20%.
- Rö: Vor Reposition: Becken a.p. Nach Reposition: Becken a.p., Hüftgelenk a.p. und axial, ggf. Ala- und Obturator-Aufnahmen (Ausschluß begleitender Azetabulum-Frakturen). *Cave:* weitere Verletzungen der unteren Extremität!
- CT: routinemäßig nach geschlossener Reposition oder bei nicht möglicher Reposition: Nachweis von Impressions- und subchondralen Frakturen.
- MRT: kein Standard. Ind. bei fortbestehendem instabilen Hüftgelenk oder radiologisch weitem Gelenkspalt nach Reposition: Nachweis eines Labrum-Abrisses mit Interposition.

Einteilung
- Dorsale Luxationen:
  - Lux. iliaca: Adduktion, Innenrotation
  - Lux. ischiadica: Adduktion, Innenrotation, Flexion
- Ventrale Luxationen:
  - Lux. pubica: Abduktion, Außenrotation
  - Lux. obturatoria: Abduktion, Außenrotation, Flexion.

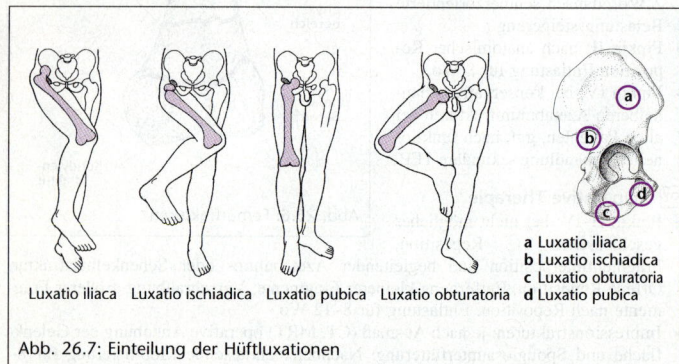

a Luxatio iliaca
b Luxatio ischiadica
c Luxatio obturatoria
d Luxatio pubica

Abb. 26.7: Einteilung der Hüftluxationen

Therapie: notfallmäßige geschlossene Reposition in Allgemeinnarkose und Muskelrelaxation
- Dorsale Luxation (Methode nach Böhler): Hüfte und Knie des Patienten im Liegen rechtwinklig beugen. Assistent fixiert Becken auf der Unterlage. Zug in Femurlängsachse, vorsichtige Rotationsbewegung an der Hüfte und Adduktion, hörbares Schnappen signalisiert Reposition. Abschließende Stabilitätsprüfung
- Ventrale Luxation: Längszug am gestreckten Bein und Innenrotation

- Offene Reposition: bei gedeckt nicht reponierbarer Luxation, operationspflichtigen Begleitverletzungen (Azetabulum, SHF, Pipkin II), primärer oder sekundär nach geschlossenem Repositionsversuch aufgetretener N. ischiadicus-Läsion: dorsaler oder ventraler Zugang und Hüftgelenkrevision.

OP **Nachbeh.**: Bei stabilem Hüftgelenk zunächst Lagerung in Schaumstoffschiene, Mobilisation unter Teilbelastung für 2 Wo., dann schmerzorientierte Vollbelastung. Bei instabilem Gelenk Tibiakopf-Extension, exakte Diagn. (CT, MRT), Operation.

KO: Avaskuläre Femurkopfnekrose (Risiko steigt bei verzögerter Reposition), Läsion des N. ischiadicus, posttraumatische Arthrose, rezidiv. Luxationen.

26.4 Oberschenkel

26.4.1 Schenkelhalsfrakturen ICD S 72.0

Typische Fraktur des alten Menschen (Osteoporose, Ermüdungsfrakturen bei Coxa vara, pathologische Frakturen). Bei normaler Knochenfestigkeit seltene Verletzung nach großer Gewalteinwirkung.

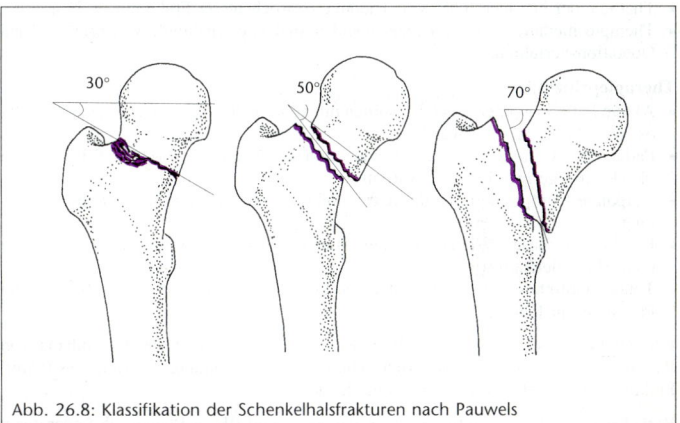

Abb. 26.8: Klassifikation der Schenkelhalsfrakturen nach Pauwels

Einteilung
- Lokalisation: medial (Häufigkeit 86%), intermediär (10%) und lateral (4%)
- Einteilung der medialen SHF nach Unfallmechanismus:
  - Abduktionsfraktur (Valgus): meist verkeilte Fragmente, möglicherweise belastungsstabil, geringes Risiko der Kopfnekrose
  - Adduktionsfraktur (Varus): Abkippen des Kopfes nach hinten, Dislokation, hohes Risiko der Kopfnekrose
  - Abscherfraktur: instabil, Gefahr der Pseudarthrosenausbildung
- Klassifikation nach Pauwels: bezieht sich auf die Neigung der Frakturebene zur Horizontalen (Abb. 26.8), oft erst nach Reposition möglich

- Einteilung des Dislokationsgrades nach Garden (zunehmende Häufigkeit von Femurkopfnekrosen):
  - Garden 1: eingestauchte, nicht dislozierte Abduktionsfraktur
  - Garden 2: nicht dislozierte Adduktionsfraktur
  - Garden 3: dislozierte Adduktionsfraktur ohne Zertrümmerung der dorsalen Kortikalis
  - Garden 4: komplette Dislokation mit Unterbrechung der Gefäßversorgung

Klinik: Beinverkürzung, Außenrotation, Adduktion, Funktionsausfall

Diagnostik
- lokaler Druckschmerz, Stauchungsschmerz, Rotationsschmerz
- Überprüfung der peripheren DMS
- Abklärung der Verletzungskette, Unfallmechanismus?

Rö: Beckenübersicht a.p., Hüfte a.p. und axial, ggf. Tomografie. Tief eingestellte Beckenübersicht zur Operationsplanung. Bei pathologischer Fraktur Ganzaufnahme des Oberschenkels zum Ausschluß distaler Osteolysen.

Cave: Bei eingestauchten Frakturen ggf. Fehlen der typischen klinischen Frakturzeichen.

Therapie
- Therapie der lateralen SHF: vgl. Therapie pertrochanterer Frakturen ☞ 26.4.2
- Therapie medialer SHF: Zu unterscheiden sind kopferhaltende von prothetischen Operationsverfahren.

Therapieprinzipien
- Aktive Patienten jünger als 65 J. sollten mit kopferhaltenden Verfahren (Schraubenosteosynthese) versorgt werden
- Patienten älter als 75 J. erhalten eine Prothese (Ausnahme: hohes OP-Risiko und gleichzeitig geringe Lebenserwartung)
- Unipolare Kopfprothese: bettlägerige, hinfällige Patienten mit kurzer Lebenserwartung
- Bipolare Prothese: Patienten mit einer Lebenserwartung von weniger als 5 J. und ohne Hüftgelenkarthrose
- Totalendoprothese: Patienten mit einer Lebenserwartung von mehr als 5 J. und Patienten mit Hüftgelenkarthrose.

Bei Patienten zwischen 65 und 75 J. ist das Vorgehen im Einzelfall anhand von Parametern wie biologischem Alter, chronischen Erkrankungen, Knochenstruktur, Frakturtyp und Aktivitätsniveau zu entscheiden.

Berücksichtigung des Frakturtyps nach Pauwels I und III zur Planung des operativen Vorgehens:
- Pauwels I: postoperatives Auftreten von Druckkräften im Frakturbereich → gute Frakturheilung → kopferhaltendes Verfahren
- Pauwels III: postoperatives Auftreten von Scherkräften im Frakturbereich → schlechte Frakturheilung → prothetisches Verfahren.

Bei geplanter kopferhaltender Operation, immer jedoch bei Kindern und Jugendlichen eine Gelenkpunktion und eine Reposition durchführen und die Patienten umgehend einer Operation zuführen (Hämatomentlastung → Druckentlastung → Verbesserung der Kapselgefäß- und Hüftkopfdurchblutung. Ggf. anschließend Instillation von Lokalanästhetika zur Schmerztherapie).

- Garden 1
  - bei *alten* Patienten: konservativ frühfunktionelle Therapie. Nach Schmerzrückgang ab ca. 3. Tag Vollbelastung mit Unterarmgehstützen und KG. Röntgenkontrolle nach Belastung und Auftreten von Schmerzen. KO: sekundäre Frakturdislokation und Femurkopfnekrose → OP
  - bei *jungen* Patienten: operative Kapsulotomie und „prophylaktische" Verschraubung mittels Spongiosaschrauben
- Garden 2: Frühzeitige Punktion, Reposition und kopferhaltende Osteosynthese
- Garden 3 und 4: wegen hoher Hüftkopfnekrosegefahr kopferhaltendes Verfahren nur bei jungen Patienten. Bei älteren Patienten meist prothetisches Verfahren.

OP-Verfahren

Spongiosaschrauben: Verwendung von insgesamt drei Stahl- oder Titanschrauben (MRT zur Femurkopfvitalitätsbeurteilung → Titan), massive oder durchbohrte Schrauben (Führung über K-Draht)

Hüftprothesen (Einteilung)

- Unipolar: Hemiprothese mit einfach aufsetzbarem Kopfteil, das mit der Hüftpfanne artikuliert (zementiert)
- Bipolar: Hemiprothese mit aufsetzbarem Kopfteil, das aus einem Kunststoffkopf und zwei ineinanderliegenden Kunststoffschalen besteht, die untereinander und mit der Hüftpfanne artikulieren (zementiert)
- TEP: Totalendoprothese mit künstlicher Pfanne (ggf. Abstützschale) und Schaft (zementiert oder unzementiert)

Nachbeh.: bei zementierten Prothesen frühzeitige Mobilisierung, bei zementfreien Prothesen Abrollbelastung für 12 Wo. Anschließend Belastungssteigerung bis zur Vollbelastung. KG: Isometrische Übungen der Oberschenkel- und Gesäßmuskulatur, Gehschulung, Thromboseprophylaxe bis zur ausreichenden Mobilisation, sonografische Wundkontrolle (Hämatom).

KO: tiefe Beinvenenthrombose, LE, Pneumonie, Wundinfekt, HWI, Weichteilhämatom. Spezielle postop. KO: Prothesenlockerung, Schraubenwanderung, Femurkopfnekrose, Schenkelhalspseudarthrose.

Progn.: abhängig von Alter, Frakturtyp und Versorgung. Kopfnekrose innerhalb von 2 J. postop. möglich. Diagn.: Te-Szintigrafie, MRT.

26.4.2 Per-/subtrochantere Femurfraktur   ICD: S 72.1/.2

Im Gegensatz zur Schenkelhalsfraktur handelt es sich um eine extrakapsuläre Fraktur. Die Durchblutung des Hüftkopfes ist in der Regel nicht gefährdet.

Unfallmechanismus, Klinik und Diagn. ☞ 26.4.1 Schenkelhalsfrakturen.

Einteilung

- Klinisch: stabile und instabile (Mehrfragment-) Frakturen
- AO-Klassifikation (☞ 33):
  A1: einfache pertrochantere Fraktur
  A2: pertrochantere Mehrfragmentfraktur
  A3: intertrochantere Fraktur.

Therapie

Therapie pertrochanterer Frakturen
- Stabile Frakturen: gute Resultate mit allen verfügbaren Implantaten wie DHS, Winkelplatte oder Ender-Nägeln
- Instabile Frakturen:
  - Dynamische Hüftschraube (DHS): Implantat der Wahl für alle instabilen trochanteren Frakturen. Durch Ineinandergleiten von Hüftschraube und Plattenzylinder → interfragmentäre Schraubenkompression bei Belastung (Teleskopmechanismus). Ggf. mit Trochanterabstützplatte, Antirotationsschraube und DHS-Sperrvorrichtung
  - Gammanagel: Kombination einer dynamischen Hüftschraube mit einem Verriegelungsnagel. Insbesondere geeignet für intertrochantere Frakturen mit Trümmerzone, bei denen die mediale Abstützung (Trochanter minor!) fehlt, sowie hohe subtrochantere Frakturen
  - Dynamische Kondylenschraube (DCS) oder 95-Grad-Kondylenschraube: Versorgung von sog. „reversed fractures"
  - TEP (mit langem Schaft): bei zusätzlicher Coxarthrose, ausgeprägter Osteoporose, pathologischer Fraktur (Tumor!)

Therapie subtrochanterer Frakturen: Marknagelung (UFN in Kombination mit sog. „twisted plate"), langer Gammanagel oder lange Kondylenplatte mit DHS.

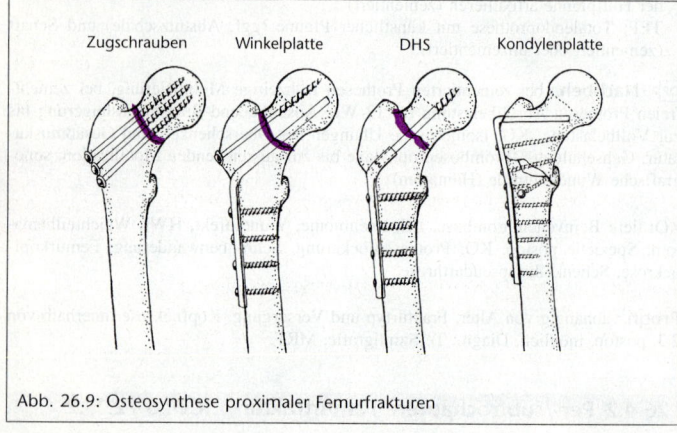

Abb. 26.9: Osteosynthese proximaler Femurfrakturen

OP Nachbeh.:
- *Stabile Frakturen:* KG mit geführten Bewegungsübungen ab dem 1. postoperativen Tag, Mobilisierung ab dem 2. postop. Tag unter Vollbelastung
- *Instabile Frakturen:* Abrollbelastung für 6 (–12) Wochen je nach OP-Ergebnis. Rö-Kontrollen nach 6 und 12 Wo. ME: nur bei jungen Patienten, nach ca. 1–1,5 J.

Bei älteren Patienten, die nicht teilbelasten können, hat die Vollmobilisierung Vorrang vor der durch Sinterung bedingten Beinverkürzung.

KO: bei pertrochanteren Frakturen Femurkopfnekrose im Vergleich zu SHF viel seltener (2% im Vergleich zu bis zu 50%).

26.4.3 Femurschaftfrakturen   ICD: S 72.3

Längster Röhrenknochen des Menschen, große, exzentrische axiale Belastung (Traglinie: Femurkopfmitte – Kniemitte – Sprunggelenk). Offene Frakturen wegen des guten Weichteilmantels meist nur bei ausgedehnten Muskelzerstörungen, häufig beim Polytrauma.

Klinik: Verkürzung und Verformung des Oberschenkels, starke Schmerzen, Rotationsinstabilität, Bewegungs- und Belastungsunfähigkeit.

Diagnostik
- Weichteilschaden, Gefäß- und neurologischer Status (ggf. Dopplersonografie oder Angiografie)
- Kompartmentsyndrom klinisch ausschließen (ggf. invasive Logendruckmessung)
- Begleitverletzungen von Knie, Hüfte, Becken und Wirbelsäule (Verletzungskette) ausschließen
- Rö: Oberschenkel a.p. und seitlich, Becken a.p., Knie a.p. und seitlich. Zur operativen Planung bei Frakturen mit Knochendefekt immer Vergleichsaufnahme der Gegenseite (Länge).

Therapie
Konservativ
- Kinder: bis zum 3. Lj. Anlage einer „over-head"-Extension. 4.–8. Lj. Extension auf dem „Weber-Bock". Bei älteren Kinder Steinmannagelextension auf konventionellem Extensionstisch. Nach 3–4 Wo. Extension stabiler Kallus ohne Verkürzungstendenz, dann Ausbehandlung im Becken-Bein-Gips oder in Extension. Bei konservativ nicht durchführbarer Reposition offene Reposition, anschließend konservative Therapie
- Erwachsene: Konservative Ausbehandlung wegen vieler möglicher Komplikationen heute obsolet (lange Immobilisation in Extension und Becken-Bein-Gips mit Verkürzung, allgemeine Komplikationen wie z.B. Thromboembolie, Pneumonie, Dekubitus).

Operative Therapie
- Kind: Absolute Ind. bei Polytrauma, Thoraxtrauma, Schädel-Hirn-Trauma, Gefäß-Nerven-Verletzungen, offenen Frakturen (II. und III. Grades), relative Ind. bei Zwei-Etagen-Frakturen und weiteren Verletzungen der unteren Extremität bzw. der Gegenseite. Plattenosteosynthese, bei offenen Frakturen Fixateur externe. Sekundär nach Weichteilkonsolidierung evtl. Verfahrenswechsel. Bei schwerstverletzten Kindern kann im Fixateur externe ausbehandelt werden. Gesteigertes Längenwachstum nach Plattenosteosynthese!
Cave: Beim Kind keine Marknagelversorgung, Verletzung der trochanteren Wachstumsfuge!
- Erwachsene: primäre OP, insbesondere bei polytraumatisierten Patienten mit offenen Frakturen, Thoraxtrauma oder Schädelhirntrauma. Frakturstabilisierung nach lebensrettenden Sofort-Operationen. Falls keine Begleitverletzungen primäre Extension und Elektiv-OP möglich
  - Marknagelung: Methode der Wahl bei geschlossenen Brüchen des mittleren Drittels, bei Verriegelungstechnik der mittleren 3/5. Lagerung des Patienten auf Repositionstisch, Präparation der Nageleinschlagstelle unter Bildwandlerkontrolle, Aufbohren des Markraums mit dem Markraumbohrer in 0,5 mm-Schritten, Einschlagen des passenden Nagels. Verriegelung: dynamisch (Schlitzloch)

oder statisch (Rundloch) mit speziellen Zielgeräten, Vermeidung sekundärer Längenverluste oder Rotationsfehler
- Ungebohrter Marknagel („unreamed nail", UFN): dünner verriegelter Massivnagel, keine Markraumaufbohrung notwendig, markraumschonendes Verfahren, kein Totraum. Ind. bei I.–II. gradig offenen Frakturen
- Plattenosteosynthese: bei Kontraindikation zur Marknagelung (selten), z.B. III. offene Frakturen, Gefäßverletzungen, Polytrauma, gelenknahe Frakturen. Nach Weichteilsanierung und intensivmedizinischer Stabilisierung meist Verfahrenswechsel auf Marknagel (6–12 Tage nach Unfall)
- Fixateur externe: bei Erwachsenen in der Regel nur als Zwischenlösung bei schwerstem Weichteilschaden oder schlechter Allgemeinsituation. Nach Stabilisierung Verfahrenswechsel auf Marknagel oder Platte.

KO: insbes. bei gebohrter Marknagelung: hohe Druck- und Hitzebelastungen mit Fetteinschwemmungen und pulmonaler Embolisation (ARDS), Kompartmententstehung, Nervenschädigung (durch Lagerung, Extension, Reposition), Markrauminfekt, Nachblutung, Ausbildung infizierter Hämatome.

OP▷ **Nachbeh.:** Postop. Lagerung mit gebeugtem Hüft- und Kniegelenk in Schaumstoffschiene (*Cave:* iatrogener Druckschaden des N. peronaeus), ab 2.–3. postop. Tag CPM auf Motorschiene, aktive KG (Isometrie Oberschenkel- und Gesäßmuskulatur, Gehschulung), Mobilisation zunächst mit Teilbelastung, je nach Frakturform und Osteosyntheseverfahren Belastungssteigerung nach Rö.-Befund. Frühzeitig Schuhausgleich bei Längendifferenz. Bei Weichteilschaden und verzögerter Mobilisierung (Intensivtherapie) passive Gelenkmobilisation durch KG zur Kontrakturprophylaxe, bei Peronaeus-Läsion Lagerungsschiene bzw. Heidelberger Winkel. ME nach 1 1/2–2 J., nicht bei alten Patienten.

26.4.4 Distale Femurfrakturen   ICD: S 72.4

Nach direkter Gewalteinwirkung bei Aufprallunfall („dashboard-injury") oder indirekter Gewalteinwirkung bei gestrecktem Kniegelenk, häufig kombiniert mit Weichteilschaden.

Klinik: Verformung der Kniekontur, Schwellung, Achsabweichung, begleitender Weichteilschaden, Gehunfähigkeit, Funktionsausfall des Kniegelenks.

Diagn.: *Cave:* Keine Knieuntersuchung, da ohnehin immer scheinbare Knieinstabilität durch Fragmentverschiebung nachweisbar. Untersuchung sehr schmerzhaft, weitere Fragmentdislokation. Diagn. von Kniebinnen- und Knorpelschäden intraoperativ.
- Fußpulse, Zehenheberfunktion, Ausmaß des Weichteilschadens, weitere Verletzungen (Verletzungskette Kalkaneus – Hüftgelenk)
- Rö: Kniegelenk in zwei Ebenen, ggf. Tomografie zum definitiven Nachweis eines interkondylären Frakturausläufers. Entsprechend der Verletzungsschwere Rö. benachbarter Knochen und Gelenke (Verletzungskette bei 1/5 der Fälle), Dopplersonografie und ggf. Angiografie bei Verdacht auf begleitende Gefäßverletzungen (selten).

Therapie
Konservative Therapie
Nur bei nicht dislozierten diakondylären und geringgradig dislozierten suprakondylären Frakturen. Nach Schwellungsrückgang Gipstutor für 7–8 Wo., schmerzorientierte Belastungssteigerung nach Röntgenkontrolle bis zur Vollbelastung. Nach Tutorentfernung Kniemobilisation durch KG.

OP Operative Therapie
je nach Lokalisation bzw. Frakturklassifikation (AO):
- Monokondyläre Frakturen (B1 und B2): zwei 6,5 mm Spongiosaschrauben
- Dorsale Kondylenabscherungen (B2): zwei 3,5 mm Spongiosaschrauben, bei sehr kleinem Fragment evtl. nur K-Drähte
- Suprakondyläre Frakturen: 95°-Kondylenplatte, vorher Entfaltung der Trümmerzone mittels Distraktor
- Einfache diakondyläre Frakturen (C1 und C2): 95°- Kondylenplatte und 2 Spongiosaschrauben
- Diakondyläre Frakturen mit Mehrfrakturierung der Kondylen (C3): Rekonstruktion der Kondylen mit Stellschrauben, isolierten Kleinfragmentschrauben und K-Drähten. Synthese von Schaft und rekonstruierten Kondylen mittels DCS (dynamische Kondylenschraube) oder Kondylenabstützplatte, ggf. autologe Spongiosaplastik (selten notwendig).

OP▷ Nachbeh.: Postop. Lagerung mit 30° gebeugtem Hüft- und Kniegelenk in Schaumstoffschiene, ab 2.–3. postop. Tag CPM auf Motorschiene, aktive KG (Isometrie Oberschenkel- und Gesäßmuskulatur, Gehschulung), passive und aktive Kniemobilisation je nach Stabilität des OP-Ergebnisses. Dorsale Oberschenkel-Gipsschiene bei schlechter Weichteilsituation für wenige Tage. Bei intraligamentären Bandverletzungen für 6 Wo. geführte Bewegungsschienen (z.B. Donjoy®), Abrollbelastung (15 kg) für 8 Wo. bei monokondylären und einfachen diakondylären Frakturen, für bis zu 3–4 Mon. bei supra- und intrakondylären Frakturen mit Trümmerzonen.

KO: Gelenkstufen, Infekt, verzögerte Knochenheilung, Achsenfehler, Gelenkeinsteifung.

26.5 Knie

Basisuntersuchung des Kniegelenks
Anamnese: Erhebung des Unfallmechanismus, oft schon Verdachtsdiagnose oder Ausschluß bestimmter Verletzungen: direkte oder indirekte Gewalteinwirkung, Kombination aus beidem, Verdrehung (z.B. Fußball, Skifahren). Schmerzen, Anschwellen, Geräusche, Blockaden usw.

Klinische Untersuchung: Stabilitätstests zur Untersuchung des Kapsel-Band-Apparates: Gesundes Knie immer als Referenz nehmen!

- Mediale und laterale Aufklappbarkeit: 0–5 mm (+), 5–10 mm (++), > 10 mm (+++): Untersuchung in 0- und 25-Grad Beugung, bei Überstreckbarkeit auch in Überstreckung, am liegenden Patienten als Hinweise auf Seitenbandverletzungen
- Klassischer Schubladentest: Pat. in Rückenlage. Zu untersuchendes Bein aufstellen (bei Kniebeugung von 70° und 90° untersuchen), Fuß des Pat. während der Untersuchung auf der Unterlage fixieren (Draufsitzen). Prox. Unterschenkel umfas-

sen und kräftig nach ventral und dorsal bewegen → ein fehlender Anschlag (Schublade positiv) ist Hinweis auf eine Kreuzbandverletzung
- Dorsaler Durchhang: Beurteilung der beiden Tibiakopfsilhouetten in 70- und 90-Grad Beugung. Bei Vorliegen einer spontanen hinteren Schublade Durchhängen des Tibiakopfs nach hinten. Bei Anspannung der Quadrizeps-Muskulatur in 90-Grad Beugung spontaner Tibiavorschub, bis vorderes Kreuzband angespannt ist
- Lachmann-Test: Beugestellung des Kniegelenks von 20–30 Grad, manuelle Fixierung des Femurs und aktives Bewegen der Tibia nach ventral und dorsal → Hinweis auf Kreuzbandläsion (bei fehlendem Anschlag)
- Pivot-Shift-Test (nach McIntosh): in Streckstellung faßt der Untersucher die Ferse und innenrotiert mit einer Hand, mit anderer Hand Druckausübung auf dorsolateralen Tibiakopf. Unter Valgusstreß und Kniebeugung von 30–50 Grad spürbares Rutschen (Reposition) → anterolaterale Rotationsinstabilität.

Beurteilung einer Knieinstabilität
- Gerade Instabilität (Instabilität in einer Bewegungsebene)
  - anteriore: Verletzung des vorderen Kreuzbandes
  - posteriore: hinteres Kreuzband
  - mediale: mediales Seitenband
  - laterale: laterales Seitenband
- Rotationsinstabilität (Instabilität in zwei Bewegungsebenen)
  - antero-medial: Verletzung von vorderem Kreuzband, Innenmenisk, med. Seitenband, med. Kapsel
  - antero-lateral: vorderes Kreuzband, Außenmeniskus, lat. Seitenband, lat. Kapsel
  - postero-medial: hinteres Kreuzband, Innenmeniskus, med. Seitenband, med. Kapsel
  - postero-lateral: hinteres Kreuzband, Außenmeniskus, lat. Seitenband, lat. Kapsel (selten)
- kombinierte Rotationsinstabilität: z.B. antero-medial und postero-medial → Hinweis auf schwerste komplexe Knieschädigung (Knieluxation).

26.5.1 Patellaluxation   ICD: S 83.0

Akute traumatische Luxationen sind selten, meist rezidivierende oder habituelle Luxationen nach lateral infolge eines gestörten Zusammenspiels aktiver und passiver Kniestabilisatoren.

Ätiol.: Meist durch Innenrotation des Femurs gegenüber der in Außenrotation fixierten Tibia bei Kniebeugung. Bei Streckung kommt es zu einem Zug der Patella nach lateral durch den M. quadrizeps mit Zerreißung des medialen Retinaculums → Luxation der Patella über den lateralen Femurkondylus.

Diagnose
- Deformierung des Kniegelenks bei nicht reponierter Luxation, Streckdefizit, Kniegelenkerguß, Druckschmerz an medialer Retinaculumfacette und am lateralen Femurkondylus, vermehrte Subluxierbarkeit der Patella nach lateral, bei osteochondralen Frakturen ggf. Blockierungen
- Rö: Knie bds. in zwei Ebenen, Patella-Défilée-Aufnahmen (30/60/90 Grad Beugung) mit und ohne Anspannung des M. quadrizeps:
  - Patelladysplasie (Einteilung nach Wiberg), Kondylendysplasie
  - Osteochondrale Abscherfrakturen: mediale innere Patellakante, lateraler Femurkondylus (abgerundet → alt: Hinweis auf rezidiv. Luxationen)

- Luxations- oder Subluxationsgrad
  - Femuro-Patellar-Arthrose (Folge rezidiv. Luxationen)
- CT: Nachweis osteochondraler Frakturen, Anomalien des Streckapparates
- MRT: zusätzlich Nachweis chondraler Abscherfragmente und prädisponierender Band- und Muskelveränderungen.

Einteilung
- Akute traumatische Luxation: seltene Verletzung, direkte Gewalteinwirkung auf die Innenseite der Patella oder plötzliche aktive jedoch unkontrollierte Anspannung der Oberschenkelstreckmuskulatur
- Akute dispositionelle Patellaluxation und Subluxation: Dysplasie des Femuropatellargelenks, Patella alta, Genu valgum, Genu recurvatum, vermehrte Femurantetorsion oder Femurinnenrotation, Atrophie des M. vastus medialis u. des M. vastus med. obliquus
- Rezidivierende Luxationen und Subluxationen: Bagatelltrauma, dysplastische Veränderungen, nach insuffizient behandeltem Primärereignis
- Habituelle Luxation: gewohnheitsmäßige Luxation bei anatomischer Fehlanlage des Femuropatellargelenks, keine stärkeren Beschwerden, problemlose Reposition.

Therapie
Sofortige Reposition in Streckung des Kniegelenks, bei stark schmerzhaftem, prallen Gelenkerguß Kniepunktion
- Erstluxation: beim Fehlen (osteo-) chondraler Fragmente Immobilisation in Streckstellung für 3–6 Wo. (Gips, Sperrorthese), danach funktionelle krankengymnastische Übungsbehandlung mit isometrischem Aufbau des M. vastus medialis und M. vastus med. obliquus und Querfriktionen des Tractus iliotibialis. Ansonsten arthroskopisch unterstützte Retinakulumnaht. Bei notwendiger Fixation größerer osteochondraler Fragmente oder prädisponierenden Faktoren (s.o.) Ind. zur offenen chirurgischen Therapie
- Rezidivierende Patellaluxation:
  - OP nach Emsley: Medialisierung des Lig. patellae-Ansatzes an der Tuberositas tibiae
  - OP nach Grammont: Variante der Methode nach Emsley mit Medialisierung des Lig. patellae durch beweglichen Weichteilstiel (Ind.: Pat. im Wachstumsalter)
  - OP nach Slocum (bei ausgeprägter Subluxation): zusätzlich noch mediale Retinakulumstraffung und laterales „release" sowie Vastus-medialis-obliquus-Plastik.

OP▷ **Nachbeh.:** Postoperativ Immobilisation in Streckstellung für 6 Wo. (Gips, Sperrorthese), danach funktionelle Weiterbehandlung wie bei Erstluxation.

26.5.2 Patellafrakturen ICD: S 82.0

Patellafrakturen können durch direktes oder indirektes Trauma entstehen. Häufigste Unfallursache (30%): Knieanpralltrauma („dashboard"-Verletzung).

Klinik: Leitsymptom: Unfähigkeit das Kniegelenk zu strecken bzw. das Bein gestreckt anzuheben. Tastbare Delle, Konturdeformierung, aktiver Streckausfall, Gelenkerguß, Schmerzen, ggf. Prellmarke.

Diagnose
- Rö. a.p., seitlich und axial. DD: Patella bipartita. *Tomografie:* zur Diagnose unverschobener Ermüdungsfrakturen

- Arthroskopie: Nachweis von chondralen und osteochondralen Frakturen, Knorpelquetschungen und Knorpeldefekten sowie Begleitverletzungen der Kniebinnenstrukturen.

Einteilung
Einteilung nach Frakturform und begleitendem Weichteilschaden (AO):
- Osteochondrale Frakturen
- Längs- und Sternfrakturen (A1–3)
- Quer- und Abrißfrakturen (B1–3)
- Trümmerfrakturen (C1–3)

Wichtig für die Therapieentscheidung ist, ob die Kontinuität (knöchern oder ligamentär) des Streckapparates erhalten ist. Test: Patient auffordern, das Bein gestreckt anzuheben.

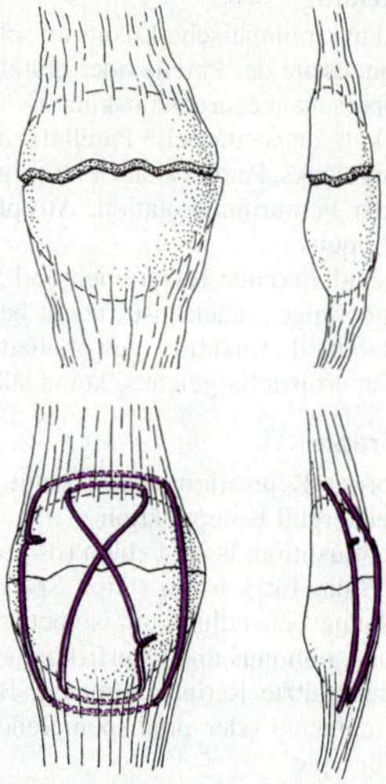

Therapie
Konservative Therapie
- Nicht dislozierte Längs- und Sternfrakturen (A1): frühfunktionelle krankengymnastische Übungsbehandlung, Isometrie, Beugung bis 40°, Teilbelastung auf Unterarmgehstützen für 6 Wo.
- Nicht dislozierte Querfrakturen (B2): Immobilisation im Oberschenkeltutor oder einer Sperrorthese (0–0–30°) für 6 Wo.

[OP] Operative Therapie
- Relative Ind.: nicht dislozierte Frakturen → dann frühfunktionelle Übungsbehandlung ohne Gefahr sekundärer Dislokation möglich
- Absolute Ind.: offene Frakturen, Querfrakturen mit einer Dislokation von ≥ 2 mm an Gelenkfläche, alle sonstigen dislozierten Frakturen, Trümmerfrakturen.

Abb. 26.10: Patellafrakturen

OP-Prinzipien
- Zuggurtungsosteosynthese: dynamische interfragmentäre Kompressionsosteosynthese. Funktionelle Nachbehandlung zur Fragmentkompression notwendig
- Interfragmentäre Zugschraubenosteosynthese (Kleinfragmentschrauben): allein oder in Kombination mit Zuggurtung
- Cerclage: meist in Kombination mit anderen Verfahren
- Arthroskopie: Entfernung oder Refixation osteochondraler Fragmente, Hämatomausspülung
- Partielle Patellektomie: bei Trümmerfrakturen, Pol- und Kantenabrissen
- Patellektomie: strenge Ind., nur bei nicht rekonstruierbaren Trümmerfrakturen, da Ergebnis (Bewegungsumfang, Kraft) allgemein schlecht.

[OP] **Nachbeh.:** Postop. Lagerung in Braunscher Schiene, nach Schwellungsrückgang ab 2. postop. Tag CPM, aktive Bewegungsübungen und Isometrie mit KG, Beugung bis 60 Grad für 4 Wo., Teilbelastung für 6 Wo. Bei ungenügend stabiler Osteosynthese, Osteoporose oder unzuverlässigen Patienten Oberschenkel-Gipstutor für 4–6 Wo. ME nach 6 Mon.

KO: Hämatom, Wundheilungsstörungen, Infekte, Lockerung des Osteosynthesematerials, Cerclagenbruch, Pseudarthrose, posttraumatische Arthrose, Bewegungseinschränkung oder -verlust.

26.5.3 Kreuzbandrupturen   ICD: M 23.X

Vordere Kreuzbandruptur

Typischer Unfallmechanismus: belastete Valgus-Flexion mit Außenrotation oder Varus-Flexion mit Innenrotation. „Unhappy triad": anteromediale Knieinstabilität (vordere Kreuzbandruptur kombiniert mit Innenbandruptur und Innenmeniskusläsion).

Diagnostik

- Anamnese: „giving-way"-Syndrom mit Weggehen des Kniegelenks und Instabilitätsgefühl, krachendes Geräusch, starke Schmerzen, zunehmende Knieschwellung, initiale Gehunfähigkeit
- Klinische Untersuchung wegen starker Schmerzen oft nur eingeschränkt durchführbar: Schwellung, Gelenkerguß, neurovaskulärer Status, aktive und passive Beweglichkeit, Druckschmerzlokalisation, Lachmann-Test, vorderer Schubladentest, Pivot-Shift-Test, mediale und laterale Bandstabilität, Meniskuszeichen
- Rö: Knie in 2 Ebenen, Patella tangential in 30 Grad Beugung, evtl. 45 Grad Tunnelaufnahme p.a. zur Beurteilung der Interkondylenhöcker (knöcherner Kreuzbandausriß)
- Kniepunktion (bei Erguß): akuter Hämarthros mit blutigem Punktat. Nachweis von Fetttröpfchen → Hinweis auf osteochondrale Läsion. Anschließend Instillation eines Lokalanästhetikums → Schmerzreduktion, dann oft genauere klinische Diagnose möglich.

Differentialdiagnose eines Hämarthros (nach Strobel u. Stedtfeld 1991)

- **Vordere Kreuzbandruptur, Synoviaeinriß, Meniskusruptur (basisnah)**
- **Patellaluxation, Osteochondralfraktur**
- Einriß der Plica mediopatellaris, Einriß oder Prellung des Hoffa-Fettkörpers
- Fissur Tibiakopf bzw. Femurkondylus, Epiphysenfugenverletzungen
- Pat. unter Marcumar-Ther.
- Folge einer Kniepunktion, Intraartikuläre Injektion
- Intraartikulärer Tumor (z.B. Hämangiom)
- Hämophilie.

Verletzungsformen

- partielle Ruptur
- interligamentäre Elongation (Überdehnung)
- kompletter intraligamentärer Riß
- knöcherner Ausriß.

Therapie

In die Therapieentscheidung müssen unterschiedliche Faktoren wie körperliche Aktivität, Beruf, Alter, Ausmaß der Instabilität und muskuläre Kompensation, sowie weitere bestehende Knieläsionen einfließen.

Konservative Therapie

Ind.: Dehnung oder Teilrupturen, keine weiteren Kapsel-Band-Läsionen (insbes. keine Innenmeniskusläsion → Arthroskopie), Patienten mit niedrigem Aktivitätsniveau, jedoch guter Compliance und Bereitschaft zu intensiver Rehabilitation (muskuläre Kompensation).

Nachteile: allmähliche Auslockerung der sekundären Kapsel-Band-Strukturen, Schädigung der Meniskushinterhörner, Knorpelschäden mit Präarthrose. *Vorteile:* Durch frühfunktionelle Behandlung keine Immobilisationsschäden, ambulante Behandlung, spätere OP immer noch möglich.

Vorgehen: Kniegelenkorthese für 6 Wo., isometrische Beübung der Oberschenkel-Streckmuskulatur (wichtigster kompensatorischer Kniestabilisator), schmerzorientierte Vollbelastung mit 2 Unterarmgehstützen.

OP Operative Therapie

Indikation: Patienten mit hohem Aktivitätsniveau, zusätzliche Verletzungen (Meniskusläsion, Bandverletzungen, hintere Kreuzbandruptur, Knorpelschäden), fortbestehendem Instabilitätsgefühl oder Schwellungszuständen nach konservativem Therapieversuch.

Vor jedem chirurgischen Eingriff am Knie zunächst genaue klinische Untersuchung in Narkose unter Muskelrelaxation und Ergebnisdokumentation.

OP-Technik
- Partielle vordere Kreuzbandruptur: arthroskopische Resektion von durchtrennten Faserbündeln
- Knöcherner Ausriß des vorderen Kreuzbandes: knöcherne Reinsertion innerhalb der ersten zwei Wochen nach Unfall
- Durchtrennung des vorderen Kreuzbandes: Débridement der Kreuzbandstümpfe, Notchplastik, Kreuzbandersatz mittels autologer Ligamentum patellae-Plastik oder Semitendinosussehne (offen oder arthroskopisch). Alleinige Kreuzbandnaht hat schlechte Ergebnisse. Auch Verwendung von Kunststoffinterponaten, meist als Augmentation autologer Transplantate oder bei Primärnaht. *Nachteile:* Materialverschleiß, Rupturgefahr, Synovitis, Infekt.

OP **Nachbeh.:** ab 1. postop. Tag CPM auf E-Schiene, Beginn m. 0–0–60°, Steigerung auf 0–0–90°, frühfunktionelle KG mit isometrischem Muskelaufbau der Quadrizepsmuskulatur, Gehschulung, zunächst Abrollbelastung mit zwei Unterarmgehstützen und Knieorthese für 6 Wo., danach zunehmende schmerzorientierte Belastungssteigerung bis zur Vollbelastung.

KO: Infekt, Bewegungseinschränkungen („notch"-impingement, Arthrofibrose), Restinstabilität, erneute Ruptur.

Progn.: v.a. abhängig vom Vorliegen begleitender Meniskusläsionen, die je nach Versorgung die Progn. hinsichtlich einer Arthrose verschlechtern.

Hintere Kreuzbandruptur

Ätiol.: eher seltene Verletzung (hintere Kreuzbandruptur : vordere Kreuzbandruptur = 1 : 10), bei direkter Gewalteinwirkung auf gebeugtes Knie („dash-board"-Verletzung), forcierter Hyperextension oder Hyperflexion bei Innenrotation. Meist Mitverletzung von dorsalen, dorso-medialen und dorso-lateralen Bandstrukturen.

Klinik
- Bei akuter Verletzung: Schmerzen im postero-lateralen Kniekompartiment, ggf. Prellmarken oder Abschürfungen an der Tuberositas tibiae, Erguß nur bei unverletzter Kapsel

- Bei chronischer Instabilität: Schmerzen, Knie wird vom Patienten nicht voll durchgestreckt (Kompensationsmechanismus!), hinkendes Gangbild, Oberschenkel-Muskelatrophie.

Diagnostik
- Hinterer Schubladentest, dorsaler Durchhang, aktiver Quadrizepstest nach Daniel: Tibiakopfreposition bei Quadrizepsanspannung
- Rö: Knie a.p., seitlich, Patella tangential: Subluxationsstellung der Tibia in seitlicher Projektion, Abrißfraktur des Fibulaköpfchens bei postero-lateraler Kapsel-Band-Verletzung, Arthrose im Femuropatellargelenk bei chronischer Instabilität
- MRT: Keine Routinediagnostik, sicherer Nachweis der hinteren Kreuzbandruptur.

Cave: Hintere Kreuzbandrupturen werden häufig übersehen → systematische klinische Untersuchung notwendig. Eine hintere Kreuzbandruptur kann Folge einer Knieluxation sein → stets genaue Untersuchung des peripheren Gefäß- und Nervenstatus.

Therapie
Konservative Therapie
- Isolierte Rupturen des hinteren Kreuzbandes mit Translation in Strecknähe ≤ 8–10 mm.
- Intensive isometrische Kräftigung der Quadrizepsmuskulatur
- Langfristig Ausbildung einer Arthrose in allen drei Kniekompartimenten.

Operative Therapie
- Isolierte Rupturen des hinteren Kreuzbandes mit Translation in Strecknähe > 10 mm
- Kombinierte Verletzungen (Translation immer > 10 mm)
- Symptomatische chronische Instabilitäten mit Translation in Strecknähe von mehr als 13–15 mm.

OP-Technik

- Knöcherne Ausrißverletzungen: transossäre Refixation je nach Fragmentgröße durch Kleinfragmentschrauben oder PDS-Kordel
- Durchtrennung des hinteren Kreuzbandes: Augmentation oder Ersatz durch Transplantat (vgl. vordere Kreuzbandruptur)
- Postero-laterale Kombinationsverletzungen: zusätzliche Versorgung der weiteren Verletzungen (Reinsertion des lateralen Seitenbandes, Refixation des Fibulaköpfchens etc.)
- Chronische postero-laterale Instabilität: valgisierende Korrekturosteotomie und Bandplastik.

Nachbeh.: wie nach vorderer Kreuzbandruptur-Versorgung (s.o.).

26.5.4 Mediale Kapsel-Band-Verletzungen ICD: S. 83.4

Funktion des medialen Seitenbandes ist der Widerstand gegen Valgusstreß, dies wird durch die oberflächlichen langen Fasern gewährleistet. Die tiefen Schichten stehen in Verbindung mit dem Lig. meniscofemorale und Lig. meniscotibiale, die die Innenmeniskusbasis fixieren.

Klinik: Schmerzen, Schwellung über medialem Kniegelenkspalt, ggf. Erguß bei zusätzlichem Meniskusschaden oder Knorpelverletzung.

Diagnostik
- Vermehrte mediale Aufklappbarkeit in Streckstellung und 25 Grad Beugung (+ bis +++ bei vollständiger Bandruptur), Schubladentests zum Ausschluß begleitender Kreuzband-Verletzungen
- Rö: Knie in zwei Ebenen, Patella tangential, evtl. gehaltene Aufnahmen in Varus- und Valgusstreß
- MRT: bei Fragestellung nach begleitenden KB- und Meniskusverletzungen Vorrang vor diagnostischer Arthroskopie.

Einteilung (nach Hughston)
- Grad 1: Keine Instabilität, geringgradige Bandzerrung, leichter Druckschmerz
- Grad 2: Keine Instabilität, mittelgradige Bandverletzung, starker Druckschmerz
- Grad 3: Instabilität + bis +++, vollständige Bandruptur.

Therapie
Konservative Therapie
- Grad 1 und 2: konservativ frühfunktionell, zunächst Ruhigstellung in Zimmerschiene, Eiskühlung, Analgesie. Nach Schmerzrückgang Mobilisation in Sperrorthese (Vermeidung von Valgusstreß) mit Gehhilfen unter schmerzorientierter Vollbelastung, isometrisches Quadrizeps- und Adduktorentraining, nach 6 Wo. Freigabe des Beins
- Grad 3: nach Ausschluß weiterer Kniebinnenverletzungen ebenfalls konservative Behandlung. Beim Vorliegen weiterer Verletzungen bestimmen diese das operative Vorgehen.

 Operative Therapie

OP-Indikation
- vorangegangene Meniskusresektion (Restinstabilität)
- Valgusabweichung der Knieachse
- Knöcherne Seitenbandausrisse
- Risse am tibialen oder femoralen Ansatz

OP-Technik: Adaptationsnähte mit schützender Rahmennaht, ggf. Fibrinkleber, transossäre Nähte oder Schraubenosteosynthese bei knöchernen Ausrissen, Augmentation z.B. mit autologer Fascia lata bei Substanzdefekten.

Nachbeh.: frühfunktionell wie bei konservativer Therapie.

26.5.5 Laterale Kapsel-Band-Verletzungen   ICD: S 83.4

Funktion des lateralen Seitenbandes ist der Widerstand gegen Varusstreß, wobei es in Streckstellung vom Tractus iliotibialis unterstützt wird. Häufig Kombination mit Kreuzbandverletzungen, isolierte Verletzungen sind selten.

Diagnostik
- Laterale Aufklappbarkeit in Streckung und 25 Grad Beugung, Zehenheberfunktion (N. peronaeus)
- Rö: Knie in zwei Ebenen, Patella tangential, evtl. gehaltene Aufnahmen in Varus- und Valgusstreß
- MRT: bei Fragestellung nach begleitenden KB- und Meniskusverletzungen Vorrang vor diagnostischer Arthroskopie.

Therapie: meist operativ, da häufig weitere Verletzungen der Kniebinnenstrukturen vorliegen, insbesondere der Kreuzbänder. OP-Technik entspricht der Versorgung des med. Kapsel-Band-Apparates (26.5.4).

26.5.6 Knieluxation   ICD: S 83.1

Absoluter Notfall, Folge eines schweren Traumas, häufig mit schweren Begleitverletzungen vergesellschaftet.

Diagnostik
- Anamnestisch starkes Trauma, diffuse Schmerzen, Weichteilschwellung, Hämatom, Erguß (fehlt wegen Kapselzerreißung oft)
- Fußpulse (Palpation, Dopplersonographie), periphere Sensibilität und Motorik (N. peronaeus), Kompartmentsyndrom
- Stabilitätstest sehr schmerzhaft, meist erst nach intraartikulärer Lokalanästhetikagabe durchführbar
- Rö.: Knie mit angrenzenden Knochen (Verletzungskette)
- Angiografie zum Ausschluß von Intimaläsionen nur bei verzögerter Operation bei nachweisbaren Fußpulsen.

Einteilung
- Dorsale Luxation
- Ventrale Luxation
- Laterale Luxation
- Mediale Luxation
- Rotationsluxation

Cave: Wegen möglicher Spontanreposition noch am Unfallort kann eine Knieluxation übersehen werden! In 1/3 der Fälle Gefäßverletzung und Verletzung des N. peronaeus!

Therapie
- Unmittelbare geschlossene Reposition in Narkose, vorher Dokumentation des Gefäß-/Nervenstatus
- Konservativ: 10 Wo. in Oberschenkelgips, danach zumeist deutliche Restinstabilität. Heutzutage eher seltenes Vorgehen
- OP: zunächst Rekonstruktion von Gefäß- und Nervenläsionen, dann Osteosynthese. Bandrekonstruktion zumeist sekundär nach 2–3 Wo. Häufig Ruhigstellung durch Anlage eines gelenkübergreifenden Fixateur externe.

|OP| **Nachbeh.:** abhängig von Verletzungsschwere und der erfolgten Rekonstruktion. Nach Weichteilkonsolidierung passive Mobilisation auf Motorschiene und aktive KG.

Progn.: Amputationsrate (Oberschenkel) ca. 5%. Häufig verbleibende hintere Instabilität und Femuropatellararthrose.

26.5.7 Verletzungen des Streckapparates   ICD: S 83.6

Leitsymptom: Patient kann das gestreckte Bein nicht aktiv heben. Ursachen sind Ruptur der Quadrizepssehne, Querfraktur der Patella, Abriß des Lig. patellae, Ruptur des Lig. patellae und Abrißfraktur der Tuberositas tibiae (bei Kindern).

Quadrizepssehnenruptur

Ätiol.: Anspannungstrauma, wiederholte Mikrotraumen, Injektionsbehandlungen in Sehne, generalisierte Bindegewebserkrankungen.

Klinik: Dellenbildung oberhalb der Patella, aktiver Streckausfall, erschwertes Gangbild mit Wegknicken des Unterschenkels, bei inkompletter Ruptur erhaltene Streckfähigkeit (erhaltene Retinakula).

Diagnostik
- Rö.: Knie in zwei Ebenen und Patella tangential: Ausschluß Patellafraktur, Nachweis knöcherner Sehnenausrisse, Patellatiefstand
- Sonografie: Sehnendiskontinuität, Gewebeauflockerung, Hämatom.

Therapie
Konservative Therapie: Bei inkompletten Rupturen Immobilisation in Streckstellung durch Oberschenkel-Gipstutor oder Sperrorthese für 6 Wo.

OP Operative Therapie
- Akute Ruptur: baldige Versorgung, da sich proximaler Sehnenstumpf verkürzt und mit Femur verwächst. End-zu-End-Naht nach Bunnell mit zusätzlichen Adaptationsnähten, evtl. Verstärkung mit Rektussehnenspiegel oder zusätzlicher Draht- oder Kunststoffnaht (dann frühfunktionelle Behandlung möglich). Nachbehandlung wie bei konservativer Therapie
- Chronische Ruptur: wegen Sehnenstumpfverkürzung meist Notwendigkeit von Sehnenplastiken (V-Y-Plastik nach Codivilla) oder Muskelsehnentransfer-Plastiken (M. sartorius, M. vastus lateralis). Nachbeh. nach chron. Ruptur individuell, meist jedoch wie bei akuter Ruptur.

OP Nachbeh.: Während Immobilisation (6 Wo.) schmerzorientierte Vollbelastung, danach isometrisches Quadrizepstraining, aktive Bewegungsübungen.

Patellasehnenruptur

Ätiol.: wie bei Quadrizepssehnenruptur.

Diagn.: Patellahochstand, ansonsten vgl. Quadrizepssehnenruptur.

Therapie
- Akute Ruptur: Primärnaht und Neutralisierung der Zugbelastung mittels zusätzlicher Draht-Cerclage zwischen Patella und Tuberositas tibae. Vermeidung einer Patellarsehenenverkürzung → Patellatiefstand → Femuro-Patellararthrose
- Chronische Ruptur: Sehnenersatzoperationen mit M. semitendinosus oder M. gracilis-Sehne nach vorheriger Quadrizepssehnenmobilisation und -dehnung.

OP Nachbeh.: frühfunktionell bei stabiler Versorgung, ansonsten Immobilisation für 6 Wo. wie bei Quadrizepssehnenruptur.

Abrißfraktur der Tuberositas tibiae

Therapie: Zugschraubenosteosynthese mit sichernder Zuggurtungsnaht, frühfunktionelle Nachbehandlung, bei Mehrfragmentfraktur Verwendung transossärer Nähte, Immobilisation für 6 Wo.

26.5.8 Meniskusverletzungen ICD: S 83.2

Prädilektionsstelle: Innenmensikus-Hinterhornverletzungen (ca. 50%). M : W ca. 2 : 1. Innen- : Außenmeniskus ca. 3 : 1.

Ätiol.: Bei Kombination aus Rotationsbewegung und axialer Belastung → Scherkräfte, → Meniskuseinklemmung zwischen artikulierenden Gelenkflächen. Ca. 40% sekundär traumatische, ca. 50% degenerative, ca. 8% primär traumatische Meniskusrisse.

Klinik: Unfallmechanismus, berufliche Anamnese. Schmerzen über Gelenkspalt, Erguß, Gelenkblockierung, Reiben, Schnapp-Phänomene, Instabilitätsgefühl.

Diagnostik

Systematische klinische Untersuchung des Knies (☞ 26.5), zusätzlich Durchführung der Meniskustests: meist unspezifisch, Provokation von Schmerzen (perimeniskeale Synovitis - Meniskus selbst asensibel!). Tests können nur Hinweise geben, bei negativem Ergebnis ist Meniskusläsion nicht ausgeschlossen. DD: vordere Kreuzbandruptur mit Einklemmung des Stumpfes, mediale Seitenbandruptur, freier Gelenkkörper, Arthrose, hypertrophe Plica mediopatellaris.

- **Meniskuszeichen**
  - Steinmann I: bei Außen-/Innenrotation des Unterschenkels im gebeugten Kniegelenk Schmerzen am inneren/äußeren Gelenkspalt
  - Steinmann II: Auslösung eines nach dorsal wandernden Schmerzes bei forcierter passiver Kniebeugung
  - Appley-Test: Untersuchung in Bauchlage, Bein 90 Grad im Knie gebeugt, durch Druck auf Fußsohle Kompression der Gelenkflächen und Rotation des Fußes, bei Innen-/Außenmeniskusläsion Schmerzen bei Außen-/Innenrotation. Danach statt Druck Zug, dann auftretende Schmerzen eher durch ligamentäre Verletzungen bedingt
  - Payr-Zeichen: im Schneidersitz Schmerzen am medialen Gelenkspalt bei Innenmeniskusläsion (Test kann wegen Praktikabilität nur selten durchgeführt werden)
- Rö: Knie in zwei Ebenen, Patella tangential: Ausschluß freier Gelenkkörper, osteochondrale Flakes, Begleitfrakturen
- MRT: keine Routineuntersuchung, Ind. bei V.a. Begleitverletzungen
- Punktion: bei starker Ergußbildung, zur Analgesie Instillation eines Lokalanästhetikums. Hämarthros → Begleitverletzungen → Therapie.

Einteilung

Rißformen: Unterscheidung inneres - mittleres - und äußeres Drittel → nur äußeres Drittel besitzt Blutversorgung (prognostische Einteilung).

Vertikalriß (durchgehender Vertikalriß = Korbhenkelriß), Radiärriß, Lappenriß, Horizontalriß, Papageienschnabelriß (deskriptive Einteilung).

Therapie
Konservative Therapie
Ind.: Partialrisse, kurze vertikale oder schräge Risse (5–10 mm), kurze Radiärrisse (≤ 5 mm), soweit sich bei der arthroskopischen Untersuchung der zentrale Meniskusanteil als fest erweist.

Frühfunktionelle KG nach Schmerzrückgang, isometrisches Quadrizepstraining, schmerzorientierte Belastung, ggf. Antiphlogistika, Einschränkung der sportlichen Aktivitäten für 6–8 Wochen.

OP Operative Therapie
So weit möglich meniskuserhaltende Arthroskopie mit Meniskusnaht oder Meniskusteilresektion, um In-

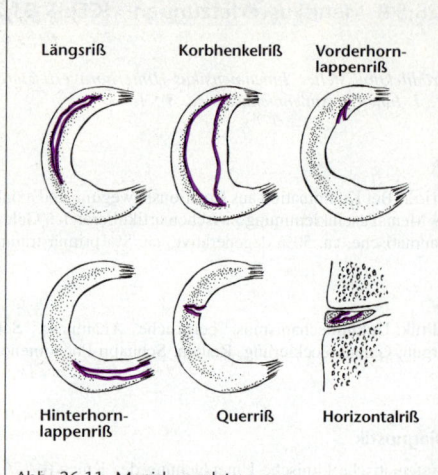

Abb. 26.11: Meniskusverletzungen

stabilitäten und frühzeitigem Gelenkverschleiß vorzubeugen. Insbesondere bei Kombinationsverletzungen Versuch des Meniskuserhalts.

Meniskusteilresektion
Ind.: Verletzungen der inneren, nicht durchbluteten 2/3 des Meniskus, degenerative Schäden, komplexe, lappenförmige und Radiärrisse > 5 mm.

Ziel: Erhalt eines stabilen Restmeniskus. Totale Meniskektomie nur in Ausnahmefällen → schlechte Progn.

OP Nachbeh.: ab 1. postop. Tag CPM 0–60 Grad auf E-Schiene, Steigerung bis 0–90 Grad, ggf. Frankfurter Schiene, isometrisches Quadrizepstraining, schmerzorientierte Vollbelastung mit Gehhilfen.

Progn.: allgemein bei richtiger Ind. gut, schlecht bei Kombinationsverletzungen und Knorpelschäden.

Meniskusnaht
Ind.: Verletzungen des äußeren, durchbluteten Drittels, vertikale bzw. Längsrisse, Korbhenkelrisse, zusätzliche OP an Kapsel-Band-Apparat notwendig. **Technik**: zunächst arthroskopische Untersuchung, bei Ind. zur Naht entweder offene oder arthroskopische Meniskusnaht (inside-out-, outside-in- oder all-in-Technik) nach Anfrischung der Ränder, ggf. zusätzliche Verwendung von Fibrinkleber (Förderung der Bindegewebsproliferation).

OP Nachbeh.: Längere Rehabilitation als bei Meniskusteilresektion. Frühfunktionelle Beübung je nach Stabilität und Lokalisation der Naht. CPM auf E-Schiene zunächst nur bis 0–60 Grad, Abrollbelastung, Isometrie, ab der 5. Wo. zunehmende Belastungs- und Bewegungssteigerung. Alternativ Gips-Ruhigstellung für 4 Wo., danach KG. Sport meist erst nach 4–6 Mon. Bei Kombinationsverletzungen (z.B. vorderes Kreuzband) hängt die Nachbehandlung von der Kreuzbandrekonstruktion ab.

Progn.: Außenmeniskusverletzungen heilen allgemein besser als Innenmeniskusverletzungen. Erhöhte Rupturrate bei unversorgten Kombinationsverletzungen. Meist dauernde Reduktion sportlicher Aktivitäten notwendig.

26.5.9 Meniskusganglion   ICD: D 21.2

Meist Zysten des Außenmeniskus, Ätiol. unklar (kongenital, traumatisch, degenerativ), $M > F$.

Klinik: prall-elastische Vorwölbung, ggf. Schmerzen, Meniskuszeichen.

Diagn.: Rö. Knie, Sonografie.

Therapie: Arthroskopische Dekompression oder Meniskusteilresektion (bei gleichzeitiger Meniskusverletzung), offene Exzision. Bei alleiniger Ganglionresektion Rezidivgefahr.

26.6 Unterschenkel

26.6.1 Tibiakopffraktur   ICD: S 82.1

Einteilung in Tibiaplateaufrakturen, Luxationsfrakturen und Trümmerfrakturen. Bei jungen Patienten wegen guter Knochenstruktur vorwiegend Spaltbrüche, bei älteren Patienten häufiger Depressions- und Impressionsfrakturen. Bei Luxationsfrakturen in über 80% Mitverletzung von Kreuzbändern und Seitenbändern, bei Tibiaplateaufrakturen häufige Mitverletzung der Menisken.

Diagn.
- Gelenkerguß, Schwellung, Bewegungsunfähigkeit, Kontusionsmarke, periphere DMS (N. peronaeus), Weichteilschaden, Kompartmentsyndrom

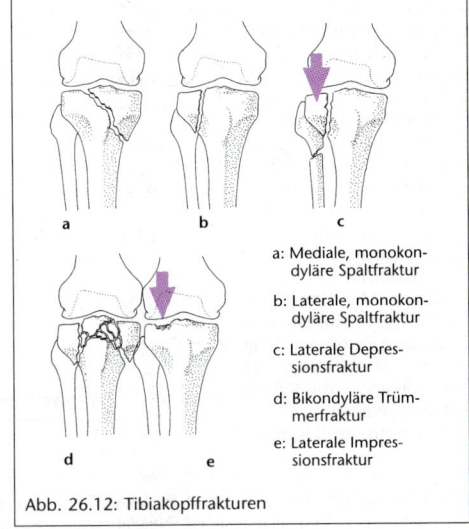

a: Mediale, monokondyläre Spaltfraktur

b: Laterale, monokondyläre Spaltfraktur

c: Laterale Depressionsfraktur

d: Bikondyläre Trümmerfraktur

e: Laterale Impressionsfraktur

Abb. 26.12: Tibiakopffrakturen

- Überprüfung der Bandstabilität wegen Schmerzen erst in Narkose
- Rö.: Knie in zwei Ebenen und 45-Grad-Schrägaufnahmen mit angrenzenden Knochen, bei komplizierten Frakturen konventionelle Tomografie
- Angiografie: nur wenn dopplersonographische Untersuchung keinen Pulsnachweis erbringt.

Therapie

Konservative Therapie: bei nicht oder minimal dislozierten stabilen Frakturen mit erhaltener Gelenkfläche. Ergußpunktion, Antiphlogistika, Eis. Nach Schmerzreduktion passive Bewegungsübungen auf E-Schiene, isometrisches Quadrizepstraining, Frühmobilisation mit Abrollbelastung, nach 6–8 Wo. Vollbelastung. Instabile Frakturen nur bei Kontraindikationen zur Operation: geschlossene Reposition, Fersenbeinextension für 4–6 Wo., danach geschlossener Oberschenkel-Gehgips mit Vollbelastung für weitere 4–6 Wo., nach Gipsabnahme KG.

Operative Therapie: Notfallmäßig bei Gefäß- und Nervenverletzungen, Kompartmentsyndrom und offenen Frakturen
- Tibiaplateaufrakturen:
  - Monokondyläre Spaltfrakturen: offene Reposition, K-Draht-Fixation, Spongiosazugschrauben-Osteosynthese
  - Impressionsfrakturen: über kortikales Fenster Anheben mittels Stößel und Unterfütterung mit autologer Spongiosa, Einbringen einer Spongiosazugschraube unterhalb des Imprimats zur Prophylaxe eines erneuten Absinkens
  - Impressions-Depressionsfraktur: Unterfütterung mit kortiko-spongiösem Span über Frakturspalt, Spongiosazugschraube und Abstützplatte
  - Bikondyläre Frakturen: nach Reposition und K-Draht-Fixation zunächst Rekonstruktion des weniger zerstörten Tibiaplateaus mittels Abstützplatte, kontralateral je nach Frakturausdehnung ebenfalls Platte oder Spongiosazugschraube
- Luxationsfrakturen: Abstützplatten und Spongiosazugschraubenosteosynthese, ggf. Kleinfragmentschrauben. Wichtig ist die Versorgung von häufig begleitenden Kapsel-/Bandverletzungen. Bei starker Zerstörung zunächst biologische Osteosynthese zur Schonung der Fragmentdurchblutung, Bandplastiken erst sekundär
- Trümmerfrakturen (meist mit Weichteilschaden): gedeckte Reposition, gelenktransfixierender Fixateur externe, evtl. Gefäßrekonstruktion (A. poplitea), Fasziotomie aller Unterschenkellogen, Weichteildebridement, ggf. lokale gestielte Muskellappenplastik, ggf. Minimalosteosynthese größerer Fragmente. Definitive Frakturversorgung (biologische Osteosynthese) nach Weichteilkonsolidierung.

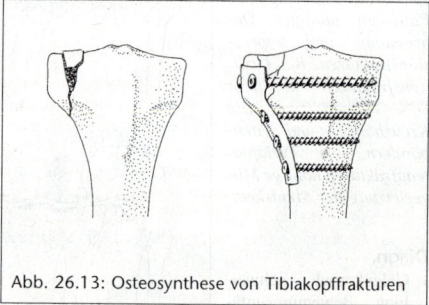

Abb. 26.13: Osteosynthese von Tibiakopffrakturen

KO: Wundheilungsstörungen, Infektion, sekundäres Kompartmentsyndrom, tiefe Beinvenenthrombose, Implantatversagen, Pseudarthrose, posttraumatische Arthrose, Bandinstabilitäten.

|OP|▷ **Nachbeh.:** ab 1. postop. Tag CPM auf E-Schiene 0–40 Grad und isometrisches Muskeltraining, je nach Weichteilsituation Steigerung auf 0–90 Grad. Ab 3. Tag Mobilisation mit Abrollbelastung (15 kg). Vollbelastung bei einfachen Frakturen nach 8–10 Wo., bei komplexen Frakturen nach 12–14 Wo. ME nur auf Patientenwunsch nach 18 Mon. Sekundäre funktionsverbessernde Eingriffe je nach Situation.

26.6.2 Unterschenkelschaftfrakturen ICD: S 82.2

Tibiavorderkante und -vorderfläche liegen ungeschützt direkt unter der Haut → häufig direkter oder indirekter Weichteilschaden!

Klinik: Fehlstellung, Gehunfähigkeit, Bewegungsschmerzen, Prellmarke, Hämatom, Weichteilschaden.

Diagnostik
- DMS-Kontrolle, Ausschluß Kompartmentsyndrom, Untersuchung des oberen Sprunggelenks, Kniegelenks und Femurs (Verletzungskette)
- Rö.: Unterschenkel in zwei Ebenen und angrenzende Gelenke (bei geschlossenen Frakturen ggf. in Bruchspaltanästhesie), Vergleichsaufnahmen der Gegenseite zur operativen Planung
- Angiografie: bei pathologischem dopplersonographischem Status.

Cave: Ein Kompartmentsyndrom kann v.a. bei bewußtlosen Patienten übersehen werden → evtl. kontinuierliche invasive Messung des Logendrucks!

Einteilung nach AO (☞ 33). Für Therapieentscheidung ist das Ausmaß des Weichteilschadens von großer Bedeutung.

Therapie
Konservative Therapie: Bei Kindern und Jugendlichen Therapie der Wahl. Bei geschlossenen, nicht-dislozierten oder reponierbaren Frakturen konservative Behandlung auch bei Erwachsenen durchführbar. Im Vergleich zu operativen Verfahren jedoch kritische Berücksichtigung von Immobilisationsrisiken, Behandlungskomfort und Dauer der Arbeitsunfähigkeit.

- Oberschenkelliegegips: zunächst gespalten, nach Abschwellung zirkulär, Anwendung bei stabilen, nicht-dislozierten oder reponierten Frakturen (A2 und A3)
- Extensionsbehandlung (nach Böhler): Fersenbeinextension bei geschlossenen, instabilen Frakturen in Fehlstellung (B1 und B2). Bei erhaltener Fibula kann zunächst in gleicher Weise vorgegangen werden. Wegen Tendenz zur Varusabknickung meist sekundäre Osteosynthese. *Cave:* Spitzfußprophylaxe, Drehfehler, Fragmentdiastase durch zu starkes Zuggewicht (max. 3 kg)
- Extensionsbehandlung (nach Ehalt): zusätzliche Anlage eines Oberschenkel-Spaltgipsverbandes bei unruhigen oder deliranten Patienten
- Sarmiento-Technik: bei geschlossenen Unterschenkelschaftfrakturen mit Verkürzung < 10 mm und Achsenfehlstellung < 5 Grad nach Reposition, evtl. sogar bei I-gradig offenen Frakturen. Anlage des vorgefertigten Kunststoff-Brace ab der 3. Wo. nach Gips- oder Extensionsbehandlung. Damit schmerzorientierte Belastung möglich.

|OP|▷ **Nachbeh.:** schmerzorientierte frühe Vollbelastung nach 4–5 Wo. (Osteoprose-Prophylaxe), isometrisches Quadrizepstraining, aktive Bewegungsübungen. Konsolidierungszeit 8–12 Wo. Nach Gipsabnahme intensive KG und Gelenkmobilisation.

|OP| **Operative Therapie:** Ind.: II. und III.-gradig offene Frakturen, Begleitverletzungen von Gefäßen und Nerven, Kompartmentsyndrom, Polytrauma, Intensivbehandlung (*Cave:* kein Gips auf Intensivstation!), instabile Frakturen, Weichteilinterposition im Frakturspalt, Verkürzung > 10 mm, Varusabknickung > 8 Grad bei isolierten Tibiafrakturen, Mehretagenfrakturen, ipsilaterale Femurfraktur, Knie oder Sprunggelenkverletzung und primär konservativ behandelte dislozierte Frakturen.

- Marknagelung: bei geschlossenen und offenen diaphysären Frakturen, Pseudarthrosen nach Verwendung anderer Verfahren, Verfahrenswechsel nach initialer Fixateur-externe-Behandlung
  - Konventionelle Marknagelung (Aufbohren, keine Verriegelung): geschlossene Quer-/Schrägfraktur im mittleren Drittel, Osteoporose, Pseudarthrosen in Schaftmitte
  - Verriegelungsmarknagelung: metaphysäre Frakturen, gelenknahe Frakturen, Trümmerfrakturen, Mehretagenfrakturen, Knochendefekte
  - unaufgebohrte Marknagelung (UTN): I. und II. gradig offene Frakturen
- Fixateur externe: bei schwerem Weichteilschaden, Trümmerfrakturen, Polytrauma mit operativ zu versorgenden lebensbedrohlichen Verletzungen (Zeitfaktor). Unilaterale oder V-Montage, ggf. „Pinless"-Fixateur (Vorteil: Nichteröffnen der Markhöhle → sekundäre Marknagelung möglich). *Nachteil:* Pintrakt-Infektion, verzögerte Konsolidierung, Pseudarthrosenbildung. Möglichst Verfahrenswechsel nach allgemeiner Stabilisierung des Patienten und Weichteilsanierung anstreben
- Plattenosteosynthese: gegenüber Marknagelung unterlegenes Verfahren, keine Belastungsstabilität, Ind. daher streng: für Marknagelung ungeeignete Frakturen (Diastase, keine geschlossene Reposition möglich, Kettenfrakturen), Gelenkbeteiligung, gleichzeitige operativ zu versorgende Knieverletzung (Kontraindikation zur Marknagelung), Knieversteifung, enger oder deformierter Markraum
- Perkutane Schraubenosteosynthese/Cerclage: bei Kindern und Jugendlichen, lange Torsions- oder Torsionskeilfrakturen. Postoperativ Anlage eines geschlossenen Oberschenkel-Gipsverbandes.

Vorgehen bei offener Unterschenkelfraktur
Wundabstrich, prophylaktische Antibiotikatherapie nach zu erwartendem Keimspektrum (z.B. Cephalosporin und Metronidazol), radikales Weichteildébridement und JetLavage, Faszienspaltung, Entfernung avitaler Knochenfragmente, Frakturstabilisierung mittels Fixateur externe oder ungebohrtem Marknagel (UTN), evtl. primäre Verkürzung bis 1/10 Unterschenkellänge (Weichteilgewinn, Kompartmententlastung, sekundäre Kallusdistraktion), offene Wundbehandlung, „Second-look" nach 24–48 h, sekundäre Weichteildeckung (Spalthaut, lokaler Muskellappen, freier Muskeltransfer), ggf. Verfahrenswechsel und Spongiosaplastik.

|OP| **Nachbehandlung**

- nach Marknagelung: Frühmobilisation unter Teilbelastung je nach Weichteilsituation, Isometrie, Vollbelastung nach 3 Wo. bei radiologisch sichtbarer Kallusbildung. ME nach 12–18 Mon. Bei schlechter Frakturheilung ggf. Dynamisierung durch Entfernung von Verriegelungsbolzen → axiale Kompression → Förderung der Kallusformation!
- nach anderen Osteosyntheseverfahren: zunächst nur Abrollbelastung (15 kg), je nach Weichteilsituation und radiologischer Frakturdurchbauung Belastungssteigerung nach 6–8 Wo. im Unterschenkel-Gehgips bzw. mit liegendem Fixateur externe (Dynamisierung).

26.6.3 Distale Tibia- und Pilon tibial-Frakturen ICD: S 82.3

Unfallursache sind axiale Gewalteinwirkungen → Ausschluß weiterer Verletzungen der Verletzungskette Vorfuß → Wirbelsäule. AO-Klassifikation: ☞ *33.*

Pilon (frz.) = Keule → Fraktur gelenktragender Anteile der distalen Tibia. Bei gleichzeitiger Fibulafraktur werden Kanten- oder Fragmentausrisse nicht den Pilon tibial-Frakturen zugeordnet.

Klinik: Gehunfähigkeit, Schmerzen, mediales Ödem, Fehlstellung.

Diagnostik
- periphere DMS, Beurteilung des Weichteilschadens
- Rö.: Unterschenkel mit oberem Sprunggelenk in zwei Ebenen und 45-Grad Schrägaufnahmen, bei Luxation nach Reposition erneut Standardaufnahmen. Bei massiver Gewalteinwirkung Rö-Thorax und Abdomen-Sonografie!

Therapie
Konservative Therapie: in Ausnahmefällen nur bei nicht dislozierten Stückfrakturen ohne Gelenkbeteiligung und anatomisch korrekt reponierten metaphysären Frakturen (A1). Nachbeh.: Unterschenkel-Gips für 6–10 Wo., Abrollbelastung, KG.

|OP| **Operative Therapie:** bei vorliegender Fibulafraktur zunächst Fibulaosteosynthese mittels Platte in exakter Länge, Rekonstruktion der imprimierten Tibiagelenkfläche, Spongiosaunterfütterung des knöchernen Defekts, Tibiaosteosynthese mittels sog. „Kleeblattplatte", bei starker Weichteilschwellung nur Schraubenosteosynthese möglich. Gelenkübergreifender medialer Fixateur externe zusätzlich, falls noch keine Übungsstabilität oder als alleinige passagere Therapie bei starkem Weichteilschaden oder Infekt.

|OP| **Nachbeh.:** Unterschenkelgips und Abrollbelastung für 8–12 (ggf. 16) Wochen je nach Frakturtyp, isometrisches Quadrizepstraining, aktive Bewegungsübungen der nicht betroffenen Gelenke. ME nach 12–18 Mon., wegen schwacher Weichteildeckung jedoch strenge Indikationsstellung! Bei starkem Gelenkschaden und schmerzhafter Arthrose sekundäre OSG-Arthrodese. Bei Achsenfehlern nach supramalleolären Frakturen evtl. Korrekturosteotomie. Bei posttraumatischem Tarsaltunnelsyndrom Retinakulumspaltung, operative Revision des N. tibialis posterior und Konturglättung.

KO: Infekt → operative Revision (OSG-Beteiligung!), Weichteilnekrose (schlechte Durchblutungssituation des distalen Unterschenkels) → freier Gewebetransfer.

Progn.: Bei schweren Frakturen bis zu 30% Osteitis und bis zu 50% posttraumatische Arthrosen.

26.7 Sprunggelenk

26.7.1 Sprunggelenkfrakturen   ICD: S 82.5/S 82.6

Eine Vielzahl von Verletzungsformen führt zu Sprunggelenkfrakturen. Sie sind alle Folge von (Sub-) Luxationen der Talusrolle aus der artikulierenden Knöchelgabel.

Cave: Klinisch eindeutige Luxationsfrakturen müssen zur Vermeidung von inneren Weichteildruckschäden sofort notfallmäßig reponiert werden. Es darf nicht erst auf ein Röntgenbild gewartet werden!

Klinik.: Schwellung, Hämatomverfärbung, Konturdeformierung

Diagnostik
- Druckschmerz über Gelenkspalt, ggf. über proximaler Fibula (→ Maisonneuve-Fraktur), eingeschränkte Beweglichkeit, periphere DMS
- Rö.: OSG in zwei Ebenen (Fuß 20 Grad innenrotiert!), bei V.a. Maisonneuve-Fraktur Rö. Unterschenkel in zwei Ebenen. 45-Grad Schrägaufnahmen zum Nachweis knöcherner Bandausrisse des antero-lateralen Tibiakantendreiecks.

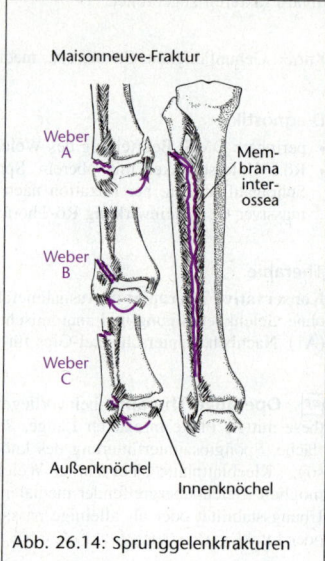

Abb. 26.14: Sprunggelenkfrakturen

Einteilung
Klassifikation der Außenknöchelfrakturen nach Weber (topographisch):
- Weber A: Außenknöchelfraktur auf Höhe oder distal des Gelenkspalts, d.h. unterhalb der Syndesmose ohne Syndesmosenverletzung
- Weber B: Außenknöchelfraktur auf Höhe der Syndesmose, mögliche Syndesmosenverletzung
- Weber C: Außenknöchelfraktur oberhalb der Syndesmose mit Syndesmosenverletzung.

Einteilung nach Lauge-Hansen (nach Verletzungsmechanismus):
- Supinations-Eversionsverletzung (häufigste Verletzung)
- Supinations-Abduktionsverletzung
- Pronations-Eversionsverletzung (Maisonneuve-Fraktur)
- Pronations-Abduktionsverletzung.

Maisonneuve-Fraktur: hohe Weber C-Fraktur mit Verletzung der Membrana interossea.

Hinteres Tibiakantendreieck („*Volkmannsches Dreieck*"): in 1/3 aller Knöchelfrakturen wird dieser postero-lateral gelegene empfindliche Gelenkanteil mitbetroffen, wobei artikuläre und extraartikuläre Frakturen unterschieden werden.

Therapie

Konservative Therapie: nur bei nicht dislozierten Knöchelfrakturen (Weber A-, stabile Weber B-Frakturen mit erhaltender Syndesmose → Bildwandler!) indiziert oder wenn Weichteilverhältnisse oder Allgemeinzustand eine Operation verbieten. Nach geschlossener Reposition (Lokalanästhetikum ins OSG) gespaltener, ungepolsterter Unterschenkel-Repositionsgips, nach Abschwellung nach ca. 1 Wo. geschlossener Unterschenkel-Gips für 6–8 Wo., Abrollbelastung, KG. Bei schlechten Weichteilverhältnissen gelenkübergreifender Fixateur externe oder K-Draht-Osteosynthese mit Unterschenkelgips.

|OP| **Operative Therapie:** operative Versorgung möglichst innerhalb 6–8 h, sonst erst nach Abschwellung nach 4–6 Tagen
- Instabile Weber B/C-Fraktur: Übungsstabile Osteosynthese mit 5-/6-Loch-Drittelrohrplatte an der dorso-lateralen Zirkumferenz („Antigleitplatte"), Inspektion und ggf. Naht der Syndesmose mit Sicherung durch Stellschraube
- Maisonneuve-Fraktur: exakte Längenwiederherstellung und Reposition nach Einpassen des Außenknöchels in die Incisura tibiae. Stellschraubenosteosynthese (6 Wo.) mit ein oder zwei 3,5 mm Kortikalisschrauben. Keine direkte Osteosynthese wegen Verletzungsgefahr des N. peronaeus
- Postero-laterales Tibiakantendreieck („Volkmannsches Dreieck"): Ind. zur operativen Versorgung besteht bei gelenkbildenden Fragmenten. Indirekte Verschraubung von ventral bei großen Kantenfragmenten, direkte Verschraubung unter Sicht (schwierigerer operativer Zugang) bei Spongiosa- und Knorpelimpression mit Notwendigkeit einer Spongiosaplastik.

|OP| **Nachbeh.:** je nach Stabilität der Osteosynthese oder Knochenqualität (Osteoporose) entweder Ausbehandlung im Unterschenkel-Gehgips oder frühfunktionelle Behandlung mit passiver Gelenkmobilisation, aktiver Mobilisation ab 1. postop. Tag mit Luftkissen-Schiene (z.B. „Aircast®") und Abrollbelastung für 6 Wo. nach Abschwellung. ME nach 4–6 Mon.

26.7.2 Verletzungen des fibulotalaren Bandapparates
ICD: S 93.2

Verletzungen des Außenknöchel-Bandkomplexes gehören zu d. häufigsten Verletzungen.

Ätiol.: „Umknicken" mit dem Fuß nach innen oder passive Plantarflexion. Dabei Riß von Lig. fibulotalare anterius > Lig. calcaneofibulare > Lig. fibulotalare posterius (abnehmende Häufigkeit). Bei zusätzlicher Rotation kann auch die vordere Syndesmose reißen.

Klinik: Anamnese: Supinations- oder Pronationstrauma (selten), hörbares Geräusch? Vorbestehende Bandschäden? Inspektion: Schwellung, Hämatom.

Diagnostik

- schmerzhafte Bewegungseinschränkung, vermehrte laterale Aufklappbarkeit, vermehrter Talusvorschub (in 10 Grad Plantarflexion)
- Rö.: oberes Sprunggelenk in zwei Ebenen, evtl. gehaltene Aufnahmen in Lokalanästhesie → Beurteilung der Taluskippung und der Talusschublade
- MRT: bei fortdauernden Schmerzen über 3 Mon. nach Verletzung zum Ausschluß von Knorpelläsionen. Keine Ind. bei akutem Trauma.

Einteilung
- Grad 1: Zerrung der Gelenkkapsel oder des Lig. fibulotalare anterius
- Grad 2: Teilruptur des Lig. fibulotalare anterius und Lig. calcaneofibulare
- Grad 3: Totalruptur des Lig. fibulotalare anterius und Lig. calcaneofibulare.

OSG-Luxation: Totalruptur aller drei Außenbänder, Syndesmosenverletzung und Knorpelläsion.

Therapie
Konservative Therapie: je nach Verletzungsschwere
- Grad 1 + 2: Hochlagerung, Kühlung, elastische Bandage. Bei anhaltenden Schmerzen Luftkissenschiene („Aircast"®) oder Tape-Verband, frühfunktionelle krankengymnastische Therapie
- Grad 3: bei starken Schmerzen ggf. zunächst Immobilisation in gespaltenem Unterschenkelgips, nach 2–3 Tagen Luftkissenschiene oder Spezialschuhe mit seitlicher Stabilisierung (z.B. „Adimed®"-Schuh) und frühfunktionelle krankengymnastische Therapie.

|OP| **Operative Therapie:** Ind. heute streng zu stellen, da nur bei 5–10% der funktionell behandelten Außenbandverletzungen Ausbildung einer chronischen Instabilität → sekundäre OP (gleich gute Ergebnisse). *Ind.:* Grad 3-Verletzungen bei Sportlern oder Berufen mit typischer Belastung des Sprunggelenks, Talusluxation, Syndesmosensprengung, Nachweis osteochondraler Fragmente, Peronaeussehnenluxation. Nachbehandlung wie bei konservativer Behandlung.

26.7.3 Achillessehnenruptur   ICD: S 86.0

Meist Ruptur 2–5 cm proximal des Ansatzes am Tuber calcanei durch Spontankontraktion des M. triceps surae beim Startschritt (Squasch), Dorsalflektion des Fußes (Laufen) oder Sturz nach vorne (Skifahren). Häufigkeitsgipfel: untrainierte Männer zwischen 30 und 50 J. Meist vorbestehende Sehnendegeneration.

Klinik: anamnestisch hörbarer Knall, bei direktem Trauma Tritt gegen Sehne, plötzlicher Schmerz, erhaltene Gehfähigkeit bei Verlust der aktiven Plantarflektion.

Diagnostik
- tastbare Delle, Druckschmerz, Schwellung, Hautunterblutung
- Plantarflektion im Stehen (Einbeinstand!) nicht vorführbar (im Liegen wegen Erhalt der Sehnen des M. tibialis posterior, des M. peronaeus und der langen Zehenbeuger möglich), Achillessehnenreflex nicht auslösbar
- Test nach *Thompson:* Patient in Bauchlage oder kniend, manuelle Kompression der Wadenmuskulatur von beiden Seiten → bei intakter Achillessehne Plantarflektion (negativ).
- Rö.: Rückfuß in zwei Ebenen: Nachweis knöcherner Ausrisse
- Sonografie: Standarduntersuchung: Darstellung des Ausmaßes der Ruptur und der Sehnenstümpfe, Hämatom, Gleitverhalten bei aktiver und passiver Bewegung
- MRT: keine Routineuntersuchung, empfehlenswert bei chronischen Beschwerden zur Darstellung degenerativer Veränderungen.

Therapie
Konservative Therapie: bei älteren Patienten, hohem OP-Risiko oder Antikoagulantienbehandlung mit akzeptablem Ergebnis durchführbar. Voraussetzung: sonografischer Nachweis der Sehnenstumpfadaptation bei Plantarflektion und kooperativer

Patient. Anlage eines gespaltenen Unterschenkelgipses in 20 Grad-Spitzfußstellung und Ruhigstellung auf Braunscher Schiene (Knieflektion → Entlastung des Muskelzugs) für 3 Tage. Danach Tape-Verband und Versorgung mit Absatzerhöhung von 2 cm beidseitig und Vollbelastung für 3 Wo. Abnahme des Tapeverbandes, Absatzerhöhung für weitere 3 Wo. Nach 6 Wo. normales Schuhwerk.

OP Operative Therapie
- Frische Ruptur: bei verzögerter Therapie zunächst Ruhigstellung mit elastischer Binde in Spitzfußstellung und Kryotherapie. Spaltung des Peritendineums, Ausspülung des Hämatoms, Adaptation der Sehnenstümpfe mittels Durchflechtungsnaht mit resorbierbarem Nahtmaterial in Spitzfußstellung. Ggf. Verstärkung mittels Plantarissehne bei Degeneration
- Knöcherne Sehnenausrisse: offene Reposition und Zugschraubenosteosynthese
- Alte Ruptur: bei Retraktion des proximalen Sehnenstumpfes < 4 cm Resektion des Narbengewebes und End-zu-End-Naht mit Verstärkung durch Plantarissehne oder M. flexor digitorum longus-Sehne. Bei größeren Defekten Durchführung einer umgekehrten VY-Plastik, Peronaeus-brevis-Plastik oder Umkipp-Plastik.

OP▷ Nachbehandlungsvorschlag
- postop. zunächst Unterschenkel-Spaltgips in 30 Grad Spitzfußstellung und Lagerung auf Braunscher Schiene, Kryotherapie, Antiphlogistika, Thromboseprophylaxe, Mobilisation mit KG unter Entlastung
- 1 Wo. postop.: Anlage eines geschlossenen Unterschenkelgipsverbandes, Rücknahme der Spitzfußstellung auf 20 Grad
- 2 Wo. postop.: Entfernung der Hautfäden, Anlage eines neuen geschlossenen Unterschenkelgipsverbandes, Rücknahme der Spitzfußstellung auf 10 Grad. Ab 3. Wo. zunehmende schmerzorientierte Belastung erlaubt
- 6 Wo. postop.: Gipsentfernung, Absatzerhöhung (1-2 cm) für 3 Mon., aktive KG und passive Mobilisation (Dehnungsbehandlung der Wadenmuskulatur zum Erreichen der Null-Grad-Stellung). Sport frühestens nach 12 Wo., Leistungssport erst nach 6 Mon.). *Cave:* Rerupturen bei zu früher Belastung oder falscher Behandlung.

Anstelle der Gipsbehandlung kann eine Behandlung in einer vorgefertigten Achillessehnenorthese mit einstellbarer Plantarflektion durchgeführt werden. *Vorteil:* Patientenkomfort, mehrfache Verwendbarkeit. *Nachteil:* hohe Kosten.

26.7.4 Talusfrakturen   ICD: S 92.1

Kein Ansatz von Muskeln und Sehnen, 3/5 der Oberfläche mit Knorpel überzogen. Verbindung zwischen Fuß und Achsenskelett → starke Belastungen. Kritische Gefäßversorgung, bei Frakturen Nekrosegefahr.

Ätiol.: anamnestische Längsstauchung des Beines (Sturz, Auffahrunfall).

Klinik: Schmerzen, Schwellung und Bewegungseinschränkung im OSG, evtl. Luxation.

Diagn.: periphere Durchblutung und Sensibilität, Ausschluß weiterer Verletzungen (Verletzungskette), Kompartmentsyndrom der Fußlogen (prall gespannte Weichteile, Sensibilitätsstörungen). Bei Fraktur des Processus posterior tali eingeschränkte Großzehenbeugung, da lange Beugesehne direkt am Proc. posterior vorbeiläuft.
- Rö.: OSG in zwei Ebenen, Spezialaufnahmen des Talo-Calcanear-Gelenks (sog. „Hannover-Spezialaufnahme"), Mortise-Aufnahme zur Beurteilung der lateralen Talusschulter (Fuß und Unterschenkel um 15 Grad nach innen rotiert). DD Fraktur

des Proc. posterior - Os talare posterior (glatte Begrenzung, meist beidseitige Anlage). *Tomografie:* bei unverschobenen Talushalsbrüchen und Abscherfrakturen
- CT: Nachweis von Frakturen des Proc. lateralis meist nur dadurch möglich
- MRT: indiziert zur Differenzierung von Osteochondrosis dissecans und Abscherfrakturen und zur Beurteilung der Vitalität bei avaskulären Nekrosen.

Einteilung
Einteilung nach Lokalisation
- Zentrale Frakturen: Taluskopf, -hals und -körper
- Periphere Frakturen: Proc. posterior, Proc. lat., Abscherfrakturen von Talusdom und -kopf

Klassifikation der zentralen Frakturen nach Hawkins (75% der Frakt.)
(Berücksichtigung der Luxation im oberen und unteren Sprunggelenk)
- I: Fraktur ohne Luxation (ca. 30%)
- II: Fraktur mit Luxation im USG (ca. 45%)
- III: Fraktur mit Ausbruch des Taluskörpers aus OSG und USG nach dorsal (ca. 20%)
- IV: wie III, zusätzlich Luxation im Talonaviculargelenk (ca. 5%).

Die Gefahr einer avaskulären Nekrose steigt mit dem Grad der Taluszerstörung. Bei Typ I 5–10%, bei Typ II 40–50% und bei Typ III und IV 80–100% → notfallmäßige Reposition und operative Versorgung.

Therapie
Konservative Therapie
- Periphere, nicht dislozierte Frakturen: Ruhigstellung in gespaltenem Unterschenkelgips, nach Abschwellung geschlossener Unterschenkelgips, Abrollbelastung, nach 8 Wo. Gipsabnahme und schmerzorientierte Vollbelastung
- Zentrale, nicht dislozierte und nicht-eingestauchte Frakturen (Typ I nach Hawkins): Ruhigstellung in gespaltenem Unterschenkelgips bis zur Abschwellung, dann frühfunktionelle Behandlung mit Abrollbelastung über 8 Wo. und KG. Bei nicht kooperativen Patienten Gipsbehandlung für 8 Wo. wie bei peripheren Frakturen.

OP Operative Therapie
- Zentrale Frakturen
  - Typ II-IV n. Hawkins: geschlossener Repositionsversuch (bei Typ II), K-Draht-Stabilisierung, perkutane Schraubenosteosynthese mit zwei kanülierten Kleinfragmentschrauben von ventral oder auch dorsal.
  Sonst offene Reposition (Typ III und IV) und Osteosynthese, ggf. über Innenknöchelosteotomie. Schonung der Restdurchblutung über die Gelenkkapsel. Bei Impressionsfrakturen Aufbau mit autologer Spongiosa
- Periphere Frakturen
  - Proc. posterior und lateralis: offene Reposition und Fixation mit Kleinfragment-Spongiosaschraube, ggf. nur K-Draht bei kleinem Fragment
  - Taluskopf: offene Reposition und Fixation mit resorbierbaren Stiften, bei größeren Fragmenten Mini- oder Kleinfragmentschrauben-Osteosynthese.

Offene Frakturen mit Weichteilschaden: Versorgung in o.g. Weise, zusätzliche Ruhigstellung durch Transfixation des OSG mittels Fixateur externe. Bei starker Zerstörung zunächst nur Reposition, Weichteildebridement und Fixateur externe-Anlage. Second look nach 48 h mit Lavage und erneutem Debridement, Weichteilpflege und ggf. -rekonstruktion. Ausbehandlung im Fixateur, sekundäre interne Osteosynthese nur bei fehlender Frakturdurchbauung nach 6–8 Wo.

Nachbehandlung

- Osteosynthetisch versorgte zentrale Frakturen: frühfunktionelle Therapie, Abrollbelastung für 12 Wo.
- Periphere Frakturen: Unterschenkelgips für 4 Wo., danach frühfunktionelle Therapie mit Teilbelastung für weitere 4 Wo.
- Bei beidseitigen Frakturen Mobilisation zunächst im Rollstuhl, anschließend (je nach Compliance des Patienten) im Allgöwer-Apparat
- ME: bei Schrauben, die in Gelenkflächen versenkt wurden, frühzeitig nach 3 Mon., sonst Belassen des Materials.

KO

- Talusnekrose: häufigste Komplikation
- Infektion: v.a. bei offenen Frakturen, operative Revision unter Einbeziehung aller beteiligten Gelenke
- Posttraumatische Arthrose: Typ I in 20%, Typ II in 50% und Typ III und IV in über 80% → operative Arthrodese zur Beschwerdebesserung.

26.7.5 Kalkaneusfrakturen   ICD: S 92.0

Typische Verletzung bei Stürzen aus großer Höhe, in 15% beidseitig. Frakturbedingte Verformungen stören die Statik und Dynamik der Funktionseinheit untere Extremität, da am Kalkaneus Achillessehne und Plantaraponeurose ansetzen → häufig schmerzhafte posttraumatische Arthrosen.

Klinik: Deformierung, Schwellung des Rückfußes, zentrales Hämatom auf Fußsohle.

Diagnostik

- Passive Untersuchung der Gelenkbeweglichkeit nicht notwendig, da schmerzhaft und keine diagnostische Information. Periphere Durchblutung und Sensibilität überprüfen (Kompartmentsyndrom)
- Ausschluß weiterer Verletzungen der Verletzungskette Vorfuß-Wirbelsäule (30%).
- Rö.: OSG in zwei Ebenen, Kalkaneus seitlich und axial, Spezialaufnahme des USG („Hannover"), Vergleichsaufnahmen der Gegenseite zur OP-Planung. Schrägaufnahmen falls kein CT möglich
- CT: heute Standard-Diagn., axiale und koronare Schichtaufnahmen, wichtig zur Rekonstruktionsplanung.

Einteilung: Verschiedene Klassifikationen (nach Essex-Lopresti, Tscherne, AO-Regazzoni). Grundlage aller Klassifikationen ist die Einteilung in 5 Hauptfragmente: Tuberositas-Fragment, Sustentaculum-Fragment, posteriores Facetten-Fragment, anteriores Hauptfragment und anteriores Facetten-Fragment.

Primärfraktur: durch Eindringen des Proc. lat. tali in zentralen Kalkaneus → vertikale Frakturlinie am Vorderrand der posterioren Facette.

Sekundärfrakturen: durch weitere Krafteinwirkung → horizontale Fraktur des Tuber calcanei (sog. „Tongue"-Typ) oder kranialer Frakturverlauf hinter der posterioren Facette (sog. „Joint-depression"-Typ).

Therapie

Konservative Therapie: nur bei extraartikulären Frakturen ohne Deformierung des Kalkaneus. Ruhigstellung in gespaltenem Unterschenkel-Gips in entlastender Spitzfußstellung, Hochlagerung, Kryotherapie, Antiphlogistika. Nach ca. 1 Wo. frühfunktionelle Behandlung, Mobilisation mit Abrollbelastung für insgesamt 8 Wo., danach schmerzorientierte Vollbelastung.

OP Operative Therapie

Technisch anspruchsvolle Operation, Eingriff durch erfahrensten Operateur. Wegen starker Weichteilschwellung meist keine notfallmäßige Versorgung, sondern nur geschlossene Reposition und Immobilisation in gespaltenem Unterschenkelgips in Spitzfußstellung. Bei ausgeprägtem Weichteilschaden ggf. Anlage eines Fixateur externe. OP nach Abschwellung nach 6–10 Tagen. Bei Kompartmentsyndrom notfallmäßige Spaltung der Fußlogen. OP-Ziel: Wiederherstellung der physiologischen Kalkaneus-Form, der subtalaren und kalkaneo-kuboidalen Gelenkflächen und übungsstabile Osteosynthese

- Knöcherne Ausrisse des Achillessehnenansatz und Entenschnabelfrakturen: offene Reposition, Fixation mit zwei Kleinfragment-Spongiosaschrauben oder 6,5-mm-Spongiosaschrauben. Bei Entenschnabelfrakturen und weicher Knochensubstanz evtl. Fünf-Loch-Drittelrohrplatte oder H-Platte
- Frakturen vom „Tongue"-Typ: Über lateralen Zugang offene Reposition des tuberalen Hauptfragments mittels perkutaner Schanz-Schraube von dorsal, temporäre K-Draht-Fixation, ggf. autologe Spongiosaplastik. Stabilisierung der Primärfraktur mittels axialer Stellschraube, der Sekundärfraktur mit zwei Kleinfragment-Schrauben oder Platten, je nach Fragmentgröße auch Drittelrohrplatte
- Frakturen vom „Joint-depression"-Typ: lateraler Zugang, evtl. zusätzlich medialer Zugang, prinzipielles Vorgehen wie oben, Einbringen von cortico-spongiösen Spänen nach Aufrichtung der posterioren Gelenkfacette
- Offene Frakturen: notfallmäßige Versorgung nach den Richtlinien der Versorgung offener Frakturen. Je nach Situation Anlage eines Fixateur externe zwischen distaler Tibia, Tuber calcanei und Fußwurzel, Minimalosteosynthese mit K-Drähten (nach Westhues) oder Kleinfragmentschraubenosteosynthese.

OP Nachbeh.: Immobilisation, Hochlagerung und Kryotherapie, nach Schmerzreduktion Mobilisation unter Abrollbelastung für 8–10 Wo., bei Spongiosaplastik für 12–14 Wo. Dann schmerzorientierte Vollbelastung. Bei fortbestehenden Schmerzen orthopädisches Schuhwerk mit Einlagen und Polsterabsätzen zur Ruhigstellung im USG. **Operativ:** Kalkaneusosteotomie zur Korrektur der Fersenstellung, Peronaeus-Sehnen-Lösung, Glättung von Gelenkzacken. Arthrodese des USG und Kalkaneo-Kuboidal-Gelenks erst nach eingehender Diagn. (Rö.-Tomografie, evtl. CT) und suffizientem konservativem Therapieversuch.

KO: Läsion des N. tibialis posterior mit aufgehobener Sensibilität der Sohle, Infekt, posttraumatische Arthrose, Valgusfehlstellung mit Subluxation im Chopart-Gelenk (Verkürzung der lateralen Fußsäule), Impingement der Peronaeus-Sehnen.

26.8 Verletzungen von Fußwurzel, Mittelfuß und Zehen

Wegen enger Verbindung dieser Knochen häufig komplexe Verletzungen mit Einbeziehung verschiedener ossärer und ligamentärer Strukturen. Bei polytraumatisierten Patienten häufiges Übersehen → allgemeine systematische Diagn.

26.8.1 Fußwurzelverletzungen   ICD: S 92.3

Klinik: Schwellung, Hämatom, Deformierung, Fehlstellung.

Diagnostik
- Druckschmerz, eingeschränkte, schmerzhafte passive Beweglichkeit
- Rö.: Fußwurzel in zwei Ebenen, ggf. Schrägaufnahmen
- CT und MRT nur bei speziellen Fragestellungen (z.B. Ermüdungsfrakturen).

Subtalare Luxation
Luxation im Talo-Kalkanear- und Talo-Navikular-Gelenk nach erheblicher Gewalteinwirkung. Bei Übersehen Gefahr der Hautnekrose!
Therapie: sofortige geschlossene Reposition in Narkose, falls nicht erfolgreich operative Reposition, Gelenk ist danach stabil. Ruhigstellung in Unterschenkel-Gehgipsverband für 4 Wo., danach KG.

Os naviculare
- *Luxation:* sehr seltene Verletzung. **Therapie:** operative Reposition und Osteosynthese mit K-Drähten oder Kleinfragmentschrauben, Unterschenkel-Gehgips für 6 Wo. unter Abrollbelastung
- *Knöcherne Kapsel-Band-Ausrisse:* DD: Os supranaviculare und Os supratalare: Rö. im Seitenvergleich, abgerundete Kontur. *Abrißfrakturen der Tuberositas:* DD Os tibiale externum, s.o. **Therapie:** Bei kleineren Fragmenten konservative Ruhigstellung im Gips oder Tapeverband für 4 Wo. Bei größeren Fragmenten und Gelenkbeteiligung bzw. Dislokation der Tuberositas > 1 cm offene Reposition und Osteosynthese mit Kleinfragmentinstrumentarium
- *Körperfrakturen:* DD: Os naviculare bipartitum.

Therapie: Horizontalfrakturen können konservativ im Gips für bis zu 8 Wo. behandelt werden. Gelenk- und Impressionsfrakturen werden offen rekonstruiert (ggf. Spongiosaunterfütterung) und mit Kleinfragmentschrauben fixiert.

Os cuboideum und cuneiforme
Meist in Kombination mit Luxationen und -frakturen der umgebenden Knochen. Am häufigsten Impressionsfraktur des Os cuboideum mit Einklemmung zwischen Basis Metatarsale IV und V („Nußknackerfraktur"). **Therapie:** nicht dislozierte und imprimierte Frakturen konservativ im Unterschenkel-Gehgips für 6–8 Wo. mit Abrollbelastung, dislozierte und imprimierte Frakturen vgl. Os naviculare.

Luxationsverletzungen im Lisfranc-Gelenk
Oft starke Schwellung, bei übersehener Luxation Vorfußnekrosen.

Klassifikation
- Isolierte Luxationen von ein oder zwei MFK in einer Richtung
- Einseitige Luxation aller 5 MFK in dieselbe Richtung
- Divergierende Luxation des MFK 1 oder MFK 1 und 2 nach medial, MFK 3–5 nach lateral.

Therapie: Aushang im Mädchenfänger mit 3–5 kg (☞ 25.3.4) geschlossener Repositionsversuch und perkutane K-Draht-Fixation. Bei Repositionshindernis offene Reposition und K-Draht oder Kleinfragment-Osteosynthese. Ruhigstellung zunächst im gespaltenen Unterschenkelgips, nach 1 Wo. Unterschenkel-Gehgips mit Abrollbelastung für 8 Wo.

26.8.2 Mittelfußfrakturen   ICD: S 92.3

Meist direktes Quetschtrauma, MFK 1 als kräftigster Knochen am seltensten betroffen, typische Marschfraktur zwischen proximaler Metaphyse und Diaphyse.

Klinik: Schwellung, Hämatom, Deformierung, Fehlstellung.

Diagnostik
- Druckschmerz, abnorme passive Beweglichkeit, Krepitation
- Rö.: Mittel- und Vorfuß in zwei Ebenen, ggf. Fuß streng seitlich
- CT und MRT nur bei speziellen Fragestellungen (z.B. Ermüdungsfrakturen).

Therapie
Konservative Therapie: *Ind.:* Ermüdungsfrakturen, proximale Schaftfrakturen. Geschlossene Reposition (Mädchenfänger), geschlossener Unterschenkelgips und Abrollbelastung für 6–8 Wo.

OP Operative Therapie
Ind.: Nicht retinierbare Frakturen, Dislokationen in Sagittalebene
- Geschlossene Reposition nach Mädchenfängermanöver (s.o.), perkutane kreuzende K-Draht-Osteosynthese, ggf. intramedullärer K-Draht. Abrollbelastung für 6 Wo. im Unterschenkelgips
- Nicht reponierbare Frakturen: offene Reposition, Osteosynthese mit K-Drähten oder Kleinfragmentinstrumentarium. *Nachbeh.:* KD-Osteosynthesen: Abrollbelastung im Unterschenkelgips für 4–6 Wo., bei Schrauben-/Plattenosteosynthesen Teilbelastung für 6 Wo.

26.8.3 Zehenfrakturen   ICD: S 92.5   Großzehe: S 92.4

Meist Quetschverletzung oder Anpralltrauma. Bei subungualem Hämatom Punktion zur Entlastung des Nagelbetts!

Klinik.: Schwellung, Hämtom, Fehlstellung, evtl. Nagelbeteiligung, Schmerzen.

Diagn.
- Druckschmerz, abnorme passive Beweglichkeit, Krepitation
- Rö.: Vorfuß in zwei Ebenen.

Therapie
Konservative Therapie: geschlossene Grundgliedfrakturen der Zehen 2–5. Reposition in LA, Dachziegelverband. Frakturstabilisierung des Endglieds erfolgt durch Zehnagel → keine spezielle Therapie! Nach Abschwellung frühfunktionelle Nachbehandlung.

OP Operative Therapie: Bei geschlossenen Frakturen des Großzehen-Grundgliedes. KD-Osteosynthese, Unterschenkelgips für 6 Wo.

Hartwig Nürnberger
Lothar Wolf
Nizar Yassine

27

Traumen des Rumpfes

27.1	**Thoraxverletzungen** 710
27.1.1	Rippenfrakturen ICD: S 22.X 710
27.1.2	Sternumfraktur ICD: S 22.2 711
27.1.3	Stumpfe Herzverletzungen ICD: S 26.X 711
27.1.4	Penetrierende Herzverletzungen ICD: S 26.X 712
27.1.5	Mediastinale Gefäßverletzungen ICD: S 25.X 712
27.1.6	Zwerchfellruptur ICD: S 27.8 713
27.1.7	Bronchus-/Tracheobronchialruptur ICD: S 27.4 714
27.1.8	Lungenkontusion ICD: S 27.3 715
27.1.9	Penetrierende Lungenverletzungen ICD: S 27.3 715
27.1.10	Hämato-, Pneumothorax ICD: S 27.X 716
27.1.11	Pleurasaugdrainagen 717
27.1.12	Perikardpunktion 717
27.1.13	Kollare Mediastinotomie 718
27.2	**Abdominalverletzungen** 718
27.2.1	Schweregrad- und Dringlichkeitseinteilung 718
27.2.2	Diagnostik bei Abdominalverletzung 719
27.2.3	Verletzungsformen 721
27.2.4	Spezielle Organverletzungen 722
27.2.5	Verletzungen der großen Gefäße ICD: S 25.X 725
27.3.	**Urogenitale Verletzungen** 726
27.3.1	Nierentrauma ICD: S 37.0 726
27.3.2	Harnleiterverletzungen ICD: S 37.1 728
27.3.3	Blasenruptur ICD: S 37.2 728
27.3.4	Blasentamponade 728
27.3.5	Harnröhrenruptur ICD: S 37.3 729
27.3.6	Penisverletzungen ICD: S 31.2 729
27.3.7	Hodentrauma ICD: S 31.3 729
27.3.8	Hodentorsion ☞ 11.3.5 730
27.4	**Verletzungen der Wirbelsäule** 730
27.4.1	Verletzungen der Halswirbelsäule 730
27.4.2	Frakturen der Brust- und Lendenwirbelsäule ICD BWS: S 22.0, LWS: S 32.0 733
27.4.3	Sakrumfrakturen ICD: S 32.1 735
27.4.4	Steißbeinfrakturen ICD: S 32.2 735
27.4.5	Querschnittslähmung (☞ 4.9.5) 736

27.1 Thoraxverletzungen

Die absolute Häufigkeit der Thoraxtraumen beträgt ca. 20% bei isolierten Verletzungen und 50–60% bei polytraumatisierten Patienten. Sie führen zu Verletzungen der knöchernen Brustwand und in 40% der Fälle zu Organverletzungen des Brustkorbes oder zu Organkomplikationen.

27.1.1 Rippenfrakturen ICD: S 22.X

	Solitärfraktur ICD: S 22.3	Serienfraktur ICD: S 22.4	Instabiler Thorax ICD: S 22.5
Definition	1–2 Rippen frakturiert, meist keine Begleitverletzungen, Rippenstückbrüche ausgeschlossen	3 oder mehr Rippen frakturiert	Mobile Serienfrakturen (vordere $2/3$) kaudal der 4. Rippe. Bei gleichzeitiger Zerreißung des Interkostalraumes oder Ablösung vom Sternum Instabilität. Paravertebrale Rippenbrüche stabil (Rückenmuskulatur). Schulterhohe Frakturen i.d.R. stabil (Schultergürtelmuskulatur)
Ätiologie	durch zirkumskripten Stoß oder Schlag, path. Frakturen durch Osteoporose, Metastase, Knochentumor	- durch Kompression des gesamten Thorax als Berstung nach außen - durch direkte Gewalt mit Fraktur an der Stelle der Gewalteinwirkung, evtl. mit Verletzung von Pleura und Lunge	schwere Thoraxverletzung nach Sturz aus großer Höhe, nach direkter Zerquetschung durch Aufprall mit hoher Geschwindigkeit
Klinik	Unfallanamnese, lokaler DS, selten Krepitation, Prellmarken, Hämatome der Brustwand, atemsynchroner Thoraxschmerz, Begleitverletzungen	**Schock?** Kompressionsschmerz des Thorax, Krepitationen, äußere Verletzungen, Atemexkursion nachhinkend, einseitig paradoxe Atmung. Je ventraler die Frakturen, desto schwerer der Atmungsbeeinträchtigung	**Schock?** Ateminsuffizienz bis zur Anoxie, paradoxe Atmung. Krepitation, z.T. mit erheblicher Verwerfung der Fragmente
Diagnostik	Palpation, Auskultation **Rö-Thorax** in 2 Ebenen, knöcherner Hemithorax, ggf. Schrägaufnahmen, ggf. CT Abdomensono bei Frakturen der kaudalen Rippen		
	nicht dislozierte und solitäre Rippenfrakturen, radiolog. nur sehr schwer darzustellen	EKG, Transaminasen, BGA BB, Gerinnung	
Therapie	symptomatisch mit Analgetika, Dämpfung des Hustenreizes, Atemgymnastik (*Cave:* präexistente Lungenerkr.) Rö-Kont. nach 4 Tagen bis 1 Woche. Meist ambulante Behandlung	Immer stationär Schockther. (☞ 7.2) Pleurasaugdrainage bei Hämato-/Pneumothorax (☞ 27.1.10) Intubation und Beatmung bei respiratorischer Insuff. (☞ 7.6) **kons.:** mit Atemtherapie, Analgetika, ggf. über einen Pleurakatheter, thorakale Epiduralanästhesie, Inhalationstherapie, Sekretolytika **op.:** nur bei instabilen Thorax oder bei Massivblutung durch Verletzung einer oder mehrerer Interkostalarterien. Prinzip: lokale Thorakotomie, Blutstillung, Plattenosteosynthese	☞ links unter Serienfraktur

Thoraxverletzungen

	Solitärfraktur ICD: S 22.3	Serienfraktur ICD: S 22.4	Instabiler Thorax ICD: S 22.5
KO	Abklärung von Begleit-verletzungen; Pneumo-, Hämatothorax, Erguß	Lungen- und Herzmuskel-läsionen, Bronchusruptur, Aortenruptur. Pneumothorax, Hämato-thorax, Lungenkontusion, Mediastinalemphysem	in vielen Fällen schwere Begleitverletzungen der intrathorakalen Organe. Evtl. intraabdominelle Begleit-verletzungen
💣	Keine Tape-Verbände oder elast. Rippen-gürtel (Verstärkung der schmerzbedingten Hypoventilation)	bei Respiratorbeatmung Gefahr eines akuten Spannungspneumothorax. Vor Einleitung der Überdruckbeatmung grundsätzlich prophylaktische Anlage einer Pleurasaugdrainage	

27.1.2 Sternumfraktur ICD: S 22.2

Ätiol.: direkte Quetschung, z.B. durch Sicherheitsgurte oder Aufpralltraumen mit hoher Geschwindigkeit, gelegentlich solitär, meist aber assoziiert mit Rippenfrakturen und anderen Kombinationsläsionen.

Klinik: lokaler Druckschmerz, tastbare Stufe, selten Krepitation, retrosternales Druck-gefühl, atmungsabhängige Schmerzen, gelegentlich Gurtmarken.

Diagnostik: Rö Sternum im seitlichen Strahlengang, Thorax in 2 Ebenen, EKG, Transaminasen, CK-MB, CK, Echokardiographie, (BGA). Internistisches Konsil bei V.a. Contusio cordis.

Therapie: stationäre Überwachung, Analgetika, Atemtherapie, selten Operation bei schwerer Dislokation oder Instabilität.

KO: Contusio cordis, Atelektasen, Mediastinalhämatome.

OP-Prinzip: Schnittführung vertikal, Reposition, Fixierung mit Kirschnerdrähten, Drahtcerclage, Klammern oder Platten. **KO der op. Ther.:** Ausriß, Bruch oder Wanderung des Osteosynthesematerials.

27.1.3 Stumpfe Herzverletzungen ICD: S 26.X

Ätiol.: In 10 % der gedeckten Thoraxtraumen klinisch relevante Mitbeteiligung des Herzens. Besonders gefährlich bei Sternumfraktur.

Klinik: Dyspnoe; retrosternaler, infarktähnlicher Schmerz, Herzrhythmusstörungen, Einflußstörung, kardiogener Schock; in leichteren Fällen vieldeutige präkardiale Schmerzen.

 Diagnostik: EKG, Rö-Thorax in 2 Ebenen, Sternum seitlich Herzenzyme (Wiederholung nach 8 und 24 h), ggf. Pulmonaliskatheter, Perikardpunktion, Echokardiographie.
Therapie:
- Intensiv-Überwachung, ggf. Intubation und Beatmung
- Ggf. Therapie von VES, Bradykardie oder Schenkelblock (Innere Konsil)
- Bei Herzbeuteltamponade: Perikardpunktion (☞ 27.1.12), ggf. Notthorakotomie und Perikarderöffnung.

KO: Perikardtamponade, Herzwandruptur, Septumruptur, Klappeneinrisse, Papillar-muskeleinrisse, Koronargefäßverletzungen, Perikardeinrisse, Herzluxationen.

27.1.4 Penetrierende Herzverletzungen ICD: S 26.X

Ätiol.: Stich-, Schuß- bzw. Pfählungsverletzungen im Herzbereich.
Klinik: sichtbare Verletzung li thorakal, Schocksymptomatik, Halsvenenstauung, Herzrhythmusstörungen.
Diagnostik: Rö-Thorax, EKG-Monitoring.

 Therapie:
- *Sofortmaßnahme am Unfallort:* Volumenersatz, Intubation und Beatmung
- Evtl. Thoraxdrainagen, Perikardpunktion (☞ 27.1.12)
- Schneller Transport in eine Klinik mit thoraxchirurgischer Erfahrung
- *In der Klinik:* sofortige Thorako- bzw. Sternotomie und Defektversorgung.

 Auf keinen Fall dürfen in den Thorax eingedrungene Fremdkörper (z.B. Messer, Pfahl) entfernt werden, da hierdurch eine Selbsttamponade gelöst und weiterer Schaden verursacht werden kann.

KO: Perikardtamponade, Hämatothorax, Herz-Kreislauf-Stillstand.
Prognose: Sind keine wichtigen Regionen des Koronarsystems mitverletzt, kann bei den meisten Stichverletzungen mit einer günstigen Operabilität gerechnet werden.

27.1.5 Mediastinale Gefäßverletzungen ICD: S 25.X

Aortenruptur
Ätiol.: Z.n. Hochdruckkrise, direkte Perforation, Dezelerationstrauma, z.B. Aufprall mit dem PKW oder Sturz aus großer Höhe. Aorta reißt an anatomischen Schwachpunkten (Übergang vom Arcus- in Descendens-Bereich in Höhe des Lig. botalli). 70 % der Pat. mit Aortenruptur überleben ihren Unfall nicht, noch an der Unfallstelle Verblutungstod.
Klinik: Rücken-Schulter-Schmerz, Schock. Blutdruckdifferenz zwischen oberer und unterer Extremität, Hämatothorax.
Diagnostik:
- Rö-Thorax ⊥: Verbreiterung des Mediastinums > 8 cm, Verformung des Aortenweges *(kinking, „left-apical-cap"-Zeichen)*
- Angiographie (☞ 6.2.9).

 Sofortmaßnahmen am Unfallort:
- Volumenersatz
- Intubation und Beatmung
- Thoraxdrainage

Auch bei Verdacht direkt Transport in Kardiochirurgie.

- *Bei DSA und CT kommen Intimaverletzungen der thorakalen Aorta nicht mit Sicherheit zur Darstellung*
- *Durch die Thoraxdrainage kann die Selbsttamponade gelöst werden und der Patient in den akuten Blutungsschock geraten.*

Vena-cava-Ruptur
Venöse Verletzungen des Mediastinums müssen nur selten versorgt werden. Sie tamponieren sich in der Regel selbst. **Ausnahme V. cava.**

Klinik: Einflußstauung, hohe venöse Drücke im herznahen Bereich.
Diagnose: Rö-Thorax ⊥: Mediastinalverbreiterung; DSA, CT.
Therapie: Cava-Freilegung und direkte Naht, ggf. Patch-Plastik.

Traumatischer Chylothorax

Ätiol.: Bei Einreißen des D. thoracicus bildet sich zunächst ein mediastinales Chylom aus. Erst durch Einreißen der Pleura parietalis kommt es zu einem Einströmen von Chylus in die Pleurahöhle.
Therapie: Primär immer konservativ: Entlasten des Chylothorax; bilanzierte Infusionstherapie entsprechend Flüssigkeitsverlust; Ausgleich von Hypokalzämie, Hypoproteinämie; Hypalbuminämie.
OP-Ind.: tägliche Chylusmenge > 1500 ml beim Erwachsen, > 100 ml beim Kind.
OP-Prinzip: Thorakotomie, Freilegung, direkte Naht des Ductus thoracicus.

27.1.6 Zwerchfellruptur   ICD: S 27.8

Ätiol.: erhebliche Druckerhöhung im Abdomen durch Kompression von außen (z.B. abdominales oder thorakoabdominales Überrolltrauma). *Cave:* Immer Begleitverletzungen (Intraabdominelle Organverletzungen, Extremitätenverletzungen, SHT, Beckenfrakturen).
In 90% li Seite betroffen. Re Seite durch die Leber geschützt. Magen, Milz, Colon bzw. Leber können durch Zwerchfellücken in den Thorax steigen. Dort Inkarzerationen der verlagerten Abdominalorgane mit der Folge hämodynamischer Störungen im Pfortaderkreislauf möglich.
Klinik: Diagnose der Verletzung an der Unfallstelle kaum möglich. Nur in den seltensten Fällen läßt sich Darmperistaltik über dem Thorax auskultieren. Abgeschwächtes Atemgeräusch, Atemnot, Schulterschmerz, pektanginöse Beschwerden. Gastrointestinale Symptome: Brechreiz, Aufstoßen, gelegentlich Blähungen, oftmals zeitlich versetzt abdominale Abwehrspannung, gelegentlich traumatische Asphyxie.

 Sofortmaßnahmen am Unfallort
- Lagerung (Oberkörper erhöht, möglichst auf verletzte Seite, **bei Beatmung Rückenlage**)
- Analgetika (☞ 30.5)
- Sauerstoffinsufflation, **frühzeitige Indikation zur Beatmung**
- Volumenersatz.

Diagn.:
- *Sonographie:* Milz und Herzverlagerungen
- *Röntgen:*
  - Thorax: Nachweis von Darm oder Magenblase im Thorax, Mediastinalverlagerung, Verschattungen re/li basal
  - MDP mit wasserlöslichen KM (nur, wenn es der Zustand des Pat. zuläßt)
  - Beckenübersicht.

Therapie: Bei Verdacht auf Organverlagerungen bzw. Inkarzeration notfallmäßige Operation. Über abdominalen Zugang Verschluß der Bruchpforte und Revision des Abdomens. *Cave:* ältere Zwerchfellrupturen besser durch einen transthorakalen Zugang operieren, da so Verwachsungen im Pleuraraum besser zu lösen sind.

KO: Lungenkompression; Inkarzeration der verlagerten Abdominalorgane; Strangulation; selten Prolaps in das Perikard. Die Eventeration von Abdominalorganen kann mit einer Latenz von Stunden und Tagen auftreten. Erste Rö-Bilder zeigen manchmal nur eine nicht näher interpretierbare Verschattung basal. Später verlagern sich die Organe aufgrund des intrathorakalen Sogs oder durch ihre Eigenperistaltik.

 Bei Verkennung der Zwerchfellruptur droht beim Legen einer Thoraxdrainage die versehentliche Verletzung des Intestinaltraktes bzw. der verlagerten Organe.

DD: Pneumothorax, Lungenverletzungen, basale Atelektasen, Milzruptur.

27.1.7 Bronchus-/Tracheobronchialruptur   ICD: S 27.4

Ätiol.: stumpfes Thoraxtrauma bei gleichzeitigem intraluminalem Überdruck (Glottis geschlossen), bei penetrierenden Thoraxverletzungen. **Besonderheit:** auch schwere Zerreißungen der Lunge führen selten zu Bronchusrupturen, denn sie verhindern, daß überhaupt ein intraluminaler Überdruck entsteht. Spektrum von spontan ausheilenden Schleimhautverletzungen bis zu lebensbedrohlichen Abrissen.

Klinik: Dyspnoe, selten Hämoptysen; kollares oder thorakales Hautemphysem, Ausbreitung auf Schultern, Gesicht, Bauchdecken und Skrotum möglich; obere Einflußstauung.

Diagnostik:
- Auskultation, Palpation
- Rö-Thorax: Hämatopneumothorax, Pneumomediastinum (Mediastinalemphysem), Spannungspneumothorax, Spannungsmediastinum
- Bronchoskopie: Lokalisation des Lecks
- Bronchographie.

Therapie
Als Sofortmaßnahme bei Hämatothorax und/oder Pneumothorax Pleurasaugdrainage (☞ 27.1.11). Bei komprimierendem Mediastinalemphysem: kollare Mediastinotomie.

Konservativ:
- Bei kleineren Tracheobronchialverletzungen abwartend verfahren, wenn darunter Emphysem und Pneumothorax rückläufig
- Respiratortherapie möglichst vermeiden (verstärkt den Luftaustritt durch inspiratorischen Überdruck)
- Antibiotikum (z.B. Tazobac® 3 x 4,5 g/d i.v. für 5–8 d).

Operativ:
- **Ind.:** bei Abrissen oder ausgedehnten Perforationen im Bereich der Hauptbronchien und der Trachea, bei Mediastinitis, bei sekundärem Bronchusverschluß mit persistierenden Atelektasen.
- **Prinzipien:**
  - Intrathorakale Tracheaverletzung: hohe rechtsseitige Thorakotomie
  - Hauptbronchienruptur: anterolaterale Thorakotomie, Direktnaht
  - Segmentbronchienruptur: Segmentresektion bzw. Lobektomie
  - Mediastinitis: Spülsaug-Drainage.

KO: Mediastinitis; kompressives Mediastinalemphysem; akute respiratorische Insuffizienz bei Pneumothorax/Spannungspneumothorax; Pleuraempyem.

27.1.8 Lungenkontusion ICD: S 27.3

Anatomische und funktionelle Schädigung des Lungenparenchyms durch nicht penetrierendes Kompressions-Dekompressionstrauma. Parenchymverletzung mit Zerreißung der viszeralen Pleura = Lungenlazeration.

Ätiol.: meist horizontales Dezelerationstrauma mit Thoraxkompression. Ca. 60% aller polytraumatisierten Pat. weisen eine primäre Lungenkontusion auf.
Klinik: i.d.R. durch Begleitverletzungen geprägt, Kompressionsschmerz, Dyspnoe.
Diagnostik:
- Klinische Untersuchung, Auskultation
- BGA
- Rö-Thorax: lokalisierte Parenchym-Verschattung im Bereich der Thoraxwandverletzung bzw. Hämatothorax, Pneumothorax bei Verletzung der viszeralen Pleura.

KO: Begleitverletzungen (Rippenserienfrakturen, Contusio cordis, Aortenruptur)

Therapie: i.d.r. konservativ
- Bei Hämatopneumothorax: Bülau-Drainage (☞ 27.1.11). Atemtherapie. Analgetika ohne atemdepressive Wirkung. Antibiotische Abschirmung (z.B. Tazobac® 3 x 4,5 g/d i.v. für 5–10 d). Tägl. Rö-Thorax. BGA-Monitoring
- Spontanatmung nur akzeptabel bei erhaltenem Bewußtsein, Thoraxwandstabilität, Fehlen schwerer extrathorakaler Verletzungen, Lunge vollständig entfaltet, umschriebener Kontusionsherd der Lunge, BGA normal
- Respiratortherapie mit Intubation bei initial patholog. BGA, bei Lungenverletzung mit Thoraxwandinstabilität, bei Bewußtseinsverlust oder klinischer Verschlechterung der respiratorischen Suffizienz.

Op. Ther.: nur bei persistierender massiver Blutung, bei anhaltendem Luftverlust, bei nicht entleerbarem Hämatothorax.
Prognose: Die Lungenkontusion ohne respiratorische Insuffizienz führt zu einer restitutio ad integrum. Bei Kontusion mit respiratorischer Störung tritt dagegen rasch eine Hypoxämie und ein Lungenorganversagen infolge Freisetzung toxischer Mediatoren mit sekund. Gewebsschäden auf. Letalität bei respiratorischer Störung ca. 25%.

27.1.9 Penetrierende Lungenverletzungen ICD: S 27.3

Ätiol.: durch Schuß, Stich oder Pfählung.

Auf keinen Fall dürfen in den Thorax eingedrungene Fremdkörper (z.B. Messer, Pfahl) entfernt werden, da hierdurch eine Selbsttamponade gelöst und weiterer Schaden verursacht werden kann.

Klinik: Sichtbare, oftmals nur kleine äußere Verletzungszeichen. Einschüsse, Einstiche, Schock, Dyspnoe, Hautemphysem, Halsvenenstauung.
Diagnostik:
- Klinische Untersuchung, Auskultation
- Rö-Thorax: lokalisierte Parenchymverschattungen, Fremdkörper, Hämatopneumothorax mit Kollaps der Lunge. Begleitverletzungen intrathorakal (penetrierende Herzverletzung, WS-Verletzungen, Verletzungen der großen Blutgefäße).

Therapie:
- Behandlung der Atem- und Kreislaufstörungen
- I.d.R. operative Revision: Übernähungen, Segmentresektionen, Lobektomie.

27.1.10 Hämato-, Pneumothorax ICD: S 27.X

Ätiologie
- Stumpfes Thoraxtrauma mit Lazeration der viszeralen Pleura, Anspießung durch Rippenfragmente, Tracheobronchialverletzungen
- Bei penetrierenden Verletzungen der Thoraxwand (Stich, Schuß): offener Hämatopneumothorax.

Formen
- Hämatothorax ohne Pneu entsteht bei alleiniger Verletzung der parietalen Pleura
- Totalpneumothorax nur bei Fehlen pleuraler Adhäsionen
- Teilpneu (Mantelpneu, Spitzenpneu), bes. bei älteren Menschen, wenn pleuropulmonale Verklebungen die völlige Retraktion des Lungenparenchyms verhindern
- Spannungspneumothorax: aus perforiertem Lungenparenchym oder Bronchus entweichende Luft kann nicht abziehen → Verlagerung des Mediastinums und Kompression der intrathorakalen Venen (Einflußstauung).

Klinik: Gestörte Atemmechanik (Nachhinken einer Thoraxhälfte, paradoxe Atmung, Dyspnoe, Tachypnoe); Tachykardie, Einflußstauung, Zyanose; petechiale Blutung (besonders in den Konjunktiven).

Diagnostik:
- Rö-Thorax: Ausmaß der Hämatopneumothorax-Verlagerung des Mediastinums
- EKG, BGA
- Abklärung der primären und der Begleitverletzungen.

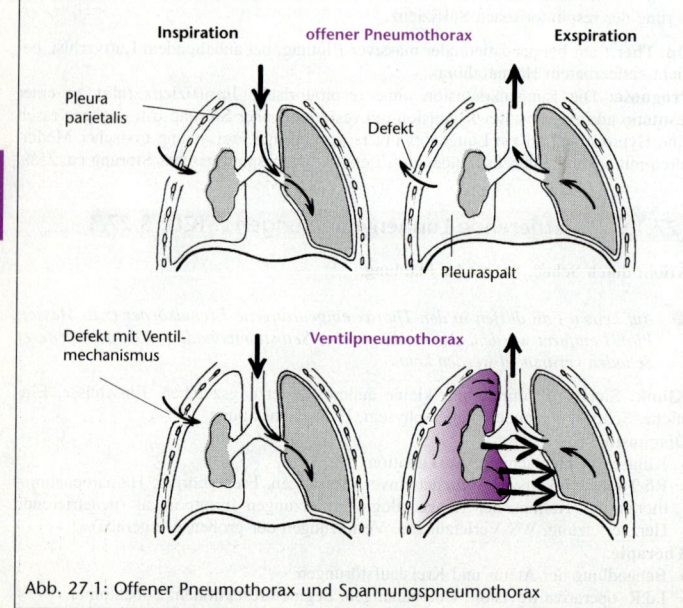

Abb. 27.1: Offener Pneumothorax und Spannungspneumothorax

Erstmaßnahmen:
- Spannungspneumothorax: sofortige Punktion des Pleuraraumes (☞ 2.1.5), Ablassen des Überdruckes.
- Offener Pneumothorax: Abkleben mit sterilem Verbandmaterial.
  Cave: Umwandlung in Spannungspneu!

Therapie
Pneumothorax: Bülau-Drainage (18 Ch., ☞ 27.1.11) für 3–5 Tage, dann für 12 h abklemmen und Rö-Thorax. Wenn o.B. Drainage ziehen, sonst weiter Sog. Wenn sich das Leck nach 5 Tagen nicht geschlossen hat → OP (thorakoskopische Verklebung oder Clippung kleinerer Lecks, bei ausgedehnten Verletzungen Thorakotomie mit Fistelübernähung oder Segmentresektion).
Hämatothorax: Bülau-Drainage (28 Ch., ☞ 27.1.11) für 3–5 Tage. Wenn Fördermenge > 500 ml in der ersten h und dann nicht mehr rückläufig oder 1200 ml/d → operative Versorgung der Blutungsquelle (thorakoskopisch, Thorakotomie bei ausgedehnten intrathorakalen Verletzungen oder multiplen Blutungen).

27.1.11 Pleurasaugdrainagen

„Monaldi"-Zugang
Hautinzision parallel der Rippe im 2. ICR, 2 1/2 QF neben dem Sternalrand. Bilden eines kleinen subkutanen Hauttunnels, stumpfe Präparation bis auf die Pleura. Eingehen mit trokararmiertem Drain in den Pleuraspalt oberhalb der 3. oder 4. Rippe. Fixierung des Katheters, Legen einer Tabaksbeutelnaht. Anschluß der Saugung (–20 mmHg) über Wasserschloß (z.B. Pleurevac®).

„Bülau"-Drainage-Zugang
Hautinzision im Bereich des 6./7. ICR in der vorderen Axillarlinie, stumpfe Präparation eines Hauttunnels subkutan bis zum 5. ICR. Präparation bis auf die Pleura. Bülau-Drain und Trokar werden durch den 4. oder 5. ICR durch die Pleura gestoßen. Der Trokar wird zurückgezogen, der Drain gleichzeitig vorgeschoben, er sollte dorsal der Innenseite der Thoraxwand aufliegen und bis fast in die Lungenspitze reichen. Fixierung des Drains. Anschluß an die Saugung (- 20 mmHg).
Cave: Der großlumige Katheter sollte nicht unterhalb der 6. Rippe eingelegt werden, da sonst die Verletzung von Oberbauchorganen droht.

 Nach Einlage einer Pleuradrainage immer Rö-Thorax-Lagekontrolle.
KO: *subkutane Lage des Katheters.*

27.1.12 Perikardpunktion

Eingehen mit einer dicklumigen Kanüle unter dem Rippenbogen links neben dem Xiphoid in Richtung der linken Klavikulamitte, Neigungswinkel 30° zur Frontalebene. Die Gefahr einer versehentlichen Punktion des Herzens kann durch den Anschluß eines EKG-Monitors an die Punktionskanüle, die bei Berührung des Myocards Verletzungspotentiale ableitet, verringert werden.

KO: Perikardtamponade durch Sickerblutung in den Herzbeutel, intraperikardiale Kompression der oberen Hohlvene und des rechten Vorhofes, Schock. Selten: Herzwandruptur; Papillarmuskel-, Perikardeinrisse; Koronarienverletzung.

27.1.13 Kollare Mediastinotomie

Mediastinale Emphyseme durch Eröffnung der tiefen Halsfaszie entlasten.

Durchführung: 4 cm langer Kocher-Kragenschnitt 1 cm oberhalb des Jugulums. Durchtrennung von Haut, Subcutis und Platysma. Stumpfes Spreizen der Muskulatur und der tiefen Halsfaszie oberhalb des Retrosternalraumes. Die korrekte Präparation der tiefen Faszienräume wird durch den Austritt von blutigen Schaum nachgewiesen. Einlage einer Drainage, Verband. **KO:** Verletzung der V. anonyma.

27.2 Abdominalverletzungen

Zeitintervall zwischen Unfall und Laparotomie, v.a. bei Kombinationstraumen mit zerebraler Beteiligung, für die Prognose entscheidend (zielgerichtete, koordinierte Behandlung des polytraumatisierten Pat. ohne Zeitverlust von vitaler Bedeutung).

27.2.1 Schweregrad- und Dringlichkeitseinteilung

Eindeutig, akut lebensbedrohlicher Befund
Der schwerwiegende Charakter der Abdominalverletzung ist sofort erkennbar (v.a. bei schwerer intraabdominaler Blutung): massiver hypovolämischer Schock mit Zentralisierung, anämische Bindehäute, kein capillary refill, Beatmungspflichtigkeit, Desorientiertheit. **Vorgehen:** Erstmaßnahmen zur Schockbekämpfung sofort einleiten. Organdiagnostik unnötig, da ohnehin operative Revision erforderlich.

Sicher pathologische Symptomatik, z.Zt. keine vitale Bedrohung
Pat. wach, ansprechbar. Abdominale Symptome (z.B. Peritonismus, abdominaler Spontan-, Druckschmerz, Ileus, Harnverhalt). *Cave:* larvierte und untypische Symptome bei Kombinationsverletzungen (protrahierte intra- oder retroperitoneale Blutung, Perforation, Zwerchfellruptur). **Vorgehen:** In Ergänzung zum klinischen Befund weitere Diagnostik erforderlich (Sonographie, Peritoneallavage, CT, Angiographie), die Klärung des Befundes muß in wenigen Stunden abgeschlossen sein, Laboruntersuchungen dienen der kurzfristigen Verlaufsbeobachtung und weniger der Akutentscheidung, die Ind. zur Probelaparotomie ist prinzipell gegeben!

Der diskrete Befund
Immer an die Möglichkeit einer schwerwiegenden Verletzung denken (z.B. subkapsuläre Milz-, Leber-, Nierenblutung, retroperitoneale Duodenalruptur, Pankreaskontusion). **Vorgehen:** Ausführliche Diagnostik mit kurzfristigen Wiederholungen, adäquate präoperative Vorbereitung (max. 12 h), um eine ggf. erforderliche OP unter optimalen Bedingungen ausführen zu können.

Letalität abdominalverletzter Polytraumatisierter: ca. 30–40%, $^1/_3$ stirbt direkt an den Abdominalverletzungen, $^2/_3$ sterben infolge kardiopulmonaler KO oder begleitender Schädelhirntraumen. Patienten mit ausgedehnten Verletzungen der Aorta oder V. cava versterben zu über 80% unmittelbar am Unfallort trotz maximaler notärztlicher Versorgung.

27.2.2 Diagnostik bei Abdominalverletzung

Klinische Untersuchung
RR (RR >70 mmHg wenn Carotispuls tastbar), Palpation (pulsierender Tumor?), Druckschmerz (diffuser Abdominalschmerz, Rücken-/Flankenschmerzen), Peritonismus (schwierige Beurteilung nach Analgo-Sedierung), Schmerzangaben mit Ausstrahlungen (z.B. in die Schulter bei Phrenikus-Reizung), Markieren von Kontusionen (Verlaufsbeobachtung), Inspektion oberflächlicher Wunden, keine ausgedehnte Inspektion von tiefen Wunden oder Perforationen (Versorgung im OP), rektale Untersuchung (Sphinktertonus bei gleichzeitigem Wirbelsäulentrauma), bulbo-cavernöser Reflex (Querschnittsymptomatik?), Sensibilität, Motorik, Überprüfung der Orientierung (Schädelhirntrauma?) *Cave:* Messung des Bauchumfanges zur Frage einer fortgesetzten intraabdominalen Blutung wertlos!

Sonographie (☞ 6.6.1)
Keine Detailbefundung, sondern Suche nach Blut/freier Flüssigkeit (v.a. im Douglas-Raum und der Morrisonspalte suchen, aber auch alle anderen peritonealen Kompartimente kontrollieren, ☞ Abb. 27.2); parenchymatöse Organe (Rupturen), retroperitoneale Veränderungen. Flüssigkeitsansammlungen von 200 ml. Rupturen von Hohlorganen schwierig zu erkennen (z.B. perizystischer Flüssigkeitssaum bei Gallenblasenruptur). Herzbeuteltamponade? Kurzfristige Verlaufskontrollen!

Röntgen
- **Thoraxübersichtsaufnahme im Liegen:** Pneumo-/Hämato-Serothorax, Rippenfrakturen, Claviculafraktur, Wirbelsäulenverletzungen, freie Luft unter dem Zwerchfell (bessere Darstellung als in der Abdomenübersicht!), Mediastinalemphysem, Zwerchfellruptur, Pneumonie
- **Rö-Abdomenübersicht in Linksseitenlage:** Verdrängung von Bauch-/Beckeneingeweiden durch Hämatome (Magenblase, Harnblase), Nachweis von freier Luft intra- oder retroperitoneal (Duodenum/Kolon), Ileuszeichen, Fremdkörper
- **KM-Darstellung** (mit wasserlöslichem KM) des oberen (Breischluck) oder unteren (KE) GIT: Extravasate (Perforation, Ruptur), intrathorakale Verlagerung (Zwerchfellruptur).

Peritoneallavage
Ind.: Weiterhin Standardmethode zur Abklärung einer intraabdominalen Blutung bei Nichtverfügbarkeit oder unsicherem sonographischem Befund. **KI:** bestehende Ind. zur Laparotomie, Koagulopathie (Gerinnungsanalysen!), fortgeschrittene Gravidität, Z.n. abdominalen OPs (Verwachsungen, Kompartimentierung).

Technik: nach vorheriger Blasenentleerung (Katheter) und Plazierung einer Magensonde Stichinzision 3 cm unterhalb des Nabels in der Medianlinie, Trokar nach Perforation des Peritoneums Richtung nach links unten einführen und Katheter vorschieben. Peritonealflüssigkeit aspirieren, 1000 ml warme Ringerlösung einlaufen lassen (kein NaCl 0,9 %: Peritonealreizung!), nach 10 Min. Spülflüssigkeit ablassen.
Positive Kriterien nach Thal: Erys >100 000/mm^3, Leukos >500/mm^3, α-Amylase >200 U/mm^3, Nachweis von Kolibakterien (Darmruptur), gallig-trüber Rücklauf (Galleleck).

Bei subkapsulären Leber- oder Milzhämatomen und retroperitonealen Blutungen häufig negativer Befund.

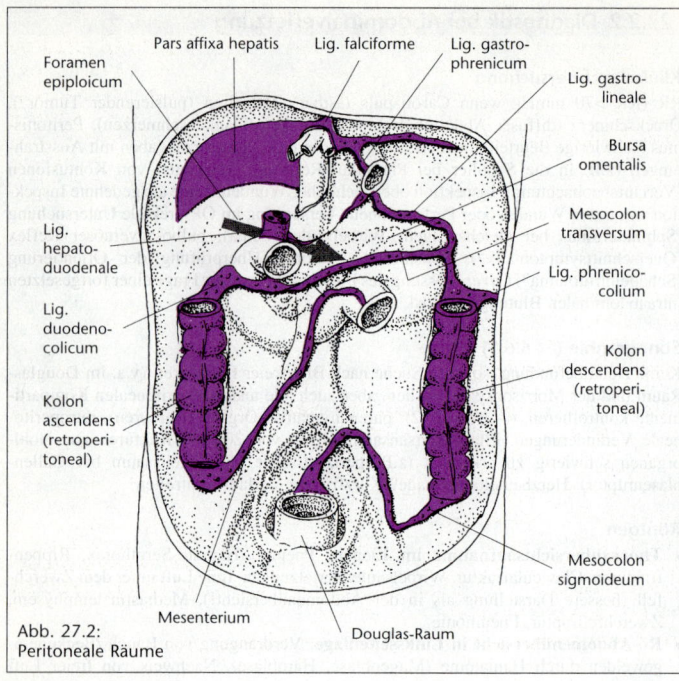

Abb. 27.2: Peritoneale Räume

Computertomographie

Ind.: unklare Befunde oder technische Schwierigkeiten (Meteorismus bei Sono) bei vorhergehenden Untersuchungen. Sicherste Organdarstellung und Dokumentation. *KM-Darstellung:* Durchblutung der parenchymatösen Organe (Leber, Milz, Nieren, Pankreas), beste Diagn. retroperitonealer Hämatome. **Nachteile:** notwendige Umlagerung bei WS-Verletzungen, zur ruhigen Lagerung und bei schlechter Lufu evtl. ITN notwendig; bei komplizierten Frakturen der oberen Extremität keine Lagerung der Arme hinter dem Kopf möglich (enge CT-Gantry), *Transport mit Notfallteam zum Untersuchungsgerät* (nur bei stabilen Herz-Kreislaufverhältnissen durchführbar).

Angiographie

Ind.: V.a. Gefäßverletzungen, nicht geklärter Blutverlust. Abklärung von Organschäden (Niere, Leber, Aorta, Darm), Embolisierung art. (z.B. Niere, Leber) oder retroperitonealer Blutungen (Hämatome bei schwerer Beckenfraktur). **Nachteile:** Mindestblutungsaktivität 3 ml/Min (bei Darmverletzungen und Schock oft keine Lokalisierung möglich), Zeitverlust bis Laparotomie (intraop. Klärung sicherer), aufwendiges Transportmanagement (Notfallteam muß den Patienten begleiten).

Vor Angiographie keine orale oder rektale KM-Darstellung.

Urethrozystographie

Ind.: bei V.a. Harnröhrenabriß. Keine Katheterisierung vor Röntgendarstellung.

Laparoskopie

Ind.: beim stumpfen Bauchtrauma ohne massiven Ileus zur gezielten Inspektion der parenchymatösen Organe (Blutung, subkapsuläres Hämatom?), Beschaffenheit freier intraabdominaler Flüssigkeit, Abklärung unklarer Abdominalbefunde im Intervall (z.B. Ischämie, Adhäsionen). **Nachteile:** noch wenig Erfahrungen, nur bei kreislaufstabilen Patienten sinnvoll (bei bereits bestehender Ind. zur Laparotomie Zeitverlust), schwierige Diagnostik von Magen-/Darmverletzungen, eingeschränkte Milz-/Pankreasbegutachtung.

27.2.3 Verletzungsformen

Erstmaßnahmen
- EKG- und RR-Monitoring
- Legen von 2–3 großlumigen Zugängen
- Ggf. Schockbehandlung (☞ 7.2)
- Ggf. Sedierung und Intubation (☞ 7.6.1)
- Labor: BGA, Notfallabor mit Kreuzblut (ggf. EK's Blutgruppe 0 Rh neg.)
- Sonographie, Rö, ggf. weitere Diagnostik (s.o.)
- Ggf. Tetanus-Impfung (Impfpaß).

Bauchwandverletzungen   ICD: S 30.1
Ätiol.: Kontusion, Einklemmung, Sicherheitsgurt.
Diagn.: evtl. MDP mit wasserlöslichem KM, evtl. i.v. Urogramm, Überwachung.
Klinik: Lokalisierter Druckschmerz, ggf. Prellmarken, Hauteinblutungen oder -schürfungen. Äußerst selten traumatische Bauchwandhernien (Zerreißung von Muskulatur und Faszien ohne Verletzung von Haut und Peritoneum).

KO: Bauchdeckenhämatom (Marcumar oder ASS), Abszeß.

- *Diagnose einer harmlosen Bauchwandverletzung erst nach sicherem Ausschluß einer intraabdominalen Verletzung.*
- *Bei ambulanten Patienten Aufklärung der Angehörigen, Telefon-Nr. für Rückfragen oder Befundveränderung vereinbaren, 2. Untersuchung nach 24 h erforderlich! Im Zweifelsfall immer stationäre Aufnahme und Beobachtung.*

Stumpfes Bauchtrauma
Ätiol.: Isolierte stumpfe Verletzung (z.B. Sicherheitsgurt, Hufschlag). Häufiger kombinierte stumpfe Verletzung (Verkehrs-/Arbeitsunfall, Sturz aus großer Höhe, Überfahrenwerden, Verschüttungen, Einklemmungen, Explosionen).

Betroffene Organe: Milz (25 %), Leber (15 %), Nieren (12 %), retroperitoneales Hämatom (13 %), Magen-Darm-Trakt, Harnblase, Zwerchfell.

Diagn.: CT (sicherste Organdiagnostik), Angiographie (bei V.a. Aorta-/Nierenarterien-/Cavaverletzungen), MDP mit wasserlöslichem KM (Darmwandhämatome können zu einem mechanischen Ileus führen!), ggf. Urethro-Zystographie und i.v. Urogramm.

- *Schwere intraabdominale Verletzungen können sich hinter zwar offensichtlichen, aber weniger lebensbedrohlichen Traumata verbergen.*
- *Häufig wird ein symptomloses freies Intervall durchlaufen.*
- *Ein Schädelhirntrauma allein bedingt keinen protrahierten Schock (intraabdominale Blutung).*

Perforierendes Bauchtrauma   ICD: S 31.1

Ätiol.: Stich-, Schuß-, Pfählungsverletzungen.

Betroffene Organe: Dünndarmverletzungen (30%), Mesenterial-/Netzverletzungen (18%), Leber (16%), Kolon (9%).

Diagn.: MDP mit wasserlöslichem KM (Perforation?, freie Passage?), Rektoskopie und Kolonkontrasteinlauf mit wasserlöslichem KM (bei Rektum/Kolonverletzungen), ggf. Urethro-Zystographie und i.v. Urogramm. *Cave:* KM Darstellung oder Sondierung des Stichkanales nur wenig hilfreich wegen Verschiebung der Bauchdeckenschichten. Nur bei eindeutig subkutaner Verletzung ohne Peritonismus anwendbar.

OP-Ind.: meist gegeben; nicht abhängig von der Eröffnung des Peritoneum, sondern von der vorliegenden Organverletzung. Bei perforierenden Verletzungen im Oberbauch immer an die Möglichkeit einer gleichzeitigen Thoraxverletzung denken.

 Zwischen Mamille und unterem Rippenbogenrand kann gleichzeitig eine thorakale, diaphragmale oder abdominelle Verletzung vorliegen (Verletzung während In- oder Exspiration)!

Retroperitoneale Verletzungen

Ätiol.: stumpfe und penetrierende Bauchtraumata können auch zu retroperitonealen Verletzungen führen.

Diagn.: Angiographie (bei V.a. Aorta-/Nierenarterien-/Cavaverletzungen), i.v. Urogramm.

Therapie: bei nicht pulsierendem Hämatom ohne Größenzunahme unter Kreislaufstabilisierung Spontantamponade abwarten.

KO: Unter regulären Blutdruckverhältnissen kann der retroperitoneale Raum ca. 4 l Blut aufnehmen. Blutungsursachen: Gefäßverletzungen *(Cave:* bekanntes Aortenaneurysma), Blutung aus Lumbalvenen (Wirbelfrakturen) oder dem pelvinen Plexus (Beckenfrakturen).

50 % der Patienten mit retroperitonealem Hämatom haben gleichzeitig eine intraabdominale Blutung.

27.2.4 Spezielle Organverletzungen

Ösophagusläsion   ICD: S 27.8

Ätiol.: direkte Gewalteinwirkung auf das untere Sternum/Epigastrium führt zur kritischen Druckerhöhung, Erkennung oft erst im weiteren Verlauf bei Auftreten einer Mediastinitis.

Diagn.: Rö-Thorax: Pneumo-/Hydrothorax, Pneumomediastinum, Weichteilemphysem (kein subkutanes Emphysem), sicherster Nachweis durch Gastrographinschluck, endoskopische Diagnostik selten möglich.

Therapie: ☞ 17.8.2

Zwerchfellruptur ☞ 27.1.6

Milzruptur ☞ 21.2.5

Lebertrauma ICD: S 36.1

Ätiol.: häufige Verletzung beim stumpfen und penetrierenden Bauchtrauma.
Klinik: Schmerzausstrahlung in die rechte Schulter (Phrenikus-Reizung), hämorrhagischer Schock. Auch zweizeitige Leberruptur nach zunächst subkapsulärer Einblutung nach freiem Intervall von bis zu mehreren Tagen möglich mit plötzlichem hämorrhagischem Schock.
Diagn.: Sonographie, evtl. Peritoneallavage (negative Lavage schließt Lebertrauma nicht aus!), CT.

Therapie

Bei ausgedehnter Leberverletzung *Primärversorgung und sekundäre Verlegung* in ein Leberzentrum: Blutung versorgen, Sanierung und Vermeidung von Infektionsquellen (Lebernekrosen, Massenligaturen und Fremdkörper, Hohlräume nach Resektion, mangelhafte Sekretableitung, bakterielle Kontamination, z.B. bei Kolonperforation), adäquate Drainage.

Kompressionsverpackung (Tamponade venöser Blutungen), evtl. Ligatur der *homolateralen* A. hepatica, bei V.a. zentrale Gallenwegsverletzung nur T-Drainage, Kreislaufstabilisierung, Antibiose, Verlegung innerhalb von 12–24 h.

OP-Prinzipien bei Leberruptur

- Selektive Versorgung von Gefäß- und Gallengangsstrukturen
- Debridement mangelversorgten Lebergewebes, großzügige Drainage
- Arterienligatur meistens entbehrlich, Voraussetzung: der desarterialisierte Leberanteil muß eindeutig noch über die V. portae versorgt sein
- Unkontrollierte Massenumstechungen sind abgelöst von der selektiven Gefäßversorgung bzw. Resektion.

- **Grad 1:** Geringfügige oberflächliche Laceration mit Kapseleinriß oder subkapsulärem Hämatom. **Ther.:** Eröffnung von subkapsulären Hämatomen, Parenchymversorgung (Elektro-, Infrarotkoagulation, Argon-Beam), Drainage, Umstechungen unangebracht
- **Grad 2:** Wenig blutende Parenchymrisse, einfache Stich-/Schußwunden, keine nekrotischen Leberanteile. **Ther.:** Selektive Versorgung von verletzten Gefäßen und Gallengängen in der Leberwunde, Drainage
- **Grad 3:** Blutende Parenchymrisse oder penetrierende Verletzungen, ausgedehnte subkapsuläre Blutungen. **Ther.:** Kompression von außen auf die Leberoberfläche, präliminäre Blutstillung durch Pringel-Manöver (Okklusion des Lig. hepatoduodenale), Mobilisation der Leber zur Verbesserung der provisorischen Tamponade
- **Grad 4:** Leberlappenzerreißung oder progressive zentrale Ruptur. **Ther.:** Blutstillung wie bei Grad 3, leberseitige Begrenzung des Rupturspaltes als Teil der Resektionsebene, Komplettierung durch atypische Resektion und Debridement von mangeldurchblutetem Lebergewebe. Bei ausgedehnter Zerreißung Übergang auf Resektion im Gesunden
- **Grad 5:** Ruptur von Lebervenen oder der Vena cava inferior. **Ther.:** Bei nach Pringle-Manöver fortbestehender Blutung subdiaphragmale Okklusion der Aorta oberhalb des Truncus coeliacus, totale vaskuläre Leberisolation evtl. Cavashunt (Zeitfrage), Leberparenchymversorgung wie bei Grad 4.

KO: Sepsis (durch Galleretention, Blutkoagel, Parenchymnekrosen. *Cave:* begleitende Koloneröffnungen), Hämobilie (arterio-biliäre Fistel, Symptom-Trias: Kolik, Meläna, Ikterus), Bilhämie (bilio-venöse Fistel mit rasanter Hyperbilirubinämie bis 60 mg/dl).

Pankreas ☞ 23.5.4

Magen ICD: S 36.3
Ätiol.: Commotio ventriculi (Magenatonie mit Dilatation und Erbrechen nach stumpfem Bauchtrauma), Rupturen als Folge direkter stumpfer Gewalt oder als Dezelerationstrauma, Perforationen durch Stich- oder Schußverletzungen.

Diagn.: epigastrische Schmerzen mit lokaler Abwehrspannung, freie Luft unter dem Zwerchfell, blutiges Aspirat über die Magensonde, KM-Darstellung, Ösophago-Gastro-Duodenoskopie.

Therapie: Debridement, Wundränder werden ausgeschnitten, exakte Blutstillung (evtl. Gastrotomie erforderlich, v. Haberer Ligaturen), sero-muskuläre Naht, bei ausgedehnten Verletzungen evtl. Magenresektion erforderlich. *Cave:* immer Eröffnung der Bursa omentalis, Revision der Magenhinterwand und des Kolon transversum.

Duodenum ICD: S 36.4
Besonderheiten sind retroperitoneale Lage und doppelte Fixation am Pankreaskopf und am Retroperitoneum.

Ätiol.: Penetrierende Verletzungen wesentlich häufiger als stumpfe Traumata. Begleitverletzungen: Leber (53%), Dünndarm und Kolon (je 35%), Milz (33%), Pankreas (29%).

Klassifikation der Pankreasverletzungen nach Lucas und Ledgerwood	
Grad I	Kontusion mit intramuralem Hämatom (evtl. sekundäre Ruptur durch Nekrose)
Grad II	Isolierte Duodenalruptur
Grad III	Duodenalruptur mit Pankreasparenchymläsion, keine Gangverletzungen
Grad IV	Schwere Zertrümmerung von Duodenum und Pankreas mit Verletzungen von D. choledochus und D. pancreaticus

Klinik: *retroperitoneale Duodenalruptur* (am häufigsten im 2. und 3. Duodenalabschnitt): Schmerzausstrahlung in die rechte Schulter (Phrenikus-Reizung), oft auch Hodenschmerzen. Peritonitis ist ein spätes Zeichen (retroperitoneale Lage!). Undiagnostiziert und unbehandelt ca. 80% Letalität. *Duodenalwandhämatome* führen langsam zur Passagebehinderung mit gehäuftem Erbrechen.

Diagn.: MDP mit wasserlöslichem KM, Ösophago-Gastro-Duodenoskopie, CT, ERCP.

Therapie: Zur besseren Darstellung Mobilisation des rechten Hemikolon und der rechten Flexur, Versuch der Übernähung, besser: Deckung und Ableitung durch ausgeschaltete Y-Roux Schlinge, bei gleichzeitiger Pankreaskopfläsion evtl. partielle Duodenopankreatektomie (OP nach Whipple) erforderlich.

Dünndarm ICD: S 36.4
Wegen stärkerer Fixierung meist oberes Jejunum und terminales Ileum betroffen.

Ätiol.: Akzelerations-/Dezelerationsverletzungen, Sicherheitsgurtquetschung, perforierende Verletzungen.

Klinik: lokale Peritonitis, Ileussymptomatik (Darmwandhämatom kann zur funktionellen Stenose führen).

Diagn.: Sonographie, Rö-Abdomen, MDP mit wasserlöslichem KM, Angiographie.

Therapie: Versorgung nach den allgemeinen Prinzipien der Darmchirurgie: Darmabschnitte mit Mesenterialhämatom ohne Erholungstendenz resezieren und durch

End-zu-End-Anastomose rekonstruieren (☞ 19.6.1). Bei ausgedehnten Befunden mit Peritonitis evtl. Resektion und Ausleitung beider Schenkel (spätere Rekonstruktion), second-look nach 24 h. (Ind. zum second-look wird vom intraop. Befund und nicht vom klinischen Verlauf abhängig gemacht). Zentrale Mesenterialgefäßverletzungen erfordern eine Gefäßrekonstruktion.

Dickdarm/Rektum   ICD: S 36.5

Ätiol.: meist durch penetrierende Verletzungen, Pfählungsverletzungen.
Klinik: lokale Peritonitis.
Diagnostik: Rektoskopie, KE mit wasserlöslichem KM.

Therapie: vor gründlicher Revision des Abdomen provisorischer Verschluß von Lumeneröffnungen durch Naht. *Cave:* Bei Stichverletzungen kann der Ausstich im Mesenterialansatz liegen. Prinzipien wie bei Dünndarmverletzung, bei Peritonitis primäre Naht nur in Verbindung mit protektivem Anus praeter oder evtl. Resektion nach Hartmann mit späterer Rekonstruktion.

27.2.5 Verletzungen der großen Gefäße   ICD: S 25.X

Ätiol.: Polytraumatisierte (Verkehrs-/Arbeitsunfälle), Dezelerationstraumen.
Diagnostik: Sonographie, CT, Angiographie.

Verletzungen der Aorta

Traumatische Ruptur trotz maximaler notärztlicher Maßnahmen fast immer letal. Bei Überlebenden besteht noch eine intakte Adventitia.

Ther.: Wegen schwerer Zugänglichkeit ist der Bereich zwischen Nierenarterien und Hiatus aortae bes. gefährlich. Zuerst provisorische Blutstillung durch manuelle subdiaphragmale Kompression der Aorta gegen die WS, dann gezielte Abklemmung. *Cave:* bei massivem Hämoperitoneum mit instabilem Kreislauf primär Thorakotomie mit supradiaphragmaler Aortenabklemmung, um bei Wegfall der intraabdominalen Tamponade nicht einen Herz-Kreislaufstillstand zu provozieren. Aorta durch Mobilisation freilegen, Organpaket von Milz, Pankreasschwanz/-korpus und linkem Hemikolon nach re überschlagen → Darstellung der Aorta vom Hiatus bis zur Bifurkation. Kleine Aortenverletzungen übernähen, verletzte abgehende Arterien reimplantieren oder durch Gefäßersatz (autologes Veneninterponat oder Gefäßprothese) rekonstruieren.

Vena cava inferior

Oft zunächst tamponiertes retroperitoneales Hämatom, das bei Eröffnung massiv bluten kann.

Therapie: Bis zur Freilegung des verletzten Cavasegmentes periphere und zentrale Cavaabklemmung. Freilegung der V. cava inferior bis zum Leberhilus durch Mobilisation des rechten Hemikolon mit rechter Flexur und Kocher-Manöver des Duodenopankreas. Versorgung der Cavaruptur durch fortlaufende Naht. *Cave:* Zur Blutstillung ist die Kompression der einmündenden Lumbalvenen unerläßlich. Leichte Stenosierung des Lumens ohne Nachteil. Im Notfall Unterbindung der V. cava unterhalb der Nierenvenen möglich.

27.3 Urogenitale Verletzungen

27.3.1 Nierentrauma ICD: S 37.0

Ätiol.: *Offenes/perforierendes Nierentrauma:* Stich-, Schuß-, Pfählungstrauma: selten auf die Niere begrenzt. Rippenfrakturen können zu An- und Durchspießungsverletzungen führen. *Stumpfes Nierentrauma:* Berstungsruptur durch direkte Gewalteinwirkung (Schlag, Stoß, Kompression). Dezelerationstrauma durch indirekte Gewalteinwirkung (Schleudertrauma). *Cave:* Kindliche Nieren sind besonders gefährdet durch ihre relativ große Organmasse. Bei 30–50% aller stumpfen und in 80% aller offenen Nierentraumata Mitverletzung anderer Organsysteme (Abdomen, Becken, Thorax).

Klinik: Flankenschmerz, hämatombedingte Schwellung, Makrohämaturie, Blasentamponade. Peritonismus, reaktiver paralytischer Ileus („Stille im Abdomen") mit Übelkeit und Erbrechen, Meteorismus. Hypovolämischer Schock: eine intakte Gerota-Faszie führt oft zur Selbsttamponade, daher ist ein progredienter Schock immer auf intraperitoneale Blutung verdächtig.

 Makrohämaturie kein Anhaltspunkt für den Schweregrad der Verletzung. Bei kompletter Harnleiterobstruktion (Koliken) und Nierengefäßstielabriß keine Makrohämaturie.

Diagnostik: Ausreichende Klassifizierung meist durch Sonographie und i.v.-Urogramm möglich. Bei schweren Verletzungen CT, bei V.a. Nierenstielabriß evtl. Angiographie in DSA-Technik.

- Klinische Untersuchung: Schockzeichen, Flankenschmerzen, Prellmarken
- Wundinspektion, V.a. Rippenfrakturen, (Sub-) Ileuszeichen mit Meteorismus
- Urinstatus: Makro-/Mikrohämaturie
- Sonographie: Abklärung einer Oligo-/Anurie (prä-/postrenal)
- Röntgen: Thorax, Adbomenübersicht, i.v. Urogramm.

Schweregradeinteilung nach modifizierter Hodges-Klassifikation		
Verletzung	Grad	Befund
Leicht (60–80 %)	Ia	Kontusion mit subkapsulärem Hämatom
	Ib	Parenchymblutung
Schwer (10–30 %)	IIa	Inkomplette Nierenruptur mit subkapsulärem Extravasat
	IIb	Inkomplette Nierenruptur mit perirenalem Extravasat
	IIc	Komplette Nierenruptur mit retroperitonealem Extravasat
Kritisch (< 5 %)	III	Multiple Rupturen, Zertrümmerung, Nierenstielverletzung

Therapie: Urologisches Konsil. Weitere Versorgung i.d.R. durch Urologen.
- *Grad I bis IIb* konservativ: Antibiotische Therapie zur Verhinderung eines infizierten Urinoms oder retroperitonealen Abszesses, engmaschige Kontrolle der klinischen Befunde und sequenzielle Wiederholung von Labor und Sonographie
- *Grad IIc bis III* operativ: Nierenbeckennaht, Parenchymnaht, Nierenteilresektion, Gefäßrekonstruktion, evtl. Nephrektomie.

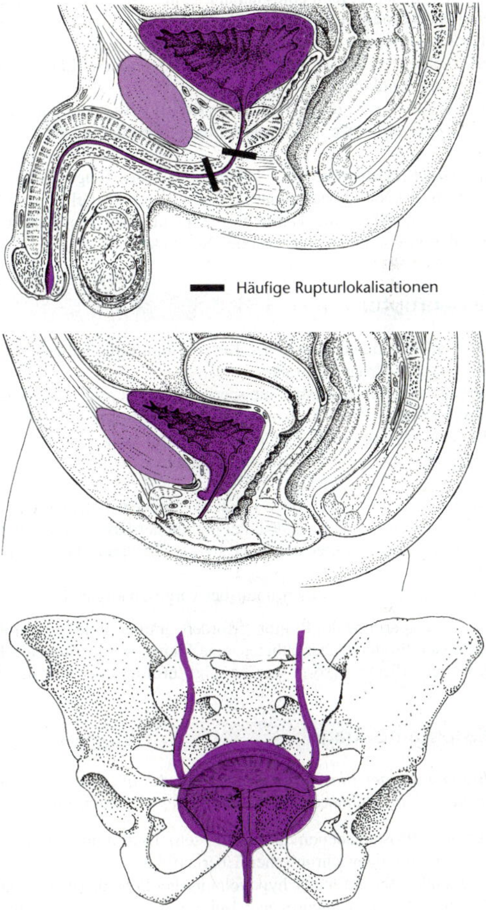

Häufige Rupturlokalisationen

Abb. 27.3: Topographische Beziehungen Becken/UGS

27.3.2 Harnleiterverletzungen   ICD: S 37.1

Ätiol.: Beschleunigungstrauma in extremer Lordose (subpelvine Ureterruptur), Ureterquetschung am Querfortsatz eines LWK.
Klinik: symptomarm, häufig fehlt eine Hämaturie, in $2/3$ der Fälle verspätete Diagnose. *Spätsymptome:* zunehmender Druckschmerz, tastbare Raumforderung (Urinom), Fieber, Peritonismus, Sepsis.
Diagn.: Sonographie, i.v.-Urogramm, retrograde Ureterdarstellung. *Spät:* Erhöhung der Retentionswerte, Leukozytose.
Therapie: Versorgung i.d.R. durch Urologen (Konsil bzw. Verlegung).
- *Partielle Ruptur* mit Kontinuitätserhaltung: Harnleiterschienung, perkutane Nephrostomie
- *Komplette Ruptur* (Harnleiterabriß): abhängig von der Etage: im pyeloureteralen Teil (am häufigsten) Nierenbeckenplastik, im mittleren Drittel End-zu-End-Anastomose, im distalen Abschnitt Harnleiterreimplantation. Bei Mißlingen Nierenautotransplantation ins kleine Becken oder Nephrektomie.

27.3.3 Blasenruptur   ICD: S 37.2

Ätiol.: 25–30% aller Patienten mit einer Beckenringfraktur haben gleichzeitig eine Verletzung des unteren Urogenitaltraktes.
Klinik: Unterbauchperitonismus (bei intraperitonealer Ruptur ausgeprägter), Hämaturie, imperativer Harndrang bei Blutabgang aus der Harnröhre (blutige Pseudoanurie), suprapubische Vorwölbung durch Hämatom/Urinextravasat.
Diagn.: Sonographie, retrograde Urethrozystographie.
Einteilung:
- Extraperitoneale Blasenruptur (70%): meist bei Beckenringfrakturen
- Intraperitoneale Blasenrupturen (25%): bei plötzlicher Druckerhöhung (Sicherheitsgurt) oder Dezeleration (senkrechter Sturz auf das Steißbein) bei voller Blase; meist am Blasendach
- Sonderform (5%): spontane Blasenruptur bei vorgeschädigter Blase.

Therapie: eine intraperitoneale Ruptur erfordert immer eine op. Freilegung und Übernähung, transurethraler Dauerkatheter, eine kleine extraperitoneale Ruptur kann alleine durch Dauerkatheter versorgt werden. Ggf. urologisches Konsil.

27.3.4 Blasentamponade

Durch eine Blutung aus der Blase oder seltener aus den oberen Harnwegen kommt es durch ausgeprägte Koagelbildung zur Ausfüllung der gesamten Blase.

Ätiol.: Varizen beim Prostataadenom (am häufigsten), Blasentumor, radiogene Zystitis, nach rascher Entleerung einer chronischen Überlaufblase.
Klinik: hochstehender Blasenfundus, hypovolämischer Schock, schmerzhaft quälender Harndrang, Unruhe. Bei akuter neurogener Ischurie nur geringer Dehnungsschmerz.
Diagnostik: Sonographie, Katheterismus.
Therapie: Urologisches Konsil, ggf. Verlegung. Katheterismus mit weitlumigem Katheter (24–26 Ch.) oder Resektoskopschaft und Absaugen der Koagel (Spül-Saug-Behandlung mit Blasenspritze), anschließend Dauerspülung der Blase, forcierte Diurese. Bei hyperfibrinolytischer Blutung ohne Koagelbildung 2–3 x 500 mg Tranexamsäure langsam i.v. (2–3 Amp. Gumbix®).

27.3.5 Harnröhrenruptur ICD: S 37.3

Ätiologie: Perineale Gewalteinwirkung (Fahrradunfall/Motorradunfall), Beckenringfraktur.
Klinik: Blutung aus der Harnröhre, Harndrang (blutige Pseudoanurie), volle Blase (hochstehender Blasenfundus), starke Schmerzen.
Diagn.: Rektale Untersuchung: Dislokation von Blase und Prostata nach kranial, weiche Resistenz (Hämatom); Sonographie, retrogrades Urethrozystogramm.
Einteilung:
- Supradiaphragmale Ruptur: bei vorderer Beckenringfraktur (Symphysensprengung), in 20-25% gleichzeitig extraperitoneale Blasenruptur, Hämatomausbreitung primär im kleinen Becken
- Infradiaphragmale Ruptur: Quetschung der bulbären Harnröhre gegen das Os pubis (Straddle-Verletzung), Hämatomausbreitung perineal/skrotal.

Therapie
- Bei *partiellen Harnröhrenrupturen* mit Kontinuitätserhaltung reicht eine suprapubische perkutane Zystostomie
- Bei *kompletten supradiaphragmalen Rupturen* wird immer häufiger eine primär operative Adaptation (Auffädelung von Prostata und Blase) mittels transurethralem Katheter unter manueller Kontrolle im Rahmen der operativen Versorgung einer Beckenfraktur angestrebt
- Bei *kompletten infradiaphragmalen Rupturen* operative Freilegung und End-zu-End-Anastomose.

27.3.6 Penisverletzungen ICD: S 31.2

Ätiol.: meist durch stumpfes Trauma (Tritt, Sturz) mit Hautablederungen, Verletzung durch Masturbationshilfen, Penisfraktur (Ruptur der Corpora cavernosa) nur im erigierten Zustand möglich.
Klinik: ausgeprägtes subcutanes Hämatom, Penisödem, akute Blutung aus Penisarterien, Penisdeviation.
Diagn.: Kavernosogramm, retrogrades Urethrogramm.

Therapie: i.d.R. durch Urologie (Konsil, Verlegung). Bei *leichten Verletzungen:* Wunddebridement, Umstechung blutender Gefäße, Kompressionsverband, Entfernung von Fremdkörpern, Hochlagerung. Bei *schweren Verletzungen:* immer suprapubische Zystostomie, sofort operative Revision mit Blutstillung, Naht der corpora cavernosa und primärer Versorgung der Harnröhre, evtl. Penisteilamputation, selten mikrochirurgische Replantation möglich.

27.3.7 Hodentrauma ICD: S 31.3

Ätiol.: Meist stumpfe Traumen bei Verkehrsunfällen, Sportverletzungen, selten offene Verletzungen durch Stich- oder Schußverletzung.
Klinik: ausgeprägtes peritestikuläres Hämatom, starke Schmerzen (Dehnungsschmerz der rigiden Tunica albuginea), prallelastische Resistenz.
Diagn.: Hodensonographie mit Doppleruntersuchung der A. testicularis.

Therapie: bei leichten Hodentraumata Wunddebridement, Schmerztherapie, Hochlagerung, Kühlung. Bei schweren Hodentraumata Hodenfreilegung, Blutstillung, Naht der Tunica albuginea, selten Semikastratio notwendig.

27.3.8 Hodentorsion ☞ 11.3.5

27.4 Verletzungen der Wirbelsäule

Rettung
- Unnötige Bewegung der Wirbelsäule vermeiden, um zusätzliche Schäden am Rückenmark zu verhindern
- Der Verletzte soll möglichst in Rückenlage gebracht werden
- Bei Verletzungen der HWS den Kopf unter gleichmäßigem Zug in leichter Rückwärtsbeugung halten, Halsstütze anlegen (z.B. Stifneck®)
- Bei eindeutigen Überstreckungsverletzungen der HWS nach rückwärts wird der Kopf in Neutralstellung oder angedeuteter Vorwärtsbeugung gehalten und gelagert
- Keine Repositionsversuche am Unfallort
- Umlagern des Verletzten auf die Vakuummatratze mit der Schaufeltrage oder durch drei Helfer, die ihre Arme von einer Seite unterschieben und gleichzeitig und gleichmäßig anheben (Gabelstaplerprinzip).

Transport
- Wirbelsäulenverletzte immer liegend transportieren
- Bei V.a. HWS-Verletzung kontinuierlichen Dauerzug am Kopf beibehalten
- Das nächstgelegene Krankenhaus anfahren.

27.4.1 Verletzungen der Halswirbelsäule

Distorsion der HWS   ICD: S 13.4
Ätiol.: Häufig Verkehrsunfälle (Frontalkollisionen, Auffahrunfälle).
Einteilung, Klinik und Ther.: ☞ Tabelle unten

Einteilung der HWS-Distorsionen (nach Erdmann)				
	Beschwerdefreies Intervall	Symptome	Therapie	Ausheilungszeit
Grad I	mehrere Stunden	Nacken-, Bewegungsschmerz	Schanz-Verband f. 1 Wo.	3–4 Wo.
Grad II	wenige Stunden	zusätzliche Ausstrahlung am Kopf	Schanz-Verband f. 2 Wo.	1–2 Jahre
Grad III	fehlt	Haltlosigkeit d. Kopfes, heftige Schmerzen, evtl. retropharyngeales Hämatom (Schluckbeschwerden)	Schanz-Verband für 4–6 Wo. gleichzeitig Beginn mit KG	> 2 Jahre

Atlasfrakturen   ICD: S 12.0
Ätiol.: axiale Gewalteinwirkung auf den Kopf = Atlas-Berstungsfraktur (Jefferson-Fraktur).

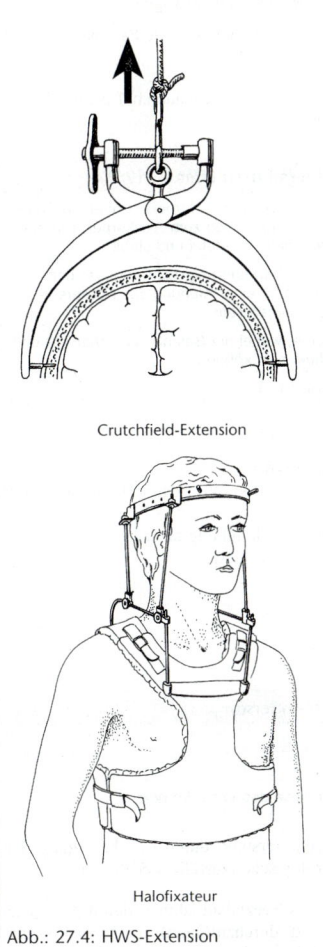

Crutchfield-Extension

Halofixateur

Abb.: 27.4: HWS-Extension

Klinik: Nacken- und Hinterkopfschmerz, der Kopf wird mit den Händen abgestützt. Neurologische Ausfälle sind selten.

Diagn.: Rö-HWS a.p. und seitlich: Abstand zwischen Densspitze und Hinterhauptschuppe verringert, Inkongruenz der Gelenke HWK 1/2.

Therapie
- **Konservativ:** *nicht dislozierte Frakturen* werden für 8 Wo. in einem Halofixateur oder Minerva-Gips ruhiggestellt (☞ Abb. 27.4). Die Reposition *verschobener und instabiler Frakturen* erfolgt durch Dauerzug an der HWS unter gleichzeitiger Reklination durch Anlage einer Crutschfield-Zange (☞ Abb. 27.4). In Lokalanästhesie wird beiderseits 2 Querfinger über den Oberrand der Ohrmuschel ein 2–3 cm großer Hautlängsschnitt gesetzt, mit einem Spezialbohrer ein Loch in der Tabula externa geschaffen und in ihr jeweils der stumpfe Dorn eines Zangenendes verankert. Dauer der Behandlung: 6 Wo. mit 4–6 kg Zug (Stellungskontrolle durch Rö-Aufnahmen der HWS in wöchentlichem Abstand). Dann Ruhigstellung mit Halofixateur oder Minerva-Gips für weitere 6 Wo. Während der Extensionsbehandlung isometrische Kräftigungsübungen der Nacken- und Schultermuskulatur
- **OP-Indikation:**
  - Verletzung des Lig. transversum
  - Verschiebung der Massae laterales
  - Rotationsluxation
  - Vorwärtsverlagerung des Atlas
  - **Technik:** Altlanto-axiale Fusion kann über eine dorsale Spanverblockung oder eine transartikuläre Verschraubung zwischen C2 und C1 erreicht werden.

Axisfrakturen   ICD: S 12.1
Frakturen der Axisbogenwurzel (Hangman-Fraktur), sog. traumatische Spondylolisthesis des Axis.

Ätiol.: Autounfälle, meist durch Hyperextension und bei Erhängen.

Klinik: Klinische Diagn. ist erschwert, da meist polytraumatisierte Pat.; neurologische Ausfälle selten (mit Ausnahme Typ III und IV).

Diagn.: HWS Übersichtsaufnahme, CT der HWS zur genaueren Lokalisation der Fraktur und Beurteilung komplexer Frakturen.

Klassifikation der Axisringfrakturen nach Effendi (1981)	
Typ I	Fraktur des Axisringes mit geringer Dislokation des Körpers, wobei die Fraktur weitgehend senkrecht verläuft oder aber schräg zum Axiskörper. Die darunterliegende Bandscheibe ist weitgehend unverletzt und stabil
Typ II	Dislokation des vorderen Fragments bei Veränderung des Bandscheibenraums. Bei der Dislokation kann es auch zu einer Kippung des Körpers in Extensions- oder Flexionsstellung gekommen sein
Typ III	Dislokation des Axiskörpers nach vorne, wobei die Gelenke zwischen C2 und C3 ebenfalls disloziert und evtl. verhakt sein können
Typ IV	Luxation des gesamten HWK 2 über HWK 3

Therapie
- **Typ I:** Halofixateur oder Minervagips für 6 Wo.
- **Typ II:** Extension mit Crutchfield-Zange über 4–6 Wo., dann Halofixateur oder Minervagips für weitere 6 Wo.
- **Typ III:** Operative Stabilisierung (dorsale Verschraubung nach Judet)
- **Typ IV:** Offene Reposition und ventrale Spondylodese.

Densfrakturen   ICD: S 12.1
Meist durch Überbeugung der HWS.

Einteilung nach Anderson	
Typ I	Fraktur der Densspitze
Typ II	Basisnahe Fraktur der Dens
Typ III	Densfraktur mit Beteiligung der Spongiosa des Wirbelkörpers

Klinik: meist symptomarm, Nackenschmerzen, verstärkt durch Kopfbewegung. Pat. stützt den Kopf mit beiden Händen ab. Neurologische Ausfälle sind selten.

Diagn.: Im Rö-HWS kaum festzustellen. Dens-Spezialaufnahmen durch geöffneten Mund. Gehaltene Aufnahmen (nur vom Arzt durchzuführen) im Vorwärts- und Rückwärtsbeugen geben Auskunft über Stabilität oder Instabilität der Fraktur (bei erhaltener Hinterkante meist stabil).

Therapie
- **Typ I:** keine Therapie
- **Typ II:** Zugschraubenosteosynthese nach Repostition der Fraktur unter Extension und Reklination des Kopfes
- **Typ III:** konservativ: Ruhigstellung mit Minerva-Gipsverband oder Halsorthese für 12–16 Wo. bzw. Halo-Fixateur für 12–16 Wo.

Frakturen der Wirbelkörper C3 - Th 1   ICD: S 12.2

Ätiologie
- *Direkte Gewalteinwirkung* selten; direkte Traumen von hinten: Verletzungen von Dornfortsatz oder Bogenanteilen; direkte Traumen von vorne: Schädigung der anliegenden Weichteile (Ösophagus, Trachea und Kehlkopf)
- *Indirekte Gewalteinwirkung:* Überbeugung nach vorne: „tear drop fracture". Meißelbrüche, Kompressionen
- *Überstreckung* nach rückwärts = Brüche der Dornfortsätze, Bogen- oder Gelenkfortsätze; Bandscheiben und vorderes Längsband können einreißen
- *Rotationsbeugung:* Bandscheibenverletzung mit ein- oder doppelseitiger Verrenkung.

Klinik: Klopf- und Druckschmerz über den entsprechenden verletzten Wirbelkörpern.
Diagn.: Rö-HWS ⊥: der Abschnitt von C6 -Th1 ist von den Schulterweichteilen oft überlagert, das Herabziehen der Schultern ergibt meist keine Verbesserung der Bildqualität. Die exakte Seitenlagerung des Pat. führt meist zu besseren Aufnahmen. Der kassettennahe Arm wird nach vorne gelagert und der kassettenferne Arm nach hinten geführt.

Therapie
- **Konservativ:** Bei allen stabilen Frakturen manuelle Einrichtung durch Längszug in örtlicher Betäubung oder Allgemeinnarkose. Wichtig ist eine ausreichende Ruhigstellung mit Minerva-Gipsverband oder Zervikalstütze für 3–6 Mon.
- **Operativ:** bei instabilen Frakturen besonders dann, wenn sie mit einer Bandscheibenverletzung einhergehen oder wenn die kons. Reposition nicht gelingt. Die offene Reposition und die Stabilisierung wird durch Fusion mit dem benachbarten Wirbelkörper entweder mit Plattenostheosynthese oder Beckenkammspan, Knochendübel oder Kunststoffe durchgeführt.

27.4.2 Frakturen der Brust- und Lendenwirbelsäule
ICD BWS: S 22.0, LWS: S 32.0

Ätiol.: Sturz auf Gesäß, Rücken oder ausgesteckte Beine oder durch gewaltsame Kyphosierung, bei Osteoporose Bagatelltrauma ausreichend.

Einteilung
- *Stabile Frakturen:* Die Spongiosa ist solide impaktiert, der Wirbelkörper als Ganzes keilförmig deformiert. Hinterkante, Deckplatten und Bandscheiben sind intakt, dorsale Ligamente intakt oder leicht gelockert
- *Instabile Frakturen:* wesentliches Merkmal ist die Subluxation und die Deformierung des Spinalkanals, Zerreißung des dorsalen Bandapparates und der Bandscheibe evtl. Einbruch oder Abscherung der Wirbeldeckplatte.

Klinik: Bei isoliertem, stabilem Wirbelbruch können die Beschwerden oft nur gering sein. Bei instabilem Bruch und Beteiligung der Bandscheibe: Spontaner Schmerz, Belastungsunfähigkeit sowie reflektorische Bauchmuskelspannung infolge retroperitonialen Hämatoms. Das Bild eines akuten Abdomens wird vorgetäuscht; „paralytischer Ileus".

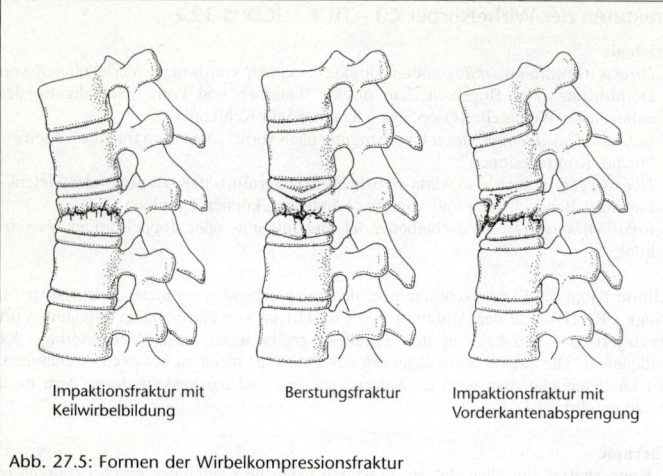

Abb. 27.5: Formen der Wirbelkompressionsfraktur

Impaktionsfraktur mit Keilwirbelbildung — Berstungsfraktur — Impaktionsfraktur mit Vorderkantenabsprengung

Diagnose
- Vor allem Druck-, Klopf- und Bewegungsschmerz kritisch prüfen. Stauchungsschmerz ist ein sicheres Frakturzeichen
- Rö-BWS und LWS ⊥: Fraktur oft nur als Verdichtungslinie in Wirbelkörpermitte. Evtl. Grund- oder Deckplatteneinbruch, Keilwirbelbildung. *Cave:* Fortsatzfrakturen werden leicht übersehen. Hinterkante erhalten?
- Schichtaufnahmen: bei instabilen Frakturen stehen die Wirbelkörperabsprengung, die Kompression des Wirbels und die Verschmählerung des Bandscheibenraums im Vordergrund
- CT: Beteiligung der Wirbelhinterkante und Beurteilung des Spinalkanals.

Therapie

- *Stabile Frakturen*
- der oberen und mittleren BWS symptomatisch: Bettruhe 2–3 Tage, Thromboseprophylaxe, Schmerzmedikation, KG, Schwimmen
- des unteren Drittels der BWS und der LWS: Bettruhe für 1 Wo., Thromboseprophylaxe, Schmerzmedikation bzw. Muskelrelaxantien, sofortige Bettgymnastik. Mobilisation mit Dreipunkt-Stütz-Korsett (☞ Abb. 27.6) für 6–8 Wo. Schwimmübungen
  - Bei stabiler osteoporotischer Kompressionsfraktur kein Korsett erforderlich. Mobilisierung unter Analgesie.

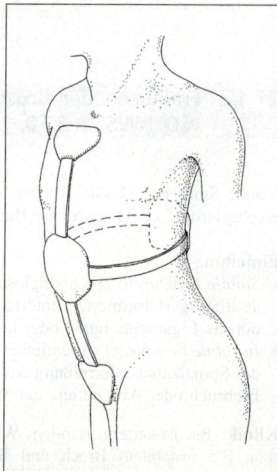

Abb. 27.6: Dreipunktkorsett

- *Instabile Frakturen*
  - *Konservativ:* Durchhang nach Böhler sofort nach dem Unfall (Ausnahme: Polytrauma) nach Verabreichung eines Schmerzmittels. Nach Reposition unter Bildwandkontrolle wird ein Korsett angelegt für 12 - 16 Wo. Der Pat. kann sofort aufstehen und gleich mit einer intensiven Wirbelsäulengymnastik beginnen.
  - *Operativ:* **Absolute OP-Ind.:** offene Rückenmarkverletzung, zunehmende Lähmungserscheinungen. **Relative OP-Ind.:** Geschlossene Luxationen, kyphotische Deformierung des Wirbelkörpers > 15–20°. Reponierbare Deformierungen durch Kompression um mehr als 50 %, Einengung des Spinalkanals über 1/3. OP-Methode der Wahl: Fixateur interne. Die Methode ist ein übungsstabiles, für einige Frakturen auch belastungsstabiles, dorsales Fixationssystem (☞ Abb. 27.7).

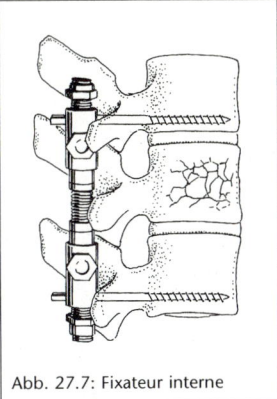

Abb. 27.7: Fixateur interne

27.4.3 Sakrumfrakturen ICD: S 32.1

Meist mit Beckenfrakturen (☞ 26.2) assoziert; selten: isolierte Sakrumfraktur, meist im freien Teil des Sakrums, v.a. in Höhe S4.

Ätiol.: Direktes Trauma (Sturz aus Höhe oder Verkehrsunfälle).
Klinik: Rö Beckenübersicht, Beckenschrägaufnahme: 30° kranio-kaudal bzw. 30° kaudo-kranial. Becken CT vor allem für die genaue Lokalisation und Beckenbegleitverletzung.
Therapie:
- *Konservativ:* 6 Wo. flache Lagerung
- *Operativ:* bei neurologischen Ausfällen (Reithosenanästhesie, Blasen-Mastdarmlähmung)
- *Technik:* Verschraubung oder Verplattung über dorsalen oder ventralen, retroperitonalen Zugang.

27.4.4 Steißbeinfrakturen ICD: S 32.2

Ätiol.: Direktes Trauma (Sturz).

Klinik: Druckschmerz im Steißbeinbereich bei direkter und rektaler Palpation. Ggf. Prellmarke und/oder Hämatom.
Diagn.: Rö Steißbein seitl.
Ther.: Bei Dislokation transrektale Reposition. Antiphlogistika (Diclofenac 3 x 50 mg p.o.). Mobilisierung.
KO: z.T. lang anhaltende Coccygodynie (Schmerzen im Steißbeinbereich beim Gehen, Sitzen und bei Defäkation). Falls auf kons. Ther. (Antiphlogistika) keine Besserung
→ **Resektion der Steißbeinspitze.**

27.4.5 Querschnittslähmung (☞ 4.9.5)

Dirk Schäfer
Peter Kaivers

28

Kopfverletzungen, Nervenkompressionssyndrome

28.1	Schädel-Hirn-Trauma	738
28.1.1	Einteilung	738
28.1.2	Klinik	738
28.1.3	Diagnostik	739
28.1.4	Epidurales Hämatom ICD: S 06.4	740
28.1.5	Operationsprinzipien bei Schädel-Hirn-Trauma	741
28.1.6	Nachbehandlung nach Schädel-Hirn-Trauma	741
28.2	Weichteilverletzungen des Kopfes	742
28.2.1	Kopfhaut/Stirn ICD: S 01.X	742
28.2.2	Lidverletzungen ICD: S 01.1	743
28.2.3	Ohrmuschelverletzung ICD: S 01.3	743
28.2.4	N. facialis-Verletzung ICD: S 04.5	743
28.2.5	Parotisverletzungen	744
28.2.6	Bißverletzungen am Kopf ICD: S 01.X	744
28.3	Schädelfrakturen	744
28.3.1	Unterkieferfraktur ICD: S 02.6	744
28.3.2	Mittelgesichtsfraktur ICD: S 02.X	745
28.3.3	Jochbeinfraktur ICD: S 02.4	746
28.3.4	Nasenbeinfraktur ICD: S 02.2	747
28.3.5	Orbitabodenfraktur ICD: S 02.3	748
28.3.6	Kalottenfraktur ICD: S 02.0	748
28.3.7	Schädelbasisfraktur ICD: S 02.1	748
28.4	Periphere Nervenkompressionssyndrome	749
28.4.1	Karpaltunnelsyndrom ICD: G 56.0	749
28.4.2	Distales N. ulnaris-Syndrom	749
28.4.3	Proximales N.ulnaris-Syndrom	750
28.4.4	Thoracic outlet syndrome ICD: G 54.0	750

28.1 Schädel-Hirn-Trauma

28.1.1 Einteilung

- *Offenes SHT:* offene Verbindung von Hirnwunde und Außenwelt
- *Gedecktes/geschlossenes SHT:* Dura mater intakt.

	Gradeinteilung (nach Tönnis und Loew)		
I	leichtes Schädel-Hirn-Trauma (Commotio cerebri)	Bewußtlosigkeit < 5 Min.	Reversibilität aller Symptome in 5 Tagen
II	mittelschweres Schädel-Hirn-Trauma (leichte Kontusion)	Bewußtlosigkeit bis 30 Min.	Rückbildung der Symptome innerhalb von 30 Tagen
III	schweres Schädel-Hirn-Trauma (schwere Kontusion)	Bewußtlosigkeit > 30 Min.	Zurückbleiben von Dauerschäden

28.1.2 Klinik

Unspezifische Symptome
Kopfschmerz, Übelkeit, Erbrechen, Schwindel, Amnesie.

Fokale neurologische Defizite nach SHT (grob schematisiert)
- *Frontalhirn:* Antriebsminderung, hirnorganisches Psychosyndrom
- *Präzentralregion:* Hemiparese, motorische Jackson-Anfälle, motorische Aphasie (dominante Hemisphäre)
- *Postzentralregion:* Hemihypästhesie, sensible Jackson-Anfälle
- *Temporalhirn:* Temporallappen-Epilepsie, sensorische Aphasie (dominante Hemisphäre)
- *Parietalhirn:* Grand-mal-Anfälle, amnestische Aphasie (Wortfindungsstörungen), Alexie, Akalkulie, Agraphie, Re-Li-Störung
- *Okzipitalhirn:* homonyme Hemianopsie, optische Agnosie
- *Stammganglienregion:* Halbseitensymptome, extrapyramidale Störungen, Diabetes insipidus, Blickdeviationen
- *Hirnstamm:* Halbseitensymptome, nukleäre Hirnnervenstörungen
- *Kleinhirn:* Ataxie, Dysmetrie.

Bewußtseinsstörung
- *Bewußtseinsklarheit:* Pat. wach, voll orientiert, kooperativ
- *Somnolenz:* Pat. schläfrig, aber stets erweckbar
- *Sopor:* Pat. nur durch starke Schmerzreize kurzfristig weckbar, kommt keinen Aufforderungen nach; auf Schmerzreize gezielte Abwehrreaktionen
- *Koma:* tiefe Bewußtlosigkeit, kein Ansprechen auf äußere Reize
- Einteilung der Bewußtseinsstörung durch Koma-Skala, am meisten gebräuchlich die Glasgow-Coma-Scale (☞ Tab. nächste Seite).

Krampfanfälle
- Bei allen supratentoriellen zerebralen Erkr., insbes. bei zerebralen Raumforderungen möglich; besonders disponiert sind temporale Lokalisationen

28.1 Schädel-Hirn-Trauma

- Verschiedene Anfallsformen sind zu unterscheiden: v.a. *Grand-Mal-Anfälle* (mit Bewußtseinsverlust), *psychomotorische (Temporallappen-) Anfälle* und *fokale Krampfanfälle*.

Glasgow-Coma-Scale		
Neurologische Funktion		**Bewertung**
Augen öffnen	spontan öffnen öffnen auf Ansprechen öffnen auf Schmerzreiz keine Reaktion	4 3 2 1
Verbale Reaktion	orientiert verwirrt, desorientiert unzusammenhängende Worte unverständliche Laute keine verbale Reaktion	5 4 3 2 1
Motorische Reaktion (auf Schmerzreize)	befolgt Aufforderung gezielte Schmerzabwehr Massenbewegungen Beugesynergien Strecksynergien keine Reaktion	6 5 4 3 2 1
Die Summe ergibt den Coma-Score und ermöglicht eine standardisierte Einschätzung des Schweregrades		

Einklemmungssymptomatik
- Durch Druck im Großhirnbereich werden mediale Temporallappenanteile nach kaudal durch den Tentoriumschlitz gepreßt → Mittelhirnkompression (homolaterale Mydriasis, konjugierte Blicklähmung, kontralaterale Hemiparese, Strecksynergismen)
- Bei erhöhtem Druck in der hinteren Schädelgrube kann es zu einer oberen (transtentoriellen) und einer unteren (transforaminalen) Kleinhirneinklemmung gegen den Hirnstamm kommen (beidseitige Miosis, Hemiplegie, Tetraplegie, Atemstillstand, Hypertonus, Tachyarrhythmie).

28.1.3 Diagnostik

- Ggf. Neurochirurgie-Konsil
- Körperliche Untersuchung: Neurostatus, insbes. Pupillenreaktion, -weite, -seitendifferenz, Bewußtseinslage, Motorik
- **Cave:** Befunde immer mit Uhrzeit im Verlaufsbogen dokumentieren

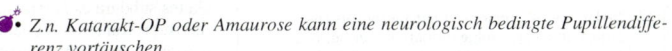
- *Z.n. Katarakt-OP oder Amaurose kann eine neurologisch bedingte Pupillendifferenz vortäuschen*
- *Bewußtseinslage bei Alkoholeinfluß schwer beurteilbar*

- Beurteilung der äußeren Schädelverletzungen, insbesondere Weichteilwunden, Blutungen aus Mund, Nase, Ohren, Liquorfluß
- **CCT:** Nach Sicherung der Vitalparameter bei jedem V.a. intrakranielle Verletzung (Halbseitensymptomatik, Pupillendifferenz, Bewußtseinstrübung). Auch gute Beurteilung von Frakturen mit dem sog. „Knochenfenster", evtl. Hochauflösungsschichten von Schädelbasis und Gesichtsschädel
- **Nativ-Röntgen:** Schädel in 2 Ebenen und HWS in 2 Ebenen
- Evtl. Spezialaufnahmen Felsenbein, Dens, NNH, Orbita spezial.

28.1.4 Epidurales Hämatom   ICD: S 06.4

Meist bedingt durch eine Verletzung der A. meningea media oder eines ihrer Äste. Selten ossäre Sickerblutungen bei Kalottenfraktur oder Ruptur des Sinus sagittalis sup. bzw. Confluens sinuum.

Klinik:
Übelkeit, Erbrechen, Kopfschmerzen, Kreislaufstörungen mit Bradykardie, anhaltende Bewußtseinstrübung nach Trauma (in 20% jedoch symptomarmes freies Intervall mit Bewußtseinsklarheit und Ansprechbarkeit). Ipsilaterale Mydriasis (Einklemmungszeichen), neurologische Herdsymptome, Krampfanfälle.

Diagnostik
- **Anamnese:** SHT, evtl. freies Intervall (meist ca. 4–8 h)
- **CCT:** Hyperdense Raumforderung unter der parietalen Schädelkalotte mit scharfer Abgrenzung gegen das Hirngewebe. Schichtung bis hoch parietal erforderlich. Häufig mit Schädelfraktur vergesellschaftet
- Bei typischer Klinik und Frakturnachweis im Rö-Schädel ist die Diagnose wahrscheinlich: **Unverzügliche Trepanation** auch bei fehlendem CCT.

DD: Kontusionsblutung (oft ohne Schädelfraktur, meist fronto-temporal gelegen); akutes subdurales Hämatom (meist protrahierter Verlauf, tiefere Bewußtlosigkeit; freies Intervall selten); Tumorblutung (anamnestisch Kopfschmerz, psychomotorische Verlangsamung, Wesensveränderung).

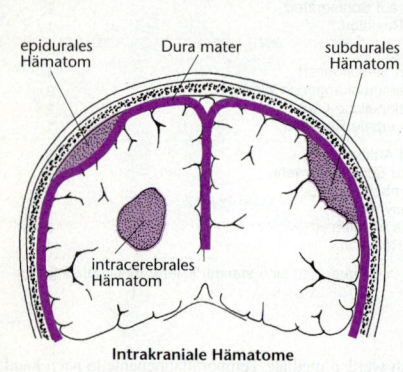

Intrakraniale Hämatome

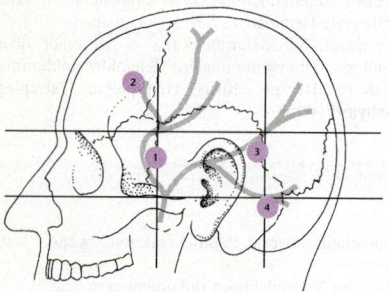

Verlauf der A. meningea media, Krönleinsche Linien und Reihenfolge probatorischer Bohrlochtrepanationen, wenn Lokalisationsdiagnostik (CT) nicht möglich

Abb. 28.1 Intrakranielle Hämatome und Bohrlochtrepanation

Therapie
- Immer Intensivtherapie; prognostisch entscheidend sind das frühe Erkennen und die rasche Verlegung in eine neurochirurgische Klinik! **Faustregel:** Die Zeit bis zur Hämatomentleerung muß kürzer sein als die Zeit zwischen Unfall und den ersten Symptomen
- Immer Not-Operation: Schädeltrepanation Hämatomentleerung
- Bei beginnender Einklemmungssymptomatik auf dem Weg zur OP Osmotherapie durchführen: 100–150 ml 20%ige Mannitlösung i.v. (z.B. Osmofundin®) in 10–15 Min.
- Wenn Verlegung in Neurochirurgie nicht möglich (Pat. nicht transportfähig): Nottrepanation mit erweitertem Bohrloch erforderlich.

28.1.5 Operationsprinzipien bei Schädel-Hirn-Trauma

Vorgehen bei Nottrepanation:
- Schädelhälfte rasieren, Desinfektion
- Nach Lokalanästhesie und Längs- bzw. U-förmigem, nach kaudal offenem Kopfschwartenschnitt Bohrloch über der maximalen Ausdehnung des im CCT lokalisierten Hämatoms anlegen
- Wenn CCT nicht möglich: Trepanation im Temporalbereich ipsilateral zur weiten Pupille bzw. kontralateral zur schlechteren Reaktionslage (☞ Abb. 28.1b)
- Osteoklastische Erweiterung des Bohrloches, z.B. mit der Luer-Zange
- Ggf. Blut absaugen
- Dura immer schlitzen (subdurales Hämatom?), keine Duranaht
- Bei fehlendem Blutnachweis erneutes Bohrloch (Reihenfolge ☞ Abb. 28.1b), ggf. auch kontralateral (bei fehlendem CCT)
- Drainage und Verschluß der Kopfschwarte mit Hautnaht. Pat. unverzüglich in neurochirurgische Klinik verlegen.

OP-Indikation nach SHT		
Eingriff	**Indikation**	**Technik**
externe Liquordrainage	• Hydrocephalus occlusus durch Verschluß des III. oder IV. Ventrikels z.B. durch Blutgerinnsel	• Fronto-präkoronare Trepanation • Bohrlochtrepanation • Perkutane Nadeltrepanation
Hirndruckmessung	• SHT mit massivem generalisiertem Hirnödem • Raumfordernde, nicht eingeblutete Hirnkontusion(en)	Epidural oder intraparenchymatöse fronto-präkoronar auf der am meisten betroffenen Seite
Bohrlochtrepanation	bei akutem Epiduralhämatom nach CCT vor Verlegung (sofern kein Unfall- oder Neurochirurg sofort Kraniotomie durchführen kann)	☞ Abb. 28.1b
Kraniotomie	• Akutes Epiduralhämatom • Akutes Subduralhämatom • Kontusionsblutung • Impressionsfrakturen	

28.1.6 Nachbehandlung nach Schädel-Hirn-Trauma

- Ggf. Glukokortikoid-Medikation nach Angaben des verlegenden neurochirurgischen Kollegen fortsetzen bzw. ausschleichen
- Bei Lähmungen auf Lagerung achten (Dekubitusgefahr)
- Passive und aktive KG, Atemübungen (Pneumonieprophylaxe)

- Ggf. logopädische und ergotherapeutische Behandlung einleiten
- Möglichst frühzeitig Reha-Maßnahmen in spezialisiertem Zentrum einleiten
- Bei Auftreten von KO (Anfallsleiden, Hydrocephalus) neurochirurgisches Konsil
- Pat. über Verbot des Führens von KFZ und der Bedienung von Maschinen (i.d.R. für 6 Mon.) aufklären.

28.2 Weichteilverletzungen des Kopfes

Prinzipien der Wundversorgung ☞ 24.1

28.2.1 Kopfhaut/Stirn   ICD: S 01.X

Kopfplatzwunden
Ätiol.: Meist stumpfe Gewalt mit Quetschung des Gewebes und unregelmäßigen Wundrändern; nicht selten erhebliche Blutungen.
Diagn.: Rö Schädel in 2 Ebenen. Ggf. Hinterhauptsaufnahmen nach Town.
Klinische Untersuchung: Sterile Austastung des Wundgrundes (Stufenbildung der Kalotte? Impression?).

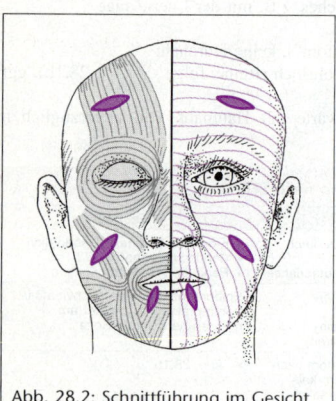

Abb. 28.2: Schnittführung im Gesicht

Chirurgische Therapie
- Infiltrationsanästhesie (z.B. Xylocain 2%, Scandicain 1%, ☞ 2.3.2)
- Bei ausgedehnten Verletzungen stirnbandförmige Infiltration (entlang eines gedachten Stirnbandes); die nervale Versorgung der Kopfhaut erfolgt von der Schädelbasis Richtung Mittel-Scheitel
- Nach Desinfektion und Rasur Wundtoilette durch Ausschneidung, Wundrandbegradigung, Fremdkörperentfernung, *durchgreifende*, alle Schichten fassende Wundnaht (Blutstillung). Ggf. Redondrainage, Fädenentfernung 4.–8. Tag.
- Bei Kindern mit kleinen Wunden: Verzicht auf Naht → nach sparsamer Rasur Gewebekleber (Histoacryl®).

Skalpierungsverletzung
Decollement mit Abscherung der Kopfhaut.
Versuch der Replantation, bei Nekrose des Lappens Spalthauttransplantation (schlechte kosmetische Ergebnisse). Besser: Verschiebelappenplastik nach Hautdehnung durch Gewebeexpander (☞ 13.1.4).

Stirnplatzwunden

Kosmetisch günstige Ergebnisse bei horizontal verlaufenden Wunden (Hautspaltlinien). Bei größeren Defektwunden gute Mobilisationsmöglichkeit auf dem Periost zur Wundrandadaptierung. Nahttechnik: Intrakutannaht oder Allgöwer Rückstichnaht.

 Augenbrauen nicht rasieren! Wachsen evtl. nicht nach.

28.2.2 Lidverletzungen ICD: S 01.1

Diagnostik
- *Stumpfes Trauma mit Lidhämatom* (**DD**: Schädelbasisfraktur mit Monokel- oder Brillenhämatom). Prallelastische Lidschwellung.
- *Riß- und Schnittverletzung:* Erhalt von Tarsus, Lidbändchen, Lidmuskulatur (M. levator palpebrae, M. tarsalis superior), Tränenkanal?
- Ausschluß einer Tränenkanalläsion durch Augenarzt (Sondierung und Spülung).

OP Chirurgische Therapie
Sparsame Applikation von Lokalanästhetikum mit feiner Kanüle (Insulinnadel), feines Instrumentarium! Dünnes atraumatisches Nahtmaterial mit kleinen Nadeln verwenden.
Cave: Vertikalspannung bei Wundverschluß vermeiden (Ektropiumgefahr)!

Bei *lateralen* Defekten: Deckung durch temporalen Verschiebelappen. Bei *medialen* Defekten: Rotationslappen von der Wange oder Transposition vom Oberlid.

Schichtweiser Wundverschluß insbesondere bei Einrissen des M. levator palpebrae. Bei allen Manipulationen kommt es leicht zu ausgedehnter Ödembildung.

28.2.3 Ohrmuschelverletzung ICD: S 01.3

Othämatom *(Flüssigkeit zwischen Ohrmuschelknorpel und Perichondrium)*

Ätiol.: Tangentiale Gewalteinwirkung (Boxen)
Diagn.: Prallelastische Schwellung der Ohrmuschel
Ther.: Operative Ausräumung (Punktion ist unzulänglich), „Blumenkohlohr" bei unterlassener Ausräumung und Perichondritis.

Verletzung der Ohrmuschel
Diagn.: Rein kutane Defekte (einschichtig), ventrale oder dorsale Hautverletzung mit Beteiligung des Knorpels (zweischichtig); vollständige Durchtrennung (dreischichtig).
Ther.: Umspritzung der Ohrmuschel in der gesamten Zirkumferenz. *Cave:* Lokalanästhetikum ohne Adrenalinzusatz! Salbenstreifen in den Gehörgang einlegen. Sparsame Wundausschneidung mit Korpelexzision; schichtweise Adaptation. Ggf. keilförmige Exzision in toto (besonders in den oberen 2/3 bis zu einer Defektbreite von 3 cm) und schichtweise Adaptation. Schrittweise Fädenentfernung nach 4–5 Tagen.

28.2.4 N. facialis-Verletzung ICD: S 04.5

Periphere Parese bei Unterbrechung der Kontinuität zwischen Foramen stylomastoideum und der Aufzweigung der Glandula parotis. Häufige Mitbeteiligung bei Weichteilverletzungen im Gesicht.

Diagn.: Ausfall der mimischen Muskulatur mit hängendem Mundwinkel.
Ther.: Bei Weichteilversorgung möglichst Wiederherstellung der Kontinuität anstreben. Ist die Rekonstruktion nicht möglich → Markierung der Nervenstümpfe mit Nahtmaterial zur sekundären neurochirurgischen Versorgung.
- Direkte Anastomose: Direkte Adaptation durch Nervennaht
- Autotransplantation: Interponat (N. auricularis magnus, N. transversus colli).

28.2.5 Parotisverletzungen

Diagn.: Bei Weichteilverletzung mit Eröffnung der Parotiskapsel sichtbares Speicheldrüsengewebe. (Austritt von Speichel in die Wunde meist wegen Blutung nicht feststellbar).
Ther.: Direkte Kapselnaht, Verletzungen des Ausführganges sollten durch Adaptationsnähte versorgt werden (über einem Silikonröhrchen als Splint).
KO: Fistelbildung, Spontanverschluß möglich. Bei persistierenden äußeren Fisteln Umwandlung in eine innere Fistel. Bei ausgeprägtem Speichelfluß nach außen ggf. Bestrahlung oder Exstirpation der Parotis.

28.2.6 Bißverletzungen am Kopf   ICD: S 01.X

Bißwunden gelten prinzipiell als infiziert (☞ auch 24.1.3). Kein primärer Wundverschluß. Ausnahme: ausgedehnte Gesichtsverletzungen.

Therapie
Stationäre Aufnahme, Débridement, Antibiotikaprophylaxe (z.B. Unacid® 3 x 3 g i.v.) und Situationsnähte oder Klammerpflaster. Tetanusimpfstatus (☞ 10.3.1)? Tollwut ausgeschlossen (☞ 10.5.5)? Bei Zweifel Amtstierarzt einschalten. *Cave:* schlechte kosmetische Ergebnisse bei sekundärer Wundheilung. Korrigierende plastische OP frühestens nach $1/2$ bis $3/4$ Jahr möglich.

28.3 Schädelfrakturen

28.3.1 Unterkieferfraktur   ICD: S 02.6

Typische Lokalisation der Frakturen an physiologischen Schwachpunkten: Eckzahnregion, Kieferwinkel, Gelenkfortsatz.

Klinik: Fehlstellung, Okklusionsstörungen und -schmerz, Schwellung, Hämatom, selten orale Schleimhauteinrisse oder Zahnverlust.
Diagn.: Manuelle Untersuchung (☞ Abb. 28.4)
- Instabilität, Stufenbildung in der Zahnreihe
- Rö: Schädel a.p. und seitlich, Kiefergelenk (Spezial- und Schichtaufnahmen).

Ther.: Vorstellung bei ZMK-Chirurg zur Osteosynthese (Verdrahtung, Miniplatten).
KO: Bei Schleimhautläsionen: Infektionen; starke orale Blutung (*Cave:* Aspiration); Kieferklemme, Kiefergelenksluxation.

28.3.2 Mittelgesichtsfraktur ICD: S 02.X

Zumeist polytraumatisierte Unfallopfer, gelegentlich aber auch durch Bagatelltraumen verursacht („Patient stößt sich den Kopf an der Tür").

Je nach **Art und Lokalisation** werden verschiedene Frakturtypen unterschieden:

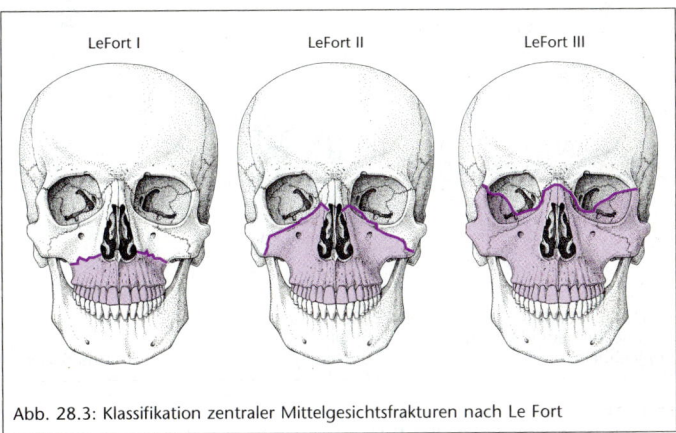

Abb. 28.3: Klassifikation zentraler Mittelgesichtsfrakturen nach Le Fort

Klinik: Meist erhebliche Weichteilverletzungen im Gesichtsbereich mit Blutung aus Nase und Mund.

 Auch bei geringfügigen Weichteilverletzungen kann eine knöcherne Läsion im Bereich der Schädelbasis bestehen.

- Abnorme Beweglichkeit des Oberkiefers
- Je nach Art der Gewalteinwirkung *Monokel-* oder *Brillenhämatom*
- *Liquorrhoe* als sicheres Zeichen, daß zusätzlich eine Zerreißung der Dura besteht
- *Protrusio bulbi* durch Blutung in die Orbita (Gefahr des Visusverlustes!)
- Bei ausgedehnten knöchernen Verletzungen auch *Gehirnprolaps* in die Nasenhaupthöhle oder nach außen
- *Anosmie* durch Abriß der Fila olfactoria.

Diagnostik
- **Palpation** (☞ Abb. 28.4) kann durch massive Weichteilschwellungen erschwert sein
- Bei V.a. Liquorrhoe (wasserklares Sekret aus der Nase): Prüfung auf *Glukosegehalt* (Glucoteststreifen); aber: Untersuchung am stark blutenden Patienten oft nicht durchführbar, da Zuckergehalt im Blut doppelt so hoch wie im Liquor
- **CT:** immer beim polytraumatisierten Pat., erfaßt die Ausdehnung knöcherner Läsionen im Bereich des Gesichtsschädels und der Frontobasis.

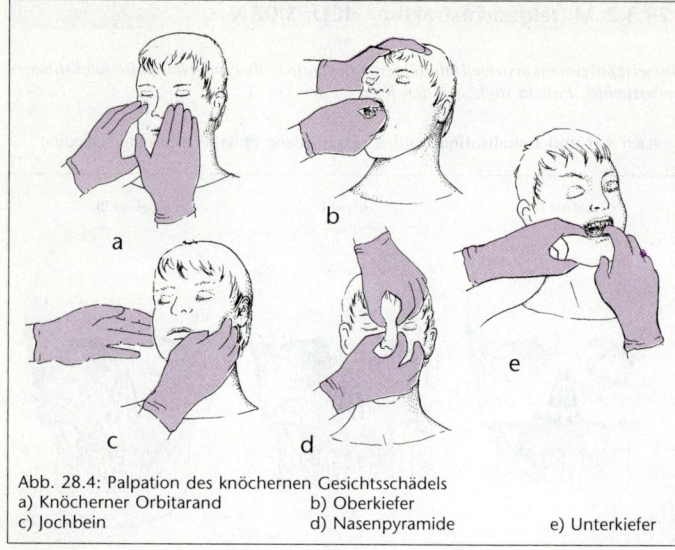

Abb. 28.4: Palpation des knöchernen Gesichtsschädels
a) Knöcherner Orbitarand   b) Oberkiefer
c) Jochbein   d) Nasenpyramide   e) Unterkiefer

Komplikationen
- NNH meist mitbeteiligt. Bei Schleimhauteinriß offene Fraktur! Hautemphysen möglich
- Bei Durazerreißung Gefahr der aufsteigenden Infektion mit Meningitis
- Schwellungsbedingte Verlegung der Atemwege
- Sensibilitätsstörung bei Schädigung des N. infraorbitalis.

Therapie
- Ind. zur Intubation großzügig stellen
- Versorgung von starken Blutungen (Ligatur, Tamponade)
- Primärversorgung durch Tamponade der Mundhöhle und des Pharynx nur, wenn Patient intubiert und beatmet ist, andernfalls Aspirationsgefahr
- Vorstellung bei ZMK-Chirurg (Drahtnaht, Miniplatten-Osteosynthese, zygomatiko-fasziale Aufhängung)
- Bei V.a. intrakranielle Verletzung Vorstellung bei Neurochirurg.

28.3.3 Jochbeinfraktur   ICD: S 02.4

Meist durch stumpfe Gewalteinwirkung auf das seitliche Gesicht (Faustschlag, Sturz).

Klinik
- *Monokelhämatom* durch subkutane Blutungen
- *Stufenbildung* bei dislozierten Frakturen im Bereich
  - der Sutura frontozygomatica (oberer Anteil des lateralen Orbitarandes)
  - der Margo infraorbitalis (vorderer Rand des Orbitabodens)
  - und des Jochbogens

- **Asymmetrie des Mittelgesichts** durch Jochbeinimpression mit *Kieferklemme*.

Diagnostik
- **Inspektion:** Gesichtsasymmetrie, Schwellung, Hämatombildung, Enophthalmus, Kieferklemme
- **Palpation** (☞ Abb. 28.4)
  - Knöcherne Begrenzungen der Orbita und des Jochbogens auf Stufenbildungen untersuchen (häufig bei Erstuntersuchung wegen starker Schwellung und Schmerzhaftigkeit schwierig)
  - Festigkeit der Nase: begleitende Nasenbeinfraktur?

Therapie
- Versorgung von Weichteilverletzungen
- Kühlung, ggf. Antiphlogistika (z.B. Diclofenac ratio® 3 x 50 mg)
- Nur bei dislozierter Fraktur vorstellen bei ZMK-Chirurg oder HNO-Arzt.

KO: zusätzlich Orbitabodenfraktur.

28.3.4 Nasenbeinfraktur   ICD: S 02.2

Klinik: Schiefstand oder Einsinken der Nasenpyramide je nach Einwirkungsrichtung des Traumas. Befundbild kann durch hämatombedingte Schwellung initial täuschen.

Diagnostik
- **Inspektion:** Formveränderung der Nase; prüfen, ob die Fraktur offen oder geschlossen ist, da freiliegender Knochen Indikation zu sofortiger Versorgung ist
- **Palpation** (☞ Abb. 28.4): vorsichtige Untersuchung der Beweglichkeit der Nasenpyramide (*Crepitatio*). Immer auch das *benachbarte Mittelgesicht*, insbesondere den Unterrand der Orbita (Margo infraorbitalis), auf knöcherne Unterbrechungen *(Stufenbildung)* abtasten
- **Rö:** „Nase seitlich"; falls nicht eindeutig, kann zur besseren Beurteilung der Form für einige Tage Rückgang der Schwellung abgewartet werden.

Therapie: Bei ambulanter Behandlung: Pat. zur Vorstellung beim HNO-Arzt auffordern, wenn Beschwerden nach wenigen Tagen nicht rückläufig.

> Die **Ind. zur op. Reposition** sollte großzügig gestellt werden, da es zu weitreichenden Konsequenzen (Höcker-, Schief-, Sattelnase) mit behinderter Nasenatmung kommen kann. Dies gilt insbesondere auch für das kindliche Nasentrauma.

Nicht-dislozierte geschlossene Nasenbeinfraktur
- Abschwellende Nasentropfen für 3–4 d
- „Schneuzverbot" für 10 d, da es bei begleitenden Frakturen im Bereich der Lamina papyracea beim Schneuzen zu Unterlid- und Wangenweichteilemphysemen kommen kann (Gefahr der Superinfektion).

Dislozierte geschlossene Nasenbeinfraktur
- **Operative Reposition** (i.d.R durch HNO-Arzt) innerhalb von einer Woche. **Technik:** meist in ITN, evtl. auch in LA. Reposition der frakturierten Knochenelemente manuell oder mit Hilfe eines *Elevatoriums*
- Abschließend vordere Nasentamponade z.B. mit Aureomycin®-getränkten Spitztupfern (für 2 Tage) und äußerer Nasengips (für 2 Wo., nach 1 Wo. Gipswechsel)
- Liegt das Trauma länger zurück, operative Mobilisierung und evtl. Rhinoplastik.

Offene Nasenbeinfraktur

Erfordert immer **chirurgische Sofortversorgung** der Weichteilverletzungen, gleichzeitig kann *Reposition* durchgeführt werden (i.d.R. durch HNO-Arzt).

Komplikationen

Septumhämatom mit Gefahr einer Superinfektion und Ausbildung zum Septumabszeß, der zur Sattelnase (Knorpelnekrose), aber auch – über intrakranielle Gefäßverbindungen – zur Meningitis führen kann.

28.3.5 Orbitabodenfraktur   ICD: S 02.3

Syn.: „*Blow-out-fracture*". *Fraktur des Orbitabodens mit Absinken des Orbitainhaltes in die Kieferhöhle. Meist nach direktem Trauma (Faustschlag, Tennisball).*

Klinik: Monokelhämatom, Hyposphagma, Enophthalmus, Doppelbilder.

Diagnostik

Rö: Schädel a.p. und seitlich, NNH, Orbitaspezialaufnahme: Knöcherne Unterbrechung auf der NNH-Aufnahme oft nicht direkt erkennbar, da Margo infraorbitalis selber nicht mitbetroffen ist. Als *indirektes Frakturzeichen* kann eine Polsterbildung (Verschattung durch abgesunkenen Orbitainhalt) im Bereich des Kieferhöhlendaches sichtbar sein.

Therapie
- Vorstellung bei ZMK-Chirurg oder HNO-Arzt
- Bei *nicht dislozierten Frakturen im Bereich des Orbitabodens* mit Hyp- bzw. Anästhesie im Versorgungsgebiet des N. infraorbitalis evtl. operative Dekompression des Nerven
- **OP-Technik:** Der Orbitainhalt wird angehoben und durch Unterfüttern von Fascia lata oder Unterlegen einer Kunststoffscheibe als Orbitabodenersatz stabilisiert.

28.3.6 Kalottenfraktur   ICD: S 02.0

Klinik: Prellmarken, Platzwunden, evtl. tastbare Delle, Kopfschwartenhämatom.

Diagn.: Palpation (Delle, Kompressionsschmerz), Rö-Schädel ⊥, ggf. tangentiale Aufnahmen, CT (Hirnschädigung).

Ther.: 24 h Überwachung (epidurales Hämatom!), bei Impressions- und offenen Frakturen: OP (Fragmenthebung, Duraverschluß). Neurostatus dokumentieren und engmaschig kontrollieren.

28.3.7 Schädelbasisfraktur   ICD: S 02.1

Klinik: Monokel- oder Brillenhämatom, Prellmarke, Blutung und/oder Liquorrhoe aus Nase, Ohr, Mund.

Diagn.: Rö-Schädelbasis (Aufnahmen nach Schüller, Stenvers). Ggf. CCT.

Ther.: Offene Frakturen (Liquorrhoe) antibiotisch abdecken (z.B. Gramaxin® 3 x 2g i.v.) über 10 Tage. Frontobasale Liquorfisteln sollten innerhalb einer Woche saniert werden, laterobasale Fisteln (otale Liquorrhoe) verschließen sich i.d.R. spontan. Bei Persistenz > 1 Woche HNO- oder neurochirurgisches Konsil.

28.4 Periphere Nervenkompressionssyndrome

Ätiologie
- Durch lokale Raumforderungen, z.B. Tumor, Trauma, Narbenzug, Schwellung
- An anatomischen Engpaßstellen, z.B. Karpaltunnel, Sulcus N. ulnaris, Tarsaltunnel
- Durch lokale Druckeinwirkung (*Cave:* OP-Lagerung).

Diagn.: Durch Klinik, EMG, Rö-Nativ, CT und MRT.

Ther.: Bei Versagen konservativer Therapie (Ruhigstellung, Antiphlogistika) operative Erweiterung der Engpaßstelle oder Verlagerung des Nerven.

28.4.1 Karpaltunnelsyndrom   ICD: G 56.0

Einengung des N. medianus im Handgelenksbereich durch das Lig. carpi transversum. Vermehrt bei Frauen, Altersgipfel 40–60 J, oft in Verbindung mit systemischen Krankheiten, Schwellung und Verdickung des Bindegewebes.

Klinik: Initial oft Paraesthetica nocturna, später auch Schmerzen und Parästhesien in den Fingern I-III, u.U. mit Ausstrahlung in den Unterarm (Überstreckung des Handgelenkes schmerzhaft = Phalen-Zeichen), zuletzt Schwäche und Atrophie der Daumenballenmuskulatur.

Diagnostik: Elektrophysiologischer Nachweis im EMG (Neurokonsil; initial Erhöhung der distalen Latenz, später Denervierungszeichen der Daumenballenmuskulatur). Trotz eindeutiger Klinik ist initial der elektrophysiologische Nachweis nicht immer zu führen, in diesen Fällen sollte dennoch operiert werden.
DD: C 6-Syndrom, Engpaßsyndrom des N. medianus im Musculus pronator teres.

Therapie
Kons. Ther. mit Gipsschiene für die Nacht, Schonung. **Op. Ther.** bei erfolgloser kons. Ther., bei starken Schmerzen oder fortgeschrittenem Stadium: Spaltung des Lig. carpi transversum durch einen Z- oder S-förmigen Schnitt in der Handgelenksbeugefalte im Medianusverlauf, Lokalanästhesie. *Alternativ:* endoskopische Spaltung mit Spezialinstrumentarium. **Postop. Behandlung:** Armhochlagerung. Fingerübungen ohne Belastung.

28.4.2 Distales N. ulnaris-Syndrom

A. und N. ulnaris treten in der ,,Loge de Guyon" (radial begrenzt vom Hamulus ossis hamati und ulnar vom Os pisiforme) in den Handbereich ein.

Ätiol.: Traumen, Tumoren sowie arthrotische und rheumatische Veränderungen.

Klinik: Schmerzen und Parästhesien mit Taubheitsgefühl im 4. und 5. Finger, Atrophie der Handbinnenmuskulatur.

Diagn.: EMG (NLG verlangsamt).

Operative Therapie: Spalten des bindegewebigen Daches der ,,Loge de Guyon", sorgfältige Blutstillung um ein Rezidiv zu verhindern.

28.4.3 Proximales N. ulnaris-Syndrom

Ätiol.: Veränderungen des Knochenkanales durch Frakturen, Arthrosen, Ganglien oder Tumore.

Klinik: Dehnungsschmerz im Ellenbogengelenk, Parästhesie des 4. und 5. Fingers, Atrophie der Handbinnenmuskulatur.

Diagn.: EMG (NLG verlangsamt), ggf. Rö. zur Beurteilung knöcherner Veränderungen (z.B. Exostosen), abgeflachte Papillarleisten, verminderte Schweisekretion.

Operative Therapie
Dorso-ulnarer Schnitt über dem Condylus ulnaris, Spaltung des Arcus tendineus m. flexorum carpi, subkutane Verlagerung des N. ulnaris auf die Beugeseite. Bei posttraumatischen Veränderungen des Epicondylus ulnaris submuskuläre Verlagerung des Nerven unter die Flexoren.

Nachbeh.: Gipsschiene für 10 Tage mit passiven Bewegungen aus der Schiene heraus.

28.4.4 Thoracic outlet syndrome   ICD: G 54.0

„Einschnürung" des Plexus brachialis evtl. auch der A. und V. subclavia.

Ursachen der Einengung:
- Zu enger Hiatus scalenus (zwischen Musculus scalenus anterior und medianus; „Scalenus-Sy."), in erster Linie anatomisch bedingt
- Atypische Ligamente, z.B. zwischen 1. Rippe und zervikalen Processi transversi
- Halsrippe
- Anomalie der 1. Rippe.

Klinik: Meistens Schmerzen supraklavikulär und im Arm, oft mit Ausstrahlung in die Finger IV und V, begleitende Parästhesien; nur 10% der Pat. haben eine arteriell bedingte vaskuläre Symptomatik; sehr selten Paget-Schroetter-Syndrom (Thrombose der V. axillaris nach körperlicher Anstrengung).

 Therapie
Verfahren der Wahl: transaxilläre Resektion der 1. Rippe. Halsrippen können meist belassen werden. Alleinige Skalenektomie hat eine Mißerfolgsrate von bis zu 50%.

Petra Müller-lange

29

Thermische Verletzungen und Verätzungen

29.1	Verbrennungsverletzungen	752
29.1.1	Allgemeines	752
29.1.2	Sofortmaßnahmen bei Brandverletzten	753
29.1.3	Inhalationstrauma ICD: T 27.X	758

29.2	Verätzungen ICD: T 20 – 32	759
29.3	Unterkühlung und Erfrierungen	759
29.4	Der Stromunfall	760

29.1 Verbrennungsverletzungen

ICD: T 20 – 32. In Deutschland passieren jährlich ca. 9500 schwere Verbrennungsunfälle, davon verlaufen ca. 1000 tödlich. Meist durch Feuer, heiße Dämpfe oder Flüssigkeit (Verbrühung). Die Prognose ist in erster Linie abhängig von Verletzungstiefe, Verletzungsausdehnung, Patientenalter, Begleiterkrankungen, Begleitverletzungen und Ausmaß der Verbrennungskrankheit.

29.1.1 Allgemeines

Einteilung der Verbrennungstiefe	
Grad I	Rötung, Schwellung, Schmerz (heilt ohne Narbenbildung), epidermale Schädigung
Grad IIa	Rötung, Schwellung, Schmerz, Blasen (heilt ohne Narbenbildung), Nekrose der Epidermis, erhaltende Basalzellen
Grad IIb	anämische Haut (Haut- zirkulation nicht mehr erhalten), Schmerzen, Blasen (Narbenbildung), Schädigung tieferer Koriumanteile, Basalzellen an Haarwurzeln oder Talgdrüsen erhalten
Grad III	graufleckige bis weisse Haut, Totalnekrose, kein Schmerz (Analgesie bei Nadelstichprobe). Haut vollständig zerstört

💣 *Geringe bzw. keine Schmerzangabe bei Verbrennungen spricht für ausgedehnte Verbrennungstiefe (zerstörte Schmerzrezeptoren)!*

Ausmaß der Verbrennung festlegen (Neunerregel nach Wallace, ☞ Abb. 29.1), Handflächenregel (1 Patientenhandfläche entspricht 1 % KOF).

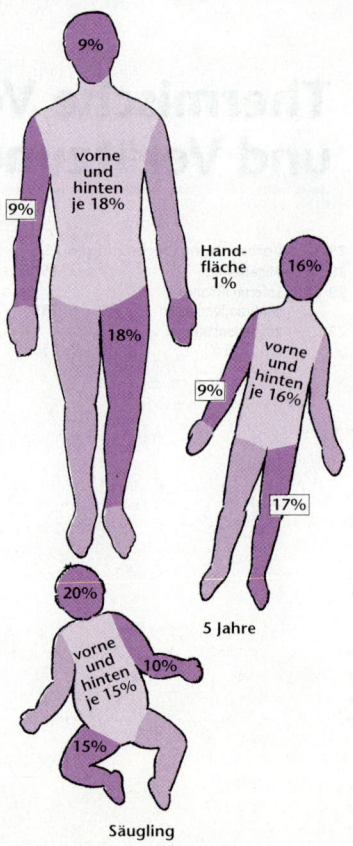

Abb. 29.1: Neunerregel

Verbrennungskrankheit

Zusammenfassung der Vielzahl pathophysiologischer Geschehnisse an fast allen Organen des Verbrannten.
- Freisetzung von toxischen Schockmediatoren aus den verbrannten Hautbezirken wie z.B. Kinine, Prostaglandine, Freisetzung von katabolen Hormonen z.B. Katecholamine, Glukokortikoide
- Erhöhte Durchlässigkeit der Kapillaren, Volumenverschiebung einschließlich Wasser und Albumine in den Extravasalraum, Flüssigkeitsverschiebung auch in den unverbrannten Gebieten
- Hyperkatabolie durch externen Wärmeverlust
- Akut persistierende Immunsuppression, dadurch ausgeprägte Infektionsgefahr.

29.1.2 Sofortmaßnahmen bei Brandverletzten

 Sofortmaßnahmen

... am Unfallort (Bestandsaufnahme bei Klinikeinlieferung)
- Lokale Erstversorgung der Brandwunde durch Kühlung (thermischer Schaden durch „Nachbrennen", solange Gewebetemperatur > 50 °C liegt) mit kaltem, sauberem Leitungswasser (ca. 6–12 °C über 10–20 Min.) oder Auflegen kalter, feuchter Kompressen. Kühlung ist bis zu 1 Stunde nach dem Trauma sinnvoll (Schmerzreduktion, geringe Ödembildung): **KI:** Unterkühlung!
- Verletzten vollständig entkleiden, festklebende Kleidung belassen!
- Venösen Zugang legen (großlumige Venülen, kein ZVK am Unfallort. Bei ausgedehnten Verbrennungen am Unfallort Zugänge im verbrannten Areal. Präklinisch spätere ZVK-Stellen vermeiden)
- Infusionstherapie ausschließlich mit Ringer-Laktat „im Schuß"
- Bei zusätzlichem Inhalationstrauma Auxiloson®-Spray
- Intubation bei Verbrennungen im Gesichtsbereich, Verbrennungen über 50 % KOF, Inhalationstrauma
- Schmerzbekämpfung mit: Piritramid (Dipidolor® 15 mg = 1 Amp. 2 ml oder Fentanyl® 0,5 mg = 1 Amp. 10 ml fraktioniert nach Wirkung (*Cave: Atemdepression!*). Schmerz und Angst erhöhen durch vegetative Dysregulation die Schockgefahr, deshalb frühzeitige, adäquate Analgosedierung.

- Sedierung: Benzodiazepin (z.B. Midazolam = Dormicum® 15 mg = 1 Amp.)
- Schädigungstiefe und -ausdehnung festlegen (☞ 29.1.1)
- Untersuchung auf zusätzliche Begleitverletzungen
- Keine i.m.-Injektion (mangelhafte Resorption und Nekrosegefahr)
- Transport in *burnpac* (sterile Abdeckung der Wunden, Schutz vor generalisiertem Wärmeverlust).

... in der Klinik
- Inspektion der Wunden
- ZVK, BGA, BB, Blutgruppe, Eiweiß, E'lyte, Harnstoff, Osmolarität, CO-Bestimmung, Gerinnung, Leberwerte, RR, Puls, EKG, Temperatur, Gewicht (Bettwaage)
- Infusionstherapie zur Verhinderung des Verbrennungsschocks während der ersten 24 Stunden nach Verbrennungstrauma.

> **Dosierung (Baxter-Schema)**
> E'lytlösung: Ringer-Laktat 4 ml/kg x verbrannte Körperoberfläche [in %] tägl.,
> davon 50 % in den ersten acht Stunden und 50 % in den folgenden 16 Stunden.

- Blasenkatheter legen, stündliche Urinbilanzierung, Ausscheidung von 1 ml/kg KG/h (mindestens 50 ml/h) anstreben, Hämatokrit maximal 65 Vol %. Eine mangelhafte Urinproduktion ist Zeichen für eine unzureichende Volumensubstitution, deshalb keine Ind. für Diuretika, sondern für Volumenerhöhung
- Intubation bei Glottisödem oder respiratorischer Insuffizienz (Inhalationstrauma)
- Bei V.a. Inhalationstrauma, Schleimhautödem im Nasen-Rachen-Raum, frühzeitige und großzügige Indikation zur Bronchoskopie. Bei Rauchgasinhalation Auxiloson® -Aerosol, mehrere Hübe initial, danach nach Wirkung (in der Regel 2 Hübe/10 Min. ausreichend). Wirkung meist eher gering, jedoch hoher psychologischer Wert.
- Magensonde (☞ 2.5.2)
- Wundabstriche (auch von unverletzten Arealen und sämtlichen Körperöffnungen)
- Tetanusprophylaxe
- Thorax röntgen
- Ulkusprophylaxe und Mukolytica
- Thromboseprophylaxe
- Dokumentation der erhobenen Befunde, Fotodokumentation.

Chirurgische Erstmaßnahmen:

- Abduschen des Verletzten und Abwaschen der gesamten verletzten und unverletzten Haut mit Braunol®-Lösung.
- Vollständige Rasur der Körper- und Kopfbehaarung außer Augenbrauen und Wimpern
- Öffnen der Brandblasen, Abtragen loser Hautfetzen, Auftragen aseptischer Salben (z.B. Silbersulfdiazin = Flammazine®, PVP-Jod-Gel, Betaisodona®, sterile Schutzverbände.
- Inzision (Escharotomie) tief dermaler, zirkulärer Verbrennungen, sofern Ödeme die Durchblutung (z.B. Extremitäten, Finger) oder die Atmung (z.B. Hals, Thorax) gefährden (bei ausgedehnten Hand- und Unterarmverbrennungen zusätzlich Dekompression des *N. medianus* durch Spaltung des *Lig. carpi transversum*).

> **Indikation zur sofortigen Verlegung in ein Verbrennungszentrum**
> - Verbrennungen über 15 % KOF bei Erwachsenen
> - Verbrennungen über 8 % KOF bei Kindern
> - Tief dermale Verbrennungen, die plastisch-chirurgischer Maßnahmen bedürfen
> - Tief dermale Verbrennungen an Gesicht, Händen, Füßen, Genitalien
> - Schädigung der Atemwege
> - Verletzte mit bekannten wesentlichen Vorerkrankungen
> - Schwere Elektrounfälle
> - Chemische Verbrennungen.

Für Verlegung in Verbrennungszentrum Angaben über Unfallhergang, Veletzungszeitpunkt und -ausmaß, evtl. Begleiterkrankungen und ggf. Respiratortherapie dokumentieren. Schriftliche Aufzeichnungen anfertigen über Infusionen, Medikamente (z.B. Tetanussimultanimpfung, Katecholamine), stündliche Urinausscheidung.

> Zentrale Vermittlungsstelle für Schwerstverbrannte in Hamburg
> **040 / 24 82 88 37 / 38**

OP Operative Verfahren

Die op. Versorgung wird in den meisten Verbennungszentren bei Schwerstverbrannten am 3. Tag nach Trauma begonnen, wenn die endgültige Nekroseentwicklung abgeschlossen und das Wundödem weitgehend rückläufig ist. Aus kosmetischen und funktionellen Gründen hat die Versorgung von Gesicht, Händen und Füßen Priorität. Die Exzision hat immer das Ziel einer sofortigen plastischen Deckung der Wunde.

Tangentiale Nekrektomie: Einzelne Lagen verbrannten Schorfes mit Schichtdicke 0,2 bis 0,4 mm werden tangential zur Körperoberfläche abgetragen. Bei umschriebenen Arealen geeignet, die bis in die Subkutis reichen. Meist erheblicher Blutverlust, daher max. 20 % KOF/OP-Tag tangential exzidieren. Blutstillung durch H_2O_2- oder Ornipressin (POR 8®)-getränkte Kompressen.

Epifasziale Nekrektomie: Ind.: Großflächige, drittgradige Verbrennungen. Abtragen des gesamten verbrannten Gewebes mit der subkutanen Fettschicht bis auf die Faszie, sorgfältige Blutstillung der die Faszie perforierenden Gefäße. An den Extremitäten wird die epifasziale Exzision in Blutleere durchgeführt.

Spalthautentnahme, Spalthauttransplantation, Maschentransplantate (Mesh-Graft), Vollhauttransplantation, gestielte und freie Lappenplastiken (☞ 13.1.3 und 13.1.5).

Keratinozytenkulturen: Züchtung von körpereigenen Keratinozyten (Entnahme aus der Leiste oder Fußsohle). Zellen werden in speziellen Nährmedien zu Sheets von einer Größe 5 x 5 cm vermehrt, dauert etwa 3 Wo./qm. 25 qcm kosten etwa DM 700,–. **Ind.:** bei Verbrennungen über 50 % KOF.

Komplikationen

- Wundinfektionen: chirurgisches Débridement, lokale und systemische Antibiotika
- Pneumonie: Antibiotika z.B. Piperacillin und Tazobactam (Tazobac® 3x4,5 g i.v.)
- Reflektorischer Ileus: Ablaufsonde
- ANV: Hämofiltration, ggf. Medikamentendosis reduzieren
- Streßblutung aus Ulcus duodeni und ventriculi ☞ 18.4, 18.5.2
- Sepsis: Antibiotika nach Antibiogramm (☞ 10.2.4)
- Lungenödem: Diurese steigern, Nitro, ggf. Digitalis
- ARDS, Bronchopneumonie:
- Leuko- und Thrombopenie: Thrombozytenkonzentrat, Antibiotika, Immunglobuline ggf. Granulozytenkonzentrat
- Hirnödem: Sepsis ausschließen
- Pankreatitis: Ablaufsonde, ggf. Somatostatin
- Leber: Gerinnungstörungen durch verminderte Syntheseleistung → FFP oder Gerinnungsfaktoren
- Streßgallenblase: Ablaufsonde, ggf. Antibiotika oder Cholecystektomie.

Nachbehandlung

- Bei epidermalen und oberfl. dermalen Schäden Sonnencreme/Panthenol-Salbe
- Nach plastischer Deckung tief dermaler Verletzungen Kompressionsbandagen nach Maß für mind. 1 Jahr, ggf. Schienenversorgung. Bewegungstherapie, Ergotherapie, ggf. Bindegewebsmassagen
- Berufliche und private Rehabilitation frühzeitig beginnen
- Psychologische Betreuung, Einbinden der Familie in die Reha. Teilnahme an Selbsthilfegruppen
- Operative Korrekturen an Händen und Gesicht, Kontrakturen über Gelenken.

	Verbrennungsbehandlung						
	Diagnose	**Lokali-sation**	1. + 2.Tag	3. Tag	4. Tag	5. Tag	6. Tag
I			kühlende Medikation, z.B. Flammazine®				geheilt
II A	oberflächlich	Gesicht	Flammazine®-Creme		Abtragen der Kruste		
	oberfläch-lich dermal	übriger Körper	antimikrobielle Lokalmedikation mit täglicher mechanischer Wundreinigung, Sibersulfadiazine (Flammazine®)				
II B	tief	Gesicht	1. tangentiale Exzision				
	tief dermal	Hand				2. tangentiale Exzision	
		Arm, Fuß	je nach Ort der verbrannten Stellen, werden zuerst andere Gebiete exzidiert				
III	dermal	Bein, Rumpf, Rücken	antimikrobielle Lokalmedikation mit täglicher mechanischer Wundreinigung und Abduschen				
	tief	Gesicht	tangentiale Exzision, nur wenn Leben nicht gefährdet				
		Hand, Arm, Fuß	antimikrobielle Lokalmedikation mit täglicher Wundreinigung und Abduschen				
		Bein, Rumpf, Rücken	1. epifasziale Exzision + Meshgraft		2. epifasziale Exzision + Meshgraft oder Keratinozyten		

Verbrennungsbehandlung

7. + 8.Tag	10.Tag	2.Woche	3.Woche	4.Woche	36.Tag	6.Woche	2.Monat	3.Monat	
	geheilt								
	Salben Tüll-Verband	geheilt							II A
	wenn schlechte Heilung, weiterhin antimikrobielle Lokalmedikation			geheilt		wenn nicht geheilt = Verbrennungstiefe falsch eingeschätzt			
1. Verband wechsel	2.	geheilt		mechanische Abschabung zur Schorfverdünnung (Koriumreste noch vorhanden)			geheilt		
	1. Verbandwechsel	2.				Hauttransplantat			II B
3. tangentiale Exzision	1. 2. 3. 4. Verbandwechsel			Keratinozyten					
	wenn Infektion, weiterhin antimikrob. Lokalmed.			tiefe Nekrose Exzision Keratinozyten		Hauttransplantat	geheilt		
				meist spontan Heilung oder für Mesh-Transplantat bereit			geheilt		
	Keratinozyten		Hauttransplantat	geheilt					
		Keratinozyten		Hauttransplantat	geheilt				III
			Keratinozyten		Hauttransplantat	geheilt			
1. Verbandwechsel	2.	3.	geheilt		Hauttransplantat oder	geheilt			
				Keratinozyten	Keratinozyten		Hauttransplantat		

nach Zellweger: Die Behandlung der Verbrennung; 3. Auflage; Dt. Ärzte-Verlag 1985

29.1.3 Inhalationstrauma   ICD: T 27.X

Schädigungen des Respirationstraktes, die hervorgerufen werden durch Hitzeeinwirkung, Rauchpartikel, Erstickungsgase (CO, CO_2), Reizgase (Stickoxide, Aldehyde, Phosgen).

Klinik, Anamnese
- Brand in geschlossenen Räumen, Anwesenheit von Rauch oder giftigen Gasen
- Gesichtsverbrennung, angesengte Vibrissae am Naseneingang
- Sputum mit Rußpartikeln, Husten, Heiserkeit (Ödem des Kehlkopfeinganges), Dyspnoe
- Bewußtlosigkeit.

Diagnostik
- Auskultation: Rasselgeräusch, Giemen und Pfeifen
- Rö-Thorax als Basisdiagnostik in der Initialphase
- Bronchoskopie: Standarddiagnostik
- Befund: Ödem, Hyperämie, Schleimhautnekrosen.

Kohlenmonoxid
führt über mangelnde O_2-Sättigung des Hb und über fehlende O_2-Abgabe an das Gewebe in Anwesenheit von CO-Hb zu Hypoxie und Gewebsazidose.

Klinik der CO-Vergiftung	
10–30 % CO-Hb	Schwindel, Kopfschmerz
30–40 % CO-Hb	Erbrechen, Sehstörungen, Adynamie
40–50 % CO-Hb	Kreislaufstörungen, Bewußtlosigkeit
50–60 % CO-Hb	Krämpfe
> 60 % CO-Hb	Tod

Subakute und chronische Vergiftung: (Symptome sind Folgen der Hypoxie durch längerdauernde CO-Exposition) schwere metabolische Azidose, HZV, RR, Bewußtlosigkeit, Streckspasmen als Ausdruck der Hirnstammschädigung, Krampf und gesteigerte Muskeleigenreflexe.

Diagnose: Anamnese, CO-Prüfröhrchen, CO-Hb-Bestimmung im Blut, BGA. *Cave:* Durch CO-Hb-Bildung keine Zyanose, sondern rote Haut/Schleimhaut.

Therapie
- Intubation: Bei Bewußtlosigkeit, atembehinderndem Schleimhautödem (☞ 7.6.1)
- Volumenbedarf in der Initialphase um etwa 50 % erhöht.
  Cave: Flüssigkeitsrestriktion erhöht den intrapulmonalen Shunt
- Intubation, Beatmung mit F_{iO2} 1.0. HWZ des CO darunter ca. 80 Min.

29.2 Verätzungen ICD: T 20 – 32

Lokale Schädigung *des Gewebes durch Einwirkung von Säuren und Laugen. Außerdem können systemische Vergiftungssymptome auftreten durch Resorption.*

Allgemeinsymptomatik: Hypovolämie mit Blutdruckabfall, Nierenschädigung, Störung des Elektrolyt- und Säure/Basenhaushalts.
Lokalsymptomatik: Verätzungen mit Säuren führen zu Koagulationsnekrosen, Laugen führen zu Kolliquationsnekrosen (reichen tiefer ins Gewebe): Grau-weiß bis schwarz verfärbte Hautareale.

Sofortbehandlung
- *Cave:* Selbstschutz (Handschuhe, Schürze, Schutzbrille!)
- Entfernung der chemischen Substanz durch ausgiebige Spülung mit Wasser, getränkte Kleidung abnehmen
- Bei *Ingestion* Wasser oder Neutralisationslösungen trinken lassen.

 Unbedingt stationäre Behandlung, bei peroralen Laugen- oder Säureverletzungen hohe Letalität! Bei ausgedehnter Verätzung können Störungen des Kreislaufs und Nierenschädigungen auftreten. Immer Säure-Basen-Haushalt und Elektrolyte kontrollieren!

29.3 Unterkühlung und Erfrierungen

ICD: T 33 – 35
Erfrierung: lokale Gewebeschädigung durch Kälte.
Unterkühlung: *Abfall der Körperkerntemperatur unter 35 °C.*
Ätiol.: Kühle Umgebung (z.B. bewußtloser Pat., kaltes Wasser), Medikamente (Hypnotika, Antidepressiva), Alkohol, Hirnschädigung (Störung des Temperaturzentrums), Endokrinol. Erkrankungen (Coma diab., Addison-Krise, Hypophyseninsuff.).

Erfrierung

Stadien der Erfrierung	
1. Grades	Gefäßkrampf, Haut bläulich-weiß marmoriert, gefühllos, völlige Ausheilung möglich
2. Grades	erhöhte Gefäßpermeabilität, Blasenbildung, Rötung, Schwellung, Schmerz, Haut ist tiefrot, violett und kalt
3. Grades	kältebedingte Gangrän, Hautblutung, die in bläulich-schwarze Nekrose übergeht
4. Grades	Totalvereisung, häufig betroffen Zehen, Finger, Ohren

Therapie
- Lokale Wärmeapplikation unter Analgesie
- Keine mechanische Irritation (Massage, Abreibung) der erfrorenen Bereiche
- Nach Demarkation Nekrosenabtragung und ggf. Defektdeckung
- Tetanusprophylaxe
- Bei ausgedehnten Erfrierungen evtl. Sympatikusblockade.

KO: Thrombose, Crush-Niere.

Unterkühlung

Stadien der Unterkühlung		
	Körpertemp.	
1. Grades	37–34 °C	Muskelzittern, Schmerzen! RR ↑, bewußtseinsklarer Pat., Tachykardie, Haut blaß und kalt
2. Grades	34–27 °C	Kein Muskelzittern, Somnolenz, ggf. Koma, keine Schmerzen, Bradykardie, Arrhythmie, RR normal oder ↓, BZ ↓, Reflexe abgeschwächt
3. Grades	< 27 °C	Koma (Scheintod): Puls nicht tastbar, minimale Atmung, keine Reflexe, extreme Bradykardie

Diagnostik
- Messung der Rektaltemperatur
- EKG (z.B. Herzkammerflimmern, QRS verbreitet, ST-Hebung, Bradykardie)
- Atmungsfrequenz und -tiefe vermindert.

Therapie
- Entfernung feuchter Kleidungsstücke, Isolations- oder Wolldecke
- Ab Grad II Intensivpflicht, Monitorkontrolle
- Bei Grad I heiße, gezuckerte Getränke und Wärmedecke
- Langsame Erwärmung (1 °C/h) durch warme Infusionen (40 °C) z.B. Ringer-Laktat
- Azidosekorrektur nach BGA
- Bewegungen des Verletzten kühlen durch Volumeneinstrom aus der Peripherie in den Körperkern weiter aus.

KO: Herzrhythmusstörungen, Azidose, Elektrolytverschiebung, Schock.

Cave: Weite lichtstarre Pupillen sind *kein* sicherer Hinweis auf irreversible Hirnschädigung! Reanimationsmaßnahmen grundsätzlich länger als üblich durchführen.

29.4 Der Stromunfall

ICD: T 20 – 32

Ca. 2 % der tödlich verlaufenden Unfälle in der BRD.

Ätiologie
- Berühren unter Spannung stehender Teile
- Lichtbogenverbrennung
- Blitzschlag.

Die Stärke des Stroms, der über den Körper fließt, bestimmt die Unfallfolgen.

Der Stromunfall

Stromstärke	Symptome
unter 0,5 mA	lediglich an der Zunge (empfindlichstes Organ) ein Kribbeln
0,5 mA	zunehmendes Kribbelgefühl in der Hand u. Verkrampfung der Muskulatur
6–15 mA	Muskelverkrampfung, so daß ein willkürliches, selbständiges Lösen nicht mehr möglich ist
15–50 mA	Blutdruckanstieg, Atmung durch Muskelverkrampfung beeinträchtigt, Störung der Erregungsbildung und Leitung, evtl. Bewußtlosigkeit
50 mA	Gefahr von Herzkammerflimmern
einige Ampere	Zerstörung des Gewebes, Verkochung der Muskulatur, Austritt von Hämoglobin und Myoglobin ins Blut

Klinik
- *Herz:* Extrasystolie, Rhythmusstörungen, Kammerflimmern, Myokardinfarkt durch direkte Nekrotisierung oder sekundär nach Gefäßschäden
- *Gefäße:* erhöhte Permeabilität mit Volumenverschiebung ins Interstitium
- *Muskulatur:* Muskelischämie mit Kompartmentsyndrom, häufig Unterarmbeuger sowie Unterschenkelmuskulatur betroffen
- *Nerven:* häufig kurzfristige Bewußtlosigkeit, Rückenmarksschädigung mit Ausfällen distal der Schädigung, direkte Schädigung der peripheren Nerven
- *Knochen, Gelenke:* periostale Hitzeschädigung, Luxationen und Frakturen
- *Kopf, Hirn:* Hirnödem, Durchgangssyndrom, Netzhautschäden, intrazerebrale Nekrosen mit Krampfanfällen
- *Innere Organe:* Nekrosen der Gallenblase, Darmwandnekrosen, Darmatonien mit Übelkeit und Erbrechen
- *Haut:* oft begrenzte, drittgradige Verbrennungen, Abklatschmarken, Beugefalten großer Gelenke weisen auf den Stromfluß hin, oft tieferliegende Strukturen, wie z.B. Sehnen, Muskulatur oder Periost verletzt.

Sofortmaßnahmen am Unfallort
- Stromkreis unterbrechen, Eigensicherung beachten
- Verletzten von der Stromquelle lösen
- EKG anlegen, Herzrhythmusstörungen und Herzstillstand behandeln (☞ 7.1)
- Venösen Zugang außerhalb des Stromweges anlegen
- Infusionstherapie frühzeitig mit Ringer-Laktat, Urinproduktion sollte 2 ml/kg KG/h betragen, wegen massivem Myoglobinanfall. *Cave:* Akutes Nierenversagen.

Chirurgische Therapie
Um eine Infektion zu verhindern, Nekrosen frühzeitig abtragen. Amputationen selten am Unfalltag erforderlich. Amputationshöhe vom Grad der Schädigung abhängig.

Klaus Weber
Arno Dormann
Martin Lindig

30

Problemfälle der Arzneimitteltherapie

30.1	**Körperoberfläche bei Erwachsenen** 764	30.5.3	Thrombozytenaggregationshemmer	778
30.2	**Arzneimittelinteraktionen** 765	30.5.4	Inhibitoren des fibrinolytischen Systems	779
30.3	**Glukokortikoid-Therapie** 765	30.5.5	Thrombolyse	780
30.4	**Schmerztherapie** 767	30.6	**Dosierung von Medikamenten über Perfusor**	783
30.4.1	Diagnostik 767			
30.4.2	Analgetisches Stufenschema 768	30.7	**Medikamentendosierung bei Niereninsuffizienz**	784
30.5	**Antikoagulation** 772			
30.5.1	Heparin 773	30.8	**Arzneitherapie bei Leberschädigung**	787
30.5.2	Cumarin-Derivate 776			

30.1 Körperoberfläche bei Erwachsenen

Formel: KO in m² = $\dfrac{(KG\ in\ kg)^{0,425} \times (Größe\ in\ cm)^{0,725}}{139,315}$

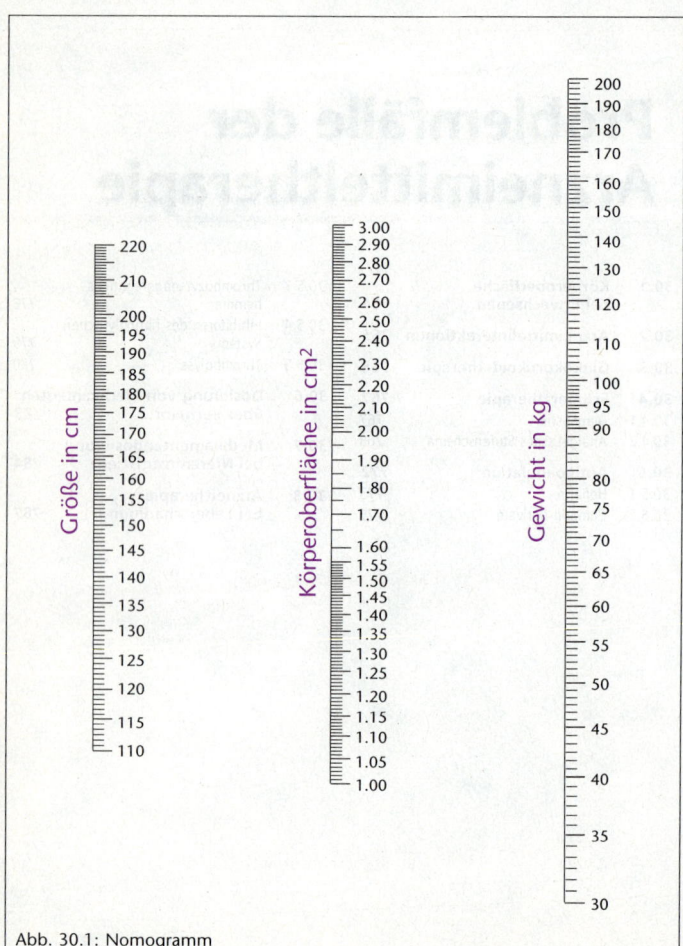

Abb. 30.1: Nomogramm

30.2 Arzneimittelinteraktionen

- Nicht mit **Glukose** zusammen infundieren: Furosemid, Insulin, Ampicillin, Hydralazin, Chinin, Urokinase
- Nicht mit **NaCl** zusammen infundieren: Amphotericin, Lidocain, Nitroprussid
- Nicht mit **NaHCO3**: Ca^{2+}, Dobutamin, Dopamin, Piperacillin, Adrenalin, Noradrenalin
- Nicht verschiedene Medikamente in einer Infusionslösung miteinander mischen
- Nicht Lasix zu Dopamininfusion zuspritzen (Ausfällungsreaktion).

30.3 Glukokortikoid-Therapie

Indikation
- Zur Bronchodilatation
- Zur Unterdrückung allergischer Reaktionen (z.B. Atopie, Anaphylaxie)
- Zur Supprimierung von lokalen (z.B. Hauterkrankungen, Gelenkentzündungen) oder systemischen Entzündungen (z.B. RA, P. nodosa, SLE, chron. aktive Hepatitis, Colitis ulcerosa, *M. Crohn*, rheumatisches Fieber)
- Zur Förderung von Remissionen bei hämolytischen Anämien, Nierenerkrankungen, Leukämien u.a.
- Zur Substitution bei Hypokortizismus (*M. Addison,* nach Adrenalektomie)

Substanzauswahl
- Zur *Entzündungshemmung* bei oraler Medikation Prednisolon einsetzen, potentere Glukokortikoide bieten keine Vorteile, Steroide mit stärker mineralokortikoider Wirkung vermeiden (→ NW, s.u.)
- Bei *lokaler* Applikation hochpotente Steroide (z.B. Betamethason) bevorzugen, auf optimale Darreichungsform (Tropfen, Gel, Creme) achten. Zur *Hauttherapie* wird überwiegend Hydrocortison empfohlen, v.a. um Schäden bei Überdosierung zu minimieren.

Übersicht Glukokortikoide					
Substanz	Handelsname	biol. Halbwertszeit [h]	glukokort. Potenz	mineralokort. Potenz	Cushing-Schwellen-Dosis (mg)
Hydrocortison ≈ **Cortisol**	Ficortil® Scheroson F®	8–12	1	1	30
Prednison ≈ **Prednisolon**	Decortin® Ultracorten®	12–36	4	0,6	7,5
Methylprednisolon ≈ **Fluocortolon** ≈ **Triamcinolon**	Urbason® Ultralan® Volon A®	12–36	5	—	6
Dexamethason	Fortecortin®	36–72	30	—	1,5
Betamethason	Betnesol® Celestan®	36–72	35	—	1
Fludrocortison	Astonin H®	8–12	10	125	—
Aldosteron	Aldocorten®	—	—	700	—

Faustregeln für das klinische Management
- Routine-Diagnostik vor Ther.-Beginn: BB, Stuhl auf okkultes Blut, Nüchtern-BZ, Rö-Thorax. Bei Dauerther. regelmäßig wiederholen
- Tagesdosis immer morgens geben (Ausnahme: bei Atemwegsobstruktion 2/3 der Dosis morgens, 1/3 abends)
- Bei chron. Erkr. – auch solche mit schweren Symptomen wie rheumatoide Arthritis oder *M. Bechterew* – Dosierung so sparsam wie möglich (häufige Reduktionsversuche), langfristig nicht über der Cushingschwelle dosieren, um schwere, z.T. irreversible NW zu vermeiden
- Zur Verringerung der NNR-Suppression intermittierende oder *alternate-day-Gabe* (jeden 2. Morgen 1,5–2fache Tagesdosis) anstreben. Z.T. wird auch *„NNR-schonende"* parenterale ACTH-Therapie z.B. bei MS bevorzugt – für nichtstationäre Pat. aber ungeeignet
- Wenn möglich, lokale Therapeutika einsetzen (inhalativ bei Asthma, intraartikulär bei Gelenkentzündung, Einlauf bei Colitis)
- Bei Notfällen großzügig dosieren und intravenös verabreichen (z.B. 100–250 mg Prednison) NW sind bei Kurzzeitther. gering. Bei vitaler Ind. (z.B. Hirnödem, Leukämie, Pemphigus, exfoliative Dermatitis) ebenfalls hoch dosieren
- Bei Therapiedauer über der Cushingschwelle > 1 Wo. Dosis über mehrere Wo. bis Mon. stufenweise reduzieren.

(Relative) KI:
Magen-Darm-Ulzera einschl. Ulkusanamnese, Osteoporose, Psychosen, Herpes simplex, Herpes zoster, Varizellen; vor und nach Schutzimpfungen, Glaukom, Hypertonie, Diab. mell., Kindesalter, Stillen (→ Abstillen), 1. Trimenon Schwangerschaft (umstritten).

Nebenwirkungen
- *Diabetogene Wirkung:* Hyperglykämie (BZ-Kontrolle), Glukosurie, Steroiddiabetes
- *Katabole Wirkung:* neg. Stickstoffbilanz, Wachstumshemmung, Osteoporose, Muskelschwäche und abnorme Muskelermüdbarkeit
- *Fettstoffwechselstörung:* Stammfettsucht, Vollmondgesicht, Fettsäurespiegel ↑
- In 50 % der Langzeitbehandlungen: Osteoporose. *Prophylaxe:*
  - Kalziumsubstitution: 1–1,5 g tägl. p.o. (1 l Milch = 1 g)
  - Substitution von Östrogen bei Frauen in der Postmenopause oder mit Glukokortikoid-induzierter Amenorrhoe (z.B. Kliogest® 1 x 1 Tabl. tägl. p.o.)
  - Einsatz eines Thiazids und kaliumsparenden Diuretikums bei Hyperkalziurie
  - Substitution von 1α,25-Dihydroxycolecalciferol (Calcitriol, z.B. 0,25 µg Rocaltrol® tägl.) oder Vitamin D (z.B. Vigantoletten® 1000 3 x 1 tägl.)
- *Blutbildveränderung:* Thrombos ↑, Erys ↑, Neutrophile ↑ (Eselsbrücke: *„TEN plus")*; Eosinophile ↓, Basophile ↓, Lymphos ↓
- *Immunschwäche:* Infektgefährdung
- *Magenschleimhautgefährdung:* evtl. Prophylaxe mit Misoprostol (Cytotec®) 2 x 200–400 µg
- *Kapillarbrüchigkeit:* Petechien, Purpura, Ekchymosen
- *Endokrines Psychosy.:* Euphorie, Depression, Verwirrung, Halluzination
- *Auge:* „nach 1 Woche Hornhautulkus, nach 1 Mon. akuter Glaukomanfall, nach 1 Jahr Katarakt" – letzteres bei 20 % nach 1 J. Ther. über Cushing-Schwelle
- *Haut:* Atrophie (auch bei Lokalther.), Akne, Striae rubrae
- *NNR-Atrophie:* Cortisonentzugs-Sy. (Schwäche, Schwindel, Schock bei Belastung)
- Wasserretention, Hypertonie, Hypokaliämie, metabolische Alkalose (Mineralokortikoidwirkung)
- Myopathie, Atrophie der Hüft- und Oberschenkelmuskulatur (CK erhöht!).

30.4 Schmerztherapie

„Schmerz ist ein unangenehmes Sinnes- und Gefühlserlebnis, das mit aktuellen oder potentiellen Gewebeschädigungen verknüpft ist oder mit Begriffen solcher Schädigungen beschrieben wird." (International Association for the Study of Pain, IASP, 1986).

30.4.1 Diagnostik

Leitfrage: Akuter oder chronischer Schmerz?

Akuter Schmerz

z.B.: Postoperativer oder posttraumatischer Schmerz, Zosterneuralgie.
- Charakterisierung: Akutschmerz hat einen meist erkennbaren Bezug zum auslösenden Ereignis, kann von Pat. und seiner Umwelt nachvollzogen und akzeptiert werden, nimmt mit der Zeit an Intensität ab, korreliert mit dem Heilungsverlauf, zeitliches Ende des Akutschmerzes ist absehbar, Schmerzempfinden variiert stark von Pat. zu Pat., Schmerz ist gut therapierbar
- Behandlungsziel: Rasche Schmerzausschaltung oder -linderung durch vorwiegend parenteral oder rektal applizierte Analgetika oder durch regionale Schmerzausschaltung mit Lokalanästhetika. Dosis häufig standardisiert, Verabreichung nach Bedarf. Alternative: Patienten-kontrollierte Analgesie (s.u.).

Chronischer Schmerz

z.B.: Kopfschmerzen, Rückenschmerzen, Gelenkschmerzen, Phantomschmerzen, Narbenschmerzen.
- Charakterisierung: Länger als etwa 6 Monate bestehende Beschwerden, nimmt an Intensität mit der Zeit zu, geht häufig mit physischem und psychischen Verfall, sozialer Isolation, Passivität einher, Sinn des Schmerzes nicht erkennbar, von der Umwelt verdrängt oder nicht ernst genommen. Schmerz schwer beeinflußbar
- Behandlungsziel: Schmerzverhinderung multimodal (analgetische und adjuvante systemische Medikamente, Nervenblockaden, transkutane elektrische Nervenstimulation [TENS], psychologische Betreuung, Physiotherapie) und interdisziplinär (Ärzte, andere Therapeuten). Analgetika meist oral und streng nach Zeitplan, ergänzende Schmerzmittel zusätzlich bei phasenweisen Schmerzspitzen, Dosis individuell angepaßt. Laufende Reevaluation von Verlauf und Therapie
- Leitfrage: Schmerzen nicht-malignen Ursprungs oder tumorbedingter Schmerz? Pat. mit akuten oder chron. Schmerzen kann ursächlich ein Malignom haben (z.B. metastatische Wirbeldestruktion zusätzlich zu langbekannten chron. Rückenschmerzen), andererseits können Pat. mit bekanntem Krebsleiden akute und chron. Schmerzen unabhängig vom Tumorgeschehen aufweisen (z.B. Migräne zusätzlich zum Malignom).

Abhängig vom Schmerztyp und seiner Ursachen sehr unterschiedliches therapeutisches Vorgehen. Daher stets genaue Diagnostik unter Berücksichtigung von Aspekten
- des Patienten (wie alt?, welcher körperliche und psychische Zustand?, welche Vorerkrankungen, familiäre Verhältnisse, Versorgungssituation?)
- des Schmerzes (wo tut es weh? seit wann? wie begonnen? bisherige Entwicklung? wie fühlt sich der Schmerz an, stechend, dumpf, einschießend, brennend? Beeinflussungsfaktoren? welche Intensität, welche subjektive Zahl auf der Visuellen Analogskala [VAS] von 0 = kein Schmerz bis 100 = max. Schmerz? Art und Effekt der Vortherapie?)

- des Verlaufs (Differentialdiagnose abgeschlossen? kausale Therapie ausgeschöpft? Einbeziehung anderer Fachgebiete?).

30.4.2 Analgetisches Stufenschema

Beginn der Therapie entweder mit der 1. Stufe und bis zur ausreichenden Analgesie steigern, oder gleich auf höherer Stufe einsetzen.

- Keine Mischmedikation von Substanzen derselben Wirkgruppe (z.B. keine Kombination mehrerer Opioide miteinander), da sonst Konkurrenz um denselben Angriffsort
- Vor einem Substanzwechsel zunächst Dosissteigerung bis zur Höchstmenge und ausreichend lange Verabreichung, um Wirkung und NW verläßlich zu beurteilen. Erst wenn Präparat „austherapiert" wurde oder gravierende, schlecht beeinflußbare NW bestehen, Übergang auf anderes Medikament
- Bei Dauertherapie stets Begleitmedikation zur Prophylaxe oder Therapie von NW (z.B. Laxantien zur opioidbedingten Obstipationsbekämpfung, Magenschutz bei Prostaglandinsynthesehemmern) einsetzen
- Pat. und Personal Sinn und Zweck der ausgewählten Medikamente sowie des Applikationsmodus (Unterschiede beim akuten und chron. Schmerz) nahebringen. Dadurch bessere Compliance bei der praktischen Umsetzung.

1. Stufe - Prostaglandinsynthesehemmer

- Akutschmerz: Bedarfsmedikation rektal, i.v. oder oral
- Chron. Schmerz: fest nach Zeitschema, Intervalle richten sich nach Pharmakokinetik der entsprechenden Substanzen. Applikation rektal oder oral.

Präparate:
- *Paracetamol* (z.B. ben-u-ron®) wirkt analgetisch und fiebersenkend, aber nicht entzündungshemmend. Insgesamt schwächstes Analgetikum. Gute Verträglichkeit. Bis zu 6 x 500–1000 mg tägl. (je 1–2 Supp., 25 ml Saft, 1–2 Tabl. oder Kaps.). Häufige Anwendung bei Kindern (20 mg/kg).
  Cave: bei akuter Überdosierung (> 10 g) Leberzellnekrose
- Nicht-steroidale anti-inflammatorische Substanzen (NSAID) mit guter analgetischer, antipyretischer, antiphlogistischer Wirkung. Besonders wirksam bei Kopf-, Skelett- und Muskelschmerzen, Thrombophlebitiden, Abszessen, Tumorschmerzen (Periostschmerz, Kapselspannungsschmerz, entzündliche Begleitreaktionen). NW: Magenbeschwerden, Ulzera. KI: Magenulzera.
  - *Ibuprofen* (z.B. Imbun®) bis zu 4 x 400 mg tägl. (je 1–2 Supp. oder Tabl.)
  - *Acetylsalicylsäure* (z.B. Aspirin®) bis zu 8 x 500–1000 mg tägl. (je 1–2 Tabl.) mit Flüssigkeit und nach Mahlzeit einnehmen. Interaktion mit Antikoagulantien (Thrombozytenaggregationshemmung). Bei Asthmatikern und hämorrhagischer Diathese vermeiden
  - *Diclofenac* (z.B. Voltaren®) bis zu 4 x 50 mg tägl.(je 1–2 Tabl. oder je 1 Supp.)
  - *Indometazin* (z.B. Amuno®) bis zu 4 x 50 mg tägl. (je 1–2 Kaps., je 1 Supp.oder je 1–2 Teel. Suspension)
  - *Metamizol* (z.B. Novalgin®) wirkt analgetisch, antipyretisch und spasmolytisch. Besonders geeignet bei kolikartigen Schmerzen. Bis zu 4 x 500–1000 mg tägl. (je 1–2 Tabl. oder Supp., je 30–60 Tropfen oder je 1 Amp. i.v.) Bei i.v. Gabe beachten: langsam injizieren, sonst starke Blutdrucksenkung, Anaphylaxie. Seltene, aber schwere NW: Agranulozytose.

2. Stufe - „schwächere" Opioide

Kombination eines Präparates der 1. Stufe mit einem der „schwächeren" Opioide.
- Akutschmerz: Bedarfsmedikation i.v., i.m., rektal oder oral
- Chron. Schmerz: Fest nach Zeitschema, Intervalle richten sich nach Pharmakokinetik der entsprechenden Substanzen. Applikation rektal oder oral.

Präparate:
- *Tramadol* (z.B. Tramal®) bis zu 4 x 50–100 mg tägl. (je 1 Amp. i.m. oder i.v., je 1 Supp. oder Kaps. oder je 20–40 Tropfen). Ca. 50 mg Tramadol entsprechen 10 mg Morphin. Wirkdauer 1–3 h
- *Dihydrocodein retard* (z.B. DHC® 60/90/120 Retardtabl.) bis zu 2 x 120 mg tägl. ca. 100 mg DHC entsprechen 10 mg Morphin. Wirkdauer 8–12 h
- *Tilidin-Naloxon* (z.B. Valoron N®) bis zu 4 x 100 mg tägl. (je 20–40 Tropfen oder je 1–2 Kaps.). Ca. 50 mg Tilidin entsprechen 10 mg Morphin. Wirkdauer 1–3 h
- *Pethidin* (z.B. Dolantin®) bis zu 5 x 100 mg tägl. (je 1 Amp. i.v. oder i.m., je 25–50 Tropfen oder je 1 Supp). Ca. 75–100 mg Pethidin entsprechen 10 mg Morphin. Beseitigt auch postop.-„shivering", dadurch deutliche Senkung des Sauerstoffverbrauchs. Wirkdauer 3–4 h.

3. Stufe - „starke" Opioide

Kombination eines Präparates der 1. Stufe mit einem der „stärkeren" Opioide.
- Akutschmerz: Bedarfsmedikation i.v., i.m., rektal oder oral
- Chron. Schmerz: Fest nach Zeitschema, Intervalle richten sich nach Pharmakokinetik der entsprechenden Substanzen. Applikation rektal oder oral, auch kontinuierlich via Medikamentenpumpe s.c., i.v. oder peridural/intrathekal.

Präparate:
- *Piritramid* (z.B. Dipidolor®) bis zu 6 x 30 mg tägl. (je 1 Amp. i.m. oder i.v.). Ca. 15 mg Piritramid entsprechen 10 mg Morphin. Sehr häufig postop. eingesetztes Analgetikum. Wirkdauer 4–6 h
- *Buprenorphin* (z.B. Temgesic®) bis zu 4 x 0,4 mg oral (4 x 2 Sublingualtabl.), bis zu 4 x 0,3 mg i.m., i.v. (4 x 1 Amp.). Ca. 0,3–0, 4 mg Buprenorphin entsprechen 10 mg Morphin. Gute Anwendung bei Pat. mit Schluckstörungen wegen sublingualer Resorption. Im Gegensatz zu den anderen Opioiden nicht mit Naloxon (Narcanti®) antagonisierbar. Wirkdauer oral 4–6 h
- *Morphin* (z.B. Morphin Merck® 10/20/100 Amp., MSI® 10/20 Amp., MSR® 10/20/30 Supp., MST® 10/30/60/100/200 Retardtabl., Capros® 10/20/30/60/100 Kaps.) je nach Schmerzintensität titrierend bis zur Schmerzfreiheit bzw. geringer, tolerabler Intensität verabreichen. Keine Obergrenze der analgetischen Wirksamkeit, Limitierung durch evtl. auftretende NW.
  - Parenterale Dosis: Beginn häufig mit fraktionierten 1-mg. i.v.-Gaben von je 10 mg Morphin in NaCl 0,9 % auf 10 ml verdünnt. Anschließend entweder weiter mit Bolusgaben alle 4 h oder kontinuierlich via Perfusor: 1 Amp. à 100 mg Morphin in NaCl 0,9 % auf 50 ml mit zunächst 1–4 ml/h (2–8 mg/h). Subkutan zunächst je 10–30 mg Morphin alle 4 h oder Perfusor/Medikamentenpumpe à 5–25 mg/h.
  - Orale Dosis: Individuellen Analgetikabedarf mit schnell wirkender oraler Morphinlösung austitrieren: Je nach Vormedikation Titrationsdosis abschätzen, z.B. Alle 10–15 Min. je 10 mg Morphin verabreichen, Wirkkontrolle durch wiederholtes Abfragen der Schmerzintensität und der NW, bis schmerzfrei oder zumindest tolerabel reduziert oder bis störende NW auftreten.

- Erstellen des Analgetika - Zeitplans mit Retardpräparaten: etwa 2/3 der austitrierten Gesamtdosis als Einzeldosis ansetzen. Intervalle nach Wirkdauer der Präparate (z.B. MST®, Capros®, Wirkdauer je 8–12 h). Für phasenweise durchbrechende Schmerzen etwa diese Einzeldosis als Zusatzmedikation in Form der schnell wirksamen oralen Morphinlösung vorsehen.
- Verschreibungstext: „Visköse Morphinhydrochlorid-Lösung 1 % nach N.R.F. 2.4. 200 ml (= 2000, zweitausend, Milligramm Morphin. S.: Gem(äß). schrftl. Anw(eisung)".

Alternativen bei Schluckproblemen

- Capros Kaps. öffnen, enthaltene Micropellets in Flüssigkeit bringen und entweder oral oder via Ernährungssonde applizieren. Retardeffekt bleibt erhalten.
- MSR® 10/20/30 Supp. à 10/20/30 mg Morphin. Wirkdauer 4 h.
- Morphin als MST® Continus long 30 und 60 Retardkaps. mit 24 h Wirkung. Vorteil: nur 1 x tägl. Einnahme nötig.
- Fentanyl in transdermaler Applikation (Fentanyl TTS®) als Durogesic®: Durogesic® 25/50/75/100 g/h = Pflaster à 2,5/5,0/7,5/10,0 mg Fentanyl.
  - Spez. Indikation: Probleme mit oralem/rektalem Applikationsweg, sonst auch als Alternative zu anderen Substanzen der Stufe 3 (WHO-Schema).
  - Wirkungsweise: Anfluten über 12 h, dann gleichmäßige Wirkspiegel im Plasma. Wirkdauer 72 h. Alle drei Tage Pflasterwechsel.
  - Anwendung: Zunächst stationäre Phase der individuellen Dosisfindung erforderlich. Mehrere Möglichkeiten: z.B. PCA-Pumpe mit Fentanyl oder Morphin i.v. Oder retardiertes orales Morphin plus schnell wirksames Morphin bei Schmerzspitzen. Dauer mind. 3 Tage. Dann Umrechnung: Ermittelte Tagesdosis von retardiertem oralen Morphin x 100 = Tagesdosis Fentanyl TTS. Fentanyl i.v. x 1,5 = Fentanyl TTS. Dann Auswahl des geeigneten Pflasters. Oder: Sofort Fentanyl-Pflaster nach Umrechnung der bisherigen Morphindosis oder kleinstmögliche Größe auswählen und aufkleben. In den ersten 12 h bisherige Schmerzmedikation beibehalten. Zusatzmedikation bei Bedarf verabreichen (Fentanyl, Morphin). Nach drei Tagen je nach erforderlicher Gesamttagesmenge an Analgetika beim Pflasterwechsel ggf. Dosisanpassung des Pflasters. Pflaster auf unbehaartes Gebiet von Brust oder Rücken kleben. Baden, Duschen, Schwimmen mit Pflaster möglich. Hitze steigert die Resorption. Mehrere Pflaster sind gleichzeitig möglich, Zerschneiden und Verkleinern der Pflaster jedoch nicht.

Bei konstantem Analgetikaverbrauch und zufriedenstellender Einstellung mit Durogesic® ist ambulante Weiterbetreuung möglich.

Wirkungen und Nebenwirkungen von Opioiden

- Zentral: Analgesie, Sedierung, antitussive Wirkung, Atemdepression, Miosis, Übelkeit und Erbrechen, Senkung des zentralen Sympathotonus, indirekte Steigerung des Liquordrucks durch Hypoventilation
- Peripher: spasmogene Wirkung auf die glatte Muskulatur des GIT und der ableitenden Harnwege (verzögerte Magenentleerung, spastische Obstipation, Harnverhalt, Sekretstau in Galle- und Pankreaswegen), bes. bei Morphin Histaminfreisetzung mit Bronchospasmus und Vasodilatation
- „Opioid-Mythos" Atemdepression: Wenn Opioide gegen den Schmerz individuell austitriert werden, halten sich schmerzbedingte Steigerung des Atemantriebs und opioidbedingte Dämpfung des Atemzentrums die Waage. Folge: Keine Atemdepression. Dosisanpassung ist wichtig, wenn Schmerzintensität sich ändert

- „Opioid-Mythos" Sucht: Über längere Zeit hochdosiert mit Opioiden therapierte Patientinnen zeigen aufgrund einer physischen Abhängigkeit körperliche Entzugserscheinungen (Zittrigkeit, Kaltschweißigkeit, Unruhe), wenn die Substanz abrupt abgesetzt wird. Vermeidbar, wenn Opioid langsam ausschleichend reduziert wird. Jedes Opioid kann potentiell eine psychische Abhängigkeit auslösen. Bei der Pat. mit akuten oder chron. Schmerzen ist diese Gefahr ausgesprochen gering. Entscheidend für die suchtauslösenden, psychotropen Effekte ist ein rapider Anstieg der Opioidkonzentration im ZNS. Je langsamer Opioide anfluten, je gleichmäßiger der Wirkspiegel besteht, desto geringer die Euphorie
- „Opioid-Mythos" Gewöhnung: Analgetische Toleranzentwicklung bedeutet, die Dosierungen zu erhöhen und/oder die Applikationsintervalle immer mehr zu verkürzen, um noch dieselbe analgetische Wirkung zu erzielen. Nachweisbar tritt dieses Phänomen bei Opioiden nicht auf. Ursächlich zu berücksichtigen: Gesteigerte Schmerzintensität (z.B. Tumorprogression), Resorptionsstörungen, Veränderungen der Begleitmedikation.

Auswahl adiuvanter Medikamente (auf jeder Stufe einsetzbar)

- Amitriptylin (z.B. Saroten®): Antidepressivum mit eigener analgetischen Wirkung in niedriger Dosierung (10–75 mg p.o. tägl.). Hilfreich besonders bei brennend empfundenen Schmerzen (neuropathischer Schmerz). Einschleichend beginnen, wegen sedativer Eigenschaft Gabe zur Nacht. Erst nach kontinuierlicher Einnahme über 1–2 Wochen in Verbindung mit anderen Analgetika ist die Wirkung beurteilbar
- Carbamazepin (z.B. Tegretal®): Antikonvulsivum bei „Stromschlag-ähnlich" empfundenen einschießenden Schmerzattacken (oft bei Nervenläsion durch Tumorinfiltration oder Trigeminusneuralgie). Einschleichender Dosisbeginn von 200 mg bis auf 400–600 mg p.o. tägl. Kontrolle der Leberfunktionsparameter und des Carbamazepinspiegels im Serum
- Dexamethason (z.B. Fortecortin®): Glukokortikoid zur Reduktion entzündlicher Komponenten mit Schwellung (z.B. Leberkapselspannung, Knocheninfiltration bei Metastasen) und damit verbundenen Schmerzen. Wirkt auch unspezifisch stimmungsaufhellend und appetitfördernd. Dosierung: 1,5–4 mg Tabl. morgens über mindestens 1–2 Wochen.

Weitere Hinweise zur Schmerztherapie

- Pat. in seiner Schmerzäußerung ernst nehmen, nicht immer ist ein entsprechendes organisch-pathologisches Korrelat nachweisbar
- Statt Kombinationspräparaten besser Monosubstanzen einsetzen, um die jeweiligen Wirkungen und NW besser beurteilen zu können
- Bei postop. Wundschmerzen wegen des unterschiedlichen Schmerzempfindens individuelle und rechtzeitige Analgetikagabe bei Verlangen, auch möglich mit pumpengesteuerter on-demand Analgesie (patient controlled analgesia, PCA). Vorteil: Patient weiß am besten um seine Schmerzen und verabreicht sich selbst innerhalb eines vorprogrammierten Rahmens (Sperrintervall, Höhe der jeweiligen Einzeldosis, max. Gesamtdosis) das Analgetikum. Nachteil: Nur für kooperationsfähige und -willige Pat., Geräte noch sehr teuer, ständige kompetente Rufbereitschaft erforderlich für Probleme (z.B. ein „Akutschmerzdienst" des Krankenhauses). Eingesetzt wird meist Piritramid (z.B. 1,5 mg/ml, Bolus à 3 mg, max. Boluszahl 3/h = Sperrintervall von 20 Min.)
- Seit 1994 auf dem Markt: Morphinampullen à 100 mg und 200 mg. Große Arbeitserleichterung beim Vorbereiten eines Morphin-Perfusors und kostengünstiger als bisherige 10 mg- und 20 mg-Amp.

- Während der Schwangerschaft und Stillzeit ist nur Paracetamol wirklich unbedenklich; Opioide (außer beim Wehenschmerz) und NSAID sind kontraindiziert
- In der Krebsschmerztherapie sind häufige Fehler
  - des Arztes: Verschreibung nur „nach Bedarf", Standarddosierung, zu schwaches Analgetikum, Unterschätzung der Schmerzintensität, bürokratische Hemmnisse der BtMVV, Angst vor Suchterzeugung und unzureichendes Wissen über adiuvante Medikamente
  - der Patienten: Annahme, Tumorschmerzen seien nicht therapierbar, Analgetika dürften nur genommen werden, wenn „absolut notwendig", Furcht vor Sucht, Nichteinnahme der verordneten Medikamente, Absetzen der Medikamente wegen NW ohne Rücksprache mit dem Arzt

Beantragung und Folgebestellungen von BtM-Rezepten (darf jeder approbierte Arzt) und von BtM-Anforderungsscheinen für den Stationsbedarf (darf nur der jeweilige Klinikdirektor) bei:
- Bundesinstitut für Arzneimittel und Medizinprodukte, Bundesopiumstelle, Genthiner Straße 38, 10785 Berlin, Tel.: 030/25492 - 119/- 118/- 150
- Seit 01.01.1996 gelten nur noch die neuen BtM-Rezepte (waagrechtes Format). Alte, nicht verbrauchte Formulare sind drei Jahre lang aufzubewahren
- Die BtMVV vom 1.2.1993, Erläuterungen und Hilfestellungen sind erhältlich von der Bundesopiumstelle, den Ärztekammern und der pharmazeutischen Industrie (z.B. Fa. Mundipharma, Tel.: 0130-8 55 111).

Bei schmerztherapeutischen Problemen Beratung durch Schmerzambulanzen. Geeignete Adressen erfragbar über:
- Deutsche Gesellschaft zum Studium des Schmerzes für Deutschland, Österreich und die Schweiz, Im Neuenheimer Feld 326, 69120 Heidelberg, Tel.: 06221/56 40 50
- Zentralsekretariat des Schmerztherapeutischen Kolloquiums, Roßmarkt 23, 60311 Frankfurt/M., Tel.: 069/29 98 80 77.

Palliativstationen, Hospize und Hausbetreuungsdienste für die symptomorientierte interdisziplinäre palliative Versorgung inkurabler Tumor- und AIDS- Pat. In Deutschland ist ein Netz dieser Einrichtungen erst im Entstehen.
- Aktuelle Adressen zu erfragen beim Krebsinformationsdienst KID, Tel.: 06221 - 41 01 21, FAX: 06221 - 401 806, Mo - Fr 8 - 20 Uhr
- Adressverzeichnis auch abrufbar bei Fa. Mundipharma, Tel.: 0130 - 8 55 111.

30.5 Antikoagulation

Indikation

Die Inzidenz einer, klinisch oft nicht erkannten, tiefen Venenthrombose (tödlichen Lungenembolie) beträgt bei allgemeinchirurgischen Eingriffen ca. 20–30 % (0,5–1 %), Polytraumen ca. 40–80 % (bis 5 %), orthopädischer Extremitätenchirurgie ca. 40 %, elektiver Hüftgelenk-OP 50–70 % (1–3 %), gynäkologischen Operationen ca. 20 % (1 %), transvesikalen urologischen Eingriffen bis 40 % und in der Neurochirurgie ca. 10–50 % (1,5–3 %), davon etwa 70 % in den ersten 3 Tagen postop.

Da das individuelle perioperative Risiko einer thrombembolischen Komplikation durch gerinnungsphysiologische Untersuchungen nicht abschätzbar ist, wird bei fehlender Kontraindikation eine generelle Thrombembolieprophylaxe empfohlen, evtl. mit Ausnahme von Pat. < 40 Jahre ohne erhöhtem thrombembolischen Risiko oder bei kleineren Eingriffen (30 Min.). Dadurch kann das Peri- und postoperative Risiko einer

30.5 Antikoagulation

tiefen Venenthrombose um ca. 55–67 % und einer nicht-tödlichen bzw. tödlichen Lungenembolie um ca. 47 % bzw. 65 % gesenkt werden, bei Zunahme transfusionsbedürftiger Blutungen um ca. 0,4–2 %.

Neben der Frühmobilisation vermindern eine strenge OP-Indikationsstellung, Gewebeschonung, Vermeidung einer zu langen Blutleere und perioperative Kreislaufstabilität das Auftreten von Thrombembolien. Bei ausreichender Antikoagulation ist der zusätzliche Nutzen von Kompressionsstrümpfen, pneumatischer Wadenkompression und elektrischer Muskelstimulation umstritten.

30.5.1 Heparin

Prinzip: Bindung des Heparins an AT-III (damit ca. 1000fache Verstärkung der Thrombin-AT-III-Reaktion), Heparin-AT-III-Komplex hemmt eine Reihe von aktivierten Gerinnungsfaktoren, v.a. Faktor IIa (Thrombin) und Xa. Niedermolekulares Heparin besitzt deutl. niedrigere „Anti-Faktor-II-Wirkung".

- *Nicht mit anderen Pharmaka in einer Infusion mischen.*
- *Bei AT-III < 70% verminderte Wirksamkeit (ggf. AT-III substituieren).*

Prophylaktische Heparinisierung (low-dose)

Indikationen
- Perioperativ bei Eingriffen > 30 Min. oder bei Pat. ab 40 Jahren
- Posttraumatisch und postop. bei erhöhtem thrombembolischen Risiko z.B. ausgedehnten Weichteilverletzungen oder Verbrennungen, Sepsis, Schock, Hypovolämie, früheren thrombembolischen Ereignissen, heriditärer Thrombophilie (z.B. Faktor V Gen-Mutation, ATIII-, Protein-C- oder S-Mangel, Dysfibrinogenämie), oraler Kontrazeption, Schwangerschaft, Varikosis
- Ruhigstellung von Extremitäten, Immobilisation > 18 h tägl.
- Bei internistischen Risikopatienten: z.B. schwere Infektion, Z.n. zerebralem Insult, schwere Herzinsuff., maligne Erkrankungen, Kardiomyopathie, best. hämatolog. Erkrankungen, Adipositas, Kachexie, nephrot. Sy., exsudative Enteropathie
- Wenn KI gegen Cumarin-Derivate als Embolieprophylaxe nach Phlebothrombosen vom Becken-/OS-Typ und Z.n. Lungenembolie.

Kontraindikation
- *Absolute KI:* Heparininduzierte Thrombopenie Typ II, Heparinallergie, akute zerebrale Blutung, Abortus imminens
- *Relative KI:* OP am ZNS, frisches SHT, Spinal- und Peridualanästhesie, Lumbalpunktion, schwere Thrombozytopenie, Glaskörperblutungen, schweres Polytrauma, akut blutende Magen-Darm-Ulcera, subakute bakterielle Endokarditis.

Vorgehen
- Beginn mind. 2 h vor OP bis zum 7.–10. postop. Tag bzw. bis zur vollständigen Mobilisation, bei Ruhigstellung von Extremitäten ggf. auch ambulant
- Unfraktioniertes Heparin (z.B. Liquemin® N, Calciparin®): 3 x 5000 IE s.c. tägl. oder 2 x 7500 IE s.c. tägl., bei Adipositas 3 x 10000 IE s.c. tägl., Therapiekosten ca. 9,80 DM tägl. (Fertigspritze)
- Bei zu erwartender Resorptionsstörung z.B. im Schock, Polytrauma, ausgedehnten Verbrennungen: 300–600 IE/h unfraktioniertes Heparin i.v.

- *Niedermolekulares Heparin* (z.B. Fraxiparin®, Embolex®): 1 x 2500–5000 anti-Xa-E s.c. tägl. Vorteile: längere Halbwertszeit, geringere Gefahr einer heparininduzierten Thrombopenie, geringeres Osteoporosepotential, geringere lipolytische Aktivität. Unbedenklichkeit der niedermolekularen Heparine in der Schwangerschaft noch nicht sicher beurteilbar. Therapiekosten ca. 10,– DM tägl. (Fertigspritze)
- *Ther.-Kontrolle:* Nur bei Kindern oder schwerer Leber- und Niereninsuff. Kontrolle der aPTT notwendig, aufgrund der Gefahr einer heparininduzierten Thrombopenie jedoch Kontrolle der Thrombozytenzahl.

Therapeutische Heparinisierung (high-dose)

Indikationen

- Thrombembolische Erkrankungen: z.B. frische Venenthrombose, Lungenembolie
- Als initiale Emboliephrophylaxe vor oraler Antikoagulation z.B. nach prothetischem Herzklappenersatz, bei Vorhofflattern bzw. -flimmern (☞ 30.5.2)
- Herzinfarkt (mit und ohne nachfolgende Lyse), instabile Angina pect.
- Akuter arterieller Verschluß bei pAVK ohne chirurgische Interventionsmöglichkeit (umstritten)
- Extrakorporale Zirkulation: z.B. Herz-Lungen-Maschine (ACT > 350–500 Sek.), Dialyse (z.B. 60 IE/kg Bolus i.v., dann 15–20 IE/kg/h i.v.)
- DIC (Indikation und Dosierung s.u.).

Absolute KI

- Heparininduzierte Thrombopenie Typ II, Heparinallergie
- Hämorrhagische Diathese (evtl. Ausnahme: Initialstadium einer DIC), schwere Thrombozytopenie, manifeste Blutung
- Schweres Polytrauma
- Floride Magen-Darm-Ulzera oder Colitis, Ösophagusvarizen
- Lungenerkrankungen mit hohem Blutungsrisiko (z.B. kavernöse Tbc)
- Hirnverletzungen, Hirnarterienaneurysmen, ZNS-OP, frisches SHT, Spinal- und Periduralanästhesie, Lumbalpunktion
- Abortus imminens, Glaskörperblutungen.

Relative KI

- OP vor weniger als 10 Tagen (je nach Art und Schwere der OP und Möglichkeit der lokalen Blutstillung)
- Floride bakterielle Endokarditis
- Schwere Leber-, Niereninsuff. (schlecht steuerbar)
- Symptomatische Nephrolithiasis, akute Pankreatitis
- Vor geplanten Arterien- oder Organpunktionen (z.B. auch Angiographie, Spinal-, Periduralanästhesie). Hierzu sollten Quick > 50 %, aPTT < 40 Sek., Thrombozyten > 40/nl sein
- Nicht-embolischer zerebraler Insult (< 6 Mon.)
- Therapierefraktärer arterieller Hypertonus (RR > 180/105 mmHg)
- Kooperationsmangel, Uterus myomatosus.

NW: Blutungen (schwer in 2–5 % während high-dose Heparinisierung), allergische Reaktion, heparininduzierte Thrombopenie, Hemmung von Wundheilung und Kallusbildung, reversibler Haarausfall, Anstieg der Leberenzyme und LDH, Osteoporose (nach Anwendung > 2 Mon.), Hautnekrosen, vegetative Störungen, Hypoaldosteronismus, Interaktionen mit anderen Pharmaka.

Vorgehen

Therapieziel: aPTT = 1,5–2,5fach und TZ = 2–4fach verlängert. Bei Langzeittherapie evtl. höherer Heparinbedarf.

Dosierung: nach Gewicht unter Berücksichtigung des Gerinnungsstatus, Thrombozytenzahl und Ansprechen des Pat. Verstärkte Wirkung bei gleichzeitiger Gabe von Digitalisglykosiden, Tetrazyklinen, Antihistaminika, Nikotin.
- *i.v.-Dosierung:* initialer Bolus von 5000 IE unfraktioniertem Heparin i.v., dann Dauerinfusion von 15–20 IE/kg/h, später Dosierung anhand aPTT und TZ (erstmalige Laborkontrolle nach 2–4 h, dann 1–2 x tägl.), Blutentnahme nicht aus Zugang oder Extremität der Heparininfusion. *Dosierungsbeispiel* für 70 kg Pat.: 5000 IE i.v. Bolus, dann 10000 IE unfraktioniertes Heparin auf 50 ml 0,9 % NaCl als Perfusor mit initial 6 ml/h, weiter nach aPTT. HWZ dosisabhängig: ca. 1–2,5 h (– 5h).
- *s.c.:* (2 x 12500 IE -) 2 x 17500 IE s.c. unfraktioniertes Heparin tägl., Dosisanpassung entsprechend Verlängerung der aPTT (Bestimmung 6 h nach s.c.-Injektion).
- *bei DIC:*
  - Initial- oder Aktivierungsphase: 2000–5000 IE unfraktioniertes Heparin i.v. als Bolus, dann 300–500 IE/h i.v., bei Thrombozytopenie < 50/nl halbe Dosis
  - Frühe Verbrauchsphase: 100–400 IE/h unfraktioniertes Heparin i.v. (umstritten, empfohlen nur bei chron. DIC), FFP- oder AT III-Gabe
  - Späte Verbrauchsphase und reaktive Fibrinolyse: kein Heparin! FFP-, AT III-Gabe, evtl. Fibrinogen und Thrombozytenkonzentrate (Ziel: aPTT < 2,5fach, Fibrinogen > 1,0 g/l; *Cave:* Verstärkung der DIC möglich), bei vital bedrohlichen Hyperfibrinolyseblutungen ohne Ansprechen auf die Substitutionstherapie und Ausschluß einer chirurgischen Blutung Fibrinolyseinhibitoren (z.B. Aprotinin) in Kombination mit Heparin.

 Häufigster Fehler: ungenügende aPTT-Verlängerung.

Vorgehen bei überschießender aPTT-Verlängerung (aPTT > 90 Sek.): Heparin absetzen, aPTT und TZ kontrollieren (unkorrekte Blutentnahme? Verbrauch?), nach Therapiepause (60–90 Min.) Dosisreduktion.

Vorgehen bei Blutungen: lokale Blutstillung, ggf. Antidot Protamin langsam i.v.: 1 mg antagonisiert 100 IE unfraktioniertes Heparin (z.B. 1 ml Protamin 1000 Roche® inaktiviert 1000 IE Heparin). Maximaldosis: 50 mg pro 10 Min.

Cave: anaphylaktoide Reaktion, system. Hypotension, pulmonale Hypertension, Bronchiokonstriktion; wegen der fibrinpolymerisationshemmenden Eigenschaft von Protamin Verlängerung der aPTT bei Überdosierung möglich.

Heparininduzierte Thrombopenie

Heparininduzierte Thrombopenie Typ I

Ätiol.: wahrscheinlich vermehrte Thrombozytensequestration durch heparininduzierte Steigerung der Plättchenaggregation. Ca. 1–5 % bei Gabe von unfraktioniertem Heparin, unter niedermolekularen Heparinen seltener.

Diagn.: akut oder 2–4 Tage nach Heparingabe milde, komplikationslose Thrombozytopenie (100–150/nl).

Ther.: Keine. Oftmals spontane Rückbildung selbst unter (kritisch zu überdenkender) Fortführung der Heparingabe nach 1–5 Tagen. *Cave:* engmaschige Bestimmung der Thrombozyten wegen Möglichkeit einer beginnenden heparininduzierten Thrombopenie Typ II.

Heparininduzierte Thrombopenie Typ II

Ätiol.: Immunreaktion, bei der gebildete Antikörper zumeist an den Heparin-PF$_4$-Komplex binden und über den thrombozytären RcgIIA Rezeptor zur Plättchenaktivierung und erhöhten Thrombozytenclearence durch das RES führen. In ca. 40 % venöse oder arterielle Gefäßverschlüsse („white clot-Sy."), Blutungen < 5 %. Inzidenz: ca. 0,1–1 % bei Gabe von unfraktioniertem Heparin i.v., öfter bei Rinder- als bei Schweineheparinen, unter niedermolekularen Heparinen seltener, bei s.c.-Gabe sehr selten.

Diagn.: 6–14 Tage (bei Re-Exposition Stunden) nach Heparingabe Abfall der Thrombozyten (meist auf < 100/nl). Als Screening Plättchen Aggregations Test (PAT), zur Bestätigung Heparin-induzierten-Plättchenaktivierungs-Assay (HIPAA) oder ^{14}C-Serotoninfreisetzungstest, Ausschluß anderer Ursachen einer Thrombozytopenie. Nachweis von heparinassoziierten-antithrombozytären-Antikörpern.

Ther.: Sofortiges Absetzen des Heparins (Normalisierung der Thrombozytenzahl nach 5–7 Tagen). Bei Indikation zur Antikoagulation nach Austestung (!) Heparinoid ORG 10172 (Orgaran®, über internationale Apotheke) z.B. 2500 U Bolus i.v., dann 400 U/h für 4 h, dann 150–200 U/h i.v., später 2 x 750–1250 U s.c. tägl.; alternativ Iloprost oder Alprostadil (z.B. prostavasin® bis zu 2 x 40 g über mind. 2 h i.v. tägl.), ASS 325 mg tägl. oder Ancrod 1 U/kg über 12 h i.v. (weiter nach Fibrinogenspiegel, Ziel: 1,0 g/l; *Cave:* Wirkungseintritt erst nach mind. 12 h); evtl. niedermolekulares Heparin (*Cave:* Kreuzreaktivität in vitro > 80 %) oder Hirudin (in Studien); später überlappend Cumarin-Derivate; frühzeitige Plasmapherese; Immunglobuline von fraglichem Nutzen. Bei Embolien ggf. Streptokinaselyse oder Embolektomie.

Progn.: Letalität nach sofortigem Absetzen: 12–23 %.

30.5.2 Cumarin-Derivate

Prinzip: kompetitive Hemmung der Vitamin-K-abhängigen Carboxylierung der präformierten Gerinnungsfaktoren Faktor II, VII, IX, X, Protein C und S in der Leber.

Indikation

Prinzipiell bei jeder Langzeitantikoagulation. Die perioperative Thrombembolieprophylaxe mit Cumarin-Derivaten hat sich aufgrund der Blutungsrisiken und der ebenso effizienten Prophylaxe durch Heparin nicht durchsetzen können, ist aber grundsätzlich möglich, z.B. 7–14 Tage präop. begonnene Therapie mit INR-Werten von 2,0–2,5 bei Hüftgelenk-OP.
- Bei notwendiger Antikoagulation von mehreren Wochen
- Bei Vorhofflimmern und Alter > 65 Jahre oder erhöhtem thrombembolischen Risiko, d.h. Mitralstenose, frühere TIA bzw. Insult, Herzinsuffizienz, Hypertonie, Diab. mell., manifeste KHK, Thyreotoxikose (besser als ASS)
- Nach akutem Herzinfarkt bei ASS-Unverträglichkeit oder hohem Emboliersiko, d.h. großem anterioren Q-Infarkt, schwere LV-Dysfunktion, chron. Herzinsuffizienz, Arrhythmie, thrombembolischen Ereignissen, kardiale Thromben im Echo (3–6 Mon.)
- Dilatative Kardiomyopathie lebenslang
- Nach prothetischen Herzklappenersatz mit biologischen Klappen in ersten 3 Mon. (INR 2,0–3,0), mit Kunstklappe lebenslang (INR 2,5–3,5; falls darunter Thrombembolien Kombination mit ASS 80–100 mg/d; bei infektiöser Endokarditis auf INR 2,0–3,0 reduzieren)

- Nach Phlebothrombosen vom Becken-/OS-Typ und Lungenembolien (3–12 Mon.), bei Rezidiven oder Hyperkoagulabilität aufgrund z.B. Faktor V Gen-Mutation, AT-III-, Protein-C- oder -S-Mangel evtl. lebenslang
- Nach kardioembolischem zerebralen Insult kardialer Ursache nach Ausschluß einer Hämorrhagie im CCT lebenslang. Indikation umstritten.

Kontraindikationen
- *Absolute KI:* KI der high-dose-Heparinisierung mit Ausnahme der heparininduzierten Thrombopenie Typ II und Heparinallergie, außerdem DIC, Quick < 60 % vor Therapiebeginn (evtl. abklärungsbedürftiger Leberschaden), Schwangerschaft (teratogen), vor und während Lysetherapie
- *Relative KI:* Epilepsie, chron. Alkoholismus, Nephrolithiasis, Stillzeit, mangelnde Compliance.

NW: U.a. Blutung (schwere Blutungen 1,7–2,4 % pro Jahr, letale Blutungen 0,2–0,7 % pro Jahr), Allergie, Cumarin-Nekrose (s.u.), Übelkeit, Erbrechen, Diarrhoe, Ikterus („Cumarin-Hepatitis"), Haarausfall, Exanthem, NNR-Insuff. (selten). Zahlreiche Interaktionen mit anderen Pharmaka.

Vorgehen
- Überlappend mit therapeutischer Heparinisierung, da initial prokoagulatorischer Effekt
- Therapiebeginn ab 3.–6. postop. Tag (Voraussetzung: keine Blutungs-KO, keine Makrohämaturie); bei distalen venösen Thrombosen Therapiebeginn ab 1. Tag, bei massiver iliofemoraler Thrombose oder Lungenembolien ab 3.–7. Tag (falls keine Lyse)
- Tägl. Gerinnungskontrolle bis angestrebter Bereich erreicht ist, dann Absetzen des Heparins und Dosierung nach Quick- bzw. INR-Wert (s.u.; Kontrolle zunächst alle 1–2 Tage, nach Ermittlung der Erhaltungsdosis 1–2 x wöchentl., danach 1–2 x monatl. bei guter Compliance). Engmaschigere Kontrollen z.B. bei interkurrenten Infekten, Verordnung interferierender Pharmaka
- Gute Patientenaufklärung (möglichst dokumentieren), Ausstellen eines „Antikoagulantien-Passes", Verzicht auf Selbstmedikation mit rezeptfreien Medikamenten, Beachten der nahrungsabhängigen Vit-K-Aufnahme (Informationsbogen), Vorsicht mit Alkohol, ASS u.a.

Dosierung
Gabe der Cumarin-Derivate am besten abends. Reduktion der Initialdosis bei Quick < 90 %, ebenso bei leichtgewichtigen Pat. oder schwerer Allgemeinerkrankung, *KI:* Quick < 60 %.

Die „intermediäre" Antikoagulation (INR 2,0–3,0) scheint für die meisten Indikationen auszureichen. Ausnahmen: Prävention von Thrombembolien bei Kunstherzklappen und Pat. nach Myokardinfarkten mit erhöhtem Thrombembolierisiko (INR 2,5–3,5).

- **Phenprocoumon** (Marcumar®, HWZ ca. 5 Tage): Tag 1: 4–6 Tabl. (12–18 mg), Tag 2: 2–4 Tabl. (6–12 mg), Tag 3: nach Quick- bzw. INR-Wert ca. 0,5–1,5 Tabl. tägl. Therapiekosten ca. 0,37 DM tägl.

Beispiel	
INR 1,0	Quick 100%
INR 1,5–2,5	Quick 50–30%
INR 2,0–3,0	Quick 35–25%
INR 3,0–4,5	Quick 25–15%

- **Warfarin** (Coumadin®, HWZ ca. 40 h): Tag 1–3: 3–4 Tabl. (15–20 mg) tägl., dann nach Quick- bzw. INR-Wert, Erhaltungsdosis ca. 0,5–2 Tabl. tägl. Therapiekosten ca. 0,42 DM tägl.

Therapiekontrolle

INR (International Normalized Ratio)
Internationaler Standard zur Therapieüberwachung der Cumarin-Derivate (standardisiert mit WHO-Referenz-Thromboplastin), da Quick-Wert aufgrund unterschiedlicher Qualität der in verschiedenen Test-Kits benutzten Thromboplastine schwankt. Exakte Umrechnung Quick in INR daher nur in Kenntnis des verwendeten Testsystems möglich; ggf. im Hauslabor erfragen. Beispiel:

Vorgehen bei Komplikationen

- *Überdosierung:* Cumarin-Derivate absetzen (Normalisierung der Gerinnung nach Phenprocoumon in 1–2 Wo.), ggf. 2–10 mg Vitamin K_1 (2–10 Tropfen Konakion®N) p.o., Wirkungseintritt nach ca. 6–12 Stunden. **Cave:** evtl. Hyperkoagulabilität
- *Bei Blutung oder Notfall-OP (Dringlichkeitsstufe 1 und 2):* Gabe von Prothrombinkomplex (PPSB, 1 E PPSB/kg i.v. hebt Quick-Wert um ca. 1 %), falls nicht verfügbar 10–20 ml/kg FFP, zusätzlich 10 mg Vitamin K_1 (Konakion® MM) wiederholt langsam i.v. **Cave:** evtl. Hyperkoagulabilität
- *Bei elektiven Eingriffen:* Cumarin-Derivate absetzen, Quick engmaschig kontrollieren, wenn INR ca. 2,0 perioperative Umstellung auf Heparin. Nach größeren Eingriffen erneute Marcumarisierung erst nach Abschluß der Wundheilung, nach kleinen Eingriffen (z.B. Zahnextraktion) ab 2. postop. Tag
- *Cumarin-Nekrose („Marcumarnekrose"):*
  - *Ätiol.:* Hautnekrose infolge hämorrhagischer Infarzierung durch hyaline Thromben meist am 3.–5. Tag der Gabe von Cumarin-Derivaten. Inzidenz 0,01–0,1 %, v.a. bei Frauen 60–70 J., Protein C-Mangel, Adipositas, Östrogenmangel, Infekt
  - *Diagn.:* schmerzhafte, überwärmte und derb infiltrierte Rötung (Stadium I, DD: Phlegmone), später prallelastisch und scharf begrenzt mit petechialen Einblutungen und livider Verfärbung (Stadium II, DD: Einblutung), blasige Epidermolyse mit hämorrhagischer, z.T. tief-blauschwarzer Nekrose (Stadium III). Prädilektionsstellen: Mammae, Hüfte, Gesäß, Oberschenkel
  - *Ther.:* keine Standardther.: evtl. Antikoagulation (high-dose-Heparinisierung), evtl. Fibrinolyse, Lokalther., evtl. OP. Bei strenger Indikationsstellung später erneute vorsichtige einschleichende Gabe von Cumarin-Derivaten
  - *Progn.:* Letalität bis 15 %, Rezidiv in 20 %.

30.5.3 Thrombozytenaggregationshemmer

Acetylsalicylsäure (ASS)

- *Prinzip:* Irreversible Acetylierung der Cyclooxygenase, somit Hemmung der Thromboxan-A_2-Synthese und damit der Plättchenaggregation
- *Indikation:* Akuter oder abgelaufener Herzinfarkt, instabile und stabile Angina pect., evtl. zur Prävention der KHK bei Pat. > 50 Jahre und mindestens einem kardialen Risikofaktor, koronarer Bypass (Beginn > 6 h nach OP, mind. 300 mg/d für 1 Jahr) und koronarer Angioplastie (Beginn mind. 2 h vor Eingriff). Vorhofflimmern bei KI gegen Cumarin-Derivate, periphere arterielle Gefäßerkrankung, zerebraler Insult, TIA, nach Gefäßop. (z.B. Carotis-TEA oder femoropoplitealem Bypass), Thrombophlebitis, Schmerzen, Fieber, in Schwangerschaft bei Nachweis von Antiphospholipid-Antikörpern
- *KI:* Allergie, Vorsicht bei Asthma („ASS-Asthma" mit Exacerbation bei ca. 2 % der Asthmatiker), hämorrhagische Diathese, Magen-Darm-Ulcera, in Schwangerschaft (v.a. im 3. Trimenon): Wehenhemmung, verfrühter Verschluß des Ductus arteriosus botalli

- *Dosierung:* 75–325 mg tägl. (bei akutem Myokardinfarkt initial mind. 160 mg); Therapiekosten ca. 0,07 DM tägl.. ASS mind. 3 Tage vor geplanter OP absetzen.
- *NW:* Gastrointestinale Störungen (ca. 4 %), Magen-Darm-Ulcera, selten GI-Blutung, allergische Reaktionen, Bronchospasmus, Ekzeme, sehr selten Thrombozytopenie.

Ticlopidin (Tiklyd®)

- *Prinzip:* Genauer Mechanismus nicht bekannt, Hemmung v.a. der ADP-induzierten Plättchenaggregation u.a. durch Hemmung der Fibrinogenbindung an Thrombozyten
- *Indikation:* bei ASS-Unverträglichkeit. Nach intrakoronarer Stentimplantation für 4–6 Wochen in Kombination mit ASS. Bei TIA, zerebralem Insult und Claudicatio intermittens evtl. besser wirksam als ASS. Nachteil: teurer, in ersten 12 Wochen regelmäßige BB-Kontrollen notwendig, Wirkungseintritt erst nach 24–48 h
- *Dosierung:* 2 x 250 mg tägl., Therapiekosten ca. 4,31 DM tägl.
- *NW:* Gastrointestinale Störungen (v.a. Diarrhoe), Magen-Darm-Ulzera (50 % seltener als unter ASS), Hautrötung, allergische Reaktionen, BB-Veränderungen (bis zu 2 % Neutropenie, Agranulozytose und aplastische Anämie), Leberfunktionsstörung, Störung der Hämostase
- *KI:* Allergie, BB-Veränderungen, frischer hämorrhagischer Insult, hämorrhagische Diathese, Organverletzungen, Magen-Darm-Ulcera, Schwangerschaft, Stillzeit.

30.5.4 Inhibitoren des fibrinolytischen Systems

Aprotinin (Antagosan®, Trasylol®)

- *Prinzip:* Serin-Protease-Inhibitor mit kompetitiver Hemmung von Plasmin, Kallikrein u.a.
- *Indikation:* primär hyperfibrinolytische Blutungen, insbesondere ante-, peri- und postpartal, bei transurethraler Prostataresektion, OP's an Uterus und Lunge; zur Reduktion des intra- und postop. Blutverlustes in der Herzchirurgie mit extrakorporaler Zirkulation (bei Hüftgelenks-OP's, Lebertransplantation u.a. in Diskussion)
- *KI:* allergische Reaktion, Vorsicht bei vorausgegangener Aprotinin-Therapie, 1. Trimenon
- *NW:* Hypersensitivitäts-Reaktion (< 0,1 %)
- *Dosierung:* initial 0,5–1 Mio. KIE (Kallikrein-Inaktivator-Einheiten) langsam i.v., dann 200000 KIE/h i.v. bis zum Blutungsstillstand; in Herzchirurgie hochdosiert: Aprotinin *vor* OP-Beginn 1–2 Mio. KIE über 20 Min. i.v. plus 2 Mio. KIE ins Priming-Volumen, dann 500000 KIE/h i.v.

Tranexamsäure (Anvitoff®, Ugurol®)

- *Prinzip:* Hemmung der Umwandlung von Plasmin in Plasminogen
- *Indikation:* siehe unter Aprotinin
- *KI:* bei Niereninsuff. Kumulationsgefahr, 1. Trimenon
- *NW:* Übelkeit, Diarrhoe, Orthostasestörung, bei Hämaturie Gerinnselbildung im Urin
- *Dosierung:* 1–3 x 250–500 mg i.v. tägl. bzw. 3–4 x 0,5–1,0 g p.o. tägl.; in der Herzchirurgie: 10 mg/kg über 30 Min. i.v. bei Hautschnitt, dann 1 mg/kg/h i.v. über 4 h.

30.5.5 Thrombolyse

*Prinzip: Intravasale Auflösung eines Thrombus bzw. Embolus durch Aktivierung des fibrinolytischen Systems, z.B. durch Streptokinase, UHSK (ultra hochdosierte Streptokinase), APSAC (**a**zetylierter **P**lasminogen-**S**treptokinase-**A**ktivator-**K**omplex), Urokinase, Pro-Urokinase, rt-PA (**r**ecombinant **t**issue-type **p**lasminogen **a**ctivator), Reteplase, Staphylokinase u.a.*

Trend zur frühzeitigeren Lyse, schnelleren und sichereren Rekanalisierung und zur Verminderung der Blutungskomplikationen durch neuere Thrombolytika bzw. andere Begleitmedikation.

Kontraindikationen
- *Absolute KI:* Aortendissektion; akute Perikarditis; akute Blutung; zerebraler Insult ohne Ausschluß von Ischämiezeichen im CCT oder > 6 h, ZNS-OP < 10 Tage, zerebrale Gefäßmißbildungen oder zerebrales Neoplasma. Bei Streptokinase- und APSAC-Lyse: Vorausgegangener Streptokokkeninfekt oder Streptokinase/APSAC-Lyse > 4 Tage bis < 6–12 Mon., Vorsicht bei ASL-Titer > 200 IU/ml.
- *Relative KI:* frisches Polytrauma; OP, Organ- oder Liquorpunktion < 6–10 Tage, je nach Schwere und Lokalisation des Eingriffes; i.m.-Injektion < 7 Tage; nicht komprimierbare Organ- oder Arterienpunktion < 10 Tage; Zahnextraktion < 14 Tage; arteriovenöse Mißbildungen; therapierefraktäre Hypertonie, Fundus hypertonicus IV. Schwere diab. Retinopathie. Hämorrhagische Diathese, pathologischer Gerinnungsstatus und Thrombos < 100/nl. Malignome, Leber- und Nierenerkrankungen, floride bakterielle Endokarditis, Aortenaneurysma, Pankreatitis, Sepsis, V.a. Thrombus im li Herzen, kavernöse Lungen-Tbc. Z.n. kardiopulmonaler Reanimation. Gravidität (v.a. erste 18 SSW) bis 14 Tage nach Geburt, starke Menstruation.

Nebenwirkungen
Allgemein: Blutungen (ca. 10 % schwer, 1 % mit letalem Ausgang, v.a. durch Hirnblutungen), Unverträglichkeitsreaktionen, Rethrombosierung in 10–20 %.

Streptokinase und APSAC: Allergisch-anaphylaktische Reaktion (2–4 %), Embolien, v.a. bei UHSK-Lyse, sehr oft: Kopf-, Rücken- und Muskelschmerzen, *flush*, Fieber, Antikörperbildung.

Untersuchungen vor Lyse
- Labor: BB, Gerinnung mit AT-III, Krea, Elyte, GOT, gamma-GT, Lipase, CHE, Bili, Blutgruppe
- Rö-Thorax
- EKG
- Ggf. Dopplersonographie (zur Verlaufsbeurteilung)
- Evtl. Augenfundusbeurteilung (KI?)
- Erheben und ggf. Abklären von Kontraindikationen
- Aufklärung und Einverständnis des Patienten (dokumentieren!)
- Kleinlumige Venenverweilkanüle an gut komprimierbarer Stelle legen. „Geplatzte" Venen mit Druckverband versorgen
- *Allgemeine Maßnahmen:* Bettruhe, keine rektale Temperaturmessung, keine arterielle Punktion oder i.m.-Injektion, Schonkost, Stuhlregulierung
- Laborkontrollen: 2 x tägl. Kontrolle von aPTT, Quick, TZ, Fibrinogen, 1 x tägl. Kontrolle von BB, Stuhl und Urin auf Blut (bei UHSK modifiziert)
- Begleitmedikation beachten.

Therapieindikationen und Dosierungen

Phlebothrombose

- Phlebothrombose vom OS- und/oder Beckentyp oder gesamter US-Querschnitt: Ziel ist die Verminderung postthrombotischer Syndrome (Senkung von 40 % auf 10 % nach erfolgreicher Lyse). Therapiebeginn sptestens 14 Tage nach Ereignis. Lyseerfolg (> 50 % Rekanalisation): UHSK ca. 75–80% nach 3 Tagen, rt-PA ca. 50–60 % nach 7 Tagen, Urokinase ca. 50–55 % nach 12 Tagen Lyse. Isolierte Unterschenkel- oder Subklaviathrombosen sind nur in Ausnahmefällen Therapieindikationen
- Möglichst temporärer Vena-Cava-inferior-Filter bei Streptokinase-Lysen von tiefen Beckenvenen- und Cavathrombosen aufgrund der relativ hohen Inzidenz von Lungenembolien (bis 5 %).

Fibrinolyse bei Phlebothrombose

Streptokinase

- *Standarddosierung:* Initial 250000–750000 IE i.v. über 30 Min. als Testdosis Tag 1, dann 100000 IE/h i.v. bis zum Lyseerfolg (normalerweise Tag 1–3, in Ausnahmefällen bis 5 Tage). Lysekosten: ca. 610,– DM tägl. (zuzüglich Liegekosten!)
- *UHSK-Lyse:* Initial 250000 IE i.v. über 30 Min. als Testdosis Tag 1, dann 1,5 Mio. IE/h i.v. über 6 h tägl. bis zum Lyseerfolg (normalerweise Tag 1–3, in Ausnahmefällen bis 5 Tage). Lysekosten: ca. 2300,– DM tägl. (zuzüglich Liegekosten!)

Urokinase

- *Mittelhohe Dos.:* Initial 250000 IE i.v. über 10–20 Min., dann 2200 IE/kg/h i.v. bis zum Lyseerfolg (Dosisanpassung nach Fibrinogen), Dauer: 7–14, im Mittel 12 Tage, in Ausnahmen bis 4 Wo.. Lysekosten: ca. 2200,– DM tägl. (zuzüglich Liegekosten!)
- *Hohe Dosierung:* Initial 600000 IE i.v. über 10–20 Min., weiter wie oben.

rt-PA

0,25 mg/kg/24h i.v. oder 20 mg i.v. über 4 h (evtl. lokoregionär über Fußrückenvene und Beinwickelung mit Kurzzugbinde). Dauer ca. 5–7 Tage. Lysekosten: ca. 620,– DM tägl. (zuzüglich Liegekosten!)

Lungenembolie

Lyse nur bei hämodynamischer Instabilität (Grosser-Stadium III–IV). Senkung der Gesamtmortalität durch Lyse bei submassiver Lungenembolie statistisch nicht-signifikant (aufgrund hoher Spontanlyserate von ca. 70 %). Ziel: Rasche Senkung des pulmonalen Widerstandes. Gleiche Effizienz der Fibrinolytika, Trend zur Kurzzeitlyse. Ob sekundäre pulmonale Hypertonie günstig beeinflußt werden kann und das daraus resultierende klinische Benefit bleibt fraglich.

Fibrinolyse bei Lungenembolie

Streptokinase
Kurzlyseprotokoll: 1,5–3 Mio IE i.v. über 30 Min., *Lysekosten:* ca. 940,– DM.

Urokinase
2 Mio. IE als Bolus i.v. über 10–20 Min., alternativ 1 Mio. IE als Bolus i.v. über 10 Min., dann 2 Mio. IE über 2 h i.v. *Lysekosten:* ca. 2500,– bzw. 3800,– DM tägl.

rt-PA
10 mg als Bolus i.v., dann 90 mg i.v. über 2 h oder 0,6 mg/kg i.v. über 2 Min. *Lysekosten:* ca. 3100,– DM.

Akuter und chronischer arterieller Verschluß

Ziel ist die Rekanalisierung des verschlossenen Gefäßes. Therapiebeginn sobald möglich, bis zu > 6 Mon. Wiedereröffnungsraten (je nach Lage, Alter, Langstreckigkeit) ca. 60–90 %, Reokklusionsrate ca. 20 %. Lokale Katheterthrombolyse mit diversen Verfahren (lokale Infiltrationsthrombolyse, pulsed-spray-Thrombolyse, lokale Infusionsthrombolyse) ggf. in Kombination mit PTA oder Thrombenaspiration. Systemische Lyse aufgrund schlechterer Ergebnisse und höherer Blutungsrate heute zumeist verlassen. Akuter Myokardinfarkt, Shunt-Verschluß, Gefäßverschlüsse am Auge, akute Zerebralgefäßverschlüsse (fraglicher Benefit) u.a.

Begleittherapie
- *Heparinisierung vor Urokinase- und rt-PA-Lyse:* 5000 IE unfraktioniertes Heparin i.v. als Bolus, dann ca. 15–20 IE/kg/h i.v. nach aPTT und TZ bis > 24–72 h nach Lyseende
- *Heparinisierung bei Streptokinase-Lyse:* Bei Myokardinfarkten nur empfohlen bei hohem kardioembolischen Risiko (z.B. anteriorer HI, Herzinsuffizienz, Vorhofflimmern, vorangegangene Embolie), je nach aPTT beginnend 4 h nach Lyse. Während UHSK-Lyse z.B. 400 IE/h unfraktioniertes Heparin 2 h vor bis ca. 2 h nach Lyse, dann high-dose-Heparinisierung nach aPTT
- *Medikation vor Streptokinase-Lyse:* zur Verminderung unerwünschter NW Corticoide und H-Rezeptorantagonisten ca. 20 Min. vor Lysebeginn, z.B. tägl. Urbason® 250 mg i.v., Tavegil® 1 Amp i.v. und Zantic® 1 Amp i.v.

Vorgehen bei Blutungen unter Fibrinolysetherapie

Abhängig von der kritisch zu überdenkenden Indikation zur Lysetherapie; bei Lyse nach chirurgischen Eingriffen Notwendigkeit einer Reintervention überdenken (z.B. bei Blutung aus arteriellem Gefäß).
- *Bei Blutung, die durch lokale Kompression zu beherrschen ist:* Druckverband, ggf. Fortsetzen der Thrombolyse
- *Bei leichterer, nicht-komprimierbarer Blutung:* Absetzen des Fibrinolytikums bis aPTT im therapeutischen Bereich, danach evtl. Fortsetzen der Thrombolyse ohne Bolusgabe mit Hälfte der Dosierung
- *Bei schwerer, nicht-komprimierbarer Blutung:*
  - Absetzen des Fibrinolytikums und der Antikoagulation
  - Protamin zur Antagonisierung des in den letzten 4 h gegebenen Heparins (z.B. 1 ml Protamin 1000 Roche® langsam i.v. inaktiviert 1000 IE Heparin). Falls Heparingabe vor > 30 Min. beendet: Halbierung der Protamin-Dosis
  - Volumenersatz mit Kristalloiden, ggf. Erythrozyten- und Thrombozytenkonzentrate
  - FFP's 2–6 U, evtl. Fibrinogen (*Ziel:* aPTT mind. in therapeutischem Bereich oder kürzer, Fibrinogen > 0,5–1 g/l; *Cave:* evtl. Fibrinolyseaktivierung)
- Bei fortbestehender Blutung *Antifibrinolytika:* Aprotinin (Antagosan®, Trasylol®) initial 1–2 Mio. KIE über 10–20 Min. i.v., dann 70000–500000 KIE/h i.v. oder Tranexamsäure (Anvitoff®, Ugurol®) 10 mg/kg langsam i.v., dann 5 mg/kg/h i.v. oder Aminocapronsäure 2–4 g langsam i.v., dann 0,5–1 g/h i.v. (***Cave:*** Gefahr von thrombotischen Komplikationen und Reokklusion, welche nach Gabe von Antifibrinolytika einer erneuten Lyse kaum noch zugänglich sind).

30.6 Dosierung von Medikamenten über Perfusor

Perfusor-Dosierungen		
Präparat	**Verdünnung, Dosierung**	**Hinweise / Beispiele**
Clonidin (Catapresan®)	3 Amp. à 1 ml = 0,15 mg auf 47 ml 0,9 % NaCl	Initial 1 Amp. langsam i.v. Perfusor 1–5 ml/h = 9–45 µg/h
Dobutamin (Dobutrex®)	1 Inj. Flasche à 250 mg auf 50 ml Glukose 5% = 5 mg/ml	Nach Wirkung. Richtwert (initial): 2,5–12 µg/kg/Min. = 0,03–0,12 ml/kg/h. Beispiel 70 kg Patient: 2–8 ml/h
Dopamin (z.B. Dopamin Giulini®)	1 Amp. (10 ml) à 250 mg auf 50 ml NaCl oder 5% Glukose = 5 mg/ml	„Nierendosis": 0,5–5 µg/kg/Min. „Kreislaufdosis": 6–10 µg/kg/Min.; bei 10mg/kg/Min.: Nierendurchblutung ↓, RR ↑. Bsp.: 70 kg Pat. Nierendosis 1,5–3 ml/h., Kreisl.dosis: initial 4,5–9 ml/h, später bis 18 ml/h
Furosemid (Lasix®)	2 Amp à 250 mg auf 50 ml NaCl = 10 mg/ml	Dosierung: bei starker Niereninsuff. bis 50–100 mg/h = 5–10 ml/h. Max. 1000 mg tägl. = 8 ml/h
Heparin (z.B. Liquemin®)	1 Amp. à 10 000 IE auf 50 ml NaCl = 200 IE/ml	Vollheparinisierung 1000–1400 E/h (5–7 ml/h) unter TZ- bzw. PTT-Kontrolle. „Low-dose": 600 E/h (3 ml/h), PTT-Kontrolle (☞ 21.8.1).
Alt-Insulin (z.B. Actrapid®)	1 ml à 40 IE auf 40 ml NaCl oder Humanalbumin = 1 IE/ml	Nach (zweistündl. zu wiederholender) BZ-Kontrolle ca. 1–6 IE/h = 1–6 ml/h. Adsorption an Plastik → evtl. die ersten 10 ml verwerfen
Nitroglycerin (z.B. Nitrolingual®, Nitro Pohl®)	1 Amp. à 50 mg auf 50 ml NaCl = 1 mg/ml	Initial 2 ml/h. Nach Wirkung 1–6 mg/h = 1–6 ml/h.
Noradrenalin (Arterenol®)	3 Amp. à 1,0 mg auf 50 ml NaCl = 0,06 mg/ml	Initial 1/3 Amp., Perfusor: 0,05–0,3 µg/kg/Min., max. 1,5 mg/h = 25 ml/hggf. ↑ Beispiel für 70 kg Pat.: 5–20 ml/h.
Theophyllin® (z.B. Euphyllin®)	3 Amp à 0,24 g auf 50 ml NaCl = ca. 15 mg/ml	Beispiel für 70 kg Pat.: Loading dose über 10 Min. bei vorheriger Nullther. mit 0,24 g (bei Vorbehandlung 0,12–0,24 g). Danach 0,5 mg/kg/h (ca. 2,5 ml/h bei 70 kg Pat.)
Verapamil (Isoptin®)	2 Amp. à 50 mg auf 50 ml NaCl = 2 mg/ml	Initial 5 mg i.v. über 3 Min. Dann 4–8 mg/h = 2–5 ml/h. Max. 10 mg/h = 5 ml/h. Max. Tagesdosis 100 mg

 Die Verdünnungen wechseln von Klinik zu Klinik! Im Zweifelsfall nachfragen und grundsätzlich die Verdünnung mit einem Kleber auf der Perfusorspritze vermerken!

30.7 Medikamentendosierung bei Niereninsuffizienz

Vorgehen
- In der linken Hälfte der Tabelle in der Spalte mit dem ungefähren Patientenalter das Kästchen mit dem jeweiligen Patientengewicht aussuchen
- Dann auf gleicher Höhe soweit nach rechts gehen, bis in der obersten Spalte das Serum-Krea des Pat. erscheint → die Zahl im Kästchen ist die GFR in ml/Min.
- Sodann anhand der 2. Tabelle die Anpassung der Dosierung entnehmen
- Sollen niedrigere Serumspiegel erreicht werden, so ist die Dosis anzupassen.

Tabelle zur Abschätzung der GFR anhand des Serum-Kreatinins*										
	Alter des Patienten					Serum-Kreatinin	in µmol/l			
							180	260	350	530	880
	40 J.	50 J.	60 J.	70 J.	80 J.		in mg/dl			
							2	3	4	6	10
Gewicht in kg	80					GFR in ml/Min	49	34	25	17	10
	70	80					44	31	23	15	9
	65	70	80	85			39	27	20	13	8
	55	60	70	75	85		33	23	17	11	7
		50	60	65	75		28	19	14	9	6
		40	50	55	65		24	17	16	8	5
			40	50	55		22	15	11	7	4

* Die GFR-Schätzung kann verbessert werden, indem zu dem Tabellenwert bei Männern 10% hinzuaddiert und bei Frauen 10% subtrahiert werden.

Anpassung der Medikamentendosis bei Niereninsuffizienz
- Applikation der normalen Initialdosis, Dosierung entsprechend der erhöhten HWZ reduzieren
- Bei Medikamenten mit geringer ther. Breite (z.B. Aminoglykoside) Dosierung nach Serumspiegel
- Einen *Anhaltspunkt* für mittlere Dosierung und Intervalle gibt folgende Tab.:

Medikamentendosierungen bei Niereninsuffizienz				
Substanz	Dosis in% Normaldosis bei Glomerulumfiltrat von ... [ml/Min.]			Serum-HWZ bei normaler Nierenfunkt. [h]
	> 50	10–50	< 10	
Allopurinol	100	50–75	10–30	2,5
Amoxicillin	100	50	25	1,3
Amphotericin B	100	100	50–75	ca. 300
Ampicillin	100	50	10–20	1,5
Amrinon	75–100	50–75	25–50	4,2

Medikamentendosierungen bei Niereninsuffizienz

Substanz	Dosis in% Normaldosis bei Glomerulumfiltrat von ... [ml/Min.]			Serum-HWZ bei normaler Nierenfunkt. [h]
	> 50	10–50	< 10	
Atenolol	100	50	25	8
Azathioprin	100	100	75	4,8
Azlocillin	100	50	25	1,3
β-Azetyldigoxin	75–100	30–60	20–30	24
Bacampicillin	100	50	25	1,5
Bleomycin	100	10–50 nach GFR	≤ 10 nach GFR	2,0
Carbamazepin	100	100	100	20
Carboplatin	100			1,5
Cefaclor	100	50–75	25–50	0,8
Cefazolin	100	50	25	2,0
Cefmenoxim	30–80	30	10–20	1,1
Cefoperazon	100	100	100	2,3
Cefotaxim	100	50	25	1,4
Cefotiam	50–75	20–50	10–20	0,9
Cefoxitin	80–100	50	10–20	1,0
Cefsoludin	100	50	25	1,7
Ceftazidim	100	50	25	1,8
Ceftriaxon	100	100	100	8
Cefuroxim	100	50	15–25	1,3
Chlorpromazin	100	100	–	25
Ciclosporin	100	100	100	7,5
Cimetidin	100	75	50	2,5
Ciprofloxacin	100	50–75	50	4
Clarithromycin	100	50	50	3
Clavulansäure	100	100	50–75	1
Clindamycin	100	100	100	2,5
Clonidin	100	100	50–75	12
Diazepam	100	100	100	36
Digitoxin	100	100	100	180
Digoxin	100	50	25	36
Dobutamin	100	100	100	2 Min.
Doxycyclin	100	100	100	20
Enalapril	100	75	50	11
Erythromycin	100	100	100	2,5
Flucloxacillin	50–100	50	20–40	2

Medikamentendosierungen bei Niereninsuffizienz

Substanz	Dosis in% Normaldosis bei Glomerulumfiltrat von ... [ml/Min.]			Serum-HWZ bei normaler Nierenfunkt. [h]
	> 50	10–50	< 10	
Fosfocin	100	50	25	1,5
Furosemid	100	100	100	0,9
Gentamicin	30–70	15–30	10	2,2
Haloperidol	100	100	100	20
Heparin	100	100	100	1–2,5 (dosisabh.)
Ibuprofen	100	100	100	2,5
Imipenem	100	50–75	25–50	1,0
Indometacin	100	100	100	7,5
Methylprednisolon	100	100	100	2,6
Methyldopa	100	100	50–75	1,8
Metoprolol	100	100	100	3,5
Metronidazol	100	100	25–50	8
Mezlocillin	75	40–50	25	1
Midazolam	100	100	100	2,0
Morphin	100	75	50	2,5
Nifedipin	100	100	100	3,5
Norfloxacin	100	75	50	3,5
Ofloxacin	70–100	50–70	10–30	6
Oxacillin	100	100	50–75	0,5
Paracetamol	100	100	100	2,8
Penicillin-G	100	75	15–50	0,8
Pindolol	100	100	100	3,5
Piperacillin	75	40–50	10–20	0,8
Prednisolon	100	100	100	2,2
Prednison	100	100	100	3,5
Propafenon	100	75–100	50–75	7,5
Propranolol	100	100	100	5
Ranitidin	100	75	50	2,8
Streptomycin	100	50–75	25–50	2,8
Tamoxifen	100	100	100	ca. 200
Tazobactam	100	50	50	1,0
Teicoplanin	50	25/50	10	80
Theophyllin	100	100	100	7,5
Tobramycin	30–70	15–30	10	2,1
Triamteren	100	–	–	3

Medikamentendosierungen bei Niereninsuffizienz				
Substanz	Dosis in% Normaldosis bei Glomerulumfiltrat von ... [ml/Min.]			Serum-HWZ bei normaler Nierenfunkt. [h]
	> 50	10–50	< 10	
Vancomycin	50–100	10–50	10	1,3
Verapamil	100	100	50–75	5

30.8 Arzneitherapie bei Leberschädigung

Folgende Faktoren erschweren die Arzneitherapie bei Leberschädigung

- **Eingeschränkter Metabolismus**
- **Hypoproteinämie:** erhöhte Toxizität von Pharmaka mit hoher Proteinbindung
- **Hämorrhagische Diathese** → Vorsicht bei Antikoagulation und antiphlogistischer Therapie
- **Hepatische Enzephalopathie,** deren Symptome durch zentral wirksame Pharmaka verstärkt werden können, aber auch durch Diuretika (→ Hypokaliämie)
- **Flüssigkeitsretention,** die durch Steroide und Antiphlogistika verschlimmert werden kann
- Mögliche **toxische** (dosisabhängige, mit * in der Tabelle markiert) und **allergische** (dosisunabhängige, mit ** markiert) Leberschädigungen von an sich indizierten Medikamenten, welche bei bereits vorhandener Leberschädigung die Substanzauswahl einschränken.

Die *folgende Tabelle* gibt – für einige häufig eingesetzte Substanzen – Anhaltspunkte für die Substanzauswahl bei lebergeschädigten Patienten.

Pharmaka bei Leberschädigung			
	Hohes Risiko Medikament vermeiden bzw. max. 25–50% der Normaldosis	**Mittleres Risiko** Reduktion auf 50% der Normaldosis	**Geringes Risiko** Normale Dosis kann gegeben werden
Analgetika	Pethidin Pentazocin Phenacetin	Paracetamol (in hoher Dosis*) Metamizol Indometazin ASS	Phenylbutazon ** Naproxen
Psychopharmaka	Clomethiazol Chlorpromazin** Imipramin Demipramin Nortryptilin MAO-Hemmer**	Diazepam Barbiturate	Lorazepam Oxazepam
Antiepileptika	Phenytoin** Valproinate*	Barbiturate	

Pharmaka bei Leberschädigung

	Hohes Risiko Medikament vermeiden bzw. max. 25–50% der Normaldosis	Mittleres Risiko Reduktion auf 50% der Normaldosis	Geringes Risiko Normale Dosis kann gegeben werden
Antibiotika	INH */** Pyrazinamid Tetrazykline* Sulfonamide** Erythromycin*	Clindamycin Fusidinsäure Metronidazol Chloramphenicol	Penicillin PAS**
Antihypertensiva	Methyldopa Prazosin Glycerolnitrat	Na-Nitroprussid	Captopril Nifedipin
Diuretika			Furosemid Thiazide Spironolacton
Kardiaka	Lidocain Mexitil Tocainamid Propranolol Labetalol Metoprolol	Verapamil Digitoxin Procainamid Chinidin	Digoxin
Antidiabetika	Metformin Sulfonylharnstoffe**		
Gichtmittel	Allopurinol** Probenecid		
Narkosemittel	Halothan**		
Hormone	Androgene* Östrogene*		

* *Cave:* toxische Leberschädigung
** *Cave:* allergische Leberschädigung

Arno Dormann

31

Referenzbereiche und Differentialdiagnose pathologischer Laborparameter

- *Normwerte nach:* L. Thomas, Labor und Diagnose, 4. überarb. + erweiterte Aufl., 40-1872, Med. Verlagsgesellschaft, Marburg (1992)
- *Sortierprinzip:* Alphabetisch, griechische Buchstaben sowie Ziffern ignorierend
- Soweit nicht anders angegeben, sind die Normwerte *Serum- bzw. Vollblutreferenzbereiche.*

ACTH ☞ 12.2.2		
AFP **Alpha-Fetoprotein** (< 10 µg/l bzw. < 7 IE/ml)	Tumormarker für das primäre *Leberzellkarzinom und Keimzelltumoren* (Dottersack). Bei Erstdiagnose des Leberzell-Ca zu 90 % ↑. AFP > 2 mg/l sind fast beweisend für primäres Leberzell-Ca. **DD:** bei cholangio-zellulärem Ca und den meisten Lebermetastasen ist AFP *nicht* ↑, bei anderen Lebertumoren und benignen Lebererkrankungen *unregelmäßig* erhöht (< 500 µg/l bei Hepatitis, Leberzirrhose), bei Gravidität < 500 µg/l, sonst Hinweis auf Neuralrohrdefekt	
ALAT ☞ (Glutamat - Pyruvat - Transaminase (GPT, ALAT)		
Albumin 60,6–68,6 % des Serum- eiweißes bzw. 35–52 g/l *Harn:* < 20 mg/l	stark ↓: Hypoproteinämie (☞ Ges.-Eiw.); mäßig ↓: Hyperglobulinämien (☞ Serumelektrophorese)	stark ↑: Hyperproteinämie (☞ Ges.-Eiw.); mäßig ↑: Hypoglobulinämien. Falsch hohe Werte durch Hämoglobin, Lipide

Aldosteron, freies *liegend in Ruhe:* 20–100 ng/l = 55–277 pmol/l *Stimulationswert nach 2 h Orthostase:* 2–6 facher Anstieg *24h-Urin:* 3,5–17,5 µg/l	↓: prim. NNR-Insuff., Hypopituitarismus; Adrenogenitales Sy.; Diab. mell.; Spätgestose; Glycerinsäureintoxikation (Lakritzabusus > 500 g tägl.)	↑: prim. und sek. Hyperaldosteronismus, renale Hypertonie, *Bartter-Sy.*, Phäochromozytom, Hyperthyreose, reninproduzierender Nierentumor, ACTH-Überproduktion, Gravidität; Dehydratation, Anorexia nervosa; Diuretika, Laxantien, „Pille". Bei V.a. Hyperaldosteronismus **Captopril-Suppressionstest**: 2 h nach Gabe von 25 mg Captopril bei prim. keine und bei sek. Hyperaldosteronismus deutliche Aldosteron-Konzentrationsabnahme
Alkalische Phosphatase (AP) F 55–170 IE/l M 70–175 IE/l. Im Wachstumsalter bis 700 IE/l.	↓ (selten): hereditär; Anämie; Proteinmangel; Hypophosphatämie; Hypothyreose; hypophysärer Zwergwuchs; Achondroplasie ✗ Erniedrigung meist ohne klinische Relevanz.	↑: Cholestase jeder Ursache; *ossär:* z.B. Knochenmetastasen, Rachitis, Osteomalazie, *M. Paget*, Osteomyelosklerose, Marmorknochenkrankheit, Frakturheilung, Neoplasien mit Knochenbeteiligung. Zur **DD** γ-GT: bei ossären Veränderungen nicht erhöht. Hyperparathyreoidismus, *Cushing-Sy.*; Sarkoidose; Mononukleose; Niereninsuff., Nieren-Ca
α-Amylase Normwert stark methodenabhängig, z.B. < 120 IE/l	↑: akuter Schub einer Pankreatitis, Pankreasgangverschluß, penetrierendes Ulkus; Speicheldrüsenerkrankungen praktisch alle Ursachen des „akuten Abdomens"; nach Gastroskopie in 20 %; Extrauteringravidität; paraneoplastisch; diab. Ketoazidose; Opiate, Narkotika, Steroide, Phenylbutazon, Thiazide, Furosemid. Falsch ↑ bei Heparin-Ther. ✗ Zur DD pankreasspez. Lipase bestimmen!	
Antibasalmembran Autoantikörper ☞ GBM-AK		
Antithrombin III ☞ AT III		
ASAT ☞ Glutamat-Oxalacet-Transaminase GOT		
AT III (Antithrombin III) 70–120 % = 0,14–0,39 g/l	↓ (→ erhöhtes Thromboserisiko): angeborener AT III-Mangel, Leberzirrhose, Sepsis, Nephrot. Sy., Z.n. großen OPs oder Traumata, Initialphase der Heparinther., „Pille"	↑: Marcumarther., Cholestase
Basophile Granulozyten ☞ Differentialblutbild		
Gesamt-Bilirubin: < 1,1 mg/dl = < 18,8 µmol/l **Bilirubin, direktes** (= konjugiertes) < 0,3 mg/dl = < 5 µmol/l	↑: *hepatozelluläre Ursachen:* Hepatitis, Zirrhose, toxische Schädigung, schwere Inf., Rechtsherzinsuff. *Cholestat. Ursachen:* Fettleber, Leberabszeß, Lebertumoren, Schwangerschaft, idiopathisch, Verschlußikterus. *Medikamentös:* Indometazin, Methyldopa, Tetrazykline, Phenothiazine, Östrogene, anabole Steroide, Zyto- und Tuberkulostatika **(DD** Ikterus ☞ 8.1.1) ✗ Ikterus sichtbar, wenn Gesamt-Bili > 2 mg/dl = > 34 µmol/l	

Bilirubin, indirektes (= unkonjugiertes = Gesamt-Bili − direktes Bili)	↑: *hämolytische Ursachen:* hämolytische Anämie, Blutzerfall (Hämatomresorption, Lungeninfarkt, intestinale Blutung), Polyzythämia vera, Shunt-Hyperbilirubinämie. *Hepatozelluläre Ursachen:* wie beim direkten Bili (☞ 31.B2) Außerdem: Icterus juvenilis intermittens, Hyperthyreose, portocavaler Shunt; Rifampicin, Steroide, Rö-Kontrastmittel. *Cholestatische Ursachen:* wie beim direkten Bili (hier direktes Bili weitaus stärker erhöht)

Blutkörper-senkungs-geschwindigkeit (BSG) nach Westergreen: nach 1h in mm: **F** (< 50J.) < 20, (> 50J.) < 30 **M** (< 50J.) < 15, (> 50J.) < 20	↓: Polyzythämia vera, Polyglo-bulie, Herzinsuff., allergische Krankheiten, Sichelzellanämie	↑: Entzündungen, Inf. (bes. bakteriell), Nekrosen, Schock; postop.; Anämie; Leukämie; Dys-, Paraproteinämie; Gravidität. *Stark* ↑ (Sturzsenkung): Plasmozytom; Niereninsuff.; Metastasen; rheumat. Erkrankungen; Thyreoiditis; Sepsis

BZ ☞ Glukose	
CA 125 < 35 IE/ml < 65 IE/ml bei benignen Erkr.	↑: Tumormarker für Ovarial-Ca. Bei anderen Malignomen Erhöhung möglich (v.a. bei Bronchial-Ca, anderen gynäkol. Tumoren und Pankreas-Ca). **DD:** benigne Erkrankung der Adnexe, Schwangerschaft (in 30 % erhöht), Leberzirrhose, M. Crohn, Colitis ulcerosa, Cholestase
CA 15–3 Carbohydrat-Antigen < 30[-40] IE/ml	↑: Tumormarker für Mamma-Ca (geeignet zur Verlaufskontrolle); **DD:** Ovarialkarzinom, andere Malignome, Pankreatitis, Cholangitis, Leberzirrhose
CA 19–9 (= GICA) < 30[-40] IE/ml	Pankreas-Ca. Bei Erstdiagn. in 80 % pos. In Komb. mit CEA allgemeiner Marker für GIT-Tumoren. **DD:** Pankreatitis, Cholangitis, Ulzera, M. Crohn, Colitis ulcerosa, Cholestase
CA 72–4 <3[-4] IE/ml	↑: Magen-Ca (in 55 % geeignet zur Verlaufskontrolle), ferner Ovarial-Ca, GIT-Ca, gynäkol. Tumoren, Leberzirrhose, Pankreatitis, Lungenerkr.
CA 549 <11 IE/ml	↑: Mamma-Ca (insbes. metastasierendes; geeignet zur Verlaufskontrolle); Ovarial-Ca, Prostata-Ca, Bronchial-Ca, benigne Lebererkr.
Calcitonin (hCT) < 100 ng/l = < 30 pmol/l Grauzone bis 300 ng/l = 90 pmol/l	↑: zur Diagnose und Verlaufskontrolle des medullären Schilddrüsen-(C-Zell)-Ca. Leicht erhöhte Spiegel bei Bronchial-Ca, Pankreas-Ca und metastas. Mamma-Ca. möglich. ✗ Blutentnahme nach dem Mittagessen ✗ Nach Pentagastrinstrimulation zeigen auch kleine C-Zell-Cas mit normalen Basalspiegeln massiven Anstieg
CEA Grenzwert methodenabhängig < 1,5–5 µg/l > 20 → hoch-gradiger Ca-Verdacht	↑ bei max. 30 % aller lokalwachsenden (rel. häufig bei Kolo-Rektal-Ca und Mamma-Ca) und 60 % aller fortgeschrittenen Cas. Bleibt auch 2–4 Wo. postop. erhöht. **DD:** Raucher (CEA meist < 5 µg/l). Bei Leberzirrhose, akuter Pankreatitis, Lungenemphysem, Bronchitis, Colitis ulcerosa mäßig erhöht bis 20 µg/l. *Nicht* erhöht bei Lymphomen, Sarkomen und Melanomen.

Chlorid 97–108 mmol/l (= mval/l). Änderung meist parallel zum Na⁺ und gegensinnig zum HCO₃⁻	↓: Hyponatriämie; metab. Azidose, respirat. Alkalose; *Cushing-Sy.*; Bromidintoxikation; Gentamicin-Ther. ✗ zur **DD** ggf. BGA	↑: alle Ursachen der Hypernatriämie; prim. Hyperparathyreoidismus mit Azidose, Niereninsuff., hypermetabole Zustände; Ther. mit Carboanhydrasehemmern und Steroiden; exogene Säurezufuhr

Cholesterin < 6,2 mmol/l = < 240 mg/dl. Mäßiges Risiko < 6,7 mmol/l = < 260 mg/dl **X**: siehe auch **HDL-** und **LDL-**Chol.	↓: Malabsorption, Maldigestion, Mangelernährung; Kachexie; Steatorrhoe; Gallensäureverlust-Sy.; Lebererkr.; Hyperthyreose; α-β-Lipoproteinämie, Hypo-α-Lipoproteinämie	↑: primäre Hyperlipoproteinämien, v.a. Typ II, III, V; Hypothyreose; Cholestase; biliäre Zirrhose; nephrot. Sy.; Anorexia nervosa; Gammopathien; Gicht, Diab. mell., Alkoholismus; Ther. mit Cortisol-, Retinoiden und Androgenen
Cholin-esterase (CHE) Normwert stark methodenabh., z.B. 2,8–8,5 kU/l	↓: schwere Lebererkr. (hier meist auch Albumine ↓ und Quick ↓); chron. Inf.; akute Intox., Ther. mit Zytostatika, CHE-, MAO-Hemmer oder Chlorpromazin	↑: Fettleber; funktionelle Hyperbilirubinämie; Adipositas; Hyperthyreose; nephrot. Sy.; exsudative Enteropathie

CK ☞ Kreatinphosphokinase

pCO₂ (BGA) ☞ Kohlendioxidpartialdruck

C-reaktives Protein (CRP) 0,068–8,2 mg/l	↑: sog. „Akut-Phase-Protein", deshalb gleiche Veränderungen wie bei der BSG, jedoch weniger störanfällig. Idealer Verlaufsparameter entzündlicher Erkrankungen, normaler CRP-Wert schließt eine systemische bakt. Inf. praktisch aus.

Dexamethason-Kurztest ☞ 12.3.2

Differentialblutbild-Übersicht

Neutrophile 1,8–7,7/nl ∅ 59 % der Leukos	↑: nichtvirale Inf., z.B. Pneumonie, Tbc, Systemmykose; Coma diabeticum, hepaticum und uraemicum, Neoplasien; akute Blutung, Hämolyse, Schock; Gichtanfall; myeloproliferative Sy. Impfungen; Transfusionsreaktion; Glukokortikoid-Ther. ↓: Sepsis, Typhus, Brucellose, einige virale Infekte, Zytostatika, Thyreostatika, allergisch. Hypersplenismus, KM-Infiltration durch maligne Zellen
Lymphozyten 1,5–4/nl ∅ 34 % der Leukos	↓: Miliar-Tbc; Malignome, v.a. Lymphome, M. Hodgkin, SLE; AK-Mangelsy., AIDS (v.a. CD4-Lymphos↓!), Antikörpermangel-Sy.; Ther. mit Zytostatika, Glukokortikoiden, Strahlen ↑: Keuchhusten, Tbc, Lues, Brucellose; Röteln, Mononukleose, Zytomegalie, Hepatitis A, Viruspneumonie; ALL (Lymphoblasten), CLL, malignes Lymphom, M. Waldenström; SLE
Eosinophile Granulozyten < 0,45/nl, ∅ 2,7 % der Leukos	↓: Typhus, Masern; Cushing-Sy., Glukokortikoid-Ther. ↑: allergische Erkrankungen (z.B. Asthma, Neurodermitis, Rhinitis allergica); Parasitenbefall; eosinophiles Lungeninfiltrat, eosinophile Gastroenteritis und Zystitis, Scharlach, Inf. in Remission; Kollagenosen; akute Sarkoidose; *M. Addison,* Malignome, CML, *M. Hodgkin,* Endocarditis fibroplastica
Basophile Granulozyten < 0,2/nl, ∅ 0,5 % der Leukos	↑: Nephrotisches Sy.; Colitis ulcerosa; Myxödem; chron. hämolyt. Anämie; CML; Basophilen-Leukämie; Streß; Schwangerschaft; Splenektomie; Fremdeiweißinjektion, „Pille"
Monozyten < 0,8/nl ∅ 4 % der Leukos	↑: Mononukleose, Tbc, Lues, Brucellose, bakterielle Endokarditis, akute Infektion in Remission; reaktiv nach Agranulozytose; Sarkoidose, Colitis ulcerosa, *M. Crohn;* Malaria, Trypanosomiasis; CML, malignes Lymphom, Monozytenleukämie, Ca; Lipidspeicherkrankheiten; SLE

Retikulozyten **F:** 0,63–2,2 % **M:** 0,9–2,71 % mikroskopisch: 0,5–2 %	↑: nach Hypoxie, Blutverlust; bei hämolytischer Anämie (z.B. bei Zieve-Sy.). „Retikulozytenkrise" 4–10 Tage nach medikamentöser Ther. mit Eisen-, Vit. B_{12}- und Folsäure-Mangelanämien, Leberzirrhose. ↓: bei aplastischer Anämie, megaloblastärer Anämie, Thalassämie, sideroblastärer Anämie. Knochenmarksinfiltration; Erythrozytenbildungsstörungen. Nach Zytostatika, Bestrahlung
Thrombozyten 136–423/nl	↑: meist reaktiv, z.B. bei akuter Infektion, chron. Entzündung, Eisenmangel, nach Blutverlust, Polycythämia vera, myeloproliferatives Sy. und andere Malignome; nach Splenektomie; Osteomyelosklerose, Glukokortikoidther.; postop., Schwangerschaft ↓: Bildungsstörung (aplastische Anämie, Knochenmarksverdrängung, Vit. B_{12}-oder Folsäure-Mangel); toxisch (z.B. Strahlenther., Ther. mit Chloramphenicol, Phenytoin, Thiaziden, Gold; Alkoholkrankheit) oder erhöhter Umsatz (z.B. Hypersplenie, *M. Werlhof*, Hämolyse, Verbrauchskoagulopathie, Auto-AK, Medikamente)

Eisen (Fe^{2+}) F 23–165 µg/dl = 4–29,5 µmol/l. M 35–168 µg/dl = 6,3–30,1 µmol/l. Zur **DD** Ferritin und Transferrin	↓: meist durch chronischen Blutverlust. Seltener durch Reutilisationsstörung (z.B. bei chron. Entzündungen, Ca (Ferritin ↑), erhöhter Bedarf (Pubertät, Gravidität, Laktation) oder erniedrigte Aufnahme (z.B. Fehlernährung, Parasiten, atrophische Gastritis)	↑: prim. oder sek. Hämochromatose, Hepatitis, Leberzirrhose; Inf.; hämolytische, sideroachrestische, perniziöse, aplastische Anämie; Thalassämie; Prophyrie; Blei-/Eisenintoxikation; nach Bluttransfusionen
Eisenbindungs-kapazität (EBK) **Totale EBK** **(TEBK):** 258–436 µg/dl = 48–78 µmol/l *	TEBK ↓: chron. Inf., Entzündung, Malignome, chron. Niereninsuff., Hämochromatose; Proteinverluste (Transferrin ↓, TEBK ↓), Hb-Synth.störung (z.B. Porphyrie) *Transferrinsättigung (TFSätt)* = Serumeisen/TEBK = 16–45 %	TEBK ↑: *echter Eisenmangel* (gelegentlich ist TEBK-Erhöhung sogar Frühsymptom, TEBK ↑, TFSätt ↓) *Schwangerschaft* (infolge gesteigerter Transferrinsynthese und gesteigertem Eigenbedarfs

Eosinophile Granulozyten (Eos) ☞ Differentialblutbild

Erythrozyten (Erys) F 4,1–5,1/pl M 4,5–5,9/pl	↓: 6 h nach einer akuten Blutung. Alle Ursachen der Anämie	↑: Dehydratation; chron. respiratorische Insuff.; Höhenkrankheit; Androgenther., Polyglobulie, Polyzythämia vera
Erythrozytenindizes **MCV** = mittleres korpuskuläres Volumen: 80–96 fl **MCH** = mittl. korpuskuläres Hb: 28–33 pg **MCHC**: 33–36 g/dl Ery	↑: Die Erythrozytenindizes erlauben eine morphologische Klassifizierung von Anämien — *Normozytäre und normochrome Anämie* (MCV und MCH normal): Blutverlust und Hämolyse, chron. Zweiterkrankungen, Knochenmarkshypoplasie und Myelophthise — *Mikrozytäre und hypochrome Anämie* (MCV ↓ und MCH ↓): Eisenmangel und -verwertungsstörungen, Thalassämie, Sphärozytose, Bleiintoxikation — *Makrozytäre und hyperchrome Anämie* (MCV ↑, MCH normal): Vit. B_{12}- und Folsäuremangel	
Ferritin F 13–651 µg/l M 4–665 µg/l Vorwiegend intrazellulär lokalisiertes, eisenspeicherndes Protein	↓: latenter und manifester Eisenmangel, bei letzterem Ferritin < 15 µg/l. Proteinverlust, Gravidität, akuter Blutverlust (Ferritin sinkt nach 2 Wo.)	↑ bei erhöhtem oder normalem Serumeisen: Hämochromatose, Transfusionshämosiderose, ineffektive Erythropoese, Lebererkr. Bei Plasmazytom und malignen Lymphomen. ↑ trotz Serumeisenmangel: Malignome, chron. Entzündung

α-**Fetoprotein** ☞ AFP

Fibrinogen 1,5–3,5 g/l	↓: schwere Lebererkr., -zirrhose; Kachexie, schwere OP; fibrinolytische Ther.	↑: Akut-Phase Protein (wie ☞ CRP)
Gastrin < 40–100 pg/ml = < 20–100 pmol/l	↑↑: Zollinger-Ellison-Syndrom. ↑: Chron.-atrophische Gastritis (mit und ohne Perniziosa), Ulcus duodeni, benigne Magenausgangsstenose, „excluded antrum" bei Z.n. Billroth II	
Gesamteiweiß 66–83 g/l	↓: Malnutrition, Malabsorption, Maldigestion; Leberzirrhose; nephrot. Sy., GN, chron. Niereninsuff. M. Ménétrier, mechanischer Ileus; chron. Blutung; großflächige Verbrennungen, Amyloidose; Peritonitis; Hyperthyreose; Hyperhydratation	↑: Leberzirrhose im komp. Stadium; Sarkoidose; Paraproteinämien (☞ γ-Globuline); *Dehydratation* („Pseudo-Hyperproteinämie": bei Krankheiten mit absolutem Eiweißverlust können bei Dehydratation dennoch erhöhte Eiweißwerte auftreten!)
α_1-**Globuline** 1,4–3,4 % des Gesamteiweißes α_2-**Globuline** 4,2–7,6 % des Gesamteiweißes	↓: Hypoproteinämien (☞ Ges.-Eiweiß); α_1-Antitrypsin-Mangel; TBG-Mangel ↓: Hypoproteinämie (☞ Ges.-Eiw.); *M. Wilson*; Haptoglobinmangel, akute Virus-Hepatitis, chron. aktive Hepatitis	↑: akute Entzündung, postop., posttraumat., Herzinfarkt, Verbrennung (α_1 ↑, α_2 ↑); Ca, Sarkome (α_1 |↑|, α_2 ↑); Gallenwegsverschluß, nephrot. Sy. (α_2 ↑)
β-Globuline 7,0–10,4 %; enthält β-Lipoproteine, Transferrin, z.T. IgM und IgA	↓: chron. Lebererkr.; Antikörpermangel-Sy.; Defektdysproteinämien	↑: Paraproteinämien (☞ γ-Globuline); nephrot. Sy.; Hyperlipidämie; Amyloidose; Verschlußikterus; Septikämie; *M. Bechterew*, Panarteriitis nodosa; Gravidität
γ-Globuline (IgG) 12,–17,7 % des Gesamteiweiß	↓: kongenitale Agammaglobulinämie; nephrot. Sy.; exsudative Enteropathie; Amyloidose; Sepsis; *Cushing-Sy.*; Benzolintox.; Steroide, ACTH, Immunsuppressiva, Strahlenther.	↑: Paraproteinämien (Elektrophorese: schmalbasige, spitze γ-Zacke, ☞ Abb. 31.1): *M. Waldenström*, Plasmozytom, Schwerkettenerkr., chron. Entzündung, Ca, Verschlußikterus
Glukose nüchtern 55–100 mg/dl = 3,05–5,6 mmol/l; unter Belastung	↓: Hunger; Malabsorption; renal bedingte Glukosurie; Anstrengung; Fieber; großes Ca; Postgastrektomie-Sy.; Alkohol; Leberausfall; Glykogenosen, Fruktoseintoleranz, Galaktosämie; Hypophyseninsuff., NNR-Insuff., Hypothyreose; Hyperinsulinismus: Inselzellhyperplasie, Antidiabetika; β-Blocker	↑: Diab. mell., *Cushing-Sy.*, Hyperthyreose, Akromegalie, Phäochromozytom, Hyperaldosteronismus, Pankreas-A-Zell-Tumor; ZNS-Insult oder ZNS-Tumor, Enzephalitis; Herzinfarkt; Fieber; Schock; Niereninsuff.; Hypothermie; CO-Intoxikation; Diuretika, Glukokortikoide, Nikotinsäure, Kontrazeptiva, Phenothiazine, Phenytoin
Glutamat-Oxalacetat-Transferase (GOT, ASAT) F < 15 IE/l M < 19 IE/l	↑: Herzinfarkt (nach 4 h nachweisbar, Gipfel nach 16–48 h, nach 3–6 Tagen vorbei), Herz-OP, -massage, -katheter; Hepatitis, Leberzirrhose, Verschlußikterus, tox. Leberschäden (Halothan, Alkohol); progr. Muskeldystrophie. **Selten** ↑: Myokarditis; Lungeninfarkt und -embolie, Status asthmaticus; Nieren- und Hirninfarkt; akute Pankreatitis; Leptospirose, Mononukleose; Gicht; Dermatomyositis; Myoglobinurie; Traumen, OPs	
Glutamat-Pyruvat-Transaminase (GPT, ALAT) F < 19 IE/l M < 23 IE/l	↑: akute und chron. aggressive Hepatitis, Schub einer Leberzirrhose, Verschlußikterus, toxische Leberschäden (Halothan, Östrogene, Gestagene); Mononukleose	

γ-Glutamyl-Transferase (γ-GT). F 4–18 IE/l M 6–28 IE/l	↑: bei allen Formen der Cholestase Leitenzym bei Alkoholabusus!

Hämatokrit (Hkt.) F 36–45 % M 42–50 %	↓: Anämien; Hyperhydratation	↑: Dehydratation; Polyglobulie; Polyzythämia vera
Hämoglobin (Hb) M 14–17,5 g/dl, F 12,3–15,3 g/dl.	↓: Anämien; SLE M. Crohn; chron. Niereninsuff., chron. GN; paroxysmale nächtliche Hämoglobinurie; Hyperhydratation; Knochenmarksinfiltration u. -verdrängung	↑: Dehydratation; Polyglobulie; Polycythämia vera. ZNS: Insulte, Tumoren, Enzephalitis

GLykosyliertes Hämoglobin HbA$_1$ 5–7,8 % HbA$_{1C}$ 3.2–6.4 %	Maß für die Serumglukosekonz. der letzten 6–8 Wo. *Zielwert für Diabetiker:* bis 8 % (laborabhängig). Dabei jedoch bechten, daß gute HbA-Werte durch häufige Hypoglykämie-Episoden bedingt sein können ↑: alle Hypoglykämien. *Falsch hoher Wert:* bei Niereninsuff. und Hyperlipoproteinämie ↓: Hämolytische Anämie

Harnsäure F 2,3–6,1 mg/dl = 137–363 µmol/l M 3,6–8,2 mg/dl = 214–488 µmol/l	↓: idiopathisch; renale Tubulusdefekte; schwere Lebernekrosen, *M. Wilson*; Multiples Myelom; SIADH; Xanthinurie; Zystinose; Gravidität; Schwermetallintox.; Medikation mit Allopurinol, Probenecid, Phenylbutazon, Steroiden, Rö-KM, Expektorantien	↑: Gicht, *Lesch-Nyhan-Sy.*; Leukämien, Polycythämia vera; nekrotisierende Malignome; Eklampsie, Niereninsuff.; Schock, Diab. mell., Myxödem, Hyperparathyreoidismus, Akromegalie; Laktatazidose; Hyperlipidämie Typ IV; Psoriasis; Fasten; Adipositas; Alkoholismus; Diuretika, Tuberkulo- und Zytostatika

Harnstoff (Urea) 10–48 mg/dl = 2–8 mmol/l	↑: alle Ursachen der Krea-Erhöhung; Eiweißkatabolismus

Hb, HbA$_1$, HbA$_{1C}$ ☞ Hämoglobin, glykosyliertes Hämoglobin

Hepatitis-Serologie, Hepatitis A, B, C: ☞ 10.5.4

HDL-Cholesterin F: > 1,68 mmol/l (65 mg/dl) M: > 1,45 mmol/l (55 mg/dl)	Etwa 25 % des Gesamt-Cholesterin. Im Gegensatz zu LDL-Cholesterin (☞ 31.L5) hat HDL-Cholesterin protektive Funktion. *Mäßiges Risiko* für Herz-Kreislauferkrankungen: **F:** 1,15–1,68 mmol/l (45–65 mg/dl), **M:** 0,9–1,45 mmol/l (35–55 mg/dl). *Hohes Risiko:* **F:** < 1,15 mmol/l (< 45 mg/dl), **M:** < 0,9 mmol/l (< 35 mg/dl)

HIV-Serologie ☞ 10.5.3

IgA 54–264 IE/ml = 0,9–4,5 g/l	Isoliert ↑: häufigstes Antikörpermangel-Sy. (gehäuft „schleimhautvermittelte" Infekte). Nicht isoliert ↑: alle Formen prim. und sek. Defektimmunopathien

IgG, IgM ☞ Globuline

Kalium (K$^+$) 3,6–4,8 mmol/l. Falsch hohe Werte durch zu langes Stauen, Hämolyse und Thrombozytose	↓: *renale Verluste:* Diuretika, Steroide; Hyperaldosteronismus, *Cushing-Sy.*; *enterale Verluste:* Diarrhoe, Erbrechen, Fisteln, Laxantien; *Verteilungsstörung:* metab. Alkalose, perniziöse Anämie, Anbehandlung des diabet. Koma	↑: *verminderte renale Ausscheidung:* Niereninsuff., kaliumsparende Diuretika; Hypoaldosteronismus, NNR-Insuff., *Verteilungsstörung:* Azidose, massive Hämolyse, Zellzerfall, Succinylcholin

Kalzium 2,2–2,65 mmol/l = 8,8–10,6 mg/dl; Albuminabweichung → gleichsinnige Ca-Abweichung	↓: Vit. D-Stoffwechsel-Störungen; Hypoproteinämie (nephrot. Sy., Leberzirrhose); Hypoparathyreoidismus; Hyperphosphatämie; akute nekrotisierende Pankreatitis; Therapie mit Furosemid, Antiepileptika, Steroiden	↑: paraneoplastisch, endokrin, v.a. primärer und tertiärer Hyperparathyreoidismus; Immobilisation; Sarkoidose; *M. Paget;* Thiazide; Vit. D, Vit. A, Lithium, Kationenaustauscher, falsch hohe Werte durch langes Stauen bei Blutabnahme
Kohlendioxidpartialdruck (pCO_2) BGA ☞ 4.1 F 32–43 mmHg = 4,3–5,7 kPa M 35–46 mmHg = 4,7–6,1 kPa	↓: respiratorische Alkalose; Hyperventilation; kompensatorisch bei metabolischer Azidose; Hitzschlag; Höhenkrankheit	↑: respiratorische Azidose; kompensatorisch bei metabolischer Alkalose; alveoläre Hypoventilation, z.B. Pneumonie; Vitien; Schock; *Pickwick-Sy.*
Kreatinin methodenabh. F 0,47–1,17 mg/dl = 42–63µmol/l M 0,55–1,36 mg/dl = 49–120 µmol/l	↑: chron. Niereninsuff. (↑ jedoch erst bei > 50 %iger Reduktion der Nierenleistung), ANV, akuter Muskelzerfall (Trauma, Verbrennung, akute Muskeldystrophie), Akromegalie	
Kreatinphosphokinase (CK) gesamt (Ges.-CK) temperaturabh. M 10–80 IE/l, F 10–70 IE/l; Anteil CK-MM an Ges.-CK: 96 %	↑: **Herz:** Infarkt (**DD** Frühdiagn.: + GOT; Spätdiagn.: + LDH; Anteil Isoenzym CK-MB an Ges.-CK mind. 6 %); entzündlich oder toxisch; nach Defibrillation, Herzmassage, Koronarangiographie. **Muskulatur:** entzündl. oder toxisch; Dystrophien; *i.m.-Injektion,* Trauma; Rhabdomyolyse, Hypokaliämie, Hypophosphatämie, Hyperthermie. **ZNS:** Blutung, Tumor, Meningitis, Enzephalitis, Krampf. Schock; Hypothyreose; Lungenembolie; Lithium, Schlafmittelvergiftung	
LDH (Laktatdehydrogenase) 120–240 IE/l. 5 Isoenzyme.	↑: Herzinfarkt (spezifischer: Erhöhung von LDH ☞ HBDH), Myokarditis, Myopathie; kardiale Leberstauung, Hepatitis, Mononukleose, toxische Leberschäden, Gallenwegserkr.; Malignome; Lungeninfarkt, perniziöse und hämolytische Anämien	
LDL-Cholesterin < 150 mg/dl (< 3,9 mmol/l)	Großteil des Gesamt-Cholesterin. *Mäßiges Risiko* für Herz-Kreislauferkr.:150–190 mg/dl (3,9–4,9 mmol/l), *Hohes Risiko:* > 190 mg/dl (> 4,9 mmol/l)	
Leukozyten (Leukos) 4,4–11,3/nl Veränderungen der Leukos insgesamt spiegeln meist Verschiebung bei den Neutrophilen wieder	**Neutrophile ↓:** bei fortgeschrittener Sepsis, Typhus, Paratyphus, Miliar-Tbc, Brucellose, Influenza, Masern, Mumps, Röteln, Mononukleose; SLE, Hypersplenismus, Agranulozytose	**Neutrophile ↑:** nichtvirale Inf., z.B. Pneumonie, Tbc, Mykose; Coma diabeticum, hepaticum und uraemicum, Neoplasien; Dermatitis herpetiformis, akute Blutung, Hämolyse, Schock; Gichtanfall; myeloproliferative Sy.; Impfungen; Transfusionsreaktion; Glukokortikoid-Ther.
Lipase stark methodenabhängig < 240 IE/l oder 7,7–56 µg/l	↑: wie bei *Amylase,* aber Ausmaß der Lipaseerhöhung korreliert nicht mit Schwere der Erkrankung. Bei akuter Pankreatitis ist die Lipase länger als die Amylase erhöht, Niereninsuff.	
Lymphozyten ☞ Differentialblutbild		
MCA (mucin-like cancer associated antigen) <15 IE/ml. DD ☞ CA 549		

MCH, MCHC, MCV ☞ Erythrozytenindizes	
Monozyten ☞ Differentialblutbild	
Natrium (Na⁺) 135–144 mmol/l.	↓: Erbrechen, Durchfall, renale Salzverluste; Verbrennungen, Trauma; osmotische Diurese (Diab. mell.), Hypoaldosteronismus, SIADH; Porphyrie; Diuretika, Antidiabetika, Zytostatika, Sedativa, trizykl. Antidepressiva ↑: Diarrhoe; Fieber; Schwitzen, mangelnde Wasserzufuhr; Polyurie; Diab. insipidus; zentrale Osmoregulationsstörung; Hyperaldosteronismus; Glukokortikoide; Diuretika
Neutrophile Granulozyten ☞ Leukozyten	
NSE (neuronspezifische Enolase) < 10[– 20] ng/ml	↑: Bei kleinzelligen Bronchial-Karzinomen zur Verlaufskontrolle nach Chemotherapie. **DD:** erhöht bei APUDomen (z.B. Karzinoid), anderen neuroendokrinen Tumoren und metastasierenden Seminomen
OKT₄⁺, OKT₈⁺ ☞ 18.4.2 (AIDS)	
PAP (= PSP, Prostata-spezif. Saure Phosphatase) < 2[–6] µg/l	↑: Marker Erkennung und Progression des Prostata-karzinoms; spezifischer ist jedoch PSA (☞ 31.P11). **DD:** Prostataadenom (meist < 8 µg/l). **Cave:** auch bei Manipulation an der Prostata ↑, deshalb 48 h vor PAP-Bestimmung keine rektale Untersuchung
Parathyrin (Parathormon, PTH) intaktes PTH : 15–65 ng/l = 1,5–6,5 pmol/l C-terminal u. mittelregionales PTH: 100–450 ng/l = 1–4,5 pmol/l	PTH ↑, Phosphat ↓, Ca²⁺ ↑: Primärer Hyperparathyreoidismus PTH ↑↑, Phosphat ↑, Ca²⁺ ↓: sekundärer Hyperparathyreoidismus bei Niereninsuff. PTH ↑, Phosphat (↓), Ca²⁺ ↓: sekundärer Hyperparathyreoidismus bei MAS PTH ↑, Phosphat ↑, Ca²⁺ ↓: Pseudo-Hypoparathyreoidismus.
Partielle Thromboplastinzeit (PTT) 18–40 Sek.; methodenabhängig. Maß für *„intrinsic system"*	↑: Hämophilie A und B; Hyperfibrinolyse; schwere Lebererkr.; Verbrauchskoagulopathie; angeborene Faktorenmangel-Sy. Monitoring der Heparinther.; Ther. mit Vit. K-Antagonisten (z.B. Marcumar®, Monitoring üblicherweise jedoch über ☞ Quickwert)
pH [BGA] 7,35–7,45 BGA ☞ 4.1	↓: *dekompensierte Azidose, metabolisch:* Diab. mell., Laktatazidose, Alkaliverlust; *respiratorisch:* Hypoventilation ↑: *dekompensierte Alkalose, metabolisch:* enteraler oder renaler Säureverlust, Hypokaliämie, medikamentös; *respiratorisch:* Hyperventilation
Phosphatase, saure ☞ Saure Phosphatase	
Plasmathrombinzeit (PTZ, TZ) 17–24 Sek. Methodenabhängig. Maß für "gemeinsame Endstrecke" der Gerinnung	↑: DIC durch Hyperfibrinolyse; Hypo-und Dysfibrinogenämie; Heparinther. (Therapieziel: 2–3fach verlängerte TZ)
pO₂ ☞ Sauerstoffpartialdruck	
PP (Pankreatisches Polypeptid) < 630 pg/ml <150 pmol/l)	↑: endokrine Tumore des GIT (VIPom, Zollinger-Elllison-Sy., PPom), andere endokrine Tumoren
Prostataspezifische Phosphatase ☞ (PAP, PSP)	

Protein im Urin < 150 mg/24h. Mehr als 3,5 g/24h beweist glomerulären Schaden. Die Biuretmethode ist durch Mezlozillin und Azlozillin störbar	↑: *renal:* chron. GN, Pyelonephritis, interstitielle Nephritis, Glomerulosklerose, Gichtniere, Zystenniere, nephrot. Sy.; EPH-Gestose; Kollagenosen; Quecksilberchlorid-Intox.; *extrarenal:* dekompensierte Rechtsherzinsuff.; Fieber; Anämie; Schock; nach Krämpfen; Leichtketten-Paraproteinämien; Erkr. von Ureteren, Blase, Prostata und Urethra; Gravidität, Orthostase, Hyperlordose; Nierenvenenthrombose
Protein C 70–140%	↓: erhöhte Thromboembolieneigung bei familiärem Protein C-Mangel. Ferner vermindert bei Kumarinther., Vit. K-Mangel, DIC, Leberfunktionsstörungen
PSA (Prostataspezifisches Antigen, PSP): < 2,7 µg/l	↑: bei Prostataadenom (in 98 % jedoch < 10 µg/l) und Prostata-Ca. Bei Verdacht immer ☞ PAP mitbestimmen!
PSP ☞ PAP, Prostataspez. Saure Phosphatase	
PTT ☞ PTT, Partielle Thromboplastinzeit	
Quick (Thromboplastinzeit, TPZ) 70–120 %; laborabhängig. Maß für das *extrinsic system* der Gerinnung	↓: Lebererkr.; Verbrauchskoagulopathie; Hypofibrinogenämie; Vit. K-Mangel; angeborener Faktorenmangel II, VII, X; Hemmkörper gegen Faktor II, VII, X, z.B. SLE; AT III-Überschuß; Ther. mit Vit. K-Antagonisten (ther. Bereich ca. 15–25 %)
Retikulozyten ☞ Differentialblutbild	
Sauerstoffpartialdruck (pO$_2$) [BGA] 70–104 mmHg = 9,5–13,9 kPa **Sauerstoffsättigung (O$_{2sat}$)** 94–98 %, im Alter niedriger. *pO$_2$ und O$_{2sat}$ verändern sich stets gleichsinnig*	↓: **Lungenerkr.:** Entzündung, Ödem, Asthma bronchiale, Ca, Emphysem, Infarkt, Embolie. **Zirkulatorische Ursachen:** Schock, Kreislaufkollaps, Herzrhythmusstörungen, Herzinsuffizienz, Rechts-links-Shunt. **Behinderung der Atemexkursion:** Rippenfraktur, Pleuraerguß, Pneumothorax, degenerative Veränderungen des Thorax. **Ferner:** O$_2$-Mangel der Luft, Hypoventilation
Saure Phosphatase (SP) 4,8–13,5 IE/l	↑: Prostata-Ca und -Hypertrophie, -Infarkt; Thrombozytose, DIC, Hämolyse, *M. Paget*. Weniger sensitiv als AP bei Knochenmetastasen. ✗ *Bei Erhöhung PAP, PSA und AP bestimmen.* *Cave:* Erhöhung nicht verwertbar bis 48 h nach rektaler Prostatapalpation

Serumelektrophorese   siehe auch ☞ Globuline

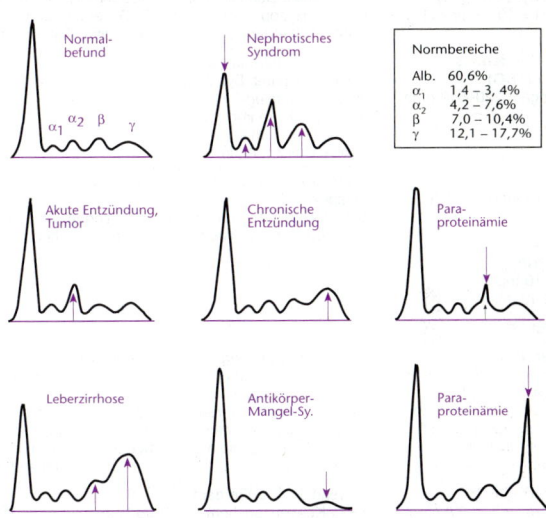

Abb. 31.1: Serum-Elektrophorese

Standard-Bikarbonat (StHCO₃) 22–26 mmol/l; alte Einheit: Basenüberschuß (BE): *Umrechnung:* BE = StHCO₃ — 24	↑: metabolische Alkalose; kompensatorisch bei respiratorischer Azidose (pCO₂ ↑)	↓: metabolische Azidose; kompensatorisch bei respiratorischer Alkalose (pCO₂ ↓)
T₄/TBG-Quotient 3–5	↓: 0,2–2 bei Hypothyreose	↑: 7,6–14,8 bei Hyperthyreose
T₃, fT₃ ☞ 31.T10 (Trijodthyronin), **T₄, fT₄** ☞ Thyroxin		
T₄-Lymphozyten-Subpopulation (= OKT₄⁺= CD4): 35–55 % der Lymphos = > 1 / nl.	↓: bei Defektimmunopathien, typischerweise beim ARC und AIDS-Vollbild (☞ 18.4.2); passager bei Virusinf. sowie Autoimmunerkr. und bei fortgeschrittenen Tumoren	
Thrombinzeit ☞ PTZ		
Thrombozyten (Thrombos) ☞ Differentialblutbild		
Thyreoglobulin (TG) 13–30 mg/l (220–510 nmol/l)	↑: follikuläres und papilläres Schilddrüsen-Ca (→ Rezidiverfassung)	
Thyreoidea stimulierendes Hormon (TSH) basal 0,4–4,5 mIE/l	↓: Hyperthyreose, Schilddrüsenhormonüberdosierung	↑: Hypothyreose, auch schon im Latenzstadium

Thyroxin (T4) 45–115 µg/dl = 55–160 nmol/l, bei Schwangeren bis 50 % erhöht, **Freies Thyroxin (fT4)** 8–20 ng/l = 10–26 pmol/l T_3 ☞ 31.T10	↓: Hypothyreose: Jodmangel, Thyroxinsynthesedefekt, chron. Thyreoiditis, Schilddrüsenresektion, antithyreoidale Substanzen, Lithium; Hypophyseninsuff., TBG-Mangel	↑: Hyperthyreose: *M. Basedow*, autonomes Adenom, Anfangsstadium einer Thyreoiditis, Hypophysentumor, Blasenmole, Jodmedikation. TBG-Vermehrung: Gravidität, Östrogenther.
Thyroxinbindendes Globulin (TBG) 14–28 mg/l = 220–510 nmol/l	↓: chron. Lebererkr.; Malnutrition; nephrot. Sy.; Akromegalie, *Cushing*-Sy., Hyperthyreose; Androgen produzierender Tumor; Thyreostatika, Lithium, Androgene	Anabolika, Glukokortikoide
TPA tissue polypeptide antigen < 60 IE/l	↑: „Markiert" 80 % aller fortgeschrittenen Malignome (unspezifisch). **DD:** Hepatitis, Pneumonie u.a. Infektionen, Diab. mell., Dialysepatienten. Bleibt 4–8 Wo. postop. erhöht	
Transferrin F 200–310 mg/dl M 210–340 mg/dl	↑: ☞ Eisenbindungskapaz.	↓: ☞ Eisenbindungskapaz.
TRH-Test ☞ 12.1.3		
Triglyceride < 200 mg/dl = < 2,3 mmol/l. Blutprobe nach 12 h Nahrungskarenz abnehmen. Ggf. auch Belastungstest 6 h nach Frühstück mit 100 g Fett	↓: schwere Anämien; konsumierende Erkr., Marasmus, Hunger; Hyperthyreose; Verbrennung, exsudative Enteropathie; α-β-Lipoprotein ämie	↑: primäre Hyperlipoproteinämien außer Typ IIa; Herzinfarkt, Diab. mell.; Adipositas; Hypothyreose; Lebererkr., Verschlußikterus; nephrot. Sy., Gravidität; Cortisol-, Östrogenther.
Trijodthyronin (T_3) 0,9–1,8 µg/l = 1,4–2,8 nmol/l **Freies (fT_3)** 2,5–6 pg/ml = 3,8–9,2 pmol/l	↓: wenn T_4 ↓; außerdem T_4-T_3-Konversionshemmung z.B. durch Steroide, Amiodaron, Propranolol, KM	↑: wenn T_4 erhöht; Jodmangel; bei T_3-Ther. isolierte T_3-Hyperthyreose ohne T_4-Erhöhung
TSI (thyreoidea stimulating immunoglobulin)	↑: bei Basedow-Hyperthyreose; Synonym: TRAK (TSH-Rezeptor-Ak)	
TZ (Thrombinzeit) ☞ PTZ; **Urobilinogen** ☞ Bilirubin im Urin		
Vanillinmandelsäure (VMS) im Urin < 3,3–6,5 mg/24h = < 18–33 µmol/l. **✗** Zur **DD** Noradrenalin und Adrenalin im Urin bestimmen	↓: familiäre Dysautonomie; schwerer Schock	**Mäßig** ↑: Polyneuritis; Herzinfarkt; Herzinsuff.; Hypertonie; Schock; Sepsis; Asthma; Hyperthyreose, Urämie; Ca; Karzinoid-Sy.; Porphyrie; Nikotinabusus; Streß. **Stark** ↑: Phäochromozytom; Tumoren des Sympathikus
VIP (vasoaktives intestinales Polypeptid) < 20 pmol/l	↑: VIPom; geeignet zur Verlaufskontrolle	
Vitamin B_{12} Radioimmunoassay: 175–700 pg/ml Mikrobiol.: > 150[-180] pg/ml	↓: Vitamin B_{12}-Hypovitaminose durch perniziöse Anämie bzw. Intrinsic-Faktor-Antikörper, chron. Leber- und Nierenerkr., nutritiven Mangel (Vegetarier), Dünndarmerkr., Z.n. Magenresektion, chron. atroph. Gastritis. *Cave:* Nach Schilling-Test oder i.v. B_{12}-Gabe ist Ergebnis mehrere Monate nicht verwertbar	

32

Adressen

32.1	Chirurgische Universitätskliniken	802	32.5	Primär- und Sekundärtransporte	812
32.2	Krankenhäuser für Schwerbrandverletzte	804	32.6	Leitstellen für Rettungshubschrauber	812
32.3	Zentren für Querschnittgelähmte	809	32.7	Ärztekammern	813
32.4	Berufsgenossenschaften	810	32.8	Kassenärztliche Vereinigungen	813
32.4.1	Gewerbliche Berufsgenossenschaften (BG)	810	32.9	Sonstige Organisationen und Verbände	814
32.4.2	Landwirtschaftliche Berufsgenossenschaften	811	32.10	Selbsthilfegruppen	814
32.4.3	Eigenunfallversicherungsträger	812	32.11	Vergiftungszentralen	815

32.1 Chirurgische Universitätskliniken

- **Rheinisch-Westfälische Technische Hochschule Aachen,** Medizinische Fakultät, Pauwelsstraße, 52074 Aachen, 02 41 / 8 00
- **Freie Universität Berlin - Universitätsklinikum Rudolf Virchow** (Standort Wedding), Augustenburger Platz 1, 13353 Berlin, 0 30 /45 05-0
- **Universitätsklinikum Rudolf Virchow**, Reinickendorfer Straße 61, 13347 Berlin, 0 30 / 4 50 50
- **Universitätsklinikum Steglitz,** Hindenburgdamm 30, 12203 Berlin, 0 30 / 7 98-1
- **Deutsches Herzzentrum Berlin,** Augustenburger Platz 1, 13353 Berlin 65, 0 30 / 45 05 40 00
- **Humboldt-Universität Berlin, Medizinische Fakultät (Charité)**, Schumannstraße 20/21, 10117 Berlin , 0 30 / 28 02-0
- **Ruhr-Universität Bochum – Berufsgenossenschaftliche Krankenanstalten „Bergmannsheil",** Bürkle-de-la-Camp-Platz 1, 44789 Bochum, 02 34 / 3 02-0
- **Chirurgische Klinik des Knappschaftskrankenhauses,** In der Schornau 23/25, 44892 Bochum-Langendreer, 02 34 / 29 9-0
- **Chirurgische Klinik des Marienhospitals,** Hölkeskampring 40, 44625 Herne, 0 23 23 / 4 99-1
- **Kinderchirurgische Universitätsklinik am Marienhospital Herne,** Widumer Straße 8, 44627 Herne, 0 23 23 / 4 99-1
- **Chirurgische Klinik des St. Josef-Hospitals,** Gudrunstraße 56, 44791 Bochum, 02 34 / 5 09-1
- **Rheinische Friedrich-Wilhelms-Universität Bonn,** Sigmund-Freud-Straße 25, 53127 Bonn-Venusberg, 02 28 / 2 80-1
- **Medizinische Akademie „Carl Gustav Carus",** Fetscherstraße 74, 01307 Dresden, 03 51 / 45 80
- **Heinrich-Heine-Universität Düsseldorf,** Moorenstraße 5, 40225 Düsseldorf, 02 11 / 3 11-1
- **Medizinische Hochschule Erfurt, Klinik und Poliklinik für Chirurgie**, Nordhäuser Straße 74, 99089 Erfurt, 03 61 / 3 88-1
- **Friedrich Alexander Universität Erlangen-Nürnberg,** Maximiliansplatz, 91054 Erlangen, 0 91 31 / 85-0
- **Medizinische Einrichtungen der Universität Gesamthochschule Essen,** Hufelandstraße 55, 45147 Essen, 02 01 / 7 23-0
- **Johann Wolfgang Goethe Universität Frankfurt**, Theodor-Stern-Kai 7, 60596 Frankfurt/M., 0 69 / 63 01-1
- **Albert-Ludwigs-Universität Freiburg,** Hugstetter Straße 55, 79106 Freiburg/Br., 07 61 / 2 70-1
- **Justus-Liebig-Universität Gießen, Medizinisches Zentrum für Chirurgie, Anästhesiologie und Urologie,** Klinikstraße 29, 35392 Gießen, 06 41 / 7 02-1
- **Georg-August-Universität Göttingen**, Zentrum Chirurgie, Robert-Koch-Straße 40, 37075 Göttingen, 05 51 / 39-0
- **Martin-Luther-Universität, Klinikum Kröllwitz**, Ernst-Grube-Straße 40, 06120 Halle, 03 45 / 6 70
- **Universität Hamburg, Universitäts-Krankenhaus Eppendorf -** Chirurgische Universitätsklinik und Poliklinik, Martinistraße 52, 20251 Hamburg, 0 40 / 4 68-1
- **Medizinische Hochschule Hannover, Zentralklinikum**, Konstanty-Gutschow-Straße 8, 30625 Hannover, 05 11 / 5 32-1
- **Kliniken der Medizinischen Hochschule Hannover im Krankenhaus Oststadt**, Podbielskistraße 380, 30659 Hannover, 05 11 / 64 61-1

32.1 Chirurgische Universitätskliniken

- **Ruprecht-Karls-Universität Heidelberg**, Kirschnerstraße 1, 69115 Heidelberg, 0 62 21 / 56-0
- **Universität des Saarlandes, Universitätskliniken des Saarlandes**, 66424 Homburg, 0 68 41 / 16-1
- **Friedrich-Schiller-Universität Jena, Chirurgische Klinik und Poliklinik**, Bachstraße 18, 07743 Jena, 0 36 41 / 8 20
- **Christian-Albrechts-Universität Kiel, Zentrum Operative Medizin I**, Arnold-Heller-Straße 7, 24105 Kiel, 04 31 / 5 97-0
- **Universität zu Köln, Klinik und Poliklinik für Chirurgie**, Joseph-Stelzmann-Straße 9, 50931 Köln, 02 21 / 4 78-0
- **Chirurgischer Köln der Universität zu Köln im Städt. Krankenhaus Köln Merheim**, Ostmerheimer Str. 200, 51109 Köln, 02 21 / 89 07-0
- **Universität Leipzig, Chirurgische Klinik**, Liebigstraße 20, 04103 Leipzig, Tel: 03 41 / 39 73 29
- **Klinik und Poliklinik für Kinderchirurgie**, Theresienstraße 43, 04129 Leipzig 03 41 / 5 52 71
- **Klinik für Herz- und Gefäßchirurgie**, Philipp-Rosenthal-Straße 27, 04103 Leipzig, 03 41 / 39 70
- **Medizinische Universität zu Lübeck**, Ratzeburger Allee 160, 23562 Lübeck, 04 51 / 5 00-1
- **Medizinische Hochschule Magdeburg, Klinik für Chirurgie**, Leipziger Straße 44, 39120 Magdeburg, 03 91 / 67 25 00
- **Johannes-Gutenberg-Universität Mainz, Universitätsklinikum**, Langenbeckstraße 1, 55131 Mainz , 0 61 31 / 17-1
- **Ludwig-Maximilians-Universität München, Klinikum Großhadern**, Marchioninistr. 15, 81377 München, 089 / 70 95-1
- **Chirurgische Klinik und Poliklinik Innenstadt der LMU München**, Nußbaumstraße 20/Pettenkoferstraße 8a, 80336 München, 0 89 / 51 60-1
- **Kinderchirurgische Klinik der Universität München im Dr. v. Haunerschen Kinderspital**, Lindwurmstr. 4, 80337 München, 0 89 / 5 16 01
- **Technische Universität München, Klinikum rechts der Isar**, Ismaninger Straße 22,
- **Westfälische Wilhelms-Universität Münster**, Jungeblodtplatz 1, 48149 Münster, 02 51 / 83-1
- **Universitätskliniken**, Albert-Schweitzer-Straße 33, 48149 Münster, 02 51 / 83-1
- **Universität Rostock, Chirurgische Klinik und Poliklinik**, Schillingallee 35, 18057 Rostock, 03 81 / 39 60
- **Eberhard-Karls-Universität Tübingen, Neuklinikum Schnarrenberg**, Hoppe Seyler-Straße 3, 72076 Tübingen, 0 70 71 / 29-1
- **Berufsgenossenschaftliche Unfallklinik**, Schnarrenbergstraße 95, 72076 Tübingen, 0 70 71 / 60 61
- **Universität Ulm, Chirurgische Universitätsklinik Ulm**, Steinhövelstraße 9, 89075 Ulm, 07 31 / 1 79-1
- **Julius-Maximilians-Universität Würzburg, Universitätskliniken im Luitpoldkrankenhaus**, Josef-Schneider-Straße 2, 97080 Würzburg, 09 31 / 2 01-1

32.2 Krankenhäuser für Schwerbrandverletzte

Zentrale Bettenauskunft (nur Information über freie Betten, keine organisatorische Hilfe):
Tel. 040/28 82-3998 und -3999, Fax 040/24 86 56 47

Zentren für Schwerbrandveletzte		
Ort	**Klinik**	**Tel.**
Aachen	Rheinisch-Westfälische Hochschule Aachen Klinik für Verbrennungs- und plastische Wiederherstellungschirurgie Pauwelsstraße 52074 Aachen	0241/8 08 97 00
Berlin	Krankenhaus Am Urban Krankenhausbetrieb von Berlin-Kreuzberg Örtlicher Bereich Dieffenbachstraße 1 10967 Berlin	030/69 71
Bochum	BG Kliniken Bergmannsheil Bochum Universitätsklinik Klinik für Plastische Chirurgie und Schwerbrandverletztenzentrum Bürkle-de-la-Camp-Platz 1 44789 Bochum	0234/30 20
Bochum	St. Josef Hospital Universitätskinderklinik Alexandrinenstr. 5 44791 Bochum	0234/50 96 00
Chemnitz	Bezirkskrankenhaus Chemnitz Klinik für Anästhesie und Intensivtherapie Intensivstation Flemmingstraße 2	0371/33-0
Cottbus	Carl-Thiem-Klinikum Intensivstation Thiemstraße 111	0355/4 60
Dortmund	Städt. Kliniken Dortmund Klinikzentrum Nord Münsterstraße 240 44145 Dortmund	0231/8 48-1
Dresden	Universitätsklinikum Carl Gustav Carus Klinik für Chirurgie Intensivstation Fetscherstraße 74 01307 Dresden	0351/4 58-0

Zentren für Schwerbrandveletzte

Ort	Klinik	Tel.
Dresden	Universitätsklinikum Carl Gustav Carus Klinik und Poliklinik für Kinderchirurgie Fetscherstraße 74 01307 Dresden	0351/4 58-0
Duisburg	BG Unfallklinik Duisburg-Buchholz Intensivabt. f. Schwerbrandverletzte Großbaumer Allee 250 47249 Duisburg	0203/76 88-1
Erfurt	Medizinische Hochschule Kinderchirurgische Abt. Nordhäuser Straße 74 99089 Erfurt	0361/7 90
Essen	Universitätsklinikum Essen Abt. für Unfallchirurgie Hufelandstraße 55 45122 Essen	0201/7 23-0
Frankfurt-Markendorf/Oder	Klinikum Frankfurt/Oder Müllroser Chaussee 7	0335/5 48-0
Freiburg i. Br.	Chirurgische Universitätsklinik Freiburg Abt. für Allgemeine Chirurgie Hugstetter Straße 55 89106 Freiburg	0761/2 70-1
Gelsenkirchen	Knappschafts-Krankenhaus Bergmannsheil Buer Scherner Weg 4 45894 Gelsenkirchen-Buer	0209/5 90-20
Gera	Städtisches Klinikum I Intensivtherapiestation Straße des Friedens 122 07548 Gera	0365/8 28 28
Halle	Medizinische Fakultät der Martin-Luther-Universität Klinik für Unfall- und Wiederherstellungschirurgie Ernst-Grube-Str. 40 06120 Halle	0345/6 72-555
Halle	Medizinische Fakultät der Martin-Luther-Universität Klinik für Kinderchirurgie Ernst-Grube-Str. 40 06120 Halle	0345/6 72-309
Hamburg	BG Unfallkrankenhaus Hamburg Bergedorfer Straße 10 21033 Hamburg	040/73 06-0

Zentren für Schwerbrandveletzte		
Ort	Klinik	Tel.
Hamburg	Kinderkrankenhaus Wilhelmsstift Liliencronstraße 130 22149 Hamburg	040/3 77-0
Hamm	St. Marien-Hospital Hamm Kinderklinik St. Elisabeth Nordenwall 22 59065 Hamm	02381/18 13 00
Hannover	Klinik für Plastische- und Wiederherstellungschirurgie der Medizinischen Hochschule Hannover im Krankenhaus Oststadt Podbielskistraße 380 30659 Hannover	0511/9 06-0
Hannover	Kinderkrankenhaus Auf der Bult Kinderchirurgische Abt. Janusz-Korczak-Allee 12 30173 Hannover	0511/81 15-0
Herne	Kinderchirurgische Klinik der Ruhr-Universität Bochum am Marienhospital Herne Intensivstation Widumer Straße 8	02323/4 99-0
Hildburghausen	Kreiskrankenhaus Hildburghausen Klinik für Intensivtherapie und Anästhesie Schleusinger Straße 17	03685/7 73-0
Kassel	Kinderkrankenhaus Park-Schönefeld des Deutschen Ev. Frauenbundes Frankfurter Straße 167 34121 Kassel	0561/9 28 50
Koblenz	Bundeswehr Zentralkrankenhaus Abt. XIV Unfall- und Verbrennungsmedizin Rübenacher Str. 170 56072 Koblenz	0261/2 81-1
Köln	Kinderchirurgische Klinik des Städtischen Kinderkrankhauses Köln, Akademisches Lehrkrankenhaus der Universität Köln Amsterdamer Straße 59 50735 Köln	0221/77 74-1
Köln	Klinikum Köln/Merheim Klinik für Plastische Chirurgie, Hand- und Wiederherstellungschirurgie Schwerstverbranntenzentrum Ostmerheimer Straße 200 51109 Köln	0221/89 07-0

Zentren für Schwerbrandveletzte

Ort	Klinik	Tel.
Leipzig	Städt. Klinik St. Georg Klinik für Plastische und Handchirurgie/Brandverletztenstation Delitzscher Straße 141 04129 Leipzig	0341/5 65-0
Leipzig	Universität Leipzig Klinik für Kinderchirurgie Osterstr. 21-25 04317 Leipzig	0341/9 72 64 00
Ludwigshafen-Oggersheim	Ludwigshafen-Oggersheim BG Unfallklinik Ludwigshafen Abt. für Schwerbrandverletzte Ludwig-Guttmann-Straße 13 67071 Ludwigshafen/Oggersheim	0621/6 81 00
Lübeck	Klinik für Plastische Chirurgie der Medizinischen Universität Lübeck Ratzeburger Allee 160 22356 Lübeck	0451/5 00-0
Lübeck	Klinik für Kinderchirurgie der Medizinischen Universität Lübeck Klinik 9 Ratzeburger Allee 160 22356 Lübeck	04 51 / 5 00-0
Mainz	Klinikum der Johannes-Gutenberg-Universität Kinderklinik und Kinder-Poliklinik Langenbeckstraße 1 55131 Mainz	06131/17-1
Mannheim	Kinderchirurgische Universitätsklinik im Klinikum der Stadt Mannheim Theodor-Kutzer-Ufer 68167 Mannheim	0621/3 83-1
München	Ludwig-Maximilians-Universität Klinikum Innenstadt Dr. von Haunersches Kinderspital Interne Intensivstation Lindwurmstraße 4 80337 München	089/51 60-0
München	Städt. Krankenhaus München-Bogenhausen Englschalkinger Straße 77 81925 München	089/92 70-0
München	Städt. Krankenhaus München-Schwabing Kölner Platz 1 80804 München	089/30 68-1
Murnau	BG Unfallklinik Murnau Prof.-Küntscher-Straße 8 82418 Murnau/Staffelsee	08841/48-0 Durchwahl Zentrum für Brandverletzte: 08841/48-26 30

Zentren für Schwerbrandveletzte

Ort	Klinik	Tel.
Nürnberg	Klinikum Nürnberg-Süd Breslauer Straße 201 90471 Nürnberg	0911/3 98-23 67 Zentrum für Schwer- brandverletzte: 0911/3 98-56 03 und 3 98-56 04
Offenbach/Main	Städt. Kliniken Offenbach/Main Abt. für Schwerverbrannte Starkenburgring 66 63069 Offenbach/Main	069/84 05-0
Potsdam	Klinikum Potsdam Intensivstation Charlottenstraße 72	0331/4 10
Riesa	Kreiskrankenhaus Riesa Intensivtherapiestation Weinberg 8 01589 Riesa	03525/75 40
Stuttgart	Marienhospital Stuttgart Abt. für Anästhesiologie Böheimstraße 37 70199 Stuttgart	0711/64 89-0
Tübingen	Chirurgische Universitätsklinik Tübingen Neuklinikum Schnarrenberg Abt. Allgemeinchirurgie Hoppe-Seyler-Straße 3 72076 Tübingen	07071/29-1
Tübingen	BG Unfallklinik Schnarrenbergstraße 95 72076 Tübingen	07071/6 06-1

32.3 Zentren für Querschnittgelähmte

Zentralstelle für die Vermittlung von Betten für Querschnittsgelähmte, BG-Unfallkrankenhaus, Bergedorferstraße 10, 21033 Hamburg 040/739 61 548

- 34537 **Bad Wildungen-Reinhardshausen**, Werner-Wicker-Klinik, Abt. für Rückenmarkverletzte, 05621/80 30
- 95445 **Bayreuth**, Krankenhaus Hohe Warte, Reha-Klinik für Querschnittgelähmte, Hohe Warte 8, 0921/28 01
- 14165 **Berlin**, Krankenhaus Zehlendorf, Bereich Behring, Sonderstation für Querschnittgelähmte, Gimpelsteig 3-5, 030/81 02 1
- 13125 **Berlin-Buch**, Klinikum Berlin-Buch, Zentrum für Querschnittgelähmte, Zepernickerstraße 6, 030/94 01-27 59 oder 27 41
- 14195 **Berlin**, Oskar-Helene-Heim, Orthopädische Klinik und Poliklinik der Freien Universität Berlin, Clay-Allee 229, 030/81 00 42 10
- 44789 **Bochum**, Berufsgenossenschaftliche Krankenanstalten „Bergmannsheil", Chirurgische Klinik und Poliklinik der Ruhr-Universität-Bochum, Abt. für Rückenmarkverletzte, Gilsingstraße 14, 0234/3 02-0
- 47249 **Duisburg**, BG-Unfallklinik, Spezialabt. f. Rückenmarkverletzte, Großenbaumer Allee 250, 0203/76 88 1
- 60389 **Frankfurt**, BG-Unfallklinik, Abt. f. Rückenmarkverletzte, Friedberger Landstraße 430, 069/47 50
- 21033 **Hamburg**, BG-Unfallkrankenhaus, Querschnittgelähmtenzentrum, Bergedorfer Straße 10, 040/73 96 11
- 69118 **Heidelberg**, Orthopädische Klinik und Poliklinik der Universität Heidelberg, Abt. f. die Behandlung und Rehabilitation Querschnittgelähmter, Schlierbacher Landstraße 200a, 06221/80 61
- 58313 **Herdecke**, Gemeinnütziges Gemeinschafts-Krankenhaus Herdecke, Klinikum der Universität Witten, Chirurgische Abt.,Beckweg 4, 02330/6 21
- 37235 **Hessisch-Lichtenau**, „Lichtenau e.V." Orthopädische Klinik und Reha-Zentrum der Diakonie, Abt. f. Querschnittlähmungen, Am Mühlenberg, 05602/8 30
- 76307 **Karlsbad**, Reha-Krankenhaus, Paraplegiologische Abt., Guttmannstraße 1, 07202/6 10
- 56068 **Koblenz**, Krankenhaus Ev. Stift St. Martin, BG-Sonderstation, für Schwerunfallverletzte, Johannes-Müller-Straße 7, Tel: 0261/13 70
- 04103 **Leipzig**, Klinik für Orthopädie, Universität Leipzig, Philipp-Rosenthal-Straße 53, 0341/8 82 80
- 67071 **Ludwigshafen**, BG-Unfallklinik, Abt. f. Querschnittgelähmte, Ludwig-Guttmann-Straße 13, 0621/6 81 01
- 71706 **Markgröningen**, Klinik Markgröningen, Orthopädisches Reha-Krankenhaus, Abt. f. Querschnittgelähmte, Nähere Hurst 20, 07145/1 51 03
- 82418 **Murnau**, BG-Unfallkrankenhaus, Abt. f. Querschnittgelähmte, Prof.-Küntscher- Straße 8, 08841/4 80
- 99755 **Sülzhayn**, Gesundheits-Einrichtungen Sülzhayn, Reha-Zentrum für Querschnittgelähmte, Dr.-Kremser-Straße 38, 036332/3 35
- 72076 **Tübingen**, BG-Unfallklinik, Abt. f. Querschnittgelähmte, Rosenauer Weg 95, 07071/60 60
- 89081 **Ulm**, Reha-Krankenhaus Ulm, Akademisches Krankenhaus der Universität Ulm, Abt. f. Querschnittlähmungen, Oberer Eselsberg 45, 0731/17 70

32.4 Berufsgenossenschaften

32.4.1 Gewerbliche Berufsgenossenschaften (BG)

Hauptverband der Gewerblichen Berufsgenossenschaften e.V.
Alte Heerstraße 111, 53707 Sankt Augustin 2, 02241/2 31-01

Landesverbände
- **Landesverband Bayern/Sachsen** der gewerblichen BG, Am Knie 6, 81241 München, 0 89 / 88 97-2 40 / 2 42
- **Landesverband Berlin/Brandenburg/Mecklenburg-Vorpommern** der gewerblichen BG, Fregestraße 44, 12161 Berlin, 0 30 / 85 00 92 - 20
- **Landesverband Nordwestdeutschland** der gewerblichen BG, Hildesheimer Straße 309, 30519 Hannover, 05 11 / 83 80-1
- **Landesverband Hessen-Mittelrhein/Thüringen** der gewerblichen BG, Wilhelm-Theodor-Römhel-Straße 15, 55130 Mainz-Weisenau, 0 61 31 / 80 22 27
- **Landesverband Rheinland/Westfalen** der gewerblichen BG, Hoffnungstraße 2, 45127 Essen, 02 01 / 17 06-0
- **Landesverband Südwestdeutschland** der gewerblichen BG, Gaisbergstraße 11, 69115 Heidelberg 1, 0 62 21 / 5 23-1

Einzelverbände
- Bergbau-BG, Hauptverwaltung, Hunscheidtstraße 18, 44789 Bochum, 0234/3 16 0
- Steine und Erden
    - Steinbruchs-BG, Walderseestraße 5-6, 30163 Hannover, 0511/62 66-0
    - BG der keramischen und Glas-Industrie, Röntgenring 2, 97070 Würzburg, 0931/30 81-0
- BG der Gas- und Wasserwerke, Aufm Hennekamp 74, 40225 Düsseldorf, 0211/3 10 99-0
- Eisen und Metall
    - Arbeitsgemeinschaft der Eisen und Metallberufsgenossenschaften, Kreuzstraße 45, 40210 Düsseldorf, 0211/82 24-0
    - Hütten- und Walzwerks-BG, Hoffnungstraße 2, 45127 Essen, 0201/17 06-0
    - Maschinenbau- und Metall-BG, Kreuzstraße 45, 40210 Düsseldorf, 0211/82 24-0
    - Norddeutsche Metall-BG, Hans-Böckler-Allee 26, 30173 Hannover, 0511/81 18 0
    - Süddeutsche Metall-BG, Wilhelm-Theodor-RömhelStr. 15, 55130 Mainz, 06131/8 02-0
    - Edel- und Unedelmetall-BG, Vollmoellerstraße 11, 70563 Stuttgart, 0711/73 75-0
- BG der Feinmechanik und Elektrotechnik, Gustav-Heinemann-Ufer 130, 50968 Köln, 0221/37 78-1
- BG der chem. Industrie, Gaisbergstraße 11, 69115 Heidelberg, 06221/5 23 - 0
- Holz-BG, Am Knie 6, 81241 München, 089/88 97 - 02
- Papier und Druck
    - Papiermacher-BG, Lortzingstraße 2, 55127 Mainz, 06131/78 52 71
    - BG Druck und Papierverarbeitung, Rheinstraße 6, 65185 Wiesbaden, 0611/13 11 00
- Textil und Leder
    - Lederindustrie-BG, Lortzingstraße 2, 55127 Mainz, 06131/7 85-1
    - Textil- und Bekleidungs-BG, Oblatterwall 18, 86153 Augsburg, 0821/3 15 92 01
- Nahrungs- und Genußmittel

– BG Nahrungsmittel und Gaststätten, Dynamostraße 7 - 9, 68165 Mannheim, 0621/4 45 65 54
  – Fleischerei-BG, Lortzingstraße 2, 55127 Mainz, 06131/7 85-1
  – Zucker-BG, Lortzingstraße 2, 55127 Mainz, 06131/7 85-1
- Bau
  – Arbeitsgemeinschaft der Bau-BG, An der Festeburg 27 -29, 60389 Frankfurt/M., 069/47 05-1
  – Bau-BG Hamburg, Holstenwall 8 - 9, 20355 Hamburg, 040/3 50 00-0
  – Bau-BG Hannover, Hildesheimer Straße 309, 30519 Hannover, 0511/83 80 440
  – Bau-BG Wuppertal, Viktoriastraße 21, 42115 Wuppertal, 0202/39 84 04
  – Bau-BG Frankfurt/M., An der Festeburg 27 -29, 60389 Frankfurt/M., 069/47 05-1
  – Südwestliche Bau-BG, Steinhäuserstraße 10, 76135 Karlsruhe, 0721/81 02 345
  – Württ. Bau-BG, Friedrich-Gerstlacher-Straße 15, 71032 Böblingen, 07031/6 25-0
  – Bau-BG Bayern und Sachsen, Loristraße 8, 80335 München, 089/12 74-0
  – Tiefbau-BG, Am Knie 6, 81241 München, 089/88 97-01
- Handel und Verwaltung
  – Großhandels und Lagerei-BG, Hauptverwaltung, M 5,7, 68145 Mannheim, 0621/1 83-00-0
  – BG für den Einzelhandel, Niebuhrstraße 5, 53113 Bonn, 0228/54 06-0
  – BG der Banken, Versicherungen,Verwaltungen, freien Berufe und besonderer Unternehmen - Verwaltungs-BG, Mönckebergstraße 7, 20095 Hamburg, 040/30 25-0
- Verkehr
  – BG der Straßen-, U-Bahnen und Eisenbahnen, Fontenay 1a, 20354 **Hamburg**, 040/4 41 18-0
  – BG f. Fahrzeughaltungen, Max-Brauer-Allee 44, 22765 Hamburg, 040/3 81 09-0
  – See-BG, Reimerstwiete 2, 20457 Hamburg, 040/3 61 37-0
  – Binnenschiffahrts-BG, Düsseldorfer Straße 193, 47053 Duisburg, 0203/29 52-0
- BG für Gesundheitsdienst und Wohlfahrtspflege, Pappelallee 35/37, 22089 Hamburg, 040/2 02 07-0

32.4.2 Landwirtschaftliche Berufsgenossenschaften

Bundesverband der landwirtschaftlichen Berufsgenossenschaften, Weissensteinstraße 72, 34131 Kassel-Wilhelmshöhe, 0561/30 81-1

Landesverbände

- **Schleswig-Holsteinische LBG**, Schulstraße 29, 24143 Kiel, 0431/7 04-1
- **LBG Oldenburg-Bremen**, Im Dreieck 12, 26127 Oldenburg/Oldbg., 0441/7 04-1
- **Hannoversche LBG**, Im Haspelfelde 24, 30173 Hannover, 0511/80 73-0
- **Braunschweigische LBG**, Bruchtorwall 13, 38100 Braunschweig, 0531/4 80 02-0
- **Lippische LBG**, Felix-Fechenbach-Straße 6, 32756 Detmold, 0 5231/60 04-0
- **Rheinische LBG**, Merowingerstraße 103, 40225 Düsseldorf, 0211/33 87-1
- **LBG Hessen-Nassau**, Murhardstraße 18, 34119 Kassel, 0561/10 06-0
- **Lan und Forstwirtschaftliche LBG Darmstadt**, Bartningstraße 57, 64289 Darmstadt, 06151/7 02-0
- **LBG Rheinhessen-Pfalz**, Theodor-Heuss-Straße 1, 67346 Speyer, 06232/9 11-0
- **LBG für das Saarland**, Heinestraße 2-4, 66121 Saarbrücken, 0681/6 87 96-0
- **LBG Oberfranken und Mittelfranken**, Dammwäldchen 4, 95444 Bayreuth, 0921/6 03-0
- **LBG Niederbayern-Oberpfalz**, Luitpoldstraße 29, 84034 Landshut/Bayern, 0871/6 96-1

- **LBG Unterfranken**, Friedrich-Ebert-Ring 33, 97072 Würzburg, 0931/80 04-0
- **LBG Schwaben**, Tunnelstraße 29, 86156 Augsburg, 0821/40 81-0
- **LBG Oberbayern**, Neumarkter Straße 35, 81673 München, 089/4 54 80-0
- **Badische LBG**, Steinhäuserstraße 14, 76135 Karlsruhe, 0721/81 94-0
- **LBG Württemberg**, Vogelrainstraße 25, 70199 Stuttgart, 0711/64 80-1
- **LBG Berlin**, Alt Friedrichsfelde 60, 10315 Berlin, 51 61-0
- **Gartenbau BG**, Goethestraße 27, 34119 Kassel, 0561/78 80-0

32.4.3 Eigenunfallversicherungsträger

Bundesverband der Unfallversicherungsträger der öffentlichen Hand e.V. (BAGUV), Fockensteinstraße 1, 81539 München, 089/5 51 40-0

32.5 Primär- und Sekundärtransporte

- **Deutsche Rettungsflugwacht** e.V., Hubschrauberverlegungsflüge: 0130/90 90
- **German Air Rescue**, Echterdinger Straße 89, 70794 Filderstadt, Deutsche Zentrale für Luftrettung, Auslandsrückholung: 0711/70 10 70
- **ADAC**, Am Westpark 8, 81373 München, Auslandsrückholung, 089/22 22 22
- **DRK-Flugdienst**, Friedrich-Ebert-Allee 71, 53113 Bonn, 0228/23 00 23
- **ASB - Arbeiter-Samariter-Bund Deutschland** e.V., ASB-Rückholdienst - weltweit, Sülzburgstraße 140, 50937 Köln, 0221/4 76 05 55
- **IFA - Internationale Flug-Ambulanz** e.V., Am Neumarkt 30 (Oslo-Haus), 22041 Hamburg, Notruf Inland: Tel. 0130/79 99, Notruf Ausland: 040/6 57 10 07
- **Helicopter Service Mitte** GmbH, 63329 Egelsbach, Tel. Tag: 06103/4 20 66, Tel. Nacht: 06103/4 20 67

32.6 Leitstellen für Rettungshubschrauber

Bayreuth	09 21 / 1 92 22	Ludwigshafen	06 21 / 57 33 03
Berlin	030 / 112	Lünen	0 23 06 / 1 60 01
Bielefeld	05 21 / 6 90 21	München	0 89 / 1 92 22
Bremen	04 21 / 3 03 03	Nürnberg	09 11 / 1 92 22
Duisburg	02 03 / 6 33 34	Ochsenfurt	0 93 31 / 1 92 22
Eutin	0 45 21 / 8 32 71	Rendsburg	0 43 31 / 52 20
Frankfurt/M.	069 / 44 10 33	Rheine	0 59 71 / 34 02
Friedrichshafen	0 75 41 / 1 92 22	Saarbrücken	06 81 / 6 55 52
Fulda	06 61 / 2 10 00	Sanderbusch	0 44 61 / 20 21
Göttingen	05 51 / 7 07 50	Siegen	02 71 / 5 70 77
Hamburg	0 40 / 24 82 81	Straubing	0 94 21 / 1 92 22
Hannover	05 11 / 12 34 56	Traunstein	08 61 / 1 92 22
Ingolstadt	08 41 / 9 22 21	Uelzen	05 81 / 21 51
Karlsruhe	07 21 / 1 92 22	Ulm	07 31 / 1 92 22
Kassel	05 61 / 1 25 20	Villingen-Schwenningen	0 77 21 / 5 10 14
Kempten	08 31 / 1 92 22	Wittlich	0 65 31 / 60 99
Koblenz	02 61 / 4 41 00	Wolfenbüttel	0 53 31 / 50 50
Köln	02 21 / 74 79 79	Würselen	0 24 05 / 70 00
Leonberg	0 71 52 / 1 92 22		

32.7 Ärztekammern

Bundesärztekammer, Herbert-Lewin-Straße 1, 50931 Köln, 0221/4 00 40
- Landesärztekammer **Baden-Württemberg**, Jahnstraße 38A, 70597 Stuttgart, 0711/769 89-0
- **Bayerische** Landesärztekammer, Mühlbaurstraße 16, 81677 München, 089/41 47-1
- Ärztekammer **Berlin**, Klaus-Groth-Straße 3, 14050 Berlin, 030/30 30 10
- Ärztekammer **Land Brandenburg**, Thiemstr. 41, 03050 Cottbus, 0355/42 20 12
- Ärztekammer **Bremen**, Schwachhauser Heerstraße 26, 28209 Bremen, 0421/34 00 51
- Ärztekammer **Hamburg**, Humboldtstraße 58, 22083 Hamburg, 040/22 80 21
- Landesärztekammer **Hessen**, Broßstraße 6, 60487 Frankfurt, 069/97 91 01-0
- Ärztekammer **Mecklenburg-Vorpommern**, Wismarsche Straße 393, 19053 Schwerin, 0385/8 97 30 43
- Ärztekammer **Niedersachsen**, Berliner Allee 20, 30175 Hannover, 0511/80 22 22
- Ärztekammer **Nordrhein**, Tersteegenstraße 31, 40474 Düsseldorf, 0211/43 02 20
- Landesärztekammer **Rheinland Pfalz**, Deutschhausplatz 3, 55118 Mainz, 06131/22 58 31
- Ärztekammer des **Saarlandes**, Faktoreistraße 4, 66111 Saarbrücken, 0681/4 00 30
- Ärztekammer **Sachsen**, Pohlandstr. 19, 01309 Dresden, 0351/46 78 27-0
- Ärztekammer **Sachsen-Anhalt**, Zollstr. 12, 39114 Magdeburg, 0391/3 38 6 12
- Ärztekammer **Schleswig-Holstein**, Bismarckallee 8 - 12, 23795 Bad Segeberg, 04551/80 30
- Ärztekammer **Thüringen**, Stoystr. 2, 07743 Jena, 03641/2 55 41
- Ärztekammer **Westfalen-Lippe**, Gartenstraße 210–214, 48147 Münster, Tel. 0251/929-0, Fax 0251/929-2999

32.8 Kassenärztliche Vereinigungen

Kassenärztliche Bundesvereinigung, Herbert-Lewin-Str. 3, 50931 Köln, 0221/40050
- **KV Bayern**, Mühlbaurstr. 16, 81677 München, 089/41471
- **KV Berlin**, Bismarckstr. 95-96, 10625 Berlin, 030/31003-0
- **KV Brandenburg**, Gregor-Mendel-Str. 10–11, 14469 Potsdam, 0331/37 94-0
- **KV Bremen**, Schwachhauser Heerstr. 26-28, 28209 Bremen, 0421/3404-0
- **KV Hamburg**, Humboldtstr. 56, 22083 Hamburg, 040/228020
- **KV Hessen**, Georg-Voigt-Str. 15, 60325 Frankfurt, 069/79502-0
- **KV Koblenz**, Emil-Schüller-Str. 14-16, 56073 Koblenz, 0261/3 90 02-0
- **KV Niedersachsen**, Berliner Allee 22, 30175 Hannover, 0511/3 80 03
- **KV Nordbaden**, Kesslerstr. 1, 76185 Karlsruhe, 0721/59610
- **KV Nordrhein**, Emanuel-Leutze-Str. 8, 40547 Düsseldorf 11, 0211/5970-0
- **KV Nordwürttemberg**, Albstadtweg 11, 70567 Stuttgart, 0711/78750
- **KV Pfalz**, Maximilianstr. 22, 67433 Neustadt/Weinstraße, 06321/8930
- **KV Rheinhessen**, Hindenburgstr. 32, 55118 Mainz, 06131/99 64-0
- **KV Saarland**, Faktoreistr. 4, 66111 Saarbrücken, 0681/40030
- **KV Schleswig-Holstein**, Bismarckallee 1-3, 23795 Bad Segeberg, 04551/890
- **KV Südbaden**; Sundgauallee 27, 79114 Freiburg i.Br., 0761/884-0
- **KV Südwürttemberg**, Wächterstr. 76, 72074 Tübingen, 07071/2 08-0

- **KV Thüringen**, Postfach 19, 99401 Weimar, 03643/559-0
- **KV Trier**, Balduinstr. 10-14, 54290 Trier, 0651/46030
- **KV Westfalen-Lippe**, Westfalendamm 45, 44141 Dortmund, 0231/94 32-0

32.9 Sonstige Organisationen und Verbände

- **Arbeitsgemeinschaft Deutsche Tumorzentren** e.V., Hufelandstraße 55, 45147 Essen, 0201/79 91-2000
- **Berufsverband der Deutschen Chirurgen** e.V., Wendemuthstraße 5, 22041 Hamburg, 040 / 68 20 59
- **Bundesministerium für Forschung und Technologie**, 53175 Bonn, Heinemannstraße 2, 0228/5 91
- **Deutsche Forschungsgemeinschaft (DFG)**, Postfach 20 50 04, 53175 Bonn-Bad Godesberg, Kennedyallee 40, 0228/8851
- **Deutsche Gesellschaft für Anschlußheilbehandlung und medizinische Rehabilitation,** Thürmchenswall 15, 50668 Köln, 0221/12 05 91
- **Deutsche Gesellschaft für Chirurgie,** Elektrastraße 5, 81925 München, 089 / 91 52 05
- **Deutsche Gesellschaft für Orthopädie und Traumatologie** e.V., Hufelandstr. 55, 45147 Essen, 0201/79 91-3181
- **Deutsche Gesellschaft für Osteologie**, Leibnitzstr. 34, 65191 Wiesbaden, 06121/5 75-111
- **Deutsche Gesellschaft für Medizinische Dokumentation, Informatik und Statistik e.V. (DIMDI)**, Herbert-Levin-Str. 1, 50931 Köln, 0221/ 4004-256
- **Marburger Bund** - Verband der angestellten und beamteten Ärzte Deutschlands e.V., Riehler Str. 6, 50668 Köln, 0221/ 73 31 73
- **Zentralbibliothek der Medizin**, Josef-Stelzmann-Str. 9, 50931 Köln, 0221/4 78 56 08

32.10 Selbsthilfegruppen

- **Nationale Kontakt- und Informationsstelle zur Anregung und Unterstützung von Selbsthilfegruppen (NAKOS)**, Albrecht-Achilles-Str. 65, 10709 Berlin, 030/8 91 40 19
- **Deutsche Ileostomie-Kolostomie-Urostomie-Vereinigung e.V. (ILCO)**, Kammergasse 9, 83354 Freising 08161/33 44
- **Deutsche Krebshilfe e.V.**, Thomas-Mann-Str. 40/42, 53111 Bonn, 0228/ 72990-0
- **Deutsche Morbus Crohn/Colitis ulcerosa Vereinigung - Bundesverband für entzündliche Erkrankungen des Verdauungstraktes (DCCV)**, Enno-Littmann-Straße 4, 72076 Tübingen, 07071/6 54 89
- **Kuratorium für Heimdialyse e.V.**, Gemeinnützige Körperschaft für Dialyse und Nierentransplantation, Emil-von-Behring-Passage, 63263 Neu-Isenburg, 06102/35 91
- **Deutsche Krebshilfe e.V.**, Thomas-Mann-Str.40, 53111 Bonn, 0228/72 99 00
- **Deutsche Krebsgesellschaft e.V.**, Paul-Ehrlich-Str. 41, 60596 Frankfurt/M., 069/63 91 30
- **Deutsche Vereinigung zur Rehabilitation Behinderter e.V.**, Friedrich-Ebert-Anlage 9, 69117 Heidelberg, 0 62 21/2 54 85

- **Deutscher Behinderten-Sportverband e.V.**, Friedrich Alfred Str. 10, 47055 Duisburg, 0203/7 38 16 20
- **Dialysepatienten Deutschlands e.V.**, Weberstr. 2, 55130 Mainz, 0 61 31/8 51 52
- **Bundesverband der Organtransplantierten e.V.**, Unter den Ulmen 98, 47137 Duisburg, 0203/44 20 10
- **Arbeitskreis der Pankreatektomierten e.V.**, Krefelder Str. 52, 41539 Dormagen, 02133/4 23 29
- **Fördergemeinschaft der Querschnittgelähmten in Deutschland e.V.**, Silcherstr. 15, 67591 Bolsheim, 06243/84 25
- **Deutsche Schmerzhilfe e.V.**, Woldsenweg 3, 20248 Hamburg, 040/46 56 46

32.11 Vergiftungszentralen

Ort	Telefon	Fax
Berlin	030/1 92 40 oder 45 05-35 55, -35 65	030/34 30 70 21
Bonn	0228/2 87-32 11, -33 33	0228/2 87-33 14
Erfurt	0361/7 30-7 30	0361/7 30-73 17
Freiburg	0761/2 70-43 61	0761/2 70-44 57
GIZ Nord (Göttingen)	0551/1 92 40 oder 38 31 80	0551/38 31-8 81
Homburg/Saar	06841/1 92 40	0641/16 83 14
Mainz	06131/1 92 40 oder 41 40-22 11	06131/1 76-6 05
München	089/1 92 40	089/41 40-24 67
Nürnberg	0911/3 98-24 51	0911/3 98-29 99
Wien	(0043)(0)1/43 43 43	(0043)(0)1/4 04 00 42 25
Zürich	(0041)(0)1/2 51-51 51	(0041)(0)1/2 52 88 33

Martin Stock

33

AO-Klassifikation der Frakturen langer Röhrenknochen

33.1	**Allgemeines**	818
33.1.1	Aufbau der Frakturklassifikation und Vorgehen bei der Kodierung	818
33.1.2	Definitionen, Konventionen	819
33.2	**Humerus (1)**	**820**
33.2.1	Proximal (11-)	820
33.2.2	Diaphyse (12-)	821
33.2.3	Distaler Humerus (13-)	822
33.3	**Radius/Ulna (2)**	**823**
33.3.1.	Proximal (21-)	823
33.3.2	Diaphyse (22-)	824
33.3.3	Distal (23-)	825
33.4	**Femur (3)**	**826**
33.4.1	Proximal (31-)	826
33.4.2	Diaphyse (32-)	827
33.4.3	Distal (33-)	828
33.5	**Tibia/Fibula (4)**	**829**
33.5.1	Proximal (41-)	829
33.5.2	Diaphyse (42-)	830
33.5.3	Distal (43-)	831
33.5.4	Malleolen (44-)	832
33.6	**Handskelett**	**833**

33.1 Allgemeines

„Eine Klassifikation ist nur nützlich, wenn sie sich auf den Schweregrad der Fraktur bezieht und als Grundlage sowohl für die Behandlung als auch für die Beurteilung der damit erreichten Resultate dient"

M.E. Müller

33.1.1 Aufbau der Frakturklassifikation und Vorgehen bei der Kodierung

Ziel der AO-Frakturklassifikation ist eine Einteilung aller Frakturen nach einem einheitlichen Prinzip. Die Kodierung der Diagnose erfolgt in **Lokalisation** und **Morphologie** nach einem festgelegten Schlüsselsystem, z.B. 41-A1.2 (vergl. Tabelle). Für die langen Röhrenknochen genügen zur Beschreibung der Lokalisation 2 Stellen; im Bereich der Hand sind hierfür 4 Stellen vorgesehen (☞ 33.6 Handskelett). Mehretagenfrakturen werden doppelt kodiert.

Lange Röhrenknochen

Lokalisation (1. und 2. Stelle)
- **1. Stelle:** Kodierung der Körperregion, z.B. 1 für Oberarm, 2 für Unterarm, 3 für Oberschenkel (vergl. Abb.).
- **2. Stelle:** Angabe der Höhenlokalisation, z.B. 1 für proximale Fraktur, 2 für Fraktur im mittleren Drittel und 3 für distal gelegene Fraktur.

Morphologie (3. bis 5. Stelle)
Mit steigender Bezifferung wird die Komplexität einer Fraktur nach Schweregrad, Schwierigkeit der Behandlung und Prognose beschrieben. Eine A1-Fraktur stellt die einfachere (z.B. Tuberkulum majus-Abriß) und eine C3-Fraktur die komplexere dar (z.B. Schultergelenk-Luxationsfraktur).

- **3. Stelle:** Unterteilung der Frakturen in die **Typen** A bis C
- **4. Stelle:** Weitere Unterteilung entsprechend den Ziffern 1, 2 oder 3 nach zunehmendem Schweregrad. 3. und 4. Stelle ergeben die **Gruppe** der Fraktur
- **5. Stelle:** Unterteilung der Gruppen in **Untergruppen** 1,2, oder 3. Die Untergruppen werden von der 4. Stelle durch einen Punkt abgesetzt.

Lokalisation		Morphologie		
Knochen	Segment	Gruppe		Untergruppe
		Frakturtyp	Unterteilung	
1 = Humerus	1 = proximal	A	1. 2. 3.	1 2 3
2 = Radius/Ulna	2 = Diaphyse	B	1. 2. 3.	2 2 3
3 = Femur	3 = distal	C	1. 2. 3.	3 2 3
4 = Tibia/Fibula	4 = Malleolen			

Beispiel: transsyndesmale Fraktur des lateralen Malleolus mit medialer Zusatzläsion und Volkmann-Fragment: Kodierung 44-B3. (Aus Platzgründen ist in diesem Kapitel die Beschreibung der Untergruppen nicht aufgeführt. Eine Beschreibung der Untergruppen findet sich z.B. in dem erwähnten Buch von Müller et al. (1992). Eine Faltbroschüre mit Abbildungen der Frakturtypen und deren Unterteilung kann bei der Firma SYNTHES

GmbH, Im Kirchenhürstle 4–6, 79224 Freiburg-Umkirch, ☎ (0 76 65) 5 03–280 angefordert werden.)

33.1.2 Definitionen, Konventionen

- **Einfache Fraktur:** eine vollständige Kontinuitätsunterbrechung (spiralförmig, schräg, quer)
- **Mehrfragmentäre Fraktur:** ein oder mehrere Zwischensegmente (Keil- und komplexe Frakturen)
- **Keilfraktur** (meta- oder diaphysäre Fraktur): Hauptfragmente kommen bei Reposition in direkten Kontakt. Dreh- oder Biegungskeil kann intakt- oder fragmentiert sein
- **Komplexe Fraktur** (meta- oder diaphysäre Fraktur) mit einem oder mehreren Zwischenelementen: Hauptfragmente kommen bei Reposition nicht in Kontakt zueinander
- **Diaphysäre Fraktur** mit disloziertem artikulärem Bruchstück gilt als *artikuläre Fraktur*, wogegen bei nicht disloziertem artikulärem Fragment von einer *dia- oder metaphysären Fraktur* gesprochen wird
- **Partielle Gelenkfraktur:** nur ein Teil der Diaphyse gebrochen, anderer Teil bleibt mit Metaphyse in Verbindung. Formen: reine Spaltung, reine Impression, Impression mit Spaltung (Fragmente meist disloziert)
- **Vollständige Gelenkfraktur:** Gelenkfragmente völlig von Diapyse gelöst (Ein- oder Mehrfragmentbruch). Schweregrad neben Frakturform abhängig von artikulärer Komponente.

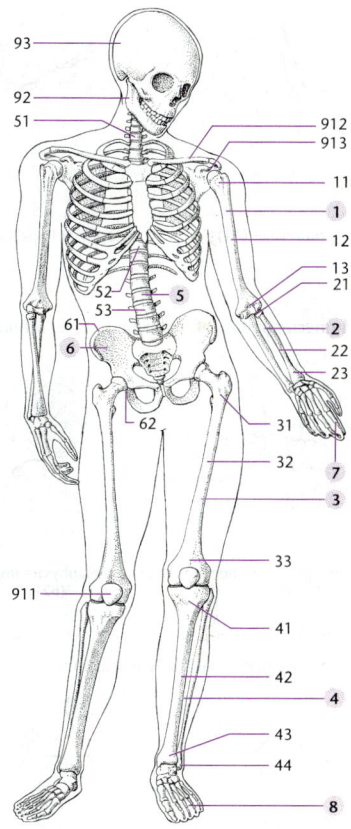

Abb. 33.1: AO-Frakturklassifikation: Kodierung der Körperregion und Höhenlokalisation

33.2 Humerus (1)

33.2.1 Proximal (11-)

11- Humerus proximal, extraartikuläre, unifokale Fraktur

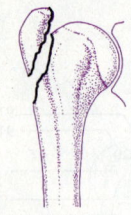 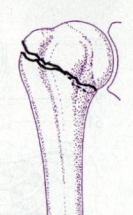 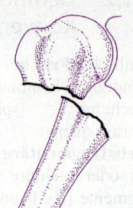

tuberkulär (A1) metaphysär impaktiert (A2) metaphysär nicht impaktiert (A3)

11- Humerus proximal, extraartikuläre, bifokale Fraktur

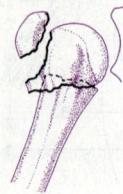 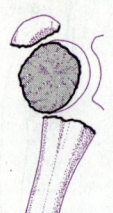 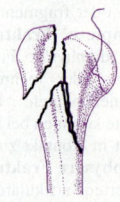

mit metaphysärer Impaktion (B1) ohne metaphysäre Impaktion (B2) kombiniert mit skapulohumeraler Luxation (B3)

11- Humerus proximal, Gelenkfraktur

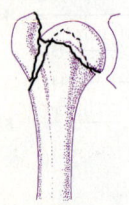 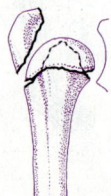 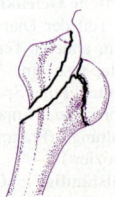

wenig disloziert (C1) disloziert und impaktiert (C2) disloziert (luxiert) (C3)

33.2.2 Diaphyse (12-)

12- Humerus Diaphyse, einfache Fraktur

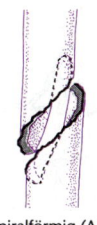

spiralförmig (A1)

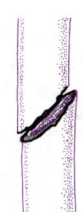

schräg (A2)

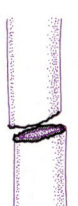

quer (A3)

12- Humerus Diaphyse, Keilfraktur

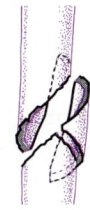

Drehkeil (B1)

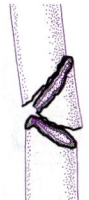

Biegungskeil (B2)

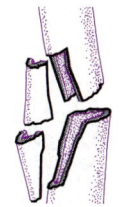

Keil fragmentiert (B3)

12- Humerus Diaphyse, komplexe Fraktur

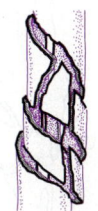

spiralförmig (C1)

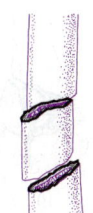

etagenförmig (C2)

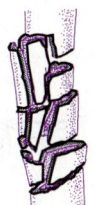

irregulär (C3)

33.2.3 Distaler Humerus (13-)

13- Humerus distal, extraartikuläre Fraktur

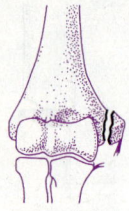
apophysär (A1)

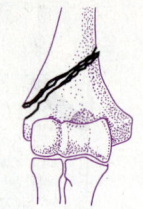
metaphysär einfach (A2)

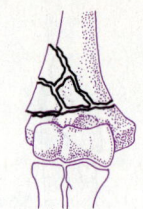
metaphysär mehrfragmentär (A3)

13- Humerus distal, partielle Gelenkfraktur

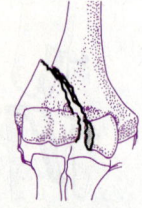
lateral-sagittal (B1)

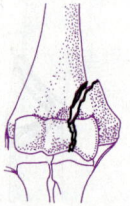
medial-sagittal (B2)

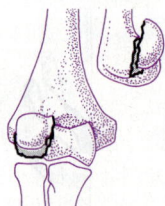
Frontalebene (B3)

13- Humerus distal, vollständige Gelenkfraktur

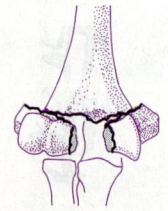
artikulär einfach, metaphysär mehrfragmentär (C1)

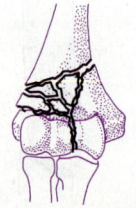
artikulär einfach, metaphysär mehrfragmentär (C2)

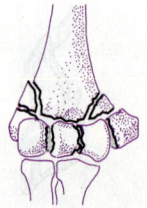
mehrfragmentär (C3)

33.3 Radius/Ulna (2)

33.3.1. Proximal (21-)

21- Radius/Ulna proximal, extraartikuläre Fraktur

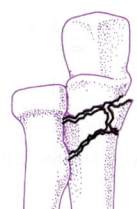
der Ulna,
Radius intakt (A1)

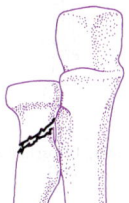
des Radius,
Ulna intakt (A2)

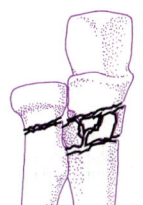
beider Knochen (A3)

21- Radius/Ulna proximal, Gelenkfraktur eines Knochens

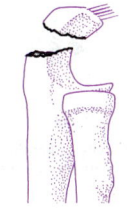
artikuläre Fraktur der Ulna,
Radius intakt (B1)

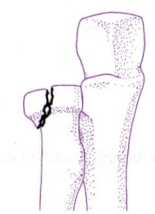
artikuläre Fraktur des Radius,
Ulna intakt (B2)

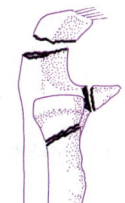
extra-artikulär des anderen (B3)

21- Radius/Ulna proximal, Gelenkfraktur beider Knochen

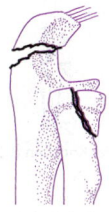
einfach (C1)

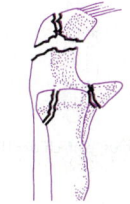
ein Knochen einfach, der
andere mehrfragmentär (C2)

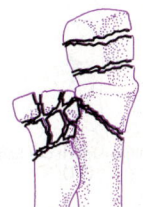
mehrfragmentär (C3)

33.3.2 Diaphyse (22-)

22- Radius/Ulna Diaphyse, einfache Fraktur

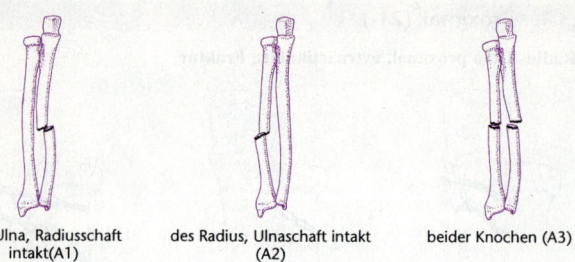

der Ulna, Radiusschaft intakt(A1)

des Radius, Ulnaschaft intakt (A2)

beider Knochen (A3)

22- Radius/Ulna Diaphyse, Keilfraktur

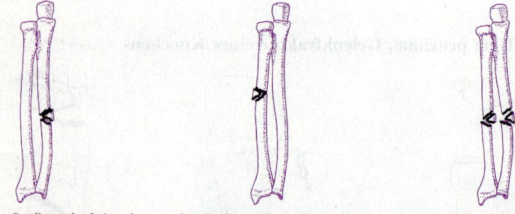

der Ulna, Radiusschaft intakt (B1)

des Radius, Ulnaschaft intakt (B2)

eines Knochens, kombiniert mit einer Fraktur des anderen (B3)

22- Radius/Ulna Diaphyse, komplexe Fraktur

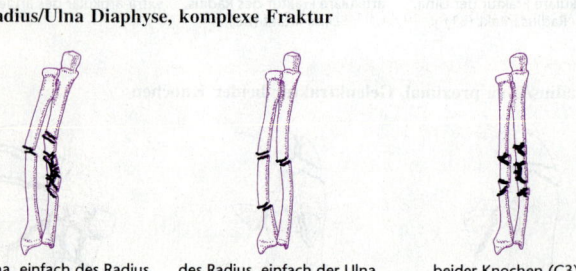

der Ulna, einfach des Radius (C1)

des Radius, einfach der Ulna (C2)

beider Knochen (C3)

33.3.3 Distal (23-)

23- Radius/Ulna distal, extraartikuläre Fraktur

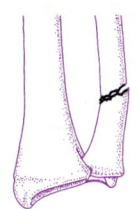

der Ulna, Radius intakt (A1)

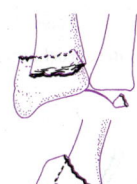

des Radius, einfach und impaktiert (A2)

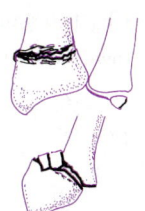

des Radius, mehrfragmentär (A3)

23- Radius/Ulna distal, partielle Gelenkfraktur des Radius

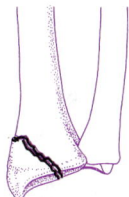

Sagittalebene (B1)

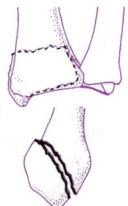

dorsale Kante (Barton) (B2)

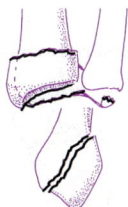

palmare Kante (B3) (reversed Barton, Goyrand-Smith II)

23- Radius/Ulna distal, komplexe Fraktur

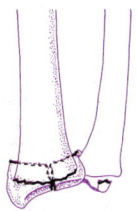

artikulär einfach, metaphysär einfach (C1)

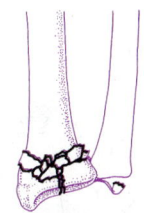

artikulär einfach, metaphysär mehrfragmentär (C2)

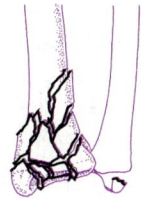

mehrfragmentär (C3)

33.4 Femur (3)

33.4.1 Proximal (31-)

31- Femur proximal, Fraktur in der Trochanterregion

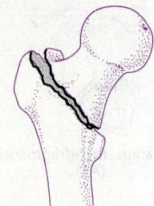 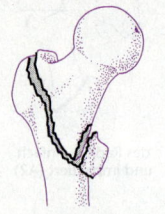 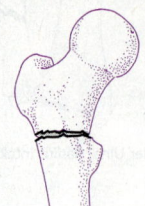

pertrochanter einfach (A1) pertrochanter mehrfragmentär (A2) intertrochanter (A3)

31- Femur proximal, Schenkelhalsfraktur

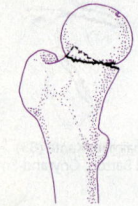 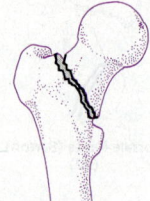 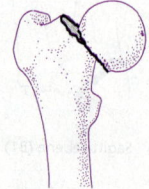

subkapital, wenig disloziert (B1) transcervikal (B2) subkapital, disloziert (B3)

31- Femur proximal, Kopffraktur

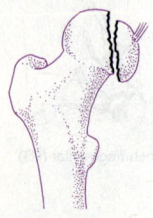 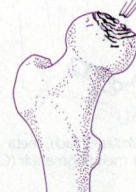 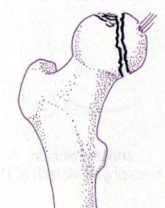

reine Spaltung (C1) reine Impression (C2) Kombination von zwei Frakturen (C3)

33.4.2 Diaphyse (32-)

32- Femur Diaphyse, einfache Fraktur

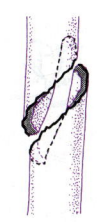
spiralförmig (A1)

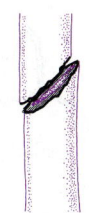
schräg (A2)

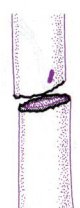
quer (A3)

32- Femur Diaphyse, Keilfraktur

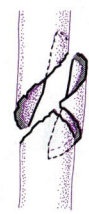
Drehkeil (B1)

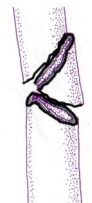
Biegungskeil (B2)

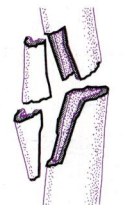
Keil fragmentiert (B3)

32- Femur Diaphyse, komplexe Fraktur

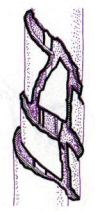
spiralförmig (C1)

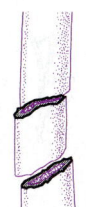
etagenförmig (C2)

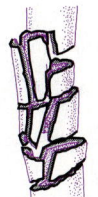
irregulär (C3)

33.4.3 Distal (33-)

33- Femur distal, extraartikuläre Fraktur

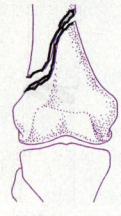
einfach (A1)

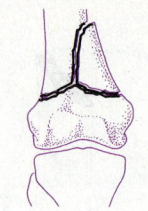
mit metaphysärem Keil (A2)

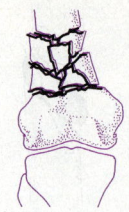
metaphysär komplex (A3)

33- Femur distal, partielle Gelenkfraktur

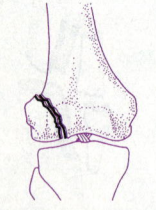
unikondylär lateral, sagittal (B1)

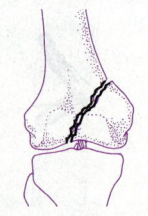
unikondylär medial, sagittal (B2)

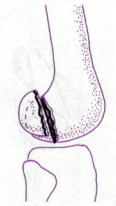
Frontalebene (B3)

33- Femur distal, vollständige Gelenkfraktur

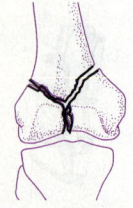
artikulär einfach, metaphysär einfach (C1)

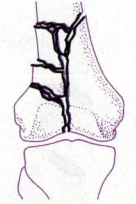
artikulär einfach, metaphysär mehrfragmentär (C2)

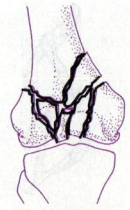
mehrfragmentär (C3)

33.5 Tibia/Fibula (4)

33.5.1 Proximal (41-)

41- Tibia proximal, extraartikuläre Fraktur

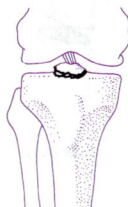
Ausriß (A1)

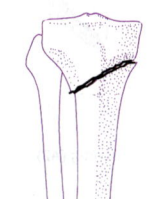
metaphysär einfach (A2)

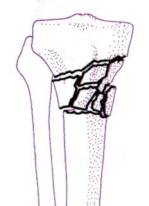
metaphysär mehrfragmentär (A3)

41- Tibia proximal, partielle Gelenkfraktur

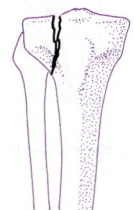
reine Spaltung (B1)

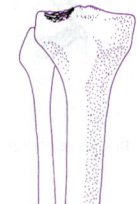
reine Impression (B2)

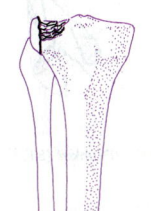
Impression mit Spaltung (B3)

41- Tibia proximal, vollständige Gelenkfraktur

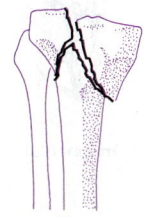
artikulär einfach, metaphysär einfach (C1)

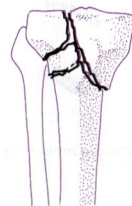
artikulär einfach, metaphysär mehrfragmentär (C2)

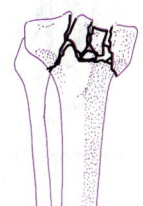
mehrfragmentär (C3)

33.5.2 Diaphyse (42-)

42- Tibia Diaphyse, einfache Fraktur

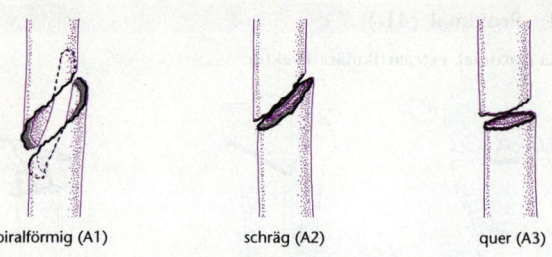

spiralförmig (A1)   schräg (A2)   quer (A3)

42- Tibia Diaphyse, Keilfraktur

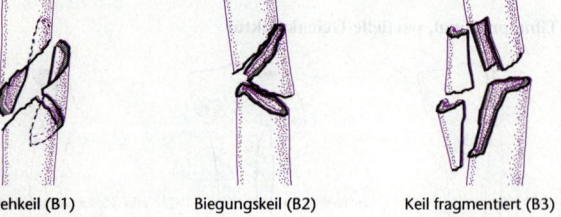

Drehkeil (B1)   Biegungskeil (B2)   Keil fragmentiert (B3)

42- Tibia Diaphyse, komplexe Fraktur

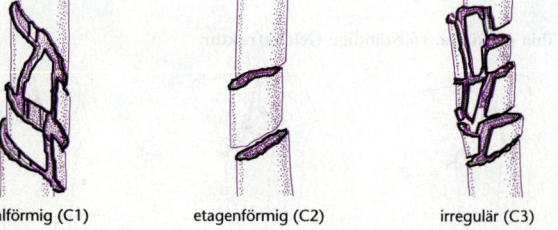

spiralförmig (C1)   etagenförmig (C2)   irregulär (C3)

33.5.3 Distal (43-)

42- Tibia distal, extraartikuläre Fraktur

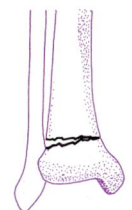 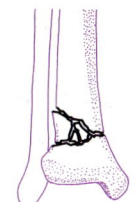 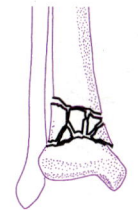

metaphysär einfach (A1)   mit metaphysärem Keil (A2)   metaphysär komplex (A3)

42- Tibia distal, partielle Gelenkfraktur

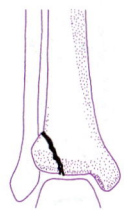 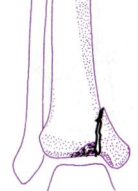 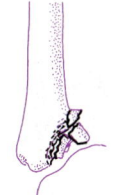

reine Spaltung (B1)   Impression mit Spaltung (B2)   mehrfragmentär mit Impression (B3)

42- Tibia distal, vollständige Fraktur

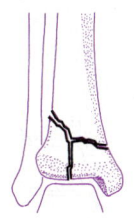 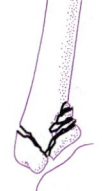 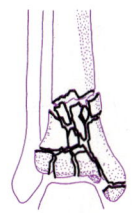

artikulär einfach, metaphysär einfach (C1)   artikulär einfach, metaphysär mehrfragmentär (C2)   mehrfragmentär (C3)

33.5.4 Malleolen (44-)

44- Malleolen, laterale infrasyndesmale Läsion

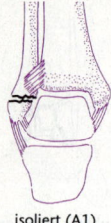
isoliert (A1)

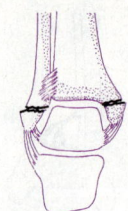
mit Fraktur des Malleolus medialis (A2)

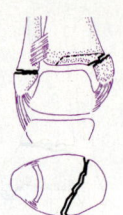
mit postero-medialer Fraktur (A3)

44- Malleolen, transsyndesmale Fraktur

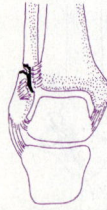
isoliert (B1)

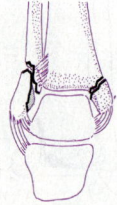
mit Zusatzläsion medial (B2)

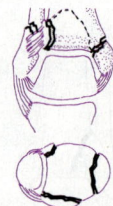
mit Zusatzläsion medial und Volkmann (postero-laterales Kantenfragment; B3)

44- Malleolen, laterale suprasyndesmale Läsion

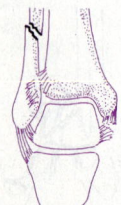
diaphysäre Fibulafraktur, einfach (C1)

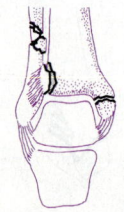
diaphysäre Fibulafraktur, mehrfragmentär (C2)

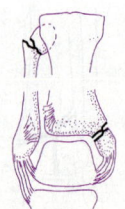
proximale Fibula (C3)

33.6 Handskelett

Lokalisation (1. bis 4. Stelle)
- **1. Stelle:** Bereich des Handskeletts; immer Nr. 7 (☞ Abb.33.1)
- **2. Stelle:** 1 = Daumen, 2 = Zeigefinger, etc. (DI–DV). 6 = proximale Karpalreihe, 7 = distale Karpalreihe
- **3. Stelle:** Knochensegment innerhalb der Knochenreihe, z.B. 1 = Mittelhandknochen, 2 = Grundphalanx und 3 = Endphalanx. Die Handwurzelknochen werden in der proximalen und distalen Reihe jeweils von radial nach ulnar von 1 bis 4 bezeichnet.
- **4. Stelle:** Lokalisation der Fraktur innerhalb eines Knochens, wobei 1 die proximale, 2 die im mittleren Abschnitt gelegene und 3 die distale Fraktur bezeichnet (☞ Abb. 33.2).

Morphologie
Mit den Typen A bis C und Untergruppen 1 bis 3 werden die einfachen bis multifragmentären Frakturen beschrieben (☞ Abb.33.3).

Das Kapitel beruht auf der Darstellung der AO-Klassifikation in: M.E. Müller, M. Allgöwer, R. Schneider und H. Willenegger: Manual der Osteosynthese.
AO-Technik. Springer, Berlin, 1992. Mit freundlicher Genehmigung des Springer-Verlages.

Die Beschreibung der Handskelettfrakturen wurde modifiziert nach folgender Publikation: Petracic B, Siebert H: Klassifikation der Handskelettfrakturen nach Prinzipien der AO. Akt. Traumatol. 25 (1995):

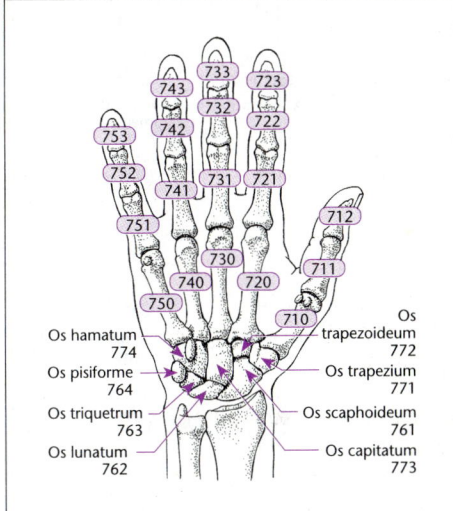

Abb 33.2: AO-Frakturklassifikation des Handskeletts: Kodierung der Lokalisation

163-166. Die in dieser Publikation vorgestellte Klassifikation der Handskelettfrakturen wird von mehreren handchirurgischen Zentren und dem AO-Institut für Dokumentation in Bern empfohlen.

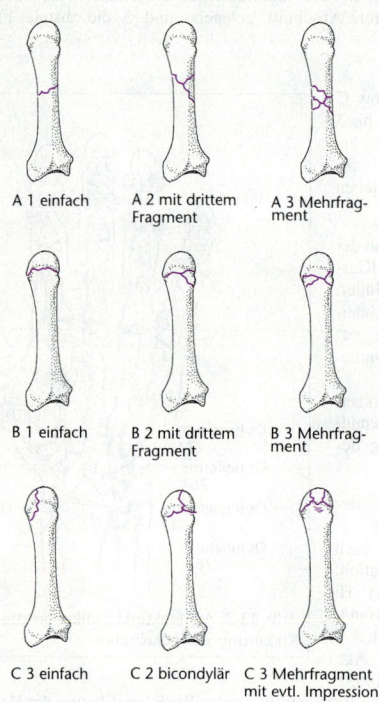

Abb 33.3: Kodierung der Morphologie der Röhrenknochenfrakturen

Literatur

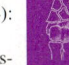

- De Boeck H: Classification of hip fractures. Acta-Orthop-Belg. 60 Suppl 1 (1994): 106–109
- Kuner EH: Die Frakturen des proximalen Humerus. Einteilung und Behandlungsprinzipien. Z-Unfallchir-Versicherungsmed. 85 (1992): 156–62
- Lichtenhahn P; Fernandez DL; Schatzker J: Analyse zur „Anwenderfreundlichkeit" der AO-Klassifikation fur Frakturen. Helv-Chir-Acta. 58 (1992): 919–924
- Newey ML; Ricketts D; Roberts L: The AO classification of long bone fractures: an early study of its use in clinical practice. Injury. 24 (1993): 309–312
- Schutz M; Buhler M: Klassifikation der proximalen Femurfrakturen. Helv-Chir-Acta. 59 (1993): 947–954
- Speck M; Regazzoni P: Klassifikation der Patellafrakturen. Z-Unfallchir-Versicherungsmed. 87 (1994): 27–30

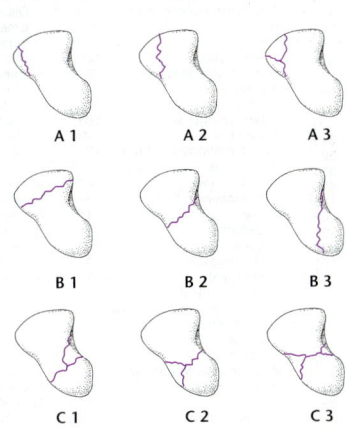

Abb 33.4: AO-Frakturklassifikation des Handskeletts: Kodierung der Morphologie der Karpalknochenfrakturen (illustriert am Skaphoid, gilt für alle Karpalia)

Index

A
α₁-Fetoprotein, Labor, DD 1
A. femoralis-Punktion 29
A. radialis Punktion 29
Abbocath® 29
ABCD-Regel 180
Abdomen
  akutes 191
  bei Kindern, DD 266
  Untersuchung 6
Abdomenübersicht 155
Abführmittel 2
Ablatio mammae 371
ABO-System 37
Abreißfäden 54
Abrißfraktur 610
Abscherfraktur 610
Abstoßungsreaktion 214
Abstrich 47
  Harnröhre 47
  Rachen 47
  Tonsillen 47
  Zervix 47
Abszeß 349
  Leber 575
  Lunge 416
  Mamma 378
ACE-Hemmer 101
Achalasie 452
Achsenfehlstellung 615
Acrylatkleber 57
ACTH-Kurztest 319
Actinomycose 250
Actrapid®-Perfusor 783
ACVB 431
Acyclaminopenicilline 252
Adam-Stokes-Anfall 97
Addison-Krise 321, 325
Adenom
  autonom 309
  Hypophyse 323
  Nebennierenrinde 322
  Nebenschilddrüse 316
  Lunge 418
Aderlaß, unblutiger 188
Adipositas, OP-Risiko 82
adjuvante Chemptherapie 226
Adrenalektomie 320
Adrenalin, bei Reanimation 181
Adrenogenitales Syndrom 324
AFP, α₁-Fetoprotein 234
Agranulozytose,
bei Zytostase 228
Aitken, Einteilung der
Epiphysenfrakturen 285
Akromioklavikuläre
Luxation 631
  chronische Luxation 633
  Klassifikation 632
  OP-Technik 632
Akromioplastik 639
Akrozyanose 407
Akut-Phase-Protein
  Labor, DD 792
Akuter Arterienverschluß 385
Akutes Abdomen 191
  bei Kindern, DD 266

DD 193
Akutes Ischämiesyndrom 385
ALAT, Glutamat-Pyruvat-
Transaminase, Labor, DD 794
Albumin 37
Aldocorten® 765
Aldosteron, Labor, DD 790
Alkalische Phosphatase
  Labor, DD 790
Alkalose 94
Alkohol, Entzugsdelir 16
Alkoholabhängigkeit 15
Allen-Test 29
Allergie, Schock 187
Allergische Reaktionen
  Lokalanästhetika 41
Allgemeinanästhesie 82
Allgöwer-Rückstichnaht 55
ALM, Akrolentiginoses
Melanom 345
Amblosin® 252
Ambulante Operationen 3
Aminoglykoside 255
  PMMA-Ketten 237
Aminomix® 201
Aminopenicilline 251
Amöbenleberabszeß 576
Ampicillin 252
Ampulla recti, Untersuchung 6
Amputatio mammae 371
Amputation 391
  Traumatische 626
α-Amylase, Labor, DD 790
Analatresie 273
Analgesie, postoperativ 40
Analgetika 767, 769, 771
  bei Leberschaden 787
Analkanal, Untersuchung 6
Analprolaps 273
Anämie 5, 120
  hämolytische 120
  megaloblastäre 120
Anamnese
  bei Fieber 241
  bei Hypertonie 102
Anamnese 4f
Anaphylaktischer Schock 187
Anästhesie
  Infiltrations- 41
  Infiltrations 41
  Kryo- 41
  Leitungs- 43
  Lokal- 40ff
  Oberflächen- 41
  Peridural- 40, 44
  Plexus brachialis 43
  Regional- 40ff, 42
  Schleimhaut- 41
  Spinal- 45
  Spinal 40
Anästhesieverfahren, Wahl 82
  Gallenwege 586
  Leber 564
  Leistenkanal 541
  Nebenniere 318
  Nebenschilddrüse 314
  Pankreas 586
  Schilddrüse 300
Anderson
  Einteilung der
  Densfrakturen 732
Aneurysma
  Bauchaorten- 394

Angelhaken, Entfernung 348
Angina abdominalis 387
Angina pectoris 96, 98
  Klassifikation 430
  OP-Risiko 80
  postop. 89
Angiographie 383
Anorexie, OP-Risiko 82
Anosmie
  latero-orbitale Fraktur 745
Anthrax 250
anti-TPO 302
Antibiose
  bei Osteomyelitis 237
  bei Pneumonie 107
  lokale 237
Antibiotika
  bei Asthma bronchiale 106
  bei Leberschaden 788
  Diarrhoe 112
Antibiotika-Prophylaxe 83
  bei Agranulozytose 229
Antibiotikatherapie 250
Antidiabetika
  bei Leberschaden 788
  orale 118
Antiepileptika
  bei Leberschaden 787
Antigen
  prostataspezifisches 798
  tissue polypeptide 800
Antihypertensiva
  bei Leberschaden 788
Antikörpersuchtest 37
ANV 115
Aorta
  Aneurysma 439ff
  Dissektion 439ff
  Ersatz 440
  Infrarenaler Ersatz 395
  Ruptur 712
Aortenisthmusstenose 442
Aortenklappe
  Ersatz, transaortal 434
  Insuffizienz 433
  Stenose 433
  Vitien 432f
Aorto-femoraler Bypass 390
Aortokoronarer Venen-
bypass (ACVB) 431
AP, alkalische, Phosphatase
  Labor, DD 790
Appendizitis 521
Apudchirurgie 280
Apudome 325, 327, 329
Arbeitsunfall 17f
Arlt, Reposition 633
Armhalteversuch 123
Arrhythmie
  OP-Risiko 80
  postop. 89
Arterenol®, -Perfusor 783
Arterielle Verschluß-
krankheit 388
Arterieller Katheter 29
Arterien
  Diagnostik 381
  Punktion 29
  Viszeralarterien-
  verschluß 387
  verschluß, akuter 385
Arteriosklerose 430
Arteriovenöse Fistel 384

Index

Arthritis
- eitrige 240
- unspezifische 240

Arthrographie 32
Arthrogrypose 88
Arzneimittel
- bei Leberschaden 787

Arzneimittel-NW
- Hypertonie 102
- Zytostatika 228

Arzneimittel-WW
- Digitalis 102
- Sufonylharnstoffe 118

Arzneimittelinteraktionen 765
Arztbrief 13f
ASAT, Glutamat-Oxalacetat-Transferase, Labor, DD 794
Ascorbinsäure, Bedarf 203
Aspiration von Fremdkörpern bei Kindern 268
Asthma
- Anfall 105
- bronchiale 105
- cadiale 105
- OP-Risiko 81

Astonin H® 765
Asystolie, Stufenschema 183
Aszites 567
- chylöser Aszites 567
- Diagnostik 31
- hämorraghischer 567
- Punktion 31

AT III, DD 790
Atelektase
- DD 155
- postop. 91

Atemdepression, zentrale 90
Atemnot, DD 404
Atemstillstand 180
Atemstörung, obstruktive
- postop. 89

Atemwegsverlegung 89
Atherom 342
Atlasfraktur 730
Atmungstyp 105
Atraumatische Naht 54
Atropin 90, 181, 183
Atypische Keilresektion 414
Aufklärung
- bei Lokalanästhesie 40
- zur OP 76

Aufnahme, stationäre 2f
Aufwachraum 87
Augmentan® 251
Ausschälplastik 390
Austauschtransfusion 37
Auswurf, DD 405
Autoantikörper, Schilddrüse 302
Autotransfusion, postoperative maschinelle 36
Autotransplantation
- von NSD-Gewebe 315

AV-Block 181
AV-Fistel 384
AVK 388ff
Axial-pattern-Lappen 339
Axillädissektion 371
Axilläre Plexusblockade 44
Axilläre Tumoren, DD 360
Axisfrakturen 731
Axonotmesis 625
Azidose
- metabolische 94, 185
- respiratorische 94

Azidoseausgleich
- bei Asystolie 183

AZT 11

B

B I/B II-Resektion 470
Babinski-Reflex 123
Bacillus anthracis 250
Backwash-Ileitis 519
Bactrim® 256
Bahnung 122
Bakteriämie 244
Bakteriologische Proben 45
Bakteriurie, asymptomatische 244
BAL 46
Ballonprüfung, Sonden 49
Ballonpumpe, intraaortale 428
Bandscheibenvorfall
- lumbaler 126

Bankart-Läsion 634
Bankart-Operation 636
Barton-Fraktur 653
Basaliom 343
base excess 94
Basedow-Erkrankung 308
Basisernährung 200
Basophile Granulozyten 792
Bassini-Hackenbruch
- OP-Prinzip 543

Bassini-Kirschner
- OP-Prinzip 543

Battered-Child-Syndrome 269
Bauchaortenaneurysma 394
Bauchhautreflexe 123
Bauchschmerzen
- bei Erwachsenen 485
- bei Kindern, DD 266

Bauchtrauma, stumpfes
- bei Erwachsenen 485
- bei Kindern 267

Bauchwandhernien 535
Baumann-Linie 150
Baypen® 252
BBF-Gips 62
BE, base excess 94
Beatmung 180
Beatmungspneumonie 246
Becken, Röntgen 151
Beckenbodenhernie 548
Beckenkammpunktion 34
Bedside-Test 38
Bein
- Schmerz, DD 380
- Schwellung, DD 380
- Ulcus, DD 380

Beinhalteversuch 123
Beinvenenthrombose
- postoperativ 83

Belastungs-EKG 409
Belastungsdyspnoe 80
Bence-Jones-Proteine 115
Benzyl-Penicillin 251
Beta-Lactam-Antibiotika 254
Betamethason 765
Betäubungsmittel
- Anforderungsschein 10

Betnesol® 765
Bettruhe, Indikationen 2
Beugesehnenverletzung 661
Beurlaubung des
- Patienten 13

Bewegungsapparat
- Untersuchung 7

Bewegungsausmaße 7
Bewußtlosigkeit 180
- bei Kindern, DD 265

Bewußtseinsverlust
- kurzzeitiger 97

BGA, Blutgasanalyse 94, 409
BHR, Bauchhautreflexe 123
Bicarbonat, Standard-
- Labor, DD 799

Biegungsfraktur 610
Bifiteral® 2
Bikarbonat 94
Bilirubin, Labor, DD 790
Bilobektomie 414
Binotal® 252
Biopsie
- Knochenmark 34
- Leber 34, 572
- Niere 35

Bißverletzung, Kopf 744
Bizepssehnenruptur 637
Blase
- Ekstrophie 272
- Harn-, bei Querschnitt-Sy. 125

Blasenkatheter 51
- suprapubischer 52
- transurethraler 51

Blasenpunktion 47, 52
Blindsack-Sy. 113
Blitzschlag 760
Blockade des N.
cutaneus femoralis lat. 43
Blow-out-fracture 748
Blumensaat-Linie 152
Blutbild 792
Blutdruckmessung 6
- blutige 29
- direkte 29

Blutentnahme 23
- Desinfektion zur 22

Bluterbrechen 109, 405
Blutgasanalyse 94, 409
- Normwerte 80
- O_2sat 798
- pCO_2 796
- pH 797
- pO_2 798
- präop. 79

Blutgruppe 78
Blutgruppenbestimmung 37
Bluthusten, DD 405
Blutkonserven, Aufklärung 77
Blutkultur,
Desinfektion zur 22, 45
Blutleere 87
Blutpoolszintigraphie 571
Blutpräparate 36
Blutröhrchen 23
Blutsparende Maßnahmen 35
Blutsperre 87
Blutstillung, durch Nähte 57
Blutstuhl
- bei Kindern, DD 264

Bluttransfusionen 35ff
Blutung
- gastrointestinale 109
- oberer GIT 109
- okkulte 485
- postop. 87

Blutungsneigung 121
Blutungszeit 121
Blutverlust 186

Böhmer, PECH-Schema	623	
Bohrlochosteomyelitis	62	
Bohrlochtrepanation	741	
Bolusverband	336	
Borrelia burgdorferi	240	
Botalli, Ductus arteriosus	403	
Bowing-fracture	285	
Brachytherapie	230	
Bradykardie		
Hypertonie-Ther. bei Notfall	103	
postoperativ	89	
Brandverletzung		
Erstmaßnahmen	754	
Sofortmaßnahmen	753	
Braunüle®	24	
Brillenhämatom	745	
Broca-Index	409	
Bronchialkarzinom	418	
Grading	419	
OP-Prinzipien	419	
TNM-Klassifikation	419	
WHO-Klassifikation der Histologie	418	
Bronchiallavage	46	
Bronchialsekret		
zur Tbc-Diagnostik	48	
Bronchiektasen	417	
Bronchoalveoläre Lavage	46	
Bronchographie	412	
Bronchopneumonie	154	
Bronchopulmonale Erkrankungen		
OP-Risiko	81	
Bronchospasmolysetest	408	
Bronchospasmus, postop.	90	
Bronchusruptur	714	
Bronchusstumpf-insuffizienz	415	
Bronchusstumpf-versorgung	414	
Broteinheit, BE	118	
Bruchband	538	
Bruchentzündung		
Hernien-KO	537	
Bruchheilung	619	
Bruchhüllen	534	
Bruchinhalt	535	
Bruchpforte	534	
Inguinalhernie	540	
Bruchsack	534	
Bruchwasser	535	
Brustaugmentation	377	
Brustdrüse, Anatomie	358	
Brusterhaltende Therapie beim Mamma-Ca	369	
Brustwiederaufbau-methoden	373	
Brustwirbelsäule		
Röntgen	149	
BSG, Blutkörpersenkungs-geschw.		
entzündliche Knochen-erkrankungen	236	
Labor, DD	791	
BtM (Betäubungsmittel)	10	
BtMVV (Betäubungsmittel-verschreibeverordnung)	10	
buffy-coat	36	
Bülau-Drainage	415, 717	
Bulbus	12	
Bupivacain		
Eigenschaften	40	

Bursitis	626f	
Bürstenabstrich, bronchialer	46	
Butterfly®	23	
BWS, Verletzungen	733	
Bypass	431	
bei peripheren Arterien-verschlüssen	390	
kardiopulmonaler	428	
C-reaktives Protein		
Labor, DD	792	
C-reaktives Protein (CRP)		
entzündliche Knochen-erkrankungen	236	
CA 125, CA 15-3, CA19-9	234	
CA 125, CA 15-3, CA 19-9		
Labor, DD	791	
CA 15-3		
DD	791	
CA 72-4	234	
CA, Carbohydratantigene		
Labor, DD	791	
Ca^{2+}, Kalzium		
Labor, DD	796	
Calciferol, Bedarf	203	
Calcitonin		
bei Schilddrüsen-Ca	303	
Labor, DD	791	
Campylobacter jejuni	112	
Canalis inguinalis	541	
Candidasepsis	260	
Candidiasis	260	
Captopril	101	
Carbohydratantigene		
Labor, DD	791	
Carbostesin®	40	
Carotis-TEA	393	
Carotisstenose	393	
Catapresan®, Perfusor	783	
Cauda equina-Sy.	127	
Caudakompression	127	
CCS-Klassifikation	430	
CEA, carcinoembryonales Antigen, Labor, DD	234, 791	
Cefaclor	252	
Cefazolin	252	
Cefepim	254	
Cefixim	254	
Cefotaxim	253	
Cefpodoxim	253	
Cefsulodin	253	
Ceftazidim	253	
Ceftibuten	254	
Ceftriaxon	253	
Cefuroxim	253	
Cefuroximaxetil	253	
Celestan®	765	
Cephalosporine	252	
bei Pseudomonas	253	
Cephoral®	254	
Charles, OP nach	562	
Chassaignac	284	
CHE, Cholinesterase		
Labor, DD	792	
Chemotherapie		
adjuvante	226	
neoadjuvante	226	
regionale	347	
Child, Einteilung der Leberzirrhose	573	
Chinolone	256	
Chirurgische Diagnostik	4	

Chlamydien, Diagnostik	48	
Chlorid		
Bedarf	203	
Labor, DD	791	
Chlortetracyclin	255	
Cholangiosepsis	247	
Cholecystektomie		
konventionell	594	
laparaskopisch	596	
Cholecystitis/Cholangitis	590	
Choledochoduo-denostomie	596	
Choledochusrevision	595	
Cholelithiasis	589	
Cholestase, Labor	570	
Cholesterin		
HDL-, Labor, DD	795	
Labor, DD	792	
LDL-, Labor, DD	796	
Choleszintigraphie	571	
Cholezystoduodenostomie	596	
Cholinesterase		
Labor, DD	792	
Chrom, Bedarf	203	
Chylothorax	27, 415	
traumatisch	713	
Cilastatin	254	
Cimino-Shunt	399	
Ciprobay®	256	
Ciprofloxacin	256	
Cisaprid	111	
CK, Kreatinphosphokinase		
Labor, DD	796	
Claforan®	253	
Clarithromycin	255	
Clavulansäure	251	
Clindamycin	255	
Clips	54	
Clonidin, Perfusor	783	
Clonidintest	319	
Clostridium perfringens	248	
Clostridium tetani	248	
CO-Vergiftung	758	
Cobalamin, Bedarf	203	
Cocktail, lytischer	12	
Colitis ulcerosa		
Kinderchirurgie	273	
Colles-Fraktur	652	
Colon-Ca		
Dukes-Klassifikation	511	
Combactam®	251	
Combifusin forte®	201	
Combiplasmal®	201	
Computertomographie		
Doppelkontrast-	162	
Extremitäten	162	
Computertomo-graphie (CT)	161	
Condylomata acuminata	343	
Conn-Erkrankung	322	
Cotrim®	256	
Cotrimoxazol	256	
Courvoisier-Zeichen	6	
Coxitis fugax, Sonographie	173	
Crepitatio, Nasenbein-fraktur	747	
Crohn, Morbus		
Kinderchirurgie	273	
Cromoglycinsäure	106	
Crossektomie, Varizen-OP	399	
CRP, C-reaktives Protein		
Labor, DD	792	
CT, entzündliche		

Index

Knochenerkrankungen 161, 236
  Mamma 363
Cushing Syndrom 323f
  Adrenalektomie 323
Cushingschwelle 765
CYFRA 21-1 234
Cystofix 52

D
D-Arztverfahren 18
D-Arzt-Bericht 11
Darmatonie, postop. 91
Darmgangrän, Hernien-KO 537
Darmgeräusche 6, 191
Darmnaht 56
Darmperforation 537
Daumengelenk
  Funktionsstellung 61
Decortin® 765
Defektbruch 610
Defibrillation, Technik 183
Dehydratation 110, 112
Dekortikation 414
Dekubitus 350
Delir, Alkoholentzug 16f
Densfrakturen 732
Depressionsfraktur 610
Dermalsinus 271
Dermatome 124
Dermoid, Kinderchirurgie 274
Desault-Verband 62
Desinfektion, Haut 22
Dexamethason 765
  Kurztest 318
  Langzeittest 319
Dextran 196
Diabetes mellitus 117
  Diät 118
  HWI 244
  OP-Risiko 81
Diagnostik, chirurgische 4
Dialyse
  bei ANV 116
  Medikamentendosierung 784
  postop. 81
  präop. 81
Dialyse-Shunt 399
Diastolikum 95
Diät
  bei Diabetes 118
  Indikationen 2
Diathese, hämorrhagische 121
DIC, disseminierte intravasale Gerinnung 121
Dickdarm
  Karzinom,
  Stadieneinteilung 510
Differentialblutbild 792
Diffusionskapazität 409
Diffusionsstörung 409
Digitus saltans 663
Discusprolaps 126
Diskushöhe, Halswirbelsäule 149
Diskusprolaps 125
Distale Bizepssehnenruptur 638
  Therapie 638
Distale Humerusfraktur 645
  Plattenosteosynthese 645
  Schraubenosteosynthese 645
Distale Radiusfraktur 652
  Barton-Fraktur 653
  Begleitverletzungen 652

Colles- 652
Fixateur externe 654
Miniplattenosteosynthese 655
Perkutane Spickung 654
Proc. styloideus radii 653
Reversed Barton-Fraktur 653
Smith- 652
Sudecksche Dystrophie 655
Volare Platte 655
Distorsion,
  HWS (Einteilung) 730
Diuretika, bei
  Leberschaden 788
Divertikel, Ösophagus 451
Dobutamin-Perfusor 783
Dobutrex®-Perfusor 783
Donati-Rückstichnaht 55
Dopamin-Perfusor 188, 783
Doppelkontrastcomputertomographie 162
Dopplersonographie 382
Downstaging 226
Doxycyclin 255
Drainage
  Bülau 717
  Monaldi 717
  peritoneale 53
  Pleurasaug- 717
  Post-OP 52
  postoperativ 52
  Robinson- 53
  T- 53
  Ziel- 53
Drainagespitzen
  Untersuchung 48
3-in-1-Block 43
Dringlichkeitsstufe von OPs 76
Druckmydriasis 12
Duchenne-Dystrophie 88
Ductus arteriosus Botalli 403
Ductus omphaloentericus 272
Dünndarm
  Atresie/-obstruktion 273
Duodenum
  Anatomie 467
  OP-Verfahren 468
  Postoperative Behandlung 470
  Präoperative Maßnahmen 468
  Ulcus pepticum duodeni 472
  Ulkuskrankheit 473
Duplexsonographie 382
Dupuytrensche
  Erkrankung 663
Duranest® 40
Durchblutungsörung
  Transitorisch ischämische Attacken TIA 128
Durchblutungsstörung
  akute zerebrale 127
  Hirnstamminfarkt 128
  progressive stroke 128
  zerebrale 127
Durchgangsarztbericht 19
Durchgangsarztverfahren 18
Durchstechungsligatur 57
Duval, OP nach 605
Dynamische Hüftschraube (DHS) 613
Dynamische Kondylenschraube (DCS) 613

Dysenterie 112
Dysphagie, DD 110, 445
Dyspnoe, DD 404
Dystrophie, Sudeck 616

E
Early gastric cancer 478
EBK, Eisenbindungskapazität, Labor, DD 793
EBÖ 456
Echinokokkose
  Leber 577
  Lunge 416
Echokardiographie 412
EEA (Entero-enteric-anastomosis) 56
Effendi, Klassifikation der Axisringfrakturen 732
Eigenblutspende,
  präoperative 35
Eigenreflexe 8, 122
Einfach-TLKE 36
Eingewachsener
  Zehennagel 355
Einlauf 91
Einmalkatheter, Harnblase 51
Einsekundenkapazität 79
Einwilligung zur OP 77
Eisen
  Bedarf 203
  Labor, DD 793
Eisenbindungskapazität
  Labor, DD 793
Eisenmangelanämie 120
Eisensubstitution 35
Eiweiß, Labor, DD 794
Ejakulat
  mikrobiologische Diagn. 47
Ekchymosen 121
EKG, präoperativ 79
EKZ 428
Elektrolyte, präoperativ 78
Elektrophorese 799
  entzündliche Knochenerkrankungen 236
Elementartherapie 180
Ellenbogengelenk
  Funktionsstellung 61
  Punktion 33
  Röntgen 150
Ellenbogenluxation 646
  Begleitfrakturen 646
  Einteilung 646
  Nachbehandlung 647
  Operative Revision 646
  Reposition 646
Ellis-Damoiseau-Linie 155
Elzogram® 252
Embolie
  arterielle 385
  Lunge, Notf. 108
Embolieprophylaxe, periop. 83
Emmet-Plastik 356
Emphysem, Mediastinum 426
Endobrachyösophagus 456
Endobronchiale Medikamentengabe 181
Endokarditis 247
  Blutkultur bei 46
Endokarditis-Prophylaxe 83
Endokrinopathien
  paraneoplastisch 231
Enolase
  neuronspez., Labor, DD 797
Enteritis regionalis 519

Index

Enterothorax	272
Entkopplung, elektromechanische	183
Entlassung des Patienten	13
Entzugsdelir, Alkohol	16
Enukleation, Schilddrüse	305
Enzephalopathie	568
Enzephalozele	271
Eosinophile Granulozyten	792
Epidermale Zyste	342
Epiduralanästhesie	44
Epidurales Hämatom	740
Epigastrische Hernie	548
Epilepsie, DD	97
Epiphrenisches Divertikel	451
Epiphysenfraktur	285
Epispadie	274
Epistaxis	11
Erbrechen	
bei Kindern, DD	264
bei Zytostase	230
kaffeesatzartiges	109
postop.	91
postoperativ	91
Erdmann	
Einteilung der HWS-Distorsionen	730
Erfrierung	
Stadien	759
Therapie	759
Ergometrie	409–410
Ermüdungsfraktur	610
Ernährung	
perihervenöse	
Basisernährung	200
posttraumatische	200
Standard-	200
Ernährung, parenterale	
totale, TPE	201
Erycinum®	255
Erysipel	249
Erythromycin	255
Erythropoetin	230
Erythrozyten	120
Labor, DD	793
Erythrozyten-Konzentrat (EK)	36
Erythrozytenindex	
Labor, DD	793
Esmarch-Handgriff	180
Essex-Lopresti-Verletzung	649
Etacrynsäure	101
Ethipins®	54
Etidocain, Eigenschaften	40
Euglucon®	118
Euphillin®-Perfusor	783
Eusaprim®	256
Expander, Haut-	338
Expanderprothese	
nach Ablatio mammae	374
Explantation	217
Exsikkosezeichen	5
Extension	612
Extrakorporale Zirkulation (EKZ)	428
Extrasystolie, postoperativ	89
Extremitäten, klin. Untersuchung	7
Extubation bei Reanimation	184
Fadenmaterial	53
Fadenstärke	53
Faecanostik®	485
Fahruntüchtigkeit	40
Fasziendopplung	
nach Mayo	546
Fasziennaht	55
Faszikulationen	123
Faustschlußprobe	381
Fe^{2+}, Eisen, Labor, DD	793
Feigwarze	343
Feinnadelbiopsie	
transthorakal	413
Feldblock	42
Femoralhernie	545
Femoralisblockade	43
Ferritin, Labor, DD	793
α_1-Fetoprotein, Labor, DD	1
Fettemulsionen	
Nomenklatur	199
Fettgeschwülste	342
Feuermal	341
FFP	37
Fibrinkleber	57
Fibrinogen, Labor, DD	79, 794
Fibroadenom, Mamma	365
Ficortil®	765
Fieber	
bei Agranulozytose	228
bei Venenkatheter	247
im Krankenhaus erworbenes	247
nach ERCP	247
nosokomiales	247
postop.	88
Fieber, unklarer Genese	241
Filgastim®	229
Filiforme Warze	343
Finger	
Luxation	660
Röntgen	151
Schiene	62
schnellender	663
Fingergelenk	
Funktionsstellung	61
Fingerglied, Fraktur	660
Fingernägel, bei	5
Fistel, arterio-venös	384
Fixateur externe	614
Verband bei	62
Fixationsverband	60
flake fracture	610
Flaschengriff	61
Floating elbow	644
Flucloxacillin	251
Fludrocortison	765
fluid lung	99
Fluocortolon	765
Flüssigkeit, Bilanz	195
FNH (Fokale noduläre Hyperplasie)	578
Foetor ex ore, DD	5
Follikuläre Zyste	342
Folsäure, Bedarf	203
Fontaine, Stadien der AVK	388
Forrest	
Einteilung der Blutungsaktivität	475
Fortecortin®	765
Fortum®	253
Fraktur	
Abriß-	610
Abscher-	610
Altersbestimmung	270
Atlas	730
Axis	731
Behandlung, kons.	611f
Biegungs-	610
blow out-	748
Defekt-	610
Dens	732
Depressions-	610
Dislokation	610
Epiphyse	285
Ermüdungs-	610
frontobasal	745
Handwurzel	657
Jochbein	746
Kalotte	748
Klassifikation	610
Kompressions-	610
Lastaufnahme	619
Marsch-	610
Meißel-	610
Mittelgesichts-	745
Nasenbein	747
Orbitaboden	748
Osteosynthese	612
pathologische	610
Quer-	610
Refraktur	615
Rippen-	710
Sakrum	735
Schädel	744
Schädelbasis	748
Schräg-	610
Spontan-	610
Steißbein	735
Sternum	711
Torsions-	610
Frakturheilung	
im Kindesalter	286
Verlaufsbeobachtung	619
Frakturzeichen	
sichere	611
unsichere	611
Fremdkörperaspiration, -ingestion	268
Fremdkörperentfernung	348
Fremdreflexe	8, 123
Fresh frozen plasma (FFP)	37
Frischblutkonserve	37
Frontobasale Frakturen	745
Frühkomplikationen	
postop.	87
Frühreaktion	
nach Transfusion	39
fT4, freies Thyroxin	
Labor, DD	800
Fundoplikatio, Komplikationen	456
Fungämie, Blutkultur bei	46
Funikulolyse	276
Funktionsprüfungen	
Bewegungsapparat	7
Funktionsstellung	61
Funktionsstellung der Gelenke	61
Furosemid	101
-Perfusor	783
Furunkel	348
Furunkulose	349
Fuß, Röntgen	152
Fußgelenke	
Funktionsstellung	61
Fußklonus	123
G-CSF, granulocyte-colony-stimulating factor	229
Galaktographie	362

Index

Galeazzi-Fraktur	650	
Gallenblase, Sonographie	171	
Gallenblasenkarzinom	591	
Gallengangsatresie	273	
Gallengangskarzinom	592	
Gallensäureverlust-Sy.	113	
Gallenwege		
Anatomie	586	
Cholecystektomie	594	
Cholecystitis/ Cholangitis	590	
Cholelithiasis	589	
Diagnostik	587	
galleableitende OPs	596f	
Kolik	589	
Papillenstenose	593	
Pericholecystitis	590	
Gallenwege-Ca		
Metastasierung	225	
γ-GT, γ-Glutamyl-Transferase		
Labor, DD	795	
Ganglion	624	
Gasbrand	248	
Gasödem	248	
Gastrektomie	470	
Gastrin		
bei Gastrinom	327	
Labor, DD	794	
Gastrinom	325, 327	
Gastritis, erosive	109, 473	
Gastrointestinalblutung	109	
Gastrojejunostomie	470	
Gastrokolische Fistel	476	
Gastroschisis des Neugeborenen	272	
Gauge	24	
Gedämpfte Kurve	411	
Gefäßdiagnostik	381ff	
Gefäßerkrankungen	102	
Gefäßnaht	55	
Gefäßstatus	8	
Gefäßverletzung, Mediastinum	712	
Gehirn-Metastasierung	225	
Gehirnprolaps		
latero-orbitale Fraktur	745	
Gelatine	196–197	
Gelenke, Funktionsstellung	61	
Gelenkeinsteifung	60	
Gelenkpunktion		
Durchführung	32	
Schultergelenk	33	
Gelenkpunktion	32ff	
Gelenkspülung, arthroskopische	241	
Gelenkversteifung	615	
Gentamicin	255	
Gerinnungsfaktoren- konzentrate	37	
Gerinnungsstörungen	40	
Gernebcin®	255	
Gesamteiweiß, Labor, DD	794	
Gewebenaht	55	
GFR, glomuläre Filtrations- rate	784	
GIA (Gastro-intestinal- anastomosis)	56	
Gichtmittel, bei		
Leberschaden	788	
Gilchrist-Verband	62	
Gips		
Oberschenkel-	61	
Unterschenkel-		
Unterschenkelliege-, Geh-	61	
Gipsbearbeitung nach Aushärtung	61	
Gipskontrolle	59	
Gipsverband	59ff	
Girard, OP-Prinzip	543	
Glasgow-Coma-Scale	739	
Glaukom	41	
Glaukom, akutes	12	
Glenohumerale Bänder	633	
Glenohumerale Instabilität	636	
Bankart-Operation	636	
multidirektionale	636	
Op nach Neer	636	
unidirektionale	636	
Glenoid	636	
Glibenclamid	118	
Glibornurid	118	
Globalinsuffizienz, respir.	409	
Globulin, thyroxin- bindendes	800	
Globuline, Labor, DD	794	
Glukagonom	325, 328	
Glukokortikoide	187, 765	
NW	766	
Substitution	320, 324	
Glukose		
Labor, DD	794	
WW	765	
Glukosestoffwechsel		
Diagnostik	117	
Glukosetoleranztest		
oraler	117	
Glutamat-Oxalacetat- Transferase		
Labor, DD	794	
Glutamat-Pyruvat- Transaminase		
Labor, DD	794	
γ-Glutamyl-Transferase		
Labor, DD	795	
Glutril®	118	
GM-CSF, Granulocyte- Macrophage-Colony-stimula		
Leukomax®	229	
Molgramostim®	229	
Gonorrhoe		
Diagnostik	48	
Goodpasture-Sy.	406	
Gordon-Zeichen	123	
GOT, Glutamat-Oxalacetat- Transferase, Labor, DD	794	
GPT, Glutamat-Pyruvat- Transaminase, Labor, DD	794	
Grading		
histopath., TNM	224	
Mamma-Ca	367	
Graft versus host-Reaktion	37	
Gramaxin®	252	
granulocyte-colony- stimulating factor=G-CSF	229	
Granulozyten		
eosinophile, Labor, DD	792	
neutrophile, Labor, DD	792, 796	
Granulozyten-Szintigraphie	243	
Grenzwerthypertonie	102	
Grünholzfraktur	285	
Grützbeutel	342	
Guedel-Tubus	180	
Gummilaschendrainage	53	
Gynäkomastie	377	
Haartalgzyste	342
Hach Einteilung der Stammvarikosis	397
Haemoccult®	485
Halothan®	79
Hals	
Untersuchung	5
Zyste	271
Halsrippe	149
Halsschwellung, DD	300
Hämaccel 35®	197
Hämangiom	
Kinderchirurgie	274
Leber	578
Hämangiome	341
kapilläre	341
kavernöse	341
Hämarthros, DD	687
Hamartom	
Lunge	418
Mamma	366
Hämatemesis	109, 405
bei Kindern, DD	264
Hämatokrit, Labor, DD	120, 795
Hämatologie	120
Hämatom	
Altersbestimmung	270
epidural	740
Hämatothorax	27, 716
Hämaturie	113
bei Kindern, DD	266
Hämodilution, präoperative	36
Hämoglobin	120
Labor, DD	795
Hämolyse	23
Haemophilus influenzae	107
Hamoptoe	405
Hämoptyse	109
DD	405
Hämorrhagische Diathese	87, 121
Hand	
Anatomie	656
Röntgen	150
Untersuchung	5
Verletzungen	656ff
Handgelenk	
Funktionsstellung	61
Punktion	33
Röntgen	150
Handwurzel	
Fraktur	657
Hanging cast	62
Harnblasen-Ca	
Metastasierung	225
Harnröhrenabstrich	47
Harnsäure, Labor, DD	795
Harnstoff, Labor, DD	795
Harnverhalt	51
bei Kindern, DD	266
Harnverhalt, akut postop.	91
Harnwegsinfekt	88
Harnzytologie,	
DD Hämaturie	114
Hauptgrenzspalte	564
Haut	
Fremdkörperentfernung	348
Inspektion von	5
Hautdesinfektion	22
Hautexpander	338
nach Ablatio mammae	374
Hautexpansion	338
Hautlappenplastik	339

Index

Hautmantelrekonstruktion 374
Hautnaht 55
Hautpigmentierung 340
Hautplastik ff 333
Hautspaltlinien 332
Hautspannungslinien 332
Hauttransplantation 334
Hb, Hämoglobin 120
  Labor, DD 795
HB-Vax® 258
HCC (Hepatozelluläres Karzinom) 578
β-HCG
  humanes Choriongonadotropin 234
StHCO3, Standard-Bicarbonat, Labor, DD 799
HCT, Calcitonin, Labor, DD 791
HDL-Cholesterin, Labor, DD 795
HDV, Hepatitis-D-Virus 259
Heberden-Knötchen 5
Hemithyreoidektomie 304
  bei NSD-Karzinom 315
Heparin, -Perfusor 783
Heparin-Ther. 122
Hepatitis
  akute 257
  chronische 259
  Impfung 258
  Labor 570
  Nadelstichverletzung 11
  Prophylaxe 258
  Serologie 257
  Transfusions- 259
  virale 257
Hepatitis A 258
Hepatitis B 258
Hepatitis E 259
Hepatojejunostomie 596
Hepatojugulärer Reflux 6
Hepatomegalie, DD 566
Hernie
  acquisita 534
  angeborene 534
  äußere 540ff
  Bauchwand- 535
  bursae omentalis sive paraduodenalis 550
  cicatricea sive postoperativa 547
  completa 541
  congenita 534
  duodeno-mesocolica 550
  Diagnostik 535
  epigastrische 548
  erworbene 534
  falsche 535
  Femoral- 545
  incipiens 541
  Inkarzeration 536
  inguinalis 540
  inkomplette 534
  innere 534, 550
  interparietale 534
  intraperitoneale 550
  ischiadica 549
  komplette 534
  Lumbal- 549
  mesenterico-parietalis dextra 550
  Nabel- 546
  Narben- 547
  obturatoria 548
  OP-Indikation 538
  perinealis 548
  postop. KO 539
  Prädisp. Faktoren 534
  recessus duodenalis 550
  Richter- 536
  Schenkel- 545
  Spieghel- 549
  spuria 535
  supravesicalis 549
  symptomatische 534
  Treitz 550
  vera 534
Herz 95
  Anatomie 403
  Auskultation 95
  Explantation 217
  Transplantation 221
  Untersuchung 6
  Verletzung, penetrierende 712
  Verletzung, stumpfe 711
Herz-Lungen-Maschine 428
Herzarrhythmie
  OP-Risiko 80
Herzbeuteltamponade 188
Herzchirurgie
  perioperatives Management 426ff
Herzdruckmassage 180–181
Herzfrequenz 6
Herzgeräusch
  akzidentelles 96
Herzinfarkt 96, 98
  Therapie 99
  stummer 98
Herzinsuffizienz
  chronische 100
  konservative Therapie 436
  OP-Risiko 80
Herzklappenerkrankungen 432
Herzkrankheit, koronare 98
Herzrhythmusstörungen 96
Herzschrittmacher 437ff
  Einkammersystem 438
  Implantation, epi-myokardial 438
  Implantation, transvenös 438
  Indikation 437
  Klassifizierung (NBG-Code) 437
  Typen 437
  Zweikammersystem 438
Herzstillstand 181
Herztod, Reanimation 184
Herztöne 95
Herzvitien, OP-Risiko 80
Herzzeitvolumen 410–411
Hexenschuß 126
Hiatushernie 453
Hilfsmittel Verordnung 10
Hill-Sachs-Läsion 150, 634
Hilusverbreiterung, DD 155
Hinterwandinfarkt
  Schmerz 194
Hirn
  Embolie 127
Hirndruckmessung 741
Hirnstamminfarkt 128
Hirschsprung, Morbus
  Kinderchirurgie 273
Histokompatibilitätskriterien
  Transplantation 214
HIV, Nadelstichverletzung 11
Hkt., Hämatokrit 120
  Labor, DD 795
HLA-kompatible Transfusion 37
HLA-Typisierung 39
Hoden-Ca 225
Hodenatrophie
  KO nach Hernien-OP 543
Hodenhochstand 274
Hodentorsion 270
Hollandertest 468
Hormongabe
  bei Leberschaden 788
Horner-Syndrom 406
  bei Schilddrüsen-Ca 312
Hörsturz, akuter 12
Howship-Romberg-Zeichen 548
Hufeisenniere 274
Hüftgelenk
  Funktionsstellung 61
  Punktion 33
  Sonographie 173
Hüftschraube, dynamische 613
Hühnerauge 342
Humanalbumin 197
Humerusschaftfraktur 643
  Bracing 644
  floating elbow 644
  Marknagelung 644
  Operative Therapie 644
  Plattenosteosynthese 644
  Radialisparese 644
Hungerversuch
  bei V.a. Insulinom 326
Husten, DD 405
HWI, Harnwegsinfekt 244
HWS
  Verletzungen 730
  Distorsion, Einteilung 730
Hydrochlorothiazid 101
Hydrocortison 765
Hydronephrose
  des Neugeborenen 274
Hydroxyäthylstärke 196
Hydrozele, Kinderchirurgie 274
Hydrozephalus 271
Hyperaldosteronismus (M. Conn)
  primär 322
Hyperparathyreoidismus
  nach NSD-Operation 316
  OP-Verfahren 315
  primär 316
  sekundär 317
  tertiär 317
Hyperplasie
  der Nebennierenrinde 322
Hyperspleniesyndrom 557
Hypertension
  portale 580
  postop. 89
Hypertensive Krise 102
  intraop. bei Phäochromozytom 322
Hyperthermie, maligne 88
Hyperthyreose
  Labordiagnostik 302
  präoperativ 82
  TRH-Test 302

Index

Hyperthyreose	308ff
Hyperthyreosis factitia	307
Hypertonie	102
essentielle	102
maligne	102
OP-Risiko	80
symptomatische	102
Therapie	103
Hypertonus	
präop. bei Urämie	81
Hyperventilation	404
bei septischem Schock	186
Hypoglykämie	97
Therapie	119
Hypokaliämie	78
Hypomagnesämie	
nach NSD-Operation	315
Hypoparathyreoidismus	
nach NSD-Operation	315
nach Schilddrüsen-OP	306
Hypophysenadenom	323
Hypospadie	274
Hypotension	
postop.	88
Hypothermie	184
Hypothyreose	
Labordiagnostik	302
TRH-Test	302
Hypothyreose	310f
Hypotonie	
kardiogener Schock	188
orthostatische	97
Hypoventilation, postop.	90
Hypovolämie	78
Hypovolämischer Schock	186
Hypoxämie	409
postoperativ	90
Hypoxie	80
HZV	411

I

i.v.-Injektion	23
IABP	428
Idealgewicht,	
Kalorienbedarf	118
IgG, γ-Globuline	
Labor, DD	794
Ikterus, DD	5, 565
Ileitis terminalis	519
Ileus	193
Hernien-KO	537
Mekonium-	273
Imipenem	254
Immunglobuline	37
thyreoidea stimulating	800
Immunsuppression	
nach Transplantation	214
Immunthrombozytopenie	39
Impfung, Hepatitis	258
Impingement	638
Inaktivitätsatrophie	60
Incarceratio stercoracea	537
Infarktpneumonie	107
Infektion	
bakteriell	45
der Gelenke	236ff
der Knochen	236ff
durch Staphylokokken	249
Harnwegs-	244
Infektionen, virale-	256
Infektionsprophylaxe	
periop.	83
Infektionsrisiko	22
Infiltrationsanästhesie	41

Inflammatorisches	
Karzinom	
der Mamma	367
Infusionslösungen	
Volumenersatz	196
Ingestion von	
Fremdkörpern	
bei Kindern	268
Inguinalhernie	540
Bruchpforten	540
direkte	542
indirekte	542
Laparoskop. OP	545
Operation	542
Operations-KO	543
Inhalationstrauma	758
Initialtherapie	
Angina pectoris	98
Injektion	
Desinfektion zur	22
intrakutane	22
intramuskuläre	22
intravenöse	23
subkutane	22
Inkarzeration	536
INR, international	
normalised ratio	777
Insellappen	339
Insertionstendopathie	624
Instabiler Schultergürtel	630
Instabiler Thorax	710
Insuffizienz	
Aortenklappe	433
Mitralklappe	435
Insulin	119
-Perfusor	783
Spritz-Eß-Abstand	119
Insulinom	325
Insulintest	468
Intal®	106
Interskalenäre	
Plexusblockade	43
Intervalläsion	637
Intoxikation, Reanimation	184
Intraaortale	
Ballongegenpulsation	
bei kardiogenem	
Schock	188
Intraaortale Ballonpumpe	
(IABP)	428
Intravenöse Injektion	23
Intravenöse	
Regionalanästhesie	42
Intubation	180
Invagination	279
Ischämie, Kolitis	519
Ischämieschmerz, Darm-	192
Ischämiesyndrom	
akutes	385
Ischämiezeit	87
von Transplantaten	217
Isoptin®-Perfusor	783

J

Jägerhutpatella	152
Jendrassik-Handgriff	122
Jochbeinfraktur	746
Jod, Bedarf	203
Johnson	
Klasifikation des	
Ulcus ventrikuli	474
Johnson-Winkel	153

K

Kachexie	
OP-Risiko	82
Kahnbeinbruch	62
Kalium	78
Bedarf	203
Labor, DD	795
Kalkaneus	
Röntgen	153
Kalorienbedarf	198
Kalorienberechnung	118
Kalottenfraktur	748
Kalter Abszeß	349
Kalzium	
Bedarf	203
Labor, DD	796
Kalziumglukonat 10 %	200
Kammerflattern	181
Kammerflimmern	
Stufenschema	183
Karbunkel	348
Kardiaka	
bei Leberschaden	788
Kardiakarzinom	460
Kardiogener Schock	188
Kardiomyopathie	
Klassifikation	436
Kardioplegie	428
kardiopulmonaler Bypass	428
Kardiovaskuläre	
Erkrankungen	
OP-Risiko	80
Karnofsky-Index	8
Karotissinus-Sy.	97
Karpaltunnelsyndrom	655, 749
Karzinoid	325, 329
Lunge	420
Karzinom	224, 227, 230, 234
Gallenblase	591
Gallengang	592
Kardia	460
Magen	477
Mamma	367ff
Ösophagus	457
Pankreas	602ff
Plattenepithel-	344
Schilddrüsen-	312
spinozelluläres	344
Therapie	226
Kasabach-Merritt-	
Syndrom	341
Katheter	
arteriell	29
Blasen-	51
Pulmonalis-	185
suprapubischer Blasen-	52
Venen-	24
Katheter-PDA	45
Katheterisation	
bei Frauen	52
bei Männern	51
transurethrale	51
Katheterspitzen	
Untersuchung	48
Katheterurin	47
Katheterwechsel	52
Kaudakompression	127
Kaudasyndrom	126
Keilexzision	
bei unguis incarnatus	356
Keilresektion, atypische	414
Keimax®	254
Kennmuskeln	127
Keratinozytenkulturen	755

Index

Kerley-Linien
 bei Herzinsuff. 101
Ketoazidose 94
Ketotifen 106
KHK 430
 OP-Risiko 80
KHK, koronare
 Herzkrankheit 98
Kieferklemme 747
Kinderchirurgische
 Erkrankungen 271ff
Kindesmißhandlung 269
Kirschnerdrahtfixation 614
Klacid® 255
Klammerentfernung 58
Klammern, Wund- 57
Klammernaht 56
Klammerpflaster 57
Klappenersatz
 biologisch 432
 mechanisch 432
 Nachsorge 435
Klappenfehler, OP-Risiko 80
Klappenvitien
 dekompensierte 188
Klavikulafraktur 630
 instabiler Schultergürtel 630
 konservative Therapie 630
 operative Therapie 630
 Plattenosteosynthese 630
 Rucksackverband 630
Kleber, Wund- 57
Kleinert, Ruhigstellung 662
Kleinert-Gips 62
Klonus 123
Klysma 91
KM-Transplantation 229
Knie, Röntgen 152
Kniegelenk
 Funktionsstellung 61
 Punktion 33
Knöchelödeme 80
Knochen, Metastasierung 225
Knochenmarkbiopsie 34
Knochenmarkpunktion 34
Knochenmarksdepression
 bei Zytostase 228
Knochenszintigraphie
 entzündliche Knochen-
 erkrankungen 236
Koagulopathie 121
Kocher-Kragenschnitt 304
Kohlendioxid
 Partialdruck, DD 409, 796
Kohlenmonoxid, Vergiftung 758
Kolikschmerz 192
Kolitis
 ischämische 519
 pseudomembranöse 112
Kolon-Ca
 Dukes-Klassifikation 511
 Metastasierung 225
Koloninterposition 155
Kolonkarzinom
 OP-Verfahren 513
 Stadieneinteilung 510
 Staging, präop. 512
Koma
 Glasgow-Coma-Scale 739
 hypoglykämisch 119
Kompartementsyndrom 59
Kompartmentsyndrom 617
Kompatibilität 38

Komplikationen
 postoperative 87
Kompressionsfraktur 610
Kompressionsverband 59
Kondylenschraube,
 dynamische 613
Kondylome, spitze 343
Konglomerattumor
 bei M. Crohn 520
Koniotomie, Notfall 180
Konserven, autologe 35
Kontinua 242
Kontrastmittel
 bei Niereninsuffizienz 156
 bei V.a. Hyperthyreose 156
Kontrastmittelallergie 156
 Prophylaxe 156
Kopf
 Bißverletzung 744
 Lidverletzung 743
 N. facialis-Verletzung 743
 Ohrmuschelverletzung 743
 Parotisverletzung 744
 Platzwunden 742
 Skalpierungsverletzung 742
 Untersuchung 5
Kopfverband 63
Kornähren-Verband 59
Koronarangiographie 412
Koronare
 Herzkrankheit (KHK) 430
 OP-Risiko 80
Koronarinsuffizienz 98
Körperoberfläche
 Nomogramm 764
Korsakow-Sy. 15
Kortikalisschraube 612
Kortikosteroide 765
Kortison 765
 -Entzugssyndrom 766
Kostaufbau
 allgemein, postop. 92
Koteinklemmung
 Hernien-KO 537
Kotfistel, nach Hernien-OP 539
Kraftprüfung 123
Kragenknopfpanaritium 354
Krämpfe
 NW Lokalanästhetika 41
Kraniostenose 271
Kraniotomie 741
Kreatinin, Labor, DD 79, 796
Kreatinphosphokinase
 Labor, DD 796
Kreislauf, Untersuchung 6
Kreislaufstillstand 180
 zerebraler 184
Kreuzprobe vor
Bluttransfusion 37
Krise, hypertensive 102
 Addison- 325
 intraop. bei
 Phäochromozytom 322
Krise, thyreotoxische 310
Kristalloide 186
Krukenberg-Tumor 225
Kryoanästhesie 41
Kryptorchismus 275
Kühlung, Brandwunden 753
Kunststoffverband 59ff
Kupfer, Bedarf 203

Labiensynechie 274
Laboruntersuchungen
 präop. 78
Lagerung 84
 kardiogener Schock 188
 Schäden 86
Lagerungsschäden 86
Laktatazidose 94
Laktatdehydrogenase
 Labor, DD 796
Laktulosebelastungstest 486
laminar-flow Gehäuse 227
Lange Bizepssehne 638
Langer-Hautlinien 332
Langzeit-parenterale
 Ernährung 200
Laparaskopie 34
Lappenplastik 339
Lappenresektion 414
Laryngospasmus
 NW Lokalanästhetika 41
 postop. 90
Larynxödem 187
Lasix®-Perfusor 783
Latamoxef 254
Latissimus-dorsi-Lappen 374
LATS 303
Lauenstein-Aufnahme 151
Lauren, Klassifikation des
Magen-Ca 477
Lavage
 Bronchial-
 bronchoalveoläre 46
Laxantien 2
Laxoberal(R) 2
LCT (long chain
triclycerides) 199
LDH, Laktatdehydrogenase
 Labor, DD 796
LDL-Cholesterin, Labor,
DD 796
Lebendspende, von
 Organen 216
Lebensmittelvergiftung 111
Leber
 -Metastasen 225
 Abszeß 575
 Amöbenabszeß 576
 Anatomie 564
 Angiographie 572
 Aszites 567
 Biopsie 34, 572
 Diagnostik 569ff
 Echinokokkose 577
 Explantation 217
 FNH (Fokale noduläre
 Hyperplasie) 578
 Hämangiom 578
 Hepatomegalie, DD 566
 Hepatozelluläres
 Karzinom (HCC) 578
 Ikterus, DD 565
 Laboruntersuchungen 569ff
 Leberzelladenom 578
 Metastasen 579
 Nuklearmedizinische
 Untersuchungen 571
 OP-Prinzipien 573
 Perioperatives
 Management 573ff
 Portale Hypertension 580
 Resektionsverfahren 574
 Segmenteinteilung 564

Index

Sonographie	170	
Transplantation	219	
Tumoren, gutartig	578	
Tumoren, maligne	578	
Venenverschlußdruck-Messung	572	
Zyste	576	
Zystenleber	576	
Leberbiopsie	34	
Leberblindpunktion	34	
Lebererkrankung		
Arzneither. bei-	787	
Labor	570	
Leberinsuff.		
parenterale Ernährung	201	
Leberpalpation	6	
Leberzirrhose, Labor	570	
Leichenschauschein	15	
Leichenspende von Organen	216	
Leichenstarre	14	
Leiomyom, Ösophagus	453	
Leistenhernie	540	
direkte	542	
indirekte	542	
Kinderchirugie	274	
Laparoskop. OP	545	
Operation	542	
Operations-KO	543	
Leistenkanal, Anatomie	541	
Leitungsanästhesie	43	
Blockade des N. cutaneus femoris lat.	43	
3-in-1 Block	43	
Femoralisblockade	43	
Ind./KI	82	
nach Oberst	43	
Plexus brachialis	43	
Leitungsblockade	40	
Lendenwirbelsäule		
Röntgen	149	
Zwischenwirbelräume	149	
Lentigo Maligna Melanom LMM	345	
Leukomax®	229	
Leukozyten, Labor, DD	796	
Leukozytenstimulation	229	
Leukozyturie	114	
Lexernaht	55	
Lichtbogenverbrennung	760	
Lidocain	40	
bei Reanimation	181	
Eigenschaften	40	
Lidverletzung	743	
Ligatur	57	
Linksherzinsuffizienz	100	
Linton-Nachlas-Sonde	49f	
Lipase, Labor, DD	796	
Lipödem	561	
Lipodystrophia paradoxa	561	
Lipom	342	
Mamma	366	
Lipomatose	342	
Lippen-Kiefer-Gaumenspalte	271	
Liquordrainage, externe	741	
Liquorrhoe	745	
latero-orbitale Fraktur	745	
LMM		
Lentigo Maligna Melanom	345	
Lobäremphysem		
des NG	272	

Lobärpneumonie	154, 246	
Lobektomie	414	
Lokalanästhesie	40	
Obturatorius-Blockade	43	
therapeutische	42	
Lokalanästhetika	40f	
Kontraindikationen	40	
Nebenwirkungen	41	
long chain triglycerides (LCT)	199	
Lopirin®	101	
Lumbalgie	125	
Lumbalhernien	549	
Lunge	105	
Abszeß	416	
Adenom	418	
bösartige Tumoren	420	
Bronchiektasen	417	
Echinokokkose	416	
gutartige Tumoren	418	
Hamartom	418	
Hämatothorax	716	
Karzinoid	420	
Kontusion	715	
Leitsymptome und DD	404	
Lymphabfluß	403	
Metastasen	420	
Pneumothorax	716	
Sarkom	420	
Tuberkulose	417	
Untersuchung	105	
Verletzung, penetrierend	715	
Lungenembolie	96, 108	
Notfall-Therapie	108	
Lungenemphysem		
Lufu bei	409	
Lungenerkrankungen	79	
bakteriell	416f	
OP-Risiko	81	
parasitär	416	
Lungenfunktion		
Diagnostik	408	
präop.	79	
Lungenfunktionsdiagnostik (Lufu)	408	
Lungenmetastasen	225	
Lungenödem	99	
e vacuo	31	
Therapie	100	
Lungenparenchymresektion	414	
Luxation	622	
Finger	660	
Formen	622	
LWS, Verletzungen	733	
Lyme-Arthritis	240	
Lymphadenektomie, axillär	371	
Lymphadenitis	560	
Lymphangioma colli	272	
Lymphangitis	560	
Lymphknoten		
-Metastasen	225	
Biopsie	559	
Exstirpation	559	
Schwellung, DD	557f	
TNM-Sytem	224	
Lymphknoten, Palpation	7	
Lymphknotenschwellung		
DD	557f	
Lymphödem	561	
Lymphozyten	792	
Lymphsystem, Diagnostik	559	

M. Basedow	308	
M. Cushing	323	
M. subscapularis	638	
M. teres minor	638	
Mädchenfänger	62	
Madelung-Fetthals	342	
Magen		
-ausgangsstenose	476	
Afferent-loop-syndrom	471	
Anatomie	466	
B I/B II-Resektion	470	
Diagnostik	467	
Dumping-Syndrom	470	
Efferent-loop-syndrom	471	
Frühkarzinom	478	
Gastrektomie	470	
Gastritis, erosive	473	
Kardiakarzinom	460	
Karzinom	477	
Karzinom im operierten Magen	472	
OP-Verfahren	468ff	
Perforation	476	
postoperative Behandlung	470	
Präkanzerosen	478	
präoperative Maßnahmen	468	
Pyloroplastik	469	
Refluxgastritis, alkalisch	472	
Rekonstruktion	479	
Resektion	479	
Sekretionsanalyse	468	
Syndrom der abführenden Schlinge	471	
Syndrom der zuführenden Schlinge	471	
Ulcus pepticum jejuni	472	
Ulkuskrankheit	473	
Vagotomie	468	
Magensaft, Gewinnung	48	
Magensaftanalyse		
bei Gastrinom	327	
Magenschlauchinterponat	455	
Magensekret	50	
Magensonde	50	
Magnesium, Bedarf	203	
MAK	302	
Makrohämaturie	113	
Makrolid-Antibiotika	255	
Makromastie	376	
Malignes Melanom	345	
Mallory-Weiss-Sy.	109, 111	
MALT	481	
Mamma		
Abszeß	378	
Anatomie	358	
Axilläre Tumoren, DD	360	
Bildgebende Verfahren	361	
Biopsie	363	
Brustaugmentation	377	
Diagnostik	360ff	
Fibroadenom	365	
Hamartom	366	
Hautveränderungen, DD	359	
Hyperplasie	376	
Hypertrophie	376	
Hypoplasie	377	
Karzinom	367ff	
Knoten, DD	358	
Leitsymptome und DD	358	
Lipom	366	
Makromastie	376	

Index

Mamillensekretion, DD	359	Meigs-Sy.	107	Mm. supra- und	
Mastitis	378	Meißelfraktur	610	infraspinatus	638
Milchgangspapillom	366	Mekoniumileus	273	Molgramostim®	229
OP-Lagerung	363	Meläna	109	Monaldi-Drainage	717
OP-Vorbereitung	363	Melanom		Moniliasis	247
postop. Behandlung	365	amelanotisches	345	Monokelhämatom	745–746
Probeexzision	364	malignes	345	Monozyten	792
Reduktionsplastik	376	Metastasierung	225	Monteggia-Fraktur	650
Schmerzen, DD	359	Stadieneinteilung	345	Morbus Werlhof	39
Zysten	365	TMN-Klassifikation	345	Morbus Cushing	323
Zytologie	363	Melanom, nicht		Morbus Paget	
Mammakarzinom	367	klassifizierbar UCM	345	der Mamma	367
Brustwiederaufbau-		Melanophakomatose	346	Morbus Perthes,	
methoden	373	Meldepflicht, bei TBC	15, 417	Sonographie	173
Chemotherapie	375	M. Menière	12	Morgensputum, Gewinnung	46
Diagnostik	367	Meningitis	247	Morgenurin, Gewinnung	48
Hormontherapie	375	Meningozele	271	Moxalactam®	254
Metastasen	367	Menstrualblut	48	MRT, Mamma	363
OP-Verfahren	371	Mepivacain, Eigenschaften	40	Mundhöhle, Untersuchung	5
operative Ther.	370	Mesenterialarterien-		Musari®	126
Palliative OP-Verfahren	372	verschluß, akuter	387	Muskel	
postop. Behandlung	372	Mesenterialinfarkt	193	Atrophie	615
Risikofaktoren	367	Meshgraft	338	Faserriß	623
Staging	367	Mesotheliom, Pleura	421	Prellung	623f
Strahlentherapie	375	Metallsplitter	348	Riß	623
Therapie des		Metastasen		Zerrung	623
metastasierten	370	Lunge	420	Muskelnaht	55
Therapieentscheid	369	Mamma-Ca	367	Muttermal	340
TNM-Klassifikation	368	TNM-System	224	Myasthenia gravis	424
Mammographie	361	Metastasierung	225	Mykoplasmen, Diagnostik	48
Mangan, Bedarf	203	Gehirn	225	Myokardinfarkt	98
Manschettenresektion	414	Knochen	225	OP-Risiko	80
MAO-Hemmer		Leber	225	postoperativ	89
bei Leberschaden	787	Lunge	225	Myokardszintigraphie	412
Marknagelosteosynthese	613	maligner Pleuraerguß	225	Myopathien	
Markraumphlegmone	237	Methylprednisolon	765	paraneoplastisch	231
Marschfraktur	610	Metoclopramid	230		
Maschentransplantat	338	Mezlocillin	252	**N.** axillaris	634
Massivtransfusion	37–38	Mikrobiologie		N. facialis, Verletzung	743
Massivtransfusionen	38	entzündliche		Nabelbruch	
Mastektomie	371	Knochenerkrankungen	236	Kinderchirurgie	272, 283
Mastitis	378	Mikrohämaturie	113	Nabelhernien	546
Mastopathie	366	Milchgangspapillom	366	Nachblutung	
Maxipime®	254	Milz		allgemein	87
Mayo, Fasziendopplung	546	Anatomie	552	bei Schilddrüsen-OP	306
MCH, Ery-Index, Labor,		Diagnostik	553	Nadeln, chirurgische	54
DD	793	Erkrankungen	552ff	Nadelstichverletzung	11
MCV, mittl. korpuskul.		Hyperspleniesyndrom	557	Nadir, Leukopenie	228
Volumen, Labor, DD	793	OP-Prinzipien	554	Naevi, dysplastische	346
McVay-Lotheissen		organerhaltende OPs	554	Naevus, Kinderchirurgie	274
OP nach	543	Postsplenektomiesepsis	555	Naevuszellnaevus	340
Meatusstenose	274	Ruptur	556	Nahrungsaufbau,	
Meckel-Divertikel		Splenektomie	554	parenteraler	199
Kinderchirurgie	282	Splenomegalie, DD	552	Nahrungskarenz	2
Medianuskompression	652	Staging-OP beim		präop.	78, 263
Mediastinalemphysem	426	M. Hodgkin	555	Naht	
Mediastinitis	426	Tumoren	556	Allgöwer-Rückstich-	55
Mediastinoskopie		Verletzung	556	atraumatische	54
Indikation	413	Zyste	556	Bassini-	543
Mediastinotomie, kollare	718	Milzbrand	250	Donati-Rückstich-	55
Mediastinum		Milzpalpation	6	Einzelknopf-	55
Anatomie	402f	Mineralokortikoide		Nahtdehiszenz	609
Gefäßverletzung	712	Substitution	320, 324	Nahtinsuffizienz	87
neurogene Tumoren	425	Mitralklappe	434f	Nahtmaterial	
Tumoren	423	Ersatz	435	bei Erwachsenen	57
Medikamente		Insuffizienz	435	bei Kindern	57
bei Reanimation	181	Rekonstruktion	435	Nahttechnik	53ff
Medikamentendosierung		Stenose	434	Naloxon	90
bei Niereninsuffizienz	784	Mittelfuß, Röntgen	153	NANB-Hepatitis	259
medium chain		Mittelgesichtsfraktur	745	Narbenhernie	547
triglycerides (MCT)	199	Mittelhand, Fraktur	658	Narcanti®	90
Mehrfeldertechnik	230	Mittellappensyndrom	107	Narkosemittel	
Mehrfragmentbruch	610	Mittelstrahlurin	46	bei Leberschaden	788
				Nasenbeinfraktur	747

Index

Nasenbluten	11	
Nativ-Röntgen		
entzündliche Knochen-		
erkrankungen	236	
Natrium		
Bedarf	203	
Labor, DD	797	
Natriumbikarbonat		
bei Reanimation	181	
Natriumpicosulfat	2	
Navikularegips	62	
NBG-Code	437	
Nebenniere	318ff	
Nebennierenmark-		
Erkrankungen		
Diagnostik	319	
Nebennierenmark-		
Erkrankungen	319f	
Nebennierenrinde-		
erkrankungen, Diagnostik	318f	
Nebenschilddrüsenkarzinom		
Operation	315	
Nebenschilddrüse	314ff	
OP-Verfahren	315	
Nebenwirkungen		
Lokalanästhetika	41	
von Lokalanästhetika	41	
Neer, OP nach	636	
Nekrektomie		
Epifaszial	755	
tangential	755	
Neoplasien (MEN), multiple		
endokrine	326	
Nephrotisches Sy.	197	
Nerven, Verletzung	625f	
Nervendehnungszeichen	8	
Nervenkompressions-		
syndrome		
periphere	749	
Nervennaht	56	
Nervenschädigung		
nach Hernien-OP	544	
Nervenwurzelkompres		
sionssyndrom	126	
Neunerregel	752	
Neupogen®	229	
Neuraltherapie	42	
Neurapraxie	625	
Neurinom, Mediastinum	425	
Neurofibrom, Mediastinum	425	
Neurologische		
Untersuchung	8	
Neurotmesis	625	
Neutrophile	792, 796	
Nicotinamid, Bedarf	203	
Niere		
Biopsie	35	
Explantation	217	
Hufeisen-	274	
Transplantation	218	
Nieren, Sonographie	171	
Nieren-Ca.		
Metastasierung	225	
Nierenarterienstenose	391	
Nierenerkrankungen		
OP-Risiko	81	
Niereninsuff.		
parenterale Ernährung	200	
Niereninsuffizienz		
Hypertonie-Ther. bei-	103	
Medikamenten-		
dosierung	784ff	
OP-Risiko	81	

Nierenversagen, akutes	**115**	
Nierenversagen, akut		
postop.	91	
Nierenversagen, akutes		
Dialyseindikation	116	
präop.	81	
Nifedipin	103–104	
Nikotinabusus		
OP-Risiko	81	
Nitroglycerin	100	
-Perfusor	188, 783	
Noduläres Melanom, NM	345	
Non-A-Non-B-Hepatitis	259	
Noradrenalin-Perfusor	783	
Normalgewicht,		
Kalorienbedarf	118	
Nosokomial-Infekt.	246	
Notfall-OP, Checkliste	3	
Notfall-OP, Aufnahme zur	3	
Notfallaufnahme	3	
Notfälle		
Kinderchirurgie	266ff	
Notfallmedikamente	181	
Notfalltherapie		
bei schwerer Blutung	88	
Notfalltrachealpunktion	180	
Notfalltransfusion	38	
NSE, neuronspezifische		
Enolase, Labor, DD	797	
Nurse-elbow	284	
Nutriflex®	201	
NYHA		
Klassifikation	432	
NYHA-Stadien	100	
Nykturie	80	
Obduktion, Röntgen	15	
Oberarm, Röntgen	150	
Oberarmgips	62	
Oberbauch-Verschiebe-		
plastik	374	
Oberes Sprunggelenk		
Punktion	33	
Oberflächenanästhesie	41	
Oberlippenbändchen	271	
Oberschenkelgips	61	
Oberst-Anästhesie	43	
Obstruktion, Lufu bei	409	
Obturatorius-Blockade	43	
Ödem, Lymph-	561	
Ödeme	5	
Ofloxacin	256	
OGTT, oraler		
Glukosetoleranz-Test	117	
Ohnmacht	97	
Ohr, abstehend	271	
Ohranhängsel	271	
Ohrmuschelverletzung	743	
Okkulte Blutung	485	
Olekranonfraktur	647	
Zuggurtungsosteo-		
synthese	648	
Oligo-/Anurie		
bei ANV	115	
Oligurie, postop.	91	
Omphalozele	272	
Ondansetron	230	
Onkologie	224, 227–228, 230	
Onkologische Therapie		
adjuvant	226	
kurativ	226	
neo-adjuvant	226	
palliativ	226	
supportiv	226	

OP		
allg. Indikationen	76	
Laboruntersuchungen vor	78	
Nahrungskarenz	78	
Vorbereitung	78	
OP-Lagerung		
allgemein	84	
Schilddrüse	304	
OP-Risiko		
Adipositas	82	
Anorexie	82	
bronchopulmonal	81	
Diabetes mellitus	81	
Kachexie	82	
kardiovaskulär	80	
renal	81	
Schilddrüsen-		
erkrankungen	82	
OP-Vorbereitung	262	
Anamnese	262	
Kinderchirurgie	262	
Labor	262	
Nahrungskarenz	263	
Prämedikation	263	
Untersuchung	262	
Operation		
Adrenalektomie	320	
bei Rezidivstruma	305	
Desinfektion zur	22	
Hemithyreoidektomie	304	
nach Bassini-		
Hackenbruch	543	
nach Bassini-Kirschner	543	
nach Berliner	543	
nach Emmet	356	
nach Girard	543	
nach Mayo	546	
nach McVay-Lotheissen	543	
Parathyreoidektomie	315	
subtotale SD-Resektion	305	
Operationen, ambulante	3	
Operationstechnik		
Thoraxchirurgie	414	
Oppenheimer-Zeichen	123	
OPSI-Syndrom	555	
Orale Antidiabetika	118	
Oralpenicillin	251	
Orbitabodenfraktur	748	
Orbitopathie, endokrine	301, 308	
Orchidolyse	276	
Orchitis, ischämische		
KO nach Hernien-OP	543	
Orciprenalin	183	
Orelox®	253	
Organentnahme		
zur Transplantation	215	
Organkonservierung	217	
Organspende		
juristische Voraus-		
setzungen	216	
medizinische Voraus-		
setzungen	215	
Vorgehen	215ff	
Oropharyngeale		
Dysphagie	445	
Orthostase	97	
Orthostatische Proteinurie	115	
M. Osler-Rendu-Weber	406	
Ösophagektomie		
transthorakal	458	
Ösophagus		
Achalasie	452	
Anastomosentechnik	459	

Anatomie	444
Atresie	272
Diagnostik	446ff
Divertikel	451
Endobrachy-	456
Hiatushernie	453
Kardiakarzinom	460
Karzinom	457
Leiomyom	453
Manometrie	447
OP-Prinzipien	449
Perforation	462
pH-Metrie	447
Polyp	453
Refluxösophagitis	454
Rekonstruktion	458
Resektion	458
Ruptur, spontan	463
Szintigraphie	448
Varizen	568
Varizenblutung, Notf.	110
Verätzung	460
Verletzungen	460ff
Ösophaguskompressionssonde	49ff
Ösophagusvarizen	109
Ösophagusvarizenblutung	580
Osteogenesis imperfecta	88
Osteomyelitis	236ff
Bohrloch-	62
chronische	238
Diagnostik	236
exogene	239
hämatogene	238
Initialtherapie	239
Komplikationen	238
Therapieprinzipien	236
Verlauf	238
Osteoporose	
bei Glukokortikoidther.	766
Osteosynthese	612
Fixateur externe	614
Kirschnerdrahtfixation	614
Marknagel-	613
Platten-	613
Schrauben-	612
Ovarial-Ca	
Metastasierung	225
Oxytetracyclin	255
Paget-Karzinom	367
Paget-Schroetter-Syndrom	750
Palmarerythem	5
Palpation knöcherner Gesichtsschädel	746
Panaritium	354
articulare	355
cutaneum	354
ossale	355
paraunguale	354
subcutaneum	354
subunguale	354
tendineum	355
Pankreas	
Anatomie	586
Diagnostik	587
Explantation	217
Karzinom	602ff
Transplantation	220
Verletzungen	605
Pankreatitis	
akut	597ff
chronisch	600ff
OP	601f
Panoral®	252
Panthothensäure, Bedarf	203
PAP, prostataspez.	
Phosphatase, Labor, DD	797
Papilla Vateri	
Steineinklemmung	593
Stenose	593
Papillome-Viren	342
Parabronchiales Divertikel	452
Paralaufen	24
Paraneoplastische Sy.	232
Paraphimose	51
Paraproteine	115
Paratendinose	624
Parathormon, Labor, DD	797
Parathyreoidektomie	315
Komplikationen	315
Parathyrin, Labor, DD	797
Paravasate, bei Zytostatika	228
Parazentese	32
Parenchymnaht	56
Parenterale Ernährung	
bei Leberinsuff.	201
bei Niereninsuff.	200
Beispielschemata	200
Langzeit	200
totale	201
Parese	127
Paronychie	354
Parotisverletzung	744
Partialdruck	
pCO$_2$, Labor, DD	409, 796
pO$_2$, Labor, DD	409, 798
Partialinsuffizienz, respir.	409
Paspertin®	230
Patella	
alta	152
Öffnungswinkel	152
profunda	152
Röntgen	152
Patellarklonus	123
Patey, OP nach	371
Patient, Entlassung	13
Patient, verwirrter	17
Patientenaufklärung	
zur OP	76
Patientenaufnahme	2f
PBC, primär biliäre	
Zirrhose, Labor	570
PDA	44
PDA, kontinuierliche	40
PECH-Schema	623
Penicillin, penicillasefestes	251
Penicillin G	251
Penrosedrainage	53
Pentagastrintest	468
Pentoxifyllin	12
Perforationsschmerz	192
Szintigraphie	412
Perfusionsszintigraphie	412
Perfusor	
Medikamenten-Dosierungen	783
Pericholecystitis	590
Periduralanästhesie	44
Perikarditis	96
Perikardpunktion	717
Perikardtyp	425
Periop. Management	
Schilddrüse	304
Periop. Maßnahmen	
Nebenniere	320
Nebenschilddrüse	314
Peripherer Gesamtwiderstand	410
Peritoneale Drainagen	53
Peritoneallavage	
Diagnostik	31
Peritonitis	193
Hernien-KO	537
Perkussion	
Herz	6
Lunge	105
Perkutane transluminale Angioplastie (PTCA)	430
Perthes-Test	381
PET	412
Petechien	121
pH	
Labor, DD	797
pH-Metrie	
Ösophagus	447
Phäochromoblastom f	321
Phäochromozytom	321f
Adrenalektomie	320–321
Phimose, Kinderchirurgie	277
Phlebitis	88
Phlebographie	383
Phlebothrombose	
Untere Extremität	395
Phlegmone	249
Phosphat, Bedarf	203
Phosphatase	
alkalische, Labor, DD	790
Labor, DD	798
prostataspez., Labor, DD	797
saure, Labor, DD	798
Physiotherapie	
postop.	92
präop.	78
Phytomenadion, Bedarf	203
Pigmentnaevus	341
Pigmentveränderungen	340
Pilonidalsinus	350
Pins	54
Piperacillin	252
Piperacillin/Tazobactam	252
Pipril®	252
Plantarwarze	343
Plasmaersatzlösungen	186
Plasmaexpander	88
Plasmakomponenten	36
Plasmathrombinzeit	
Labor, DD	797
Plastibell-Glocke	278
Plattenepithel-Karzinam	344
Plattenosteosynthese	613
Platzbauch	88
Platzbauchnaht	57
Platzwunden, Kopf	742
Pleura-	
erguß	107
punktion	30, 108
Pleuraempyem	423
Pleuraerguß	107, 422
maligner	225
Pleuramesotheliom	
benigne	421
maligne	421
Pleurapunktat, Diagnostik	31
Pleurasaugdrainagen	717
Pleuratumoren	421
Pleurazyste	425
Plexus axillaris, Blockade	44
Plexus brachialis	
Anästhesie	43

Plexusblockade	40
axillär	44
kontinuierliche	40
PMMA-Gentamicin-Ketten entzündliche Knochenerkrankungen	237
Pneumektomie	414
Pneumokokken	107
Pneumonie	88, 107
opportunistische	107
poststenotische	107
Rö-Thorax	154
Therapie	107
Pneumothorax	422, 716
Pollakisurie-Dysurie	244
Polyp, Ösophagus	453
Polyurie, bei ANV	115
Porphyrie	194
Port, zentralvenöser	28
Portale Hypertension	580
Portosystemischer Shunt	581
Positronen-Emissionstomographie	412
postop. Nachbehandlung	
bei Nebennieren-OP	320
bei NSD-Operation	315
bei Schilddrüsen-OP	305
Postoperative Komplikationen	87
Postoperative Phase auf Station	91
Postoperative Phase	87ff
Postthrombotisches Syndrom	383
Posttraumatische Ernährung	200
PP-om	325, 328
PPSB	37
Prä-Infarktstadium	96
Prädelir	16
Prämedikation	77, 263
Kinderchirurgie	263
Prämedikationsvisite	77
Präop. Maßnahmen	
Nebenniere	320
Nebenschilddrüse	314
Routineuntersuchungen	78
Schilddrüse	304
Zusatzuntersuchungen	79
Präoperative Phase	76ff
Prednisolon	765
Prednison	765
Pricktest	105
Prilocain, Eigenschaften	40
Primärtumor, TNM-System	224
PRIND	97, 128, 393
Pringle-Manöver	574
Problempatient	15
Proc. coronoideus	647
Proc. styloideus radii	653
progressive stroke	128
Prolaps	
Bandscheibe	126
falsche Hernie	535
Promit®	196
Pronatio dolorosa	284
Propafenon	183
Prophylaxe	
Thromboembolie	83
Thrombose-	92
Prostata	
-spez. Phosphatase (PAP)	797
-spezifisches Antigen, PSP	798
Prostata Ca Metastasierung	225
Prostatitis	244
Prostigmin	90
Protein	
Akut-Phase-	792
C-reaktives	792
Protein C, Labor, DD	798
Proteine	
im Serum, Labor, DD	794
im Urin, Labor, DD	798
Proteinurie	35, 114
orthostatische	115
selektive	115
Prothesen-Shunt	399
Protrusio bulbi latero-orbitale Fraktur	745
Proximale Humerusfraktur	640
Einteilung	641
konservative Therapie	642
Kopfnekrose	641
Nachbehandlung	643
Plattenosteosynthese	642
Prothese	643
subakromiales Impingement	641
Therapie	641
trauma series	641
Tuberculum-majus-Ausrisse	642
Zuggurtung	643
Prozessus styloideus ulnae	652
PSA, prostataspezifisches Antigen, Labor, DD	798
Pseudarthrose	616
Pseudoappendizitis	194
Pseudocef®	253
Pseudomembranöse Kolitis	252, 255
Pseudomonas	250
Pseudomonas-Infektion	250
Pseudoparalyse	639
Pseudoradikuläre Rückenbeschwerden	127
Pseudoreposition	537
Psoasrandkontur	155
Psychopharmaka bei Leberschaden	787
PTCA	430
PTH, Parathormon Labor, DD	797
PTT, partielle Thromboplastinzeit	121
Labor, DD	797
PTZ, Plasmathrombinzeit Labor, DD	797
Pulmonalarteriendruck	410
kapillärer Verschlußdruck	410
Pulmonale Verschattungen DD	154
Pulmonalis-Katheter	410–411
Druckkurven	411
Pulmonalisangiographie	412
Puls	6
Pulsionsdivertikel	451
Pulslosigkeit	180
Punktion	
A. femoralis	29
A. radialis	29, 79
arterielle	29
Aszites	31
Beckenkamm	34, 39
Blase	47
Desinfektion zur	22
Ellenbogengelenk	33
entzündliche Knochenerkrankungen	236
Gelenk	32ff
Handgelenk	33
Hüftgelenk	33
Kniegelenk	33
Knochenmark	34
oberes Sprunggelenk	33
Perikard	717
Peritoneal-	31
Pleura	30f
Schultergelenk	33
Sternal-	34
V. basilica	26
V. cephalica	26
V. femoralis	23
V. jugularis interna	26
V. subclavia	26
Punktion	22f
Punktionsurin	47
Pupillen, Untersuchung	5
Purpura	121
Pyarthros	236ff
Diagnostik	236
Therapieprinzipien	236
Pyloroplastik	469
Pylorus, Hypertrophie	273
Pylorusstenose, hypertrophe Kinderchirurgie	278
Pyramidenfraktur Nase	747
Pyridoxin, B_6, Bedarf	203
Pyurie	114
Querfraktur	610
Querschnitts-Sy.	124
Querschnittslähmung	124
Quervain Tendovaginitis	662
Quick	121
Labor, DD	798
Rabies	259
Rachenabstrich	47
Radialisparese	644
Radiojodtherapie	307, 309
Radiusköpfchenfraktur	648
Einteilung	648
Essex-Lopresti-Verletzung	649
OP-Technik	649
ORIF	649
Resektion	649
Therapie	649
Radiusköpfchensubluxation	284
Radiusschaftfrakturen	650
Random-pattern-Lappen	339
Ranula	271
Ratschow, Lagerungsprobe	381
Raw, Resistance	409
RCA (rechte Koronararterie)	430
RCX (Ramus circumflexus)	430
Reanimation, Medikamente	181
Rechtsherzinsuffizienz	100
Rechtsherzkatheter	25, 410

Index

Redon-Drainage 52
Reflexabschwächung 123
Reflexblase 125
Reflexe 8
  pathologische 123
  Prüfung 122
Reflexsteigerung 123
Reflux-Ösophagitis 96, 454
Refluxkrankheit 454
Refobacin® 255
Refraktur 615
Regionalanästhesie 40, 42
  Ind./Kl 82
  Infiltration 40
Reisediarrhoe 111
Reithosenanästhesie 126
Rektale Untersuchung 6
Rektumkarzinom
  OP-Verfahren 513
  Staging, präop. 512
Rekurrensläsion 306
Relaxed skin tension lines
  RSTL 332
Reposition
  Arlt 633
  en bloc 537
  manuelle Hernien 537
Resektion
  Lungenparenchym 414
Residualvolumen (RV) 408
Resistance 409
Resorptionsatelektase 155
Rethorakotomie, Ind. 428
Retikulozyten 793
Retinol, Bedarf 203
Retrovir® 11
Rezeptausstellung 9
Rezidivhernie 539
Rezidivprophylaxe
  nach Schilddrüsen-OP 305
Rezidivstruma-OP 305
Rhesus-Kompatibilität 37
Rhythmusstörung
  bei Katheterfehllage 27
Riboflavin, B2, Bedarf 203
Richtersche Hernie 536
Ringer-Laktat 196
Rippenfellentzündung,
  eitrige 423
Rippenfraktur 710
Rippensynostose 272
Risikoaufklärung 77
Risikofaktoren
  Mammakarzinom 367
Risikopatient
  präop. 80
Risus sardonicus 248
Rö-Thorax
  Auswertung 154
  bei Herzinsuff. 101
  Normalbefunde 153
Robinson-Drainagen 53
Rocephin® 253
Romberg-Zeichen 548
Röntgen
  Becken 151
  Brustwirbelsäule 149
  Ellenbogengelenk 150
  Finger 151
  Fuß 152
  Hand 150
  Handgelenk 150
  Kalkaneus 153

Knie 152
Lendenwirbelsäule 149
Mittelfluß 153
Oberarm 150
Patella 152
postop. 92
Schultergelenk 150
Sprunggelenk 152
Unterarm 150
Rotationslappen 339
Rotatorenmanschetten-
  ruptur 638
Routineuntersuchungen
  präop. 78
RR-Krisen 322
RSTL
  Relaxed skin tension
  lines 332
Rückenschmerzen 125
Rucksackverband 63
Ruhr 112
Rundatelektase 155
Rundschatten, DD 154
Ruptur
  Aorta 712
  Bauchaortenaneurysma 394
  Bronchus 714
  Tracheobronchial- 714
  V. cava 712
  Zwerchfell 713

Safar-Tubus 180
Sakralisation 149
Sakrumfraktur 735
Sarkom, Lunge 420
Sarmiento-Gips 61
Sauerstoff
  Partialdruck, Labor,
  DD 409, 798
  Sättigung, Labor,
  DD 798
Sauerstoffsättigung 80, 409
Saure Phosphatase
  Labor, DD 798
  prostataspez., Labor,
  DD 797
Säure-Basen-Parameter 80
Säure-Basen-Status 94
Scalenus-Syndrom 750
Scandicain® 40
SCC, Tumormarker 234
Schädel-Hirn-Trauma 738ff
Schädelbasisfraktur 748
Schanzschrauben 614
Scheinreposition 537
Schellong-Test 98
Schenkelhernie 545
Schienenverband 62
Schilddrüse 300
  Autoantikörper 302f
  Autonomie 309
  Entzündungen 312
  Feinnadelpunktion 304
  Karzinom 313
  OP-Verfahren für 304
  periop. Management 304
  präoperative Funktion 82
  Sonographie 303
  subtotale Resektion 305
  Szintigraphie 303
Schildkrötenverband 59
Schipperkrankheit 610
Schlafmittel 2
Schlaganfall 128

Schleifendiuretika 101
Schleimbeutelentzündung 626
Schleimhautanästhesie 41
Schleimhäute,
  Inspektion der 5
Schleusenkost
  bei Agranulozytose 229
Schleusensyndr. 229
Schluckauf, DD 406
Schluckstörung, DD 445
Schmerz
  Abdomen 192
  Anamnese 4
  retrosternaler 96
  Thorax, DD 407
Schmerzausstrahlung
  Cholezystitis 192
  Hinterwandinfarkt 194
  Pankreatitis 192
  Ureterstein 192
Schmorl-Knötchen 149
Schnappatmung 180
Schnellender Finger 663
Schnittführung 332
Schock
  anaphylaktischer 187
  Blase 124
  Index 185
  hypoglykämischer 119
  hypovolämischer 186
  kardiogener 188
  Lagerung 185
  septischer 186
  spinaler 124
  Therapie 185
  Volumenmangel- 197
Schrägaufnahme HWS 149
Schrägfraktur 610
Schraubenosteosynthese 612
Schrittmacher, temporärer 183
Schultergelenk
  Funktionsstellung 61
  Punktion 33
  Röntgen 150
Schulterluxation 633
Sonographie 173
Schüttelfrost 242
Schwangerschaftsdiabetes
  Insulin-Ther. 119
Schwannom, Mediastinum 425
Schwedenstatus 150
Schwenklappen 339
Schwenklappenplastik 374
Seborrhoische Warze 343
Sediment, DD Hämaturie 114
Segmentresektion 414
Segmenttherapie, LA 42
Sehnen
  Erkrankungen 624
  Verletzung 624
Sehnennaht 56
Sektion 15
Seldinger-Technik 25
Selektiver IgA-Mangel 36
Selen, Bedarf 203
Seltene äußere Hernien 549
Sengstaken-Blakemore-
  Sonde 49f
Sensibilität, periphere 124
Sepsis 40, 88, 244
  Blutkultur 46
Septische Wunden 609
Septischer Schock 186

Septopal®, Kette	237	
Septumhämatom	748	
Sequester	238	
Serumelektrophorese	799	
Serumproteine	78	
Shunt		
Dialyse-	399	
portosystemischer	581	
Thrombose	400	
Sick-sinus-Sy.	97	
Siewert		
Klassifikation des		
Kardiaca	460	
Silastik-Katheter	27	
Singleshot-Technik	45	
Singultus, DD	406	
Sipple-Syndrom	326	
Skalpierungsverletzung	742	
Skapulafraktur	636	
Sklerosierung	49	
Varizen	398	
SLAP-Läsion	637	
Smith-Fraktur	652	
Sobelin®	255	
Sofortreaktion		
nach Transfusion	39	
Sonden	49	
Sonographie		
Befunde	170	
Duplex-	382	
entzündliche		
Knochenerkrankungen	236	
Hüfte	173	
Mamma	362	
Morbus Perthes	173	
Oberbauch	169–170	
Rotatorenmanschette	173	
Schilddrüse	172, 303	
Schulterluxation	173	
Sotalol	183	
SP, saure Phosphatase		
Labor, DD	798	
Spalthauttransplantation	335f	
Spätreaktion		
nach Trnasfusion	39	
Spider naevi	5	
Spieghel-Hernie	549	
Spinalanästhesie	40, 45	
Spinaliom	344	
Spinozelluläres Karzinom	344	
Spirometrie	79, 408	
Splenektomie	554	
Splenomegalie	552	
DD	552	
Diagnostik	553	
Spondylolisthesis	125	
Spongiosaschraube	612	
Spontanfraktur	610	
Spontanpneumothorax	96	
Spritz-Eß-Abstand		
Insulin	119	
Spritztechnik	22	
Sprunggelenk		
Tapeverband	64	
Funktionsstellung	61	
Punktion	33	
Röntgen	152	
Spül-Saug-Drainage	237	
Spülkatheter, Harnblase	51	
Spurenelemente	203	
Sputum		
DD	405	
Gewinnung	46	
schaumig-rot	99
Tbc-Diagnostik	48
SRMD	473
SSM	
Superficial Spreading	
Melanoma	345
Standard-Bikarbonat	
Labor, DD	799
Standardernährung	200
Stangerbad	126
Stanze, Beckenkamm	34
Staphylex®	251
Staphylokokken	249
Staphylokokken-Penicilline	251
Stationäre Aufnahme	2f
Stationsmanagement	8–9
Stationsvisite	9
Status asthmaticus	106
Stauungsgastritis	100
Steal-Phänomen	
nach Shuntanlage	400
Steatorrhoe	485
Steißbein	
Fistel	350
Beinfraktur	735
Teratom	271
Stenokardie	80
Stenose	
A. carotis	393
A. renalis	391
Aortenklappe	433
Mitralklappe	434
Stent, intrahepatisch	583
Sterben	14
Steristrip®	57
Sternalpunktion	34
Sternoklavikuläre Luxation	639
Sternotomie, mediane	414
Sternum	
Fraktur	711
Instabilität	429
Steroide	765
Steven-Johnson-Sy.	256
Störfeldanästhesie	42
Strahlenschaden	231
Strahlentherapie	230
Strecksehnenverletzung	662
Gips bei	62
Streßulkus	211
Stridor, DD	405
Struma	172, 306f
euthyreot	307
retrosternal	423
Medikamente	301
Stuhl	
blutig	112
himbeergeleeartig	112
schwarzer	109
Untersuchung	47
Subclaviapunktion	26
Subcutannaht	55
Substitution, Eisen	35
Sucht, Alkohol	15
Sudeck-Dystrophie	616, 655
Suffusionen	121
Sugillationen	121
Sulbactam	251
Sulfamethoxazol	256
Sulmycin-Implant®	237
Superficial Spreading	
Melanoma, SSM	345
Suppressionsszintigraphie	303
Supraklavikuläre Plexus-	
blockade	44
Suprapubischer Blasen-	
katheter	52
SVR	410
Swan-Ganz-Katheter	410
Sympathikoblastom	
Mediastinum	425
Sympathikusblockade	40
Syndaktylie	274
Synkope	97
Diagnostik	98
Husten- und Lach-	97
Miktions-	97
vasovagale	97
Systemmykosen	260
Systolikum	95
Szintigraphie	
Myokard-	412
Nebennierenmark	319
Nebennierenrinde	319
Schilddrüse	303
Ventilations-	412
T-Drainage	53
T3	302
T3, freies, Labor, DD	800
T4	302
T4, Thyroxin, Labor, DD	800
T4/TBG-Quotient	
Labor, DD	799
TA (Thoracic-abdominal)	56
Tachyarrhythmie	429
Tachykardie, postoperativ	89
TAK	302
Talgzyste	342
Tapeverbände	63f
Tarivid®	256
Taurolin®	237
Taxis, Hernien	537
Tazobac®	252
Tbc, siehe Tuberkulose	236
TBG	302, 800
TEA	390
TEBK, Labor, DD	793
TEE	412
Teerstuhl	109
bei Kindern, DD	264
Teflonkanüle	29
Tendovaginitis de	
Quervain	662
tensobon®	101
Teratom, Mediastinum	424
Tetanus	248
Tetraplegie	124
Tetrazepam	126
Tetrazykline	254
TG, Thyreoglobulin	
Labor, DD	799
Theophyllin-Perfusor	783
Thiamin, B1, Bedarf	203
Thompson, OP nach	562
Thoracic outlet syndrome	750
Thorakoepigastrischer	
Lappen	374
Thorakoplastik	415
Thorakotomie	414
Thorax	
instabil	710
Lineal	29
Schmerz, DD	407
Trichterbrust	272
Verletzungen	710
Thoraxchirurgie	
Perioperatives	

Management	413ff
Postoperative Versorgung	415
Thrombendarteriektomie	390
Thrombinzeit, partielle	121
Thromboembolieprophylaxe	83
Thrombopathie	121
Thrombopenie	121
Thromboplastinzeit	121
Labor, DD	798
Thromboplastinzeit, partielle	
Labor, DD	797
Thrombose	83
arteriell, peripher	386
Obere Extremität	397
Phlebo-	395
Untere Extremität	395
V. cava sup.	397
Thromboseprophylaxe	78, 92
periop.	83
postop.	92
Thrombozyten	793
Thrombozyten-Konzentrat (TK)	36
Thymom	424
Thyreoglobulin	303
Labor, DD	799
Thyreoidea stimulating antigen, TSI, Labor, DD	800
Thyreoidea-stimulierendes Hormon, TSH, Labor, DD	799
Thyreoideastimulierendes Hormon, Labor	301ff
Thyreoiditis	312
Thyreoiditis de Quervain	172
Thyreostatika	308
Thyreotoxische Krise nach Schilddrüsen-OP	306
Thyreotropin	302
Thyroxin	302
Labor, DD	800
Thyroxin, freies (fT4)	
Labor, DD	800
Thyroxinbindendes Globulin	302
Labor, DD	800
TIA	97, 393
Tierfellnaevus	274, 341
Tiffeneau-Wert	408
Tine-Test	
TIPS	583
Tissue polypeptide antigen	
Labor, DD	800
TMN-Klassifikation	224
Magen	477
Mammakarzinom	368
Melanom	345
Tobramycin	255
Tocopherol, E, Bedarf	203
Tod	14
Todesbescheinigung	15
Todesfeststellung	216
Todesursache, unnatürliche	15
Todeszeichen	14
Tollwut	259
Tomographie	412
Tönnis/Loew Einteilung des SHT	738
Tonsillenabstrich	47
Torsion, Hoden	270
Torsionsfraktur	610

Totale parenterale Ernährung (TPE)	201
Totalkapazität (TC)	408
Totenfleck	14
Totenlade	238
Totenschein	15
Tourniquet-Syndrom	87
Toxic shock Sy.	186
toxisches Megakolon	519
Toxizität, Lokalanästhetika	41
TPA, Tumormarker	234
Labor, DD	800
TPE (totale parenterale Ernährung)	201
TPZ, Thromboplastinzeit	
Labor, DD	798
Trachea, Anatomie	402
Trachealpunktion, Notfall-	180
Trachealsekret, Gewinnung	46
Trachealserie	405
Tracheobronchialruptur	714
Tracheomalazie	405
TRAK	303
Traktion	
bei Lumbago	126
Traktionsdivertikel	451
Transaminasen	79
Transaortaler Aortenklappenersatz	434
Transferrinsättigung	793
Transfusion	
bei Tumortherapie	230
Blut-	35ff
Massiv-	38
Notfall-	38
Über-	38
Transfusionshepatitis	259
Transfusionsreaktionen	39
Transitorisch ischämische Attacken (TIA)	128
Transösophageale Echokardiographie (TEE)	412
Transplantation	
Haut	334
Herz	221
Leber	219
Niere	218
Pankreas	220
Voraussetzungen	216
Transplantationschirurgie	
Grundlagen	214ff
Nomenklatur	214
Transplantationsimmunologie	214
Transthorakale Feinnadelbiopsie	413
Traumatologie, Kinder	284
Treitzsche Hernie	550
Tremor, DD	5
Trendelenburg-Test	381
Treppenphänomen	149
TRH, Stimulationstest	302
Triamcinolon	765
Trichterbrust	272
Triggerpunkte muskulo-fasciale	42
Triglyzeride, Labor, DD	800
Trijodthyronin	302
Labor, DD	800
Trimethoprim	256
Transplantation	
Trommelschlegelfinger	5
Trümmerbruch	610

TSH	301, 799
TSI	303, 800
Tuberculum-majus-Ausrisse	642
Tuberkulin-Screening entzündliche Knochenerkrankungen	236
Tuberkulose	417
mikrobiologische Diagnostik	48
Tumor	
Axilla-, DD	360
Klassifikation (TNM)	224
Tumormarker	
AFP	234
CA 125, CA 15-3, CA 19-9	234
CA 125, CA 15-3, CA 19-9	791
Calcitonin	791
CEA	234
CYFRA 21-1	234
HCG	234
HCT	234
NSE	234
PAP	234
PSA	234
SCC	234
Schilddrüse	303
TG	234
TPA	234, 800
Tutor	62
TZ, Plasmathrombinzeit Labor, DD	797
U-Naht (Lexernaht)	55
Übelkeit	110
bei Zytostase	230
postoperativ	91
Übergangsfraktur	285
Übergangswirbel	149
Übertransfusion	38
UCM	
Melanom, nicht klassifizierbar	345
Uhrglasnägel	5
Ulcus cruris	351
Ulcus pepticum	472
Ulcus rodens	344
Ulcus ventriculi, Perforation	96
Ulkusblutung	475
Ulkusdurchbruch	476
Ulkuskomplikationen	475
Ulkuskrankheit	473
Ulnaschaftfrakturen	650
Ultralan®	765
Ulzera, peptische	109
Umstechung	57
Unacid®	252
Unguis incarnatus	355
Unterarm, Röntgen	150
Unterarmgelenk Funktionsstellung	61
Unterarmgips, zirkulärer	62
Unterarmschaftfrakturen	650
Unterarmschiene, dorsale	62
Unterkiefer, Fraktur	744
Unterkühlung	
Reanimation	184
Stadien	760
Therapie	760
Unterschenkel	
Liege- bzw. Gehgips	61

Index

Untersuchung		Neuerregel	752	Wermer-Syndrom	326
bakteriologische	45	OP-Verfahren	755	Wernicke-Enzephalopathie	15
bei Fieber	242	Sofortmaßnahmen	753	Westermark-Zeichen	108
bei Schock	185	Verbrennungskrankheit	753	WHO-Einteilung	
funktionelle	7	Vergiftung, Kohlenmonoxid	758	Allgemeinzustand	8
körperliche	5	Verlegung		Wiederbelebungszeit	184
Lungenfunktion	408	nach OP	91	Winkelmessung	148
neurologische	8, 122	der Atemwege	89	Wirbelsäule	
prätransfusionelle	37	des Patienten	13	klin. Untersuchung	7
rektal	6, 192	Verletzung		Verletzungen	730ff
Urämie, bei ANV	116	Arterien	383	Wirbelsäulenosteo-	
Urbason®	765	BWS	733	synthese	619
Ureaplasmen, Diagnostik	48	HWS	730	Wulstfraktur	285
Ureidopenicilline	252	Kopf	742ff	Wundabstrich	47
Ureterabgangsstenose		LWS	733	Wundadaption	
Kinderchirurgie	274	Verletzungsarten-		spannungsfreie	332
Urethritis, nicht		verfahren	19f	Wundbehandlung	608f
gonorrhoische	244	Verner-Morrison-Syndrom	328	Wunddehiszenz	609
Uricult®	46	Verruca plana juvenilis	343	Wunde	
Urinfistel nach Hernien-OP	539	Verruca senilis	343	infizierte	59
Urinuntersuchung	46	Verruca vulgaris	343	nässend, offene	59
Urolithiasis, Kinderchirurgie	274	Verschattung, DD	154	primär geschlossene	58
Urosepsis	246	Verschattungen, pulmonale		Wundhämatom	88
		DD	154	Wundheilungs-	
V-Y-Plastik	339	Verschlußdruckmessung	382	störungen	78, 81, 609
Vagotomie	468	Vertebro-basiläre		Wundinfekt	88, 247
Valleixscher Druckpunkt	126	Insuffizienz (VBI)	392	Wundklammern	57
Valsalva Manöver	31	Verweilkanüle	24	Wundkleber	57
Vancomycin	255	Verweilkatheter		Wundnaht	54ff
Vanillinmandelsäure		Harnblase	51	Wundrandmobilisierung	332
Labor, DD	800	Vibramycin®	255	Wundreinigung	
Varikosis	397	Vipom	325, 328	Saug-Spül-Drainage	237
Varizen, Ösophagus	109	Virus-Serodiagnostik	256	Wundstarrkrampf	248
Vasokonstriktorenzusatz, KI	41	Virusinfekt	88, 256	Impfung	248
Vasopathie	121	Visite	9	Wundverband	58
VBI		Chefarzt-, Oberarzt-	9	Wundverschluß	
Vertebro-basiläre		präoperative, Anästhesist	77	primär	608
Insuffizienz	392	Viszeralarterienverschluß	387	sekundär	608
Vena basilica- Punktion	26	Vitalkapazität			
Vena cava, Ruptur	712	forcierte exspiratorische	79	**X**eroderma-pigmentosum	346
Vena cephalica-Punktion	26	inspiratorische	79	Xylocain®	40
Vena femoralis-Punktion	23	Vitalkapazität (VC)	408	Xylonest®	40
Vena jugularis interna-		Vitamin B$_{12}$, Labor, DD	800	D-Xylose-Test	485
Punktion	26	Vitamine			
Venen, Diagnostik	381	Bedarf	203	**Y**amshidi-Stanznadel	34
Venenkatheter, zentraler	25	fettlösliche	203		
KO	27	wasserlösliche	203	**Z**-Plastik	333
Venenpunktion, periphere	23	VMS, Vanillinmandelsäure		Zaditen®	106
Ventilationsszintigraphie	412	Labor, DD	800	Zehennagel	
Ventrikulographie	412	Voll-E'lytlösungen	199	eingewachsen	355
Verapamil-Perfusor	783	Vollblutkonserve	37	Zell-Separator	36
Verätzung	759	Vollhauttransplantation	335f	Zenker-Divertikel	451
Verband	58ff	Volon A®	765	Zentraler Venenkatheter	25
bei Fixateur externe	62	Volumenersatz	196	KO	27
Desault-	62	Volumenmangel, postop.	88	Zentralisation	185
Fixations-	60	Volumenmangel-		Zerebrovaskuläre	
Gilchrist-	62	schock	186, 197	Insuffizienz	393
Gips-	59ff			Zervikales Divertikel	451
Kompressions-	59	**W**-Plastik	334	Zervixabstrich	47
Kopf-	63	Wallace, Neuerregel	752	Zieldrainage	53
Kornähren-	59	Warze	342	Zienam®	254
Kunststoff-	59ff	Condylomata acuminata	343	Zinacef®	253
Rucksack-	63	Feig-	343	Zink, Bedarf	203
Schienen-	62	filiforme	343	Zinkleimverband	62
Schildkröten-	59	Kondylome, spitze	343	Zinnat®	253
Tape-	63	Plantar-	343	Zirkulation, extrakorporale	428
Wund-	58	seborrhoische	343	Zithromax®	255
Zinkleim-	62	Verruca plana	343	Zofran®	230
Verbrauchs-		Verruca plana juvenilis	343	Zollinger-Ellison-Syndrom	327
koagulopathie	39, 121	Verruca senilis	343	Zuckerlösungen	
Verbrennungen	752ff	Verruca vulgaris	343	Nomenklatur	199
Einteilung	752	Wasserbedarf	195	Zungenbändchen	271
Infusionstherapie	753f	wedge-position	410	ZVD-Messung	28
Inhalationstrauma	758	Wedgedruck	410		

ZVK, zentraler Venen-		Zyanose		Zystenniere	
katheter	25	DD	407	Kinderchirurgie	274
KO	27	periphere	5, 407	Zystitis, bakterielle	244
Zweidrittel-E'lytlösungen	199	zentrale	5, 407	Zystostomie-Set	52
Zwerchfell		Zyste		Zytostatika	
Defekt	272	bronchogene	424	Nebenwirkungen	228
Hochstand, DD	155	epidermale	342		
Relaxatio	272	follikuläre	342		
Ruptur	713	Mamma	365		
Zwischenwirbelräume		Perikard	425		
Halswirbelsäule	149	Pleura	425		
Lendenwirbelsäule	149	Zystenleber	576		

Abbildungsnachweis:

Abb. 1.2, 7.2, 12.2, 12.3 von SRP Ulm
Abb. 2.4, 2.9, 7.3, 7.4 von Susanne Adler, Lübeck
alle anderen Abbildungen von Gerda Raichle, Ulm.

Unter Zeitdruck ...

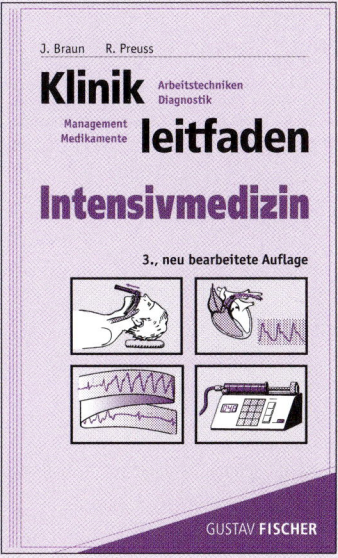

Das praktische Kitteltaschenbuch für die Tätigkeit in der Intensivmedizin und Intensivpflege:
- Alle häufigen Leiterkrankungen der internistischen und operativen Intensivmedizin
- Detaillierte Beschreibung ärztlicher Arbeitstechniken wie Pulmonaliskatheter, Schrittmacher, Hämodialyse
- Über 150 Pharmaprofile mit allen Daten.

3., neubearb. Aufl. 1995. 654 S.,
DM 68,– / ÖS 496,– / SFr 65,50
ISBN 3-437-41200-0

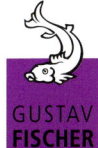

Läsion / Eingriff		Ruhigstellung	Belastung nach	ME nach
Humerusschaftfraktur	kons.	5 – 7 Wo	8 – 10 Wo	–
	op.	1 – 2 Wo	8 – 10 Wo	12–18 Mon
prox. Humerusfraktur	kons.	4 – 6 Wo	8 – 10 Wo	–
	op.	3 – 4 Wo	6 – 8 Wo	–
Humeruskopffraktur	op.	4 – 6 d	6 – 8 Wo	1 Jahr
Schulterluxation		2 – 3 Wo	8 – 10 Wo	–
Schulterfraktur	op.	2 – 3 Wo	8 – 10 Wo	–
Bizepssehnenruptur	op.	4 Wo	10 – 14 Wo	3 Mon
Klavikulafraktur	kons.	2 – 3 Wo	4 – 6 Wo	–
AC-Gelenksprengung	kons.	4 – 6 Wo	8 Wo	6 Mon
	op.	1 Wo	4 – 6 Wo	–
Scapulafraktur	kons.	3 – 6 d	6 Wo	–
Scapulahalsfraktur	kons.	3 – 4 Wo	6 Wo	–
Scapulakorpusfraktur	kons.	3 – 6 Wo	5 – 6 Wo	–
SC-Gelenksprengung	op.	4 – 6 Wo	8 Wo	–
Großzehenfraktur		3 – 4 Wo	5 – 6 Wo	–
sonstige Zehenfraktur		2 – 3 Wo	4 Wo	–
Mittelfußfraktur		4 – 6 Wo	6 – 8 Wo	–
Fußwurzelfraktur		6 Wo	8 – 10 Wo	–
Calcaneusfraktur		1 Wo	12 – 16 Wo	–
Talusfraktur	kons.	4 Wo	12 – 16 Wo	–
Achillessehnenruptur		1 – 2 Wo.	12 – 16 Wo	6 – 12 Mon
Fibulotalare Bandruptur		6 – 8 Wo	3 Mon	–
Malleolarfraktur	kons.	6 – 8 Wo	6 – 8 Wo	–
	op.	6 Wo	6 – 8 Wo	–
distale Tibiafraktur	kons.	6 – 8 Wo	6 Wo	–
	op.	6 – 8 d	10 – 12 Wo	6 – 9 Mon
Tibiaschaftfraktur	kons.	6 – 8 Wo	12 – 16 Wo	–
	op.	4 – 6 d	10 – 14 Wo	12 – 18 Mon

Unterschenkel

Läsion / Eingriff		Ruhigstellung	Belastung nach	ME nach
Tibiaschaftfraktur	op./(Nagelung)	4 – 6 d	3 – 6 Wo	12 – 18 Mon
Tibiakopffraktur		6 – 8 Wo	3 – 4 Mon	18 Mon
proximale Fibulafraktur		2 – 4 Wo	4 – 6 Wo	–
Fibulaschaftfraktur	kons.	2 – 3 Wo	4 Wo	–
Meniskusresektion		1 – 2 d	5 – 10 d	–
Knieluxation	kons.	6 – 8 Wo	12 – 16 Wo	–
Kniekollateralband	Naht	4 – 6 Wo	8 – 10 Wo	–
Kniestreckapparat	Naht	6 Wo	8 Wo	–
Vordere Kreuzbandplastik		6 Wo	12 – 14 Wo	–
Patellafraktur	op.	4 – 6 Wo	6 – 8 Wo	6 – 9 Mon
Patellaluxation	kons.	3 – 4 Wo	6 Wo	–

Oberschenkel

distale Femurfraktur	op.	4 – 6 Wo	8 – 12 Wo	12 – 18 Mon
Femurschaftfraktur	kons.	6 – 10 Wo	14 – 16 Wo	–
	op.	1 – 2 Wo	8 – 10 Wo	18 – 24 Mon
Hüftluxation		1 – 2 Wo	4 – 8 Wo	–
pertrochantäre Femurfraktur	kons.	8 – 12 Wo	12 – 16 Wo	–
	op.; (DHS)	1 – 2 d	4 – 6 d	(12 –18 Mon)
Schenkelhalsfraktur	op.	8 – 12 Wo	12 – 16 Wo	–
	op.; (TEP)	–	je nach TEP	–
	op. (Schrauben)	2 – 4 d	16 – 24 Wo	12 – 18 Mon
Femurkopffraktur	op.	4 – 8 Wo	12 – 16 Wo	12 – 18 Mon
Acetabulumfraktur	kons.	6 – 8 Wo	3 – 4 Mon	–
	op.	1 – 2 Wo	8 – 12 Wo	12 – 18 Mon
Beckenringfraktur		3 – 6 Wo	6 – 8 Wo	–
Beckenrandfraktur		2 – 4 Wo	6 Wo	–
Symphysensprengung	kons.	8 – 10 Wo	12 – 16 Wo	–
	op.	4 – 6 Wo	6 – 8 Wo	(12-18 Mon)
Wirbelkörperfraktur	LWS/BWS	6 – 12 Wo	12 – 16 Wo	–
	HWS	8 – 12 Wo	10 – 16 Wo	–
Laminektomie		1 – 2 Wo	8 – 12 Wo	–

Abweichungen durch individuell unterschiedliche Läsionen und klinikinterne Vorgaben möglich